Skandalfilm? – Filmskandal!

Hannes König

Theo Piegler

(Hrsg.)

Skandalfilm? – Filmskandal!

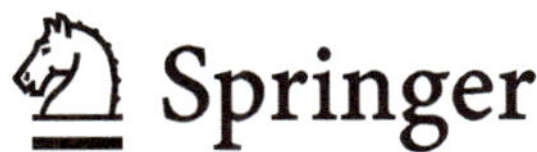 Springer

Herausgeber
Hannes König
Praxis für Psychotherapie
und Psychoanalyse
Berlin, Deutschland

Theo Piegler
Praxis für Psychotherapie
Hamburg, Deutschland

ISBN 978-3-662-58317-3   ISBN 978-3-662-58318-0 (eBook)
https://doi.org/10.1007/978-3-662-58318-0

Die Deutsche Nationalbibliothek verzeichnet diese Publikation in der Deutschen Nationalbibliografie;
detaillierte bibliografische Daten sind im Internet über http://dnb.d-nb.de abrufbar.

Umschlaggestaltung: deblik Berlin
Fotonachweis Umschlag: siehe Kapitel im Innenteil des Buches

Springer ist ein Imprint der eingetragenen Gesellschaft Springer-Verlag GmbH, DE und ist ein Teil von Springer Nature.
Die Anschrift der Gesellschaft ist: Heidelberger Platz 3, 14197 Berlin, Germany

Vorwort der Herausgeber

Der erste große Skandal der Filmgeschichte kommt für heutige Verhältnisse recht bescheiden daher: Im Jahr 1896 küsst der schnurrbärtige John Rice die munter weiterplappernde May Irwin und liefert damit den allerersten Leinwandkuss, der je in einem Kino zu sehen war. Zwei Sekunden in Nahaufnahme reichen offenbar aus, um Affront zu sein: Lange vor den weitaus freizügigeren Küssen, ohne deren feuchtfröhliche Varianten heute kein Blockbuster mehr auszukommen scheint, sahen sich Regisseur William Heise und sein Film *The Kiss* mit dem echauffierten Vorwurf des Schunds konfrontiert. Dieser Vorwurf rührte vornehmlich von den Vertreterinnen und Vertretern der Hohen Künste her, schallte maßgeblich aus Richtung der Intellektuellen, und so versuchte auch die Fachpresse, den 20-sekündigen Streifen alsbald in die Schmuddelecke zu verfrachten. Beim restlichen Publikum hingegen avancierte die Produktion zum Kassenschlager schlechthin. Anscheinend klaffte bereits damals auseinander, was Rudolf Arnheim einige Jahrzehnte später über die Massentauglichkeit des Mediums resümierte: der künstlerische Anspruch nach Qualität im Filmprodukt bei gleichzeitig wohliger Zufriedenheit eines erziehungsresistenten Publikums mit dem Ramsch.

Von da an nimmt das Skandalöse seinen prominenten Platz in der ersten Reihe der Lichtspielhäuser ein und sorgt – völlig unabhängig von der Kunstfertigkeit, mit der es sich präsentiert – bei Publikum und Kritikern für kontinuierliches Oszillieren zwischen Faszination und Abscheu: 1933 empört die nackt badende Hauptdarstellerin aus *Ekstase*, im Jahr 1951 brüskiert die *Sünderin* mit ihrer entblößten Brust, 1972 polarisieren die Französin Jeanne und der Amerikaner Paul mit ihrem recht ausgelassenen *Letzten Tango in Paris*. Getanzt wird da nicht. Wohl eher freizügig koitiert. Geschmacklos für die einen, programmatisch für die anderen.

Kontrovers erscheint in Filmen jedoch nicht nur das *sexuell Offenherzige*: Kontrovers ist auch die *Gewalt*. So erntete Mel Gibson (2004) für seine detailverliebten Foltereskapaden aus der *Passion Christi* genauso viel Entrüstung wie vor ihm Michael Haneke (1997) mit seinen gar nicht so lustigen *Funny Games*. Vor einer vergleichbaren Banalität in der Gewaltverherrlichung müsse man die Gesellschaft bewahren, polemisierten die einen. Eine reichhaltige Kunstrezeption profitiere von der Ästhetik des Brutalen, so die Empfehlung der anderen.

> **Das Skandalöse**
>
> Das ist das Anrüchige, das Anstößige, das Obszöne, das *Perverse*. Es ist gleichzeitig das Faszinierende, das Spannende, das Aufregende – das *Erregende*.

Zum *Skandalfilm* wird ein Werk nicht durch das schonungslos Explizite seiner Bilder alleine. Der dargestellte Normbruch, der in so vielen Produktionen eine tragende Rolle erhält, ist selbst kein Skandal. Und nicht jeder Skandal lässt sich auf einen konkreten Normverstoß zurückführen. Vielmehr bedarf die zuverlässige Skandalisierung einer *nachhaltigen Etikettierung* des Normverstoßes: »Ein Sachverhalt wird dadurch zum Skandal, dass er bekannt gemacht und erfolgreich als Skandal definiert worden ist« (Hitzler 1989, S. 334)[1].

---

1   Hitzler R (1989) Skandal ist Ansichtssache. Zur Inszenierungslogik ritueller Spektakel in der Politik. In: Ebbighausen R, Neckel S (Hrsg) Anatomie des politischen Skandals. Suhrkamp, Berlin, S 334–354.

Definitionsgemäßes Kriterium ist der *öffentliche Diskurs*. Der öffentliche Diskurs demaskiert das Skandalöse in seiner Forderung nach *Zensur*. Wie im Falle des 1975er Aufregers *Die 120 Tage von Sodom* von Regisseur Pier Paolo Pasolini soll die Zensur sicherstellen, dass das Publikum gar nicht erst dazu verleitet wird, den Filmfiguren auf ihren kunterbunten Abenteuerreisen durch die Exzesse psychischer Maßlosigkeit zu folgen. Unausweichliche Folgen seien sonst Verlust von Moral und gesellschaftlicher Zerfall. Um üble »Ansteckungseffekte« zu vermeiden, diene das Filmverbot folglich der Wahrung von Anstand und sichere wohl allgemeine Kultiviertheit – nicht erst seit Michel Foucaults historischen Ausführungen zur impliziten Kastration der Freiheit durch die verwaltenden Kulturinstitutionen eine bekanntermaßen ziemlich zweischneidige Praxis.

Die Geschichte des Films ist an die Geschichte seiner Skandale geknüpft. Die Skandale offenbaren sowohl unser *persönliches* Begehren, das uns überhaupt erst in die Kinos treibt, als auch die Rigidität, mit der unsere verfilmten Begierden auf der *öffentlichen* Bühne mit den Auswüchsen gesellschaftlicher Repression kollidieren.

Inszenierter Tabubruch

Jedem Tabu liegt der Wunsch nach dem Verbotenen zugrunde. Schon Sigmund Freud (1912–13)[2] süffisierte in *Totem und Tabu* darüber, dass Verbote nur Sinn machen, wenn sie sich auf etwas beziehen, *das wir eigentlich haben wollen*. Deswegen verwundert es uns kaum, dass ein Tabubruch nicht nur Abscheu und Angst provoziert, sondern gleichzeitig prickelnde Lust verheißt. Michael Balint (1959)[3] sprach diesbezüglich einst von der »Angstlust« und meinte, dass wir im Theater immer das sehen wollen, was *schockiert*. Und so verweist auch Stefan Volk (2010)[4] sowohl in seinem hervorragenden Nachschlagewerk über die »cineastischen Aufreger« als auch in seiner kleinen »Genealogie des Skandalösen«, die er einleitend für unseren »Prolog zum Perversen« aus filmwissenschaftlicher Perspektive beisteuert, auf den paradoxen Umstand, dass die Forderung nach Zensur in der Filmgeschichte zwar überraschend selten wirklich *umgesetzt* wurde, viel häufiger jedoch allein der *Ruf nach dem Verbot* zu den eigentlichen Skandalen führte – was das Publikum überhaupt erst dazu veranlasste, die Tore der Kinopaläste zu stürmen. Anscheinend ist das Reizvolle das Verbotene selbst! Wir müssen nicht erst Jacques Lacan lesen, um zu begreifen, dass unser *Begehren* in erster Linie von der *Frustration* lebt. Wie beim verheißungsvollen Blick durchs verbotene Schlüsselloch: Offensichtlich lebt das *Kino* von unserer inszenierten Hingabe an das Grenzwertige. Verorten wir das Skandalöse im Film folglich überall dort, wo das Publikum mit seinen *inneren Widerständen* konfrontiert wird?

Die klassische Psychoanalyse lebt vom Konflikt. Umso verwunderlicher, dass sich die Analytikerinnen und Analytiker in den letzten Jahrzehnten, seit sie den Film als fabelhaftes Sujet für sich (wieder-) entdeckten, herzlich wenig für den skandalträchtigen Film interessierten. Wenn das Skandalöse im Film Ausdruck einer Inszenierung von inneren Widerständen der Zuschauerinnen und Zuschauer ist und wenn die Inszenierung des Grenzwertigen für das Publikum mit besonders reizvollem Lustgewinn einhergeht: Was wäre da anregenderes Fas-

---

2   Freud S (1912–13) Totem und Tabu. GW Bd IX, S 1–194.
3   Balint M (1959) Angstlust und Regression. Klett Cotta, Stuttgart.
4   Volk S (2010) Skandalfilme. Cineastische Aufreger gestern und heute. Schüren, Marburg.

zinosum für unseren analytischen Blick, was die bessere Quelle für die psychodynamische Erforschung seelischer Abgründe als das schillernde Potpourri an jenen kreativ ausstaffierten Tabubrüchen, die wir in der Leinwandgeschichte ausfindig machen können?

Natürlich sind einzelne skandalträchtige Produktionen immer wieder mal einzelnen Analytikerinnen und Analytikern in den Schoß gefallen. Bei der Zusammenstellung unserer Filmliste fanden wir es wenig überraschend, dass ein paar der prototypischen Skandalfilme Eingang ausgerechnet in den Band *Lust und Laster* von den Herausgebern Parfen Laszig und Lily Gramatikov (2017) aus dieser Buchreihe gefunden haben (und dort in ihrer Skandalwirkung bereits auf mögliche psychodynamische, stilistische und gesellschaftliche Komponenten hin untersucht wurden). Einer davon ist der schon erwähnte *Letzte Tango in Paris* von Bernardo Bertolucci (1972). Über die grenzwertigen sexuellen Eskapaden von Paul und Jeanne resümieren Andreas Hamburger und Vivian Pramataroff-Hamburger (2017, S. 12)[5] eine Skandalträchtigkeit, die sich zwar *an der Oberfläche* um das subversive Verhalten des Pärchens drehen mag, »gesellschaftliche Verbote zu übertreten und kontrollierende Institutionen niederzureißen« (was sich dann beispielsweise in dem Anstoß erregenden Versuch äußere, hammerharten Analsex mit einem Stück Markenbutter geschmeidig zu machen) – hinter der provokanten Fassade jedoch kaschiert sich eine verzweifelte Sehnsucht danach, »die unabwendbare Wirklichkeit des Todes zu besiegen«. Deshalb begeben sich die Autoren auf Spurensuche nach dem Vergänglichen in der Symbolsprache des Films. Eine ähnliche Abwehr des Vergänglichen interpretiert Jann E. Schlimme (2017, S. 44)[6] in seinen Ausführungen zum Klassiker *Im Reich der Sinne* von Nagisa Oshima (1976), der ihm zufolge nur »auf den ersten Blick« als »Erotik-Meisterwerk« oder »Hardcore-Porno« daherkommt. In dem Film verliebt sich ein Bordellbesitzer in eine seiner Geishas, gemeinsam gibt man sich ultimativen sexuellen Lustspielchen hin, deren sadomasochistische Facetten am Ende eskalieren, als die Geisha ihren Liebhaber während des rituellen Beischlafs auf seinen Wunsch tötet. Paradoxerweise zielen die abwegigen Praktiken psychologisch gesehen auf die ewige Verbindung der beiden hin. Nur so ist zu verstehen, wie der Geisha dabei der kunstfertig abgeschnittene Penis des Liebhabers helfen soll. De facto steht sie mit leeren Händen da, auch wenn der Penis zwischen ihren Fingern blutig tropft.

So explizit wie die Sexualität in den Produktionen von Bertolucci und Oshima, so detailverliebt bietet sich die Gewalt im Film *Irreversibel* von Gaspar Noe (2002) an. Sie ist groß angelegte Racheaktion: Nachdem Alex bis zur Bewusstlosigkeit misshandelt worden war, beschließen ihre beiden Freunde Marcus und Pierre, sich brutal am Vergewaltiger zu rächen. Dabei spart der Film nicht an Einzelheiten. Für Markus Fäh (2017, S. 119)[7] zwingt uns die Unmittelbarkeit der Darstellung »in die Rolle des passiven vergewaltigten Objekts«, nur sind es in diesem Falle die *Bilder des Films,* die uns mit ihrer rohen Brutalität penetrieren. Da können wir noch so viel Markenbutter verwenden: Schmerzlos geht der Konsum vieler Skandalfilme nicht an uns vorüber.

Vom polynesischen Ursprung des Wortes her bedeutet »Tabu« zugleich »heilig« und »unrein«, »geweiht« und »gefährlich«. Skandalfilme sind visueller Inbegriff des Tabuisierten: Sie beinhal-

---

5   Hamburger A, Pramataroff-Hamburger V (2017) Ultimativ leben. Der letzte Tango in Paris. In: Laszig P, Gramatikov L (Hrsg) Lust und Laster. Springer, Berlin Heidelberg, S 1–16
6   Schlimme JE (2017) Der Preis des Miteinanders. Im Reich der Sinne. In: Laszig P, Gramatikov L (Hrsg) Lust und Laster. Springer, Berlin Heidelberg, S 29–44
7   Fäh M (2017) Kill me in Paris oder: Die Bestie in uns. Irreversibel. In: Laszig P, Gramatikov L (Hrsg) Lust und Laster. Springer, Berlin Heidelberg, S 117–132

ten zugleich das Genussvolle wie das Abscheuliche, das Stimulierende wie das Überfordernde. In Übereinstimmung zur Zwangserkrankung rekonstruiert Freud hinter jedem manifesten Tabuverbot eine latent wirkende *Berührungslust.*

Filme werden zum Skandal, wenn sie berühren, wo die Berührung verpönt erscheint, was zu berühren jedoch gleichzeitig unermessliche Lust bereitet!

Das sortierte Skandalöse

Die Beiträge in diesem Band sollen die Ambivalenz abbilden, die dem Skandalösen im Film innewohnt. Um der Vielschichtigkeit des Skandalfilms gerecht zu werden, sollen die Ambivalenzen nicht bloß *inhaltlich* erfasst, sondern auch in ihren psychologischen, gestalterischen und politischen Besonderheiten verortet werden. Unserer Einladung folgend, fühlten sich viele unserer Beiträgerinnen und Beiträger dazu verleitet, ihre persönlichen Gefühle zum Ausgangspunkt für die theoretischen Erkundungen zu nehmen. Das ist sicherlich nicht nur der psychoanalytischen Methode *an sich* geschuldet. Dort wird nämlich die Reflexion über das eigene affektive Erleben als vornehmliches Mittel der Diagnostik verwendet. Die Verwendung dieser diagnostischen Herangehensweise für den Filmkontext ist keine Selbstverständlichkeit (denn es ist überwiegend üblich, Filme rein inhaltlich auf ihre psychologischen Konstellationen hin zu begutachten und die emotionale Reaktion auf den Untersuchungsgegenstand zu vernachlässigen). Wir gehen davon aus, dass die auffallend häufige Beschreibung der eigenen emotionalen Resonanz gerade im Umstand begründet liegt, dass Skandalfilme aufgrund ihrer eigentümlichen Inszenierung wesentlich unmittelbareren Zugang in unser intimes Inneres finden, als dies konventionellen, populären und deutlich weniger Reibung bietenden Produktionen gelingt. Und sie schaffen nicht nur einen direkteren Draht zu unserem Unbewussten: Sie sorgen dort wohl auch für eine *unangenehme Unruhe.*

Skandalfilme wühlen uns auf: Diese Unruhe will sortiert sein! Wir sind unseren Beiträgerinnen und Beiträgern sehr dankbar für ihre äußerst gelungene Sortierungsarbeit. Als Herausgeber haben auch wir sortiert: und zwar die Beiträge unserer Autorinnen und Autoren je nach Schwerpunkten der filmischen Plots und der dazugehörigen Argumentation in den abgelieferten Texten.

Unter der Rubrik »Schamlos offenherzig« versammeln wir Filme, deren schillernde Aufmachung eine Auseinandersetzung mit der Stilisierung von allerlei sexuellen Anzüglichkeiten förmlich aufdrängen. Wobei die inszenierten Grenzüberschritte hier auf sehr unterschiedlichem Wege transportiert werden: sei es durch einen Ex-Kaiser von Österreich auf Mördertour *(Augen der Angst),* junge Frauen in heiklem Verführungsmodus *(Lolita, Die Geschichte der O),* einen Pseudo-Transsexuellen auf Suche nach glücklichem Lebensabend *(In einem Jahr mit 13 Monden),* ziellos durch die Gegend vögelnde oder prügelnde Minderjährige *(Kids)* oder unglücklich verliebte Cowboys *(Brokeback Mountain).*

In der Sektion »Ästhetik des Grenzwertigen« rücken Fragen der Inszenierung von Gewalt, Destruktivität und Diskriminierung ins Zentrum. Die *120 Tage von Sodom* und *Das große Fressen* sind hier sicherlich Vertreter von unumstößlichen Klassikern der Filmgeschichte schlechthin, verblüffende Facetten hinter den dargestellten Brutalitäten werden aber auch im Kriegskontext *(Im Westen nichts Neues, o.k.),* in seltsamen Paar-Dynamiken *(Natural Born Killers, Der*

Antichrist) und fragwürdigen Familienkonstellationen *(Taxidermia, To the Bone)* freigelegt. Es findet sich sogar Platz für den ein oder anderen Film, der mit besonders grenzwertigem Stil in seiner Gestaltung auf sich aufmerksam macht *(Idioten, The Straight Story).*

Darf der Suizid eines Mädchens serientechnisch ausgestaltet, dramatisiert und ästhetisiert werden? Darf man die Rache einer Minderjährigen an einem vermeintlich pädophilen Sittenstrolch billigen? Oder sollte man sie dafür verurteilen und mit ihrem Opfer sympathisieren? Darf man über Minderheiten lachen? Oder über das Lachen westliche Leitkultur karikieren? Sich über die ausgiebigen Flatulenzen eines Kim Jong-un totlachen? Ihn sogar per Granatwerfer abmurksen? Darf Hitler im Kino erschossen werden? Oder darf er wiederauferstehen, um durchs moderne Berlin zu wandeln und dabei seine reißerische Ideologie zu vermarkten? Einige unserer Autorinnen und Autoren stellen diese und ähnliche Fragen, weswegen wir ihnen eine eigene kleine Kategorie gewidmet haben (»Darf man das?«), in der die Filme *Tote Mädchen lügen nicht, Hard Candy, Borat, The Interview, Inglourious Basterds* und *Er ist wieder da* ihren Platz finden. Das Schöne an dieser Kategorie: Keine dieser Fragen lässt sich eindeutig beantworten!

Zuletzt haben wir der skandalösen Wirkung von Filmen im *Religionskontext* eine eigene Rubrik gegeben (»Mit Gott gibt's wenig zu lachen«): mit dem äußerst ulkigen *Leben des Brian* als komischem Gloria, der *Letzten Versuchung Christi* als schwer verdaulichem Sanctus, der ganz und gar nicht spaßigen *Passion Christi* als bitterem Credo und den Todsünden in *Seven* als aufwühlendem Dies irae.

Interessant ist ein Umstand, den wir nicht unerwähnt lassen möchten, weil er wohl mit dem bitteren Beigeschmack zu tun hat, den viele Skandalfilme unweigerlich mitliefern: Es gab quer durch die einzelnen Stadien der Gestaltung dieses Buches – von den anfänglichen Versuchen der Akquirierung von potenziellen Autorinnen und Autoren über die Phase der Verfassung der einzelnen Beiträge bis hin zur Zusammenstellung der erwarteten Kapitel – immer wieder Kolleginnen und Kollegen, die vom Projekt abgesprungen sind, konkret mit der Begründung, die zu bearbeitenden Filme seien zu »verstörend«, zu »anstößig« oder zu »pervers«. Das ist wohl bezeichnend, und deswegen wird es in unserem Band auch mehrmals zur Sprache kommen: Skandalfilme bringen uns ganz nah an die eigenen Widerstände heran. Das macht womöglich *Angst:* Aber es beinhaltet auch ein ungeheures *Potenzial* für den Blick ins eigene Selbst!

Wir wünschen den Leserinnen und Lesern viel Spaß bei der abwechslungsreichen Lektüre und hoffen, sie empfinden die Beiträge ebenso aufschlussreich, wie wir sie bei der Gestaltung dieses Bandes empfunden haben.

Hannes König, Theo Piegler
Berlin und Hamburg, Juni 2017 – Juli 2018

Inhaltsverzeichnis

Darf man das?

Mit Gott gibt's wenig zu lachen

Epilog

Über die Autorinnen und Autoren

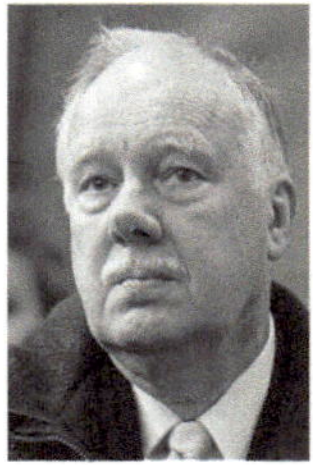

Thomas Auchter, Dipl.-Psych.

Studium der Psychologie in Freiburg. 1974–1980 Ausbildung zum
Psychoanalytiker am Psychoanalytischen Seminar Freiburg. Seit 1982
in freier Praxis als Psychoanalytiker (DPV/IPA/DGPT) und Gruppen-
analytiker in Aachen niedergelassen. Dozent und Lehranalytiker am
Institut der Psychoanalytischen Arbeitsgemeinschaft Köln-Düsseldorf.
Zahlreiche Veröffentlichungen vor allem im Bereich der Angewandten
Psychoanalyse.

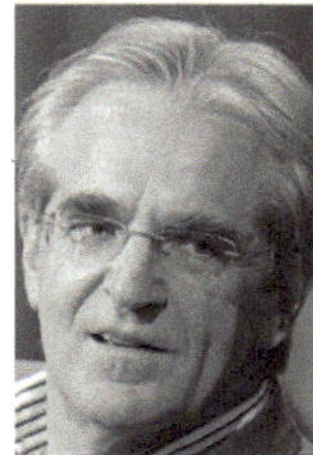

Prof. em. Dr. Hartmut Böhme

Hartmut Böhme war 1977–92 Professor für Neuere Deutsche Literatur-
wissenschaft an der Universität Hamburg und 1993–2012 Professor für
Kulturtheorie und Mentalitätsgeschichte an der Humboldt-Universität
zu Berlin. Er war vielfach Leiter von DFG-Forschungsprojekten, u. a.
Sprecher des Sonderforschungsbereichs »Transformationen der Antike«
(bis 2012). Er ist Träger des Meyer-Struckmann-Preises 2006 und des
Hans-Kilian-Preises 2011. – Letzte Buchveröffentlichungen: *Natur und
Figur. Goethe im Kontext,* Paderborn 2016 – *Aussichten der Natur,* Berlin
2016 – (mit Bernd Kordaß & Beate Slominski): *Das Dentale. Faszination
des oralen Systems in Wissenschaft und Kultur,* Berlin u. a. 2015 –
Fetishism and Culture. A different Theory of Modernity, Berlin Boston
2014 – (Mithg.): *Contingentia. Transformationen des Zufalls,* Berlin
Boston 2015. – *Der anatomische Akt. Zur Bildgeschichte und Psychohis-
torie der frühneuzeitlichen Anatomie,* Gießen 2012 – (Mithg.): *Sigmund
Freud und die Antike,* Göttingen 2011 – (Mithg.): *Transformation: Ein
Konzept zur Erforschung kulturellen Wandels,* München 2011.

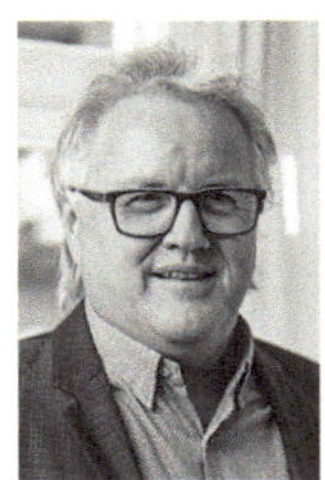

Dr. phil. Markus Fäh

Geb. 1958, Studium der Klinischen Psychologie und Soziologie in
Zürich. Psychoanalytiker in eigener Praxis in Zürich, Mitglied der Inter-
nationalen Psychoanalytischen Vereinigung, Ausbildungsanalytiker der
Schweizer Gesellschaft für Psychoanalyse. Lehrt u. a. an der Sigmund
Freud-Universität Wien und Berlin, am Psychoanalytischen Seminar
Innsbruck sowie an verschiedenen psychoanalytischen Ausbildungs-
stätten in Osteuropa. Verfasser zahlreicher Artikel und Buchbeiträge,
Buchautor. Arbeitsschwerpunkte: Psychoanalyse und Film, Theorie des
Ödipuskomplexes, Fehlerkultur in der Psychotherapie.

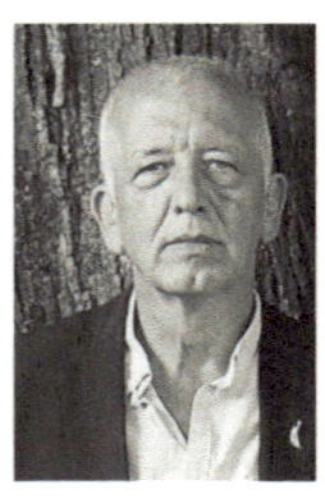

Univ.-Prof. Dr. med. Harald J. Freyberger

Professor für Psychiatrie, Psychotherapie und Psychosomatische Medizin an der Universitätsmedizin Greifswald und Leiter der Klinik und Poliklinik für Psychiatrie und Psychotherapie am Helios-Hanseklinikum Stralsund. Facharzt für Psychiatrie und Psychotherapie mit psychoanalytischer und verhaltenstherapeutischer Ausbildung. Interessenschwerpunkte: Diagnostik und Klassifikation, Dissoziation und Traumatisierung, Psychotherapie und Versorgungsforschung. Mitherausgeber der Zeitschriften *Psychotherapeut, Trauma & Gewalt* und *Psychodynamische Psychotherapie*. Ganz unerwartet verstarb der Autor am 6. Dezember 2018, wenige Monate vor Erscheinen dieses Bandes.

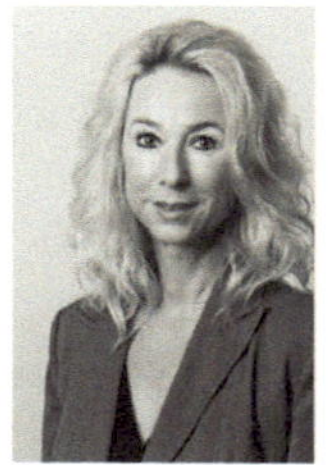

Prof. Dr. phil. Benigna Gerisch, Dipl.-Psych.

Psychologische Psychotherapeutin, systemische Familientherapeutin, Psychoanalytikerin (DPV/IPA). Professorin für Klinische Psychologie und Psychoanalyse, Schwerpunkt: Intervention und psychodynamische Beratung an der International Psychoanalytic University in Berlin. Zahlreiche Veröffentlichungen, u. a. zu Suizidalität und Geschlechterdifferenz, sowie psychoanalytisch-literaturwissenschaftliche Studien zur Suizidalität im Film, in der Belletristik und im Theater.

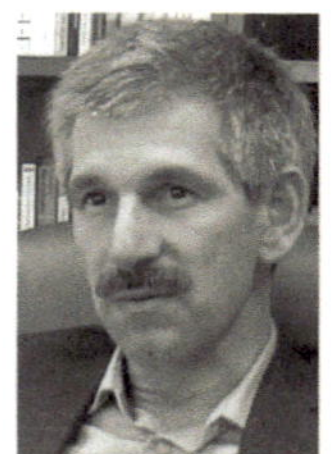

Prof. Dr. med. Lutz Goetzmann

Geb. 1963, Studium der Humanmedizin, Facharzt für Psychiatrie und Psychotherapie. Psychoanalytische Ausbildung am Freud-Institut Zürich, Mitglied der Schweizerischen Gesellschaft für Psychoanalyse (SGPsa). Seit 2011 Chefarzt der Klinik für Psychosomatische Medizin und Psychotherapie, Bad Segeberg; seit 2014 außerplanmäßige Professur für Psychosomatische Medizin und Psychotherapie an der Universität zu Lübeck. Publikationen v. a. im Feld der psychoanalytischen Psychosomatik.

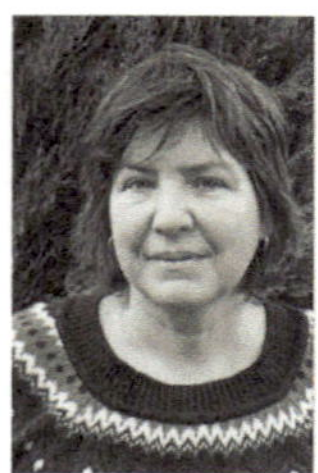

Dr. sc. hum. Lily Gramatikov, Dipl.-Psych.

Psychoanalytikerin in eigener Praxis in Heidelberg. Lehranalytikerin (DGPT), Dozentin und Supervisorin. In der psychoanalytischen und tiefenpsychologischen Ausbildung aktiv. Redaktionsmitglied der Zeitschrift *Psychoanalyse im Widerspruch*. Arbeitsschwerpunkte: Gender, Transsexualität, Migration. Diverse Veröffentlichungen über das Thema Transsexualität sowie zu Filmanalysen.

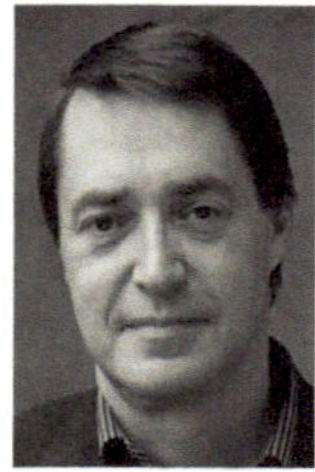

Prof. Dr. Andreas Hamburger

Jg. 1954, lehrt Psychologie an der International Psychoanalytic University, Berlin und arbeitet als Psychoanalytiker, Lehranalytiker und Supervisor in München. Forschungsschwerpunkte: Sprachentwicklung, Soziales Trauma, Hospitalisierte Holocaustüberlebende, Szenisch-narrative Mikroanalyse von Videointerviews, Literatur- und Filmpsychoanalyse, Supervisionsforschung. Aktuelle Buchveröffentlichungen zu Social Trauma (Routledge), Filmpsychoanalyse (Psychosozial) und Supervision (Kohlhammer).

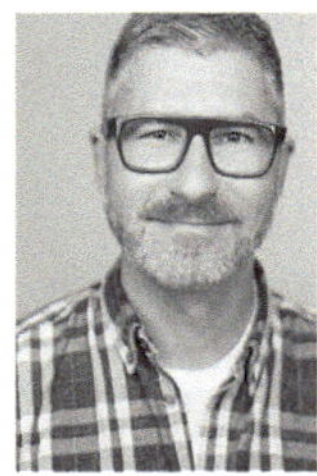

Dr. rer. nat. Bernd Heimerl, Dipl.-Psych.

Studium der Psychologie und Theaterwissenschaft, Psychoanalytiker (DGPT/DPG/IPA) und Gruppenanalytiker (D3G), Promotion an der Humboldt-Universität Berlin im Fach Psychotherapieforschung. Dozent, Supervisor und Lehranalytiker am Berliner Institut für Psychotherapie und Psychoanalyse (BIPP). Lehrbeauftragter an der Medizinischen Hochschule Brandenburg, Fachbereich Klinische Psychologie/Psycho-analyse. Interessenschwerpunkte: Interdisziplinarität in der Psycho-analyse (Rezeption der Psychoanalyse in Philosophie, Literatur, Theater und Film), Geschlechterkonstruktionen in der Psychotherapie, Darstel-lungspraxis und Wissensvermittlung in der Psychoanalyse.

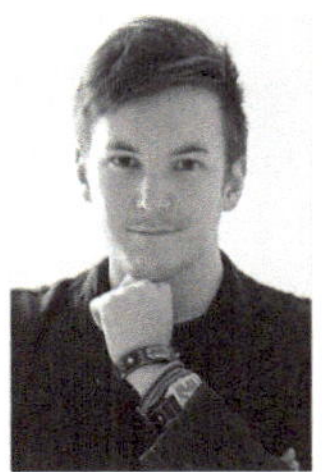

Dr. Hannes König

Studierte Psychologie an der Alpen-Adria-Universität Klagenfurt (AAU), wo er auch zum Thema psychoanalytische Kunsttheorie promovierte. Seine Ausbildung zum Psychoanalytiker absolvierte er am Berliner Institut für Psychotherapie und Psychoanalyse (BIPP e. V.). Er lehrt Klinische Psychologie, Psychoanalyse und Sozialpsychologie an verschie-denen Universitäten in Österreich und Deutschland, seine Publikationen liegen an der Schnittstelle von Psychoanalyse, Musik und Film.

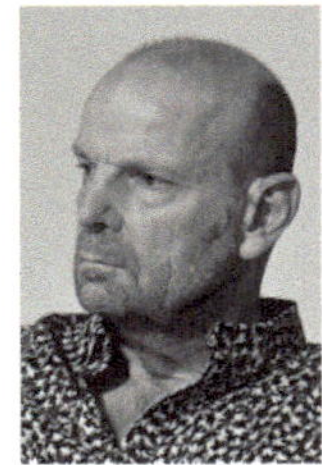

Dr. phil. Olaf Knellessen

Psychoanalytiker in eigener Praxis in Zürich und Teilnehmer am dortigen Psychoanalytischen Seminar Zürich (PSZ), Mitbegründer und Mitorganisator von *The Missing Link*, des Preises des PSZ für interdis-ziplinären Austausch mit der Psychoanalyse; zahlreiche Publikationen.

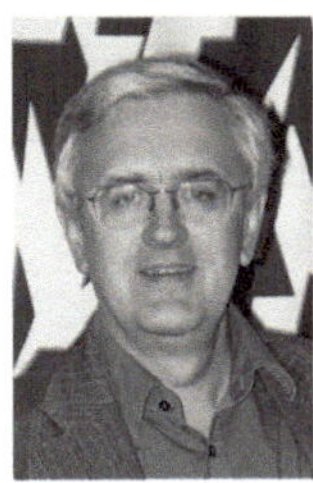

Prof. Dr. Hartmut Kraft

Nervenarzt, als Psychoanalytiker und Lehranalytiker (DPG, DGPT) in eigener Praxis tätig bis 2015. Seit 2014 Honorarprofessor an der Alanus Hochschule für Kunst und Gesellschaft in Alfter bei Bonn. Als Kunst-sammler und Ausstellungskurator Aufbau mehrerer Sammlungen, die häufig in Museen gezeigt wurden (u. a. *Die Geburt des Menschenbildes – Die Kopffüßler, Kunst und Tabu, I like FORTSCHRITT – German Pop Reloaded*). Buchpublikationen zu den Grenzgebieten zwischen Kunst, Psychiatrie, Psychoanalyse und Ethnologie (u. a. *Grenzgänger zwischen Kunst und Psychiatrie, Über innere Grenzen – Initiation in Schama-nismus, Kunst, Religion und Psychoanalyse, Die Lust am TABUbruch*).

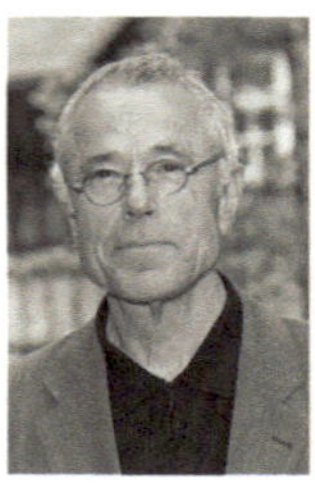

Univ.-Prof. Wulf-Volker Lindner

Wulf-Volker Lindner (geb. 1938), Studium der Ev. Theologie, Germanistik und Philosophie; Krankenhauspfarrer; Ausbildung in Psychoanalyse und Gruppenanalyse; 1975–2002 Professor für Praktische Theologie mit Schwerpunkt Pastoralpsychologie und Psychoanalytiker in Hamburg; dort 1986 Gründung des Instituts für Psychoanalyse und Psychotherapie der Deutschen Psychoanalytischen Gesellschaft (DPG); Lehranalytiker; Mitglied zahlreicher Fachgesellschaften, u. a. der Internationalen Psychoanalytischen Vereinigung (IPV); zahlreiche Veröffentlichungen zur Psychoanalyse, Gruppenanalyse, Seelsorge und Interpretation von Kunst.

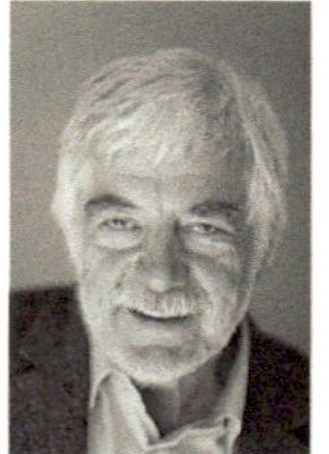

Dr. med. Hans-Joachim Maaz

Facharzt für Psychiatrie und Psychotherapie, Facharzt für Psychosomatische Medizin und Psychotherapie/Psychoanalyse. Psychoanalytiker, Publizist, Vorsitzender des Choriner Instituts für Tiefenpsychologie und psychosoziale Prävention, Vorsitzender der »Hans-Joachim Maaz Stiftung Beziehungskultur«.

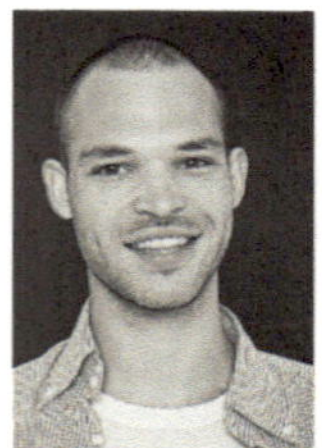

Jakob Mair

Studium der Wirtschafts-, Personal- und Organisationspsychologie an der Business School Berlin, Psychologischer Intensivberater und in Ausbildung zum Balintgruppenleiter. Dozent für Medien- und Wirtschaftspsychologie an der BSP Berlin und Filmuniversität Konrad Wolf. Promovend an der Uni Köln mit Schwerpunkt Organisationspsychologie digitaler Transformationsprozesse. Forschungsschwerpunkte: Kultur- und Organisationspsychologie, Film- und Medienforschung.

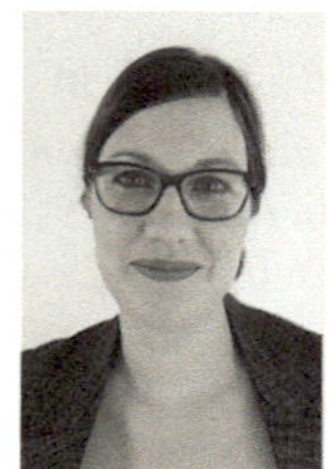

Prof. Dr. Christina Pechstein

Studium der Psychologie an der Freien Universität Berlin und am Trinity College Dublin. Jahrelange Tätigkeit in der medizinischen Klinik mit Schwerpunkt Psychosomatik der Ruppiner Kliniken sowie klinische Tätigkeit in der psychiatrischen Universitätsklinik Zürich (Burghölzli). Promotion an der Alpen-Adria-Universität Klagenfurt mit einem medizinisch-anthropologischen Thema (2012). Ausbildung zur psychologischen Psychotherapeutin am Institut für Tiefenpsychologie, Gruppendynamik und Gruppentherapie e. V. (ITGG), Approbation 2016. Professur für Klinische Psychologie in psychodynamischer Ausrichtung an der Medical School Berlin (2016), lehrt aktuell an der Business School Berlin.

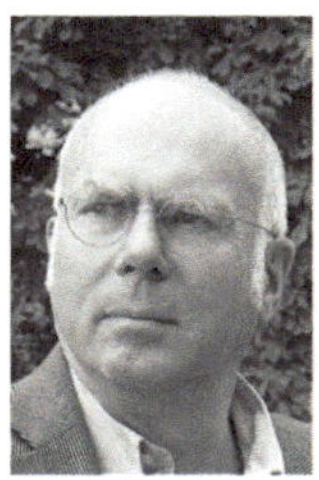

Dr. med. Theo Piegler

Niedergelassener Facharzt für Psychotherapeutische Medizin, Psychiatrie und Psychotherapie sowie Nervenheilkunde. Langjährig in leitender Funktion in der Psychiatrie tätig; Dozent, Supervisor und Lehrtherapeut an verschiedenen Hamburger psychotherapeutisch/psychoanalytischen Fort- und Weiterbildungsinstituten sowie an der Medical School Hamburg. Zahlreiche Vorträge und Publikationen zu Themen der psychodynamischen Psychiatrie, Psychotherapie sowie zu »Film und Psychoanalyse«.

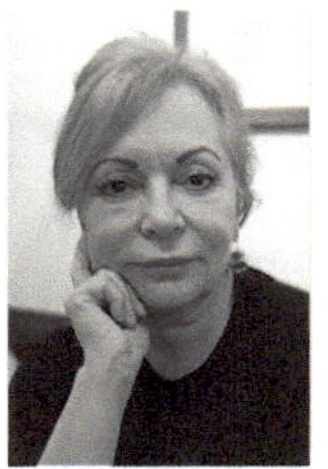

Dr. med. Vivian Pramataroff-Hamburger

Frauenärztin, Psychotherapeutin, Sexualmedizinerin. Lehrtätigkeit an der LMU München, Mitglied der Münchner Arbeitsgruppe »Film & Psychoanalyse« in Zusammenarbeit mit der Akademie für Psychoanalyse und Psychotherapie und dem Münchner Filmmuseum. Kuratorin des 1. International Bulgarian Festival Film and Psychoanalysis – Apollonia 2011, Sozopol, Bulgarien. www.pramataroff.de

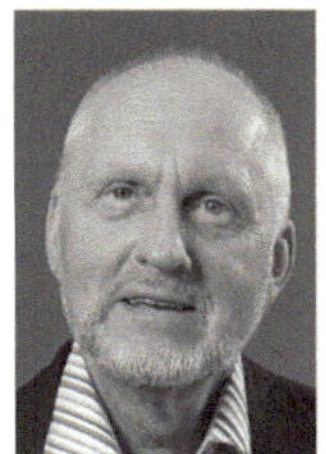

Prof. Dr. rer. nat. Udo Rauchfleisch, Dipl.-Psych.

Jg. 1942, emer. Professor für Klinische Psychologie an der Universität Basel. Studium der Psychologie an den Universitäten Kiel und Lubumbashi (Kongo). Habilitation 1978 an der Universität Basel. Nach 30-jähriger Tätigkeit als Leitender Psychologe in der Psychiatrischen Universitätspoliklinik Basel ist er seit 1999 als Psychotherapeut in privater Praxis tätig. Er ist Psychoanalytiker (DPG, DGPT) und hat außer Veröffentlichungen zur Theorie und Praxis der Psychoanalyse zu Gewalt, Dissozialität, musikpsychologischen und theologisch-psychologischen Grenzgebieten zu den Themen Homosexualität, Transidentität (»Transsexualität«) und psychoanalytische Interpretation von Filmen publiziert.

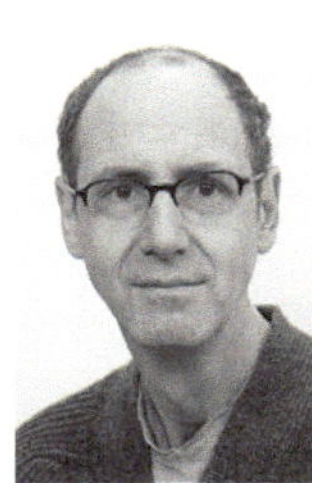

Manfred Riepe

Studium der Germanistik und der Theater-, Film- und Fernsehwissenschaft in Frankfurt/Main, arbeitet als freier Journalist, Autor, Film- und Fernsehkritiker u. a. für *epd Film*. TV-Kritiken für die Branchenfachblätter *Medienkorrespondenz*, *epd medien* und *Tagesspiegel*. Mitglied diverser Jurys, u. a. Adolf-Grimme-Preis sowie Hessischer Filmpreis. Veröffentlichungen zur Problematik medialer Gewalt sowie zu psychoanalytischen Themen, u. a. in der *Psyche*, der *Zeitschrift für psychoanalytische Theorie und Praxis* sowie in *Riss. Zeitschrift für Psychoanalyse. Freud-Lacan*. Lehraufträge an der Universität Basel. Monografien: *Bildgeschwüre. Körper und Fremdkörper im Kino David Cronenbergs* (2002), *Intensivstation Sehnsucht. Blühende Geheimnisse im Kino Pedro Almodóvars* (2004) sowie *Der große Andere und der kleine Unterschied. Freud, Lacan, Saussure und die Metapher des Geschlechts* (2014). Zuletzt (in *Psyche* 8/2016): Freuds voranalytische Schriften und ihre Bedeutung für die psychoanalytische Methode und (in: *Lust und Laster. Was uns Filme über das sexuelle Begehren sagen*, 2017) Sei mit ganzer Seele eine Erektion!

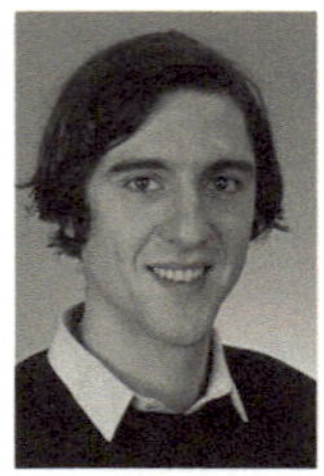

Maximilian Römer, M.Sc.

Studium der Amerikanistik, Soziologie und Psychologie an der Universität Hamburg und der Klinischen Psychologie und Psychotherapie an der Medical School Berlin. Seit 2017 Ausbildungskandidat am Berliner Institut für Psychotherapie und Psychoanalyse (BIPP) zum tiefenpsychologisch fundierten Psychotherapeuten und Psychoanalytiker.

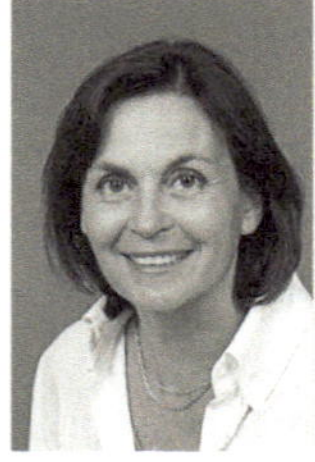

Prof. Dr. med. Barbara Ruettner

Fachärztin für Psychiatrie und Psychotherapie. Psychoanalytikerin (SGPsa/IPA) und Focusingtherapeutin (DAF). Professorin für Klinische Psychologie und analytische Psychotherapie an der Medical School Hamburg. Fachliche Leitung des Bereichs Tiefenpsychologie und Psychoanalyse am Hafencity Institut für Psychotherapie, Medical School Hamburg. Mitbegründerin des Zyklus »Psychoanalyse und Theater«, einer gemeinsamen Veranstaltung des John-Rittmeister-Instituts, Kiel und dem Theater Kiel. Tätigkeit in psychoanalytisch-psychotherapeutischer Praxis. Veröffentlichungen u. a. zur Rolle des Körpers in der Psychotherapie und zu neuen Konzepten in der Psychosomatik.

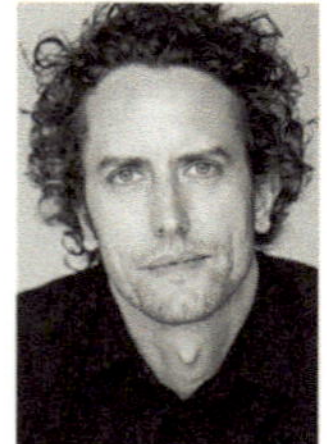

Prof. Dr. Timo Storck, Dipl.-Psych.

Professor für Klinische Psychologie und Psychotherapie an der Psychologischen Hochschule Berlin und psychologischer Psychotherapeut (AP/TP). Diplom in Psychologie an der Universität Bremen 2005, Promotion zum Dr. phil. an der Universität Bremen 2010 mit einer Arbeit zu künstlerischen Arbeitsprozessen, Habilitation für Psychologie an der Universität Kassel in 2016 mit einer Arbeit über Verstehensprozesse in der teilstationären Arbeit mit psychosomatisch Erkrankten. Wissenschaftlicher Mitarbeiter der Universitäten Bremen (2006–2007) und Kassel (2009–2015) sowie der Medizinischen Universität Wien (2014–2016). Forschungsschwerpunkte: psychosomatische Erkrankungen, psychoanalytische Konzepte und Methodologie, Verstehen in der Psychotherapie, Theorie und Praxis der Fallbesprechung, Konzeptvergleichende Psychotherapieforschung.

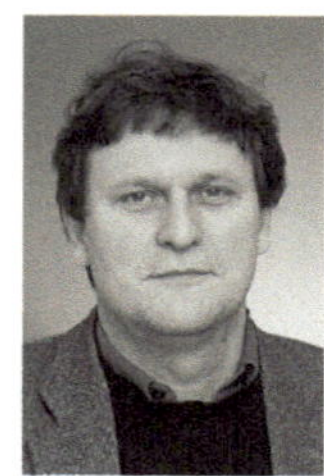

Prof. Dr. phil. Bernhard Strauß, Dipl.-Psych.

Studium der Psychologie in Konstanz, Promotion an der Universität Hamburg, Habilitation in den Fächern medizinische Psychologie und Psychotherapie an der Christian-Albrechts-Universität zu Kiel. Approbierter Psychologischer Psychotherapeut, Psychoanalytiker, seit 1996 Professor am Universitätsklinikum Jena, seit 2004 Vertreter der Fächer Medizinische Psychologie, Medizinische Soziologie, Psychosomatische Medizin und Psychotherapie. Ehemaliger Präsident/Vorsitzender des Deutschen Kollegiums für Psychosomatische Medizin (DKPM), der Deutschen Gesellschaft für Medizinische Psychologie (DGMP) und der Society for Psychotherapy Research (SPR). Forschungsschwerpunkte sind u. a. die Psychotherapieforschung, speziell die Gruppenpsychotherapie, klinische Bindungsforschung und klinische Sexualforschung. Zahlreiche Fachpublikation, darunter diverse Bücher, u. a. der bei Springer erschienene Filmband *Wilde Erdbeeren auf Wolke Neun – Ältere Menschen im Film* (2017).

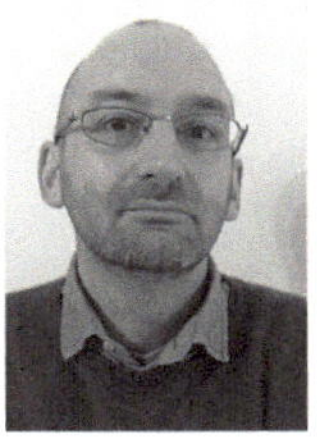

Dr. Stefan Volk

Stefan Volk ist freier Autor, Literatur- und Filmkritiker. Nach einem Studium an der Albert-Ludwigs-Universität Freiburg und der University of Wisconsin-Madison (USA) promovierte er über »Erzähltexte im Medienwechsel«. 2011 veröffentlichte er das Standardwerk *Skandalfilme – Cineastische Aufreger gestern und heute*. 2013 erschien sein Buch *Was Sie schon immer über Kino wissen wollten*. Er hat zahlreiche film- und literaturdidaktische Analysen, Textausgaben und Unterrichtsmodelle erarbeitet, darunter zwei Bände zur »Filmanalyse im Unterricht«.

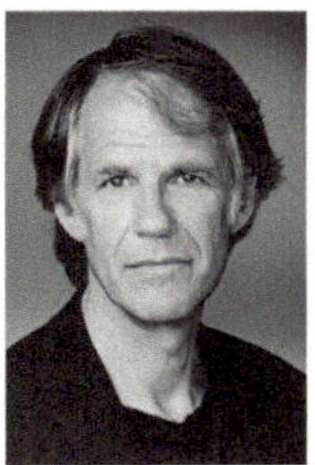

Roland Zag

Roland Zag, geboren 1958 in Heidenheim, studierte 1977–1982 Musikwissenschaft, Theaterwissenschaft und Philosophie in München. 1986–2000 arbeitete er als Produzent, Autor und Regisseur von TV-Dokumentarfilmen im künstlerisch-kulturellen Bereich. Seit 2001 entwickelte er die dramaturgische Theorie »The Human Factor«. Er arbeitet als Drehbuchberater, Autor, Dramaturg und Coach in München.

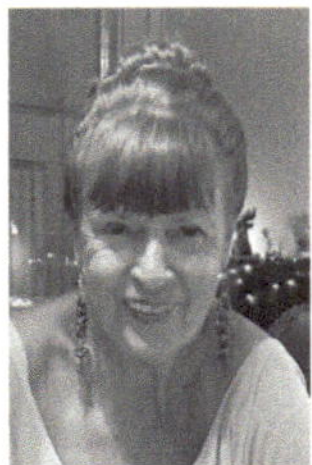

Dr. phil. Mechthild Zeul, Dipl.-Psych.

Psychoanalytikerin, niedergelassen in eigener Praxis in Frankfurt a. M. und Madrid, langjährige Redakteurin und Mitherausgeberin der Zeitschrift *Psyche*, zahlreiche Veröffentlichungen zu den Gebieten Psychoanalyse und Weiblichkeit, Migration, psychoanalytische Krankengeschichten, Psychoanalyse und Film. Buchveröffentlichungen: *Rückreise in die Vergangenheit. Zur Psychoanalyse spanischer Arbeits-remigrantinnen*, 1995; *Krankengeschichte als Lebensgeschichte* (Hrsg), 1996; *Carmen und Co. Weiblichkeit und Sexualität im Film*, 1997; *Das Höhlenhaus der Träume. Filme, Kino & Psychoanalyse*, 2007; *Pedro Almodóvar. Seine Filme, sein Leben*, 2010; *Joel und Ethan Coen, Meister der Überraschung und des vielschichtigen Humors*, 2017.

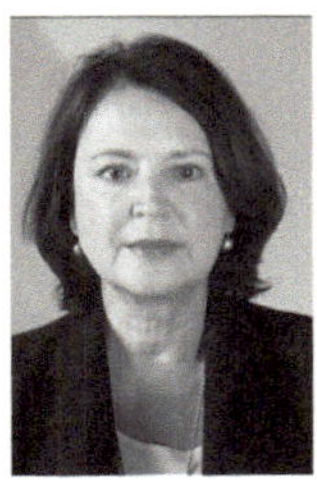

Brigitte Ziob, Dipl.-Psych.

Diplomstudium der Psychologie an der Universität Köln, Psycho-analytikerin (DPV/IPV). Arbeitet in eigener Praxis in Düsseldorf. Dozentin in der psychotherapeutischen Weiterbildung, Supervisorin und Lehrtherapeutin. Veröffentlichungen zu aktuellen kulturellen und gesellschaftlichen Phänomenen, psychoanalytische Filmbetrachtungen; Mitherausgeberin *Trauma und Film*.

Autorenadressen

Auchter, Thomas
Am Neuenhof 10, 52074 Aachen
t.auchter@freenet.de

Böhme, Hartmut, Prof. Dr.
Isestraße 53, 20149 Hamburg
HHBoehme@gmx.de

Fäh, Markus, Dr.
Theaterstraße 4, 8001 Zürich
Schweiz
info@markusfaeh.com

Gerisch, Benigna, Prof. Dr.
IPU Berlin
Stromstraße 3b, 10555 Berlin
benigna.gerisch@ipu-berlin.de

Goetzmann, Lutz, Prof. Dr. med.
Klinik für Psychosomatische Medizin
und Psychotherapie
Am Kurpark 1, 23795 Bad Segeberg
lutz.goetzmann@segebergerkliniken.de

Gramatikov, Lily, Dr.
Albert-Mays-Straße 11, 69115 Heidelberg
Lily.gramatikov@web.de

Hamburger, Andreas, Univ.-Prof. Dr.
Nußbaumstraße 10, 80336 München
andreas.hamburger@ipu-berlin.de

Heimerl, Bernd, Dr.
Rognitzstraße 10, 14057 Berlin
Drbernd.heimerl@t-online.de

König, Hannes, Dr.
Praxis für Psychotherapie
und Psychoanalyse
Schnackenburgstraße 6, 12159 Berlin
Dr.hannes.koenig@gmail.com

Knellessen, Olaf, Dr.
Oberdorfstrasse 13, 8001 Zürich
Schweiz
praxis@knellessen.ch

Kraft, Hartmut, Prof. Dr.
An der Ronne 196, 50859 Köln
dr.hartmut.kraft@gmx.de

Lindner, Wulf-Volker, Univ.-Prof.
Isestraße 117, 20149 Hamburg
info@wulfvolkerlindner.de

Maaz, Hans-Joachim, Dr.
Heideweg 3, 06120 Halle/Saale
info@hans-joachim-maaz-stiftung.de

Mair, Jakob
Altenbraker Straße 11, 12053 Berlin
jmberlin@hotmail.de

Pechstein, Christina, Prof. Dr.
BSP Business School Berlin
Calandrellistraße 1–9, 12247 Berlin
christina.pechstein@businessschool-berlin.de

Piegler, Theo, Dr.
Bethesda Krankenhaus Bergedorf
Glindersweg 80, 21029 Hamburg
praxis@dr.piegler.de

Pramataroff-Hamburger, Vivian, Dr.
Nußbaumstraße 10, 80336 München
vivian@pramataroff.de

Rauchfleisch, Udo, Univ.-Prof. Dr.
Delsbergerallee 65, 4053 Basel
Schweiz
Udo.rauchfleisch@unibas.ch

Riepe, Manfred
Töplitzstraße 10, 60596 Frankfurt am Main
Mriepe6341@aol.com

Römer, Maximilian
Berlin
maximilian.d.roemer@googlemail.com

Ruettner, Barbara, Prof. Dr. med.
Medical School Hamburg (MSH)
Am Kaiserkai 1, 20457 Hamburg
barbara.ruettner@medicalschool-hamburg.de

Storck, Timo, Prof. Dr.
Psychologische Hochschule Berlin
Am Köllnischen Park 2, 10179 Berlin
t.storck@psychologische-hochschule.de

Strauß, Bernhard, Univ.-Prof. Dr.
Universitätsklinikum Jena,
Institut für Psychosoziale Medizin
und Psychotherapie
Stoystraße 3, 07743 Jena
bernhard.strauss@med.uni-jena.de

Volk, Stefan, Dr.
Freiburg
volkstm@t-online.de

Zag, Roland
Auenstraße 25, 80469 München
roland.zag@the-human-factor.de

Zeul, Mechthild, Dr.
Oskar-von-Miller-Straße 48,
60314 Frankfurt am Main
Me.zeul@gmail.com

Ziob, Brigitte
Quirinstraße 28, 40545 Düsseldorf
Brigitte.ziob@t-online.de

Stefan Volk

Lichtspiel mit der Sünde – exemplarische Einblicke in die Genealogie des Skandalfilms

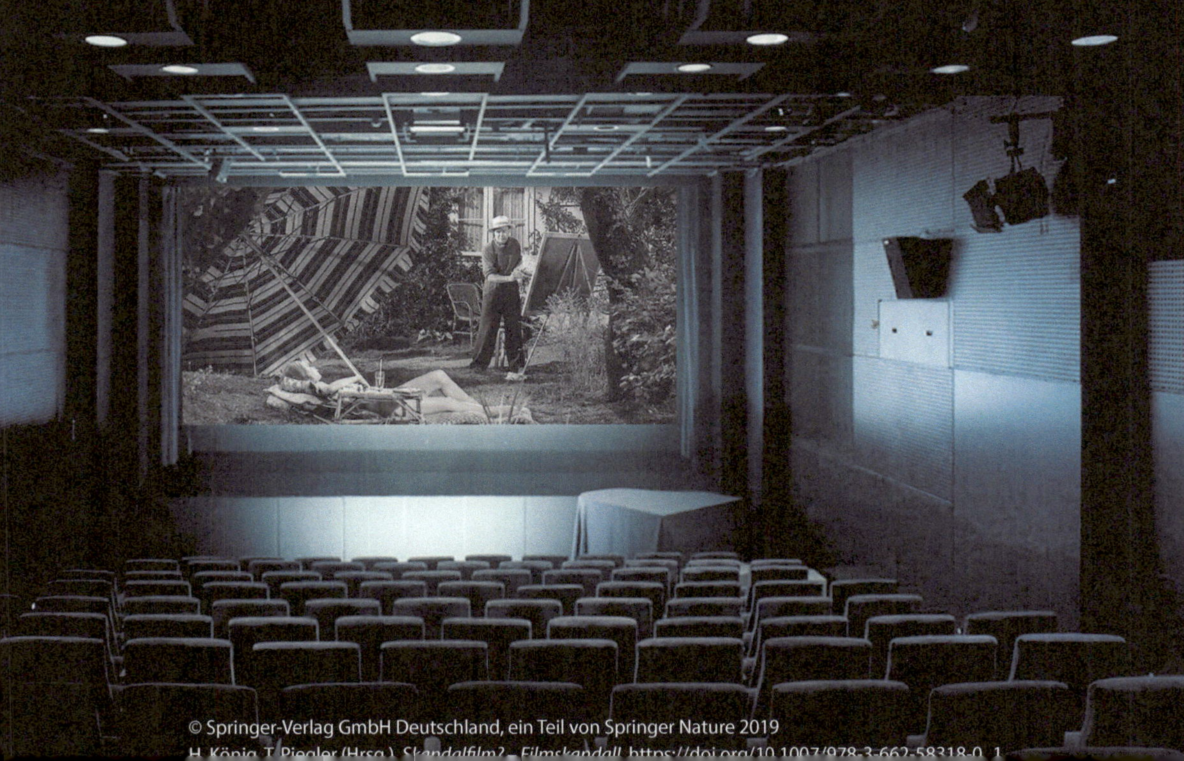

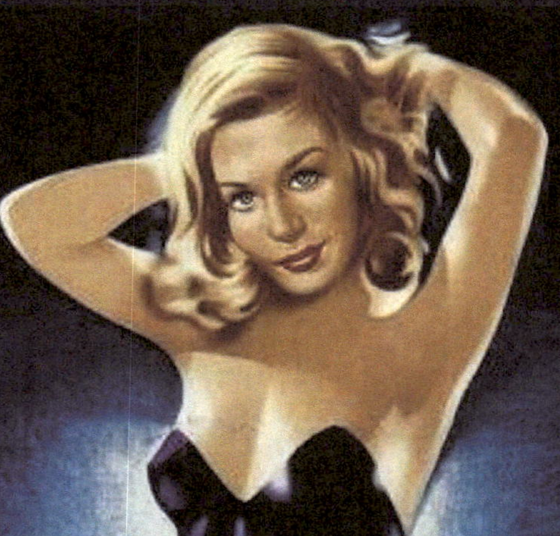

Filmplakat *Die Sünderin*. (© Kinowelt Home Entertainment. Quelle: Filmbild Fundus Herbert Klemens. Mit freundlicher Genehmigung)

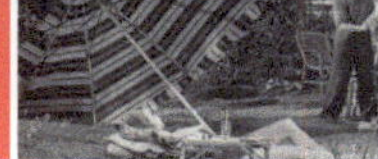

Die Sünderin

Stinkbomben flogen. Schaukästen wurden zertrümmert. Empörte Demonstranten riefen zum »heil'gen Kampf« auf. Entsetzte Bischöfe wetterten von »Kulturschande« und geißelten die »Verherrlichung des Bösen«.

Was war geschehen?

Ein Film.

In den Kinos lief ein Film.

Sonst nichts.

»Mein Gott, war das eine Aufregung«, erinnerte sich Hildegard Knef Jahre später an die Tumulte zurück, die Willi Forsts *Die Sünderin* (■ Abb. 1.1) nach seiner Uraufführung im Januar 1951 in Westdeutschland ausgelöst hatte. »Und das alles nach dem, was vorher in unserem Land passiert war. Da hatte man nun etwas, wo man seine übrig gebliebenen Zähne reinhacken konnte. Die deutsche Frau entkleidet sich nicht vor Millionen« (Nachruf auf Hildegard Knef, *Der Standard,* 01.02.2002).

Damit spielte sie auf jene berüchtigte Gartenszene an, in der für wenige Sekunden Hildegard Knefs unverhüllter Busen auf der Leinwand aufblitzte. In ihrer Rolle der jungen Marina lag sie ihrem deutlich älteren Freund Alexander (Gustav Fröhlich), einem erblindenden Maler, unterm Sonnenschirm für einen Akt Modell. An anderer Stelle sieht man Marina und Alexander nackt miteinander in einem Teich planschen (■ Abb. 1.2).

So viel Aufruhr nur wegen ein bisschen bloßer Haut?

Ach meine Güte, mag man sich denken, was waren das nur für prüde, finstere Zeiten. Lange vorbei! Ein paar nackte Frauenbrüste halten heute nun wirklich keinen mehr vom Gähnen ab. Wenigstens im westlichen Kulturkreis nicht. Oder etwa doch?

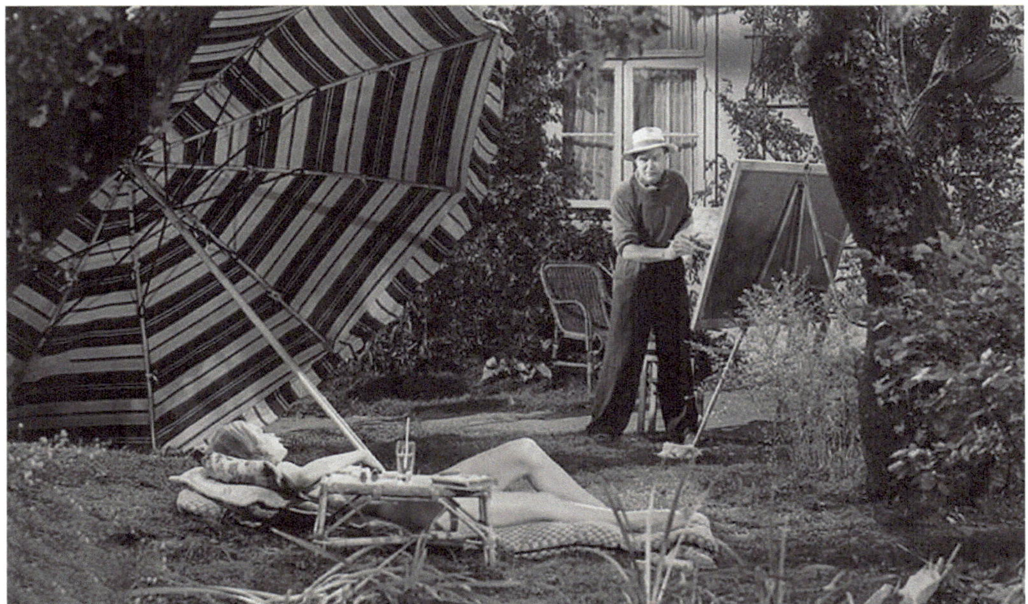

■ **Abb. 1.2** Nackt am Teich. (© Kinowelt Home Entertainment. Quelle: Filmbild Fundus Herbert Klemens. Mit freundlicher Genehmigung)

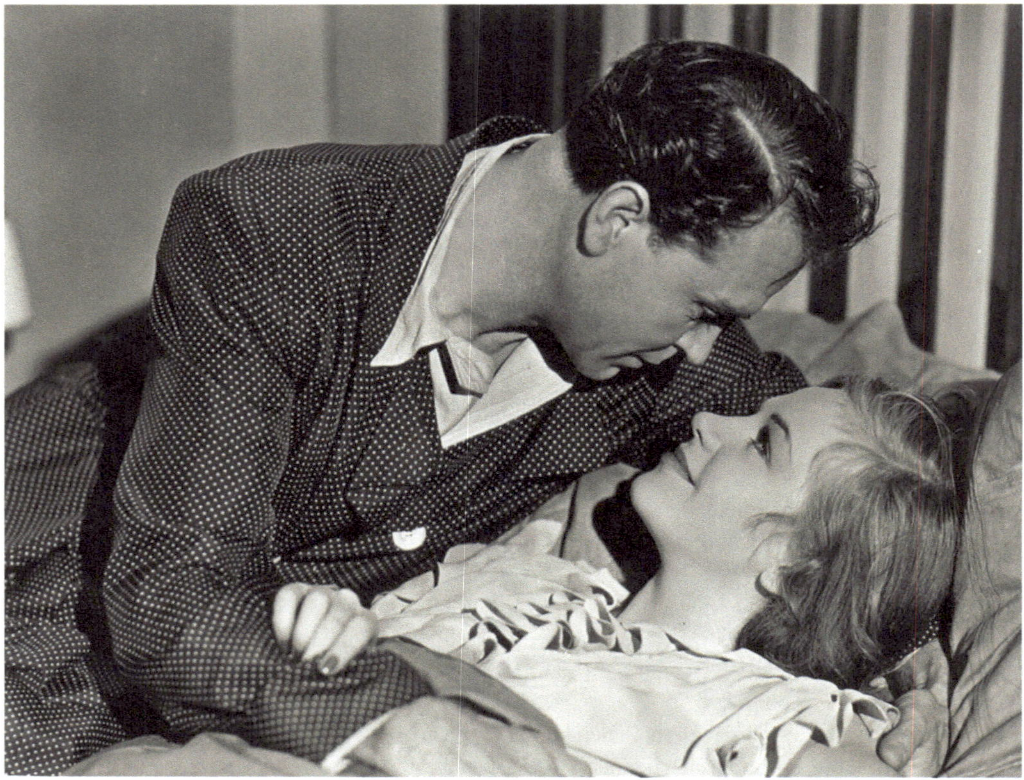

Abb. 1.3 Gustav Fröhlich und Hildegard Knef. (© Kinowelt Home Entertainment. Quelle: Filmbild Fundus Herbert Klemens. Mit freundlicher Genehmigung)

1896 gestaltete der britische Maler John William Waterhouse die todbringenden Naturgeister, die in der griechischen Mythologie den Begleiter des Herakles zu sich in den Teich ziehen, als verführerische, barbusige Mädchen. Im Februar 2018 verschwand das Waterhouse-Gemälde *Hylas und die Nymphen* wegen dieser Darstellungsweise für mehrere Wochen aus der Manchester Art Gallery. Natürlich ging es bei dieser Kunstaktion, die sich ausdrücklich nicht als Zensur verstanden wissen wollte, um mehr als nackte Brüste. Im Kontext der »#MeToo«-Debatte sollten vor allem patriarchale Frauenbilder und sexistische Männerfantasien in Frage gestellt werden.

So allerdings war das stets, wenn Nacktheit in der Kunst Staub aufwirbelte: Den Empörten, den Entrüsteten, den Zensoren ging es nie einfach nur um das bisschen nackte Haut. Es ging ihnen immer auch um mehr.

Was das im Laufe der Kinohistorie jeweils war, soll im Weiteren schlaglichtartig beleuchtet werden. Die nachfolgenden Einblicke orientieren sich an der ausführlichen Darstellung der Skandalfilmgeschichte im Band *Skandalfilme – Cineastische Aufreger gestern und heute* (Volk 2011). Die hier oftmals nur kurz erwähnten Werke und Skandale werden darin ausgiebig geschildert, aufgearbeitet und in einen zeithistorischen Kontext gesetzt. Dabei zeigt sich sehr deutlich, dass nicht der *Inhalt* alleine einen Film zum Skandalstreifen werden lässt, sondern erst dessen *Rezeption*.

Wer also Skandalfilme mit Schmuddelfilmchen gleichsetzt, lässt nicht nur außer Acht, dass Filme im Laufe der Kinogeschichte oft genug mit nichtsexuellen Inhalten Krawall verursachten, sondern verfehlt mit einer solchen im Wortsinne oberflächlichen, an der Haut klebenden Betrachtungsweise auch den sozialen Kern des Tabubruchs.

Sicher, in den ersten Stunden der Kinematografie entrüsteten sich die Kinogegner schon, wenn in William Heises *Kiss* (auch: *The May Irwin Kiss*, 1896) ein Mann und eine Frau auf der überlebensgroßen Leinwand ein paar Sekunden lang so taten, als ob sie sich küssten; ohne dass sich dabei auch nur ihre Lippen berührten. Dennoch wurde Freizügigkeit oder Nacktheit alleine nicht zwangsläufig als Skandal empfunden.

Als Wilhelm Prager 1925 in der Ufa-Produktion *Wege zu Kraft und Schönheit* reihenweise junge, athletisch geformte, nackte Körper präsentierte, stieß er damit zwar keineswegs nur auf Gegenliebe. Die bayerische Turnerschaft etwa protestierte vehement, und die Landesregierungen Bayern, Baden und Hessen versuchten ein Verbot des Körperkult(ur)-Streifens zu erwirken. Der große Skandal aber blieb aus. Und die für die Filmfreigabe zuständige Berliner Oberprüfstelle beschied, die »Darstellung des ›Nackten‹ schlechthin« sei »nicht entsittlichend« (laut dem Protokoll des Zensurentscheids Nr. 446 der Berliner Filmoberprüfstelle vom 26. September 1926).

So verlockend es auch erscheinen mag, die Skandalfilmgeschichte auf eine Galerie von Nackt- und Sexszenen zu reduzieren, mit der filmhistorischen Realität hat das wenig zu tun. 1933 in Gustav Machatýs *Ekstase* (CSR, Österreich) etwa störten sich die Sittenwächter nur vordergründig an der nackt badenden Hedy Lamarr. Die eigentliche Provokation bestand darin, dass die von ihr verkörperte Eva als Ehebrecherin ungeschoren davonkam und der Film auch noch Verständnis dafür zeigte, dass sie als selbstbewusste junge Frau ihre Sexualität außerhalb der Ehe lustvoll auslebte. Schließlich schien ihr frisch angetrauter Ehemann weder in der Lage noch willens, Evas Verlangen zu stillen.

Egal ob *Ekstase*, Louis Malles *Die Liebenden* (Frankreich 1958), die Ingmar-Bergman-Filme *Die Zeit mit Monika* (Schweden 1953) und *Das Schweigen* (Schweden 1963) oder auch *Basic Instinct* (USA 1992) – es waren jeweils nicht die Körper-, sondern die Rollenbilder, die eine soziale Sprengkraft in sich bargen.

Auch der Skandal um *Die Sünderin* entzündete sich in Wirklichkeit nicht an einem nackten Busen, sondern an Tabuthemen wie Selbstmord, Tötung auf Verlangen und Prostitution.

Das von Gerhard Menzel verfasste Drehbuch erzählt die tragische Geschichte der jungen Marina (Hildegard Knef), einer ehemaligen Prostituierten, die sich in den älteren Maler Alexander (Gustav Fröhlich) verliebt (■ Abb. 1.3). Als sich herausstellt, dass ihr Geliebter an einem Gehirntumor leidet und nur durch eine teure Operation gerettet werden kann, prostituiert sie sich erneut. Am Ende vergeblich. Alexander kann nicht geheilt werden. Um ihm wenigstens ein langes Leiden zu ersparen, verabreicht sie ihm eine Überdosis Schlaftabletten und nimmt sich anschließend selbst das Leben (■ Abb. 1.4).

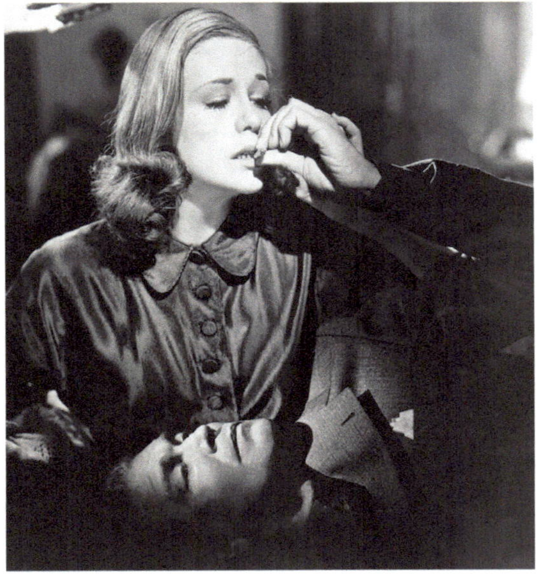

■ **Abb. 1.4** Dramatisches Ende. (© Kinowelt Home Entertainment. Quelle: Filmbild Fundus Herbert Klemens. Mit freundlicher Genehmigung)

Wi(e)der das Volksempfinden

»Sünderin vertreibt Pfarrer aus der Selbstkontrolle« (*Abendzeitung*, 22.01.1951), »Sünderin mit dem Sittengesetz unvereinbar«, »Sünderin macht Polizei mobil« (*Essener Allgemeine Zeitung*, 25.02.1951), »Kirche boykottiert Sünderin«, »Die Sünderin auf der Anklagebank« (*Freie Presse*, 01.02.1952) – mit Schlagzeilen wie diesen machte Willi Forsts Drama monatelang auf sich aufmerksam und entwickelte sich so zum meistdiskutierten deutschen Spielfilm in der Nachkriegszeit und zum wohl größten Skandalfilm der alten Bundesrepublik.

Am 15. Januar 1951 hatte der Arbeitsausschuss der FSK (Freiwillige Selbstkontrolle der Filmwirtschaft) den Film gesichtet und Bedenken hinsichtlich seiner Freigabe angemeldet, die auch in einem Gespräch mit Regisseur Willy Forst und Filmproduzent Rolf Meyer, dem Inhaber der Junge Film-Union, nicht ausgeräumt werden konnten. Der Arbeitsausschuss empfand die »Selbstverständlichkeit«, mit der im Film »Tötung und Selbstmord«, aber auch Prostitution als Mittel zur »Lösung der im Film entwickelten Lebensproblematik« gerechtfertigt würden, als potenziell »entsittlichend« und verweigerte dem Film in der vorliegenden Form die Freigabe (Burghardt 1996, S. 261 ff.).

Weder Forst noch Meyer zeigten sich jedoch bereit, den Film zu schneiden, da er bereits im Rahmen der Bürgschaftsaktion des Bundes[1] begutachtet worden sei. Die nun von der FSK beanstandeten Szenen seien so dezent inszeniert, dass man daran keinen Anstoß nehmen müsse. Da es zu keiner Einigung mit dem Arbeitsausschuss der FSK kam, rief Meyer den Hauptausschuss der FSK an, der den Film in einer eilends einberufenen Sitzung am 18. Januar 1951, dem Tag seiner geplanten Uraufführung im Frankfurter Turmpalast, in ungekürzter Fassung freigab, allerdings verbunden mit einem Jugend- und Feiertagsverbot sowie zwei Schnittempfehlungen, denen die Produktionsfirma Junge Film-Union jedoch vermutlich nicht folgte (Volk 2011).

Dass die beiden Vertreter der evangelischen und katholischen Kirche innerhalb des FSK-Hauptausschusses die Freigabe des Films nicht hatten verhindern können, nahmen sie nun zum Anlass, ihren Austritt aus den Gremien der FSK, in denen sie sich generell unterrepräsentiert fühlten, zu erklären.

»Die Handlung des Films ›Die Sünderin‹ soll zeigen, wie eine Prostituierte durch echte Liebe zu einem Maler gewandelt wird. Tatsächlich aber greift sie in ihren schwierigen wirtschaftlichen und menschlichen Situationen auf ihr altes Gewerbe zurück, bis der Schluss […] die Verherrlichung einer Tötung auf Verlangen und einen Selbstmord als einzigen Ausweg aus einer menschlichen Not zeigt«,

---

begründete der evangelische Pfarrer Werner Heß seinen Rückzug aus der FSK; der Film erfülle damit den Tatbestand einer »entsittlichenden Wirkung«, die geeignet sei, »die letzten Grundkräfte der Sitte in unserem Volke in Frage zu stellen« (Burghardt 1996, S. 17).

Nach der erfolgten FSK-Freigabe und dem Rückzug der Kirchen aus den FSK-Gremien war es vor allem die katholische Kirche, die auch weiterhin gegen *Die Sünderin* Sturm lief. Die christliche Moral werde durch den Film zutiefst erschüttert, hieß es in öffentlichen Stellungnahmen, Hirtenbriefen, Flugblättern, auf Kundgebungen, Schweigemärschen und Demonstrationen. Die Gegner des Films, darunter auch Mönche, störten Kinovorstellungen. Mit Stinkbomben und Niespulver sollten Zuschauer vertrieben werden. Schaukästen wurden eingeschlagen, und Kinobetreibern wurde mit der Zerstörung ihrer Kinos gedroht, falls sie Vorstellungen abhielten. Häufig konnte der Film nur unter Polizeischutz gezeigt werden. In etlichen katholischen Gemeinden schwiegen die Kirchenglocken und wurden Gottesdienste abgehalten, um die Bevölkerung vor dem Film zu warnen und die Moral zu schützen.

---

1   Die am 31. März 1950 vom Bundestag beschlossene Bürgschaftsaktion des Bundes für Filmproduktionskredite ermöglichte es deutschen Filmproduktionen, eine Ausfallbürgschaft des Bundes zu beantragen.

In zahlreichen Städten bedrängten Katholikenausschüsse die örtlichen Kinobetreiber, den Film, der angeblich »dem gesunden, sittlichen Volksempfinden widerstrebe« (so der Wortlaut in *Katholischer Beobachter* vom 03.03.1951, zit. n. Burghardt 1996, S. 18), abzusetzen. Gläubige wurden – auch von Bischöfen und Erzbischöfen – zum Boykott aufgerufen. Der Passauer Bischof Simon Konrad Landersdorfer nannte den Film eine »Kulturschande« (*Passauer Neue Presse*, 06.03.1951, zit. n. Burghardt 1996, S. 354). Der Würzburger Bischof Julius Döpfner rief zur »gemeinsame[n] Abwehr aller minderwertigen Filme« auf und warnte vor einer gleichgültigen Haltung: »Wenn so viele heute hinter eindeutig schlechten Filmen nichts mehr finden, beweisen sie, dass sie bereits umgekommen sind und dass ihr Gewissen bereits abgestumpft ist« (*Mainecho*, 10.03.1951, zit. n. Burghardt 1996, S. 356). Und der Kölner Kardinal und Vorsitzende der Bischofskonferenz Joseph Frings warnte (ebenfalls im *Katholischen Beobachter*, zit. n. Burghardt 1996, S. 355), dass jeder, der den Film besuche, sich an der »Verherrlichung des Bösen« mitschuldig mache.

In Düsseldorf organisierte Pfarrer Dr. Carl Klinkhammer auf Initiative des damaligen CDU-Oberbürgermeisters, Landtagspräsidenten von Nordrhein-Westfalen, Bundestagsabgeordneten und Verbandsvorsitzenden der Katholischen Arbeitervereine Westdeutschlands Josef Gockeln die Proteste gegen den Film. Katholische Jungmänner warfen Stinkbomben in Düsseldorfer Vorstadtkinos und zogen anschließend demonstrierend und singend durch die Straßen: »Heil'gem Kampf sind wir geweiht. Gott verbrennt im Zornesfeuer eine Welt« (*Der Spiegel*, Nr. 43, 22.10.1952). Bei einer dieser Demonstrationen kam es zu erheblichen Handgreiflichkeiten, für die sich Pfarrer Klinkhammer später vor Gericht verantworten musste.

Der Spiegel berichtete am 22. Oktober 1952 über die Verhandlung und förderte brisante Erkenntnisse über die Hintergründe der Düsseldorfer Proteste zutage: Nachdem alle »Interventionen bei der Behörde gegen die Aufführung des Films ›Die Sünderin‹ [...] gescheitert« waren und der Film bereits sechs Wochen vor vollem Haus und unbehelligt in Düsseldorf lief, war »Ruhrkaplan« Klinkhammer von Gockeln dazu veranlasst worden, Anfang März 1951 »spontane« Demonstrationen gegen den Film zu organisieren, um so unter dem Vorwand »der Aufrechterhaltung von Sicherheit und Ordnung« einen möglichen Grund für ein Verbot des Films zu liefern. »Ich habe erklärt, dass ich wünsche, dass das Volk seinen Unwillen gegen einen solchen Film verkündet«, erklärte Gockeln dazu vor Gericht. Und weiter: »Eine Demonstration war die einzige Handhabe für ein Filmverbot. Die Gesetzeslücke in unserem jungen Staat musste vom Volk ausgefüllt werden. Ich selbst wäre am liebsten mitmarschiert.«

Tatsächlich kam es infolge der zahlreichen Proteste, Demonstrationen, Gegendemonstrationen und teilweise gewalttätigen Auseinandersetzungen bundesweit in mehreren Städten zu polizeilichen Aufführungsverboten. So auch in Koblenz, wo das Verbot vom 9. Februar 1951 im rheinland-pfälzischen Landtag bereits am 14. Februar 1951 nach einer Protesterklärung der SPD-Abgeordneten gegen die Polizeizensur zu einer kontroversen Debatte geführt hatte. Nach mehreren Gerichtsverfahren erklärte das Bundesverwaltungsgericht im Urteil vom 21. Dezember 1954 die Polizeiverbote letztinstanzlich für unzulässig. Das Gericht berief sich in seinem Urteil auf die »Freiheit der Kunst«, die zwar dort ihre Grenzen finde, wo sie andere Grundrechte verletze oder Güter, die für den Bestand der staatlichen Gemeinschaft notwendig seien, gefährdet würden, das aber sei bei *Die Sünderin* nicht der Fall (Urteil des I. Senats vom 21. Dezember 1954, BVerwG I C 14/53).

Obwohl *Die Sünderin* nicht zuletzt durch den Wirbel, den der Streifen entfachte, zum Kassenschlager wurde, gingen auch etliche Kinobetreiber auf Distanz zum Film. Sie entschuldigten sich für dessen Ausstrahlung mit der Begründung, vertraglich dazu verpflichtet zu sein. Teilweise gewährten sie eine Geldzurückgarantie, falls sich ein Zuschauer durch den Film moralisch beleidigt fühlte.

Der Rückzug der Kirchen aus der FSK blieb nur vorübergehend. Als Reaktion auf den Streit um *Die Sünderin* wurde die Zusammensetzung der FSK-Gremien neu organisiert und der Einfluss der öffentlichen Hand und damit auch der Kirchen gegenüber der Filmwirtschaft innerhalb der Ausschüsse gestärkt. Auch die Gründung der Katholischen Filmliga (1951–1974), deren Mitglieder sich verpflichteten, nur »gute Filme« im Kino zu besuchen, war ein Resultat des Skandals.

Bereits am 27. April 1949 hatte sich die »Katholische Filmkommission für Deutschland« gegründet, die es sich zur Aufgabe machte, »im Auftrag der Bischöfe alle Filme zu beurteilen und zu klassifizieren sowie dieses Urteil den Priestern und Gläubigen in geeigneter Weise zugänglich zu machen«. Im *Film-Dienst* veröffentlichte die Kommission ihre Empfehlungen. *Die Sünderin* erhielt eine 4 (»abzulehnen«). Ein Urteil, das sich aus heutiger Sicht kaum noch nachvollziehen lässt.

Schamlos offenherzig

Ähnlich wie der *Sünderin* erging es im Verlaufe der Jahre und Jahrzehnte etlichen anderen Filmen, die in der Vergangenheit für veritable Skandale gut waren und heutigen Zuschauern geradezu bieder erscheinen.

So hatten einst 18 Sekunden (bei einer Aufnahme von 30 Frames pro Sekunde) genügt, um im Frühjahr 1896 den vermutlich ersten Filmskandal der Kinogeschichte auszulösen. Die Tageszeitung *New York World* hatte US-Filmpionier Thomas Alva Edison beauftragt, eine Szene aus dem beliebten New Yorker Lustspiel *The Widow Jones* nachzustellen: jenen eingangs bereits erwähnten Pseudo-Kuss. Unter der Regie von William Heise taten deshalb im April 1896 die Schauspieler May Irwin und John Rice in Edisons Black Maria Studio in West Orange, New Jersey vor laufender Kamera das, was sie zuvor bereits unzählige Male auf der Bühne getan hatten. Sie legten ihre Wangen aneinander, während sie neckisch lächelnd – und natürlich tonlos – miteinander redeten. Dann zwirbelte er sich seinen Schnurbart zurecht, beugte sich zu ihr. Der in Naheinstellung gezeigte Kuss dauerte schließlich kaum länger als eine Sekunde. Die Lippen von Rice und Irwin berührten sich dabei nur leicht – wenn überhaupt. Mit der speichelintensiven Zungenakrobatik moderner Hollywoodküsse hatte das nichts zu tun.

Doch das, was einem aufgeklärten Kinogänger heute geradezu keusch und reichlich albern vorkommt, war in den frühen Tagen des Films eine Sensation. In Edisons Filmkatalog (zitiert nach dem Internetarchiv der *Library of Congress*) las sich das so:

> »They get ready to kiss, begin to kiss, and kiss and kiss and kiss in a way that brings down the house every time.«

Immerhin war das, womit das kurze Stummfilmchen angeblich solch stürmischen Beifall erntete, die wohl erste Kussszene der Filmgeschichte.

Der in Edisons Katalog unter dem Titel *Kiss* geführte Film, der 1999 in die »National Film Registry« (das Verzeichnis der besonders erhaltenswerten US-Filme) aufgenommen wurde (und auch unter den Namen *The May Irwin Kiss*, *The Rice-Irwin Kiss*, oder *The Widow Jones* bekannt ist), entwickelte sich 1896 zum erfolgreichsten Vitascope-Film Edisons. Gleichzeitig gilt er als einer der ersten Filme, die den Ruf nach Zensur laut werden ließen. Als Musterbeispiel für die empörten Reaktionen, die *Kiss* vor allem in traditionellen Kulturkreisen ausgelöst haben soll, wird die Äußerung eines Geistlichen kolportiert, der die angedeuteten Filmküsschen offenbar als viehisch empfand und als »lyric of the stockyards« – also *Schlachthoflyrik* oder *Kuhstallpoesie* – abkanzelte. »Bei so etwas sollte die Polizei einschreiten«, ereiferte sich Herbert S. Stone, der Herausgeber der Chicagoer Literaturzeitschrift *The Chap Book*. In der Ausgabe vom 15. Juni 1896 ließ er kein gutes Haar an dem Filmschauspiel (Bredella 1994, S. 53):

> »Keiner der beiden Beteiligten ist körperlich attraktiv, und der Anblick, wie sie sich gegenseitig ausgiebig an ihren Lippen weideten, war kaum auszuhalten … Auf gewaltige Maße vergrößert und dreimal wiederholt ist das schlechthin widerwärtig. Miss Irwin scheint auch die letzten zarten Überbleibsel ihres weiblichen Reizes verloren zu haben, und in ihrer betonten Obszönität ist die Darbietung nahezu unzüchtig.«

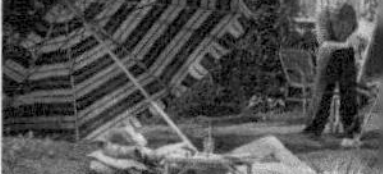

Das Medium Film, das wird bei dieser Argumentation deutlich, das alltägliche Dinge in Überlebensgröße abbilden und sie beliebig oft wiederholen lassen konnte und das mit seiner affektiven Macht die Massen auf Jahrmärkten oder im Varieté begeisterte, dieses proletarische Medium war in seinen Anfängen für das kulturelle Establishment selbst ein Skandalon. Ein Streifen wie *Kiss* verstärkte alle Vorbehalte der traditionellen Eliten, die dem Film seine Kunstfähigkeit weitgehend absprachen und ihn auf eine technische Sensation reduzierten, die allenfalls auf Rummelplätzen ihre Berechtigung fand.

Gleichzeitig warf der Film aber auch eine Frage auf, die im Laufe der Filmgeschichte unter veränderten Vorzeichen stets wieder aufs Neue gestellt wurde: Was darf im Kino gezeigt werden und was nicht? Es ist die auf den Film gemünzte Variante der alten Frage »Was darf Kunst (nicht)?«

Sobald Filme die Grenzen des Zeigbaren überschritten, besaßen sie das Potenzial, einen Skandal auszulösen. Dass dazu 1896 schon ein angedeuteter Kuss ausreichte, offenbart, dass diese Grenzen keineswegs a priori festgelegt sind. Sie richten sich vielmehr nach dem Konsens der Gesellschaft – oder zumindest einer gesellschaftlich relevanten Gruppe – darüber, was gerade noch als zumutbar empfunden wird. Doch so kulturgeprägt diese Grenzen sind und so sehr sie sich im Laufe der Jahre verschoben haben, die Gebiete, die sie zu cineastischen Sperrzonen erklären, ähneln einander. Selbst Küsse konnten über 80 Jahre nachdem May Irwin und John Rice so getan hatten, als ob sie miteinander knutschten, noch einen Skandal verursachen, wenn wie 1977 in Wolfgang Petersens *Konsequenz* (BRD) zwei Männer daran beteiligt waren. Überhaupt entzündeten sich viele Filmskandale an der Darstellung von Sexualität. Aus dem, was jeweils als skandalös empfunden wurde, lässt sich auch ein Wandel der geltenden gesellschaftlichen Sexualmoral ablesen. Aber wenn sich die Bilder, die dazu in der Lage waren, für einen entrüsteten Aufschrei zu sorgen, mit der Zeit auch änderten, glichen sich doch die Vorwürfe, denen sie ausgesetzt waren. Als skandalös empfunden wurde das, was jeweils als »obszön« und »unzüchtig« galt.

1896 rief dann eben ein Kuss, 1933 in *Ekstase* die nackt badende Hedy Lamarr die Sittenwächter auf den Plan. Und 1950 sorgte unter anderem die bloße Brust Hildegard Knefs für einen Sturm der Entrüstung. Die Aufregung um Willi Forsts *Die Sünderin* war so nachhaltig, dass der Film in der Ausstellung »Skandale in Deutschland nach 1945« im Haus der Geschichte in Bonn 2007/08 zu den 20 größten Skandalen der deutschen Nachkriegsgeschichte gezählt wurde. Übrigens als einziger Film. Doch auch andere Skandalfilme wie die »schwedischen Sex-Schocker« (*Der Spiegel*, Nr. 15, 08.04.1964) *Das Schweigen* und Vilgot Sjömans *491* hinterließen mit ihrer für damalige Zeiten provokativen Freizügigkeit ihre Spuren in der deutschen Kulturgeschichte.

Schon damals aber war es eben nicht allein die nackte Haut, die für Aufregung sorgte, sondern vor allem auch der Bruch mit traditionellen Rollenmustern, den diese Nacktheit symbolisierte. Entsprechend ging es 1992 bei *Basic Instinct* (USA) weniger darum, ob man nun bei einem Standbild am heimischen Videorekorder Sharon Stones Schamhaar erspähen konnte, wenn sie die Beine übereinanderschlug, als vielmehr um den Typus, den sie in ihrer Rolle als männermordende bisexuelle Frau repräsentierte. Dass der Skandal bei *Basic Instinct* dadurch ausgelöst wurde, dass sich homosexuelle Interessenverbände in den USA an der vermeintlich negativen Darstellung lesbischer Frauen in Paul Verhoevens Erotikthriller störten, zeugt von einem beachtlichen gesellschaftlichen Wandel. Filme wie *Anders als die Andern* (Deutschland 1919) oder *Die Konsequenz* (BRD 1977) hatten noch vor allem deshalb für einen Skandal gesorgt, weil Homosexuelle nach dem Geschmack vieler darin zu positiv wegkamen. Eine bemerkenswerte Ausnahme bildete Rosa von Praunheims *Nicht der Homosexuelle ist pervers, sondern die Situation, in der er lebt* (BRD 1971), der sowohl bei Schwulenverbänden als auch in traditionell konservativen Kreisen auf heftige Kritik stieß.

Neben der Sexualität erwiesen sich in der Filmgeschichte vor allem die Themen Gewalt, Religion und Politik als skandalträchtig; und das besonders, wenn Filme, was häufig der Fall war, gleich auf mehreren Gebieten gegen geltende Tabus verstießen. Der Tabubruch alleine genügte freilich nicht, solange kaum jemand davon Kenntnis nahm.

Mit Gott gibt's wenig zu lachen

Die öffentliche Debatte (und damit ein Mindestmaß an Meinungsfreiheit) ist neben dem Verstoß gegen einen gesellschaftlichen Konsens eine Grundvoraussetzung für jeden Skandal. Je bekannter ein Film ist, desto schneller wird er zum Skandal. Und weil das bisweilen auch andersherum funktioniert, ist die Skandalisierung längst zum festen Bestandteil im Werberepertoire von Regisseuren und Filmfirmen geworden.

Mitunter kommt die Werbung – wenn auch nicht unbedingt kostenlos, so doch unfreiwillig – von denjenigen, die den Film am liebsten ganz verschwinden lassen würden. So nahm eine größere Öffentlichkeit von Herbert Achternbuschs *Das Gespenst* (BRD 1982) erst Notiz, als der damalige Bundesinnenminister Friedrich Zimmermann sich weigerte, dem Regisseur die zugesagten Fördergelder auszuzahlen. Für seinen Film *Das letzte Loch* hatte der Filmemacher 1982 den Bundesfilmpreis erhalten, der mit einer Prämie von 300.000 D-Mark zur Finanzierung des nächsten Filmprojekts verbunden war. Die letzte Rate des unter Zimmermanns liberalem Vorgänger Gerhart Baum bewilligten Preisgeldes war allerdings noch nicht ausbezahlt, als *Das Gespenst* am 31. Oktober 1982 bei den 16. Internationalen Filmtagen im bayerischen Hof uraufgeführt wurde.

Innerhalb kurzer Zeit erreichten das Innenministerium anschließend über 800 Protestbriefe, woraufhin Zimmermann eine Sondervorstellung im hauseigenen Kino anberaumte. Hinterher brauchte der Minister angeblich erst einmal einen Schnaps, um die »schwerwiegende[n] Verletzungen des Empfindens größter Teile unserer Bevölkerung« zu verdauen. Und weil Achternbuschs »widerwärtiger, blasphemischer und säuischer« (*Der Spiegel*, Nr. 19, 09.05.1983) Film angeblich gegen die Filmförderrichtlinien verstieß, entschied Zimmermann, die Zahlung der noch ausstehenden 75.000 Mark zu verweigern.

Der Deutsche Kulturrat rügte das Vorgehen Zimmermanns, der auch Achternbuschs nächstes Filmprojekt *Wanderkrebs* aus der nationalen Filmförderung strich: »Ich betrachte das Drehbuch nicht als förderungswürdig. Das ist meine Entscheidung. Die Jury hat nur ein Vorschlagsrecht; ich treffe die Entscheidung, und ich brauche sie nicht zu begründen« (*Der Spiegel*, Nr. 28, 11.07.1983). Darüber hinaus nahm der Innenminister die Debatte zum Anlass, neue Richtlinien für die Filmförderung in Kraft zu setzen. Zukünftig sollten vor allem publikumswirksame Filme gefördert werden. Eine Maßnahme, die Zimmermanns Vorgänger Baum als »Lex Achternbusch« bezeichnete und die von Film- und Kulturschaffenden scharf kritisiert wurde.

Allerdings stieß Zimmermanns Haltung nicht überall auf Unverständnis. Neun Tage nachdem der stellvertretende CSU-Vorsitzende seinen ersten Ärger über *Das Gespenst* mit einem Schnaps runtergespült hatte, ohne ihn damit loszuwerden, versammelten sich an Christi Himmelfahrt in München über tausend katholische Pfadfinder zu einer Sühneprozession, bei der sie an der Mariensäule für den Sünder Achternbusch um Vergebung baten. Der Versuch eines Kleinkunstvereins im bayerischen Kurort Bad Wörishofen, eine Kinovorführung des Films zu organisieren, scheiterte am Widerstand der lokalen Würdenträger. Zu ähnlichen Vorfällen kam es auch in anderen Gemeinden, so etwa in Mühlendorf am Inn, wo sich Bürgermeister und Pfarrer ebenfalls erfolgreich im Kampf gegen den Film verbündeten.

Versuche, ein bundesweites Verbot des Films zu erwirken, blieben dagegen erfolglos. Zwar gingen beim Landgericht München zahlreiche Anzeigen ein, und die Staatsanwaltschaft erhob gegen den Filmverleih Anklage wegen des Verstoßes gegen § 166 StGB (»Beschimpfung von Bekenntnissen, Religionsgesellschaften und Weltanschauungsvereinigungen«). Das Landgericht stellte das Verfahren jedoch mit der Begründung ein, dass dem Film »ein Mindestmaß an Format« fehle und er daher lediglich in die »Kategorie des Dürftigen, Läppischen, Albernen und Geschmacklosen« falle (Weyhmann 2007, S. 119). Die Staatsanwaltschaft legte gegen diesen Beschluss beim Oberlandesgericht München Beschwerde ein, die aber ebenfalls zurückgewiesen wurde. Entscheidend war für die Richter nicht die inhaltliche, moralische Auseinandersetzung mit dem Film, sondern einzig die Frage, inwiefern er dazu geeignet sei, den öffentlichen Frieden zu stören. Eine Debatte, die 2012 im Streit um eine mögliche Kinovorführung des Anti-Islam-Streifens *Die Unschuld der Muslime* ein trauriges Comeback feierte.

Seit der Reform des »Gotteslästerungsparagraphen« 1969 war Blasphemie nur noch dann strafbar, wenn sie den öffentlichen Frieden gefährdete. Für *Das Gespenst* sah das Gericht diese Gefahr nicht, da es sich bei dem Filmemacher um einen Außenseiter handele, der nur ein relativ kleines Publikum erreiche und mit friedensgefährdenden Gewaltaktionen gegen die Filmvorführungen nicht zu rechnen sei.

Während *Das Gespenst* in der Bundesrepublik Deutschland also einem Verbot entging, wurde er in der Schweiz vorübergehend beschlagnahmt und erst nach gerichtlichem Beschluss wieder freigegeben. In Österreich wurde der Film am 18. November 1983 nach einer Anzeige des rechtsextremistischen Politikers Herwig Nachtmann ebenfalls beschlagnahmt und anschließend mit einem Aufführungs-verbot belegt. Die Grundlage des Verbots bildete § 188 des österreichischen Strafgesetzbuches, der eine »Herabwürdigung religiöser Lehren« verbot, die dazu geeignet sei, ein »berechtigtes Ärgernis« hervorzurufen. Darüber, was denn nun eigentlich zu einem Ärgernis berechtige, herrschten jedoch auch in der Alpenrepublik unterschiedliche Meinungen. Denn während für die einen Achternbuschs Film der Skandal war, war es für andere sein Verbot.

Ästhetik des Grenzwertigen

Generell erwiesen sich Zensurdebatten in der Kinogeschichte als treue Begleiter von Skandalfilmen – teilweise, wie etwa bei Pier Paolo Pasolinis *Salò oder die 120 Tage von Sodom* (Italien, Frankreich 1975) und Nagisa Oshimas *Im Reich der Sinne* (Japan, Frankreich 1976), verbunden mit langen gerichtlichen Auseinandersetzungen. Auch hier lassen sich Rückschlüsse auf den Zustand einer Gesellschaft ziehen. In einem freiheitlichen Staat sind die Hürden für Filmverbote hoch. In einer Diktatur werden sie da-gegen gewöhnlich bereits vorab ausgesprochen, sodass die Zensur nur dann in Erklärungsnot gerät, wenn sie im Vorfeld im Sinne des Regimes versagt hat. Ein Beispiel hierfür ist Frank Beyers *Spur der Steine* (DDR 1966), bei dem ein von Staats wegen inszenierter Skandal den Vorwand dafür lieferte, den Film nachträglich zu verbieten. In freiheitlichen Gesellschaften hingegen reiben sich Filmskandale an jeweils geltenden Moralvorstellungen. Lockern sich diese, verlieren auch die Filme ihre skandalöse Wirkung. Skandalfilme werden so zu Indikatoren für sozialen Wandel und kulturelle Unterschiede. Deutlich wird dies, wenn ein Actionfilm wie *Tal der Wölfe – Irak* (Türkei 2006) von türkischen Politikern gelobt und von deutschen verteufelt wird. Es zeigt sich aber auch, wenn Michael Haneke nur 10 Jahre nach dem Skandal um sein Horrorkammerspiel *Funny Games* (Österreich 1997) daran scheitert, mit einem Remake (2007) auch in den USA für Aufregung zu sorgen.

Wer nun aber glaubt, dass eine gesellschaftliche Liberalisierung Skandalfilmen ihre Grundlage entzöge, der übersieht, dass es keineswegs immer nur konservative, reaktionäre oder gar nationalso-zialistische Kräfte waren, die wie im Falle von *Nathan der Weise* (1922), *Panzerkreuzer Potemkin* (1925) oder *Im Westen nichts Neues* (1930) gegen das Kino zu Felde zogen (Volk 2011, S. 14–85). Der denkt nicht an den rassistischen Stummfilm und Kassenschlager *The Birth of a Nation*, der 1915 noch unter dem Titel *The Clansman* seine Kinopremiere feierte und fast 80 Jahre später in den USA erhebliche Proteste hervorrief, als er 1993 in das Verzeichnis der besonders erhaltenswerten Filme, das National Film Registry, aufgenommen wurde (Sova 2001, S. 48 ff.). Der denkt nicht an die nationalistischen *Fridericus-Rex*-Filme in der Weimarer Republik, nicht an die Kontroversen um die Nachkriegsfilme von *Jud Süß*-Regisseur Veit Harlan, nicht an *Rambo II* oder die *Dirty Harry*-Streifen, die als kriegsver-herrlichend oder Aufrufe zur Selbstjustiz kritisiert wurden, nicht an Schlingensiefs *Terror 2000*, dem manche die Satire nicht abnahmen, nicht an *Die Geschichte der O.*, der aufgebrachte Feministinnen dazu anstachelte, auf Kinositze zu pinkeln.

Der denkt nicht an *Idioten*, der Widerstände nicht zuletzt bei Intellektuellen erregte (und das, wie Andreas Hamburger in seinem Beitrag in diesem Band beschreibt, auch wegen der Umsetzung des Films im Dogma-Stil). Der denkt nicht an Lars von Triers *Antichrist*, den Lutz Goetzmann und Barbara Rüttner als ein mörderisches Spiel mit unerreichbarer Intimität lesen, die über den brachialen Opfertod des Sohnemanns erkauft werden solle. Der denkt noch nicht einmal an *Tal der Wölfe* oder *Die Passion Christi*, die sich beide dem Vorwurf ausgesetzt sahen, antisemitische Tendenzen zu verbreiten (woran Olaf Knellessen in seinem Beitrag über Mel Gibsons Film noch einmal erinnert).

Ein Ende des Skandals?

So tolerant die heutige westliche Zivilisation erscheinen mag, Skandalfilme dürfte es auch weiterhin geben. *Hoffentlich*, muss man anfügen. Denn während im Spannungsfeld von Moral und Freiheit am einen Ende der Skala totalitäre Staaten (oder auch fundamentalistische Religionsgemeinschaften) Skandalfilmen den Nährboden entziehen, wären es am anderen Pol tabulose Gesellschaften, in denen es keinerlei moralischen Konsens mehr gibt. Aber heißt das umgekehrt, dass Skandalfilme einer Gesellschaft gut tun? Das zumindest ist eine, wenn auch nicht unumstrittene, These, die sich bis zu Emile Durkheim (1858–1917), einem der Begründer der empirischen Soziologie, zurückverfolgen lässt. Demnach stärken Tabu- und Normverletzungen letztlich den gesellschaftlichen Zusammenhang und Wertekanon. Indem ihre Grundwerte attackiert werden, wird sich die Gesellschaft dieser wieder bewusst, verteidigt sie und bekräftigt sie dadurch. Dass Skandalfilme jedoch nicht zwangsläufig eine unfreiwillige konservative Wirkung haben müssen, belegt Rosa von Praunheims *Nicht der Homosexuelle ist pervers, sondern die Situation, in der er lebt*, der 1971 auf den Berliner Filmfestspielen uraufgeführt wurde und mit der Schwulen- und Lesbenbewegung im deutschsprachigen Raum eine soziale Bewegung zumindest mitinitiierte, die erreichte, dass traditionelle Werte gesellschaftlich neu verhandelt wurden.

Wenn Skandalfilme auf die eine oder andere Weise einer Gesellschaft gut tun können, bedeutet das freilich nicht, dass man sie auch in jedem Fall gutheißen muss. Wer Skandal macht, hat nicht automatisch Recht. Auch heute noch könnten Küsse und Nacktheit auf der Leinwand für möglicherweise berechtigte Skandale sorgen, wenn sich ein Film damit, wie 1995 Larry Clarks *Kids* (USA), den Vorwurf der Pädophilie einhandelte (wobei in *Kids*, wie Theo Piegler in seinem Beitrag argumentiert, die Ziellosigkeit einer »sinnentleerten« und »eisigen« Realität für die Teenager in prekären sozioökonomischen Verhältnissen US-amerikanischer Ballungszentren womöglich den gesellschaftspolitisch wesentlich *relevanteren* Skandal darstellt als die vermeintliche Pädophilie).

Bereits 1958 soll André Breton zu Luis Buñuel, dem Schöpfer des surrealistischen Skandalfilms *Das goldene Zeitalter* (*L'Age d'or*, Frankreich 1930), gesagt haben, es sei »nicht mehr möglich, bei irgendjemandem einen Skandal hervorzurufen«. In einem 1966 veröffentlichten Interview schloss sich Buñuel (zit. n. Gregor 1966, S. 96 f.) dieser Auffassung an:

> »In London fand eine Retrospektive meiner Filme statt, auf der ›L'Age d'or‹ zwölfmal vorgeführt wurde (ein Briefträger hat an allen zwölf Vorführungen teilgenommen). Kein einziger Protest, kein einziges Zeichen des Unbehagens. Die Leute fanden den Film sehr erheiternd.«

Es greift freilich zu kurz, daraus, dass ein Film, der 1930 die Gemüter erhitzte, das mehr als 30 Jahre – und einen Weltkrieg – später nicht mehr tat, zu schließen, dass die Zeit der Skandalfilme generell zu Ende sei. Auch nach 1966 gab es noch genügend Filme, die für Aufruhr sorgten. Und auch heute gibt es noch reichlich Tabus, deren cineastische Überschreitung für einen Skandal gut sein könnte. Dass man sich chauvinistische, antisemitische oder pädophile Streifen ebenso wenig wünschen mag wie Skandalfilme, die das menschliche Sterben ausstellen, weil man die Tabus, die sie berühren, teilt, steht auf einem anderen Blatt.

Wer Skandal(filme) macht, hat eben nicht immer Recht. Doch auch für vermeintlich fortschrittliche, liberale Skandalfilme ist der Spielraum keineswegs ausgeschöpft. Der Mord am niederländischen Filmemacher Theo van Gogh (*Submission Part 1*, 2004) veranschaulicht auf tragische Weise das ungeheure Skandalpotenzial cineastischer Islamkritik. Die islamfeindliche Satire *Die Unschuld der Muslime* löste 2012 gewalttätige Ausschreitungen in mehreren arabischen Ländern aus. Und auch wer glaubt, im Bereich sexueller Darstellung sei das Höchstmaß möglicher Kinofreizügigkeit längst erreicht, übersieht, dass sich die großen Stars an der Realsexwelle im Kino der Nullerjahre nicht beteiligten. Mit dem Bekanntheitsgrad aber wächst auch die Fallhöhe, mithin das Skandalpotenzial.

Wahrscheinlich ist es in pluralistischen westlichen Gesellschaften schwerer geworden, breite Bevölkerungsschichten gegen sich zu mobilisieren. Vermutlich hat das Kino im modernen Medienzeitalter an Dominanz und Wirkkraft verloren. Und womöglich schwingen Filmkreative und Medienleute momentan zu sehr auf einer gemeinsamen, politisch korrekt justierten Wellenlänge, um sich kontrovers aneinander zu reiben. Empörungspotenzial allerdings ist in Zeiten rastloser Online-Bewegungen und geifernder Shitstorms noch reichlich vorhanden. Das letzte Wort dürfte in der Geschichte des Skandalfilms also noch nicht gesprochen sein.

Literatur

Bredella L (Hrsg) (1994) Der amerikanische Dokumentarfilm. Gunter Narr, Tübingen
Burghardt K (1996) Werk, Skandal, Exempel. Tabudurchbrechung durch fiktionale Modelle: Willi Forsts Die Sünderin. Diskurs-Film-Verlag Schaudig Ledig, München
Der Spiegel (1952) Demonstrationen. Mit sechswöchiger Verspätung. www.spiegel.de/spiegel/print/d-21978124.html. Zugegriffen: 1. Feb. 2019
Gregor U (1966) Wie sie filmen. Sigbert Mohn, Gütersloh
Sova DB (2001) Forbidden films. Facts on File, New York
Volk S (2011) Skandalfilme. Cineastische Aufreger gestern und heute. Schüren, Marburg
Weyhmann N (2007) L'age d'or. In: Hoeren T, Holznagel B (Hrsg) Verbotene Filme. Dr. W. Hopf, Berlin, S 91–128

Originaltitel	Die Sünderin
Erscheinungsjahr	1951
Land	Deutschland
Drehbuch	Gerhard Menzel
Regie	Willi Forst
Hauptdarsteller	Hildegard Knef (Marina), Gustav Fröhlich (Alexander)
Verfügbarkeit	Zweitausendeins Edition (DVD)

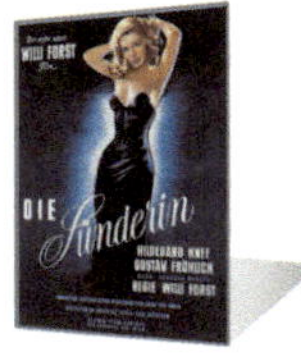

Hannes König, Theo Piegler

Kino als Freakshow – zur emotionalen Wirkung von Skandalfilm und Filmskandal

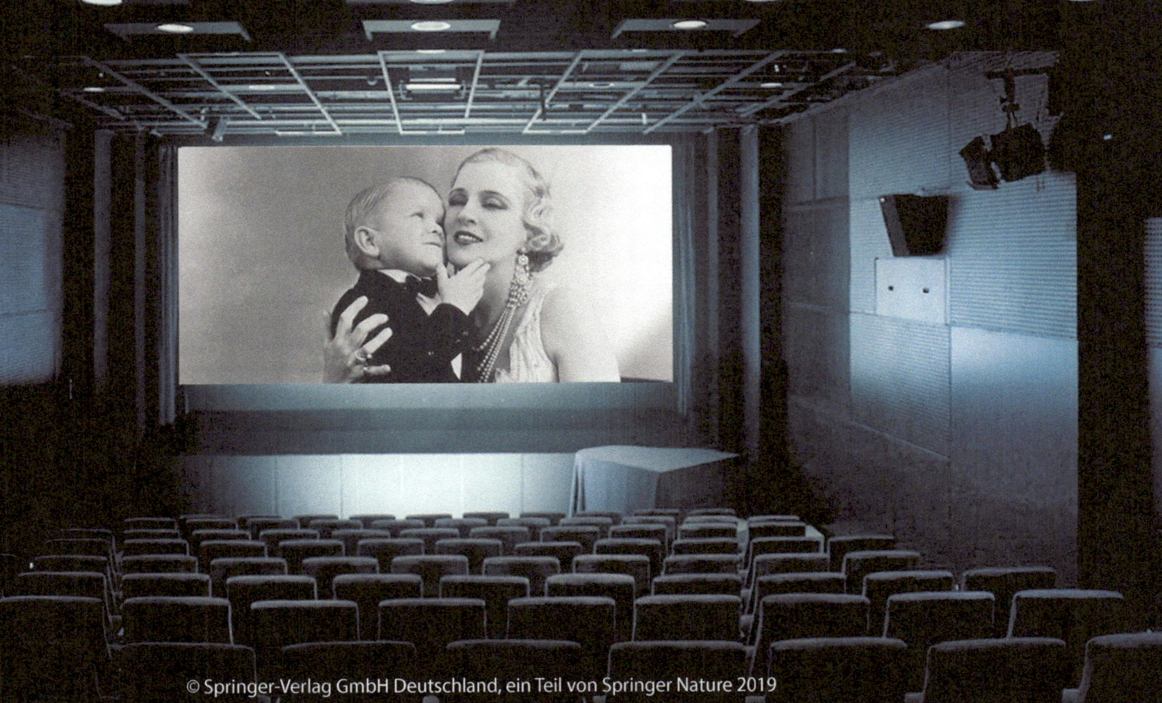

© Springer-Verlag GmbH Deutschland, ein Teil von Springer Nature 2019
H. König, T. Piegler (Hrsg.), *Skandalfilm? – Filmskandal!*, https://doi.org/10.1007/978-3-662-58318-0_2

Filmplakat *Freaks*. (© Metro-Goldwyn-Mayer. Quelle: Filmbild Fundus Herbert Klemens. Mit freundlicher Genehmigung)

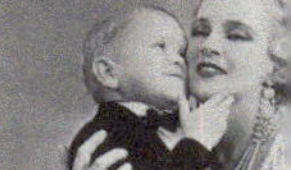

Freaks

Am Beginn von *Freaks* (■ Abb. 2.1) zerreißt ein Museumsführer den angezeigten Filmtitel, der sich dadurch als Plakat entpuppt. Das abgerissene Plakat eröffnet den Blick ins Geschehen und fungiert als solches wie ein Fenster in jene Welt, die der Film für uns bereithält. Und das gleich in doppeltem Sinne.

Hinter dem Filmplakat wartet ein *Kuriositätenkabinett*. Der Museumsführer spricht mit mahnender Stimme und in theatralischem Gestus von den Entstellten und Deklassierten, von den Behinderten und Benachteiligten: Im Grunde seien »die Freaks« ganz »normale« Menschen. Damit prangert er die allgemeine *Überheblichkeit* an, mit der sich die Leute häufig über die scheinbar Unnormalen stellen. Danach führt er die Besucher zum ausstaffierten Käfig, der tief in den Boden eingelassen ist, sodass nur der Blick *von oben herab* preisgibt, was es an Sensation zu entdecken gibt. Unten sitzt einer der Freaks: Entstellt und deklassiert wird er dem privilegierten Publikum vorgeführt.

Und dieses Publikum zeigt sich sogleich schockiert über das sonderbare Exponat: Leute reißen die Augen auf, zucken zusammen, werden unruhig, tuscheln aufgeregt. Eine junge Frau schreit spitz auf. Sie wendet entsetzt ihren Blick ab – wenige Momente später schaut sie doch wieder hinunter, und zwar mit einer Vorsicht, die jene lüsterne Neugierde nicht zu kaschieren vermag, die ihrem Erschaudern insgeheim innewohnt. Der Blick der jungen Dame ist symptomatisch: Der Freak erschreckt und fasziniert zugleich. Er ist Opfergabe an die Sensationsgier der Gäste: Sie haben *Angst*, und doch *wollen* sie schockiert werden. Sie fühlen sich *brüskiert*, und doch *genießen* sie die Entrüstung. Mit lustvoller Abscheu und wohligem Schaudern laben sich die Besucher an der Exotik des Sonderlings.

Im Kuriositätenkabinett wird das Exotische zum *Monströsen* stilisiert. Für Jörg Michael Kastl (2017) beginnt die Kulturgeschichte der Freakshow mit Aufklärung und Technologisierung, die alles verbannen, was aus dem Raster des Normierten fällt. So wird im Kuriositätenkabinett präsentiert, was ganz augenscheinlich vom Gewohnten abweicht: Löwen- und Rumpfmenschen, Riesen und Liliputaner, Frauen mit Bart und Hermaphroditen, Skelettmänner und Siamesische Zwillinge. Und weil beim Verlassen des Gewohnten bekanntlich nicht bloß *Angst*, sondern auch *Lust* entsteht, wie Michael Balint (1959) in seinem Konzept der »Angstlust« ausführt, modelliert die Freakshow nicht nur das Grauen, das entsteht, wenn an der Stabilität der borniertem Weltsicht aus dem Alltag gerüttelt wird, sondern liefert auch diejenige Sehnsucht, die es gerade nach dem Überschreiten dieser Grenzen und an jenem Abnormalen gibt, das dahinter lauert.

Der Filmtheoretiker Andrè Bazin (1975) sagte, die Leinwand eines jeden Kinos erfülle für uns die Funktion von so einem Fenster. Weit über ihren Rahmen hinaus eröffnet sie ein schier grenzenloses Universum voller exotischer Welten. Das mag zwar den Blick in die *Fremde* erlauben – diese Fremdheit ist jedoch alles andere als das *Unbekannte*. Das Fremde entspricht dem Fremden *in uns*: So wie Sigmund Freud (1919) erkannte, dass das *Unheimliche* nicht das exotisch *Entfernte* ist, sondern das im Grunde ganz *Vertraute*, »Heimische«, das uns durch den Prozess der Verdrängung *entfremdet* wurde, so zeigen Filme jenes Ausland, das wir in unserem Inneren ständig mit uns herumschleppen. Arno Gruen (2000) hat diesem *Fremden in uns* ein ganzes Buch gewidmet und meinte, dass wir ein Leben lang auf der Suche danach sind, das wiederzufinden, was uns durch die Verdrängung abhandengekommen ist. Folglich suchen wir *uns selbst* auf der Leinwand: Seit Bela Balázs (1924) ist es üblich, vom Film als *Spiegel* zu sprechen. Der Spiegel zeigt nicht unser *Äußeres*: Er zeigt unser *Inneres*. Das Kino-Fenster ist *psychisches* Fenster: Es erlaubt den Blick in unser Unbewusstes.

Wir mögen in Tod Brownings Film beobachten, wie die schaulustigen Menschen eine Freakshow besuchen, und finden es womöglich fragwürdig, wie dort vom Museumsführer zuerst ganz selbstgefällig die Überheblichkeit gegenüber den Freaks angeklagt wird, nur um danach selbst einen solchen zur Schau zu stellen. Die Schaulust der Zuschauer mag uns echauffieren, tatsächlich aber müssen wir uns eingestehen: *Wir selbst* sind auch solche Besucher. Es ist unsere *eigene* Schaulust, die uns ins Kino treibt!

Es ist geschickt inszeniert, dass wir am Beginn von *Freaks* eben jenen Sonderling im tiefergelegten Käfig gerade *nicht* zu Gesicht bekommen. Der Regisseur verwehrt uns den Blick. *Das Fenster bleibt zu.* Was zu einem interessanten Effekt führt: Wir sitzen vor dem Bildschirm, sehen die Reaktion des fiktiven Publikums und plötzlich regt sich unser unterschwelliges Begehren: Auch *wir* wollen die Entstellung sehen! Im Kino fordern wir Opfergabe für unsere Sensationsgier: Vielleicht fürchten wir uns, doch *wollen* wir auch erschaudern; bestimmte Filme mögen uns brüskieren, doch *verlangen* wir auch nach Entrüstung. Wir sind süchtig nach dem Abscheulichen, von dem wir uns im einen Moment noch entsetzt abwenden, das uns zugleich jedoch bis unter die Haut fahren soll, wie ein monstermäßig anregender Mückenstich.

Manchmal bezeichnet man das Kino als *Tempel unserer Angstlust:* Wurde das Monströse zuvor noch im Jahrmarkt, im Zirkus oder im Varieté inszeniert, so haben die modernen Kuriositäten seit Erfindung des Kinematographen ein wesentlich rituelleres Zuhause gefunden. Jeder Film ist eine Freakshow!

Emotionale Resonanz

Der Psychologe Ed Tan (1996) hat einmal vom Film als »Emotionsmaschine« gesprochen: Filme sollen gefühlsmäßigen Anklang produzieren. Das sei der Grund, weswegen wir niemals ins Kino laufen, um das »Normale« zu sehen. Wir gehen ins Kino für den verheißungsvollen Blick auf das Außergewöhnliche. Das Außergewöhnliche ist Garant für die Entfesselung unserer Affekte und als solches festes Zahnrädchen in der Filmmaschinerie.

Als Repräsentant dieses Außergewöhnlichen erfüllt auch der *Freak* seine Funktion in der Emotionsapparatur: Was ihn *filmtechnisch* auszeichnet, ist seine überaus potente Fähigkeit, emotionale Reaktionen zu provozieren. So gesehen treiben auf der Leinwand lauter »Freaks« ihr Unwesen: Sie kommen als Helden oder Bösewichte daher, erscheinen in Menschen-, Tier- und Robotergestalt, präsentieren sich als Monster oder Ungeheuer und bewegen sich durch die verschiedensten Zeiten und exklusivsten Orte, die unserem Reich der Phantasie zur affektiven Ansteckung zur Verfügung stehen. Im Leinwand-Kuriositätenkabinett ist das Personal durchaus prominent besetzt: Darth Vader gehört da genauso dazu wie der altehrwürdige Inspektor Columbo; Harry Potter ist nicht weniger Freak als Batmans Joker oder der fiese Moriarty. Die »Freaks der Leinwand« sind nicht bloß Exponat, sie sind Unterhändler für unseren Voyeurismus: ausstaffiertes Grauen, lustvoll besetztes Fürchten, hysterisch inszeniertes Lachen, dramatisches Weinen – in der Kino-Freakshow wartet das alles zum Preis bloß einer einzelnen Kinokarte!

Mit der Eintrittskarte schließen wir laut Roland Zag (2005) einen magischen Vertrag mit dem Film: Wir investieren Geld und gewinnen emotionalen Rausch. Erkauft wird die »emotionale Resonanz« – eine Formulierung, die Zag aus der Physik entlehnt. Wir können seiner Metapher einiges abgewinnen: So wie man in der Akustik von der Resonanz eines Körpers spricht, der sich durch fremde Schwingungen selbst in Bewegung setzt, so bringen Filme »innere Saiten« zum Erklingen. Wie das einer Produktion gelingt, ist von jeher Gegenstand heftigster Kontroversen. In diesem Band fragen wir nach der speziellen Frequenz, auf der die *Filmskandale* unser inneres Vibrato generieren.

Dem Skandalösen auf der Spur

Skandalfilm und Freakshow teilen sich essenzielle Gemeinsamkeiten: Beide inszenieren sie das Grenzüberschreitende, beide spielen sie stilistisch mit unserer Ambivalenz, beide ästhetisieren sie das Abstoßende. Für unsere emotionale Resonanz bieten sie in den meisten Fällen eine höchst explosive

Mischung aus unterschiedlichsten Affekten, die auf dem ganzen Spektrum zwischen Abscheu und Amüsement in Schwingung geraten.

Gerade weil nichts fundamentaler und zugleich selbstverständlicher als die untrennbare Verbindung zwischen Film und Affekt erscheint, sind wir sehr verwundert darüber, dass es kaum Veröffentlichungen zum Stellenwert des Emotionalen im Skandalfilm gibt. Zwar werden immer wieder einzelne Produktionen filmtechnisch analysiert oder psychoanalytisch gedeutet, es fehlt jedoch eine ganz *grundsätzliche* Auseinandersetzung mit ihrer affektiven Wirkung an der Schnittstelle von dramaturgischer Inszenierung, formaler Gestaltung und politischer Brisanz. Das ist sicherlich nicht Ergebnis reiner Nachlässigkeit und liegt wohl auch nicht an vermeintlichem Desinteresse: Dass die Skandalfilme bislang aus dem Raster fallen, liegt womöglich an den Filmtheorien *selbst,* die schon allein von ihrer *konzeptionellen Basis* her Schwierigkeiten damit haben, das Skandalöse greifbar zu machen.

In den (1) *kognitiven Filmtheorien* wird die neurowissenschaftliche Emotionsforschung für die Darstellung der biologischen Basis unseres Wahrnehmungsapparates verwendet und die Auswirkung von Filmen auf unseren Gefühlshaushalt unter genetischen, hirnanatomischen und neurologischen Bedingungen beschrieben (Grodal 1997). Den Gefühlen wird hier eine rudimentäre *Katalysatorfunktion* beigemessen – sogar über die *evolutionäre* Grundlage des Filmkonsums wird hier spekuliert. Ob sich aber das Skandalöse auf evolutionäre Zusammenhänge herunterbrechen lässt, macht skeptisch. Genauso kann man zwar unsere emotionale Resonanz beim Filmkonsum auf das Wirken genetisch determinierter und epigenetisch aktivierter Spiegelneurone zurückführen, nur bleiben damit unglücklicherweise die ästhetischen Eigenheiten der Skandalfilme außen vor.

Demgegenüber zielt man im (2) *neoformalistischen Ansatz* auf die kognitiven Verarbeitungsprozesse und perzeptuellen Wahrnehmungsstrukturen ab – häufig unter Bezugnahme klassischer Affekttheorien aus der Allgemeinen Psychologie. Für den Stellenwert der Gefühle läuft das oft recht brachial: Die werden nämlich radikal ins Abseits verbannt! Prominent ist die These von David Bordwell (1985), wonach Emotionen für den Film komplett *vernachlässigbar* seien: Die Filmwirkung würde genuin über das *Verstehen* erzielt. Populäre Filmerzählungen erlauben uns, das filmische Geschehen intuitiv von der Stringenz her *wahrzunehmen*, kognitiv zu *verarbeiten*, von der Logik her zu *verstehen* und mental zu *repräsentieren*. Das emotionale Mitschwingen sei diesem kognitiven Prozess zwingend *nachgestellt*. Selbst wenn wir das Skandalöse tatsächlich mit der forcierten Gestaltung unzuverlässiger Erzählstrukturen erklären wollten, muss uns die Degradierung der Affekte als lediglich *sekundär* gerade beim Skandalfilm grob fahrlässig erscheinen.

Eine vergleichbare Dominanz des Verstehens gegenüber dem Fühlen schwingt in der (3) *Filmsemiotik* mit, wo sich so berühmte Vertreter wie Christian Metz (1977) an den Theorien von Ferdinand de Saussure aus der Sprachwissenschaft und Jacques Lacan aus der französischen Psychoanalyse bedienen, um mit allerlei intellektueller Raffinesse verborgene grammatikalische Bedeutungsstrukturen in der Diegese des Films zu entschlüsseln. Das Skandalöse würden wir hier als eine Frage primär der *filmtechnischen Gestaltung* behandeln, wo mit Codesystemen jenseits der jeweils genretypischen Konventionen hantiert wird. So eine Haltung mag intellektuell einiges für sich haben, nur wirkt die Verortung des Skandalösen allein in seiner *formalen Präsentation* wie reduktionistisch anmutende Pointierung.

In den (4) *psychodynamischen Filmtheorien* wird nach wie vor auf Sigmund Freud rekurriert, der in seinen kunstspezifischen Schriften argumentierte, dass Kunst Gefühle in uns provoziert, die mit unmoralischen, peinlich-verpönten und deswegen verdrängten Wünschen zusammenhängen. Leider beschränkt man sich in der Filmanalyse allzu oft auf die rein *inhaltliche* Deutung von solch unbewussten Wünschen und vernachlässigt die atmosphärische Wirkung, die im einzigartigen *formalen* Gestaltungspotenzial des Films begründet liegt.

Den einzelnen Richtungen der Filmtheorie zum Trotz können wir den Filmskandalen nur dann wirklich auf die Schliche kommen, wenn wir mehrere Perspektiven miteinander kombinieren: die beabsichtigte Inszenierung von Tabubrüchen auf der *motivationalen Ebene der Produktion* (sie schließt *medienwissenschaftliche* Besonderheiten mit ein), die spezielle stilistische, formale und ästhetische Gestaltung auf *filmtechnischer Ebene,* die die Filmmusik berücksichtigt, die gesellschaftlichen Rahmenbedingungen mit der jeweiligen Brisanz bestimmter Themen auf *politischer Ebene* (die wir auch *soziologisch* einordnen können) und die individuelle emotionale Resonanz beim Publikum als *Ebene der Rezeption.*

In unserem Band versuchen unsere Autorinnen und Autoren, verschiedenen Aspekten auf allen diesen Ebenen gerecht zu werden. Weil die Affekte dabei wie ein *Kitt* wirken, welcher die einzelnen Bereiche zusammenhält, wollen wir den versammelten Beiträgen an dieser Stelle einführende Anmerkungen zur emotionalen Wirkung von Skandalfilmen vorausschicken.

Das Empörende

Aus medienwissenschaftlicher Perspektive heraus erklärt Monika Verbalyte (2015) die *Empörung* zum zentralen Leitaffekt eines jeden öffentlich wirksamen Skandals. Das müsse so sein und ist für sie auch ganz selbstverständlich: Seit einer klassischen Definition von Rolf Ebbighausen und Sighard Neckel, die im Jahr 1989 eine »Anatomie« des Skandalösen in der Politik vorlegten, braucht es für die öffentlichen Skandale stets jemanden, der die Rolle des »Skandalierers« übernimmt: des Anzeigers, des Provokateurs – des *Störenfrieds,* wenn man so will. Der schaut hinter die borniert Fassade des Gewohnten und prangert das Missständige an: Das tut er gegenüber dem »Skandalierten«. Selbst ein *Agent provocateur,* der seine ethisch fragwürdigen Verstrickungen jedoch bislang verdeckt halten konnte, wird dieser Skandalierte auf der Bühne der Öffentlichkeit erwischt und enttarnt. Dort gibt er sich als Präsident zu erkennen, der angeklagt wird, vertrauliche Telefonleitungen angezapft zu haben. Oder er demaskiert sich in Gestalt mehrerer Vorstandsmitglieder, die bezichtigt werden, großzügig aufgepeppte Software genehmigt zu haben, um Schadstoffkennwerte ihrer produzierten Autos zu frisieren. Je größer die öffentlich geteilte Empörung, desto wirksamer die Demaskierung. Das macht gleichzeitig plausibel, warum als drittes Agens des Skandalösen stets die *Öffentlichkeit* ins Spiel kommen muss, die Ebbighausen und Neckel (1989) als »beobachtenden Dritten« titulieren und der als solcher bezeugt, was der Skandalierer dem Skandalierten überhaupt an Regelverstoß vorzuwerfen hat.

Im Filmkontext übernehmen die *Regisseure* die Funktion der Skandalierer und die Skandalierten erscheinen zwar als filmische Sujets, sind aber im Grunde niemand anderes als *Mitglieder und Strukturen der Gesellschaft selbst.* Durch den Film bekommen diese plötzlich einen Spiegel vors Gesicht gehalten und werden zum Blick auf die eigene Borniertheit gezwungen. Hier meldet sich die ideologiekritische Funktion des Mediums zu Wort, die man dem Film für den öffentlichen Diskurs zutraut und die unter Berufung auf Emile Durkheim (1895) überhaupt dem Skandalösen als diskursiver Institution für gesellschaftlichen Fortschritt zugeschrieben wird.

Das Abnormale

In seiner Funktion als Skandalierer hat es Regisseur Tod Browning mit *Freaks* ganz offensichtlich auf unsere Empörung abgesehen. Für das zeitgenössische Publikum entzündete sich diese bereits am Besetzungsstab selbst: Im Film versammelte Browning nämlich Menschen mit *tatsächlichen* körperlichen Auffälligkeiten. Keine Schattenspiele, keine Attrappen oder trügerische Kamerawinkel, keine Spiegel oder sonstige technische Taschenspielertricks – der Film zeigt *reale* Menschen mit ihren *realen* Behinderungen: Menschen ohne Gliedmaßen, Kleinwüchsige, Siamesische Zwillinge, »Pinheads« (Menschen mit Mikrozephalie). Für Thorsten Lorenz (2014, S. 148) ein »Tabubruch«, der sich direkt gegen das »Imaginäre des Kinos« richtet: Von Geburt des Kinematographen an sei es ungeschriebenes Gesetz gewesen, dass ein Film zwar in seiner Funktion, der voyeuristischen Schaulust des Publikums die skurrilsten Kuriositäten vorzuführen, seine Exponate *authentisch* präpariert, diese jedoch von ihrer Essenz her so zwingend *künstlich* zu sein hatten wie die Filmapparatur selbst. Diese Künstlichkeit des

Absonderlichen ist notwendig, weil es die eigene Moral befreit: »Echt« ist das Exponierte nur in der realen *Freakshow* – im Kino ist alles *fake*. Deswegen soll man sich für den Gang ins Kuriositätenkabinett ruhig schämen, darf sich aber problemlos von den Illusionen des Kinofensters anstecken lassen. Mit seinen Darstellern zerstört Browning diesen moralischen Rettungsanker: Plötzlich findet sich das Kinopublikum selbst unter den Gästen einer Freakshow. Dadurch verlassen die Freaks die Sphäre des Theatralischen und damit werden auch die Besucher des Lichtspielhauses moralisch stärker herausgefordert.

Und das gerade *nicht* durch die vermeintlich ungefilterte Präsentation ihrer *Fremdheit* – denn genau das Gegenteil passiert: Im Film werden uns die Freaks als »ganz gewöhnlich« vorgestellt. Es ist die *Selbstverständlichkeit*, die hier verstört. Wir sehen die Freaks als mündige Erwachsene, die hinter den Kulissen der Manege einen per se unspektakulären Alltag leben: Die kleinwüchsige Frieda hängt sorgfältig ihre Wäsche auf und tratscht mit ihrer Nachbarin über partnerschaftliche Schwierigkeiten, eine Frau ohne Arme näht ihr Kleid, eine andere Armlose isst mit ihrem Freund zu Abend, man unterhält sich über finanzielle Engpässe, berufliche Konkurrenz oder lacht über grenzwertig lustige Kalauer. Später bringt die bärtige Frau das Kind des Skelett-Mannes mit Tic-Störung zur Welt und wir bezeugen die Verlobungen des Siamesischen Zwillings-Duos Daisy und Violet, die der Unmöglichkeit von sinnlicher Privatsphäre mit ihren beiden Männern eher zynisch begegnen, als wirklich darüber zu verzweifeln. Sarah Dellmann (2009, S. 142) fasst die Herausforderung zusammen, die in der Rezeption für unsere emotionale Resonanz entsteht:

»*Freaks* bringt unsere Gewissheiten durcheinander, indem diese nicht im Distanz wahrenden, mitleidvollen Blick aufgehen, sondern als gleichberechtigte Menschen mit denselben Sorgen und Wünschen eingeführt werden, wie alle Menschen sie kennen.«

Deswegen schlussfolgert auch Jean-Pierre Oudart (1969), die Grenzüberschreitungen des Films seien vornehmlich darin zu finden, wie es ihm gelingt, uns zuerst durch die dargestellte Selbstverständlichkeit präsentierter Normalität zur Sympathisierung mit den skandalträchtigen Darstellern zu verführen, mit der wir jedoch in Konflikt geraten würden, wenn die Freaks gegen Ende der Story zur rachsüchtigen, mordenden Meute mutieren. Das Unbehagen, das der Film provoziert, rühre von der Unsicherheit über den eigenen moralischen Standpunkt her. Oder in den Worten von Sarah Dellmann (2009, S. 149):

»*Freaks* zeigt auf, dass es unmöglich ist, einen absoluten Standpunkt einzunehmen, der aber notwendig wäre, um Normalität zu definieren.«

Lars von Trier empört in *Idioten* (1998) mit einer Truppe von Erwachsenen, die ihre Rebellion gegen die gesellschaftliche Unterdrückungsideologie zelebrieren, indem sie in der Öffentlichkeit Behinderte mimen, die sich hinter der Maskerade geistiger Unzurechnungsfähigkeit über alle Grenzen von Sitte und Anstand hinwegsetzen. Andreas Hamburger bespricht den Film für uns und zeigt, dass es wohl den Zusammenschluss von Leuten, die in der Öffentlichkeit Behinderte mimen, zwingend braucht, um das »falsche Leben« in der modernen Gesellschaft zu demaskieren. Vom Plot her diametral gegenübergestellt liegt wohl das Unheimliche in Brownings Film darin begründet, dass die Freaks in ähnlicher Weise durch die geschickte Inszenierung ihrer Gewöhnlichkeit unser fragiles Konzept von Normalität ad absurdum führen.

Interessanterweise echauffierte sich das zeitgenössische Publikum jedoch kaum an der erzwungenen moralischen Orientierungslosigkeit: Vornehmlich für anstößig befunden wurde, dass die schöne Trapezkünstlerin Cleopatra von den Freaks verfolgt, verunstaltet und schließlich zur menschlichen Ente verwandelt wird (sie ist das ominöse Exponat, das wir am Anfang des Films im tiefergelegten Käfig nicht sehen können). So als bestünde der Tabubruch des Films vorzugsweise in der Negativ-Inklusion, mit der die »abnormalen« Freaks einen »normalen« Menschen zu ihresgleichen deformieren.

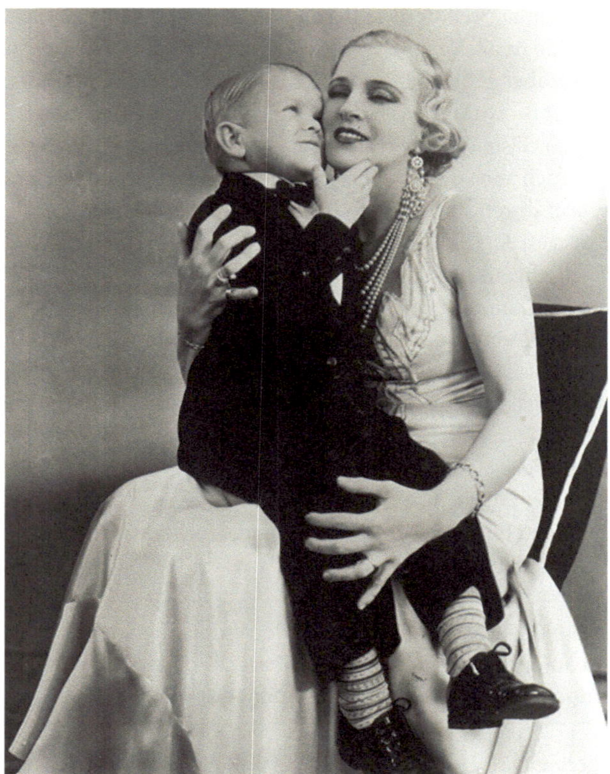

■ **Abb. 2.2** Trapezkünstlerin Cleopatra bezirzt den kleinwüchsigen Hans, um an sein Erbe zu kommen. (© Metro-Goldwyn-Mayer. Quelle: Filmbild Fundus Herbert Klemens. Mit freundlicher Genehmigung)

Ausgeklammert wird hierbei, dass sich diese schöne Cleopatra zuvor moralisch selbst ins Abseits befördert hatte. Die Handlung von *Freaks* ist eine Rückblende: Ort des Geschehens sind die Mitglieder eines Wanderzirkus. Die Trapezkünstlerin bezirzt den kleinwüchsigen Hans (■ Abb. 2.2), weil sie es auf sein großzügiges Vermögen abgesehen hat. Zusammen mit dem Muskelmann Hercules schmiedet sie den mörderischen Plan, Hans zuerst zu heiraten und danach baldmöglichst zu vergiften. Nach gelungener Hochzeit, aber vereitelter Vergiftung fliegt das Komplott auf. Die Freaks schließen sich zusammen: Sie töten den Muskelprotz und entstellen Cleopatra.

In der Öffentlichkeit wurde zum Boykott aufgerufen, Zensur gefordert und der Film daraufhin aus den Lichtspielhäusern verbannt. Weltweit waren Vorführungen noch jahrzehntelang verboten, bis man die Produktion 1962 für das Festival in Cannes wiederentdeckte und aus der Schmuddelecke befreite (Brede und Helmes 2017). Sodann verstand man auch, dass Browning im Grunde einen *Meta-Film* abgeliefert hatte, der in seiner ideologiekritischen Kunstfertigkeit über die Schaulust des Publikums reflektiere und den scheinheiligen Umgang mit Behinderungen verurteilt.

Das Ekelhafte

Psychologisch gesehen sagen wir: Die Empörung als vermeintlich *primäre* emotionale Reaktion auf medial vermittelte Skandale ist lediglich *öffentlich* geteilter Affekt. Sie mag bestimmte diskursive Funktionen beinhalten, dahinter liegen aber in den meisten Fällen noch ganz andere Gefühle verborgen, die nicht so leicht ihren Weg in die Öffentlichkeit finden. Weil es sich dabei um weitaus heiklere Gefühle handelt, werden sie gewissermaßen hinter der Empörung kaschiert, die wie ein Vorwand davor schützt, sich mit dem Tieferliegenden zu konfrontieren.

Wenn Skandalfilme von inszenierten Grenzüberschreitungen und Tabubrüchen leben, dann sollte es uns gar nicht verwundern, dass solche Produktionen häufig einen Affekt hervorrufen, der auf den ersten Blick hin wenig Reizvolles beinhaltet: *Ekel*. Von seiner evolutionären Basis her hat der Ekel die Funktion, dasjenige von uns fernzuhalten, was uns vergiften könnte. Das betrifft klassischerweise verdorbene Nahrungsmittel, Verwesung oder diverse Produkte ungustiöser Körperausscheidungen. Gesellschaftlich kommen noch andere Dinge hinzu, die Produkt zivilisatorischer Sozialisation sind: Wir empfinden ihn Menschen gegenüber, die etwas an sich haben, was uns zutiefst verstört, er bezieht sich auf fremdländische Ernährungsgewohnheiten oder ist Reaktion auf sexuelle Praktiken, wenn die irgendwie pervers eingefärbt zu sein scheinen.

Das mag alles plausibel wirken – nur ist es mit dem Ekelaffekt nicht ganz so eindeutig, wie wir uns das vielleicht vorstellen. Der Philosoph Aurel Kolnai (1929) hat einmal pointiert formuliert, dass Ekel nicht nur *Abscheu* beinhaltet, sondern *auch unsere Aufmerksamkeit bindet*. Das bedeutet: Wovor wir uns ekeln, *macht uns häufig besonders neugierig*. Ein bisschen wie die Dame, die sich am Beginn von *Freaks* erschrocken abwendet und dann doch wieder hinunterlugt (wenn wir genau hinschauen, erkennen wir sogar jenen mimischen Ausdruck, der typisch für den Ekelaffekt ist). In Analogie zu der von Michael Balint beschriebenen »Angstlust« definiert Matthias Meitzler (2011) eine ganz spezielle »Lust am Ekel«. Die enge Verknüpfung zwischen den beiden dekliniert er umfangreich anhand ambivalenter Genussqualitäten beim *Essen*. So komme es nach einem prunkvollen Festmahl häufig vor, dass wir ins Ekelhafte verbannen, was zuvor noch immensen Gustos bereitet hatte. Dass man, gesättigt, nach dem Essen den Teller ein paar Zentimeter von sich weg rückt, soll symbolischer Ausdruck der plötzlich durchschimmernden Ekelverbindung sein. In unserem Band kommt Bernhard Strauß auf diesen Zusammenhang zu sprechen. Er stellt den Film *Das große Fressen* von Marco Ferreri (1973) vor: Eine Handvoll Mittfünfziger kommt im Pariser JWD zusammen, um gemeinsam per ungezügelter Völlerei Suizid zu begehen. Am Anfang wird sinnlich diniert. Bald wird gerülpst, gefurzt und gekotzt. Später badet jemand in Exkrementen. Am Ende sind fast alle tot. Dieser Film zeigt ganz eindrücklich, wie nahe Lust und Ekel, Verlangen und Sättigung, Genuss und Vergänglichkeit beieinanderliegen!

Skandalfilme bewegen sich offenbar immer an jenem schmalen Grad, der die Verlockungen des Unästhetischen von bloß primitiven Obszönitäten trennt. Für Thomas Anz (2003) setzen sie jedoch lediglich fort, was in der Kunst schon lange gängiger Usus sei: die Ästhetisierung des Ekelhaften. Beispiele für seine Ausführungen findet er im österreichischen Maler Hermann Nitsch, der in seiner Performance Kälber schlachtet und Gemälde aus Blut schmiert. Oder Piero Manzoni, der jeweils 30 Gramm seiner Fäkalien in 90 Dosen abfüllte, die er mit »Künstlerscheiße« beschriftete und zum entsprechenden Goldpreis verkaufte. Dass diese höchst provokante Kunst ihr Publikum findet, mag Indiz dafür sein, dass dem Ekelhaften für uns Menschen wohl ein ganz eigenartiger Anreiz innewohnt. Wie schnell diese Verknüpfung zu allerlei geschmacklichen Verwirrungen führen und für unsere emotionale Resonanz zur Bewährungsprobe werden kann, zeigen nicht nur Klassiker wie *Salo – die 120 Tage von Sodom* (1975), der in unserem Band von Roland Zag behandelt wird. Die »performative Kraft« von provokanten Kunstfilmen elaboriert Bernd Heimerl am Beispiel des mehr als sonderbaren Generationendramas *Taxidermia* (2006), wo die visuelle Reizüberflutung das Publikum dazu zwingt, im Erleben weg vom Sprachlich-Greifbaren hin zu den »vorsprachlichen und zutiefst körperlich wirkenden Ausdrucksmöglichkeiten« zwingt. Womöglich haben Skandalfilme gemeinsam, dass sie eine Sprache für das Unnennbare in uns zur Verfügung stellen.

Das Verstoßene

Die französische Psychoanalytikerin Julia Kristeva (1980) erfindet für die ambivalente Wirkung des Ekelaffekts den Begriff der »Abjektion« und meint, wir würden ekelauslösende Objekte in einer ganz besonderen Art als »intrusiv« wahrnehmen. Das Eindringen sei lustvolle Penetration: Nur schaltet sich dem Vorstoßen in unser intimes Selbst auch schützende Abwehr dazwischen. Die »abjektive Funktion« des Ekels läge darin begründet, dass ekelhafte Objekte eine Unterscheidung zwischen Selbst und dem Anderen ermöglichen, d. h., die innere Strukturbildung fördert.

Für solch eine Abjektion finden wir eine illustre Darstellung in Brownings Film: das eskalierende Hochzeitsritual der Freaks – eine für Michael Kastl (2017, S. 265) »abendmahlsähnliche Zentralsequenz«, um die herum er einen anregenden Text über medial inszenierte Inklusionsrituale konstruiert. Darin hat die schöne, aber zwielichtige Cleopatra bereits den kleinwüchsigen Hans geheiratet und sitzt mit seinen Kolleginnen und Kollegen an der prächtigen Hochzeitstafel. Bis alle Freaks rhythmisch mit dem Besteck auf den Tisch zu trommeln beginnen und im eingänglichen Sprechgesang anstimmen, Cleopatra solle nun »eine von uns« werden: ein gleichberechtigtes Mitglied in der Gemeinschaft der Zirkusfreaks. Ein zweiter Kleinwüchsiger springt auf den Tisch, schnappt sich einen großen Pokal und reicht ihn reihum den Feiernden (■ Abb. 2.3). Jeder nimmt einen Schluck davon. Zum Schluss soll auch Cleopatra davon trinken. Sie jedoch ist plötzlich ganz irritiert. Ihre Gesichtszüge entgleisen, ihr Körper bebt, sie stößt den Kelch panisch von sich und beschimpft die Gemeinschaft:

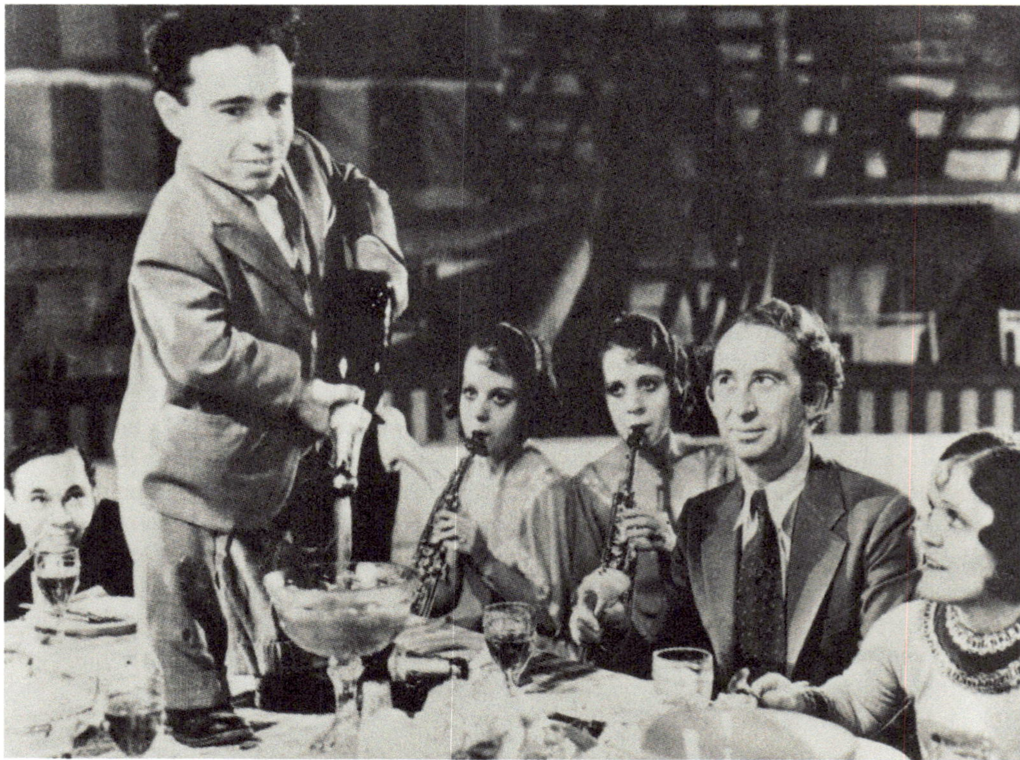

■ **Abb. 2.3** An der Hochzeitstafel: Der Kelch wird zum bedeutungsschweren Objekt, das die Gruppenidentität der Freaks symbolisiert. (© Metro-Goldwyn-Mayer. Quelle: Filmbild Fundus Herbert Klemens. Mit freundlicher Genehmigung)

»Freaks! Freaks seid ihr alle! Missgeburten! Verschwindet!«

Das Abstoßen des Kelchs demaskiert den dahinter verborgenen Ekel: Von dem Objekt scheint plötzlich eine schier *vergiftende* Gefahr auszugehen, die ihre Identität von Innen heraus zu zersetzen droht. Julia Kristevas Idee folgend brauchen wir das Skandalöse, um zu spüren, *wer wir sind*. Das Ekelhafte indiziert, was unsere Selbstgrenzen bedroht und deswegen verstoßen, verworfen, »abjektiert« werden muss. *Was ist es aber, das uns da zu nahe kommt?*

Das Verdrängte

Psychoanalytikerinnen und Psychoanalytiker würden sagen, den Pokal als ekelbesetztes Abjekt von sich fernzuhalten, ist Cleopatras nach *außen* hin agierter Versuch, ihre *innere* Verdrängung aufrechtzuerhalten. Das bedeutet, die Freaks rufen in der Frau etwas hervor, was die Verarbeitungsmöglichkeiten ihres Bewusstseins überfordert und deswegen radikal abgewehrt werden muss. Genauso können wir argumentieren, dass der Ekel, den wohl auch das zeitgenössische Publikum von Brownings Film den Freaks gegenüber fühlte, Ausdruck einer präsentierten Fremdheit ist, die am innerpsychischen Gleichgewicht rüttelt und daher psychodynamische Abwehrprozesse initiiert.

Diese Prozesse haben ihre Basis in der Instabilität, die der Psyche von uns allen eingeschrieben ist, seit Sigmund Freud (1917) mit seinem berühmten Ausspruch erklärte, dass wir nicht »Herr im eigenen Haus der Seele« sind. Stattdessen beherbergen wir alle einen trügerischen Mitbewohner, der dauerhaft Untermiete bezieht: das *Unbewusste*. Das dynamische Unbewusste ist das Sammelsurium unserer Triebe und Instinkte, der Kochtopf für unsere aggressiv-gewalttätigen Wünsche und schauriger Spielplatz für unsere verpönt-sexuellen Phantasien. Destruktive Aggression und unschickliches sexuelles Begehren sind allerdings für unser Selbstkonzept und für unsere Beziehungen viel zu gefährlich, als dass wir sie anderen zeigen könnten oder auch nur uns selbst eingestehen wollten. Deshalb müssen wir sie *verdrängen*. Wäre unsere Seele tatsächlich ein Haus, wir würden den unliebsamen Untermieter in den *dunklen Keller* verbannen. Der Keller unserer Seele ist Zuhause unserer eigenen Abartigkeit. Das bedeutet: Wir alle tragen eine kleine Manege mit uns herum, in der lauter Freaks ihr Unwesen treiben! Unser »innerer Freak« repräsentiert diejenigen Seiten, die wir an uns abscheulich und monströs empfinden – und daher verstecken wollen.

Dass im psychischen Keller unsere animalische Seite rumort und ins Bewusstsein drängt, führt in Freuds triebtheoretischer Doktrin zu allerlei unangenehmer Triebspannung, die sich wie in einem Dampfkessel aufstaut – und damit letztlich das ganze Haus in die Luft zu fliegen droht! Nun können wir unsere insgeheimen Wünsche und Impulse, unsere Sehnsüchte und Begierden zwar nicht *direkt* freisetzen, aber wir können sie *verkleiden* und Ersatzwege für sie finden, um zumindest *punktuell* etwas Dampf abzulassen. Phantasie, Kunst, Traum und psychische Symptome fungieren als *Ventile:* In diesen Sphären legen wir unserem inneren Freak eine Verkleidung an und bieten ihm eine Bühne für seine Kuriositäten.

Das Albtraumhafte

Aufgrund der auffallend parallel verlaufenen historischen Entwicklung von Kinematographie und Psychoanalyse hat sich früh die Analogie zwischen Film und Traum als wichtigste Basis für diese Vorstellung einer psychodynamischen Ventilfunktion des Mediums festgesetzt. Wenn wir träumen, so schildert Freud (1900) ausführlich in seiner *Traumdeutung*, legt sich zwar unser Bewusstsein schlafen, aber unser asozialer Untermieter nutzt die Gelegenheit, um sich nach oben zu schleichen und dort auf der inneren Bühne seine exaltische Privatparty zu feiern. Um an unserer Abwehr vorbeizukommen, muss er sich verkleiden – deswegen ist die Party immer *Karneval:* Jeder Traum ist eine Maskerade, hinter deren verrückter Erscheinung Botschaften aus unserem Unbewussten stecken.

Serge Lebovici (1949) hat das später im Detail für den Filmkontext ausgearbeitet: Wie beim Träumen im Bett stehen wir im plüschigen Kinosessel ganz unter dem Bann von suggestiven Bildern, die wir zeitweise für ganz *real* halten. Ihr Realitätscharakter rührt von der innigen Verbindung der Filmbilder mit unseren unbewussten Phantasien: Die Affekte, die von einem Film wachgerüttelt werden, korrespondieren mit jenen Wünschen, Impulsen und Ängsten, die wir bislang verdrängt und in ihrem Ausdruck blockiert haben. Filme leben offenbar davon, dass sie diesen peinlichen und verbotenen Inhalten unseres dynamischen Unbewussten eine phantasievolle Theaterbühne bieten. In der Manege der Fiktion leben die Leinwandhelden und Schurken das aus, was uns selbst im Alltag verboten ist: Als psychische Stellvertreter erfüllen sie die Rolle von magischen *Doppelgängern*. Laut Otto Rank (1925) speist der Doppelgänger seine Energie stets aus den Verdrängungen des Originals. Wie in Hanns Ewers bekanntem Gruselklassiker *Der Student von Prag* (1913): Darin verkauft der mittellose Balduin sein Spiegelbild, das sich sodann verselbstständigt und dem jungen Mann dauernd triebhaft in die Quere kommt. Ein moderner Ableger dieser Geschichte ist der ominöse *Fight Club* (1999), wo sich am Ende herausstellt, dass der superkrasse, abenteuerlustige und rebellische Tyler Durden kein realer Antagonist, sondern lediglich per Dissoziation abgespaltener Persönlichkeitsanteil des eher unscheinbaren, wenig erfolgreichen und namenlosen Protagonisten ist – der aber die fragwürdigen Gewalteskapaden und Sexexzesse stellvertretend vom Macho hat ausleben lassen, um nicht in allzu quälende Konflikte mit seinem einigermaßen anständigen Selbstkonzept zu geraten.

Auch die *Freaks* sind solche Doppelgänger – doch finden die nicht nur in Tod Brownings Film ihren legendären Auftritt: Überall auf der Leinwand wimmelt es von ihren schaurigen Kumpanen. Als gloriose Bastarde massakrieren sie Nazis und haben es anschlagstechnisch nicht nur auf Hitler persönlich, sondern auch auf Diktator Kim Jong-un abgesehen (wie Hartmut Böhme und Lily Gramatikov in ihren Analysen zu *Inglourious Basterds* und *The Interview* in diesem Band zeigen); Harald Freyberger verfolgt die diabolischen Doppelgänger beim Kriegsspielen im Bayerischen Landidyll, wo sie ein junges Mädchen vergewaltigen, diese Schandtat aber in Verhoevens Film (1970) titelgebend als ganz *o.k.* bewerten; umgekehrt präsentieren sich Doppelgänger mitunter als minderjährige Mädchen *grenzwertig verführerisch* (Christina Pechstein stellt Stanley Kubricks *Lolita* von 1962 vor) oder gar *blutgierig rachsüchtig* (wie im Falle von David Slades 2005er *Hard Candy*, den Maximilian Römer bespricht).

Für unseren emotionalen Haushalt sind die Doppelgänger ein enormer Gewinn: Denn nicht *wir* brauchen Freak zu sein – es sind die Filmfiguren! Über den Filmkonsum erlauben wir uns prickelndvoyeuristische Lust, sind aber gleichzeitig moralisch entlastet. So gesehen entspricht der Filmkonsum in vielerlei Hinsicht einem Akt *innerer Reinigung*. Ursprünglich nannte Aristoteles diese Reinigung »Katharsis« und meinte damit die Funktion der klassischen Tragödie, das antike Publikum emotional zu berauschen. Heute haben wir dafür eine andere ausdrucksstarke Bezeichnung gefunden: »Psychohygiene«. Filme wirken wie ein rituelles Schaumbad für unser psychisches Gleichgewicht!

Ob und wie sehr sich der berauschende Akt der kathartischen Gefühlsfreisetzung einstellt, orientiert sich einer triebtheoretischen Perspektive gemäß am Ausmaß der hergestellten *Identifizierung* mit dem gezeigten Filmmaterial – und die ist für Filmtheoretiker Christian Metz (1977) orientiert am Geschick, mit dem sich die im Film verschlüsselten unbewussten Wünsche, Impulse und Phantasien *maskieren*. Hat die vorgelegte Story keine Ähnlichkeit zu Komplexen, die uns unbewusst beschäftigen, bleibt die magische Verbindung aus; gelingt es einem Film nicht, irgendetwas Verborgenes oder Geheimes in uns aufzuwühlen, interessiert er uns nicht; schafft es ein Charakter nicht, unseren asozialen Untermieter anzusprechen, lässt er uns kalt. Dann empfinden wir den Film als belanglos, die Handlung als schnöde und kaufen den Figuren ihren Pathos nicht ab. Der heilsame Genuss stellt sich gar nicht erst ein. *Die Identifikation setzt aus.* Wir schalten den Fernseher nach fünf Minuten ab oder gehen nach dem Trailer gar nicht erst ins Kino.

Skandalfilme zeigen, dass unsere emotionale Resonanz auch ins Gegenteil ausschlagen kann: Wir verlassen nämlich andererseits immer dann empört das Lichtspielhaus, wenn uns die vermittelten Inhalte *überfordern*. Spiegelt die fiktive Gestaltung zu präzise und zu direkt das wieder, was wir an realer Bedrohung oder verpöntem Begehren in uns verbergen, wird plötzlich zu deutlich an verdrängten Wünschen, konfliktreicher Aggressivität oder peinlicher Sexualität gerüttelt und wir kriegen es mit purer Angst zu tun. Der emotionale Anklang fiele hier *zu gefährlich* aus. Zu groß ist die Gefahr, die plötzlich von den unbewussten Inhalten in direkter Präsentation ausgehen würde. Deswegen macht unser Organismus gewissermaßen die Schotten dicht: Der Filmkonsum muss unterbunden werden! Bevor aus dem Traum ein *Albtraum* wird, wachen wir lieber auf!

Skandalfilm! Oder doch nur *Filmskandal?*

Das bedeutet, ob und wie sehr wir Gefallen an einem Film finden, hängt der psychodynamischen Perspektive gemäß offenbar davon ab, wie *nah* wir die inszenierten Bilder an unser dynamisches Unbewusstes heranlassen können, um uns damit zu identifizieren, und wie ausreichend *fern* wir sie jedoch gleichzeitig halten müssen, damit uns die Korrespondenz des Filmgeschehens mit unseren unbewussten Selbstanteilen nicht überfordert.

Wenn unser Lustgewinn beim Filmkonsum vornehmlich durch den voyeuristischen Blick auf das fein dosierte Verbotene zustande kommt, dann verwundert es uns nicht, dass das Skandalöse auf der Filmleinwand ständig und überall in seinen mehr oder weniger entfesselten Varianten herumgeistert: Es erscheint als Thema im Plot, als Sujet der Inszenierung, führt zu Verwicklungen zwischen einzelnen Figuren oder wird mitunter zum zentralen Moment der Dramaturgie. Das alles passiert häufig in buntester Ausgestaltung, *jedoch ohne dass der Film selbst zum Skandal wird*. Ganz offensichtlich müssen wir daher zwei verschiedene Arten der Umsetzung des Skandalösen im Film differenzieren. Die erste Variante nennen wir den »Filmskandal«.

Filmskandal

Unter einem Filmskandal verstehen wir das »verfilmte Skandalöse«.

Damit meinen wir nicht bloß die filmische Umsetzung klassischer Skandale, wie sie uns in Politik oder Wirtschaft, Journalismus oder Kunst begegnen und beispielsweise in *Nixon* (1995) von Oliver Stone oder – im Falle der deutschen »Barschel-Affäre« – in *Borowski und der freie Fall*-Tatort (2012) von Eoin Morre filmisch verstoffwechselt werden. Auf einem viel allgemeineren Level meinen wir mit »Filmskandal« die filmische Darstellung von Grenzüberschreitendem und Tabuisiertem, von Anstößigem und Perversem, von Übergriffigem und Widerwärtigem. Paradebeispiel für solche Filmskandale mögen etwa *In einem Jahr mit 13 Monden* (1978) von Michael Fassbender, *Brokeback Mountain* (2005) von Ang Lee oder *The Interview* (2015) von Evan Goldberg und Seth Rogen sein. Offenbar reichen hier bestimmte Sujets als filmische Themen zur Provokation aus, wie Udo Rauchfleisch, Brigitte Ziob und Lily Gramatikov in ihren Beiträgen in diesem Band aufdecken: Sei es die Darstellung der Suche einer verzweifelten Transsexuellen nach innerem Halt, der Liebesgeschichte zweier schwuler Cowboys oder eines skurrilen Mordkomplotts am nordkoreanischen Diktator Kim Jong-un.

Nicht immer muss der Tabubruch im schillernden Exzess verpackt werden. Häufig kommt er sogar mit vergleichbar harmloser Aufregung daher: wie etwa im Falle von Stanley Kubricks *Lolita* (1962). Christina Pechstein entschlüsselt in ihrem Beitrag für uns die anscheinend erschreckend subversive Kraft einer verführerischen Minderjährigen, die neben der Störung familiärer Harmonie im scheinbar idyllischen New Hampshire in erster Linie mit festgefahrenen Geschlechterklischees abrechnet. Das Grenzüberschreitende und Tabuisierte, das Anstößige und Perverse, das Übergriffige und Widerwärtige vermittelt sich hier – und bei vielen anderen Filmskandalen – in leisen Tönen, manchmal sogar in stiller Poetik. Dass der Normbruch mitunter sogar rein *stilistisch* zu verorten sein kann, zeigt Timo Storck in seinem Beitrag über den inhaltlich wenig skandalösen Film *The Straight Story* (1999).

Filmskandale mögen dem Publikum abwechslungsreiche Unterhaltung im Dienste der affektiven Resonanz bieten, Intellektuelle von ihrer Inszenierung her zu allerlei bunten Deutungsspielereien herausfordern, mit ihrem Topos vielleicht sogar noch öffentliches Aufsehen erregen und zu medialen Diskussionen verführen – es bleibt allerdings das genuin essenzielle Kriterium für einen handfesten »Skandalfilm« aus: die *Zensurdebatte*. Und damit natürlich das Ausmaß an *Empörung*, das im Vorfeld bei den Zuschauerinnen und Zuschauern um sich greift, und deswegen fehlen auch die hoch entzündlichen *Kontroversen*, mit denen in der Fachkritik über die Filmskandal-Produktionen gestritten wird.

> **Skandalfilm**
>
> Ein Skandalfilm erhält seine Skandalwertigkeit aus der Stärke der von ihm ausgelösten Kontroverse, aus der Vehemenz der öffentlichen Empörung und aus der Hartnäckigkeit der erhobenen Forderung nach Zensurierung.

Der entscheidende Unterschied zum Filmskandal liegt darin, dass beim Skandalfilm nicht der dargestellte *Inhalt* eines Films skandalös ist: sondern der *Film selbst* zum Skandalon avanciert!

Dafür kann es verschiedene Gründe geben und ein entscheidendes Fazit, das es in der psychoanalytischen Filminterpretation eigentlich zu klären gäbe, müsste auf die Frage hinauslaufen, warum sich *überhaupt* bestimmte Filmskandale zu Skandalfilmen entwickeln. Die Absicht der Regisseure, Brüskierung zum Zwecke besserer Verkaufszahlen zu erzwingen, wird als Erklärung alleine kaum ausreichen. Anstößige Inhalte zu präsentieren, die unsere Echauffierung provozieren, genügt als Begründung sicher nicht. Bloß einen Tabubruch zu inszenieren greift als Ursache zu kurz. Vielleicht ist der geschickte *Grad an Maskierung* entscheidend, mit dem sich das Verpönte verkleidet, um auf der Leinwand dem unheimlichen Schabernack unseres dynamischen Unbewussten eine prickelnde Bühne zu bieten. Womöglich ist die spezielle Art der *formalen, stilistischen und ästhetischen Präsentation* der bewegten Bilder viel entscheidender, um einen Skandalfilm zu befördern. Sehr wahrscheinlich ist die Skandalträchtigkeit eines Films direkte Kehrseite der *Blockade*, die einer Filmproduktion von *gesellschaftlicher Seite* widerfährt. Für den Wegbereiter der Kunstsoziologie Arnold Hauser (1958) ist gerade das ein essenzielles Kriterium für die Wirkung von »hoher, echter, strenger Kunst«: wo die Bedeutung eines Kunstwerks nur so groß ist wie der *Widerstand*, auf den sie stößt.

Das Menschliche

Wenn wir in diesem Einleitungskapitel die Metapher vom Kino als Freakshow benutzen, so beziehen wir uns damit auf die Fähigkeit des Films, als moderne Variante des Kuriositätenkabinetts eine emotionale Resonanz bei uns sicherzustellen, die sich irgendwo an dieser Schnittstelle zwischen Vertrautem und Befremdlichkeit, Exotik und Intimität, dem Heimlichen und dem Unheimlichen einpendelt. Bei Skandalfilmen schwingen unsere Affekte nicht bloß auf der Frequenz der Empörung: Es erklingen Grenzüberschritt und Ekel, Angst und Lust, die Spannung mit der Überforderung und ein Spiel mit dem Verstoßenen.

Egal ob als explizites Sujet in Brownings Film oder als breit angelegtes Synonym für das Außergewöhnliche: Film-Freaks konfrontieren uns mit der *eigenen* Fremdheit. Wenn jeder Film eine Freakshow ist, dann sind Skandalfilme die *Via regia* in unser dynamisches Unbewusstes – ein Königsweg, der uns im Eilzugstempo an die inneren Widerstände heranführt.

Das Skandalöse mag zwar unsere Widerstände instrumentalisieren, genau genommen erkennen wir darin jedoch nicht bloß das *Monströse*: Es schwingt das genuin *Menschliche*. Mit all seinen Ambivalenzen, die das Menschsein so lebendig machen.

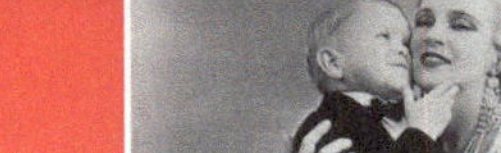

Literatur

Anz T (2003) Unlust und Lust am Ekelhaften in Literatur und Kunst. In: Kick HA (Hrsg) Ekel. Darstellung und Deutung in den Wissenschaften und Künsten. Pressler, Hürtgenwald, S 149–159

Balázs B (1924) Der sichtbare Mensch oder die Kultur des Films. Suhrkamp, Berlin

Balint M (1959) Angstlust und Regression. Klett-Cotta, Stuttgart

Bazin A (1975) Was ist Kino? Dumont, Köln

Bordwell D (1985) Narration in the fiction film. University Press, Wisconsin

Brede JR, Helmes G (Hrsg) (2017) Vielfalt und Diversität in Film und Fernsehen. Behinderung und Migration im Fokus. Waxmann, Münster

Dellmann S (2009) Widerspenstige Körper: Körper, Kino, Sprache und Subversion in Tod Brownings Freaks und Filmen mit Lon Chaney. Schüren, Marburg

Durkheim E (1895) Die Regeln der soziologischen Methode. Luchterhand, Neuwied, Berlin

Ebbighausen R, Neckel S (Hrsg) (1989) Anatomie es politischen Skandals. Suhrkamp, Berlin

Freud S (1900) Die Traumdeutung. GW, Bd. II

Freud S (1917) Eine Schwierigkeit der Psychoanalyse. GW, Bd. XII, S 1–13

Freud S (1919) Das Unheimliche. GW, Bd. XII, S 227–269

Grodal TK (1997) Moving Pictures: A New Theory of Film Genre, Feelings and Cognition. University Press, Oxford

Gruen A (2000) Der Fremde in uns. Klett-Cotta, Stuttgart

Hauser A (1958) Philosophie der Kunstgeschichte. C.H. Beck, München

Kastl JM (2017) Einführung in die Soziologie der Behinderung. Springer, Wiesbaden

Kolnai A (1929) Der Ekel. Jahrbuch für Philosophie und phänomenologische Forschung 10:515–569

Kristeva J (1980) Pouvoirs de l'horreur. Editions du Seuil, Paris

Lebovici S (1949) Psychoanal et cinéma. Revue internationale de filmologie 7(8):49–55

Lorenz T (2014) Die Popularität des Andersseins. Partizipation und ihre mediale Inszenierung. In: Biermann R, Fromme J, Verständig D (Hrsg) Partizipative Medienkulturen. Medienbildung und Gesellschaft, Bd. 25. Springer, Wiesbaden, S 133–160

Meitzler M (2011) Lust und Ekel: vom Reiz einer Grenzüberschreitung. Psychologie und Gesellschaftskritik 35:31–49

Metz C (1977) Der imaginäre Signifikant. Psychoanalyse und Kino. Nodus, Münster

Oudart J-P (1969) Humain, trop humain. Cahiers du cinéma 210:57–58

Rank O (1925) Der Doppelgänger. Internationaler Psychoanalytischer Verlag, Wien

Tan E (1996) Emotion and the Structure of Narrative Film: Film as an Emotion Machine. Routledge, New York

Verbalyte M (2015) Die Dynamik der Empörung im politischen Skandal. In: Lessenich S (Hrsg) Routinen der Krise – Krise der Routinen. Verhandlungen des 37. Kongress der Deutschen Gesellschaft für Soziologie, Trier, S 466–481

Zag R (2005) Der Publikumsvertrag. TR-Verlagsunion, München

Originaltitel	Freaks
Erscheinungsjahr	1932
Land	USA
Drehbuch	Al Boasberg, Willis Goldbeck, Leon Gordon, Edgar Allan Woolf
Regie	Tod Browning
Hauptdarsteller	Olga Baclanova, Henry Victor, Harry Earles, Daisy Earles
Verfügbarkeit	Als DVD in deutscher Synchronisation verfügbar

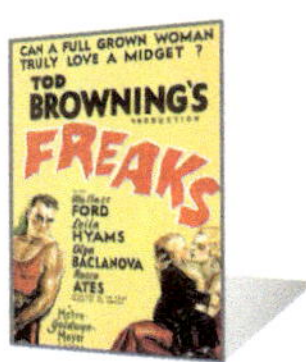

Manfred Riepe

Die Gefahr des Sehens

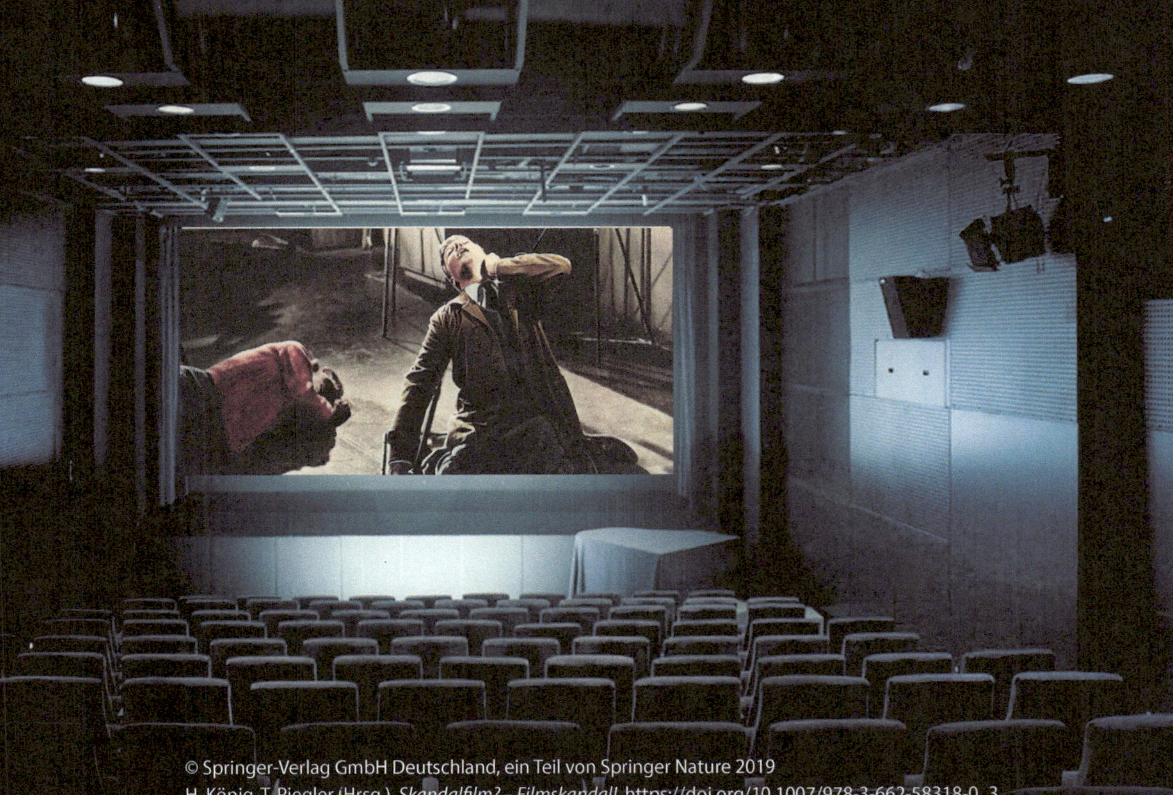

Filmplakat *Peeping Tom*. (© J. Arthur Rank Film. Quelle: Filmbild Fundus Herbert Klemens. Mit freundlicher Genehmigung)

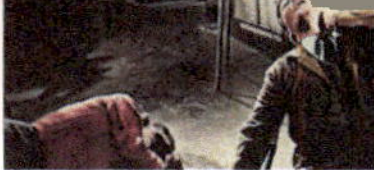

Peeping Tom

Auf dem New Yorker Filmfestival des Jahres 1979 präsentierte der Hollywood-Regisseur Martin Scorsese den damals völlig in Vergessenheit geratenen Grusel-Schocker *Peeping Tom* (deutscher Titel: *Augen der Angst*) (◘ Abb. 3.1). Der Film begeisterte das Publikum und avancierte in den 1980er Jahren zu einem Programmkino-Hit. Heute gilt Michael Powells eindringliche Studie über die Gefahr des Sehens, gedreht 1959, als Klassiker. Nie zuvor wurde der intime Zusammenhang zwischen der dem Kino eigenen Lust am Schauen und der Schattenseite dieses Vergnügens – der voyeuristischen Schauperversion – so eindringlich bebildert. Eine kaum noch überschaubare Anzahl theoretischer Annäherungen, darunter viele psychoanalytische Studien, geben Zeugnis von der faszinierenden thematischen Komplexität dieses spät gewürdigten Meisterwerks.

Aus heutiger Sicht ist es daher schwer vorstellbar, welch vehemente und hasserfüllte Ablehnung der Film nach seiner Premiere im April 1960 hervorrief. »Die einzig befriedigende Weise, *Peeping Tom* zu beseitigen«, hieß es beispielsweise im *Daily Tribune*, »wäre, ihn zusammenzukehren und in der nächsten Toilette hinunterzuspülen. Selbst dann würde der Gestank zurückbleiben« (Beyer 1992, S. 138). Man stufte den Film als gefahrvoll ein: »Was mir Sorgen macht«, schrieb der Kritiker des *New Statesman*, »ist die Tatsache, dass sich überhaupt jemand mit diesem Dreck beschäftigte und ihm eine kommerzielle Form gab« (Beyer 1992, S. 139). In Deutschland war der Tonfall ähnlich: »Nur ein krankes Gehirn kann sich diese Handlung ausgedacht und geglaubt haben, man könne damit Geschäfte machen«, hieß es beispielsweise im *Mannheimer Morgen* (23.04.1960).

Der Skandal bewirkte einen Karriereknick des Hauptdarstellers Karlheinz Böhm, der an den Starruhm, den er als liebenswürdiger österreichischer Kaiser Franz Joseph in den *Sissi*-Heimatfilmen erreicht hatte, nie mehr anknüpfen konnte. Katastrophaler noch waren die Folgen für den weltberühmten Regisseur Michael Powell, der in den 1940er und 1950er Jahren namhafte Hollywood-Filme inszeniert hatte, darunter Erfolge wie *Der Dieb von Bagdad* (1940) oder *Die roten Schuhe* (1948), nach *Peeping Tom* aber, wenn überhaupt, fast nur noch fürs Fernsehen arbeiten konnte.

Worum also geht es in diesem Film, und warum wurde er im Gegensatz zu dem fast zeitgleich in die Kinos gekommenen Thriller *Psycho* von Alfred Hitchcock so ablehnend aufgenommen? *Peeping Tom* erzählt nicht nur von einem Frauenmörder, die Inszenierung selbst verstrickt den Zuschauer in dessen perfide Taten: und zwar auf eine Art und Weise, die das zeitgenössische Kinopublikum völlig überrumpelte – mit einem Kunstgriff, der seinerzeit noch vergleichsweise neu war. Ganz zu Anfang ist zu sehen, wie der Antiheld Mark Lewis, gespielt von Karlheinz Böhm, einer Prostituierten auf ihr Zimmer folgt, wobei er diesen Besuch mit einer versteckten Kamera gewissermaßen live mitschneidet. Dabei entsteht eine irritierende Dopplung. Der Zuschauer sieht nicht nur einen Film. Er wohnt darüber hinaus der Entstehung eines Films bei. Und diese Entstehung eines Films hier und jetzt birgt ein bedrohliches Moment: Aus einem Grund, den der Kinozuschauer erst später erfährt, gerät die Dirne plötzlich in Todesangst und schreit. Das Entsetzen der Frau, das mit der Entstehung dieses Films im Film zu tun hat, steigert sich – bis nach einem Filmschnitt ein Projektor zu sehen ist, der den soeben mitgeschnittenen Film auf eine Leinwand wirft, auf der die im Moment zuvor miterlebte Mordszene zu sehen ist. Man sieht den Hinterkopf des Betrachters. In diesem Moment wird der Titel eingeblendet: *Peeping Tom* – ein im Angelsächsischen geläufiger Ausdruck für einen Voyeur bzw. einen Spanner.

Der Zuschauer im Kino wird Zeuge einer erotisch aufgeladenen Mordszene. Um diese verdichtete Ineinanderspiegelung von sexueller Erregung, Angst, Scham, nötigender Entblößung und Schaulust zu dechiffrieren, müssen die Elemente des Films sukzessive analysiert werden. Es geht zunächst um den Plot, dann um die Figuren und ihre Funktion, schließlich um die Familiengeschichte des Mörders – und vor allem um seine ungewöhnliche Tötungsapparatur, die eine Herausforderung für jede Deutungsarbeit darstellt.

Zunächst zum Täter selbst: Der von Karlheinz Böhm gespielte Mark Lewis verkörpert, was man mit dem altmodischen Begriff »Lustmörder« bezeichnen kann. Er tötet, um eine Form von sexueller Erregung zu erleben – wobei die Frage, was für eine Lust er eigentlich empfindet, das Geheimnis dieses Films ausmacht. *Peeping Tom* stellt den Frauenmörder als verfluchte Seele vor, die unter ihrer mörderischen Obsession leidet. Eine Obsession, die der Film dem Zuschauer sehr nahe bringt.

Handlung

Während Mark Lewis (Karlheinz Böhm) noch seinen eben gedrehten Film von der Mordtat betrachtet, klopft die junge Helen (Anna Massey) an seine Mansardentür, ein unbekümmertes Mädchen, das mit seiner alleinerziehenden Mutter im Erdgeschoss jenes Hauses wohnt, das der Mörder von seinem Vater geerbt hat. Sie bringt ihm ein Stück ihrer Geburtstagstorte, worauf sich eine zarte Romanze anbahnt. Eigentlich ist Mark darauf fixiert, Frauen durch den Sucher seiner Kamera zu beobachten und dabei zu ermorden, doch für die unschuldige Helen empfindet er zärtliche Gefühle, die ihn in einen Zwiespalt bringen.

Vor Helens Mutter (Maxine Audley), einer blinden Trinkerin, hat Mark großen Respekt (■ Abb. 3.2). Sie ahnt, dass ihre Tochter in Gefahr schwebt, und schleicht sich, nachdem sie mitbekommen hat, mit wem sie Umgang hat, heimlich in Marks Projektionsraum, kann aber aufgrund ihrer Blindheit nicht

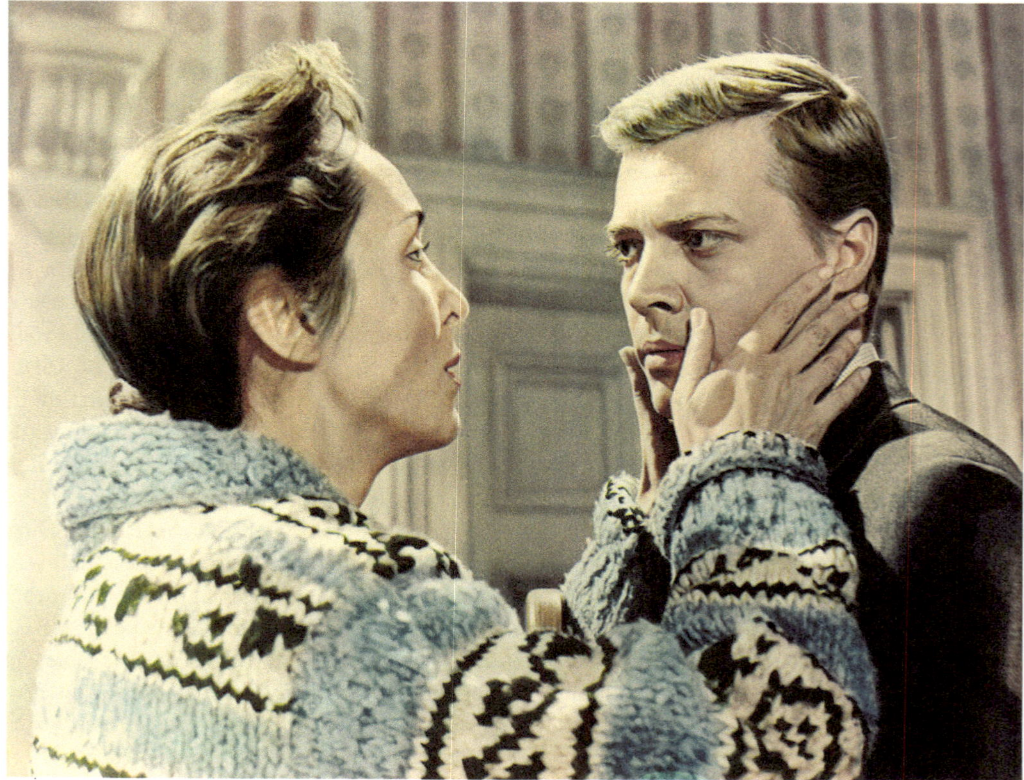

■ **Abb. 3.2** Helens Mutter scheint Mark, den Frauenmörder, zu durchschauen. (© J. Arthur Rank Film. Quelle: Filmbild Fundus Herbert Klemens. Mit freundlicher Genehmigung)

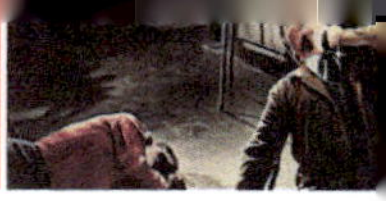

erkennen, dass der böse Kameramann gerade das Dokument eines weiteren Mordes sichtet. Dennoch scheint sie ihn zu »durchschauen«. Diese resolute Mutter stellt Mark vor die Wahl: Entweder er nimmt professionelle Hilfe in Anspruch, oder er wird ihre Tochter nicht wiedersehen. Interessanterweise verkörpert sie eine der wenigen glaubwürdigen Autoritätspersonen in diesem Film, dessen Erzählung auch um die schillernde Figur eines zwielichtigen Vaters kreist.

Im Gegensatz zu Hitchcocks *Psycho*, wo die Mutter »das Böse« verkörpert, liefert hier der Vater eine einleuchtende Erklärung für die eigentümliche Mordlust des Antihelden – so scheint es zumindest. Der Verstorbene war ein berühmter Verhaltensforscher, der – wie in jenen Super-8-Filmen zu sehen ist, die Mark seiner Freundin Helen wie ein verfilmtes Familienalbum vorführt – die Ursachen der Angst ergründen wollte. Diese Rückblenden in Marks Familiengeschichte geben noch weitere Aufschlüsse. So dokumentieren die Filme den forschenden Blick eines Vaters, gespielt übrigens von Regisseur Michael Powell selbst, der sich als »mad scientist« entpuppt, weil er den eigenen Sohn als Versuchskaninchen benutzt. Er traumatisiert ihn systematisch, indem er ihn beispielsweise nachts mit grellen Lichtern aus dem Schlaf reißt und ihn mit einer Eidechse schockiert, die dem armen Jungen zwischen die Beine krabbelt.

Welches wissenschaftliche Interesse dieser Vater daran hat, als er seinen Sohn auch dabei beobachtet, wie dieser über eine Mauer schaut, hinter der ein sich küssendes Liebespaar zu sehen ist, darüber lässt sich nur spekulieren. Höhepunkt dieser skurrilen »Supervision« ist jener beklemmende Moment, in dem der Vater filmisch festhält, wie der Sohn seiner auf dem Totenbett liegenden Mutter gegenübertritt. Es ist eine merkwürdige Szene. Das Motiv des Vaters ist offenbar die sexuelle Neugier des Sohnes – und deren Zusammenhang mit Angst. Diese Verbindung wird sich dem Sohn einprägen.

Da dieser Vater seinem Sohn am Ende die Kamera als Vermächtnis hinterlässt, legt der Film nahe, dass dieser Junge wie ein Pawlowscher Hund konditioniert wurde, um zu schauen und zu töten. Doch diese Erklärung bleibt problematisch, weil sie eine konventionelle Figurenpsychologie impliziert. Die Problematik, inwiefern es zulässig ist, einen filmischen Charakter, der im Gegensatz zu einem leibhaftigen Patienten eine Kunstfigur ist, gleichsam »auf die Couch zu legen«, wurde in früheren Versuchen über das Motiv *Schaulust im Kino* untersucht (Riepe 2008, Riepe 2010, Riepe 2014). Die vom Film selbst angebotene Figurenpsychologie, gemäß der Mark Lewis' skopophile Leidenschaft durch den übergriffigen Forschungsdrang des Vater ausgelöst wurde, kann, so der wichtigste Einwand, nicht schlüssig erklären, warum Mark Lewis Frauen mit jener seltsamen Tötungsapparatur umbringt. Wie in früheren Versuchen angerissen, soll daher als Gegenentwurf zu einer Figurenpsychologie die Form des Films – bei der die Darstellung der Tötungsapparatur eine Schlüsselrolle spielt – als Realisierung einer perversen Phantasie gedeutet werden.

Zumindest mit seiner Berufswahl tritt der erwachsene Mark indirekt in die Fußstapfen des Vaters. Er wird zwar kein Wissenschaftler, knüpft aber an dessen beobachtende Obsession an. Er arbeitet in einem Filmstudio als »focus puller«, was auf Deutsch so viel bedeutet wie »Schärfeassistent«. Nach Beendigung seiner täglichen Arbeit schießt Mark Lewis noch pornographische Fotos im Hinterzimmer eines Tabak- und Schreibwarenladens. Als hier ein gesetzter Herr im besten Alter eintritt, der vorgibt, die *Times* zu kaufen, dann aber verschämt nach »some views«, also pornographischen Fotos, fragt – währenddessen auch noch ein junges Mädchen den Zeitungsladen betritt –, offenbart der Film seine subversive Strategie: Durch die Positionierung der Hauptfigur Mark Lewis in dieser Schnittstelle zwischen heimlich konsumierter Pornografie und dem alltäglichen Kinogeschäft deckt *Peeping Tom* einen fließenden Übergang auf zwischen dem konventionellen Film, schummerigem Hinterzimmer-Voyeurismus und einer mörderischen Obsession.

Als Helen sich später in Marks Dunkelkammer schleicht und den Projektor anwirft, erkennt sie, dass Mark ein Mörder ist. Sie hält aber trotzdem zu ihm und bittet ihn, sich den Behörden zu stellen, doch inzwischen ist die Polizei hinter dem Serienkiller her. Um seiner Verhaftung zuvorzukommen, verübt er vor Helens Augen Selbstmord (▪ Abb. 3.3).

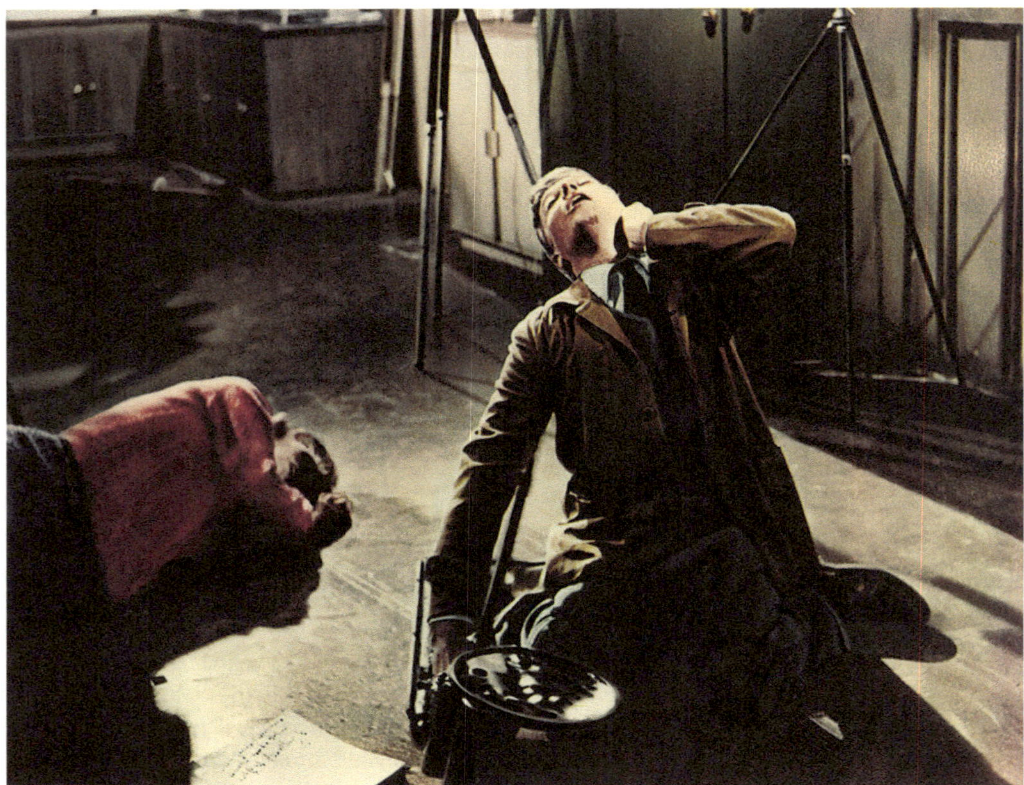

◘ **Abb. 3.3** Mark Lewis verübt vor laufender Kamera Selbstmord. (© J. Arthur Rank Film. Quelle: Filmbild Fundus Herbert Klemens. Mit freundlicher Genehmigung)

»Filmen heißt, dem Tod bei der Arbeit zusehen«

Eine Frage stellt sich nun umso dringender: Wenn Mark Lewis Frauen tötet, um sich hinterher die mitgeschnittene Dokumentation ihrer Ermordung anzuschauen – was genau will er dabei überhaupt sehen? Steht dieses Motiv in Zusammenhang mit der Schaulust des Kinozuschauers? Hierzu wurde geschrieben, Mark Lewis' makabres Projekt habe Jean Cocteaus Bonmot wortwörtlich genommen: »Filmen heißt, dem Tod bei der Arbeit zusehen«. Diese Erklärung, wonach der Film selbst etwas Mortifizierendes hat, überzeugt aber nicht, wie eine selten kommentierte Szene verdeutlicht, in der der Killer eine Variation seines Motivs erblickt, das eine der Ermordung äquivalente Faszination bei ihm auslöst. Im Pornostudio, das in einem Hinterzimmer über dem Zeitungsladen untergebracht ist, trifft er ein schüchternes Model namens Lorraine, das zum ersten Mal für die Kamera posiert. Als er die auffällige Narbe bzw. Hasenscharte sieht, die Lorraines Gesicht entstellt, ist er davon wie hypnotisiert. Auf ihre schüchterne Erklärung, dies sei ihr »erstes Mal«, antwortet er, »für mich auch« – eine Doppeldeutigkeit, die auf einen sexuellen Akt anspielt. Die seltsame Zärtlichkeit dieses Moments steht in auffälligem Kontrast zur grellen Mordszene am Beginn des Films. Offenbar sieht der Frauenmörder im Gesicht dieser Lorraine etwas, das er bei den anderen Frauen, die seine Opfer werden, auch sucht.

Zwischen der Entstellung ihres Gesichts und dem Motiv des Tötens und des Schauens besteht offenbar eine motivische Querverbindung, die den sexuellen Subtext des Films betrifft. Eine Verknüpfung, hinsichtlich welcher der Tod der Frauen, so seltsam dies klingen mag, nicht das zentrale Motiv ist. Wenn man die Entstellung im Gesicht des Models Lorraine als Verschiebung des weiblichen Genitales deutet und dieses Symbol in Zusammenhang mit den angstvollen Blicken der weiblichen Opfer bringt, dann zeichnet sich ein paradoxer Befund ab: Der Tod ist für Mark Lewis offenbar nur Mittel zum Zweck. Es geht dem voyeuristischen Mörder, wie nun herausgearbeitet werden soll, um das Sichtbarwerden der Angst seiner Opfer. Warum aber erzeugt diese Angst bei ihm Lust? Und welche Verbindung besteht zwischen dieser Lust, die durch provozierte Angst entsteht, und dem Motiv der Hasenscharte?

Einen Hinweis, um welche Form der Lust es sich bei Mark Lewis handeln könnte und was diese Lust mit dem Motiv des Schauens zu tun hat, gibt jene Szene im Filmstudio, die man aufgrund ihrer humoristischen Atmosphäre leicht übersieht. Es ist eine Szene, die den anfänglichen Mord an der Prostituierten motivisch variiert. Auf eine spielerische Weise verdeutlicht diese Szene das spezifische Verhalten, auf das es bei der weiblichen Opferrolle ankommt: Und sie verdeutlicht, dass nicht nur der Mörder ein Interesse an diesem Verhalten hat. Gezeigt werden typische Dreharbeiten zu einem banalen Spielfilm. Der Regisseur ist sichtlich entnervt von seiner zickigen Hauptdarstellerin. Die Dame soll einfach nur jenes klischeehafte Schreien angesichts der Konfrontation mit einer Gefahr mimen, jenen spitzen Schrei der Angst, jenes Klischee, das man aus unendlich vielen Filmen bis hin zum Tatort-Krimi kennt. Die Darstellerin soll in dieser Szene eine sogenannte »screem queen« spielen, doch die zweitklassige Akteurin weigert sich, Angst einfach nur zu chargieren, und zwar mit der hochtrabenden Begründung:

»Ich spüre es nicht.«

Als die Schauspielerin dann aber jenen großen Koffer öffnet – in dem Mark am Abend zuvor die Leiche jener Frau versteckte, die er getötet hat –, erleidet sie durch diesen unvermuteten Anblick einer Toten einen ziemlichen Schock: Sie »spürt« nun tatsächlich Angst und schreit los – worauf der Regisseur des Films im Film noch immer genervt ist, denn nun ist die Darstellerin in der falschen Szene in Ohnmacht gefallen. Nun hat die Darstellerin endlich geliefert, was für unzählige konventionelle Filme gefordert wird.

Dem Kinozuschauer wird hier erneut ein Spiegel vorgehalten. Der Übergang zwischen Perversion und Genre-Konvention ist offenbar fließend. Die humorvolle Szene im Filmstudio ist nicht nur eine Fortsetzung der perversen väterlichen Experimente. Sie zeigt auch, welche Funktion der Schrei und die entsetzten Augen jener Prostituierten haben, die in der ersten Szene ermordet wurde. Wenn Mark Lewis auch in dieser Szene im Studio seine private Kamera mitlaufen lässt, um die nicht mehr gespielte, sondern authentisch erlebte Angst der Schauspielerin für seine »Sammlung« festzuhalten, wird zudem eine Parallele gezogen zwischen dem verbreiteten filmischen Klischee der »screem queen« und dem Mord der Anfangsszene, in der das Opfer ja ebenso einen authentischen Angstaffekt erlebte. Die Prostituierte »fühlte« genau das, was die Schauspielerin im Film im Film darstellen sollte.

Lust an der Angst

Je authentischer der auf der Kinoleinwand von Frauen dargestellte Affekt der Angst ist, desto intensiver empfindet der Zuschauer offenbar Lust. Das Vergnügen, das der Kinozuschauer bei solchen Szenen empfindet, hat offenbar etwas zu tun mit jener perversen Lust, die Mark Lewis beim Betrachten seiner Dokumentarfilme empfindet. Dieser Dokumentarfilm, der nichts anderes zeigt als Frauen, deren Gesichtsausdruck größtmögliches Entsetzen widerspiegelt, hat mit dem Kino mehr zu tun, als dem Zuschauer lieb ist.

Mit diesem eigentümlichen Motiv, das der Lustmörder Mark Lewis auf seinem Dokumentarfilm festhalten möchte, befasst sich *Peeping Tom* auch in Form eines Krimiplots. Beim Betrachten der Fotografien, die von den angstverzerrten Gesichtern der Mordopfer erstellt wurden, rätselt der Chief Inspector: »Was hat sie nur gesehen?« Im Film meint sein Kollege, das Opfer habe »einen Mann [gesehen], der mit einer scharfen Waffe auf sie zukommt.« Das entspricht in gewissem Sinn der Wahrheit, denn wie zu sehen ist, erschreckt Mark Lewis seine ahnungslosen Opfer zunächst mit einem Stilett, das er im Kamerastativ versteckt. Diese Konstellation ist Teil seiner Tötungsapparatur. Wenn man sich den Film mehrmals ansieht, entstehen jedoch Zweifel, ob die Frauen tatsächlich erstochen werden (obwohl Mark Lewis einmal erklärt, »als die Klinge in sie eindrang …«). Zumindest in der perversen Phantasie des Mörders sterben die Opfer aus einem anderen Grund.

Das ist auch dem Chief Inspector klar, der der Hypothese seines Kollegen, die Frauen seien von einem Mann mit einem Messer erschreckt worden, widerspricht. »Diese Form von Schrecken«, so der Chief Inspector, »ist mir vertraut«. Mit Blick auf die Fotos der Mordopfer in *Peeping Tom* erklärt der Chief: »Das [hier] ist etwas Neues für mich«. Entsprechend erklärt auch der Leichenbeschauer bei der Untersuchung des zweiten Opfers Viv, das Mark im Studio tötete, beide Frauen, die Prostituierte und das Model, seien »durch einen Schock« gestorben.

Wie der Mörder diesen tödlichen Schock bei seinen Opfern erzeugt, bleibt im Film bis zum Schluss ein Rätsel. Erst ganz am Ende, als die Polizei ihm bereits auf den Fersen ist, demonstriert Mark Lewis Helen seinen teuflischen Apparat in Gänze. Mit einem Stilett, das in einem Fuß des Kamerastativs eingebaut ist, erschreckt er die vor seiner Linse posierenden ahnungslosen Models zunächst zu Tode. Entscheidend an dieser Versuchsanordnung ist aber, dass dem Opfer in diesem Moment mittels eines über der Kamera angebrachten Hohlspiegels seine eigene Todesangst widergespiegelt wird. Den dadurch ausgelösten »Schock«, über den der Chief Inspector rätselte, erklärt Mark Lewis wie folgt:

 »Ich habe sie ihren eigenen Tod mit ansehen lassen.«

Mörderischer Exhibitionismus

Erneut stellt sich hier das Problem, dass zwar vom Tod die Rede ist, er aber nicht gemeint ist. Um zu verstehen, warum Frauen durch einen Schock sterben und was die ominöse Betrachtung des eigenen Todes bzw. die Konfrontation mit der Todesangst bedeutet, müssen wir uns in die Phantasie des Mörders hineindenken. Es wurde oben angedeutet, dass der Tod der Frauen nicht das zentrale Motiv des Mörders ist; der Tod ist für Mark Lewis gewissermaßen ein Kollateralschaden. Alles deutet darauf hin, dass Mark Lewis sich mit seiner perfiden Apparatur, bei der er plötzlich ein Messer entblößt, nicht anders verhält als ein Exhibitionist. Der Exhibitionist, der beispielsweise an der Bushaltestelle sein Genitale entblößt, will in den Augen seiner überraschten und überrumpelten weiblichen Opfer dieselbe Reaktion provozieren, die beispielsweise auch Janet Leigh in der Duschszene von *Psycho* angesichts des auf sie einstechenden Messers zeigt. Das plötzlich entblößte Stilett, mit dem Mark Lewis seine Opfer schockiert, repräsentiert, wie schon mehrmals angemerkt wurde, den Penis (Bronfen 2003, S. 208). Mit dieser nahe liegenden Deutung ist allerdings noch nicht gesagt, was genau an einem Penis Angst erzeugt.

Entscheidend für die Deutung der perversen Phantasie ist, dass ein Exhibitionist wie Mark Lewis die provozierte Angstreaktion auf eine festgelegte Weise »interpretiert«. Der Exhibitionist »zeigt« etwas, was die Frau nicht »hat«. Für ihn steht fest, dass der dadurch provozierte Angstaffekt eine unwillkürliche Reaktion der Frau auf die Konfrontation mit der Kastrationsdrohung ist. Wenn der Perverse sein Genitale entblößt, dann betrachtet er den dadurch ausgelösten Angstaffekt als »Beweis« dafür, dass er selbst nicht kastriert ist. Mark Lewis' Erklärung »Ich habe sie ihren eigenen Tod mit ansehen lassen« bedeutet folglich, dass er die Frauen vermittels eines über der Kamera angebrachten Hohlspiegels nicht mit dem *Tod*, sondern mit ihrer eigenen *Kastration* konfrontiert. Wenn diese Deutung richtig ist, dann wird auch klarer, welches Motiv Mark Lewis auf seinem Dokumentarfilm des Grauens einzufangen versucht.

Der Zusammenhang zwischen den Blicken der Angst und dem, was Mark Lewis auf seinen Dokumentarfilmen festhalten will, erhellt sich mit Freuds kurzem Aufsatz von 1927, in dem er den eigentümlichen Zusammenhang zwischen dem voyeuristischen Schautrieb und dem Fetischismus analysiert. Genauer gesagt, thematisiert er hier etwas, was Mark Lewis in *Peeping Tom* gewissermaßen strategisch einsetzt, nämlich den »Kastrationsschreck beim *Anblick* des weiblichen Genitales« (Freud 1927, S. 314), der »wahrscheinlich keinem männlichen Wesen erspart bleibt«. Das aber ist noch nicht das Wesentliche. Bezüglich dieses »Anblick(s) des weiblichen Genitales« arbeitet Freud nämlich eine eigentümliche Doppelstruktur heraus, die auch in *Peeping Tom* eine Schlüsselrolle spielt. Nach Freud (Freud 1927, S. 312) war der

---

»Hergang [...] also der, dass der Knabe sich geweigert hat, die Tatsache seiner Wahrnehmung, dass das Weib keinen Penis besitzt, zur Kenntnis zu nehmen. Nein, das kann nicht wahr sein, denn wenn das Weib kastriert ist, ist [automatisch auch] sein eigener Penisbesitz bedroht, und dagegen sträubt sich das Stück Narzissmus, mit dem die Natur vorsorglich gerade dieses Organ ausgestattet hat.«

Nicht jeder Knabe, sondern nur der künftige Fetischist bewahrt daher seinen Glauben an den Phallus der Frau, doch dabei hebt Freud (1927, S. 313) eine Besonderheit hervor: »Es ist nicht richtig«, schreibt er, »dass das Kind sich nach seiner Beobachtung am Weibe den Glauben an den Phallus des Weibes unverändert gerettet hat. Es hat ihn bewahrt, aber auch aufgegeben ...«. Mit dieser widersprüchlichen Koinzidenz des »sowohl als auch« kennzeichnet Freud die paradoxe Struktur der Verleugnung der Kastration: »Ja, das Weib hat im Psychischen dennoch einen Penis, aber dieser Penis ist nicht mehr dasselbe, das er früher war« – als nämlich das Kind mit der Kastration noch nicht konfrontiert worden war und so gar nicht erst auf die Idee kam, dass es Wesen ohne Penis gäbe.

Freud hebt hervor, dass der Fetisch, der an die Position des nicht existierenden weiblichen Penis als dessen »Ersatz« tritt, nun den Kastrationsschreck gerade nicht ausblendet, sondern ihm auf paradoxe Weise »ein Denkmal gesetzt hat«. Dieses Denkmal unterscheidet sich aber von einer herkömmlichen Statue auf dem Sockel dadurch, dass es beim Fetisch gerade nicht um etwas Sichtbares bzw. etwas Ausgestelltes geht, sondern im Gegenteil: Es ist jene Art von »Leere«, die man nicht besitzen, sondern nur beschwören kann. »Es liegt nahe zu erwarten«, so die subtile Pointe von Freuds (1927, S. 314 f.) Argumentation,

---

»dass zum Ersatz des vermissten weiblichen Phallus solche Organe oder Objekte gewählt werden, die auch sonst als Symbole den Penis vertreten. Das mag oft genug stattfinden, ist aber gewiss nicht entscheidend. Bei der Einsetzung des Fetischs scheint vielmehr ein Vorgang eingehalten zu werden, der an das Haltmachen der Erinnerung bei traumatischer Amnesie gemahnt. Auch hier bleibt das Interesse wie unterwegs stehen, wird etwa der letzte Eindruck vor dem unheimlichen, traumatischen, als Fetisch festgehalten. So verdankt der Fuß oder Schuh seine Bevorzugung als Fetisch – oder ein Stück derselben – dem Umstand, dass die Neugierde des Knaben von unten, von den Beinen her nach dem weiblichen Genitale gespäht hat; Pelz und Samt fixieren – wie längst vermutet wurde – den Anblick der Genitalbehaarung, auf den der ersehnte [Anblick] des weiblichen Gliedes hätte folgen sollen; die so häufig zum Fetisch erkorenen Wäschestücke halten den Moment der Entkleidung fest, den letzten, in dem man das Weib noch für phallisch halten durfte.«

Im Hinblick auf Freuds Argumentation könnte man Mark Lewis' Dokumentarfilmprojekt folglich als jenes skurrile »Denkmal« deuten, das »zum Ersatz des vermissten weiblichen Phallus« geworden ist. Das Filmprojekt, bei dem Mark Lewis etwas festhalten will, das sich nicht festhalten lässt, wäre die versuchte Annäherung an ein Trauma, jenen unheimlichen »letzten [Moment], in dem man das Weib noch für phallisch halten durfte«. Die These, das Dokumentationsprojekt des Frauenmörders ziele auf den Fetisch ab, erscheint allerdings problematisch. Auf seinen Filmen sind nämlich weder Schuhe noch

Füße zu sehen. Freuds subtile Formulierung, Pelz, Samt und Unterwäsche »fixieren« jenen ominösen »letzten [Moment], in dem man das Weib noch für phallisch halten durfte«, legt jedoch nahe, dass der Schuh, ebenso wie die auffällige Hasenscharte des Models Lorraine, die Mark Lewis im wahrsten Sinn des Wortes verehrt, die Funktion als Fetisch allein deswegen erfüllen können, weil beide Phänomene eine Verschiebung des weiblichen Genitales repräsentieren.

Dieser Gedanke lässt sich präzisieren. Wie Elke Rövekamp (2013, S. 327) in ihrer differenzierten Psychoanalyse des Blicks herausarbeitet, ist die Wahrnehmung des Fetischs nämlich »keine isolierbare Größe«. Sie ist stattdessen »eingebunden in zeitliche Abläufe und kognitive Prozesse«. Der Blick von Freuds Jungen, der an den Beinen einer Frau hinaufwandert, ist daher weniger räumlich als zeitlich aufgefasst. Der Fetisch ist folglich ein nur in der Imagination existierendes Objekt, das allein dadurch Bestand hat, dass der Betrachter, für den der Weg das Ziel ist, sich ihm beständig anzunähern versucht – weshalb sich das makabre Projekt in *Peeping Tom* notwendigerweise als eine Serie von Morden erweist. Denn jedes Mal, wenn der Voyeur einen neuen Film entwickelt hat und ihn mit großer Erwartung auf die Leinwand wirft, verzweifelt er erneut, weil das gesuchte Motiv wieder nicht fixiert wurde:

 »Die Lichter gehen zu früh aus«

klagt Mark. Das metaphorische »Lebenslicht« der gepeinigten Opfer erlischt jedes Mal zu früh.

Der Zuschauer als Komplize

Die Bedeutung des Fetischs für die perverse Lustökonomie muss noch präzisiert werden. Die mittels des Fetischs praktizierte Verleugnung der Kastration etabliert eine Form von sexueller Nichtbegegnung: eine Art sexueller Akt auf Distanz. Die Kamera ersetzt für Mark Lewis die Geliebte, die dadurch zur virtuellen Größe wird. Was das bedeutet, wird klar, wenn wir uns das Gegenteil vor Augen führen: Eine konkrete körperliche Vereinigung der Genitalien führt, wie Freud (1905, S. 48 f.) in seinen *Drei Abhandlungen zur Sexualtheorie* nüchtern anmerkt, auf dem Höhenpunkt jeweils zu einer »Lösung der sexuellen Spannung und zum zeitweiligen Erlöschen des Sexualtriebes [...] (Befriedigung analog zur Sättigung beim Hunger)«. Dieses Erlöschen, das Jacques Lacan (2010, S. 210) als psychisches Äquivalent zur symbolischen Kastration deutet, wird vom sogenannten Perversen nicht vertragen, weil das Verschwinden jeglicher sexueller Spannung bei ihm mit Todesangst in Verbindung steht.

Folglich führt der Perverse bei seiner speziellen Form der sexuellen Praxis eine Vermeidung der Kastration herbei, indem er jene Vorlust, die sich durch das voyeuristische Schauen erzeugt, zum eigentlichen Sexualziel erhebt (Lacan 2010, S. 113). Der Fetisch steht sozusagen für eine imaginäre sexuelle Begegnung, bei welcher das Lusterleben nicht mehr durch die Kastration in einem zyklischen Rhythmus verschwindet (um daraufhin wieder zu erscheinen). Stattdessen soll die Vorlust im Zuge einer mörderischen Suspense potenziell verewigt werden. Dies wäre allerdings nur möglich, wenn Mark Lewis auf seinem Dokumentarfilm jenen Fetisch hätte fixieren können, der bei ihm die Form eines verängstigten weiblichen Blicks annimmt. Bei der Triebökonomie, die Freud hier entdeckte, ist buchstäblich der Weg das Ziel: Es geht um eine asymptotische Wunscherfüllung. Das Ziel »selbst« wird dabei verwandelt in ein stetig aufgeschobenes Versprechen, das nicht erfüllt werden darf.

Die exhibitionistische Geste des Perversen, der den Angstaffekt einer Frau angesichts seines entblößten Genitales provoziert, so ein mögliches Fazit, hat eine strukturelle Gemeinsamkeit mit jenem stereotypen Ritual, gemäß dem Frauen im populären Kino regelmäßig als »screem queens« (Abb. 3.4) erscheinen.

Die »screem queen« ist sozusagen ein visuelles Dokument der gelungenen Verleugnung der Kastration. Michael Powell und sein Drehbuchautor Leo Marks greifen dieses Klischee auf und entstellen es gewissermaßen bis zur Kenntlichkeit. Wie im Thriller üblich, identifiziert der Zuschauer sich in

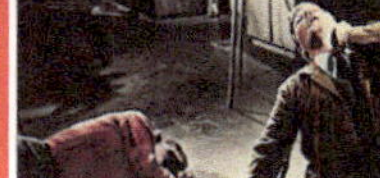

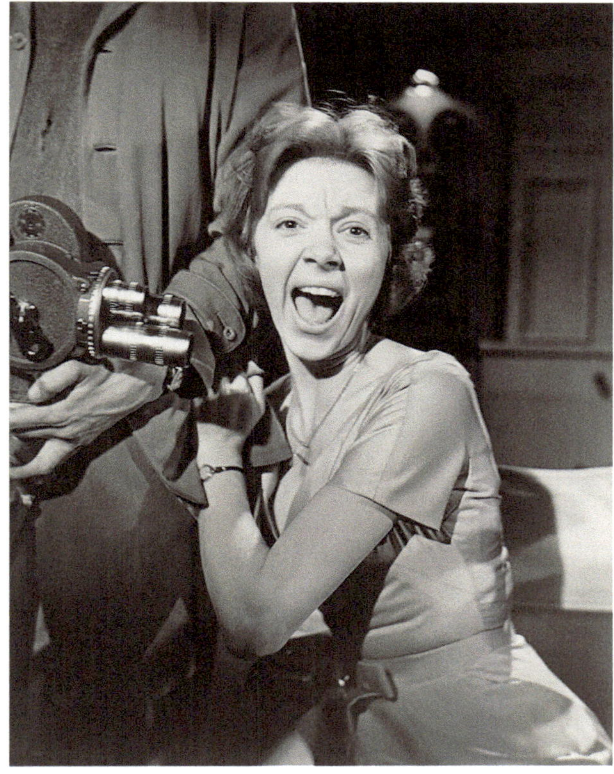

Peeping Tom mit jenem Mörder, dessen Messer eine Vertretung jenes entblößten Genitales ist, das der »screem queen« den klischeehaften »schrillen Laut des Entsetzens« entlocken soll.

Dabei tappt der ahnungslose Zuschauer in eine Falle. Er schlüpft durch die subjektive Kamera zugleich in die Rolle des (Mit-)Täters und wird zum Komplizen des filmenden Mörders. Mehr noch: Die vermeintlich unschuldige Lust am Sehen und das Ritual, bei dem eine Frau auf der Leinwand wieder und immer wieder als »screem queen« agiert, werden als perverser, visueller Übergriff denunziert. »Die Hauptsünde von *Peeping Tom*«, so der Kritiker Peter Buchka (1980) anlässlich der Wiederaufführung des Films in der *Süddeutschen Zeitung*, »bestand wohl einfach darin, dass er sein Thema nicht hinter einer Parabel versteckte, sondern das gleißende Licht des Projektors auf den Zuschauer richtete«. Das musste erschrecken, weil der Voyeur selbst im Zeitalter von Peepshows »noch immer in Deckung bleiben konnte«.

Zuschauer und Kritiker, die den Thriller nach seinem ersten Erscheinen 1960 so vehement ablehnten, wie dies selten bei einem populären Kinofilm geschieht, haben, so die hier skizzierte Deutung, diesen sexuellen Subtext der denunzierten voyeuristischen Aggression sehr wohl verstanden, wenngleich sie den Affekt ihres Entsetzens angesichts eines Films, der Zuschauer unvermutet den Spiegel vorhält, nicht in Worte zu fassen vermochten. Das Dokumentarfilmprojekt des Serientäters, eine makabre Kollektion von Schreien und Todesblicken, führt dem Zuschauer vor Augen, dass das Kino selbst eine Peepshow ist.

Der Skandal: Seine Elemente

In seiner Kritik zur Wiederaufführung von *Peeping Tom* warf Peter Buchka auch die Frage auf: »Aber warum erschreckt das heute nicht mehr?« Heute, also damals im Jahr 1980, sei *Peeping Tom* lediglich »ein ordentlicher, intelligenter, aber durchaus nicht aufregender Film«. Seine als Frage formulierte Antwort, ob »wir in diesen zwanzig Jahren durch die allgegenwärtige Reizüberflutung so abgestumpft worden sind«, überzeugt nicht, denn sie ist falsch gestellt. Sie berührt aber die gar nicht so selbstverständliche Frage, die kaum jemand stellt, weil sie sich scheinbar von selbst beantwortet: Was ist überhaupt ein Skandal?

Die Geschichte des populären Kinos, die Kenneth Anger in seiner 1975 erstmals erschienenen Chronik *Hollywood Babylon* rekonstruierte, ist nicht zufällig eine nicht endende Aneinanderreihung von Skandalen. Diese Geschichte ist nach einem spezifischen Muster gestrickt, das mit der Verwertungslogik des damals neuen Mediums Kino eng verknüpft ist. »Als sich«, so Anger, »herumsprach, dass das Nickelodeon-Publikum« – womit jene erstmals beobachteten Menschenansammlungen gemeint sind, die sich nach Erfindung des Kinematographen in dunklen Sälen versammelten – »im ganzen Land herbeiströmte, um seine Lieblingsschauspieler zu sehen, die nur unter den Namen ›Little Mary‹, ›The Biograph Boy‹ oder ›The Vitagraph Girl‹ bekannt waren, wurden aus missachteten Schauspielern, die man bis dahin für kaum mehr als Gelegenheitsarbeiter gehalten hatte, Kinokartenverkäufer. Gesichter, die schon berühmt waren, bekamen Namen und ständig steigende Gagen [...] Von nun an musste Hollywood mit einem fatalen Ungeheuer leben: dem STAR« (Anger 1979, S. 6).

Diese Stars, einfache Menschen aus dem Volk, wurden durch das Kino in einen Olymp katapultiert, in dem sie ebenso wenig Prüderie zeigten wie einst die griechischen Götter. Einer der ersten Stars, der aus dem Olymp wieder herabstürzte, ist Rosco »Fatty« Arbuckle, ein knapp 140 Kilo schwerer Ex-Klempner, der in Stummfilmkomödien sehr populär geworden ist. Auf dem Höhepunkt seines Ruhmes wurde er im Jahr 1921 angeklagt, im Zuge einer ausschweifenden Alkoholparty die aufstrebende Darstellerin Virginia Rappe sexuell missbraucht zu haben. Als die junge Frau daraufhin unter Qualen verstarb, »stellte sich heraus, dass Virginia einen Blasenriss durch äußere Einwirkung erlitten hatte, der ihren Tod durch Peritonitis [Bauchfellentzündung] herbeigeführt hatte« (Anger 1979, S. 25).

Über Fatty, den Liebling der Kinder, den Weltmeister des »sauberen Humors«, spekulierten daraufhin die Klatschspalten. Arbuckle habe Virginia »mit einer Coca-Cola-Flasche oder einer Sektflasche vergewaltigt und hatte dann die Tat mit einem kantigen Eisenstück wiederholt [...] oder wusste nicht jeder, dass Arbuckles [Penis] außergewöhnlich groß war [...] oder ging es einfach darum, dass 266 Pfund Arbuckle im fliegenden Ansprung Virginia flach gewalzt hatten?« (Anger 1979, S. 28).

Klatsch und Pornographie

Für eine nicht enden wollende Kette ähnlicher Skandale sorgte ein stetig wiederkehrender Dreischritt. Eine meist sexuelle Ausschweifung des Stars ging einher mit einem Gesetzesbruch, worauf das nachfolgende Gerichtsverfahren ein breites öffentliches – voyeuristisches – Interesse an pikanten Details beförderte, die in den Klatschspalten einschlägiger Boulevardmedien in Form einer öffentlichkeitswirksamen Quasi-Pornographie verbreitet wurden.

Welch zentrale Rolle die Verschriftlichung für den Filmskandal erfüllte, zeigt sich am Fall Charly Chaplin, der eine blutjunge Lolita namens Lillita McMurry geschwängert hatte, worauf er, um einer Zuchthausstrafe zu entgehen, die auf Verkehr mit Minderjährigen stand, die damals 16-Jährige ehelichte, nicht ahnend, dass er sich damit eine prototypische »gold digger« ins Haus geholt hatte, ein Mädchen, dessen Clan es systematisch auf das nicht unerhebliche Vermögen des berühmten Komikers abgesehen hatte. »Wie der Alptraum aller Schwiegermutterwitze« (Anger 1979, S. 88) mutete die Konstellation an, gemäß der Lillitas Mutter zwei Jahre lang in Chaplins Villa mit einzog. »Jede Bewegung, die Chaplin im Hause machte, jedes Gehen und Kommen, das nach einer Ordnungswidrigkeit aussah, jede freisinnige Bemerkung und jeder Vorschlag im Ehebett wurden von der Tochter übermittelt und von der Mutter in einem großen Geschäftsbuch notiert« (S. 92). Als es im Januar 1927 zur Scheidungsklage kam, wurde ein Auszug daraus in Broschürenform gedruckt: »Das Schmutzheftchen wurde in wenigen Wochen in einer Auflage von mehreren Zehntausend zu 25 Cents das Stück verkauft. In die Juristensprache eingestreut fand sich der lateinische Terminus *fellatio*, der Tausende von jungen Mädchen zum Wörterbuch greifen ließ« (S. 93).

Zu den Merkmalen derartiger Skandale zählt der Umstand, dass sich ein und dieselbe sexuelle Ausschweifung nicht wiederholen durfte. Wie beim Witz, über den Freud hervorgehoben hat, dass er die charakteristische Wirkung des explosionsartigen Lachens nur bei einmaligem Erzählen hervorruft, mussten die Stars den (ungeschriebenen) Katalog perverser sexueller Praktiken gewissermaßen durchdeklinieren. Kenneth Angers ebenso komische wie makabre Chronik endet mit dem Mord an der schwangeren Schauspielerin Sharon Tate, die 1969 von der Manson-Familie in einem beispiellosen Massaker gemeuchelt wurde.

Rückblickend wird deutlich, dass all jene Morde, Ausschweifungen, Perversionen und sexuellen Phantasien zeitversetzt zum Thema der filmisch dargestellten Realität selbst wurden. Im Zuge des Skandals um Rosco Arbuckle wurde zwar der nach Will H. Hays benannte »Hays Code« verabschiedet, eine Zusammenstellung obligatorischer Richtlinien für die Darstellung von Kriminalität und sexuellen Inhalten im Film. Das Wesen des populären Kinos besteht jedoch darin, diese Richtlinien zu erfüllen – und gleichzeitig auf subversive Weise so zu unterwandern, dass das Publikum Lust an einer ästhetisch gewitzten Form von Grenzüberschreitung bekam. Ernst Lubitsch beispielsweise entwickelte schon in den frühen 1920er Jahren eine wahre Meisterschaft darin, seine temporeichen Gesellschaftskomödien mit pikanten erotischen Zweideutigkeiten zu spicken, die das Publikum begeisterten und die amerikanische Zensur düpierten – ein Stil, der als »Lubitsch Touch« berühmt wurde.

Zum Skandal werden allerdings nur solche Produktionen, die den Bogen auf die eine oder andere Weise überspannen. Alain Resnais' Dokumentarfilm *Nacht und Nebel* beispielsweise, der erstmals visuell schlüssig darstellte, dass die Nazis in den Konzentrationslagern Juden auf eine fabrikmäßige Weise vernichtet hatten, durfte nach einer Intervention des deutschen Auswärtigen Amtes nicht im Wettbewerb der Filmfestspiele von Cannes des Jahres 1956 gezeigt werden. Inzwischen ist *Nacht und Nebel* ein Klassiker: Ob es sich nun um eine politisch unerwünschte Botschaft bzw. um sittlich anstößige Darstellungen von Sexualität, Gewalt oder Religion handelt – die Skandalwirkung hat immer eine gewisse »Halbwertszeit«. Ein Film wie beispielsweise *Die Sünderin* aus dem Jahr 1951, der von einer Frau erzählt, die sich prostituiert, um eine notwendige Operation ihres Freundes zu finanzieren, provozierte seinerzeit einen heftigen Skandal (siehe hierzu auch Stefan Volks Beitrag in diesem Band). Beim heutigen Publikum wird er kaum mehr als ein Achselzucken hervorrufen.

Die Ethik des Skandals

Der Skandal, so viel wird deutlich, hat eine *ethische* Dimension. Als gesellschaftliches Leitmedium reizt das Kino auf eine nicht selten provokative Weise immer neue Inhalte und Formen aus. Es verändert dadurch auch den Konsens über die sittlichen Regeln des Zusammenlebens. Zu einer gewissen Epoche als anstößig empfundene filmische Darstellungen schreiben sich über kurz oder lang in die symbolische Ordnung ein, so dass das moralische Empfinden jeweils toleranter wird. Zuschauer von heute sind durch die Filme von gestern nicht etwa abgestumpft worden, sondern im Gegenteil sensibler für die sich beständig erweiternde Formensprache des Kinos. Den berühmten Schnitt durch das menschliche Auge in Salvadore Dalis und Luis Bunuels *Un Chien andalou* (1929) kann man nur einmal machen. Auch die Darstellung einer menschlichen Geburt in Großaufnahme, die der Aufklärungsfilm *Helga – Vom Werden des menschlichen Lebens* erstmals zeigte, führt heute nicht mehr dazu, dass Männer wie im Jahr 1967 während der Vorstellung reihenweise in Ohnmacht fielen. Aus diesem Grund muss jede Epoche ihre Skandale neu erfinden.

Eine allgemeine Regel lässt sich hier nicht ableiten, weil verschiedene Kulturkreise in ihrer Toleranz gegenüber filmischen Darstellungen stark differieren. Als beispielsweise der Holländer Theo van Gogh in seinem 11-minütigen Kurzfilm *Unterwerfung* verschleierte Frauen zeigte, auf deren kunstvoll durchscheinende Körper jeweils jene Koranverse projiziert werden, die Gewalt gegen Frauen religiös rechtfertigen, wurde der Regisseur im November 2004 in Amsterdam auf offener Straße ermordet von einem Islamisten, der vor Gericht auf seine Verteidigung verzichtete und seine Tat als »vom Propheten Mohammed gebilligt« bezeichnete.

Dem Kino, so ein mögliches Resümee, wohnt eine notwendige Tendenz zur Grenzüberschreitung inne. Ist ein Film zu brav und zu regelkonform, so hat er beim Publikum keine Chance. Ein Film, der über das Ziel hinausschießt, kann beanstandet werden von verschiedenen Gremien wie der Freiwilligen Selbstkontrolle der Filmwirtschaft (FSK) bzw. der Bundesprüfstelle für jugendgefährdende Medien (BPjM). Oder er kann ganz verboten werden durch § 131 des Strafgesetzbuchs, gemäß dem seit 1973 eine filmische Darstellung untersagt werden kann, »die grausame oder sonst unmenschliche Gewalttätigkeiten gegen Menschen oder menschenähnliche Wesen in einer Art schildert, die eine Verherrlichung oder Verharmlosung solcher Gewalttätigkeiten ausdrückt oder die das Grausame oder Unmenschliche des Vorgangs in einer die Menschenwürde verletzenden Weise darstellt«.

In einigen Ausführungen zu dieser Thematik wurde ausführlich gezeigt, wie Filme, die in den 1980er Jahren aufgrund ihrer expliziten Gewaltdarstellung als skandalös galten, heute als Klassiker und Kunstwerke gefeiert werden (Riepe 2016). Populärer Film und Skandal, so scheint es, sind zwei Seiten einer Medaille. Der erste Skandal ereignete sich mit dem Geburtsmoment des Kinos selbst. Während der ersten öffentlichen Filmvorführung sprangen die Zuschauer beim Betrachten von Louis Lumières *L'Arrivée d'un train en gare* angeblich panikartig von ihren Sitzen auf, weil sie befürchteten, der auf der Leinwand abgebildete Zug würde sie überfahren. Das in diesem Mythos angesprochene Gefühl der Überwältigung ist ein Schlüsselmotiv des Kinos. Kein Film hat je einen Menschen wirklich körperlich überrollt, doch der Affekt, der durch die Betrachtung filmisch dargestellter Inhalte ausgelöst werden kann, ist eine spezifische Qualität des Kinos, die der Zuschauer insgeheim erwartet.

Wenn die Lichter im Saal ausgehen, der Vorhang sich öffnet und der Gong ertönt (ein Ritual, das leider immer seltener anzutreffen ist), dann entsteht in diesem Moment eine mehr oder weniger unterschwellige Angst. Der Zuschauer ist bereit für eine Begegnung mit dem, was Freud in seinem gleichnamigen Aufsatz von 1919 *Das Unheimliche* nannte. Dieses Unheimliche, so seine Argumentation, hat eine intime Präsenz im »Heim« der vertrauten psychischen Realität. Das Präfix »un« steht für die Lokalisierung des Unheimlichen im Unbewussten. Wir können uns das Unheimliche bewusst machen, dadurch verliert es regelmäßig jene Schrecken erregende oder schockierende Wirkung, die den Skandal auslöst.

All die beschriebenen Grenzüberschreitungen und die Annäherungen ans Unheimliche haben eine Gemeinsamkeit, die mit einem Blick auf das berühmte, auch heute noch recht verbreitete Plakat zu *Attack of the 50 foot Woman* zeigt, ein Trashfilm aus dem Jahr 1958. Die darauf abgebildete Frau ist wesentlich größer als die im Film selbst. Das Plakat zeigt eine grimmige Rothaarige im kurzen Minirock, groß wie King Kong, sie steht breitbeinig über einer Brücke und ergreift Autos wie Spielzeuge. Ein Katastrophenfilm, der bis zur Kenntlichkeit entstellt, was Kino letztendlich immer ist: *bigger than life*.

Doch erst durch die logische Umkehrung dieses Gedankens wird deutlich, worum es geht. Sobald der Vorhang sich geöffnet hat, regrediert der Zuschauer zu einem winzigen Kind, das – wie in *Attack of the 50 foot Woman* – einer gigantisch anmutenden Frau unter den etwas zu kurz erscheinenden Rock schaut. Unbewusst, so könnte man verallgemeinern, erwartet dies der Zuschauer. Doch wenn ein Film wie *Peeping Tom* diese Erwartung zu sehr erfüllt, dann gibt es einen Skandal. 14 Jahre nachdem *Peeping Tom* in die Kinos kam, ist der entsetzte Schrei der »screem queen« in *The Texas Chainsaw Massacre* zu einem Schrei von beinahe 20 Minuten Länge angewachsen. Und als Tarsem Singh mit *The Cell* ein subtiles Remake zu *Peeping Tom* drehte, in dem ein perverser Mörder die Brutalität der audiovisuellen Tötungsapparatur von Mark Lewis auf eine wahrhaft abgründige Weise verschärfte, so erregte dies im Jahr 2000 nicht mehr den geringsten Skandal.

Der Fall Harvey Weinstein

Peeping Tom, so viel wurde deutlich, ist ein Film über Voyeurismus und Exhibitionismus. Mit Blick auf den Skandal um Harvey Weinstein erscheint dieser Zusammenhang in einem etwas anderen Licht. Die BBC-Dokumentation *Macho, Macht, Missbrauch – Der Fall Harvey Weinstein* von Jane McMullen und Leo Telling, die am 01.05.2018 auf *Arte* ausgestrahlt wurde, zeichnet die Erfolgsgeschichte des namhaften Produzenten vor dem Hintergrund jenes Skandals nach, der im Oktober 2017 publik wurde. Harvey Weinstein, Produzent beeindruckend vieler Kultfilme, hatte Hunderte Frauen sexuell belästigt und zum Teil auch vergewaltigt, und zwar über Jahrzehnte hinweg. In der Folge meldeten sich immer mehr Opfer, nicht nur aus der Medienbranche, die von sexuellen Übergriffen berichteten. Ins Leben gerufen wurde jene »#MeToo«-Bewegung, die auch das deutsche Fernsehen erreichte.

Harvey Weinsteins Übergriffe blieben so lange unbemerkt, weil er stilbildende Meisterwerke wie *Pulp Fiction, The Crying Game* oder *The King's Speech* – um nur einige wenige zu nennen – produziert hatte. Das waren zwar keine ausgesprochenen Kassenknüller. Sie brachten dem Produzenten aber den Ruf ein, sich dem Hollywood-Kommerz zu verweigern. Praktizierte dieser kultivierte Mensch hintenrum eine archaische Form sexueller Ausbeutung? Solche Gerüchte waren seit über 20 Jahren in Umlauf. Das Ausmaß vermochte man sich aber lange Zeit nicht vorzustellen. Erst 2017 räumte beispielsweise Gwyneth Paltrow ein, dass Weinstein sie schon 1998 sexuell bedrängt habe. Vertuschen konnte er seine seriellen Übergriffe durch ein perfides System. Frauen, die nach sexuellen Attacken die Öffentlichkeit suchten, verpflichtete er jeweils zur Unterzeichnung eines wasserdichten Knebelvertrags. Und zwar mit Schweigegeldern, die er sogar als Firmenausgaben verbuchen konnte. Wenn Journalisten trotzdem etwas herausgefunden hatten, so versorgte Weinstein sie im Tausch gegen ihre Diskretion mit lukrativen Homestorys aus Hollywood. Das sei, so der Klatschreporter A. J. Benza in der Doku, ein gängiges Verfahren. An diesem gespenstischen System des Schweigens partizipierten auch devote Mitarbeiter von Weinsteins Firma Miramax. Sie alle sahen weg, weil sie Weinstein anbeteten: »Bei Miramax zu arbeiten war, wie in einer Sekte zu sein«, erklärt der Ex-Weinstein-Mitarbeiter Paul Webster.

Im Zentrum der Dokumentation stehen Betroffene. Vor der Kamera sprechen allerdings nicht die großen Stars. Zu Wort melden sich Assistentinnen, Praktikantinnen und TV-Darstellerinnen wie beispielsweise Katherine Kendall. Die Erzählungen Dutzender Frauen stimmen in einem Detail auffällig überein. Wieder und wieder habe der Produzent sie unter einem beruflichen Vorwand allein in ein Hotelzimmer gelockt. Dort erschien er plötzlich im vorne geöffneten Bademantel und bat, halb spielerisch, halb drohend, um eine Massage. Der Schock, die Scham und der Ekel, dem die überrumpelten Opfer durch den exhibitionierten Anblick von Weinsteins Genitale ausgesetzt waren, sind Teil eines hundertfach erprobten sexuellen Unterwerfungsrituals. In dieser peinigenden Situation gelang es nur wenigen Frauen wie dem neuseeländischen Model Zoë Brock, den Spieß umzudrehen. Brock beschimpften Weinstein lautstark, der daraufhin wie ein Kind weinte und sich beschwerte: »Du magst mich nicht, weil ich dick bin«.

Besteht zwischen den exhibitionistischen Übergriffen Harvey Weinsteins und dem Exhibitionismus, wie er von Mark Lewis in *Peeping Tom* praktiziert wird, ein Zusammenhang? Das Dokumentarfilmprojekt, das der Frauenmörder in Michael Powells Film anstrebt, ist gewissermaßen eine phantasmatische Blaupause für all das, was einem populären Kinofilm seine Würze verleiht. Harvey Weinstein hat durch sein jahrzehntelanges Gespür für »den richtigen Film«, den es herauszubringen galt, bewiesen, dass er diese Blaupause kennt. Er hat eine beispiellose Sensibilität für genau das, was das Publikum sehen will.

Wenn er in der Lage war, immer wieder aufs Neue herauszufinden, was für das Publikum neu und erregend ist, so musste er dabei auf eine spezifische Sensibilität zurückgreifen. Weinstein wusste in gewisser Weise immer, was das Publikum *insgeheim* sehen wollte. Der Zusammenhang zwischen seinem beruflichen Geschick für das kinematographische »Zeigen« und dem exhibitionistischen Entblößen seines Genitales vor weiblichem Publikum ist nicht in der Überschneidung spezifischer Motive zu suchen. Der Zusammenhang besteht vielmehr auf der formalen Ebene. Weinstein versteht auf eine psychoanalytische Weise, dass das »normal-neurotische« Publikum im Kino davon träumt, pervers zu sein.

Literatur

Anger K (1979) Hollywood Babylon. Rowohlt, Reinbek
Beyer F (1992) Karlheinz Böhm. Sein Leben – seine Filme. Heyne, München
Bronfen E (2003) Bilder, die töten – Tod im Bild. Michael Powells Peeping Tom. In: Koch G, Sasse S, Schwarte L (Hrsg) Kunst als Strafe. Zur Ästhetik der Disziplinierung. Fink, München, S 207–225
Buchka P (1980) Ein Film mit Vergangenheit. Süddeutsche Zeitung, 11.10.1980
Freud S (1905) Drei Abhandlungen zur Sexualtheorie. GW, Bd. V, S 27–145
Freud S (1919) Das Unheimliche. GW, Bd. XII, S 227–269
Freud S (1927) Fetischismus. GW, Bd. XIV, S 309–317
Lacan J (2010) Das Seminar, Buch X. Die Angst. Turia + Kant, Wien
Riepe M (2008) Die Architektur der erogenen Zonen. Cyberspace und virtuelle Realität in Matrix und eXistenZ. In: Laszig P, Schneider G (Hrsg) Film und Psychoanalyse. Kinofilme als kulturelle Symptome. Psychosozial, Gießen, S 85–104
Riepe M (2010) Wenn Blicke töten. In: Höltgen S, Wetzel M (Hrsg) Killer/Culture. Serienmord in der populären Kultur. Bertz + Fischer, Berlin, S 39–49
Riepe M (2014) Der große Andere und der kleine Unterschied. Freud – Lacan – Saussure und die Metapher des Geschlechts. Turia + Kant, Wien
Riepe M (2016) Das Böse kommt aus dem Fernsehen. Ein Versuch über Kunst, Recht und Ästhetik des Schreckens. Kriminologisches Journal 2:90–105
Rövekamp E (2013) Das unheimliche Sehen – das Unheimliche sehen. Psychosozial, Gießen

Originaltitel	Peeping Tom	
Erscheinungsjahr	1960	
Land	Großbritannien	
Buch	Leo Marks	
Regie	Michael Powell	
Hauptdarsteller	Karlheinz Böhm, Moira Shearer, Anna Massey, Maxine Audley, Susan Travers	
Verfügbarkeit	Als DVD erhältlich	

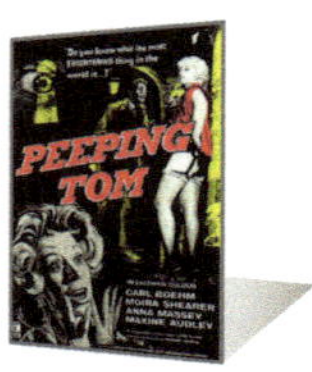

Christina Pechstein

Die gestohlene Jugend

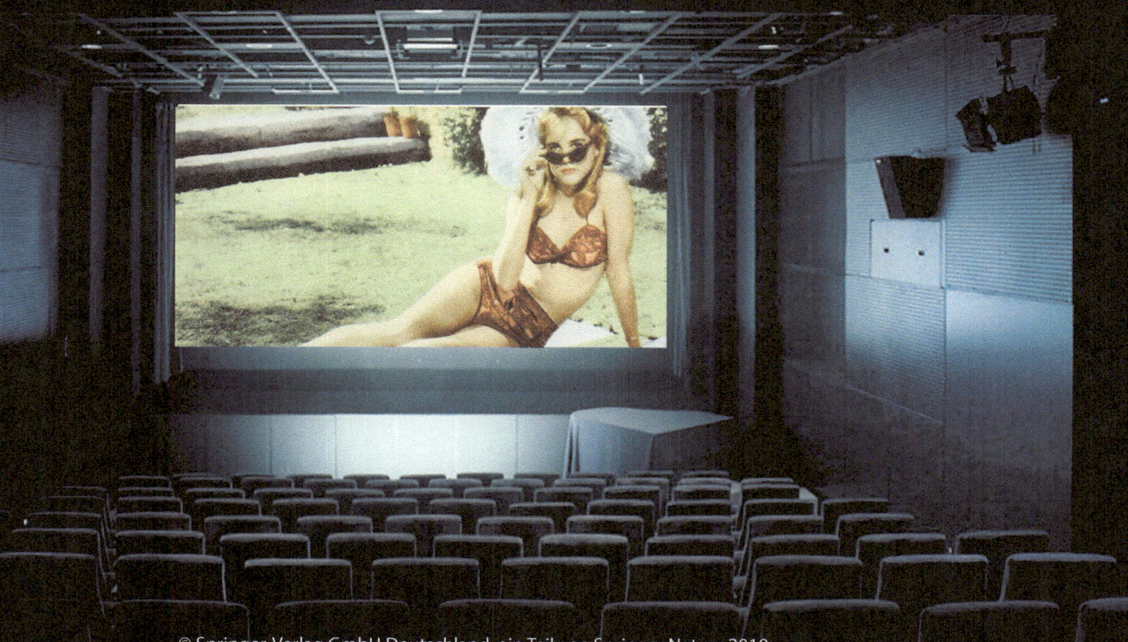

© Springer-Verlag GmbH Deutschland, ein Teil von Springer Nature 2019
H. König, T. Piegler (Hrsg.), *Skandalfilm? – Filmskandal!*, https://doi.org/10.1007/978-3-662-58318-0_4

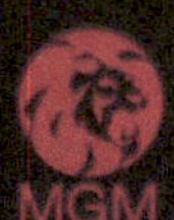

Filmplakat *Lolita*. (© Metro-Goldwyn-Mayer. Quelle: Filmbild Fundus Herbert Klemens. Mit freundlicher Genehmigung)

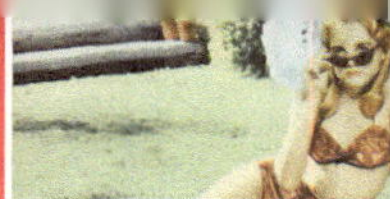

Lolita

Der Wirbelsturm *Lolita* (■ Abb. 4.1) fegte 1959 durch Amerikas Literaturlandschaft. Vladimir Nabokov schrieb einen Roman über die Liebe und sexuelle Obsession eines älteren Mannes zu einem pubertierenden jungen Mädchen. Wie verfilmt man solch ein Buch? Ein 300 Seiten starker Monolog, in dem der Ich-Erzähler einer imaginären Jury seine Verbrechen verständlich machen will, während er in einem Gefängnis auf seinen Mordprozess wartet. Seitenlange Introspektion, Gefühlsbeschreibungen, Träume und Gedankeneinschübe.

Der Name Lolita ist zu einem festen Begriff geworden. In der Psychologie als *Lolita-Komplex*, in der Popkultur, in der Mode und in der Alltagssprache assoziiert man mit Lolita eine *Kindfrau*, ein sexuell frühreifes Mädchen, eine *Nymphette* (in Humberts Worten), kurz und bündig: eine *Versuchung*.

Es gibt kaum ein anderes Buch, welches so zur Prägung eines Begriffes geführt hat. Der Name Lolita verschwand innerhalb von 10 Jahren nach Erscheinen des Buches von der Liste der tausend beliebtesten Vornamen. Keine Eltern wollten ihr Kind mehr so nennen (»Porno-Name«), stattdessen entstand eine Vielzahl an einschlägigen Lolita-Bars, Lolita-Nachtclubs und Lolita-Dessous. Ein Pfarrer aus der kleinen Stadt Lolita in Texas (ca. 550 Einwohner) stellte einen Antrag auf Namensänderung, der jedoch abgelehnt wurde.

Kurios ist auch die Lolita-Mode, ein Modestil, der sich dauerhaft in Japan etabliert hat. Mit romantischen und verspielt kindlich wirkenden Kleidchen – inspiriert vom viktorianischen Stil – inszenieren sich japanische junge Frauen als Kindfrauen. Während in Europa der Begriff der Lolita zunehmend mit sexuell frühreifen Mädchen gleichgesetzt wird, ist der japanische Modestil bewusst kindlich und unsexy gehalten. Er spiegelt eher den Versuch wieder, sich dem Erwachsenwerden zu entziehen, um in Ewigkeit als kindliche Prinzessin zu verharren.

Handlung

Der Schwarz-Weiß-Film beginnt mit einer dramatischen Szene: Ein Mann betritt eine herrschaftliche Wohnung, die jedoch verwüstet ist. Leere Alkoholflaschen zeugen von vergangenen Partys. Der Besitzer, noch betrunken in einem Morgenrock, wird von Humbert Humbert (James Mason) – unserem Hauptdarsteller – zur Rede gestellt. Er soll sich an ein Mädchen erinnern, eine Dolores Haze (Sue Lyon). Eine Pistole wird gezückt und der Zuschauer wird gewahr, dass der Mann im Morgenrock, der alkoholisierte Theaterregisseur Quilty (Peter Sellers), erschossen werden soll und es sich um einen Rachebesuch handelt. Nach einigen Wortwechseln und sehr unbeholfenen Rangeleien wird dieser durch mehrere Schüsse getötet. Es folgt die Einblendung: 4 Jahre zuvor. Der Literaturprofessor Humbert sucht ein Zimmer zur Untermiete. Ihm wird von einer geschwätzigen Frau mittleren Alters, Charlotte Haze (Shelley Winters), ein bescheidenes Zimmer gezeigt. Er zögert, ob er das Zimmer für die Sommermonate mieten soll, bis er den Innenhof gezeigt bekommt. Dort sieht er deren Tochter, die junge Dolores »Lolita« Haze im Bikini mit Sonnenbrille am Teich sitzen. Er ist fasziniert und zieht als Untermieter ein. Er beobachtet schwärmerisch jede Bewegung der Tochter, während die Mutter recht plump versucht, ihn für sich zu gewinnen. Lolita wird für mehrere Monate in ein Sommercamp geschickt. Die Mutter stellt derweil Humbert durch einen Liebesbrief vor die Entscheidung auszuziehen oder sie zu heiraten. Er entscheidet sich für Letzteres, um weiterhin in Lolitas Nähe zu sein. Sehr eifersüchtig durchsucht Charlotte Humberts Sachen und findet sein geheimes Tagebuch, in dem er sein Begehren gegenüber Lolita ausführlich beschreibt und wenig schmeichelhafte Worte ihr gegenüber findet. Sie tobt und wütet. Humbert spielt kurz mit der Idee, sie zu erschießen, bringt es dann aber doch nicht über sich. Charlotte läuft aufgelöst auf die Straße und wird von einem Auto überfahren.

Humbert holt sofort Lolita aus dem Sommercamp ab, wobei er ihr den Tod der Mutter verschweigt. Sie flirtet etwas mit ihm. Gemeinsam steigen sie in einem Gasthof ab und während Lolita im Bett schläft, versucht Humbert komödiantisch ein Klappbett aufzubauen. Nachts versucht er sich ihr zu nähern, sie wacht jedoch jedes Mal auf. Am Morgen ist er überrascht, dass sie ihn verführt. Es werden keine sexuellen Szenen gezeigt. Daraufhin folgt eine längere Reise mit dem Auto durch Amerika. Lolita verhält sich kindisch, zickig, zunehmend wirkt sie auch traurig und unzufrieden. In Berkeley mieten sie ein Haus, er übernimmt einen Lehrauftrag, Lolita geht zur Schule. Eifersüchtig bewacht er sie, unterbindet normale jugendliche Aktivitäten, Kontakte zu jungen Leuten, u. a. auch die Teilnahme an der Schulaufführung. Erst nach dem Besuch eines Schulpsychologen (des verkleideten Quilty) erlaubt er dort Lolitas Mitwirken. Nach einem Streit bricht Lolita die Schule ab und erneut fahren sie mit dem Auto durch Amerika, wobei sie von einem anderen Wagen verfolgt werden. Aufgrund einer Erkrankung verbringt Lolita mehrere Tage in einem Krankenhaus. Als Humbert sie dort wieder abholen will, wird ihm mitgeteilt, ihr Onkel habe sie bereits mitgenommen. Er wütet und lässt sich nur durch die Drohung, in eine Zwangsjacke gesteckt zu werden, wieder beruhigen.

In der nächsten Szene sehen wir einen Brief von Lolita, mit dem sie Humbert mitteilt, sie sei verheiratet, schwanger und benötige dringend Geld. Er fährt zu der Adresse und eine ältere, blasse Lolita

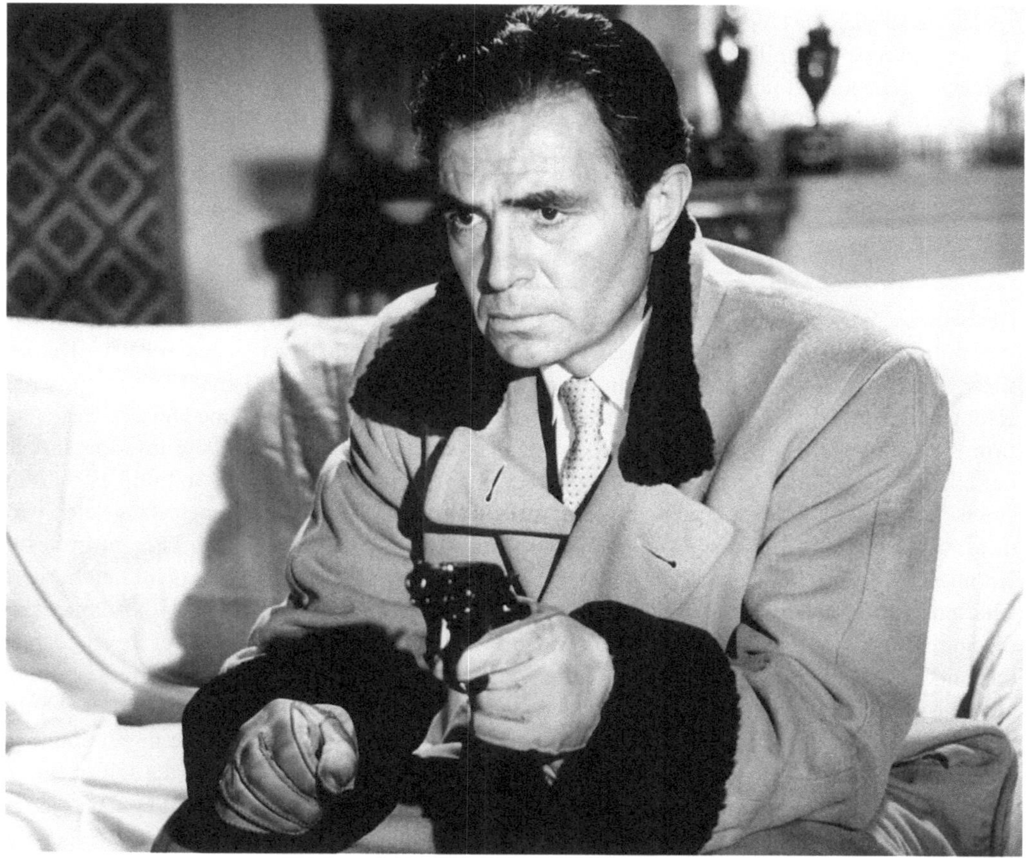

◨ **Abb. 4.2** James Mason als Humbert Humbert. (© Metro-Goldwyn-Mayer. Quelle: Filmbild Fundus Herbert Klemens. Mit freundlicher Genehmigung)

mit Brille und Schwangerschaftskleidung öffnet die Tür. Im Gespräch findet er heraus, dass es sein damaliger Widersacher Quilty war, den Lolita als einzigen Mann wirklich gemocht hat. Vor dem sie dann aber auch weggelaufen ist, als er sie als Pornodarstellerin in einem Film rekrutieren wollte. Ihr jetziger Mann, gleichaltrig, ist eher schlichten Gemüts, arbeitet auf dem Bau. Humbert versucht, sie zu überzeugen mit ihm zu gehen, sie lehnt ab. Er gibt ihr das Geld aus der Vermietung des Hauses der Mutter und fährt ab.

Wir sehen noch, wie er, zurück in seinem alten Haus, seine Pistole einpackt, und wissen, dass dies die Überleitung zur ersten Szene des Filmes ist (◘ Abb. 4.2).

Hintergrund

Die Hauptdarstellerin der Dolores »Lolita« Haze war die blonde Sue Lyon. Diese war zum Drehzeitpunkt 14 Jahre alt und damit 2 Jahre älter als in der Buchvorlage vorgesehen. Dies führte aufgrund der strikten Altersfreigabebestimmungen in den USA (*Lolita* war ab 18 Jahren freigegeben) zur kuriosen Situation, dass die zur Premiere 16 Jahre alte Sue die Vorstellung ihres eigenen Films nicht besuchen durfte. Für ihre schauspielerische Leistung erhielt sie dann 1963 den Golden Globe als beste Nachwuchsdarstellerin. Dies war leider schon das Highlight ihrer schauspielerischen Karriere. Nach zwei weiteren mittelmäßigen Filmen trat sie nur noch vereinzelt in TV-Filmen und Horrorfilmen auf (z. B. *Draculas Todesrennen*, *Der Horror-Alligator*). Dem Thema Skandal blieb sie jedoch im Privaten treu: Sie kann fünf geschiedenen Ehen vorweisen, die öffentlich sehr kontrovers diskutiert wurden, beispielsweise die zweite Ehe mit dem afroamerikanischen Fotografen Roland Harrison (skandalös in den 1970er Jahren in Amerika!) oder die dritte mit dem wegen Mordes einsitzenden Cotton Adamson. Das Buch *Lolita* hat sie nie gelesen, sie habe es nach einem Versuch aufgrund der schwierigen Sprache abgebrochen.

Seit den 1930er-Jahren sind Farbfilme üblich. Die Umsetzung dieses Themas in Schwarz-Weiß war also eine künstlerische Idee Kubricks. Eine spannende Entscheidung, da der Film im moralischen Graubereich anzusiedeln ist.

Vom Skandalbuch …

Nähern wir uns zunächst dem zeitgeschichtlichen Hintergrund Amerikas der 1960er Jahre, um die gesamte Tragweite der Wellen der Empörung über das Buch zu verstehen. Nabokov selbst sprach vom »Wirbelsturm Lolita«, der über Amerika hinwegfegte.

1953: Der gebürtige Russe Vladimir Nabokov, Professor für europäische Literatur an einem hochangesehenen amerikanischen College, will seinen neuen Roman veröffentlichen. Er beißt auf Granit. Es ist eine Zeit, in der das Sextabu in der Literatur zu bröckeln beginnt, jedoch jeder Vorstoß dagegen immer wieder auf massive Gegner trifft. Es gibt Zensoren, Prozesse, vor Rechtschaffenheit sprühende Kritiker, Veröffentlichungsverbote und Geldstrafen. Aus Angst vor Prozessen lehnen viele Verlage Nabokovs Manuskript ab. Nach 14-monatigen fruchtlosen Versuchen der Veröffentlichung in Amerika greift Nabokov schließlich – ohne große Hintergrundinformationen – auf den Pariser Verlag Olympia Press zurück. Dieser publiziert, neben einigen bekannten Autoren, hauptsächlich Erotika. In mehreren Ländern (z. B. England, Frankreich) bleibt sein Werk jahrelang verboten.

Vor der Buchveröffentlichung sei dem Autor Nabokov geraten worden, er solle doch lieber eine homosexuelle Beziehung schildern (Humbert als Farmer, der einen 12-jährigen *Lolitus* in einer Scheune verführt). Die Begründung lautete, dass Homosexualität literaturfähig sei, nicht jedoch diese Nymphchen-Liebe. Durch mehrere Zufälle, die zu sowohl radikal entwertender als auch glühend lobender Kritik namhafter Kritiker in amerikanischen Journalen führte, wurde das Interesse geweckt und es entstand eine Art geheimer Ruhm des Buches. Das Verkaufsverbot in Frankreich, im ersten Publikationsland, im Jahr 1956 befeuerte schließlich den Mythos um das tabuisierte Buch und es gab kein Halten mehr. Das Buch wurde in mehrere Sprachen übersetzt und die erste amerikanische Ausgabe stand monatelang auf der Bestsellerliste.

Das Buch ließ niemanden kalt: Begeisterung, Empörung sowie die langwierige »Ist das Pornografie«-Debatte ließen das Werk zu einem diskursiven Gesprächsthema werden. Unterschiedliche Autoren, Rezensenten und Leser klafften in ihrer Wahrnehmung des Buches weit auseinander. Dies befeuerte natürlich das Interesse, sich selbst ein Bild davon zu machen. Eine weitere Kritik an der Schrift war die Angst, dass durch das Lesen des Romans eine emotionale Ansteckung erfolgen könnte. Die Sorge war, dass treue Familienväter durch die Schilderung der sexuell frühreifen Reize eines jungen Mädchens einen neuen Blick auf diese entwickeln könnten. Dies stellte man sich in Anlehnung an den Werther-Effekt vor. Dieser ist ein mittlerweile gut erforschter Effekt aus der Medienwirkungsforschung, der zeigt, dass bei ausführlicher Schilderung von Suiziden die Suizidrate in der Bevölkerung steigt. Andere Rezensionen verrissen das Buch als langweilig, manche lasen es als Reiseroman, als Kriminalroman, als politischen Roman (*altes Amerika* versus *junges Amerika*), als Parodie, als erotische oder antierotische Literatur, als hochmoralisch oder moralisch verwerflich (siehe auch Zimmer 2007).

... zum Skandalfilm

Nach dem kometenhaften Erfolg des Buches gab es früh den Wunsch, es filmisch umzusetzen. Es gab einigen Diskurs, Ängste vor Zensur und vor allem ein Gerangel um finanzielle Interessen. Nachdem diese Formalitäten geklärt waren, konnte Stanley Kubrick im Jahre 1960 mit dem Dreh beginnen. Er wagte ein für die damalige Zeit sehr mutiges Unterfangen. Lolita war sein sechster Kinofilm.

Nabokov schrieb auf Anfrage das Drehbuch selbst. Der Perfektionist Kubrick bedankte sich höflich, arbeitete es aber selber noch mehrfach um. Bei Nabokovs (400 Seiten langer) Fassung wäre ein 7-stündiger Film daraus geworden. Aus Angst vor Zensur ließ der Regisseur zudem bestimmte Szenen und Details aus. Im Nachhinein sagte Kubrick jedoch häufig, dass er den Film vermutlich nie gedreht hätte, wenn ihm das gesamte Ausmaß der durch Zensur erforderlichen Abänderungen klar gewesen wäre. Der Film ist eine Meisterleistung: Kameraführung, Regie und schauspielerisches Können schaffen zusammen die hochinteressante Umsetzung dieses bemerkenswerten Buches. Wie bei den meisten Literaturverfilmungen geht jedoch durch den Wechsel des Mediums auch vieles verloren und es gibt starke Verkürzungen.

Kubricks Film entwickelt über die Literaturvorlage hinaus noch etwas ganz eigenes. Es entstehen beispielsweise humorvolle Szenen. Unvergessen ist die Szene, in der Humbert nach Charlottes plötzlichem Tod in der Badewanne liegt. Kurz zuvor noch wollte er sie eigenhändig erschießen, brachte es aber nicht über sich, dann wurde sie – bequemerweise – von einem Auto überfahren. Jetzt besuchen ihn seine besorgten Freunde, die aufgrund der herumliegenden Pistole (mit der er Charlotte töten wollte) auf suizidale Absichten bei ihm schließen und ihm dringend raten, er müsse doch Lolita zuliebe weiterleben. Als dann noch der Sohn des Autofahrers ins Bad dazu kommt, um jovial mit Humbert über den Unfall zu räsonieren, ist die Komik perfekt. Dies ist ein geschickter Ansatz, dieses skandalöse Thema mit etwas Leichtigkeit zu unterfüttern. Kubrick setzt dieses Mittel gekonnt ein. Unter diesem Blickwinkel erscheint auch die Szene der schon slapstickhaften Versuche Humberts und des Hotel-jungen, ein Klappbett aufzustellen, in einem anderen Licht. Durch diese übertrieben alberne Szene (im Buch übrigens nicht vorhanden) lenkt der Regisseur die sich aufbauende Entrüstung in eine andere Richtung. Es folgt nämlich darauf die Szene, in der es zum ersten sexuellen Kontakt zwischen Lolita und Humbert kommt.

Etwas Wertvolles, das Kubrick im Film nicht festhalten konnte, ist die intensiv bildhafte Sprache Nabokovs. Zudem erahnt der Leser des Buches – durch subtile Anspielungen aufmerksam gemacht – gegen Ende der Buchlektüre die absolute Subjektivität der Darstellung: Die Wahrnehmung der Lolita als

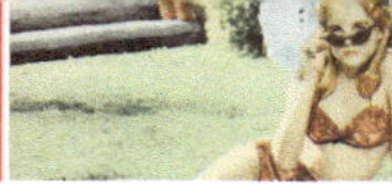

nervige Rotzgöre und der Mutter als männerheischendes Weibsbild sind der alleinige Blick Humberts. Durch Andeutungen erahnen wir erst die Vielschichtigkeit der Figuren. Es gibt keine Nymphetten, keine dämonisch verführenden Kindfrauen. Nur Humberts Blick macht sie dazu.

Eine Möglichkeit, so etwas filmisch umzusetzen, sind Monologe des Ich-Erzählers. Diese sind im Film jedoch nur spärlich vorhanden: Humbert lässt uns an seinen Überlegungen, Charlotte mit ihrem Revolver zu töten, teilhaben.

»Kein Mensch kann den perfekten Mord begehen, aber der Zufall vermag es. […] Und plötzlich erkannte ich, dass ich es nie tun würde.«

Zusätzlich kommentiert er die Ankunft in Berkeley, ansonsten bleibt er stumm. Dass all das Geschehen nur der verzerrte subjektive Blick Humberts ist, bleibt dem Filmzuschauer verborgen. Besonders vernichtend ist diese Tatsache für Lolitas Mutter Charlotte Haze. Diese wirkt im gesamten Film unangenehm schrill und mannswütig, ohne dass deutlich wird, dass Humberts Blick gegenüber erwachsenen Frauen befangen ist.

Aufgrund der großen Angst vor der Zensur wurde die Hauptdarstellerin Sue Lyon bewusst älter wirkend ausgewählt. Das hat leider zur Folge, dass sie im Film als frühreife Blondine wahrgenommen wird. Sie erinnert fast an Marylin Monroe und wirkt so gerissen und wenig kindlich, dass der Zuschauer kein Mitgefühl aufbringt (siehe auch Rezension von Dieter E. Zimmer in der *Zeit* vom 29.06.1962).

Sprachverwirrung zwischen Kind und Erwachsenen

Der ungarische Psychoanalytiker und Freudschüler Sandor Ferenczi sorgte unter seinen psychoanalytischen Kollegen und bei seinem Lehrer Freud selbst für Aufregung. Auf dem großen Fachkongress 1932 hielt er einen denkwürdigen Vortrag. Ferenczi war der Auffassung, dass dem bekannten Abwehrmechanismus »Identifikation mit dem Aggressor« häufig exogene (also in äußeren Umständen bedingte) traumatische Faktoren zugrunde liegen (anstelle von beispielsweise infantilen Sexualfantasien). Wenn ein Erwachsener auf kindlich-jugendliche Schwärmerei mit Erwachsenensexualität reagiert, führt dies zu realen Schädigungen. Er nannte dies *Sprachverwirrung zwischen Kind und Erwachsenen* (Ferenczi 1967).

In der Präpubertät und auch Pubertät beginnen junge Menschen für andere zu schwärmen. Es gibt Idole, bewunderte Popstars und erste Verliebtheitsversuche. Die verwirrenden hormonellen Einflüsse verändern die Wahrnehmung. Der Organismus wird mit einem körpereigenen Drogencocktail aus Oxytocin, Testosteron und Dopamin überschwemmt. Man ist verliebt, weiß aber noch nicht, *in wen*.

Bei jungen Mädchen sind die Objekte der Schwärmerei häufig ältere Männer. Der sportliche, gut gelaunte Chemielehrer, der süße Mathereferendar oder der ältere coole Cousin rücken in den Blick. Dies sind jedoch nur Übungsversuche der erwachenden Sexualität. Das 4-jährige Mädchen, das sich den knallroten Lippenstift der Mutter aufträgt und auf dem Schoß des Onkels rekelt (ödipale Phase), die 11-Jährige, die mit allen Besuchern der Eltern flirtet, und die 13-Jährige, die dem Mathereferendar Liebesbriefe zusteckt, testen nur ihre Wirkung. Es sind *Probehandlungen*. Die Sprachverwirrung besteht darin, dass die erwachsenen Männer mit *erwachsener* Sexualität darauf eingehen (»Sie hat ja mich verführt.«).

Diese Sprachverwirrung findet auch zwischen Humbert und Lolita statt. Geradezu eindringlich wird immer wieder betont, dass die Affäre von *ihr* ausging, d. h., der erste sexuelle Kontakt von *ihr* initiiert wurde. Es wird auch immer hervorgehoben, dass sie zu dem Zeitpunkt keine Jungfrau mehr war, sondern diese »Spielchen« von einem Jungen namens Charlie im Sommercamp gelernt habe.

Im Film stellt sich das folgendermaßen dar: Nach dem Tod ihrer Mutter holt Humbert Lolita aus dem Sommercamp *Camp Climax* ab (Schönes Wortspiel: *Climax* kann übersetzt werden als *Gipfel* oder als *Orgasmus*). Er erzählt ihr, die Mutter sei mit einer Nierenerkrankung im Krankenhaus und sie werden sie demnächst besuchen fahren. Es entspinnt sich folgender flirtender Dialog – untermalt mit Nelson Riddles gut gelauntem Ohrwurm *Lolita Ya Ya*:

> Humbert: »Nebenbei habe ich dich sehr vermisst.«
> Lolita: »Ich Dich dafür gar nicht. Im Gegenteil, ich war dir geradezu empörend untreu. Aber das ist dir ja gleich. Du magst mich ja nicht mehr, junger Mann.«
> Humbert: »Wie kommst du darauf, dass ich dich nicht mehr gern mag, Lo?«
> Lolita: »Du hast mich noch nicht einmal geküsst.«

Am Abend im Hotel angekommen, versucht Humbert sich zur schlafenden Lolita in das Bett zu legen. Bei den nächtlichen Annäherungsversuchen wacht sie jedoch auf und er zieht sich auf das Klappbett zurück. Am kommenden Morgen weckt sie ihn mit einem Streich und verführt ihn.

> »Wach auf, das Hotel brennt. […] Warum spielen wir nicht zusammen? […] Ich will, dass du mir gehorchst. Ich kenne nette Spiele aus dem Camp. Eines davon war besonders spaßig.«

Der Bildschirm wird schwarz ausgeblendet und bleibt fünf lange Sekunden dunkel. Auf der manifesten Ebene sieht es also so aus, als habe sie, das frühreife Mädchen, ihn, den ihr verfallenen Trottel, verführt.

Die Entscheidung von Teenagern für die Beteiligung an sexuellen Aktivitäten mit übergriffigen Erwachsenen setzt sich aus einer Vielzahl an Strebungen zusammen: aus der ganz eigenen persönlichen Bereitschaft, individuellen moralischen Wertevorstellungen sowie romantischen Gefühlen. Aber auch die Angst vor negativen Folgen spielt eine Rolle (z. B. Gruppenzwänge). Wenn wir also unsere Kenntnis von Lolitas ganz persönlicher Entwicklungsgeschichte mit einbeziehen und uns sozusagen vom manifesten Inhalt auf den latenten Inhalt bewegen (ähnlich wie in der Traumdeutung), finden wir folgendes Motivmosaik: Lolita versteht sich als ein modernes junges Mädchen, das den Wunsch hegt, Filmschauspielerin zu werden. Ein Großteil ihrer Auffassung von der Welt hat sie aus einschlägigen Frauenzeitschriften. Sie wünscht sich keine ernsthafte Beziehung zu Humbert, sondern versteht dieses »Spielchen« als etwas, das man als junges typisches Mädchen ausprobiert haben muss: mehr eine *sportliche Übung* als *romantisches Beziehungsangebot*. Dazu gibt es noch eine Prise Triumphgefühl der besiegten Mutter gegenüber (siehe Abschnitt »Ödipuskomplex«), einen Hauch Hochgefühl durch die offensichtliche männliche Bewunderung sowie vermutlich noch etliche Motive mehr (sie ist schließlich in der Pubertät). Das Weiterführen der Affäre führt bei ihr zunehmend zu Ekel und Abscheu diesem Mann gegenüber, dessen Leidenschaft sie nie erwidert und dessen sexuellen Egoismus sie über sich ergehen lässt. Das Aufrechterhalten der Affäre wird vermutlich sehr gesteuert von ihrem familiären Abhängigkeitsverhältnis Humberts gegenüber. Dies formuliert sie deutlich in ihrer Angst, in ein Heim gesteckt zu werden.

> »Versprich mir, dass sie mich nie in so ein Heim für kriminelle Mädchen stecken. […] Ich hab davor Angst. Dann will ich schon lieber bei dir sein. Bei dir ist es immer noch besser als in so einer Anstalt.«

Nach dem Tod der Mutter ist er alles, was sie noch hat. Dies schafft die perfekte Ausbeutungssituation. Und das führt uns zu …

§ 174 StGB

In der Verfilmung wird nicht über das Alter geredet. Man sieht nur eine sehr junge Frau und einen älteren Mann. Kubrick arbeitet aus Angst vor Zensur bewusst mit Andeutungen. Im Buch wird explizit das Alter Lolitas mit 12 benannt, Humbert ist 40 Jahre alt. Der Ekel und das vage Unwohlsein, das den Leser ergreift, wenn er die schwärmerischen Ergüsse eines alten Mannes über ein junges Mädchen liest, erkennt der psychodynamisch Geschulte als typisches Gegenübertragungsgefühl der Perversion. Die sexualmedizinische Diagnose für das Sich-Hingezogen-Fühlen zu Mädchen zwischen 8 und 14 Jahren heißt *Parthenophilie* (griechisch *parthénos:* die Jungfrau). Im Gegensatz zur Pädophilie richtet sich hier das sexuelle Interesse auf peri- bis pubertäre weibliche Jugendliche.

Im Strafgesetzbuch ist der sexuelle Missbrauch Schutzbefohlener (Personen unter 16 Jahren, die einer erwachsenen Person zur Erziehung anvertraut sind) im § 174 StGB strafrechtlich verankert. Humbert ist ein Konstellationstäter wie aus dem Lehrbuch: der Stiefvater in einer spezifischen familiären Konstellation (kaum Außenbeziehungen des Opfers), der Beginn der sexuellen Handlungen ist schleichend und der Missbrauch wird ohne Anwendung physischer Gewalt über Jahre aufrechterhalten (Beier et al. 2005).

Die sexuelle Bedürfnisstruktur mit Ausrichtung auf peripubertäre weibliche Jugendliche in dieser bestimmten Altersspanne wird im Buch sehr deutlich in Humberts schwärmerischem Monolog dargestellt. Schon seine früheren Sexualpartnerinnen wurden nach bestimmten körperlichen Merkmalen ausgesucht (z. B. erwachsene Prostituierte mit sehr kindlichen Körpern). Mit Sorge betrachtet er Lolitas Älterwerden, da er weiß, wenn sie das 14. Lebensjahr überschreitet, ist sie für ihn nicht mehr attraktiv. Er fantasiert über die Lösung, sie zu schwängern, sodass er nach einigen Jahren des Wartens eine neue schöne 8-Jährige – diesmal sogar mit seinen Genen – zur Verfügung hätte und dann – in Vorsorge für sein Rentenalter – gleich nochmal eine Lolita der dritten Generation, die er auf seinen runzligen Knien schaukeln kann (Nabokov 1959).

Diese Explizitheit der sexuellen Perversion von Humbert findet sich im Film nicht. Kubrick äußerte sich dazu nachträglich. Er bereue an seinem Film, dass er aufgrund der Angst vor Zensur die Beziehung zwischen Humbert und Lolita nicht explizit erotischer dargestellt habe. Aufgrund dessen sei der Film bei Zuschauern nicht als sexuelle Obsession, sondern als tragischer Liebesfilm aufgefasst worden. Der Film lebt also von Andeutungen. Ohne das Buch zu kennen, ist der Film also nur halb so skandalös.

Ödipuskomplex

Ein junges Mädchen, das eine sexuelle Beziehung zu ihrem 28 Jahre älteren Stiefvater eingeht: Der psychodynamische Blick führt uns unmittelbar zur Theorie des Ödipuskomplexes. Diese Theorie wurde von Sigmund Freud entwickelt, der Name ist angelehnt an den Ödipusmythos der griechischen Mythologie. In der phallischen bzw. ödipalen Phase der psychosexuellen Entwicklung (ca. 3.–5. Lebensjahr) hat das Kleinkind eine besondere Entwicklungsaufgabe zu bewältigen. Es hat mit ambivalenten Gefühlen gegenüber den Eltern zu kämpfen. Es verspürt unbewusste sexuelle Wünsche zum gegengeschlechtlichen Elternteil. Dies führt zur Ablehnung des gleichgeschlechtlichen Elternteils mit Rivalität und Eifersuchtsempfindungen. Wenn dieser Konflikt durch Heranreifen gelöst wird, kann es schließlich zu einer reifen Geschlechtsidentität und einer Identifizierung mit dem gleichgeschlechtlichen Elternteil kommen. Wenn aus verschiedenen Gründen diese Entwicklungsaufgabe in der ödipalen Phase nicht gelöst werden kann, kann es im Erwachsenenalter zu neurotischen Symptomen und Verhalten kommen (Kutter und Müller 2008).

Bei Lolita finden wir diesen ungelösten Konflikt: Die Triangulierung ist nicht gelungen. Lolitas Vater Herold Haze ist verstorben – wann, erfahren wir als Zuschauer allerdings nicht. Wir sehen nur, dass die Mutter dem verstorbenen Vater im Schlafzimmer eine Art Altar gebaut hat und ihn verklärt erinnert. Wir vermuten also, dass in der phallischen Entwicklungsphase der Wechsel des Objekts von der Mutter auf den Vater nicht erfolgen konnte. Lolita konnte somit den ödipalen Konflikt nicht reif lösen. Dies manifestiert sich auf der Verhaltensebene, insbesondere im Umgang mit anderen Menschen. Sie sucht die in der ödipalen Phase gewünschte Verzärtelung und Bevorzugung durch den Vater in älteren Männern. Humbert erfüllt dies, beispielsweise springt er in der Nacht unterwürfig auf, um ihr ein Brot zu schmieren:

»Mit viel Mayonnaise, so, wie du es magst.«

Er lackiert ihr in devoter Verehrung die Fußnägel (großartige Eröffnungsszene des Filmes) und erfüllt verwöhnend auch monetär ihre Wünsche (z. B. Süßigkeiten ins Sommercamp senden):

»Ich kaufe dir alles, das weißt du doch.«

Lolitas kindlich-trotziges Verhalten gegenüber der Mutter, das noch sehr unreif und altersunangemessen wirkt (z. B. Grimasse ziehen, Hitlergruß), speist sich daher möglicherweise aus diesem unbewussten Konflikt. Die Rivalität und der ödipale Todeswunsch gegenüber der Mutter werden ausagiert. Lolita hat nicht nur eine, sondern gleich zwei Affären mit erwachsenen Männern, die ihre Mutter begehrt. Sie triumphiert über ihre Mutter als Konkurrentin, indem sie den ödipal bedingten Wiederholungszwang auslebt. Die Befriedigung suchenden Triebwünsche richten sich jedoch nur auf ein Ersatzobjekt, die sexuelle Aktivität ist eine Ersatzhandlung. Es geht eigentlich um den abwesenden Vater.

In der Szene, in der wir Lolita das erste Mal auf der Leinwand sehen, sitzt sie im Bikini am Teich und schaut durch eine Sonnenbrille Humbert an (Abb. 4.3). Die Sonnenbrille, mit der Lolita auf Kinoplakaten zu sehen ist, die Herzbrille, wurde jedoch im Film nie eingesetzt. Sie ist heutzutage ein absolutes Kultobjekt, käuflich unter dem Namen *Lolita-Sonnenbrille* zu erwerben.

Diese Herzbrille empfinde ich als treffende Metapher für das, was mit Lolita geschieht: Lolita schaut durch ihren ungelösten ödipalen Konflikt verändert auf die Welt und die Männer. Ihr Blick ist gelenkt von unbewussten Triebwünschen, eingefärbt durch die Gläser des ödipalen Begehrens.

Unter Einbezug dieser psychoanalytischen Aspekte können wir hinter Lolitas verwöhnt-forderndem Umgang mit ihren Mitmenschen also mehr entdecken: Dahinter steckt die ganze Tragik des unaufgelösten ödipalen Konfliktes, welcher ihre Handlungen steuert und sie so zwingt, im kindlichen Narzissmus zu verharren.

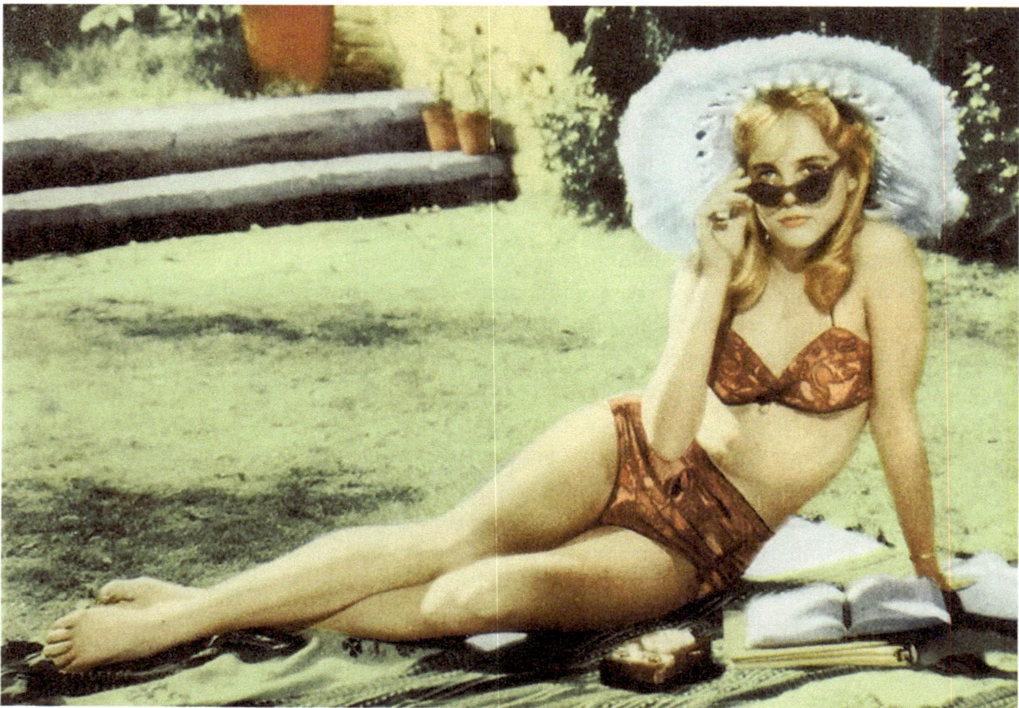

 Abb. 4.3 Sue Lyon als Lolita. (© Metro-Goldwyn-Mayer. Quelle: Filmbild Fundus Herbert Klemens. Mit freundlicher Genehmigung)

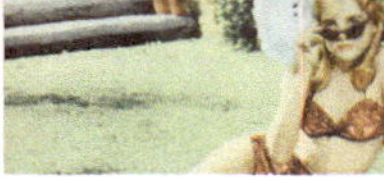

Die verhinderte Jugend

Die Pubertät mit den einhergehenden körperlichen und seelischen Veränderungen ist für Betroffene ein wichtiger Entwicklungsschritt. Am Ende steht nicht nur die Geschlechtsreife, sondern auch das Erwachsenwerden mit der Einfügung in die Gesellschaft. Es finden hormonelle Umstellungen, Wachstumsprozesse, das Erwachen des Sexualtriebs, Autonomiebestrebungen sowie der Erwerb einer gewissen Unabhängigkeit statt. Am Ende der erfolgreich verlaufenden psychologischen pubertären Entwicklung steht die seelische *Ergänzungsbedürftigkeit* – von Charlotte Bühler eindrücklich beschrieben –, die Begegnung des *Ich* mit dem *Du* (Bühler 1931). Diese drastischen körperlichen Veränderungen und die herausfordernde psychische Reifung gehen häufig einher mit Nervosität, Spannung, Sehnsucht sowie ambivalenten Gefühlsstrebungen und äußern sich auf der Verhaltensebene durch eine Periode der Verneinung. Da die Heranwachsenden zwischen dem Wunsch nach Nähe und Intimität bei gleichzeitiger Distanziertheit und Abgrenzungsarbeit gegenüber den Eltern schwanken, sind diese in dieser verwirrenden Zeit oft keine hilfreichen Ansprechpartner. Gleichaltrige Freunde und Freundinnen, die Peergroup insgesamt sowie außerfamiliäre Rollenvorbilder oder schwärmerisch bewunderte Vorbilder rücken mehr in den Blickpunkt.

Lolita in Kubricks Verfilmung wirkt nicht wie ein von Konflikten gequälter pubertärer Teenager. Sie strahlt Selbstbewusstsein aus und scheint sich ihrer körperlichen Reize bewusst. Dass hinter der Fassade der scheinbar sexuell frühreifen jungen Frau ein Teenager mit all den oben beschriebenen Themen steckt, bemerkt der Zuschauer nur peripher. Lolita schmollend, zickig, kindisch, verwöhnt, Kaugummi kauend, mit der Mutter streitend, Fast Food verschlingend, Groschenhefte lesend sind solche kurzen Impressionen.

Indem Humbert sie, um die Affäre geheim zu halten, isoliert mit einem Roadtrip durch halb Amerika kutschiert, unterbindet er die Kontakte zu Gleichaltrigen. Auch als Lolita später in Berkeley zur Schule geht, bewacht er sie eifersüchtig, verbietet normale jugendliche Aktivitäten, stellt Verbote gegen Verabredungen auf. Er reglementiert sogar ihre Mädchenfreundschaften und unterbindet die Teilnahme an der Schulaufführung:

> »Ich will nicht, dass Jungen um dich sind, die haben nur schmutzige Absichten. […] Ich will nicht, dass du so viel mit fremden Leuten zusammenkommst.«

Normale pubertäre Entwicklungsschritte werden gehemmt. Sie reagiert mit Heimlichkeiten (schwänzt beispielsweise den Klavierunterricht). Als der als Schulpsychologe verkleidete Quilty Humbert zuhause aufsucht, um Lolitas Mitwirken an der verbotenen Schulaufführung zu erwirken, gibt er folgende Einschätzung von Lolitas Psyche wieder:

> »Lolita ist ein süßes kleines Kind, aber der Durchbruch der körperlichen Reife, ihr Erwachen, bereitet ihr offenbar erhebliche Schwierigkeiten. […] Sie ist oft frech und trotzig, seufzt unbewusst in der Klasse, als wäre sie heimlich bedrückt. […] Nach Ansicht unserer Psychologen leidet sie unter einer gefährlichen Verdrängung und Unterdrückung ihrer Libido, ihrer natürlichen Instinkte.«

Humbert lässt sich in ein Aufheben der Verbote manipulieren. Seine Reaktion in diesem Gespräch zeigt jedoch eindrücklich, dass er keinen Gedanken an Lolitas psychische Situation verschwendet, sondern nur Angst vor Entdeckung des Verhältnisses hat. Lolita ist ein *Objekt*, er ist gedanklich nur bei sich und bei dem Versuch, das Arrangement weiter geheim und aufrecht zu erhalten.

Dass er Lolita um eine normale Jugend, um einen Schulabschluss, um eine Perspektive im Leben gebracht hat, wird ihm erst deutlich später klar. Nachdem sie weggelaufen ist und »viel Traurigkeit und Elend erlebt« hat (Auszug aus Lolitas Brief an Humbert), sieht er sie nach 3 Jahren wieder. Aus dem strahlenden Mädchen ist eine verbrauchte Hausfrau geworden. Sie arbeitet als Kellnerin und ist von einem jungen Mann schwanger, den sie nicht liebt. Der Zuschauer kann nur Humberts Schuldgefühl vermuten, da er versucht, dieses mit Geldschenkung zu betäuben. Diese scheinbar großmütige Geste wird jedoch weniger edel, wenn man bedenkt, dass es sich bei dem Geld um Lolitas Erbe handelt, welches Humbert ihr bisher vorenthalten hat.

Durch die Befriedigung seiner Triebwünsche, die Isolation und Manipulation des schutzbefohlenen jungen Mädchens hat er sie um ihre Zukunft gebracht. Er hat ihre Jugend gestohlen.

Ist doch die Mutter schuld?

Beim Betrachten von Lolitas Interaktionen mit den Mitmenschen ahnen wir nach einiger Zeit, dass nicht nur der ungelöste Ödipuskomplex ihr Verhalten steuert, sondern dass es schon eine deutlich frühere Beziehungsstörung zwischen Mutter und Kind gegeben haben muss. Aber lassen wir zunächst Lolitas Mutter selbst zu Wort kommen:

> »Dieses miserable Biest. Sie wird immer unmöglicher. Und von Tag zu Tag gemeiner. […] Sie ist schon von klein auf ein Ekel gewesen. Als sie noch im Wagen lag, hat sie dauernd ihre Spielsachen auf die Erde geworfen, nur damit ich mich immer bücken sollte, so schwer es mir auch gefallen ist, bloß damit das Balg weiterspielen konnte.«

Und, nachdem sie Humberts Tagebuch gelesen hat, in dem er seine Wünsche gegenüber Lolitas zu Papier gebracht hat:

> »Ich verlasse heute noch das Haus. Aber eines schwöre ich dir: Lolita siehst du nie wieder. Dieses widerliche Biest.«

Lolita zeigt sich verwöhnt, zickig und fordernd. Sie ist jedoch auch sozial angepasst und küsst ihre Mutter vor dem Schlafengehen brav auf die Wange. Als sie ihrer Mutter auf dem Schulball ansichtig wird, kommt sie sofort mit dem Tanzpartner vorbei. Ein widerliches Biest sieht anders aus.

Die Mutter schwankt im Erziehungsstil sehr zwischen »Laissez-faire« (z. B. Ausgehzeiten), Schimpfen und inkonsequenten Anweisungen. Sie möchte Lolita aus dem Weg, Zeit für sich haben, um Männern näherzukommen. Diese Erziehungsstrategien machen uns stutzig. Kombinieren wir das nun mit Charlottes empörter Deutung, dass ihr Kind schon aus *Egoismus* ihr Spielzeug aus dem Kinderwagen geworfen haben soll (übrigens eine normale Entwicklungsphase: Alle Kinder entdecken irgendwann die Schwerkraft), erahnen wir die Schwere der Mutter-Kind-Beziehungsstörung.

In den ersten Lebensjahren gibt es eine gemeinsame Aufgabe von Mutter und Kind: in eine Kommunikation einzutreten, ein Einschwingen aufeinander. Dies funktioniert durch eine körpernahe Beziehung und durch eine Abstimmung der Affekte. Das Kind lernt, dass es ein tröstendes, fütterndes, liebevoll zugewandtes Objekt gibt. Daraus entsteht ein Urvertrauen in Geborgenheit, Versorgung, Tröstung, Sicherheit und Verlässlichkeit der wichtigsten Bezugspersonen. Falls diese Erfahrung gestört ist, z. B. bei wenig Empathie oder grundlegenden Defiziten im emotionalen Austausch, kommt es zu einer frühen Beziehungsstörung. Daraus folgt nicht selten eine Introjektion (Verinnerlichung) negativer Objekterfahrungen und ein brüchiges Selbstwertgefühl (Rudolf und Cierpka 2007).

Auch der erwachsene Umgang mit dem eigenen Körperselbst und der Sexualität wird in dieser präödipalen Phase geprägt. Die Art, wie die Mutter mit sich und dem Säugling umgeht, wird vom Kind introjiziert und damit zum integralen Bestandteil der inneren Repräsentanz gemacht. Wird die Versorgung durch die Mutter nicht befriedigend erlebt oder das Kind von der Mutter als nicht zufriedenstellend, setzt sich das als unzureichendes Selbstbild fest und führt zu einem grundlegenden Mangel an gefestigtem positivem Körpergefühl. Lolitas Umgang mit ihrem Körper lässt auf ein schlecht verankertes Gefühl der Geschlechtsrollen- und Geschlechtsidentität schließen. Sie hat kein stabiles weibliches Selbst-Bewusstsein, sondern sucht in der äußeren Erscheinung danach (z. B. durch Kokettieren, Überbetonung der Weiblichkeit). In dieser Konstellation kann Sex auch als Mittel benutzt werden, sich tröstende Liebkosungen und Gehaltenwerden zu verschaffen. Darin kommt die Sehnsucht nach prädödipaler Bemutterung zum Vorschein. Bei genauerer Sexualanamnese stellt sich in solch einem Fall häufig heraus, dass das Erleben erotischer Nähe und sexueller Erregung voneinander getrennt sind. Sexuelle Aktivität – selbst wenn sie vom Mädchen selbst forciert wird – wird als beziehungslos erlebt. Auch können sexuelle Aktivitäten dann in Objektbeziehungen anstelle von reifen Ich-Fähigkeiten eingesetzt werden (z. B. Regulation von Emotionen, vgl. Pines 1997). Es folgt auch nicht selten eine Flucht in Ersatzwelten: Bei Lolita wird das in ihrem Wunsch nach Kinobesuchen und Frauenzeitschriften deutlich (im Buch wird erwähnt, dass sie fast täglich eine Filmvorstellung besuchen möchte).

Neben den ablehnenden Elementen der Mutterbeziehung fällt bei Lolita zudem noch der Aspekt der Verwöhnung auf. Dies resultiert aus Charlottes Laissez-faire-Erziehungsstil mit inkonsequenten Ansagen und fehlenden Grenzen. Verwöhnung bedeutet für die so Aufwachsenden, dass alle Schwierigkeiten aus dem Weg geräumt werden. Auf das weitere Leben ist ein verwöhntes Kind also mangelhaft vorbereitet und verzagt oft bei der ersten Hürde. Der Lebensstil eines verwöhnten Kindes äußert sich häufig in der abschätzigen Betrachtung der Spiele der Altersgenossen (Adler 1966). Dies zeigt sich bei Lolita deutlich, die die Party der Freundin und das Sommercamp mit den Gleichaltrigen als langweilig und kindisch abtut. Humbert verstärkt diesen Aspekt von Lolitas Verhalten. Im Wunsch, sie kindlich-abhängig zu erhalten, nimmt er ihr alles ab: Er erledigt die gesamte Hausarbeit, verwöhnt sie mit Geschenken und lackiert sogar ihre Fußnägel.

Am Ende des Filmes ist Lolita schwanger. Auf sie wartet nun eine neue besondere Entwicklungsaufgabe, die Erinnerungen an die eigene Mutter wieder heraufbeschwört. Falls keine Identifizierung mit dem mütterlichen Ich-Ideal erfolgte, könnte diese Phase für sie schwierig werden. Im Buch erfahren wir, dass Lolita im Kindbett stirbt, im Film wird das offen gelassen. Unter der oben aufgeführten psychodynamischen Betrachtung ihrer brüchigen Weiblichkeit stelle ich mir jedoch die Frage, ob es ihr gelungen wäre, eine hinreichend gute Mutter zu werden, wenn ihr das Vorbild dazu fehlt.

In einer der Schlussszenen beginnt Humbert verzweifelt zu weinen, nachdem Lolita ihn zurückgewiesen hat. Sie reagiert emotional kalt und hart auf seine Tränen:

»Komm, nimm dich zusammen, mach keine Szene. Hör doch bloß auf zu weinen, wenn er uns jetzt überrascht. Lass dieses widerliche ekelhafte Geheule.«

Wir hören hier die verinnerlichte Stimme der Elternfigur. So wie sie mit Mitmenschen umgeht, wurde mit ihr tausendmal umgegangen. Solch ein Kommunikationsstil zeigt die Schwere der frühkindlichen emotionalen Bindungsstörung.

Ist also doch die Mutter schuld? Gegen Ende einer erfolgreichen Psychotherapie kommt es häufig zu einer Aussöhnung mit den Eltern, einem Perspektivwechsel und zum Verständnis für deren Motive. Trotz der vermuteten frühkindlichen Defizite in Lolitas Heranwachsen plädiere ich daher dafür, auf die Schuldfrage Folgendes zu antworten: Charlotte Haze hat es so gut gemacht, wie sie eben konnte; hätte sie es besser gekonnt, hätte sie es besser gemacht.

Was ist der Skandal?

Diese Handlung ist skandalös! Ein etwa 40-jähriger gestandener Mann begehrt eine ca. 15-jährige Schülerin, die Tochter seiner Vermieterin. Heimlich beobachtet er sie beim Sonnenbaden und bei ihrem Tageswerk. Er ist ihr so verfallen, dass er ihre Mutter heiratet, um ihr nahe zu sein. Als diese günstigerweise durch einen Autounfall ums Leben kommt, gibt es kein Halten mehr: Er beginnt eine sexuelle Beziehung mit ihrer Tochter, die diese aufgrund der Abhängigkeit von ihm, dem Stiefvater, geschehen lässt. Diese perverse Begierde ist skandalös genug, den kleinen Mord, der sich im Laufe der sich überschlagenden Geschehnisse anschließt, in Vergessenheit geraten zu lassen. Kubrick scheint dies gewusst zu haben, so stellt er die Mordszene an den Anfang seines Filmes und erzählt den Rest als Rückblende.

Ein weiterer kleiner Skandal: Lolitas Hitlergruß, mit dem sie ihre nörgelnde Mutter provoziert. Der begleitende verbale Ausruf wurde übrigens für den deutschen Verleih verändert. In der US-Fassung ruft Lolita »Sieg Heil!«, in der deutschen Synchronfassung »Salute!«.

Der eigentliche Skandal ist jedoch nicht die oberflächlich schockierende inzestuös anmutende sexuelle Beziehung, sondern dass man das Geschehen nicht in ein bequemes Gut oder Böse, Schwarz oder Weiß einordnen kann. Das einzige Schwarz-Weiße in diesem Film ist die Farbe der Bilder. Wer wen manipuliert und ausnutzt, kann man am Ende nicht mehr genau sagen. Humbert ist kein eindimensionaler Bösewicht. Er ist ein Täter, der die Abhängigkeit einer Minderjährigen ausnutzt. Dennoch erregt er auch Mitleid: Er ist auch abhängig von Lolita, er ist zudem devot, geistvoll, verwöhnend, sympathisch, verzweifelt, eifersüchtig, kleinlich, einsam, leidend – er ist menschlich, allzu menschlich. Dadurch rückt er näher an uns, die Zuschauer – die Voyeure – heran. Ein Mörder, ein Perverser, aber ein Mann, den wir nicht einfach hassen können. Das ist ein Skandal!

Literatur

Adler A (1966) Menschenkenntnis. Fischer, New York

Beier KM, Bosinski H, Loewit K (2005) Sexualmedizin. Urban & Fischer, München

Bühler C (1931) Kindheit und Jugend. Genese des Bewußtseins. Hirzel, Leipzig

Ferenczi S (1967) Sprachverwirrung zwischen den Erwachsenen und dem Kind. Die Sprache der Zärtlichkeit und der Leidenschaft. Psyche 21:256–265

Kutter P, Müller T (2008) Psychoanalyse. Eine Einführung in die Psychologie unbewusster Prozesse. Klett-Cotta, Stuttgart

Nabokov V (1959) Lolita. Rowohlt, Reinbek bei Hamburg

Pines D (1997) Der weibliche Körper. Eine psychoanalytische Perspektive. Klett-Cotta, Stuttgart

Rudolf G, Cierpka M (2007) Psychotherapeutische Medizin und Psychosomatik. Thieme, Stuttgart

Zimmer DE (1962) Was übrig blieb vom Nymphchen Lolita. https://www.zeit.de/1962/26/was-blieb-uebrig-vom-nymphchen-lolita/komplettansicht?print. Zugegriffen: 26. Juni 2018

Zimmer DE (2007) Nachwort des deutschen Herausgebers. In: Nabokov V (Hrsg) Lolita. Rowohlt, Reinbek bei Hamburg, S 543–616

Originaltitel	Lolita	
Erscheinungsjahr	1962	
Land	USA, Großbritannien	
Drehbuch	Vladimir Nabokov	
Regie	Stanley Kubrick	
Hauptdarsteller	Sue Lyon, James Mason, Shelley Winters, Peter Sellers, Marianne Stone	
Verfügbarkeit	Als DVD in deutscher Sprache erhältlich	

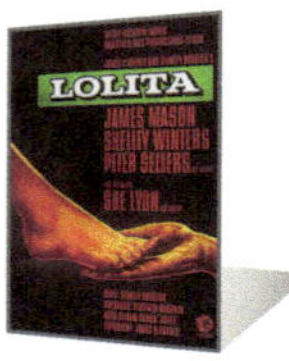

Mechthild Zeul

Zwischen Todestrieb und Sexualtrieb

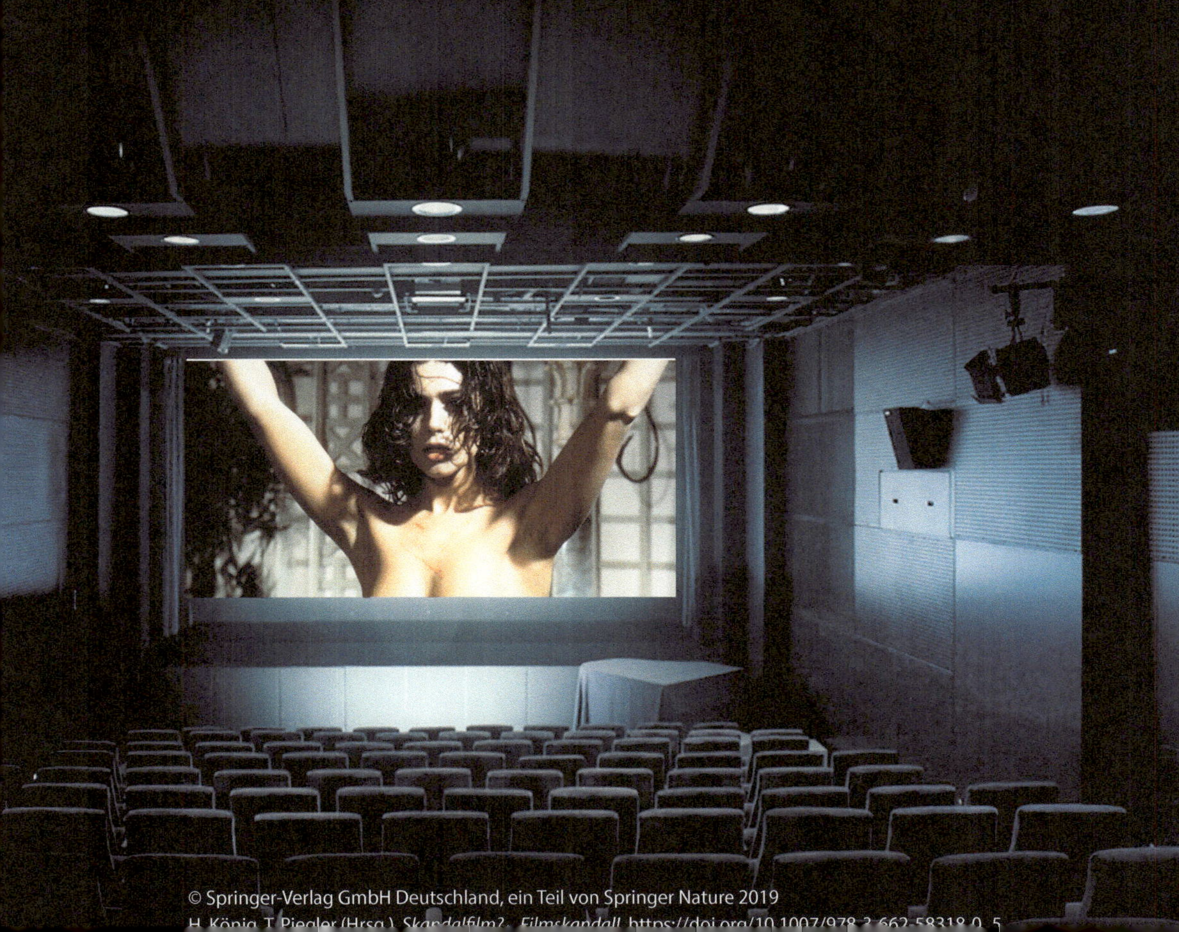

© Springer-Verlag GmbH Deutschland, ein Teil von Springer Nature 2019
H. König, T. Piegler (Hrsg.), *Skandalfilm? – Filmskandal!*, https://doi.org/10.1007/978-3-662-58318-0_5

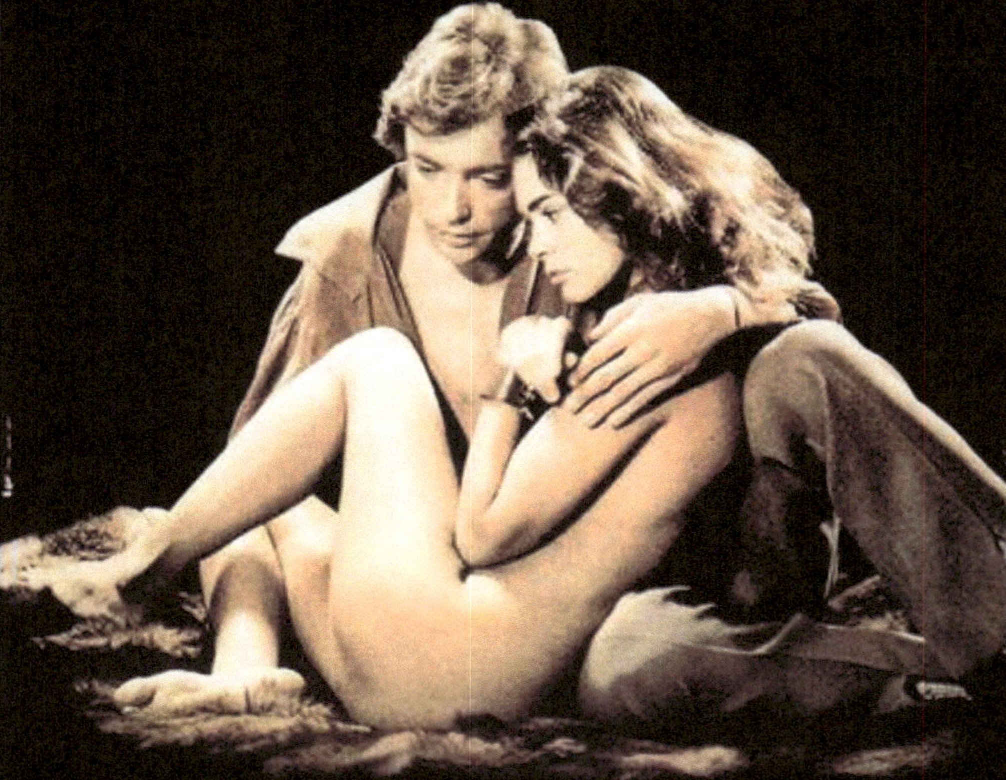

Filmplakat *Die Geschichte der O.* (© Filmconfect Home Entertainment. Quelle: Filmbild Fundus Herbert Klemens. Mit freundlicher Genehmigung)

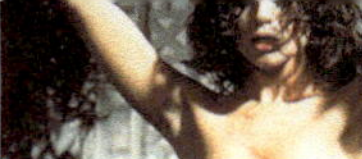

Die Geschichte der O

Es fiel mir zunächst schwer, einen emotionalen Zugang zu der Darstellung der lustvollen Quälereien der O zu finden, die der Film nicht bei ihrem vollen Namen nennt. *Die Geschichte der O* (Abb. 5.1) könnte auch die Geschichte einer beliebigen anderen Frau sein. Die Namenlosigkeit und die nicht inszenierte Geschichte der jungen Frau sprechen von fehlender Individualität. Wir wissen nichts von ihren Gefühlen, ihrer Vergangenheit und Zielen für ihre Zukunft, ihren Liebesbeziehungen. Die einzige Botschaft im Hinblick auf so etwas wie Liebe ist für die Protagonistin immer damit verbunden, welcher der Männer, René oder Sir Stephen, sie ihren sexuell destruktiven Bedürfnissen unterwirft, die diese als Liebe ausgeben. Psychoanalytisch formuliert ist dabei an eine masochistische Haltung der jungen Frau zu denken, die sich aber im Verlauf des Films auch in sadistischen Inszenierungen äußert. So inszeniert die letzte Szene des Films, in der sie scheinbar zärtlich in Sir Stephens Armen zu sehen ist, dass sie ihm mit der brennenden Zigarette ein O in den Arm graviert. Die Mischung zwischen Masochismus und Sadismus kennzeichnet nicht nur O's Verhalten und ihre Motivation, sondern ebenso das der Männer, die sich triebhaft den Frauen zuwenden, um sie zu quälen und darüber sexuelle Erregung zu erlangen.

Der Film basiert auf dem Roman von Dominique Aury (veröffentlicht unter dem Pseudonym Pauline Réage) aus dem Jahr 1952. Ich werde mich in meiner Interpretation jedoch einzig und alleine auf die Filmversion beziehen, die Stiglegger (2002) »als emblematischen Höhepunkt der glücklichen Sklaverei«, 1975 erschaffen vom Modefotografen Just Jaeckin, bezeichnete. Sich auf Susan Sonntags Essay *The pornographic Imagination* (auf Deutsch erschienen unter dem Titel »Pornographische Phantasie« in *Die Zeit*, Nr. 18, 23.04.1976) beziehend, führt Stiglegger aus:

»Der pornographische […] Film arbeitet also mit Typen statt individuellen Charakteren, er transzendiert die Persönlichkeit, um sie als Projektionsfläche für die Bedürfnisse des Rezipienten tauglich zu machen.«

Die perfideste Inszenierung der Frauenverachtung besteht in der ausgiebigen Darstellung der bedingungslosen Hörigkeit der O angesichts der von René und Sir Stephen geäußerten Wünsche. Stiglegger erwähnt weiterhin Susan Sonntags Aussage, »dass die ›Wollust‹ und das ›Obszöne‹ nur dann beschworen werden können, wenn der verdeckte Bezug der Sexualität zum Tod betont wird« (Sonntag 1976, zit. n. Stiglegger 2002). Gerade dieser Zusammenhang stellt sich immer wieder her über die Inszenierung der Hörigkeit der O, die jegliche eigenständische Lebendigkeit in ihrer Unterwürfigkeit unter die Wünsche der Männer auslöscht. Ich werde in meiner psychoanalytischen Interpretation sowohl auf die von Stiglegger angemerkte Überlegung zur Inszenierung von Charakteren anstelle von Individuen in den pornographischen Filmen eingehen als auch auf Susan Sonntags These, dass im pornographischen Film von Wollust gesprochen werden kann, wenn ein verdeckter Bezug der Sexualität zum Tod hergestellt wird. Die Entfaltung meiner Thesen geht von der inszenierten Hörigkeit und der Nacktheit der O aus und verbindet damit – psychoanalytisch formuliert – ihre erloschene Individualität.

Handlung

O (Corinne Cléry, Abb. 5.2) ist eine erfolgreiche Pariser Modefotografin, die sich, um ihren Freund René (Udo Kier) sexuell zu befriedigen, in Roissy, einem Privatanwesen außerhalb von Paris, gemeinsam mit anderen Frauen sexuell misshandeln lässt. Nach dem Verlassen von Roissy stimmt sie Renés Bitte zu, sich seinem väterlichen Freund, Sir Stephen (Anthony Stee), sexuell zu unterwerfen und dessen

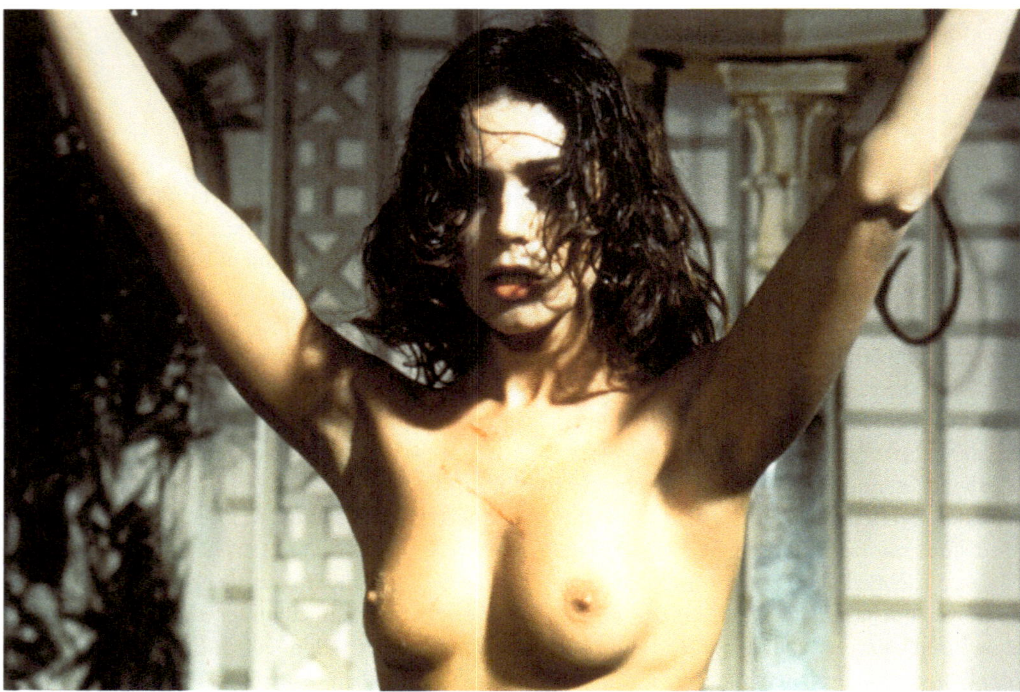

Abb. 5.2 Corinne Cléry als vermeintlich masochistische O. (© Filmconfect Home Entertainment. Quelle: Filmbild Fundus Herbert Klemens. Mit freundlicher Genehmigung)

Wünschen bedingungslos nachzukommen. Als Beweis ihrer sexuellen Bereitschaft lässt sie sich mit brennenden Kohlen Sir Stephens Zeichen in ihr Gesäß einbrennen. Sir Stephen betont, er sei verliebt in O, solange sie ihm gehöre. Am Ende des Films drückt sie an seinem Arm ihre brennende Zigarette aus. Zurück bleibt ein O.

Psychoanalytische Interpretation

Ich stelle mir eingangs die Frage, warum ein 1975 entstandener Film auch heute noch nach einer Interpretation verlangt. Jenseits des Umstandes, dass der Film filmästhetisch in der Tat Pornographie der 1970er Jahre transportiert, ist jedoch festzuhalten, dass die Welle der pornographischen Filme spätestens seit den 1970er Jahren zugenommen hat – wie etwa im *Spiegel* Nr. 37 vom 08.09.1975 zu lesen ist: »Der Geschmack an harten Pornos, bislang ein heimliches Vergnügen, gilt in Paris und New York als ›chick‹.« Mit den im Folgenden entworfenen psychoanalytischen Überlegungen will ich jedoch der filmästhetischen Darstellung der Hörigkeit, der Unterwürfigkeit und der Bereitschaft der Protagonistin, sexuell misshandelt zu werden, keineswegs ihre Bedeutung nehmen. Der filmische Erfolg besteht – wie bereits erwähnt – noch heute. Der Einspruch der Frauen, die den Film als frauenfeindlich bezeichneten, hat noch immer Bedeutung. Ich gehe in der vorliegenden Arbeit von der psychoanalytischen Interpretation der filmischen Gestaltung aus und konzentriere meine Analyse auf die unbewussten Botschaften, die sich in den filmischen Darstellungen verbergen. Meine Analyse zielt auf die Interpretation von Niederschlägen des Todes- und des Sexualtriebes, die sich im Film in Masochismus und Sadismus manifestieren. Beiden Perversionen kommt auch in der heutigen Zeit Bedeutung zu. Es ist m. E. irreführend, einzig und alleine vom Sadismus der Männer in ihren tadellosen Anzügen und vom Masochismus der nackten Frauen auszugehen. Die Betonung der Brüste der Frauen in Roissy spricht nicht für Masochismus, sondern von der Macht der Frauen über die Männer. Auch der zweite Teil des Films, nach der Rückkehr der O aus Roissy, zeichnet sie nicht als Masochistin, sondern vielmehr als Sadistin. Um die schöne Jacqueline später nach Roissy zu bringen, verführt sie sie sexuell, macht sie darüber von sich abhängig, ähnlich wie sie zuvor abhängig von René war, für den sie sich in Roissy sexuell misshandeln ließ. Filmästhetisch inszeniert der Film die libidinöse Destruktivität der O, wenn sie angetan mit dem Kopf eines Raubvogels und der Präsentation ihrer Brüste, die in der Öffnung eines langen Gewandes sichtbar werden, einen von Sir Stephen ausgerichteten Ball besucht.

Bedeutsam erscheint es mir, den analsadistischen Aspekt der Quälereien der Frauen durch die Männer zu betonen. Lediglich in einer kurzen Szene kommt es zu einer vaginalen Penetration, wenn O im Stehen von einem Mann penetriert wird. In Großaufnahmen ist wieder und wieder das entblößte Gesäß der O zu sehen. Sie muss sich immer bäuchlings auf eine Couch oder einen Sesel legen, um dem Mann den Zugang zu ihrem After zu ermöglichen. René stellt sie in dieser Position Sir Stephen vor. Auch in den Szenen in Roissy wird sie häufig anal penetriert, wobei ihr von Schmerz und Lust verzerrtes Gesicht auf Analverkehr schließen lässt. Der Mann, der sie penetriert, wird häufig nicht sichtbar. Auch das Schlagen, während sie nackt an Schlingen gefesselt ist, erfolgt von hinten. Allerdings wird sie immer wieder und wieder von Männern insbesondere auf ihr Gesäß geschlagen.

An dieser Stelle scheint es mir wichtig, kurz Freuds Thesen zu Entstehung von Sadismus und Masochismus, aus einer Mischung zwischen Todestrieb und Sexualtrieb, zu referieren. Ich bin mir bewusst, dass das konkrete filmische Geschehen und seine Interpretation mit Hilfe von psychoanalytischer Theorie möglicherweise auf Kritik stoßen können. Aus den psychoanalytischen Behandlungen und der Reflexion unseres Tuns sind wir durchaus mit diesem Vorgehen vertraut (Zeul 2007). Bei der Interpretation von Filmausschnitten habe ich mich von den grausamen, frauenverachtenden Szenenabläufen beeinflussen lassen. Die weiter oben erwähnte analsadistische Verleugnung von Weiblichkeit fordert geradezu psychoanalytische Aufklärung. Der Sexualtrieb trifft – so Freud – auf den im Organismus herrschenden Todestrieb. Um seine zersetzende Funktion unschädlich zu machen, entledigt er sich von ihm, indem er ihn in Form der Destruktion der Objekte in der Außenwelt unterbringt.

»Er heiße dann Destruktionstrieb, Bemächtigungstrieb, Wille zur Macht. Ein Anteil des Triebes wird direkt in den Dienst der Sexualfunktion gestellt. [...] Dies ist der eigentliche Sadismus« (Freud 1924, S. 376).

Freud fährt fort, indem er ausführt, dass jedoch ein Teil des Todestriebes nicht diese Wendung nach außen vollzieht, vielmehr im Inneren der Psyche sich weiter aufhält. Dort wird er über die libidinöse Bindung in erogenen Masochismus verwandelt. Er kommt dann weiter zu dem Schluss: »Wenn man sich über einige Ungenauigkeit hinaussetzen will, kann man sagen, der im Organismus wirkende Todestrieb – der Ursadismus – sei mit dem Masochismus identisch« (S. 377). Diese Überlegung erscheint mir für eine Interpretation des Verhaltens von Männern und Frauen in der *Geschichte der O* bedeutungsvoll. Sie hebt den vermeintlichen Unterschied zwischen den optisch eindrucksvoll inszenierten Misshandlungen und Quälereien der Frauen und dem sadistisch lustvollen, erregten Verhalten der Männer auf. Wie später auszuführen sein wird, sind diese masochistisch abhängig vom Anblick der Quälereien der Frauen.

Die Thesen Freuds von der Einheit zwischen Sadismus und Masochismus lassen sich perfekt mit den Überlegungen Susan Sonntags verbinden, für die das Obszöne dort anzusiedeln ist, wo ein dem Bewusstsein nicht unmittelbar zugängiger Bezug zwischen Sexualität und Tod inszeniert wird. Ich hatte eingangs bereits darauf aufmerksam gemacht, dass die überwiegend inszenierten analsadistischen Szenen die Weiblichkeit verleugnen oder sie sogar töten. Hinzu kommt die exklusive Darstellung der *Hörigkeit* der Protagonistin, die mit der Verleugnung weiblicher Wünsche und Phantasien einhergeht. Eine der ersten Szenen spricht eindrücklich von der Hörigkeit der O, ja, es ließe sich auch von *Unterwerfung* sprechen.

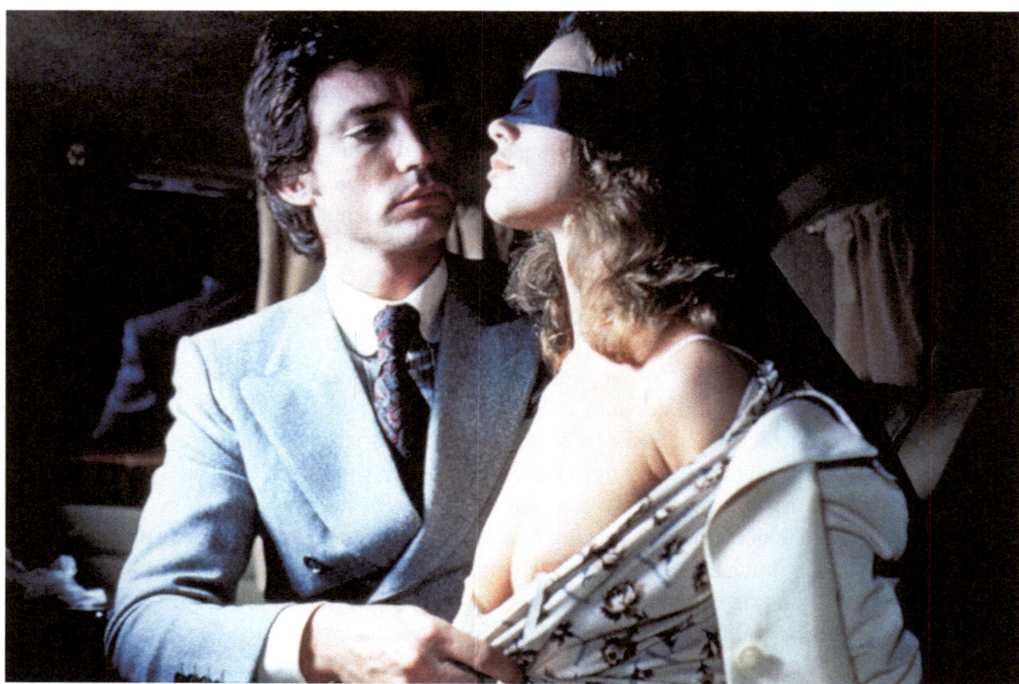

Abb. 5.3 Auf die Anordnung Renés hin entkleidet sich O. (© Filmconfect Home Entertainment. Quelle: Filmbild Fundus Herbert Klemens. Mit freundlicher Genehmigung)

Auf die Anordnung Renés hin entkleidet sich O (■ Abb. 5.3). Sie nähert sich dann nackt unter ihrem Kleid auf Anordnung von René den Misshandlungen, die sie in Roissy erwarten. Ich hatte bereits eingangs von der Namenlosigkeit der Protagonistin gesprochen, die sich bei der Verfolgung der Szenenabläufe in deren Nacktheit manifestiert. Der Zugriff der Männer auf die Körperlichkeit der O ist dramatisch in der Szene dargestellt, als sie sich mit glühenden Kohlen Sir Stephens Brandzeichen in ihr Gesäß einbrennen lässt. Zusätzlich werden ihr Ringe in die Schamlippen operiert – als Zeichen, dass sie einzig und alleine Sir Stephen gehört. Ich gehe in der Interpretation so weit, eine Modellierung des Frauenkörpers entsprechend den perversen sexuellen Vorstellungen der Männer anzunehmen. Insofern ist nicht nur von Unterwerfung und Hörigkeit der Protagonistin zu sprechen, sondern von der *Aufgabe der eigenen Körperlichkeit*, oder anders ausgedrückt: von jeglicher *individuellen Eigenart*. So ist einmal mehr Susan Sonntag zuzustimmen, dass die sexuelle Erregtheit der Männer den Tod der Weiblichkeit zum Ziel hat.

Bisher war nur die Rede von der sexuell destruktiven Zurichtung der Frauen durch die Männer, die in der Erlöschung von Weiblichkeit endet. Es stellt sich jedoch die Frage, worin die Motivation von René und Sir Stephen besteht, deren Handlungen von Destruktion geprägt sind. Um ihre unbewussten Motive zu enthüllen, komme ich bei der Beantwortung dieser Frage wieder zurück auf die Freudsche These vom Dualismus zwischen Todestrieb und Sexualtrieb. Die Wendung des Todestriebs als eine Form von Destruktion war in den weiter oben dargestellten Misshandlungen der Frauen dargelegt worden. Eine weitere Überlegung legt nahe, dass es sich bei dem Verhalten und den Wünschen der Männer um einen inneren, für sie unerträglichen erogenen Masochismus handelt, den Freud auch mit Impotenz in Verbindung bringt und der, nach außen gewendet, seine Manifestation im Sadismus erfährt. Die Annahme vom Masochismus der Männer, der sich in schmerzhaften Wünschen und Phantasien äußert, geschlagen, geknebelt, körperlich misshandelt zu werden oder sich impotent zu fühlen, legt dann die Annahme nahe, dass es sich bei der Misshandlung, der Verursachung von Schmerzenslust der O um einen nach außen gewendeten erogenen Masochismus der Männer handelt.

Der Skandal

Die psychoanalytische Interpretation, die zwar von der Filmästhetik ausgeht, aber diese einer Analyse unterzieht, konnte nachweisen, dass *Die Geschichte der O* nicht einzig und alleine auf der sadistischen Quälerei der O durch René und Sir Stephen beruht, sondern dass es sich um einen Austausch und ein Zusammenspiel zwischen Masochismus und Sadismus handelt, dem Männer und Frauen gleichermaßen ausgeliefert sind. Meine Analyse legt nahe, dass es sich beim Film *Die Geschichte der O* nicht – wie in *Wikipedia* zum Film zu lesen ist – um einen *Liebesfilm* handelt, der die freiwillige weibliche Unterwerfung inszeniert. Ich widerspreche auch den Autoren Jahrhaus und Neuhaus (2003), bei denen sich »das eigentliche Skandalon der ›Geschichte der O‹ […] um die Verknüpfung von Liebe und Unterwerfung, von Sexualität und Gewalt, von Symmetrie und Asymmetrie im sexuellen und sozialen Verhältnis der Geschlechter handele« (S. 57).

Meine Interpretation der *Geschichte der O* ist auf der triebhaften Verankerung der Protagonisten unterhalb der filmästhetischen Gestaltung angesiedelt. Ich wage die These, dass der Film auch triebhafte masochistische und sadistische Impulse in den Zuschauern anstößt, die selbstverständlich unbewusst bleiben. Diese Annahme setzt voraus, dass es sich bei der *Geschichte der O* nicht ausschließlich um Pornographie handelt. Oder anders formuliert: dass pornographische Phantasien Teil des menschlichen Seelenlebens sind. Die weit verbreitete Sucht nach Pornographie im Film, von der im bereits zitierten *Spiegel*-Artikel die Rede ist, bestätigt diese Annahme von pornographischen Wünschen und Phantasien des Publikums.

Literatur

Freud S (1924) Das ökonomische Problem des Masochismus. GW, Bd. XIII, S 369–381
Jahrhaus O, Neuhaus S (2003) Der erotische Film. Zur Codierung von Ästhetik, Sexualität und Gewalt. Königshausen & Neumann, Würzburg
Réages P (1952) Histoire d'O. Ed. Jean-Jacques Pauvert, Paris
Stiglegger M (2002) Sexualität und Macht. http://www.ikonenmagazin.de/artikel/sm_im_film.htm. Zugegriffen: 18. Juli 2018
Zeul M (2007) Das Höhlenhau der Träume. Filme, Kino, Psychoanalyse. Brandes & Apsel, Frankfurt a. M.

Originaltitel	Histoire d'O
Produktionsland	Frankreich
Originalsprache	Französisch
Erscheinungsjahr	1975
Regie	Just Jaeckin
Hauptdarsteller	Corinne Cléry, Udo Kier, Anthony Steel
Verfügbarkeit	Ungeschnittene Fassung auf DVD in deutscher Sprache

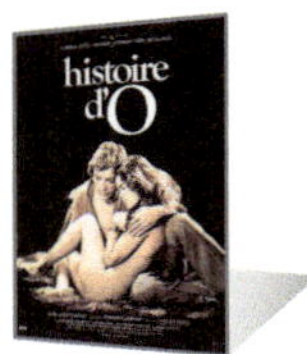

Udo Rauchfleisch

„Wer liebt, der ist ans Kreuz genagelt"

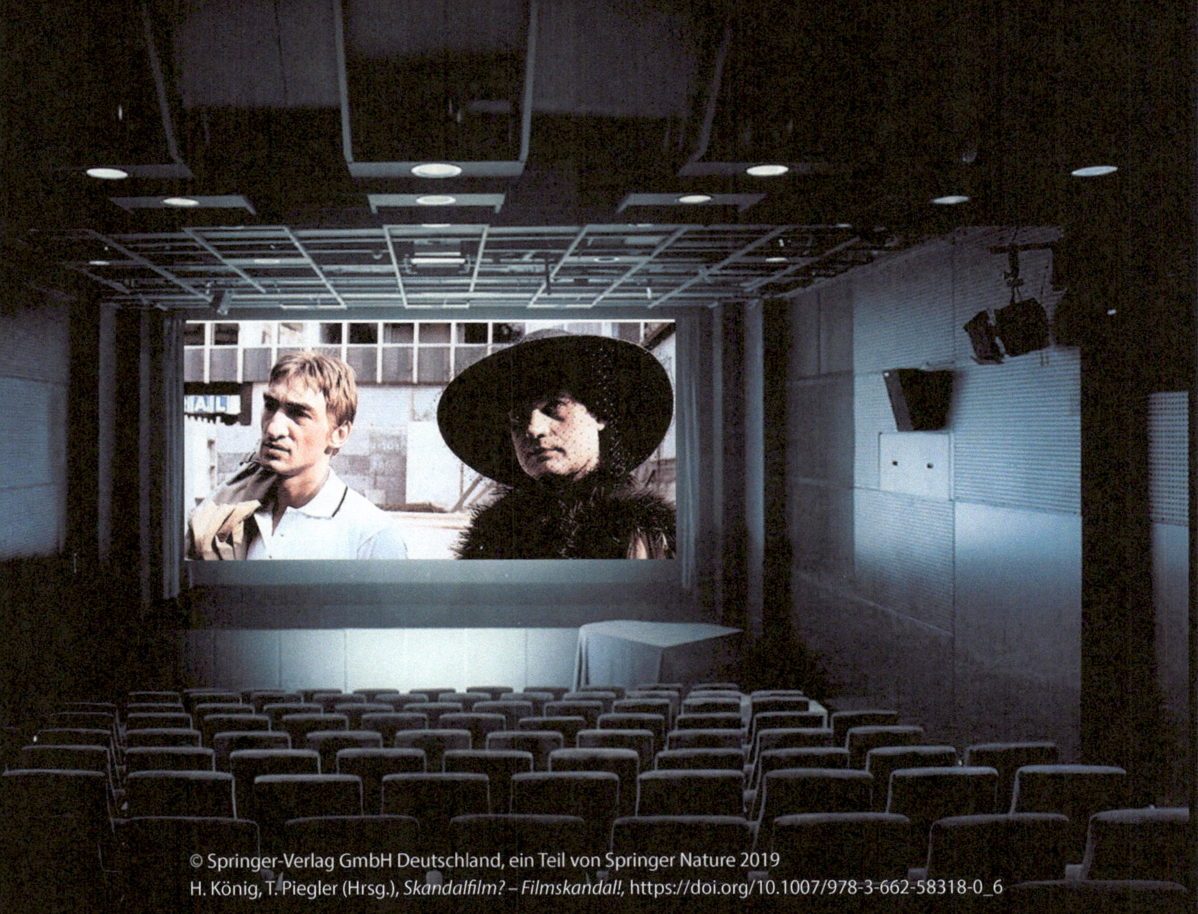

H. König, T. Piegler (Hrsg.), *Skandalfilm? – Filmskandal!*, https://doi.org/10.1007/978-3-662-58318-0_6

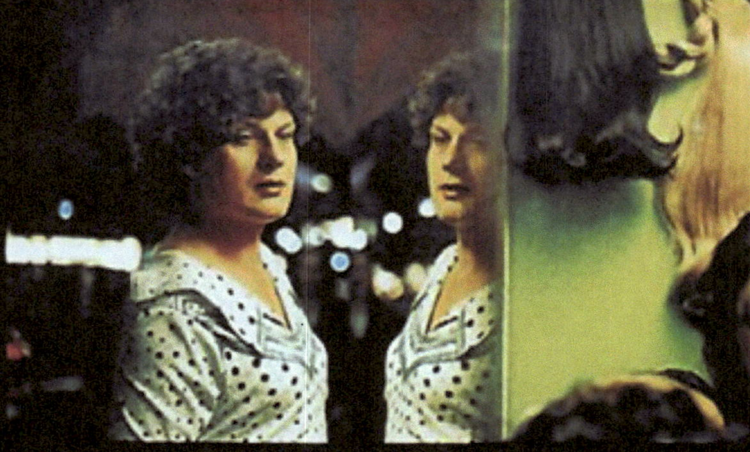

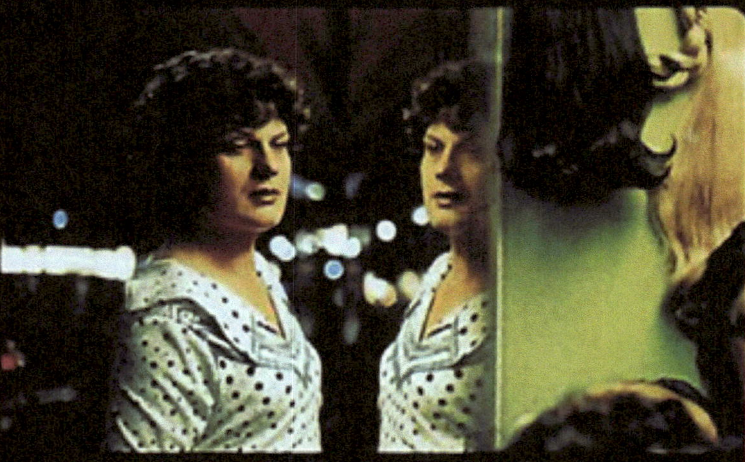

Filmplakat *In einem Jahr mit 13 Monden*. (© Filmverlag der Autoren. Quelle: Filmbild Fundus Herbert Klemens. Mit freundlicher Genehmigung)

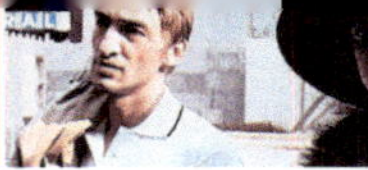

In einem Jahr mit 13 Monden

Der Film *In einem Jahr mit 13 Monden* ( Abb. 6.1) gilt als eines der radikalsten und persönlichsten Werke Rainer Werner Fassbinders. Die Reaktionen auf diesen Film waren kontrovers: Während die einen ihn als einen »der intimsten Fassbinder-Filme« (filmdienst.de)[1] und als »ein meisterliches Kinogedicht« (prisma)[2] priesen, war etwa die schockierende Schlachthausszene für die Kommission zur Jugendfreigabe ein Grund, dem Film sowohl nach seinem Erscheinen 1978 als auch bei der Wiedervorlage Anfang der 1990er Jahre die Jugendfreigabe zu verweigern.

Auf eine Besonderheit ist einleitend noch hinzuweisen: In den Kommentaren zu diesem Film ist immer wieder die Rede davon, im Zentrum stehe die »Transsexuelle« Elvira. Unter fachlichem Gesichtspunkt ist die Bezeichnung »Transsexuelle« jedoch nicht richtig. Erwin/Elvira Weishaupt ist keine Trans*frau im Sinne einer transidenten Person, d. h., kein biologischer Mann mit einer weiblichen Identität.

Dies wird bereits in der ersten Szene deutlich, in der Erwin/Elvira in männlichem Outfit Kontakt zu einem Stricher sucht. Auch an anderen Stellen des Films wird ausdrücklich darauf hingewiesen, dass Erwin eine operative Angleichung an das weibliche Geschlecht nicht hat vornehmen lassen, weil er in seiner Identität Frau ist. Der operativen Angleichung an das weibliche Geschlecht hat Erwin sich in Casablanca (wo damals eine der bekanntesten Kliniken für Operationen von Transsexuellen war) vielmehr nur unterzogen, um von einem ehemaligen Freund, Anton Saitz, geliebt zu werden. Dieser hatte einmal beiläufig erwähnt, dass er ihn lieben würde, wenn er eine Frau wäre. Elviras Freundin, die Prostituierte Zora, bringt es auf den Punkt: »Sie [Elvira] war nicht innerlich eine richtige Frau, nicht einmal schwul.«

Die dramatische Geschichte des Erwin/der Elvira Weishaupt ist somit nicht das Drama einer Trans*frau, sondern Fassbinder verwendet die Situation einer »transsexuellen« Person als Symbol eines aussichtslosen, zum Scheitern verurteilten Lebens in einer kalten, von Geldgier beherrschten Welt.

Handlung

Der Film beginnt mit einem Einleitungstext:

Jedes siebte Jahr ist ein Jahr des Mondes. Besondere Menschen, deren Dasein hauptsächlich von ihren Gefühlen bestimmt ist, haben in diesen Mondjahren verstärkt unter Depressionen zu leiden, was gleichermaßen, nur etwas weniger ausgeprägt, auch für Jahre mit dreizehn Neumonden gilt. Und wenn ein Mondjahr gleichzeitig ein Jahr mit dreizehn Neumonden ist, kommt es oft zu unabwendbaren persönlichen Katastrophen.

1   https://www.filmdienst.de/film/details/32377/in-einem-jahr-mit-13-monden. Zugegriffen: 12.10.2018.
2   www.prisma.de/filme/In-einem-Jahr-mit-13-Monden,262291. Zugegriffen: 12.10.2018.

Im 20. Jahrhundert sind es sechs Jahre, die von dieser gefährlichen Konstellation bestimmt sind, eines davon ist das Jahr 1978. Davor waren es die Jahre 1908, 1929, 1943 und 1957. Nach 1978 wird das Jahr 1992 noch einmal das Dasein vieler gefährden.

Der Film spielt in Frankfurt/M. im Jahr 1978, in dem Jahr, in dem Rainer Werner Fassbinder in der kurzen Zeit vom 24. Juli bis zum 28. August diesen Film hergestellt hat, wobei er nicht nur Regie geführt, sondern auch das Drehbuch geschrieben und selbst die Kamera geführt hat. Ursprünglich wollte er auch selbst schneiden, hat dies dann aber doch der langjährigen Mitarbeiterin Juliane Lorenz überlassen.

Wir erleben die letzten fünf Tage im Leben von Elvira, früher Erwin, Weishaupt (Volker Spengler). Obwohl Elvira sonst als Frau lebt, sucht sie in männlichem Outfit Sex mit Strichern, die jedoch entdecken, dass sie einen weiblichen Körper hat, und sie brutal zusammenschlagen (◘ Abb. 6.2).

Zu Hause trifft Elvira ihren Freund Christoph Hacker (Karl Scheydt), einen ehemaligen Schauspieler, der sechs Wochen nicht mehr bei ihr war. Er beschimpft und entwertet Elvira und macht ihr Vorwürfe, sie fange nichts mit ihrem Leben an und sei langweilig. Elvira versucht ihren Selbstwert zu retten, indem sie Christoph entgegenhält, dass doch ursprünglich sie es war, die ihn finanziell unterstützt hat, indem sie als Prostituierte für ihn gearbeitet hat. Christoph lässt dies jedoch nicht gelten und teilt ihr mit, dass er sich endgültig von ihr trennen wolle:

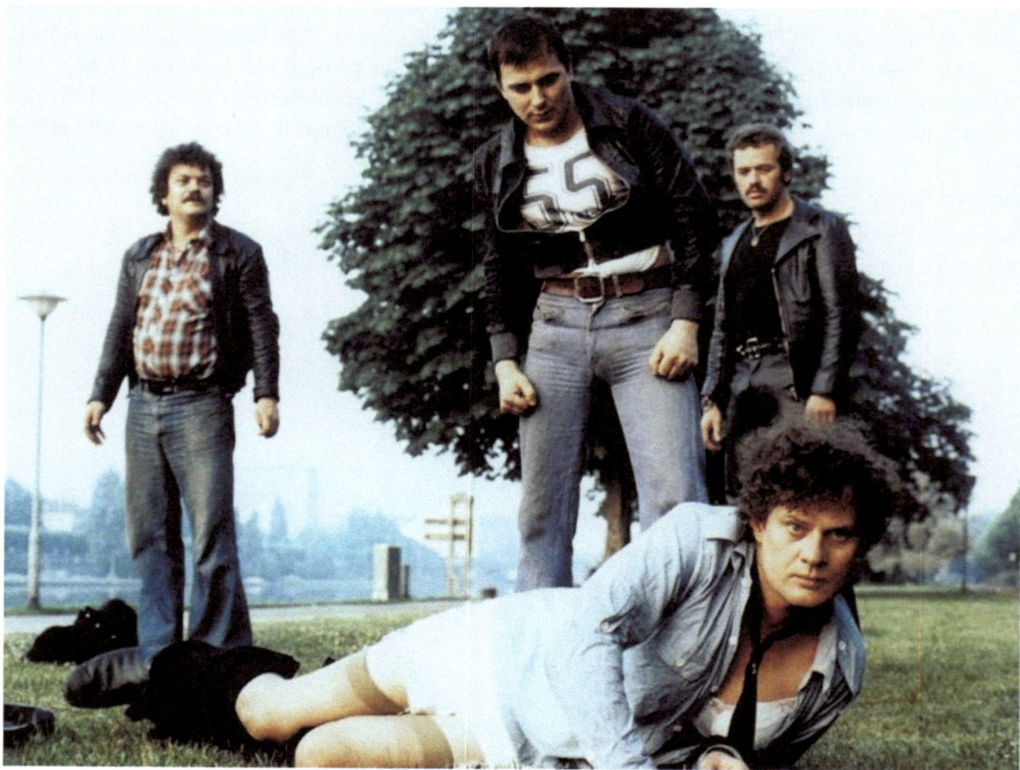

◘ **Abb. 6.2** Elvira wird zusammengeschlagen. (© Filmverlag der Autoren. Quelle: Filmbild Fundus Herbert Klemens. Mit freundlicher Genehmigung)

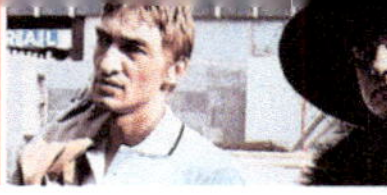

 **»Du bist ein Ding. Völlig überflüssig.«**

Elvira versucht ihn aufzuhalten und stellt sich seinem Auto in den Weg, als er fortfahren will. Christoph fährt jedoch rücksichtslos weiter und das Auto schleudert Elvira auf die Straße.

Eine Freundin von Elvira, die Rote Zora (Ingrid Caven), eine Prostituierte, eilt Elvira zu Hilfe und begleitet sie heim. Ihr tut Elvira leid und sie tröstet sie. Elvira erzählt von ihrer Ehe mit Irene und der gemeinsamen Tochter Marie-Ann (Eva Mattes) und von ihrer Arbeit als Metzger in einem Schlachthaus. Gemeinsam durchwandern Elvira und Zora das Schlachthaus, wo die an Haken aufgehängten Kühe getötet werden. In einer langen Szene wird dargestellt, wie das Blut der Kühe abgelassen und ihre Haut abgezogen wird. Während Elvira und Zora durch das Schlachthaus gehen, zitiert Elvira ihren Freund Christoph mit dem verzweifelten, selbstquälerischen Schlussmonolog des Tasso aus Goethes *Torquato Tasso*.

Bei der Rückkehr in ihre Wohnung ruft Elvira nach Christoph, so als ob alles beim Alten wäre. Sie erträgt nicht die Realität, dass er sich endgültig von ihr getrennt hat, und flieht in die Welt der Kindheit, indem sie eine Schallplatte mit dem von Kindern gesungenen Weihnachtslied *Es ist ein Ros' entsprungen* auflegt, während sie sich mit einem Gürtel den Hals abschnürt und selbst befriedigt. Bei einem Sprung in der Schallplatte wiederholt sich endlos die Zeile eines anderen Weihnachtslieds *Leise rieselt der Schnee*.

Irene (Elisabeth Trissenaar), die Ehefrau von Elvira, mit der sie aber lange schon nicht mehr zusammenlebt, erscheint. Sie ist empört, dass Elvira in einer Zeitschrift ein Interview gegeben hat, in dem sie sich negativ über Anton Saitz (Gottfried John), einen früheren Freund von Elvira, heute ein mächtiger Immobilienhändler, geäußert hat. Irene fürchtet, er werde verärgert über das sein, was Elvira im Interview gesagt hat, und werde sie »zerdrücken wie ein Insekt«. Angst hat Irene in diesem Zusammenhang auch um die gemeinsame Tochter Marie-Ann. Elvira beruhigt Irene und verspricht, zu Anton Saitz zu gehen und sich bei ihm zu entschuldigen.

Bei einem Gang durch einen Spielsalon wird Elvira auch hier von den Männern, mit denen sie in Kontakt treten möchte, zurückgewiesen:

»Wenn Sie mich noch lange so anstarren, schlachte ich Sie ab!«

Ihre Freundin Zora erscheint und Elvira erzählt ihr von ihrer Kindheit und Jugend in einem von Nonnen geführten Waisenhaus. Sie kann sich nicht mehr daran erinnern, was damals geschehen ist, und möchte, wenn auch mit ambivalenten Gefühlen, Schwester Gudrun (Lieselotte Pempeit), zu der sie eine gute Beziehung hatte, aufsuchen. Zora willigt ein, mit Elvira zum Waisenhaus zu gehen.

Schwester Gudrun berichtet, dass Erwin, wie Elvira damals hieß, ein »leises«, »braves« Kind gewesen sei. Bezeichnend ist, dass Elvira auch im Waisenhaus nicht die bedingungslose Liebe erfahren hat. Gudrun: »Ich habe *versucht*, dich zu lieben.« Die Schwestern hätten Erwin immer wieder etwas zugesteckt. »Dafür sollte das Kind sie lieben und jede einzelne am meisten.« So sei das Kind »gezwungen worden, das Lügen zu lernen«, indem es jeder Schwester das gesagt habe, was sie sich wünschte (◻ Abb. 6.3).

Es sei eine schwere Enttäuschung für Erwin gewesen, dass die Adoption durch ein Ehepaar an der Weigerung der leiblichen Mutter, Erwin zur Adoption freizugeben, gescheitert sei. Die Mutter habe nicht den Mut gehabt, ihrem Mann zu gestehen, dass Erwin das Kind aus einer außerehelichen Beziehung war. Von dem Tag an, an dem sich die potenziellen Adoptiveltern zurückgezogen hätten, habe sich Erwin verändert. Er habe zu stehlen begonnen und sei nicht mehr das brave, liebe Kind wie früher gewesen.

Das desolate Leben von Erwin in dieser Zeit schildert Schwester Gudrun mit den Worten:

»So lebte das Kind lange Jahre in einer praktischen Hölle, zusätzlich verachtet, da er es gelernt hatte, nicht zugrunde zu gehen in dieser Hölle, eher schon, ihre Schrecken konsequent zu genießen.«

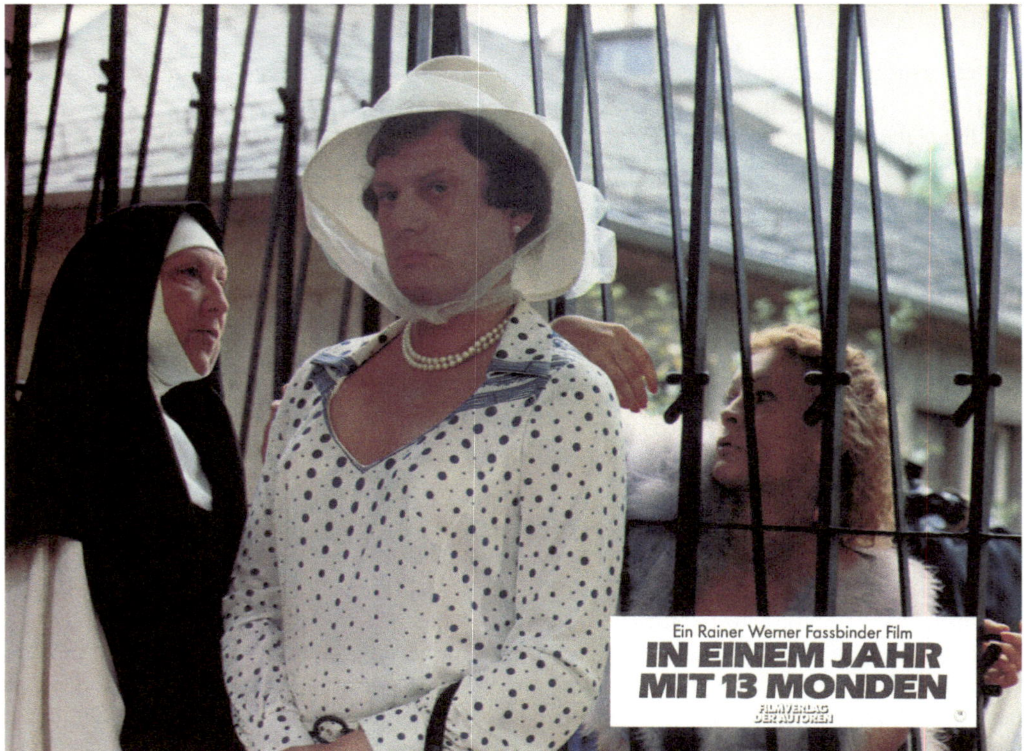

◘ Abb. 6.3 Elvira und Schwester Gudrun. (© Filmverlag der Autoren. Quelle: Filmbild Fundus Herbert Klemens. Mit freundlicher Genehmigung)

Die Konfrontation mit dieser schrecklichen Realität ist zu viel für Elvira. Sie bricht zusammen. Zora bringt sie nach Hause und kümmert sich rührend um sie. In Zoras Wohnung erzählt ein Mitbewohner einen Traum von einem Friedhof: Auf den Grabsteinen hätten als Dauer des Lebens nur Tage und Stunden gestanden. Ein sehr alter Mann habe ihm dann erklärt, dass es die Zeit sei, während der die Person einen wirklichen Freund gehabt habe. Während dieser Erzählung wird ein an die Wand gehefteter Zettel sichtbar:

💬 »Wer liebt, der ist ans Kreuz genagelt.«

Dann wird ein anderer Zettel mit den Worten verbrannt:

💬 »Aber meine größte Angst ist, eines Tages meine Gedanken in Worte fassen zu können, denn …«

Zora bringt Elvira zu Bett und erzählt ihr ein Märchen von zwei Geschwistern, einem Mädchen und einem Jungen, die von einer Hexe verzaubert werden, der Junge in einen Pilz, das Mädchen in eine Schnecke. Als die Schwester-Schnecke hungrig wird, erlaubt der Bruder ihr, etwas von ihm, dem Pilz, zu fressen. Sie frisst ein Stück von ihm. Er sagt ihr, es sei sein rechtes Ohr gewesen. Als die Schwester wieder hungrig wird, erlaubt der Bruder ihr nochmals, ein Stück von ihm zu fressen. Es ist sein linker Fuß.

Während Elvira schläft, zappt Zora durch verschiedene Fernsehprogramme: ein Originalinterview mit Rainer Werner Fassbinder, eine Szene aus dem Film *Wir werden nicht zusammen alt* von Maurice

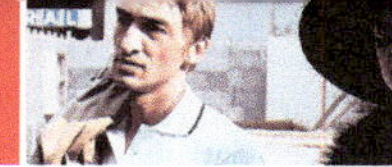

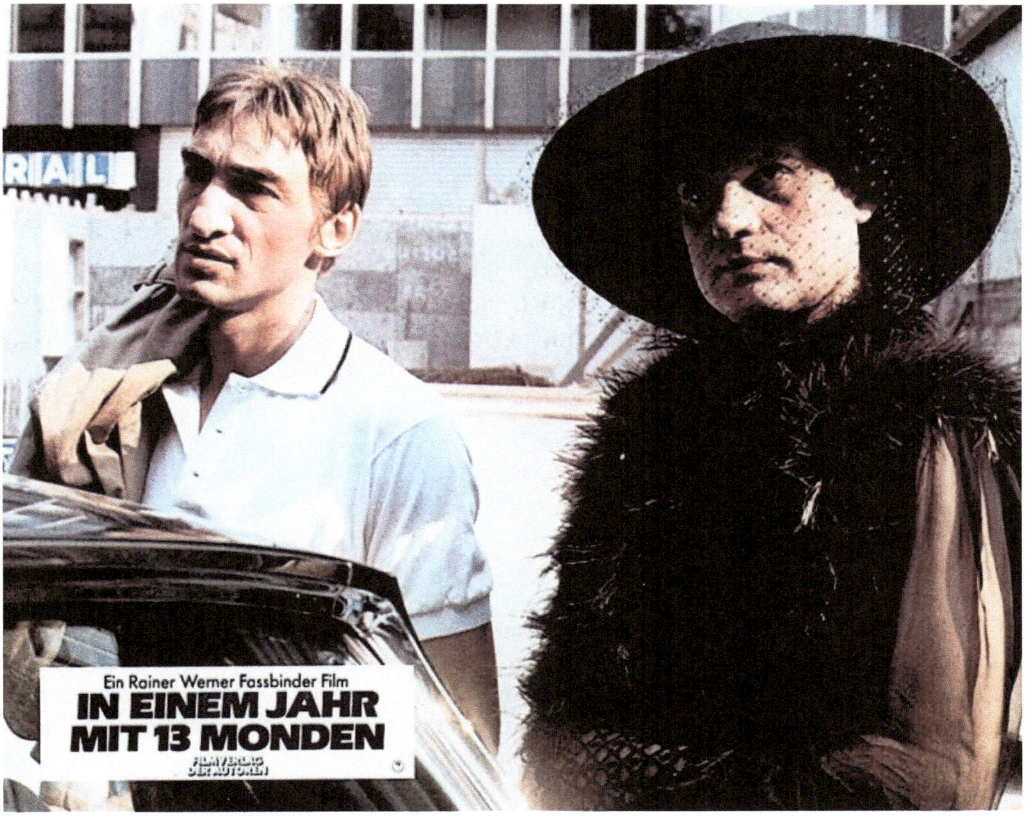

Abb. 6.4 Elvira und Anton Saitz. (© Filmverlag der Autoren. Quelle: Filmbild Fundus Herbert Klemens. Mit freundlicher Genehmigung)

Pialat (1972) über eine von Gewalt geprägte, zerbrochene Beziehung und eine Dokumentation über den chilenischen Diktator Augusto Pinochet, wobei es heißt, er habe Chile »vom Chaos zur Ordnung« geführt.

Wie sie Irene versprochen hat, macht sich Elvira auf den Weg zu ihrem früheren Freund Anton Saitz. Er war im KZ Bergen-Belsen gewesen und hatte überlebt. Sie hat ihm damals, als er mittellos war, finanziell geholfen, hat für ihn im Bordell gearbeitet, das er »im Stil eines KZ geführt hat«. Ihm zuliebe hatte Elvira sich in Casablanca operieren lassen. Saitz hatte sie aber rücksichtslos fallen gelassen. Heute ist Saitz einer der mächtigsten Männer in Frankfurt und betreibt als skrupelloser Spekulant mit Verbindungen zu hohen Politikern ein Immobiliengeschäft. Wie er selbst sagt, hat er für die Honoratioren von Frankfurt »die Schmutzarbeit« übernommen. Er liebt niemanden und er will auch nicht, dass ihn jemand liebt (Abb. 6.4).

Im leeren 15. Stock des Hochhauses, in dem niemand arbeitet und in dessen oberstem Stock Saitz sich aufhält, trifft Elvira einen Mann, der seinen Selbstmord vorbereitet. Er berichtet Elvira, dass sich alle paar Wochen jemand in diesem Haus umbringt. Bevor er sich in Gegenwart von Elvira erhängt, gibt er ihr noch mit auf den Weg, der Selbstmörder wolle das Leben, er sei nur mit den Bedingungen des Lebens unzufrieden:

»Der Selbstmörder gibt nicht das Leben auf, sondern nur den Willen zum Leben, das ihm seine Erscheinungen aufzwingt.«

Elvira erhält Zutritt zu den Räumen, in denen sich Saitz mit seinen Untergebenen aufhält, nachdem sie dem Bewacher der Zutrittstür das Codewort »Bergen-Belsen« genannt hat, das KZ, in dem Saitz als Kind war. Aus Langeweile und Überdruss inszeniert Saitz mit seinen Untergebenen hier absurd-komische Slapstick-Einlagen in Anlehnung an einen Film mit Jerry Lewis. Saitz ist an Elviras Entschuldigung, dass sie etwas Negatives über ihn im Interview gesagt hat, überhaupt nicht interessiert.

Saitz erinnert sich, dass Elvira früher so guten Kaffee für ihn gekocht habe wie seine Großmutter, und schlägt vor, mit Elvira in ihre Wohnung zu gehen. Dort trifft er Elviras Freundin Zora, die fasziniert von ihm ist und mit der er zu flirten beginnt. Elvira sieht dies und verlässt enttäuscht die Wohnung, nachdem sie sich die Haare abgeschnitten und männliche Kleidung angezogen hat.

In ihrer Verzweiflung darüber, dass sie sogar von ihrer Freundin Zora betrogen wird, geht Elvira zu ihrer Frau Irene und ihrer Tochter Marie-Ann, die im Garten ihres Hauses sitzen. Es ist ein letzter, verzweifelter Versuch, wieder Teil einer »normalen Familie« zu werden:

💬 »Ich habe Sehnsucht, mit euch zusammen zu sein.«

Doch Irene antwortet:

💬 »Es ist zu spät.«

Elvira rennt weinend davon.

In ihrer Not wartet sie vor der Wohnung des Journalisten, der mit ihr das Interview geführt hat und von dem sie sich verstanden fühlt. Aber auch er erfüllt ihr ihren Wunsch nach einem Gespräch nicht, es ist schon zu spät in der Nacht für ihn. Enttäuscht verlässt Elvira ihn und kehrt nach Hause zurück.

Da der Journalist wegen Elviras Zustand beunruhigt ist, geht er zu Elviras Wohnung, in die ihn jedoch der Wachmann von Anton Saitz nicht hineinlässt. Der Journalist telefoniert mit Marie-Ann, die einen Schlüssel zu Elviras Wohnung hat, und bittet sie, sofort zu kommen. Als sie die Wohnung betreten, finden sie Elvira tot auf dem Bett liegen – und am Boden neben dem Bett vergnügen sich Zora und Anton Saitz. Von einem Tonband hört man Elviras Stimme mit dem Text des Interviews, das sie dem Journalist gegeben hat. An ihrem Totenbett kommen alle die Menschen zusammen, die Elvira wichtig gewesen, ihr aber nicht gerecht geworden sind: Irene und Marie-Ann, Saitz und Zora, Schwester Gudrun sowie der Journalist und seine Frau.

Hintergrund

Dieser Film stellt insofern eine Besonderheit im Schaffen von Fassbinder dar, als er eine Reaktion auf den Suizid seines Freundes Armin Meier (im Mai 1978) ist, von dem sich Fassbinder einige Zeit vorher getrennt hatte. Der Suizid hatte Fassbinder in eine tiefe Krise gestürzt. Juliane Lorenz, die Cutterin vieler Fassbinder-Filme und enge Vertraute und Lebenspartnerin des Regisseurs, berichtet (»Extras« auf der DVD), dass Fassbinder sich nach dem Suizid von Armin Meier während vier Wochen total von seiner Umwelt zurückgezogen habe und in dieser Zeit in Köln, zumeist nachts, das Exposé zu *In einem Jahr mit 13 Monden* geschrieben habe.

Juliane Lorenz zitiert in diesem Zusammenhang eine Aussage von Fassbinder: »Hätte ich diesen Film nicht gemacht, hätte ich mich umbringen müssen«, und verweist darauf, dass *In einem Jahr mit 13 Monden* ein »Wendepunkt« im Schaffen von Fassbinder gewesen sei. Der Film sei ein »Ausstieg«, ein »Aufstieg aus der Asche«, wie ein Phoenix, gewesen und habe ihn noch vier Jahre lang leben lassen, vier Jahre, in denen Fassbinder so bedeutende Werke geschaffen hat wie die Trilogie der drei sehr unterschiedlichen Frauengestalten *Die Ehe der Maria Braun, Lola* und *Die Sehnsucht der Veronika Voss* sowie die 13-teilige TV-Adaptation von Döblins *Berlin Alexanderplatz* und das Schwulen-Melodram *Querelle* nach einem Roman von Jean Genet.

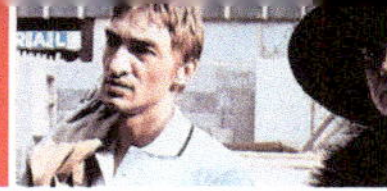

Dass der Film in Frankfurt spielt, ist kein Zufall. Er ist quasi eine »Abrechnung Fassbinders mit Frankfurt, das in den 70er Jahren immer sichtbarer zum Prototyp einer kalten, von Geldgeschäften beherrschten Großstadt mutierte« (Behrens 2005, S. 4).

Der Skandal

Gemäß den Ausführungen der Herausgeber dieses Buches lassen sich zwei Arten der Umsetzung des Skandalösen im Film unterscheiden: *zum einen* im Sinne eines *»Filmskandals«*, d. h., die »filmische Gestaltung von Grenzüberschreitendem und Tabuisiertem, von Anstößigem und Perversem, von Übergriffigem und Widerwärtigem« und *zum anderen* im Sinne eines *»Skandalfilms«* aufgrund der »Skandalwertigkeit aus der Stärke der von ihm ausgelösten Kontroverse, aus der Vehemenz der öffentlichen Empörung und aus der Hartnäckigkeit der erhobenen Forderung nach Zensurierung«.

Für Fassbinders *In einem Jahr mit 13 Monden* treffen beide Aspekte zu. Wir erleben in diesem Film auf verschiedenen Ebenen die Gestaltung von »Grenzüberschreitendem« und »Tabuisiertem«. So wird für Schlicker (2011, S. 19) in der Schlachthausszene

> »Fassbinders Körperinszenierung auf eine Ekel erregende Spitze getrieben, indem die Bilder nicht nur bis auf die Haut, sondern gar darunter gehen. Der Körper wird auf diesem Weg […] zu einem Moment eines psychophysischen Übergriffs auf den Zuschauer.«

Bis auf den heutigen Tag ist es denn auch nicht gelungen, den Film als jugendfrei zu deklarieren.

In Fassbinders Wanderung auf der Grenze des Erträglichen befinden wir uns in einer ähnlichen Situation wie bei der Rezeption von Musik zu grausamen, erschütternden Inhalten, so beispielsweise bei Morden, in Wahnsinnszuständen und in Sterbeszenen in den romantischen Opern. Unter Verwendung des von Kris (1970) entwickelten Konzepts der »ästhetischen Illusion« kann man sagen, dass die Kunst, und so auch die Musik, die Grenzen der Wirklichkeit verschiebt und damit eine Welt des Scheins an die Stelle des Alltags setzt. Die ästhetische Illusion stellt für die RezipientInnen einen Schutz dar, solange »die überwachenden und dirigierenden Funktionen des Ich nicht in Frage gestellt werden« (Rauchfleisch 1996, S. 86).

Kritisch wird die Situation jedoch in dem Moment, in dem Musik und Handlung einen solchen Grad von Realität annehmen, dass sie den Hörer völlig in ihren Bann ziehen, ohne dass er noch schützende Ich-Funktionen einzusetzen vermag. In der zeitgenössischen Musik treffen wir mitunter auf solche Kompositionen, z. B. im Werk *Erniedrigt – Geknechtet – Verlassen – Verachtet* (1975/82) von Klaus Huber, die dem Rezipienten kaum noch die Möglichkeit lassen, das Bewusstsein einer ästhetischen Illusion zwischen sich und das Kunstwerk zu stellen, um dadurch Distanz zu gewinnen. So erleben wir in Hubers Werk in ungeheurer Eindringlichkeit etwa die grausam-rücksichtslose Welt der Ausbeutung oder die Folterszene eines afro-amerikanischen Strafgefangenen, wobei Huber durch die Art seiner Musik bewusst die Möglichkeit der HörerInnen beschneidet, durch die Berufung darauf, es sei ja »nur« ein Kunstwerk, Distanz zu schaffen (vgl. Rauchfleisch 1996).

Mit den als quälend und, wie Schlicker (2011) ausführt, unter die Haut gehenden gewalttätigen Szenen im Film *In einem Jahr mit 13 Monden* nimmt Fassbinder uns, wie Huber, die Möglichkeit, sein Werk unter dem Schutz der ästhetischen Illusion zu betrachten. Von Beginn an durchzieht die Gewalt diesen Film wie ein roter Faden: angefangen von der ersten Szene, in der Elvira von den Strichern brutal zusammengeschlagen wird, über die blutrünstige Schlachthausepisode und die Rücksichtslosigkeit und die Entwertungen, die Elvira von den verschiedenen Menschen ihrer Umgebung erleiden muss, bis hin zu ihrem Suizid. Mit dieser Häufung und Intensität der Gewalt überschreitet Fassbinder immer wieder die Grenze des Erträglichen, so dass es den RezipientInnen nicht mehr gelingt, sich im Schutz der ästhetischen Illusion zurückzulehnen und Fassbinders Film zu »genießen«.

Auf einer persönlich-individuellen Ebene geht es um Fassbinders Auseinandersetzung mit dem Suizid seines Freundes Armin Meier, von dem er sich kurze Zeit vorher getrennt hatte. Davon, wie betroffen Fassbinder durch den Suizid war, zeugen nicht nur die Aussagen von Juliane Lorenz, der langjährigen Cutterin in Fassbinders Team und zeitweiligen Lebenspartnerin Fassbinders, die ihn zitiert: »Hätte ich diesen Film nicht gemacht, hätte ich mich umbringen müssen.«

Wie tief ihn die Auseinandersetzung mit der Suizidthematik berührt hat, zeigt sich auch daran, dass Fassbinder keine noch so schockierenden, von den RezipientInnen als Skandalon empfundenen Szenen wie die im Schlachthaus scheut, in dem fünf Minuten (!) lang die Bilder aufgehängter, sterbender Kühe gezeigt werden, deren Blut abgelassen, deren Köpfe abgeschlagen und die enthäutet werden. Nicht zuletzt zeigt sich die tiefe Betroffenheit von Fassbinder aber auch darin, dass er in diesem Film für alles allein verantwortlich zeichnet: für Drehbuch, Regie, Produktion und Kameraführung. Sogar den Schnitt wollte er selbst besorgen, hat dies aber schließlich seiner erfahrenen Cutterin Juliane Lorenz überlassen.

Die Tatsache, dass Fassbinder den Film total in die eigene Hand genommen hat, lässt erahnen, wie wichtig es ihm war, die Auseinandersetzung mit dem persönlichen Thema Suizid und mit der sozialen und gesellschaftlich-strukturellen Situation ganz allein zu bewältigen. Er hat dies, wie die von Juliane Lorenz zitierte Aussage zeigt, offensichtlich als seine ganz persönliche, für ihn geradezu existenziell notwendige Aufgabe empfunden. Auch die von Kritikern und RezipientInnen als quälend erlebten Gewaltexzesse in diesem Film zeugen von Fassbinders emotionaler Betroffenheit. Wir würden seine Intentionen indes missverstehen, wenn wir diese Szenen als bloße Provokationen interpretierten.

Die Botschaft, die Fassbinder mit seinem Film vermitteln möchte, lässt sich vermutlich nur auf diese schockierende Weise transportieren, auch wenn deshalb der Film nach seinem Erscheinen 1978 und bei der Wiedervorlage bei der Freiwilligen Selbstkontrolle der Filmwirtschaft (FSK) Anfang der 1990er Jahre nie die Jugendfreigabe erreicht hat.

Auch die *stilistischen Mittel*, die Fassbinder in diesem Film verwendet, dienen ihm zum Ausdruck des eigentlich Unausdrückbaren: die vielen Großaufnahmen der Gesichter, die uns die ProtagonistInnen in einer oft geradezu erschreckenden Art nahebringen; das Deklamieren von Texten durch die ProtagonistInnen, wobei kaum mehr eine emotionale Verbindung zwischen der Sprache und den Sprechenden besteht; vielfach werden auch fremde Texte eingespielt, so im Schlachthaus der Tasso-Monolog aus Goethes *Torquato Tasso;* das Gleiche gilt für die eingestreuten Filmzitate; die den Film weithin beherrschende Form des Monologs, Ausdruck der sozialen Unverbundenheit und Isolation der ProtagonistInnen; die sich immer wieder überlagernden Stimmen und Geräusche, was bei den RezipientInnen zu Irritation und Ratlosigkeit führt.

Alle diese Verfremdungseffekte lassen sich im Sinne der Ausführungen der Herausgeber in der Einleitung bzw. im Epilog dieses Buches als Versuche einer »Maskierung« des sonst Unerträglichen interpretieren. Dabei bewegt sich der Film *In einem Jahr mit 13 Monden* auf der Grenze zwischen dem Anstößigen, die Grenze des Erträglichen Überschreitenden und dem gerade noch Erträglichen. Dadurch gelingt es Fassbinder, die allzu direkte Anklage, die für die Instabilität im »normopathischen« Gleichgewicht der Gemeinschaft viel zu heikel wäre, geschickt abzufedern. Dennoch bewegt sich dieser Film hart an der Grenze des Unerträglichen, Nicht-Akzeptierbaren.

Weiterführende Überlegungen

Die persönlich-individuelle Deutungsebene

In praktisch allen Stellungnahmen zum Film *In einem Jahr mit 13 Monden* findet sich der Hinweis darauf, dass Fassbinder diesen Film als Reaktion auf den Suizid seines Freundes Armin Meier geschaffen hat. So zitiert ihn Juliane Lorenz, langjährige Cutterin im Team von Fassbinder (und zeitweise seine Lebenspartnerin) mit den Worten: »Hätte ich diesen Film nicht gemacht, hätte ich mich umbringen

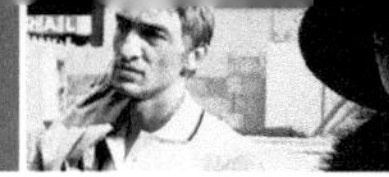

müssen.« Tatsächlich weist das in diesem Film immer wieder auftauchende Thema des Suizids auf die enge Verbindung zwischen dem Erlebnis von Armin Meiers Tod und Fassbinder hin.

Es greift indes zu kurz, in Elvira ausschließlich die Repräsentantin von Armin Meier zu sehen. Dies ist ein Aspekt, der aber nur zum Teil zutrifft. Fassbinder hat zwar möglicherweise durch die extrem passiv geschilderte Elvira seine Schuldgefühle zu beschwichtigen versucht. Diese Art der Entlastung von Schuldgefühlen könnte heißen: Ein Mensch, der in einem solchen Ausmaß wie Elvira – sprich: Armin Meier – zur Überanpassung neigt und nicht in der Lage ist, auch nur die geringste Selbstbehauptung und Eigeninitiative zu entwickeln, *muss* zwangsläufig im Leben scheitern; da bleibt die Umgebung, so auch Fassbinder, machtlos und sie trifft keine Schuld, wenn ein solcher Mensch seinem Leben ein Ende setzt. Dass es hier um einen Zwang geradezu kosmischen Ausmaßes geht, denen die Menschen weitgehend hilflos ausgeliefert sind, wird auch im Einleitungstext thematisiert: »… kommt es oft zu unabwendbaren persönlichen Katastrophen«.

Bei einer psychodynamischen Betrachtung des Films muss man sich allerdings fragen, ob Fassbinder in der Gestalt von Elvira nicht auch *eigene Persönlichkeitsanteile* dargestellt hat. In diesem Fall wäre er selbst – wie Elvira – eine Person, die an den »Zwängen« des Lebens scheitert und nicht in der Lage ist, sich in konstruktiver Weise abzugrenzen. Dass Fassbinder mit einer konstruktiven Abgrenzung, die eine wichtige Grundlage für tragfähige, konstante Beziehungen ist, zeitlebens Probleme hatte, zeigt sich, wie uns etwa sein Biograph Jürgen Trimborn (2012) mitteilt, nicht zuletzt in seinen immer wieder wechselnden Liebesbeziehungen (siehe auch die Biographie von Elsaesser 2001). Folgt man dieser Deutungslinie, so träte Fassbinder – Ausdruck seiner Schuldgefühle – zugleich auch in Gestalt von Christoph Hacker, Anton Saitz, Irene, dem Journalisten und Zora auf, als Mensch, der dem Freund in seiner letzten, verzweifelten Not nicht beigestanden hat, sondern nur auf sich selbst geschaut hat und gleichgültig über die Wünsche von Armin Meier hinweggegangen ist. Dass Fassbinder unter massiven Schuldgefühlen gelitten hat, ist, wie generell bei den Hinterbliebenen nach dem Suizid eines Angehörigen, geradezu selbstverständlich. So verweist auch Juliane Lorenz im Interview darauf, Fassbinder habe nach dem Suizid von Armin Meier unter massiven Schuldgefühlen und Selbstwertzweifeln gelitten.

Vor diesem Hintergrund ist auch der vierwöchige Rückzug von Fassbinder psycho-logisch, und die geradezu fieberhafte Arbeit am Exposé zum Film *In einem Jahr mit 13 Monden* kann als Bewältigungsstrategie seiner Trauer und seiner Schuldgefühle verstanden werden. Insofern kann man diesen Film tatsächlich als ein »Requiem« für Armin Meier betrachten (critic.de).

Es ist indes charakteristisch für kreative Menschen, dass sie aufgrund der ihnen eigenen Sensibilität und ihrer kreativen Begabung die Erfahrung des persönlichen Leids im Kunstwerk in einer allgemeingültigen Form auszudrücken vermögen (vgl. Benedetti 1975; Beres 1959; Rauchfleisch 1996, 2004). Auf den Film *In einem Jahr mit 13 Monden* bezogen, heißt dies: Fassbinder hat mit diesem Film nicht nur seinen persönlichen Trauerprozess und seine Auseinandersetzung mit Schuldgefühlen und Selbstzweifeln thematisiert, sondern ein Werk geschaffen, das in einer uns alle betreffenden Weise die Frage aufwirft, welche Chance die Liebe in unseren Beziehungen hat – eine Frage, die Fassbinder selbst negativ beantwortet, wie es auf dem an eine Wand gehefteten Zettel formuliert ist: »Wer liebt, der ist ans Kreuz genagelt.«

Während Elvira Repräsentantin der Menschen ist, die sich weigern, die Sehnsucht nach Liebe und die Hoffnung, sie doch noch irgendwo zu finden, aufzugeben, und schließlich daran zerbrechen, vertritt Anton Saitz, selbst Opfer von Traumatisierungen durch den Aufenthalt als Kind im KZ Bergen-Belsen, die Haltung, in unserer heutigen Welt nur überleben zu können, indem die Liebe total aus dem Leben verbannt wird: Er liebt niemanden und will von niemandem geliebt werden. Fassbinder beantwortet die Frage nach der Chance, welche die Liebe in unserer heutigen Welt hat, zwar negativ. Er hält den RezipientInnen damit aber einen Spiegel vor, in dem sie sich selbst erkennen können, und zwingt sie damit zur Beantwortung der Frage nach dem Wert, den sie der Liebe in ihrem persönlichen Leben einräumen.

Die soziale Deutungsebene

Mit den zuletzt entwickelten Überlegungen haben wir die Ebene der persönlich-individuellen Deutung des Films *In einem Jahr mit 13 Monden* bereits verlassen. Es ging hier nicht mehr nur um die Person Fassbinders und seine individuelle Art, mit dem Suizid seines Freundes Armin Meier umzugehen, sondern um eine Aussage über unsere von Unmenschlichkeit und Zwängen geprägte soziale Welt. Die schockierende und von vielen RezipientInnen als Skandalon empfundene Schlachthausszene ist das grausige Abbild einer inhumanen Welt, in der die Klagen des Tasso aus seinem Schlussmonolog (in Goethes *Torquato Tasso*, 5. Akt, 5. Szene) ungehört verhallen, überdeckt vom Lärm der Tötungsmaschinen im Schlachthaus:

> »So seh ich mich am Ende dann verbannt,
> Verstoßen und verbannt als Bettler hier?
> So hat man mich bekränzt, um mich geschmückt
> Als Opfertier vor den Altar zu führen.
> So lockte man mir noch am letzten Tage
> Mein einzig Eigentum, mir mein Gedicht
> Mit glatten Worten ab und hielt es fest!
> [...]
> Allein wir selbst betrügen uns so gern,
> Und ehren die Verworfnen, die uns ehren.«

Auf der sozialen Deutungsebene geht es in Fassbinder Film *In einem Jahr mit 13 Monden* um die tragische, die RezipientInnen bis zur Unerträglichkeit berührende Situation eines Menschen in Gestalt von Erwin/Elvira Weishaupt, der sich von Kindheit an in einem extremen Ausmaß den Erwartungen seiner Umgebung anpasst: Dies wird etwa deutlich in der Schilderung von Schwester Gudrun (übrigens verkörpert durch Fassbinders Mutter!), dass Erwin, um geliebt zu werden, früh begonnen habe zu »lügen«, indem er, ungeachtet seiner eigenen Gefühle, jeder Schwester das Gefühl gegeben habe, sie zu lieben »und jede einzelne am meisten«. Auch in den Beziehungen, die Elvira pflegt, gibt sie jegliche Eigenständigkeit auf und unterwirft sich den Partnern bedingungslos in der Hoffnung, geliebt zu werden. Bezeichnend ist in dieser Hinsicht auch das Märchen, das Zora Elvira erzählt, in dem nach der Verzauberung der Geschwister durch eine Hexe der Bruder als Pilz der hungrigen Schwester, als Schnecke, erlaubt, von ihm zu essen.

In allen ihren Beziehungen passt sich Elvira bis zur Selbstaufgabe an und versucht verzweifelt, Liebe und Anerkennung zu finden. So etwa bei dem Freund Christoph Hacker, dem sie früher aus seiner desolaten sozialen Situation geholfen hat, indem sie sich für ihn prostituiert hat, und der sie jetzt in entwertender Weise als »ein Ding. Völlig überflüssig« bezeichnet und von sich stößt. Diese Unterwerfung unter ihre Partner hat ihren Höhepunkt darin gefunden, dass Elvira aufgrund einer von Anton Saitz flüchtig hingeworfenen Bemerkung, wenn Erwin doch eine Frau wäre, ihren Körper durch eine Operation zerstört. Gerade in dieser Hinsicht ist das wichtig, was ich in der Einleitung meines Beitrags ausgeführt habe, nämlich dass Elvira keine Trans*Person ist, wie wir sie als Transidente kennen. Sie empfindet sich, wie Zora es beschreibt, im tiefsten Innern nicht als Frau, ja nicht einmal als schwul, sondern lässt sich in Casablanca operieren, nur um Anton Saitz zu gefallen, der sich dann aber doch von ihr abgewendet hat. Auch der Wechsel der Kleidung, mal weiblich, mal männlich, je nachdem, mit wem Elvira zusammen ist, zeugt von einer extremen Unterwerfung unter eine oft nicht einmal tatsächlich bestehende Forderung. Die Protagonistin schafft selbst einen *Zwang*, dem sie sich hilf- und schutzlos ausgeliefert fühlt. Es ist das Erleben, das auf dem an die Wand gehefteten Zettel steht: »Wer liebt, der ist ans Kreuz genagelt.«

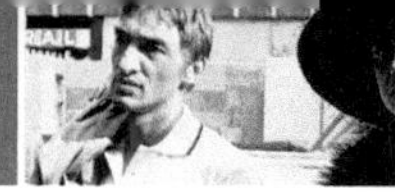

Unter Rückgriff auf Foucaults Begriff der »Selbsttechnologie«, d. h., der gesellschaftlichen »Regeln und Praktiken […], die ein Individuum dazu anleiten, sich selbst gemäß äußerlicher, kulturell sanktionierter Vorbilder zu modifizieren, kann Elviras Selbstmord als eine Extremform der Verinnerlichung gesellschaftlicher Ausschlusskriterien betrachtet werden« (Schlicker 2011, S. 17). In einer solchen Situation hilft es nicht, einen anderen Zettel mit den Worten »Aber meine größte Angst ist, eines Tages meine Gedanken in Worte fassen zu können, denn …« zu verbrennen. Das Verbrennen dieser Worte stellt keine Lösung dar, sondern vermag die Konfrontation mit der unerträglichen Realität – und damit den Suizid – höchstens etwas aufzuschieben.

Die Tragik von Elvira liegt darin, dass sie sogar mit ihrer extremen Selbstaufgabe und Selbstverleugnung das Ziel, geliebt zu werden, nirgends erreicht. Nicht einmal bei ihrer Ehefrau Irene, die ihr, als Elvira in ihrer Sehnsucht nach Liebe wieder als Mann in die Familie zurückkehren möchte, entgegenhält: »Es ist zu spät.« Und selbst Zora, die immer wieder tröstend und unterstützend Elvira beisteht, betrügt sie am Ende, als sie mit Anton Saitz in Elviras Wohnung flirtet und Sex hat.

Die Tragik eines solchen für die RezipientInnen des Films quälenden Lebensentwurfs wird auch deutlich in dem Traum, den ein Mitbewohner von Zora erzählt, in dem auf Grabsteinen als Dauer des Lebens nur Tage und Stunden eingraviert sind; es sind die Zeiten, während denen die betreffende Person einen »wirklichen Freund« hatte.

Unter diesem Deutungsaspekt des Films geht es um die Darstellung eines Beziehungsmusters, wie Erwin/Elvira es lebt, nämlich um das die RezipientInnen herausfordernde Skandalon eines Lebens, das keine Selbstachtung, keine Abgrenzung und keine Selbstbehauptung kennt und in die totale Vereinsamung und Verzweiflung führt, aus der es keinen Ausweg mehr gibt. Hier ist der Suizid die letzte »Lösung«, wobei auch dieser Akt, wie der Mann vor seinem Suizid im Hochhaus von Anton Saitz Elvira sagt, nicht bedeutet, das Leben aufzugeben, »sondern nur den Willen zum Leben, das ihm seine Erscheinungen aufzwingt«. Selbst noch in der Selbsttötung, die doch eine eigenständige Entscheidung sein könnte, ist die Protagonistin dem Zwang der Umgebung unterworfen!

Die Unerträglichkeit dieser Einsicht, mit welcher der Film die RezipientInnen konfrontiert, »federt« Fassbinder ab, indem er Elvira als »Transsexuelle« auftreten lässt. Dies stellt einen verfremdenden »Ersatzweg« im Sinne einer »geschickten Maskierung« (wie von den Herausgebern dieses Bandes beschrieben) dar, mit dem sich das sonst Unerträgliche »verkleidet, um auf der Leinwand dem unheimlichen Schabernack unseres Unbewussten eine prickelnde Berührung zu bieten«. Die gleiche Dynamik können wir auch auf der dritten, der gesellschaftlich-strukturellen Deutungsebene erkennen.

Die gesellschaftlich-strukturelle Deutungsebene

Der Film *In einem Jahr mit 13 Monden* erschließt den RezipientInnen indes nicht nur Einsichten auf der persönlich-individuellen und der sozialen Ebene, sondern regt auch eine Auseinandersetzung mit gesellschaftlich-strukturellen Fragen an. Auch in dieser Hinsicht vermittelt Fassbinder uns keine konstruktiven Lösungen. Er sensibilisiert aber für die Wahrnehmung der sozialen Zwänge und der strukturellen Gewalt in unserer Gesellschaft und zwingt damit die RezipientInnen zu einer Auseinandersetzung mit dieser Dynamik. Gerade weil Fassbinder keine Lösungen anbietet, ist die Aufforderung an uns besonders stark, persönlich Stellung zu beziehen.

In den ProtagonistInnen des Films präsentiert uns Fassbinder verschiedene Möglichkeiten, mit den Zwängen und der Gewalt in unserer heutigen Welt umzugehen: passive Unterwerfung unter die gesellschaftlichen Zwänge (der Selbstmörder im Hochhaus, Fassbinder im Einleitungstext zu diesem Film, wo ein geradezu kosmisches Ausgeliefertsein des Menschen thematisiert wird, zum Teil auch Elvira); wider besseres Wissen unter Verleugnung der Realität bis zum Zusammenbruch verzweifelt an der Hoffnung auf eine von Liebe geprägte Beziehung festhalten (Elvira); Abtötung jeglichen Gefühls und Verbindung mit den Mächtigen dieser Welt (Anton Saitz); Rücksichtslosigkeit im Umgang mit anderen Menschen (Christoph Hacker); Hilflosigkeit (Irene, Schwester Gudrun und zum Teil auch Zora).

Dass Fassbinder mit seinem Film die gesellschaftlich-strukturelle Dimension ansprechen wollte, ist in vielen Stellungnahmen zu diesem Werk ausgedrückt worden. So hat etwa Behrens (2005) formuliert, *In einem Jahr mit 13 Monden* sei »eine Abrechnung Fassbinders mit Frankfurt, das in den 70er Jahren immer sichtbarer zum Prototyp einer kalten, von Geldgeschäften beherrschten Großstadt mutierte«.

Übereinstimmend damit verweist Roth (oJ., S. 3) darauf, in seinem Film *In einem Jahr mit 13 Monden* gehe es Fassbinder um die Darstellung der »Zerstörung des Menschen«. Dafür habe er die »adäquate Umgebung: Frankfurt – im umfassenden Sinne: unsere Wirtschaftsordnung, die jeder Form von Spekulation und Ausbeutung entgegenkommt«, gewählt. Der Film sei schließlich auch »die (endgültige?) Absage an Frankfurt (Fassbinder zog im Winter 78/79 nach Berlin)«.

Unter diesem Aspekt kann man Elvira mit Behrens (2005) interpretieren als

---

»ein Produkt der spezifischen Großstadt der Nachkriegszeit, die den Menschen vor allem einen Stempel aufdrückt: Gesichtslosigkeit und Geschichtslosigkeit. Geschichte, auch persönliche Beziehungen, ja selbst Fassbinder und seine Filme selbst, erscheinen nur noch als Produkt medialer Techniken.«

Literatur

Behrens U (2005) In einem Jahr mit 13 Monden. http://www.filmzentrale.com/rezis/ineinemjahrmit13mondenub.htm. Zugegriffen: 1. Nov. 2017

Benedetti G (1975) Psychiatrische Aspekte des Schöpferischen und schöpferische Aspekte der Psychiatrie. Vandenhoeck & Ruprecht, Göttingen

Beres D (1959) The contribution of psychoanalysis to the biography of the artist. A commentary on methodology. Intern J Psychoanal 40:26–37

Elsaesser T (2001) Rainer Werner Fassbinder. Bertz & Fischer, Berlin

Kris E (1970) Probleme der Ästhetik. Psyche 24:841–880 (Erstveröffentlichung 1941)

Rauchfleisch U (1996) Musik schöpfen, Musik hören. Ein psychologischer Zugang. Vandenhoeck & Ruprecht, Göttingen

Rauchfleisch U (2004) Robert Schumann. Eine psychoanalytische Annäherung. Vandenhoeck & Ruprecht, Göttingen

Roth W (o.J.) In einem Jahr mit 13 Monden. http://www.filmzentrale.com/rezis2/ineinemjahrmit13mondenwr.htm. Zugegriffen: 2. Febr. 2018

Schlicker A (2011) Rainer Werner Fassbinders *In einem Jahr mit 13 Monden* im Korpus der Filmwissenschaft. Tonale Affektbilder im Körperfilm/Filmkörper. http://www.medienobservationen.lmu.de. Zugegriffen: 1. Nov. 2017

Trimborn J (2012) Ein Tag ist ein Jahr ist ein Leben. Rainer Werner Fassbinder. Propyläen, Berlin

Originaltitel	In einem Jahr mit 13 Monden
Erscheinungsjahr	1978
Drehbuch, Regie, Produktion, Kamera	Rainer Werner Fassbinder
Hauptdarsteller	Volker Spengler, Ingrid Caven, Gottfried John, Elisabeth Trissenaar, Eva Mattes, Liselotte Pempeit
Verfügbarkeit	Als DVD in deutscher Sprache erhältlich

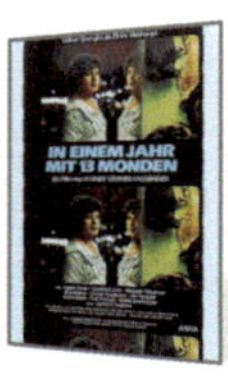

Theo Piegler

„… denn sie wissen nicht, was sie tun"[1]

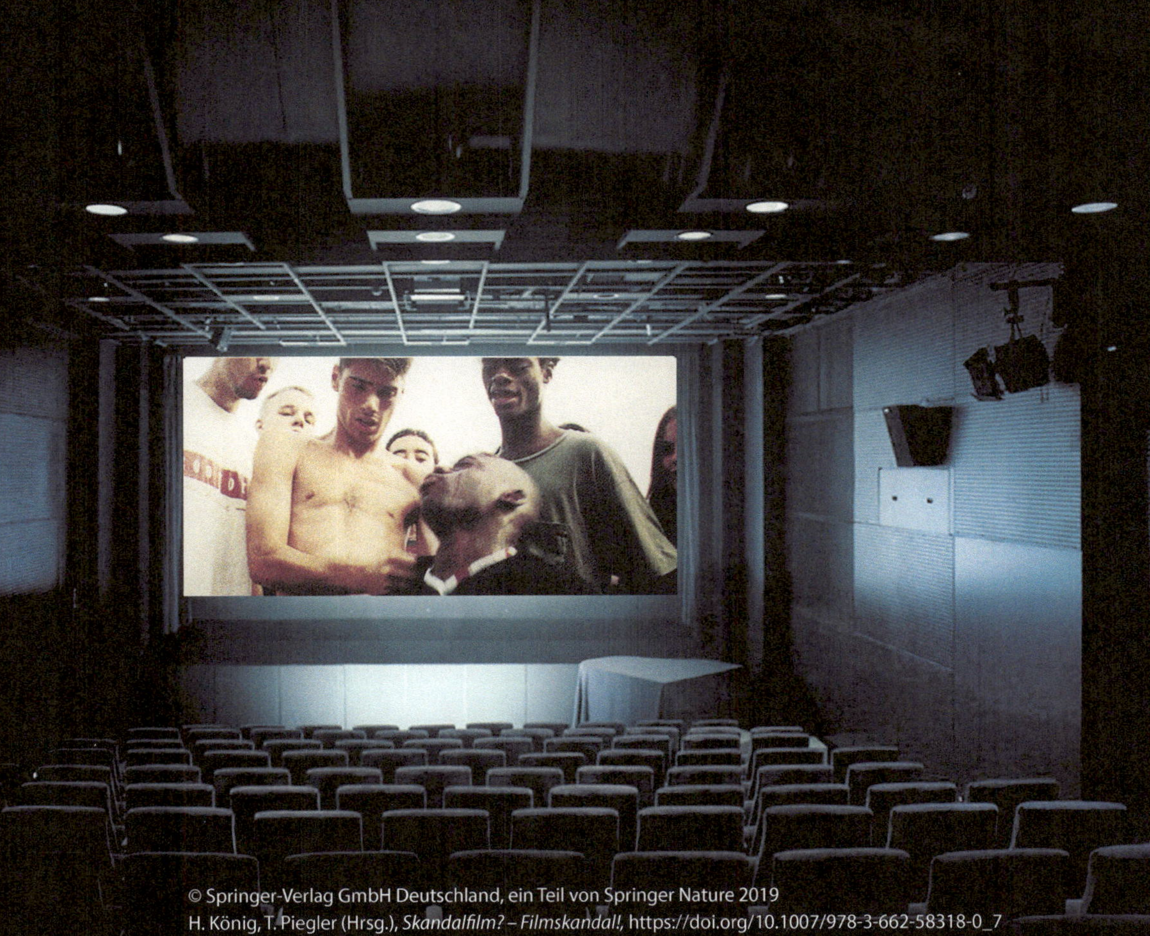

© Springer-Verlag GmbH Deutschland, ein Teil von Springer Nature 2019
H. König, T. Piegler (Hrsg.), *Skandalfilm? – Filmskandal!*, https://doi.org/10.1007/978-3-662-58318-0_7

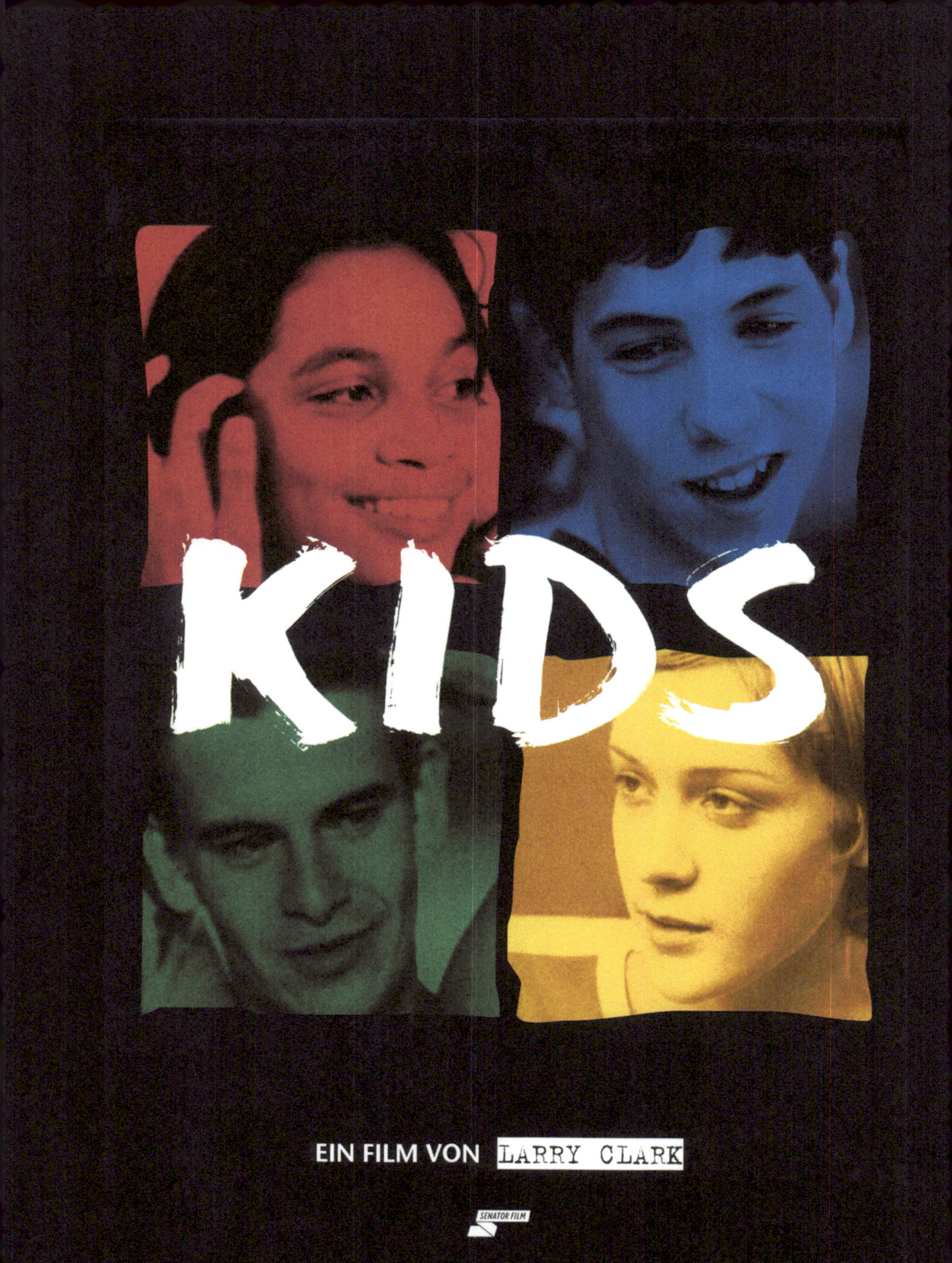

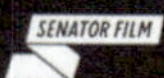

Filmplakat *Kids*. (© Senator Film. Quelle: Filmbild Fundus Herbert Klemens. Mit freundlicher Genehmigung)

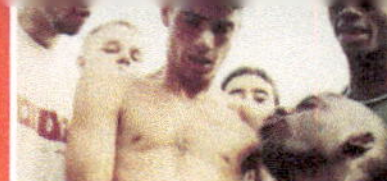

Kids

> »Ich verfolge keine Absicht, kein System, keine Richtungen. Ich habe kein Programm, keinen Stil, kein Anliegen« (Gerhard Richter, Künstler der Postmoderne, zit. n. Harten 1986, S. 28).

Nietzsche machte sich schon im 19. Jahrhundert Gedanken zu dem von ihm diagnostizierten europäischen Kulturzerfall. Begonnen hätte dieser bereits bei Sokrates. Die Ursache hierfür sieht er letztlich in der Verabsolutierung des apollinischen Prinzips, das auf den gleichnamigen Gott zurückgeht und ganz auf Form, Ordnung und Aufklärung bedacht ist. Als Gegengewicht dazu beschwört der Philosoph das Dionysische, indem er die Hingabe an das Rausch- und Triebhafte, an die Ekstase und das Ausleben von Lust und Schmerz in den Vordergrund stellt (Nietzsche 1872). Freilich:

> »In der Bewusstheit des Erwachens vom Rausche sieht er [der Mensch, der sich Dionysos ergeben hat] überall das Entsetzliche oder Absurde des Menschenseins: es ekelt ihn« (Nietzsche 1928).

Die US-amerikanische Postmoderne ist inhaltlich mit dem Dionysischen Nietzsches und örtlich eng mit New York verbunden, *dem* Mekka dieser Kunstrichtung in den letzten Jahrzehnten des ausgehenden 20. Jahrhunderts (Paulsen 2012). Dies ist das Feld, in dem der amerikanische Fotokünstler und Filmregisseur Larry Clark zu verorten ist. Er »stolperte 1971 in die New Yorker Kunstszene, als er ›Tulsa‹, einen Fotobildband in limitierter Auflage« (larryclark.us, Übers. d. Verf.) veröffentlichte. Weitere Fotobände, die sich alle um die Adoleszenz drehten, folgten: *Teenage Lust* (1983) und *The Perfect Childhood* (1993). 1995 kam sein hier besprochener Film *Kids* (■ Abb. 7.1) ins Kino, wobei er sich auch in diesem sowie in allen folgenden Filmen immer mit der Adoleszenz beschäftigt: *Another Day in Paradise* (1998), *Bully* (2001), *Teenage Caveman* (2002), *Ken Park* (2002), *Wassup Rockers* (2005), *Destricted* (2006), *Marfa Girl* (2012) und *The Smell of Us* (2014). Seine schonungslosen, schockierend realitätsgetreu wirkenden Arbeiten über Jugendliche wurden vielfach prämiert. Ihnen sind und waren weltweit zahlreiche Ausstellungen gewidmet (ersichtlich auf z. B. SimonLeeGallery.com) und sie sind in einer Reihe von Museen zu finden, in Deutschland zum Beispiel in der Pinakothek der Moderne in München.

Handlung

Der Film zeigt einen Tag im Leben einer Gruppe von Jugendlichen mit Rückblenden und Parallelschnitten. Er beginnt mit einem schier endlos dauernden Kuss. Akteure sind die 17-jährige Hauptfigur Telly (Leo Fitzpatrick) und ein 12-jähriges Mädchen (Sarah Henderson). Halb bekleidet sitzen sie auf ihrem Bett, an dessen Seite ihre Kuscheltiere aufgereiht sind. Routiniert beteuert Telly dem Mädchen seine scheinbar grenzenlose Liebe und bringt sie so dazu, mit ihm zu schlafen (■ Abb. 7.2).

Er ist der erste, mit dem sie das tut. Kaum hat er seinen Spaß gehabt, springt er beschwingt die Treppen hinunter, wo ihn schon sein Freund Casper (Justin Pierce) erwartet, dem er in typischer Jugendsprache begeistert von seinem erfolgreichen Unternehmen erzählt. Jungfrauen »knacken« ist sein Hobby. Jungfrauen findet er geil:

---

1   Titel des bekannten amerikanischen Nachkriegs-Jugenddramas *Rebel Without a Cause (1955) von Nicholas Ray mit James Dean in der Hauptrolle.*

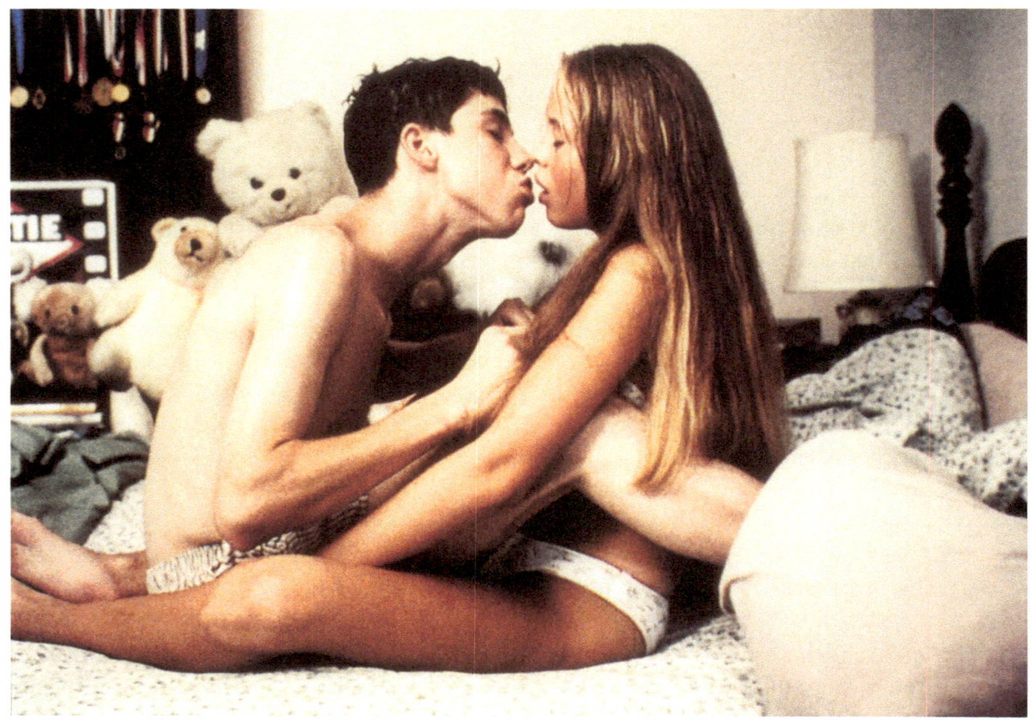

■ **Abb. 7.2** Der erste Teenager wird entjungfert. (© Senator Film. Quelle: Filmbild Fundus Herbert Klemens. Mit freundlicher Genehmigung)

💬 »Keine Krankheiten, keine ausgeleierte Muschi, kein Gestank, rein gar nichts. Nur reines Vergnügen.«

Sie reden über ihre sexuellen Erfahrungen und ihre Wünsche, die von Analsex bis zum Dreier reichen.

Als Casper Druck auf der Blase spürt, stellt er sich ungeniert an die nächste Wand, um sein Wasser abzuschlagen. Da die beiden durstig sind und kein Geld haben, gehen sie in den nächsten Laden, wo Telly den Besitzer ablenkt, während Casper eine Flasche Bier in seiner Hose versteckt. Dann lassen sie Obst bei einem Straßenhändler mitgehen. Sie sind auf der Suche nach mehr Essbaren, nach Drogen und einem Ort zum »Abhängen«. Auf dem Weg geht ihre sexistische Unterhaltung weiter.

💬 Telly: »Wenn du'n Mädchen deflorierst, dann bist du der Mann! Keiner kann das je wieder tun. Du warst der Einzige, keiner kann das je wieder tun.«
Casper: »Also, wie ich das sehe, meine Einschätzung dieser Situation: Das ist so wie berühmt werden, weißt du, was ich meine? Ist doch so: Stell dir mal vor, du stirbst morgen. Die Geknackten vergessen dich nicht.«
Telly: »Ja, genau. Dann erzählen sie ihren Enkelkindern: Telly, der war im Bett 'ne Kanone!«

Ihr Ziel ist die kleine Souterrain-Wohnung des Szeneidols Paul (Sajan Bhagat). Dort sind schon eine Reihe Jugendlicher versammelt, die Marihuana rauchen und sich ein Skateboard-Amateurvideo ansehen. Thema ist wieder Sex. Die Jungen inhalieren Lachgas mit einem Ballon, was die Wirkung verstärkt, ähnlich wie beim »Eimerrauchen«.

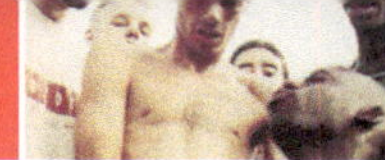

In Parallelschnitten wird eine Gruppe weiblicher Teenies gezeigt, die bei Ruby (Rosario Dawson) zusammensitzen, unter ihnen auch ihre 16-jährige Freundin Jennie (Chloë Sevigny), ein Opfer von Telly. Sie unterhalten sich ebenfalls über ihre Erfahrungen mit Sex. Dieser wird von ihnen allerdings ganz anders als von den Jungs erlebt und bewertet, besonders der Oralsex, von dem die Jungen behaupten, dass Mädchen darauf »stehen« würden. Warnungen vor Geschlechtskrankheiten oder gar AIDS halten die Jungs für maßlos übertrieben und irrelevant. Anders die Mädchen. Ruby erzählt in einer Rückblende, dass sie Angst hatte, sie könnte sich angesteckt haben, weshalb sie in die Klinik zum Test gegangen war. Jennie begleitete sie und ließ sich dann auch gleich selbst testen. Tage später erhalten die beiden das Ergebnis: Rubys Test ist negativ, obwohl sie eine Reihe sexueller Begegnungen hatte, viele von ihnen ungeschützt. Jennies HIV-Test hingegen ist positiv, obwohl sie nur einmal mit Telly Sex hatte. In ihrer Verzweiflung versucht sie ihre Mutter telefonisch zu erreichen. Aber diese ist nicht zuhause, nur ihr kleiner Bruder, für den sie selbst so etwas wie Mutterersatz ist. Den Rest des Films sieht man die Unglückliche bei der Suche nach Telly in der Stadt herumirren, wohl um ihn davon abzuhalten, die Infektion weiterzugeben.

Währenddessen sieht man diesen und Casper auf dem Weg zu seiner Mutter. Telly will Geld von ihr. Als sie ihm dies verwehrt mit dem Hinweis, er solle sich erst einmal eine Arbeit suchen, bedient er sich unbemerkt aus ihrer Börse, während sie sich um ihr Baby kümmert. Im Washington Square Park kaufen die beiden sich dann einen kleinen Beutel besten Marihuanas von einem Rastafari. Sie treffen ein paar Freunde, reden und rauchen, wobei einer von ihnen vormacht, wie man einen Joint richtig dreht. Zwischendurch verspotten und beleidigen sie ein homosexuelles Paar, das durch den Park daherspaziert kommt. Als Casper Skateboard fährt, rempelt er versehentlich einen Afroamerikaner an, der ihn daraufhin verbal bedroht. Seine Peergruppe kommt Casper sofort zu Hilfe. Wie von Sinnen treten sie seinen Widersacher und schlagen mit ihren Skateboards brutal auf ihn ein, bis er reglos am Boden liegt (◼ Abb. 7.3).

Telly spuckt ihm noch ins Gesicht, aber er reagiert nicht mehr. Eine Zeit lang diskutieren die Jungen noch, ob sie den Mann umgebracht haben, aber schon schnell brechen sie zu einem neuen Ziel auf. Telly möchte an diesem Tag nämlich noch eine Jungfrau knacken, Darcy (Yakira Peguero), ein 13-jähriges Mädchen, die kleine Schwester eines Bekannten. Sie holen sie ab und wollen mit ihr zusammen baden gehen. Da das Schwimmbad schon geschlossen hat, klettern alle einfach über den Zaun. Man flirtet

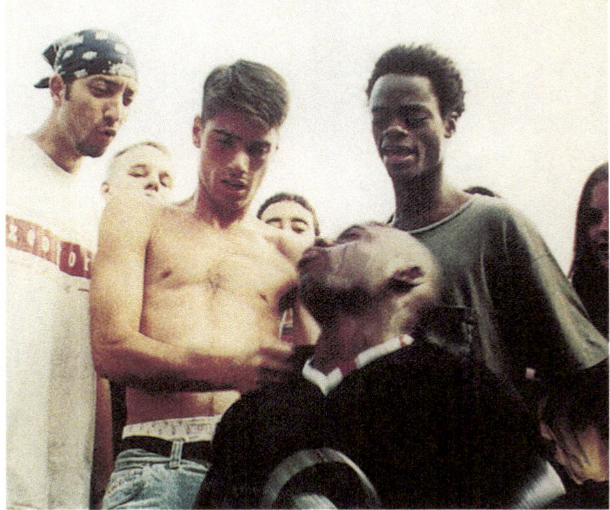

◼ **Abb. 7.3** Ein Afroamerikaner wird brutal zusammengeschlagen. (© Senator Film. Quelle: Filmbild Fundus Herbert Klemens. Mit freundlicher Genehmigung)

und scherzt, springt ins Wasser und zwei der Mädchen tun so, als wären sie lesbisch und küssen sich innig. Darcy beobachtet das Treiben zurückhaltend. Dann geht es weiter zu einer Party im Haus eines Freundes. Stevens (Jon Abrahams) Eltern haben ihm dieses für die Nacht überlassen.

Jennie ist mittlerweile im Washington Square Park angekommen und fragt eine Freundin nach Telly. Diese verweist sie auf einen Club namens NASA, wo er sein könnte. Dort trifft sie auf Fidget (Avi Korine), der sie, weil sie so traurig aussieht, dazu bringt, sich von ihm auf der Herrentoilette eine starke Beruhigungstablette in den Mund schieben zu lassen und zu schlucken. Schließlich erfährt sie, dass Telly auf der Party in Stevens Haus ist. Dort wird mächtig gefeiert und von den Gästen, selbst von den anwesenden Kindern, werden Hasch, Drogen und Hochprozentiges reichlich konsumiert (■ Abb. 7.4).

Sexuelle Anmache findet im großen Stil statt. Als Jennie dort todmüde ankommt, erfährt sie von Casper, dass Telly im Elternschlafzimmer gerade Darcy entjungfert. Die Worte, die er benutzt, sind dieselben wie jene bei seiner morgendlichen »Eroberung«. Das Ritual das gleiche. Jennie öffnet die Tür, aber Telly schreit sie so an, dass sie sie schnell wieder schließt. Weinend legt sie sich auf eine Couch und schläft, von der Droge betäubt, ein. Casper ist einer der ersten, der am frühen Morgen erwacht. Er streift durch die Wohnung, trinkt noch ein paar Reste Hochprozentiges, dann entdeckt er die schlafende Jennie und vergewaltigt sie. Es wird hell draußen. In der Wohnung sieht es chaotisch aus, kreuz und quer liegen dort die halbnackten, schlafenden Partygänger. Die Kamera zoomt auf das Elternschlafzimmer, wo Telly und Darcy nackt nebeneinander auf dem Ehebett ruhen. Aus dem Off ertönt Tellys Stimme:

> »Bist du jung, gibt's nicht viel, das zählt. Und findest du was, das zählt, ist es alles, was du hast. Wenn du abends schlafen gehst, träumst du von Muschis. Wachst du morgens auf, ist es dasselbe. Immer! Du kannst nicht davor weglaufen. Wenn du jung bist, kannst du dich manchmal nur nach innen verziehen. So ist das. Ficken ist das, was ich liebe. Nimmst du mir das weg, hab ich gar nichts.«

Zuletzt schwenkt die Kamera frontal auf Casper, der auf einer Couch sitzt und vor sich hinmurmelt:

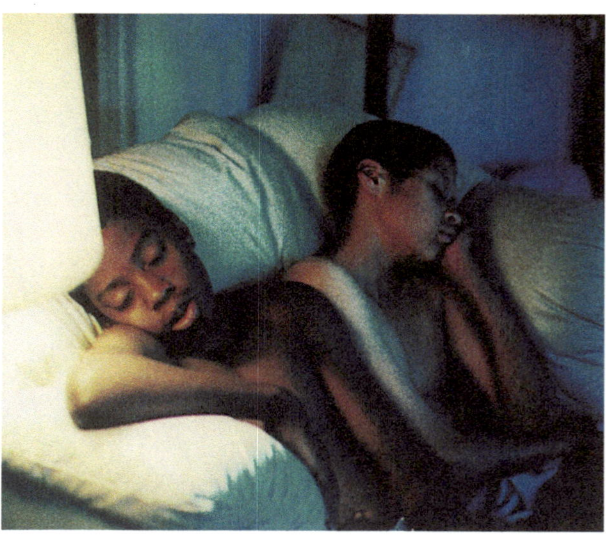

■ **Abb. 7.4** Blutjunge Partygänger im Drogenrausch. (© Senator Film. Quelle: Filmbild Fundus Herbert Klemens. Mit freundlicher Genehmigung)

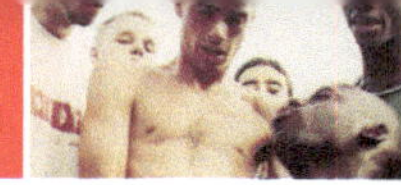

⬤ »Jesus Christus, was ist passiert …?«

Der ganze Film ist unterlegt mit der diegetischen Popmusik von Lou Barlow und John Davis, die heute Kult-Charakter hat.

Gedanken zum Film

Der Film hat keine Handlung, die man mit Spannung verfolgen könnte, es gibt keine Personen, mit denen man sich identifizieren möchte, keine Entwicklungen und kein »happy end«. Der Film erzählt aus machohafter männlich-adoleszenter Perspektive. Homosexuelle werden erbarmungslos diskriminiert. Hemmungslose, brutale Gewalt trifft einen Afroamerikaner. Ebenso enthemmt wird mit Alkohol und Drogen umgegangen, schon Kinder werden in diese Welt, wie selbstverständlich, einbezogen. Kleinkriminalität, aber auch die Vergewaltigung einer Minderjährigen – und das auch noch in einem Zustand, in dem sie sich noch nicht einmal wehren kann –, gehören ebenso dazu wie ungeniertes Urinieren in der Öffentlichkeit oder das Würgen und Kotzen eines Intoxikierten über der Kloschüssel in Anwesenheit anderer. Das Ausnutzen kleiner Mädchen zur eigenen narzisstischen und sexuellen Befriedigung, eine sinnentleerte Jugendwelt, in der nur Sex, Drogen und der Rausch bei riskanten Skateboardfahrten zählen, wo die Dynamik der pubertären Peergruppe alles bestimmt, das Lustprinzip dominiert und Empathie oder Mentalisierungsfähigkeit nicht existent zu sein scheinen – bei den wenigen Erwachsenen (Klinikpersonal, Tellys Mutter, Taxifahrer), die im Film kurz auftauchen, sind sie ebenso rudimentär wie bei den Kids selbst – machen es wohl fast jedem, zumindest jedoch erwachsenen Zuschauern schwer, den verstörenden Film zu ertragen und dem Treiben vom Anfang bis zum Ende zuzusehen. Schnell versucht man die so wirkmächtigen unmittelbaren Eindrücke loszuwerden und eine rationalere Ebene der Betrachtung zu finden. Was dabei herauskommt, kann so aussehen wie der hervorragende Kommentar von Jenny Urs (1995) im *Spiegel*:

> »Larry Clark, dessen Kunstehrgeiz als Regisseur ganz auf ›Authentizität‹ in der Art eines Dokumentarfilms gerichtet ist, zeigt ein phänomenales Gespür für die Eigenart seiner halbwüchsigen Darsteller, allesamt Laien, die er in Skateboard-Cliquen rund um den Washington Square rekrutiert hat: Mit flinker, beweglicher Handkamera ist er ihnen stets auf der Pelle; er erhebt sich nie auch nur fünf Zentimeter über ihre infantile Sicht der Welt; und die Unmittelbarkeit der Sprache, mit der diese schmuddelige Portion Wirklichkeit beredet wird, beglaubigt den Schein von ›Authentizität‹: Sie ist die krönende Schicht Schmutz.«

Der damals 52 Jahre alte Regisseur – *Kids* war sein Filmdebüt – verzichtet in diesem Dokudrama auf jeden Pathos, jede Bewertung und jede Analyse. Die Erzählweise ist so kompromisslos realistisch, »dass Schauspielerin Chloë Sevigny [Jennie] nach Drehschluss HIV-Beileidsbekundungen und Leo Fitzpatrick [Telly] Drohungen erhielt« (Hermsmeier 2015).

Clark beschreibt seine primäre Motivation *Kids* zu drehen folgendermaßen:

> »Immer schon wollte ich einen Teenage-Film drehen, den Amerika noch nicht gesehen hat. Den großen amerikanischen Teenage-Film, so wie es den großen amerikanischen Roman gibt« (zit. n. Seeßlen 1996).

Das ist ihm zweifellos voll und ganz gelungen. So etwas hatte man bis dahin noch nie auf der Leinwand gesehen. »Er lässt so gut wie jede andere Darstellung der amerikanischen Jugend wie das Bild des Dorian Gray erscheinen« (Übers. d. Verf.), schrieb Janet Maslin (1995) damals in der *New York Times*. Noch 20 Jahre später erschienen anerkennende Rückblicke. »Dieser Film war ein Weckruf für die moderne Welt« (Hermsmeier 2015), heißt es da beispielsweise. Überdies soll ein Streifen über die Entstehung des Films *(The Kids)* unter der Regie eines der damaligen Akteure, Hamilton Harris, entstehen (Clifton 2014). Hamilton Harris war in Clarks Film derjenige, der den anderen Jungs zeigte, wie man einen Joint richtig dreht. Aber natürlich gab es, was meine bisherige Abhandlung ja nahe legt, von Anfang an auch ganz andere Urteile. Rita Kempley urteilte 1995 in der Washington Post (zit. n. Volk 2011, S. 247):

»KIDS ist mit seinem verstörend voyeuristischen Blick auf jugendliche Promiskuität nichts anderes als Kinderpornografie unter dem Gewand einer warnenden Dokumentation.«

Heute gilt das Drama als Art-House-Klassiker und einer der wichtigsten Filme über die amerikanische Jugendkultur der 1990er Jahre.

Larry Clark und sein Drehbuchschreiber Harmony Korine – im Film hat er selbst auch einen kurzen Cameo-Auftritt[2] – waren überzeugt, dass sich ihr Teenage-Film deutlich besser vermarkten ließe, wenn man als Aufhänger die damals kursierende AIDS-Angst als warnendes Beispiel einbauen würde (Vachon 2006, S. 77). Ihre Intention war, mit diesem Film die amerikanische Gesellschaft, besonders die Jugend, zu erreichen und wachzurütteln, vielleicht im Wissen darum, dass nur *emotionale* Erschütterung, die diese Art der Darstellung zweifelsohne bewirkt, etwas zu bewegen vermag. Auf Grund der Zensur (siehe »Der Skandal«) hat der Film diese Altersgruppe aber damals de facto kaum erreicht. Die Absicht der beiden erschließt sich im Film auch nicht als zentrales Anliegen, wenn man Jennie durch New York irren sieht, zu viele parallele Eindrücke lenken von diesem Fokus ab.

Nur der Insider oder der sich mit der Thematik Beschäftigende weiß, dass ab den 1980er Jahren die verheerende AIDS-Welle in New York immer mehr anschwoll, bis sie schließlich 1995 mit 7046 Toten (!) ihren Höhepunkt erreichte. Einer der Künstlerkollegen Larry Clarks, David Wojnarowicz, war am 11. Oktober 1988 bei der großen »Act Up«-Demonstration vor dem Sitz der Food and Drug Administration (FDA) in New York mit dabei. Auf dem Rücken seiner Jacke prangten in Großbuchstaben folgende Worte: »Wenn ich an AIDS sterbe, will ich kein Begräbnis. Werft meinen Körper dann einfach auf die Stufen der FDA« (Übers. d. Verf.), der amerikanischen Gesundheitsbehörde also, die sich bis dahin sehr viel Zeit gelassen hatte mit der Erprobung und Zulassung von Medikamenten gegen AIDS. Die Aufschrift ist eine Anklage gegen die damalige US-amerikanische Gesellschaft, angeführt von Ronald Reagan, der die Existenz dieser Erkrankung erst 1987 offiziell zur Kenntnis nahm.

In Larry Clarks Film spiegelt sich diese Anklage wider in der von Staat und Eltern allein gelassenen Kidsgruppe. Es ist erschütternd, wie emotionslos Jennie in der Klinik das positive HIV-Ergebnis ohne jedes Hilfsangebot mitgeteilt wird. Ihre Mutter ist nicht erreichbar, ihre Freundin ist überfordert, ein männliches Glied ihrer Peergruppe, das ihre Verfassung mitbekommt, speist sie mit einer Droge ab, ein anderes (Casper) missbraucht sie sexuell und ein alter Taxifahrer, der ihre Not spürt, weiß nur selbstgefällige Geschichten zu erzählen, die an ihrer existenziellen Not völlig vorbeigehen. Sie ist zu schwach, um ihren Impuls, andere zu warnen oder gar zu schützen, umsetzen zu können. Die Idee, die Polizei einzuschalten, ist jenseits dessen, was sie sich vorstellen kann. Sie, noch ein halbes Kind, ist mit der tödlichen Bedrohung mutterseelenallein. Im Abspann des Films wird Larry Clarks soziales Anliegen dann in kleinen weißen Lettern endlich ganz konkretistisch sichtbar. Aber wer liest schon all das, was da am Ende des Films aufgelistet ist? In einer der letzten Zeilen heißt es dort: »A portion of the proceeds from this film will be donated to teen crisis organizations« (»Ein Teil der Einnahmen aus diesem Film wird Organisationen gespendet, die Teenagern in Krisen helfen«; Übers. d. Verf.) …

---

2   Und zwar in der Szene im NASA-Club mit Jennie, die jedoch vordergründig seinem Bruder Avi zugeschrieben wird (siehe »Handlung«).

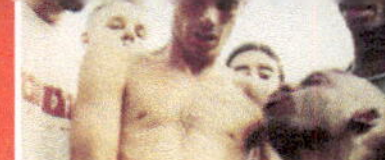

Psychoanalytische Überlegungen

Eine scheinbar sinnentleerte (vgl. Tellys Resümee am Ende des Films) und eisige Realität sowie vermeintlich gänzlich fehlende Zukunftsperspektiven lösen bei den im Film dargestellten Teenagern in einer gleichsam lebensrettenden Abwehrbewegung zweierlei aus: Einerseits Suche nach einem Stück Sicherheit in der Peergruppe mit gemeinsamem Feiern, Skateboardfahren und Drogenkonsum sowie andererseits Regression in eine infantile Welt. In dieser ist kein Triebaufschub oder -verzicht zu leisten, sie ist von narzisstischen Größenfantasien beherrscht, in ihr kann man sich ungehemmt nehmen, was man will: gleichermaßen alle sexuellen wie oralen Triebwünsche betreffend – ein Sex- und Drogenschlaraffenland. Und wenn etwas nicht gleich in der gewünschten Weise abläuft, dann kann man die kleinen Fäustchen ballen und zuschlagen. Wir bewegen uns hier in einer Säuglings- bzw. Kleinkindwelt, die im Äquivalenzmodus funktioniert. Passend dazu ist die Jugendsprache: primitiv und stereotyp. Was auf den allerersten Blick wie das Schlaraffenland im Kinderzimmer mit dem Flair des von Freud beschworenen »ozeanischen Gefühls« erscheinen mag, entpuppt sich bei näherem Hinsehen allerdings sehr schnell als eine düstere, von Gespenstern bevölkerte Kinderstube (»Ghosts in the Nursery«, ein Begriff der amerikanischen Psychoanalytikerin Selma Fraiberg), in der tödliche Geschlechtskrankheiten lauern und keine haltgebende elterliche Sicherheit existiert. Somit ist auch entsprechend äußerst dürftiger Raum zu explorativem Verhalten vorhanden, das sich im Film nur im Skaten manifestiert. Die Gespenster, das sind Hoffnungslosigkeit und unverarbeitete Traumatisierungen wohl schon der Eltern, die diese transgenerational an ihre Kids unbeabsichtigt, da unbewusst, weitergegeben haben. Im Film werden sie repräsentiert durch die rauchende Mutter Tellys, die in nicht gerade emotional verbundener Weise auf Telly reagiert und den jüngsten Nachwuchs mehr oder weniger teilnahmslos behandelt. Auch die Krankenschwester und der Taxifahrer repräsentieren solche versagenden Elternfiguren. Wie soll sich da bei den jungen Leuten ein gutes Lebensgefühl, Freude am Entdecken der Welt und ein verantwortungsvolles Sozialverhalten entwickeln?

Menschen, die den Film gesehen haben, als sie selbst in der Pubertät waren, schwärmen vielfach heute noch von diesem Werk, denn es spiegelt natürlich auch typisch adoleszentes Verhalten wider, massiven Protest gegen die Wertewelt der Eltern und narzisstische Größenphantasien sowie riskante Unternehmungen, ohne die Folgen abschätzen zu können. Es geht um den ultimativen philobatischen Thrill, wie ihn Hopf (2014) als typisch für Jungen dieser Altersgruppe beschreibt. Typisch auch die Sehnsucht nach dem anderen Geschlecht, nach Sexualität, nach Freiheit und Geschicklichkeit, die sich im Skateboarden widerspiegelt, einem Alleinstellungsmerkmal genau dieser Altersgruppe. Eine eigene Jugendsprache und eigene Musik, all das ist wichtig zur Herausbildung der eigenen Individualität, die in diesem Lebensabschnitt erfolgt.

Das erstmals von Balint erstmals im Jahr 1959 beschriebene Phänomen des Philobatismus (Balint 2017) – nämlich sich bis an die eigenen Grenzen gehend, völlig autonom und im Vertrauen auf die eigene Stärke zu bewegen – zeichnet natürlich nicht nur Jugend, sondern die amerikanische Gesellschaft *an sich* aus, deren Vorfahren mehr oder weniger wagemutige Auswanderer waren, die ihren amerikanischen Traum, den von einem Land (scheinbar) unbegrenzter Möglichkeiten, in der neuen Welt zu verwirklichen suchten. Diese also mehrfach determinierte Grenzenlosigkeit ist ein zentrales Element dieses Films.

Noch auf einen weiteren Aspekt möchte ich hinweisen: Es sind die sehr polar angelegten Figuren von Telly und Jennie. Ersterer wird als der erfolgreiche Jungfrauenknacker dargestellt, von Casper und den kleinen Mädchen bewundert und narzisstisch aufgefüttert, Letztere als das schwache, stille kleine Mädchen, das Opfer, die große Looserin. Hat man das Ganze im Blick, dann verkörpert Jennie das Alter Ego von Telly, seine schwache, hoffnungslose Seite. Wie sie ist auch er ein Opfer von AIDS, ein Opfer der dargestellten New Yorker Gesellschaft. Der Film wird so zum Aufschrei einer von den Eltern in ihrer Not nicht wahrgenommenen Jugendgeneration. Oder ist es vielleicht (auch) der maßlos wütende Aufschrei des Regisseurs selbst, der von seinen Eltern nicht wahrgenommen und gefördert wurde und seine Jugendtragödie auf der Suche nach einem Ausweg wieder und wieder reinszeniert? In der Übertragung würden dann die Zuschauer im Kino zu Repräsentanten seiner Eltern, denen er seinen ganzen erlittenen Dreck und seine ganze grenzenlose Wut entgegenschleudert. Dieser Verdacht soll im Folgenden weiter untersucht werden.

Larry Clarks Obsession

Betrachtet man das künstlerische Schaffen Larry Clarks vom Erscheinen seines ersten provokanten Fotobandes *Tulsa* (1971) – einem Buch voll freimütiger Selbstenthüllung – bis zum heutigen Tag, dann fällt auf, dass es für ihn über all die Jahrzehnte hinweg nur ein Thema gegeben hat und gibt: die Beschäftigung mit einer Adoleszenz, die durch Drogen, Sex, Gewalt und Skateboarden gekennzeichnet ist. Man ist an den berühmten japanischen Regisseur Akira Kurosawa erinnert, der einmal sehr treffend ausgeführt hat: »Ich glaube, ein Regisseur dreht seine Filme immer für sich selbst. Wenn er sagt, er macht es für das Publikum, so lügt er« (zit. n. Köhldorfer 2015, S. 29).

Um Clarks Obsession zu verstehen, ist es notwendig, sich seiner Lebensgeschichte, dem also, was ihn geprägt hat, zuzuwenden. Jenny Urs (1995) hat sie prägnant auf den Punkt gebracht:

> »Clark, geboren 1943 in Tulsa, Oklahoma, stellt sich als Unglückskind schlechthin dar: Der Vater, ein Handelsreisender, der früh in Alkoholismus hinüberdämmerte, traktierte den Sohn meist mit wortloser Verachtung; die Mutter, die als Fotografin bei Taufen, Hochzeiten und ähnlichen Anlässen für den Unterhalt ihrer Familie sorgte, nahm den kleinen Larry gern zur Arbeit mit: Der Junge, der ein schwerer Stotterer war, musste Faxen machen und sich auslachen lassen, damit fröhliche Gesichter auf die Fotos kamen.
>
> Was ihn aufrechthielt, war die unzerstörbare [narzisstische] Überzeugung, ein Künstler zu sein [...]. Von seinem 16. Lebensjahr an, sagt Clark, nahm er, neben Alkohol, täglich Drogen. Anfangs in Tulsa waren es Amphetamine, die man spritzte, später auf der Kunsthochschule in Milwaukee lernt er Marihuana schätzen, und als Soldat in Vietnam dann das ganz harte Zeug. Drogen haben einen Großteil seines Lebens bestimmt; die Liste der konsumierten Stoffe, die er vor fünf Jahren [das war 1990; d. Verf.] anlässlich seiner letzten Entziehungskur aufgestellt (und veröffentlicht) hat, ist quantitativ enorm und umfasst von Mescalin und Peyote bis Kokain und Heroin so ziemlich alles, was man sich überhaupt reinhauen kann.
>
> Die ganzen sechziger Jahre lang hat Clark, wenn er zu Hause in Tulsa mit seiner Junkie-Clique herumhing, fotografiert, und als 1971 das autobiographische Bilderbuch ›Tulsa‹ erschien, machte sein rüder Realismus Sensation. Manche Clark-Bilder – etwa eine nackte Schwangere, die sich eben eine Heroinspritze setzt, ein bumsendes Paar auf dem Rücksitz eines Autos oder ein totes Baby in einer Kiste – bewiesen Schockkraft, und sein aggressiver Bildstil beeinflusste Filme wie Scorseses ›Taxi Driver‹, Coppolas ›Rumble Fish‹, Gus Van Sants ›Drugstore Cowboy‹.
>
> Der junge Fotograf aber, der als Nachfahr von Robert Frank gerühmt wurde, machte nichts aus dem Erfolg, sondern setzte unter Pennern und Gelegenheitsprostituierten seine Drogenkarriere fort, wobei auch einiges an milieutypischen Delikten zusammenkam. 1976 wurde Clark zu fünf Jahren Gefängnis verurteilt, weil er bei einer Pokerpartie auf seinen Gegner geschossen hatte; er saß 19 Monate ab.
>
> ›Tulsa‹ wurde für Fotoliebhaber rasch eine teure Rarität; Clark hat nie eine Neuauflage erlaubt. Für ihn ist das Buch ein Grabstein, sagt er, denn von den ›romantic outlaws‹, die seine Drogenkumpel damals für ihn waren, sind längst fast alle tot. ›Ohne Drogen hätte ich kein einziges dieser Fotos gemacht, aber ohne das Fotografieren hätte ich die Drogen nicht überlebt.‹

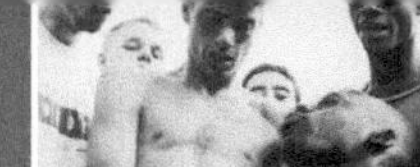

1983 hat Clark, nun in New York, einen zweiten autobiographischen Fotoband veröffentlicht, ›Teenage Lust‹, der, besonders in einer Serie über puertoricanische Strichjungen auf der 42nd Street, sein eigentümlich kaltes voyeuristisches Interesse an Halbwüchsigen preisgibt: Clark als ›dirty old man‹ und Peter Pan in Personalunion.

Clarks Kunstproduktion der letzten zehn Jahre besteht aus Riesen-Collagen, die auf Ausstellungen auch in Köln, München, Berlin zu sehen waren: Pinnwände, auf denen eigene Schwarzweiß-Jungenfotos mit bunten Glamourbildern von Teenie-Stars wie River Phoenix oder Matt Dillon, mit Pornofetzen, Cartoons und Zeitungsberichten über minderjährige Mörder oder Selbstmörder kombiniert sind, gelegentlich durch ein T-Shirt oder ein Skateboard gekrönt. Auf diesen Ikonenwänden stellt sich, so Clark, ›nichts anderes dar als meine Obsession, diese Jungen zu fotografieren‹.

Als er die Skateboard-Cliquen lange genug mit der Kamera [und selbst Skateboard fahrend, was er erst zu jener Zeit gelernt hat[3]; d. Verf.] umkreist hatte und in ihm der Plan reifte, den Washington Square Park zum Zentrum eines ›Great American Teenage Movie‹ zu machen, hatte er dort auch schon den richtigen Autor gefunden: Der Skateboarder Harmony Korine erwies sich als Filmfreak, als Möchtegern-Regisseur, der schon ein halbes Drehbuch in der Schublade und einen Ferienjob als Produktionshelfer bei dem Regisseur Paul Schrader hinter sich hatte. [...] Bereits [damals] plante Clark [einen weiteren Film] und diesmal sollen die Eltern im Mittelpunkt stehen. Das ist eine Drohung. [Wahrscheinlich hatte er da schon so etwas wie *Ken Park* (2002) im Kopf; d. Verf.]

Eine berühmte späte Fotoserie von Clark aus dem Band ›Die perfekte Kindheit‹ (1993) zeigt, wie fürs Familienalbum aufgenommen, den ersten Besuch eines 13jährigen bei einer Prostituierten. Um das Maß seiner Anteilnahme an diesem Jungen deutlich zu machen, hat Clark gesagt: ›Das bin ich.‹ Seine Anteilnahme an Telly, dem ultimativen kleinen Strolch in ›Kids‹, ist nicht geringer.«

Man muss sich fragen, was aus einem Menschen wird, der in seinen ersten Lebensjahren nicht elterliche Liebe und Fürsorge erfährt, sondern Missachtung, Unterdrückung oder gar Missbrauch – in welcher Form auch immer – ausgesetzt ist. Was bedeutet es, einen Alkoholikervater zu haben, der seinen Sohn nicht beachtet, und eine Mutter, die ihn als Clown missbraucht? Das Stottern des kleinen Larry spricht für sich. Eltern sind für Kinder überlebensnotwendig, in der Regel die einzigen Ansprechpartner, die einzigen Identifikationsfiguren. Nicht selten kommt es zu einer Identifizierung mit den Aggressoren oder die Enttäuschungswut der Kleinen bricht sich im Erwachsenenalter Bahn. Oftmals werden somit aus ehemaligen Opfern selbst Täter. Das Drama, welches in frühen Jahren erfahren wurde, wird dann unbewusst wiederholt, Denn: »Falls wir keine Möglichkeit hatten, die uns in der eigenen Kindheit erwiesene Verachtung bewusst zu erleben und zu verarbeiten, geben wir sie weiter« (Miller 1983 S. 17). Larry Clarks Rettungsanker waren seine Kamera und seine narzisstischen Größenfantasien, einmal ein großer Künstler zu werden, aber auch die Welt derjenigen Gleichaltrigen, die sein und deren Schicksal er teilte. Immer und immer wieder versuchte er fotografierend sein Leid zum Guten zu wenden und so seinem traurigen Schicksal zu entkommen. In der Kunstszene fand er jene Anerkennung, die ihm im Elternhaus versagt war. Heute ist er selbst verheiratet und hat Kinder, die er auf ein Internat geschickt hat, um ihnen Wege zu eröffnen, die er selbst nicht hatte. Er ist heute clean, aber die Narben, die aus den frühen Wunden resultieren, werden ihn sein Leben lang zeichnen und er wird sich wohl, solange er lebt, an seinem Schicksal weiter abarbeiten.

Wie jeder von uns sich ein Leben lang mit seinen Lebensthemen herumschlägt, so sucht auch Larry Clark in seinen Teenage-Filmen »nicht zuletzt auch immer sich selbst, und wenn man seine Entwicklung im Überblick sieht, kann man wohl annehmen, dass da jemand nach einem langen Weg

---

3   http://johannesippen.com/2017/larry-clark/ [2017]

und Umweg die dunkle Seite von sich selbst zu akzeptieren beginnt« (Seeßlen 1996). Mehr noch, es ist ihm gelungen, sein Leid in Kunst zu transformieren und so Entwicklungsschritte zu machen. Denn zur Entfaltung der Identität kommt es nur dann, wenn es gelingt, Leben rückblickend in einen kohärenten Sinnzusammenhang zu bringen. Clarks Bildergeschichten sind für ihn identitätsstiftend. Sie wurden für ihn zum Akt seiner Selbsterkenntnis.

Der Skandal

Die Mehrheit der Zuschauer reagierte auf *Kids* nicht anders als zuvor schon auf Clarks Fotobildbände, nämlich mit einer Mischung aus Empörung und Faszination. Die Psychodynamik, aus der sich die jeweiligen Beurteilungen speisen, wurde bereits dargestellt. Die *Süddeutsche Zeitung* betrachtete den Streifen als »einen geraden, trockenen Boxhieb in den Magen des saturierten Bürgertums, das darauf in den USA auch heftig reagierte und den zum Teil mit Laien gedrehten Film als ›Skandal‹ brandmarken wollte«; *TV Spielfilm* brachte es auf den Punkt: »Ein Film wie ein Faustschlag« (zit. n. Seeßlen 1996).

Ob die im Film gezeigten Jugendlichen repräsentativ für die damalige New Yorker Jugend waren, »darüber stritten sich die Gemüter« (Volk 2011, S. 245). 20 Jahre später äußerte Rosario Dawson (»Ruby« – sie ist das Mädchen, das ihren Freundinnen im Film so lebhaft schildert, wie Sperma schmeckt) in einem Interview, dass sie in ihrem realen Leben erstmals mit 20 Jahren überhaupt mit einem Jungen Sex gehabt hätte, so dass das, was sie im Film von sich gegeben hätte, für sie sehr weit weg von dem gewesen sei, worüber sie sich damals in ihrem realen Leben mit ihren Freundinnen ausgetauscht hätte (Bates 2015).

Den Vorwurf der Pädophilie musste sich der Regisseur immer wieder anhören. 2015 war er auch Thema in einem Interview mit Lukas Ionesco, der 2014 in Clarks Pariser Kids-Adaptation *The smell of us* seine erste Rolle als Schauspieler hatte. Er wurde gefragt, wie er zur Äußerung seiner Mutter, der bekannten französischen Schauspielerin und Regisseurin Eva Ionesco, stehe, die Clark einen pädophilen Künstler genannt hatte, und antwortete (Blondeau 2015):

> »Pädophil, das ist starker Tobak, aber ich kann nicht leugnen, was sie gesagt hat. Im Übrigen genügt es doch, sich den Film anzusehen. Larry Clark hat sich noch nie so geöffnet, noch nie so viel von sich erzählt wie in diesem Film. Er drückt sich nicht, sondern er bestätigt es sogar, dieser Knilch. Sein ironischer Kommentar: ›Ouais, je suis un vieux qui kiffe les jeunes‹ (›Na ja, ich bin eben ein Alter, der auf die Jungen steht‹)« (Übers. d. Verf.).

Übrigens beendete Lukas nach diesem Film, der ein Flop wurde, seine Schauspielerkarriere.

In den USA erhielt *Kids* nur die Altersfreigabe »ab 18 Jahren«, was den Kinoverleih erheblich einschränkte. Da die Produktionsfirma Miramax ein Tochterunternehmen des Walt-Disney-Konzerns war, der keine Filme mit einem solchen Rating auf den Markt brachte, wurde von den Miramax-Gründern eine neue Produktionsfirma ins Leben gerufen, die Shining Excalibur Pictures, um den Film erst einmal ohne das übliche Rating der amerikanischen MPAA in den Kinos zeigen zu können. In gekürzter Fassung erhielt der Streifen später dann aber auch noch das begehrte Rating »für Jugendliche unter 17 nur in Begleitung von Erwachsenen geeignet« (Volk 2011, S. 246). Sowohl in England als auch in Deutschland, wo der Film das Prädikat »wertvoll« mit Altersfreigabe ab 18 Jahren erhielt, stieß der Streifen auf teilweise heftige Ablehnung. Bei den Internationalen Filmfestspielen in Cannes wiederum wurde er mit der Goldenen Palme prämiert (Warren 2006, S. 285). So ist das eben mit der postmodernen Kunst.

Heute würde es den ganzen Rummel wohl nicht mehr geben. Stand 2017: Im öffentlich-rechtlichen Fernsehen Norwegens (NRK) läuft ab November die Jugendsendung *Line fikser kroppen*, bei der echte Paare beim echten Sex zu sehen sind. Und im Kinderprogramm *Newton* gibt es dort schon eine Sendung

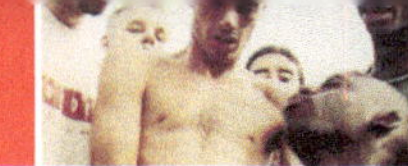

mit Tipps, wie man masturbiert. »Ich weiß jetzt«, resümiert Harald Martenstein im *ZEIT-Magazin* vom 24. August 2017, »wie in fünf Jahren die *Sendung mit der Maus* [bei uns] aussieht«. Seitdem *Kids* 1995 in die Kinos kam, ist die Zeit eben nicht stehen geblieben, sondern die Gesellschaft hat sich fortentwickelt in die unermesslichen Weiten der Postmoderne. Honi soit qui mal y pense!

Literatur

Balint M (2017) Angstlust und Regression. Klett-Cotta, Stuttgart (Erstveröffentlichung 1959)

Bates R (2015) Rosario Dawson Looks Back at »Kids« 20 Years Later. https://www.vice.com/sv/article/9bga5e/rosario-dawson-talks-kids-20-years-later-625. Zugegriffen: 27. Apr. 2018

Blondeau R (2015) Lukas Ionesco: »je ne serai jamais un des kids de Larry Clark«. http://www.lesinrocks.com/2015/01/18/cinema/lukas-ionesco-je-ne-serai-jamais-un-des-kids-de-larry-clark-11547802/. Zugegriffen: 27. Apr. 2018

Clifton J (2014) A »Kids« Cast Member Is Making a Documentary About »Kids«. https://www.vice.com/en_us/article/exm5yj/hamilton-harris-kids-documentary-197. Zugegriffen: 7. Apr. 2018

Harten J (Hrsg) (1986) Gerhard Richter: Bilder/Paintings 1962–1985 (anlässlich der Ausstellung in Düsseldorf, Berlin, Bern und Wien 1986). Du Mont, Köln

Hermsmeier L (2015) Dieser Film war ein Weckruf für die moderne Welt. https://www.welt.de/kultur/kino/article148585628/Dieser-Film-war-ein-Weckruf-fuer-die-moderne-Welt.html. Zugegriffen: 27. Apr. 2018

Hopf H (2014) Die Psychoanalyse des Jungen. Klett-Cotta, Stuttgart

Köhldorfer C (2015) Blut, Rache, Gewalt. Die Inszenierungen von Weiblichkeit in Filmen von Quentin Tarantino. Disserta, Hamburg

Maslin J (1995) Film Review: Kids. Growing Up Troubled, In Terrifying Ways. www.nytimes.com/1995/07/21/movies/film-review-kids-growing-up-troubled-in-terrifying-ways.html?module=inline. Zugegriffen: 02. Feb. 2019

Miller A (1983) Am Anfang war Erziehung. Suhrkamp, Frankfurt a. M.

Nietzsche F (1872) Die Geburt der Tragödie aus dem Geiste der Musik. Fritzsch, Leipzig

Nietzsche F (1928) Die dionysische Weltanschauung. Hadl, Weimar (Erstveröffentlichung 1870)

Paulsen H (2012) Die Position des David Wojnarowicz. Eine kunstsoziologische Verortung der US-Postmoderne. Tectum, Marburg

Seeßlen G (1996) Zu den Filmen und Fotografien von Larry Clark. http://www.getidan.de/kritik/georg_seesslen/673/larry-aint-lazy-hes-just-sitting-there-watching-me-in-a-most-peculiar-way. Zugegriffen: 27. Apr. 2018

Urs J (1995) Dirty old Peter Pan. http://www.spiegel.de/spiegel/print/d-9230966.html. Zugegriffen: 27. Apr. 2018

Vachon C (2006) A killer life. Simon & Schuster, New York

Volk S (2011) Skandalfilme. Cineastische Aufreger gestern und heute. Schüren, Marburg

Warren L (Hrsg) (2006) Encyclopedia of twentieth-century photography Bd. 1: A-F. Routledge, New York

Originaltitel	Kids
Erscheinungsjahr	1995
Land	USA
Buch	Harmony Korine
Regie	Larry Clark
Hauptdarsteller	Leo Fitzpatrick, Justin Pierce, Chloë Sevigny, Rosario Dawson, Harold Hunter, Jon Abrahams, Sajan Bhagat, Yakira Peguero, Sarah Henderson, Avi Korine
Verfügbarkeit	Als DVD in deutscher Sprache erhältlich

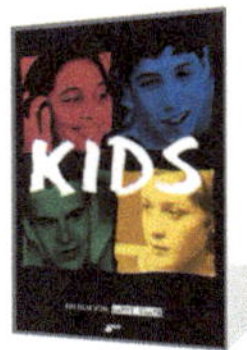

Brigitte Ziob

Schwule Cowboys

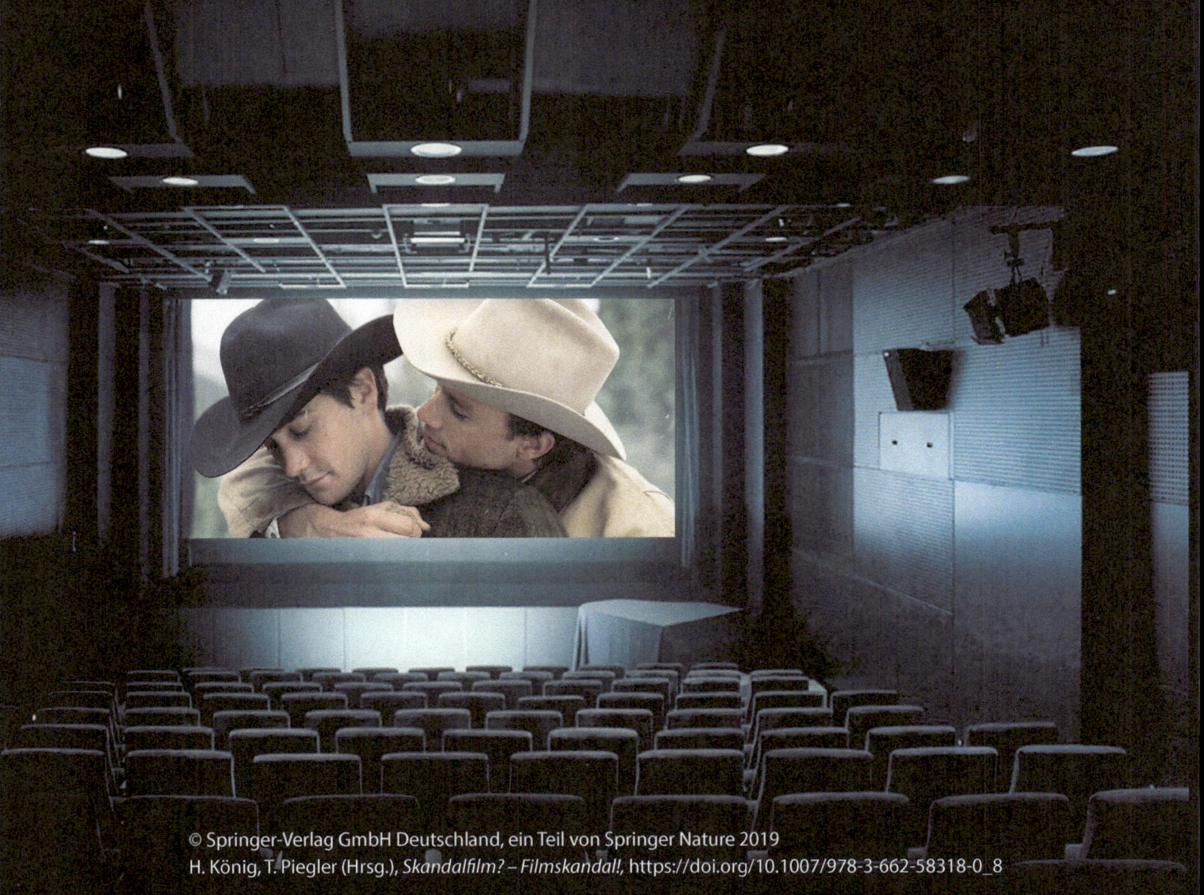

© Springer-Verlag GmbH Deutschland, ein Teil von Springer Nature 2019
H. König, T. Piegler (Hrsg.), *Skandalfilm? – Filmskandal!*, https://doi.org/10.1007/978-3-662-58318-0_8

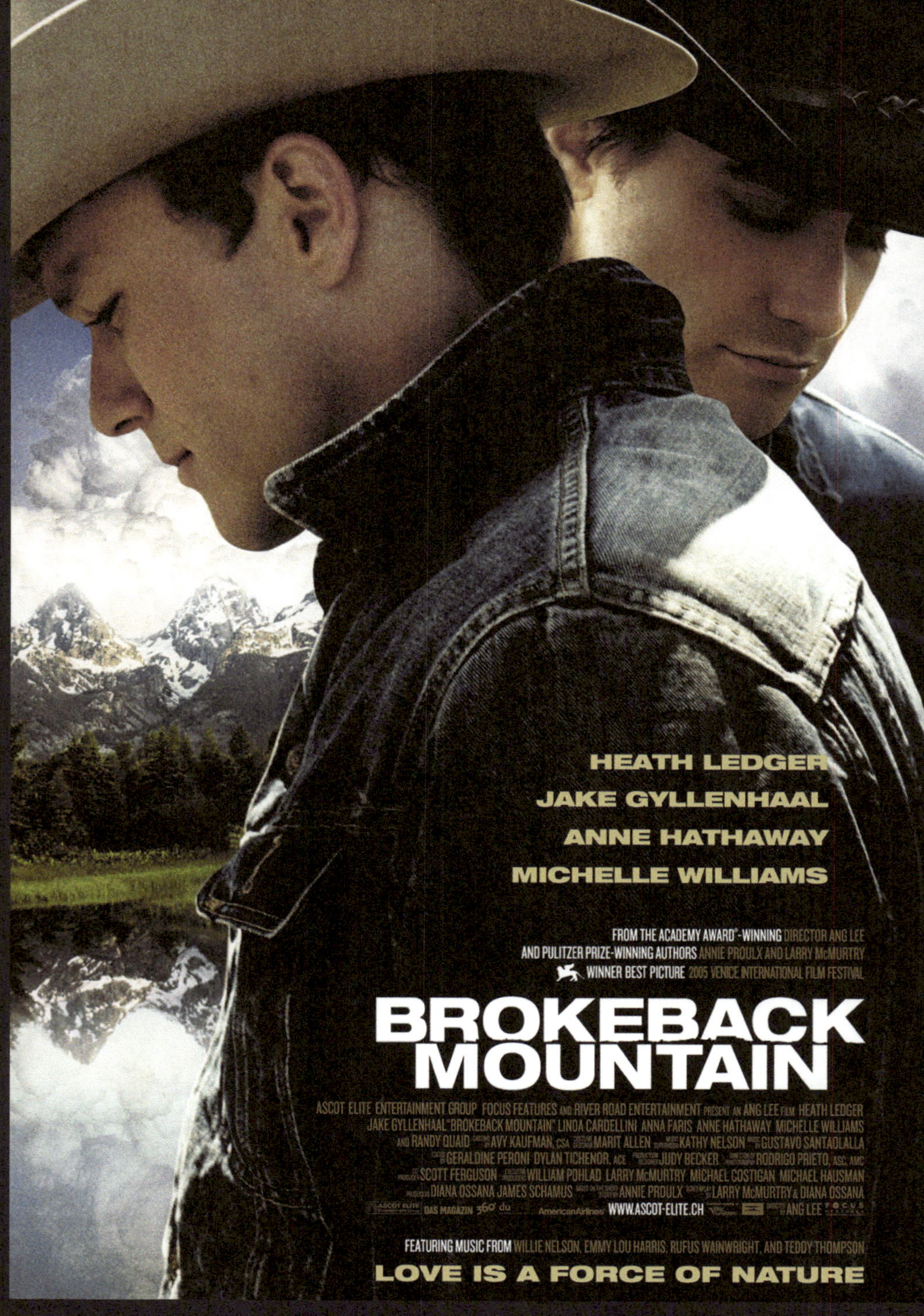

Filmplakat *Brokeback Mountain*. (© TOBIS Film. Quelle: Filmbild Fundus Herbert Klemens. Mit freundlicher Genehmigung)

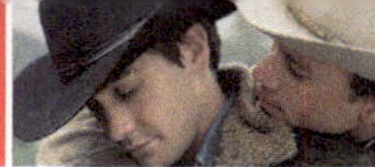

Brokeback Mountain

Brokeback Mountain (■ Abb. 8.1) wurde 2006 mit vier Oscars ausgezeichnet. Inszeniert wurde der Film, in dem es um die Liebesgeschichte zweier Cowboys geht, von dem renommierten taiwanesischen Regisseur Ang Lee.

Die Hauptfigur ist Ennis del Mar, um ihn rankt sich die Geschichte einer massiven Verleugnung der eigenen Sexualität vor dem Hintergrund einer homophoben Gesellschaft. Die Vorlage zu *Brokeback Mountain* ist die gleichnamige Kurzgeschichte der Pulitzer-Preisträgerin Annie Proulx, die 1997 erstmals im *New Yorker* erschien. Ausschlaggebend für die Kurzgeschichte von Annie Proulx (2006, S. 350) war eine Szene, die sie in einer Bar in Wyoming beobachtet hatte:

> »Eines Abends war mir in einer Kneipe im Norden ein älterer Rancharbeiter aufgefallen, etwa Ende sechzig und mit weltlichen Gütern nicht gerade gesegnet. Er hatte sich am Freitagabend fein gemacht, aber seine Kleidung war ein bisschen schäbig […] Er war ganz dünn und mager, auf eine zähe Weise muskulös. Er lehnte an der Wand und sein Blick heftete sich nicht auf die vielen hübschen und herausgeputzten Frauen in dem Raum, sondern auf die Cowboys, die Billard spielten. Sein Gesichtsausdruck hatte etwas, etwas wie eine bittere Sehnsucht, was mich überlegen ließ, ob er ein ländlicher Schwuler sein könnte.«

In diesem Bild verdichtet sich schon, worum es in *Brokeback Mountain* geht: um unerfüllte Wünsche und verpasstes Leben.

Die Autorin erwartete empörte Leserbriefe, weil ihre Erzählung keine konventionelle Geschichte ist, sondern von der Liebe zweier Cowboys handelt. Stattdessen bekam Annie Proulx Post von Rancharbeitern, Cowboys und Vätern, die ihr schrieben, dass sie »ihre« Geschichte erzählt habe oder dass sie nun ihren Sohn besser verstehen könnten. Die bekannten Drehbuchautoren Diana Ossana und Larry McMurtry arbeiteten *Brokeback Mountain* zu einem Drehbuch um. 8 Jahre lang fanden sich kein Studio und kein Regisseur, die das Buch realisieren wollten. Für die Autorin lag das einerseits daran, dass die Geschichte sexuell zu eindeutig war für den Mainstream-Geschmack, und andererseits an der Ablehnung von Hollywood-Schauspielern, Schwule zu spielen. Mit Ang Lee fand man dann einen prominenten Regisseur, dem man die Umsetzung der riskanten Geschichte zutraute. So entstand der Film *Brokeback Mountain,* der später verglichen wurde mit großen amerikanischen Liebesdramen wie *Vom Winde verweht, Titanic* oder *Casablanca.*

Handlung

Der Film beginnt mit dem ersten Aufeinandertreffen von Ennis del Mar (Heath Ledger) und Jack Twist (Jake Gyllenhaal), als sie ungefähr 19 Jahre alt sind. Sie haben sich bei der Arbeitsvermittlung für Farm- und Ranchpersonal gemeldet, um den Sommer über Schafe zu hüten. Beide entstammen der weißen ländlichen Unterschicht. Sie schlagen sich mit Gelegenheitsjobs durch, es gibt keinen Highschool-Abschluss, keine Perspektiven, nur den Traum, später eine eigene Ranch zu besitzen, wofür sie Geld sparen. Zwischen ihnen wird sich im Laufe des Films die große Liebe ihres Lebens entwickeln, was sie beim ersten Treffen noch nicht ahnen.

Denn da warten sie vor dem Büro, jeder cool und unbeteiligt, aber doch den anderen aus den Augenwinkeln beobachtend, und es ist, als ob hier schon Spannung in der Luft liegt. Sie bekommen den Job und treiben eine riesige Herde Schafe in die Berge. Auf einer Lichtung an einem Fluss bauen sie ihr Camp auf. Einer wird hier übernachten, der andere oben in den Bergen bei der Herde. So lautet die Anweisung von Aguirre (Randy Quaid), dem Arbeitsvermittler.

Nun müssen sie einen Sommer miteinander klarkommen: Der wortkarge, in sich gekehrte Ennis und der lebendige Jack. An diesem Punkt haben Jack und Ennis noch keine bewusste Vorstellung von ihrer sexuellen Orientierung. Ihre Lebenspläne stehen für das gängige Geschlechtsrollenmodell Anfang der 1960er Jahre: Ennis ist verlobt mit Alma (Michelle Williams), er möchte sie nach dem Sommer heiraten, Jack beschreibt stolz, wie die hübschen Mädchen ihm beim Rodeo zuwinken, wenn er es schafft, sich lange auf dem Bullen zu halten. Aber oben, auf dem Brokeback Mountain, entwickelt sich ihre Geschichte anders. Sie beginnen miteinander zu flirten und versuchen spielerisch herauszubekommen, ob der andere die Gefühle erwidert, ohne sich der Bedeutung ihrer Gefühle bewusst zu sein. Jack fällt es immer schwerer, sich abends vom gemeinsamen Lagerplatz zu trennen. Ennis übernimmt gerne die unangenehme Aufgabe für ihn.

Dann kommt der Abend, an dem sie zu lange am Lagerfeuer gesessen und zu viel Whiskey getrunken haben und Ennis zu betrunken ist, um sich zu den Schafen aufzumachen. Draußen ist es kalt, und Ennis landet bei Jack im Zelt. Sie fallen in einer explosiven, ungestümen Szene übereinander her. Am nächsten Morgen nehmen sie ihre heftigen Gefühle wieder zurück und fassen den Beschluss: Das, was in der Nacht zwischen ihnen passiert ist, war eine einmalige Sache. Sie sind nicht schwul. Um sich von dem Triebdurchbruch in der Nacht zu reinigen, wäscht sich Jack im Fluss und bürstet seine Kleidung. Wie gefährlich die homoerotische Episode für Ennis' Erleben ist, symbolisiert das von einem Koyoten gerissene ausgeweidete Schaf, auf das Ennis stößt, als er wieder auf die Alm reitet. Dieses Bild nimmt die spätere Szene des gelynchten Farmers vorweg und steht für die starke existenzielle Bedrohung, die die sexuelle Abweichung von der Norm bei Ennis auslöst.

Der Vorsatz, die gemeinsame Nacht sei eine einmalige Sache, hält nicht lange. Bald sind sie wieder vereint. Ihre Sexualität wird zärtlicher (🅾 Abb. 8.2). Ausgelassen toben sie durch die Landschaft, als ein Bild dafür, dass der Brokeback Mountain ihr Paradies ist, wo sie ihre Liebe leben können. Auf dem Höhepunkt ihres Glücks fällt der gesellschaftliche Blick auf Ennis und Jack, repräsentiert durch Aguirre, der sie mit dem Fernglas beobachtet und ihrem Liebesglück die Unschuld, aber auch den Schutzraum nimmt, für das es unten in der wirklichen Welt keine gesellschaftliche Akzeptanz gibt.

Der früh einbrechende Winter beendet ihre Arbeit auf dem Brokeback Mountain, die Schafe müssen zurückgetrieben werden. Aguirre hat es so festgelegt. Die Trennung steht bevor, und die Landschaft wirkt plötzlich kalt und abweisend, das Paradies löst sich auf. Sie müssen wieder zurück in die Welt, in der es für schwule Männer keinen Platz gibt. In einer wütenden Schlägerei, die mit blutigen Nasen und einem verschwundenen Hemd endet, schaffen sie die innere Distanz, um sich trennen zu können. Ein kurzer Abschied, Jack steigt in seinen Pick-up. Kurz danach wird Ennis von heftigen Magenkrämpfen geschüttelt, so finden seine verleugneten Gefühle ihren körperlichen Ausdruck.

In harten Schnitten wird der Lauf der Geschichte vorangetrieben und verweist damit auf die Vorherbestimmtheit des Lebens: Wir sehen Ennis und Alma vor dem Traualtar, was den zweiten Akt einleitet, in dem Ennis versucht, das zu tun, was die Gesellschaft von ihm erwartet: eine Familie zu gründen. Ennis übernimmt die Rolle des aufmerksamen Ehemanns gegenüber Alma und ist für seine beiden Töchter, die bald geboren werden, ein verantwortungsvoller Vater. Aber seine Zuwendung der Familie gegenüber wirkt mechanisch und zurückgenommen, ohne affektive Beteiligung. Jack dagegen versucht Wege zu finden, seine sexuelle Identität zu leben und mit Männern anzubändeln, was nicht funktioniert. Jack resigniert und endet auch in der gesellschaftlich akzeptierten Institution Ehe, indem er Lureen (Anne Hathaway), eine junge, schöne, lebensfrohe Texanerin heiratet. Der Reichtum von Jacks Frau kompensiert aber nicht das Klima der emotionalen Armut, die durch die aufgeräumten, abweisend wirkenden Innenräume symbolisiert wird. Ähnlich wie Ennis fühlt sich Jack in der heterosexuellen Welt einsam und unbehaust.

Es ist Jack, der nach 4 Jahren über eine Postkarte Kontakt zu Ennis aufnimmt. Als Ennis die Karte in den Händen hält, ist sofort die Musik vom Brokeback Mountain wieder da. Sie steht für die Gefühle, die Ennis überwunden zu haben glaubte. Als sie sich wiedersehen, ist es Ennis, der überwältigt von seinen

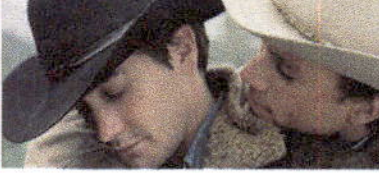

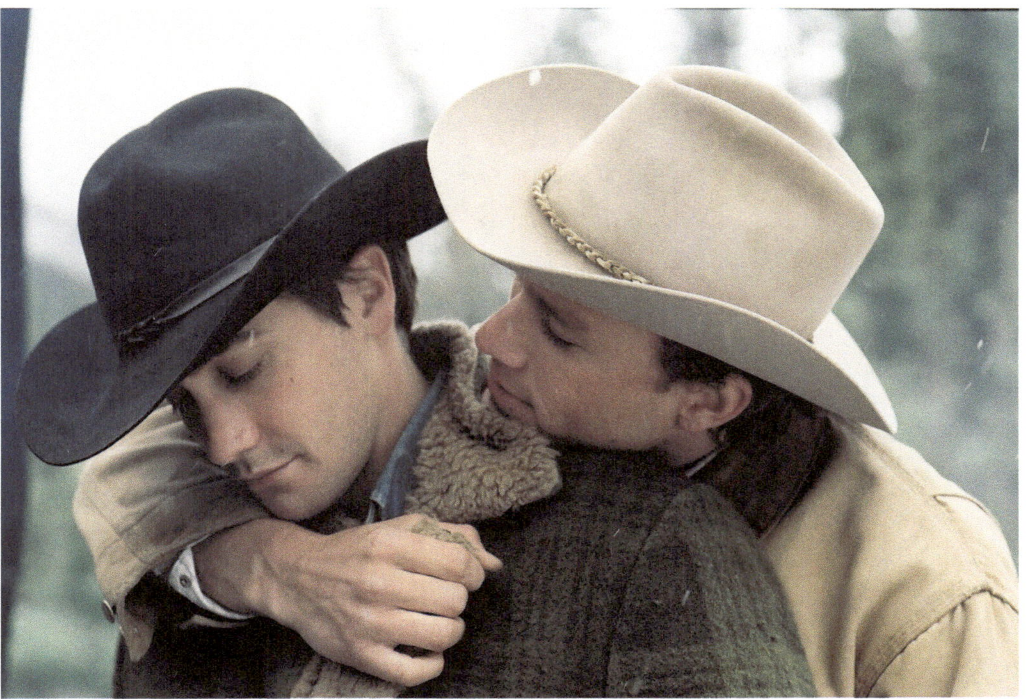

Abb. 8.2 Zwischen Ennis und Jack entwickelt sich zärtliche Liebe. (© TOBIS Film. Quelle: Filmbild Fundus Herbert Klemens. Mit freundlicher Genehmigung)

Gefühlen aus der freundschaftlich herzlichen Umarmung mit Jack einen heftigen leidenschaftlichen Kuss macht und darüber alle Vorsicht vergisst. Ennis bemerkt nicht, dass Alma ihn beobachtet und dabei schonungslos erkennen muss, dass ihr Glück eine Illusion ist. Dies ist der Beginn ihrer regelmäßigen, aber seltenen Treffen auf dem Brokeback Mountain über einen Zeitraum von 20 Jahren.

Es ist nicht der Umstand, dass Ennis und Jack schwul sind, sondern die Lüge, mit der sie vorgeben, es nicht zu sein, die ihre privaten Beziehungen vergiftet. Denn ihr Doppelleben zeigt auch Auswirkungen auf ihre Frauen: Alma hat sich von Ennis scheiden lassen, und Jacks junge vitale Frau wird immer maskenhafter und vergräbt sich hinter Rechenmaschinen und Bilanzen. Ennis' Lebenslüge trifft auch seine Frau hart, als Alma erkennt, dass ihr Mann Jack Twist liebt. Selbst als Alma sich scheiden lässt, bekämpft Ennis seine Veranlagung. Er weist Jack ab, der voller Freude aus Texas anreist. Jack sucht Trost bei den Strichjungen in Tijuana. Jack ist eher in der Lage, akzeptablere Möglichkeiten zu suchen, um seine Homosexualität in sein Leben zu integrieren (Abb. 8.3). Während Ennis stoisch versucht, weiter eine heterosexuelle Fassade aufrechtzuerhalten, und eine neue Freundin findet, bändelt Jack mit einem benachbarten Rancher an.

Das Thanksgiving-Fest gibt Anlass, in einem Schnitt von einem Wohnzimmer ins andere die Unterschiedlichkeit der Charaktere von Jack und Ennis darzustellen. Jack verschafft sich in einer Auseinandersetzung mit seinem herrischen Schwiegervater Respekt, während Ennis weiterhin passiv bleibt. Als Alma ihn in der Küche über seine Beziehung zu Jack Twist zur Rede stellt, kann er sich emotional nicht öffnen, sondern flüchtet in eine Schlägerei, in der er unterliegt und seinen Selbsthass in den Schlägen des Anderen genährt sieht. Er stürzt sich in harte Rancharbeit und in eine lockere Beziehung, um damit weiter die Verleugnung seiner sexuellen Orientierung zu festigen.

Umso heftiger trifft Ennis die Nachricht von Jacks plötzlichem Tod, dem das widerfahren ist, was Ennis für sich befürchtet hat. In Lightning Flat, bei Jacks Eltern, findet Ennis sein Hemd mit dem

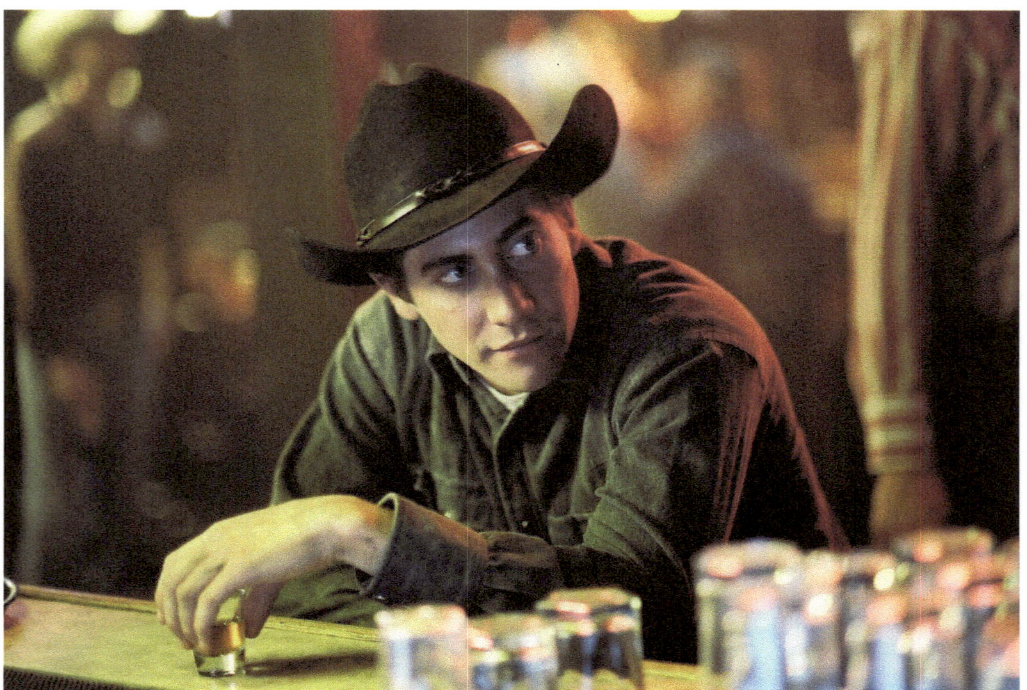

Abb. 8.3 Während Ennis die heterosexuelle Fassade aufrechterhält, versucht Jack die Integration seiner Homosexualität. (© TOBIS Film. Quelle: Filmbild Fundus Herbert Klemens. Mit freundlicher Genehmigung)

blutigen Ärmel, das er nach dem ersten Sommer beim Schafehüten auf dem Brokeback Mountain verloren zu haben glaubte, sauber eingeschlagen in Jacks Hemd auf einem Bügel hängend, wie in einer schützenden Umarmung. Die Hemden nimmt Ennis mit in sein Trailerhome, er ist mittlerweile sozial ganz unten angekommen, als Bild dafür, wie sehr die Selbstunterdrückung sein Leben blockiert hat. Die Lieblosigkeit des spärlichen Mobiliars steht für den Mangel und das verpasste Leben. Dennoch bewirkt Jacks Tod, dass Ennis durchlässiger für seine Gefühle wird. Er kann sich um seine älteste Tochter sorgen und sie fragen, ob der zukünftige Ehemann sie auch liebt. Als er die vergessene Strickjacke der Tochter zusammenfaltet und in den Schrank legt, sieht man in der Innenseite des Schranks die beiden Hemden auf einem Bügel hängen. Jacks Hemd ist in seins eingeschlagen, darüber eine Postkarte vom Brokeback Mountain. Mit tränenunterdrückter Stimme stößt Ennis hervor:

»Jack, ich schwör's Dir …«

und bringt auch diesen Satz nicht über seine Lippen. Er bleibt unvollendet, wie sein ganzes, ungelebtes Leben.

Formalästhetische Aspekte des Films

Ang Lee hat den Film sehr subtil inszeniert, die Geschichte wird in prägnanten Schnitten vorangetrieben. Es wird nicht viel gesprochen, und Gefühle werden nicht direkt ausgedrückt. Einzig die Körpersprache sagt aus, was Ennis und Jack empfinden. Ein verstohlener Blick hier und da, Jacks Ausgelassenheit auf dem Pferd, ihre abendlichen Gespräche werden länger. Ihre Zuneigung zueinander wird nicht verbalisiert, sondern spürbar gemacht: zum einen durch die Filmmusik, die besonders mit dem Leitmotiv, einem Gitarrenriff, immer wieder die tiefe emotionale Verfassung der beiden Protagonisten widerspiegelt, wenn sie sich als Liebende wiedersehen. Gustavo Santalolalla erhielt einen Oscar für die Filmmusik. Es werden Folk- und Country-Songs wie *He was a friend of mine*, *A love that will never grow old* oder *I don't want to say goodbye*, aber auch neu komponierte Instrumentalstücke verwendet. Besonders die Titel der Country-Songs symbolisieren die Gefühle der beiden Cowboys zueinander, die sie weder aussprechen können noch dürfen.

Eine weitere große Bedeutung hat die Landschaft in *Brokeback Mountain* als ein leerer, weiter Raum. Ang Lee beschreibt den Grund dafür in einem Interview (*TAZ*, 09.03.2006) folgendermaßen:

»Die Landschaft ist ja fast wie eine Figur in dem Film. Da ich als Chinese aufgewachsen bin, bin ich daran gewöhnt, dass man die Landschaft nutzt, um Ansichten, Meinungen und Gefühle auszudrücken, anstatt direkt davon zu sprechen. Wir sind ein unterdrücktes Volk.«

Wie die unterdrückten Gefühle und Haltungen für die Chinesen im Landschaftsbild einen Ausdruck erfahren, so steht die Weite des Brokeback Mountain für einen Ort, der jenseits gesellschaftlicher Zwänge Möglichkeiten bietet, Erfahrungen zu machen, wofür es bisher keinen Raum gab. So symbolisiert die strahlende Weite der Tetons, in denen der Film gedreht wurde, die Momente des Glücks miteinander, während sich die Landschaft verdunkelt, wenn es um Trennung geht. Die Innenräume im Film stehen dazu in einem Gegensatz: Sie wirken ärmlich und klein. Besonders die Wohnung von Ennis, die wie ein Gefängnis erscheint, in das er sich mit seiner behaupteten Heterosexualität selbst eingesperrt hat.

Der Skandal

Ang Lee inszeniert die Geschichte dieser tabuisierten Liebe in zwei klassisch amerikanischen Filmgenres: des *Westerns* und des *Melodramas*, was beim Erscheinen des Films auch als Provokation aufgefasst wurde. Besonders deshalb, weil Ang Lee jedes Genre mit Brüchen versetzt. Damit unterwandert er das Bild des Cowboys als uramerikanisches Symbol für Männlichkeit, Unabhängigkeit und Freiheit, wie es von harten Typen wie John Wayne verkörpert wurde oder vom Marlboro-Man. Ang Lees Cowboys hüten Schafe, kochen, spülen, waschen Wäsche im Fluss und noch schlimmer – sie erweisen sich als schwul. Hier stürzt das Bild der amerikanischen Männlichkeitsikone. Drastischer kann es nicht sein. Aber auch das in amerikanischen Filmen so beliebte Genre des Melodramas als Inszenierung großer, unerfüllter Liebe gerät ins Wanken, da die beiden Liebenden zwei Männer sind.

In den USA wurde der Film sehr widersprüchlich aufgenommen. In der Schwulenbewegung verursachte der Film einen Medienrummel um das Bild des »Schwulen Cowboys«, das sowohl tabubrechend ist, als auch ein markantes Sexsymbol verkörpert.

In konservativen Kreisen wurde dem Film vorgeworfen, er untergrabe christliche Moralvorstellungen, indem die Werte von Ehe und Familie unterwandert würden und mit filmischen Mitteln die Sympathie auf die Protagonisten gelegt und damit der Ehebruch beiläufig und selbstverständlich dargestellt werde. Politische Dimension bekam die Diskussion um den Film dadurch, dass die Botschaft des Western als beschmutzt angesehen wurde, der als Sinnbild für »wirkliche Bruderschaft« steht, die frei ist von jeder Sexualisierung.

Eine verbotene Verbindung in einer homophoben Gesellschaft

In *Brokeback Mountain* geht es um eine verbotene Verbindung in einer homophoben Gesellschaft. Ihre Gefühle füreinander können Ennis und Jack bei ihren heimlichen Treffen auf dem Brokeback Mountain, hoch in den einsamen Bergen ausleben, die für sie einen Zufluchtsort darstellen außerhalb der gesellschaftlichen Regeln. Denn wenn sie offen ihre Homosexualität leben würden, würden sie sich außerhalb der gesellschaftlichen Ordnung stellen. Dies käme einem Tabubruch gleich. Ein Tabu beschreibt ein gesellschaftliches Verbot, das als eine unausgesprochene soziale Norm funktioniert, und bezieht sich auf Dinge, die es nicht geben darf und die damit auch nicht existieren. So war offen gelebte Homosexualität zur Zeit des Films im ländlichen Amerika nicht möglich und hätte die Protagonisten zu Außenseitern stigmatisiert.

Annie Proulx' Erzählung *Brokeback Mountain* erschien 1997; den Beginn der Handlung hat sie gut 20 Jahre vorher angesiedelt im Jahr 1963. Als Ort wählte Annie Proulx den Bundesstaat Wyoming, den, wie sie sagt, schwulenfeindlichsten Bundesstaat der USA. Dort wurde noch 1993 in einem »Hate Crime« der homosexuelle Student Matthew Shepard auf hinterhältige und brutale Weise ermordet.

Besonders in den 1960er Jahren galt in dem konservativ-homophoben Klima dieses ländlichen Bundesstaates eine homosexuelle Beziehung zwischen zwei Männern als etwas Skandalöses. Homosexualität war etwas, das es zu diesem Zeitpunkt nicht gab und nicht geben durfte. In einer homophoben Gesellschaft gibt es keinen Raum für gleichgeschlechtliche Paarbeziehungen. Stattdessen gibt es klare Geschlechtsrollen-Modelle: Männer sind heterosexuell und maskulin, alles andere gilt als Verweiblichung und muss bekämpft werden. So fordert die Anpassung an diese gesellschaftliche Realität die Verdrängung und Unterdrückung homosexueller Triebwünsche. Anders sah es in den amerikanischen Metropolen wie New York und San Francisco aus, wo sich seit langem eine lebendige homosexuelle Szene entwickelte. Dennoch wurde erst 1973 die Homosexualität nach langen Debatten aus dem Diagnosemanual DSM der Amerikanischen Psychiatrischen Vereinigung gestrichen (Quindeau 2008). Dennoch existierten weiterhin bis in die jüngste Vergangenheit nicht nur implizite Theorien einer Pathologisierung der Homosexualität.

Ennis' Ängste

Die Hauptfigur des Films ist Ennis del Mar. Dass Ennis sich fremd in seinem Körper fühlt, wird von Heath Ledger brillant dargestellt, durch die eckigen Bewegungen, den linkischen Gang, den tief ins Gesicht gezogenen Hut, als ob Ennis sich verstecken wollte. Oft hat er seine Hände tief in die Jackentaschen vergraben als Bild für seine Selbstunterdrückung. In seiner Mimik wirkt Ennis affektiv zurückgenommen, wortkarg und misstrauisch. Im Laufe des Films zeigt Ennis zunehmend depressive Symptome wie negative Gedanken, Grübeln, Schuldgefühle und sozialen Rückzug. Grund dafür ist die Begegnung mit Jack Twist, die seine verleugneten inneren homosexuellen Anteile aktiviert hat. Schon zu Beginn des Films beim ersten Treffen vor dem Büro des Arbeitsvermittlers spürt man bei Ennis das verstohlene Interesse, mit dem er Jack Twist betrachtet und in dem schon die ganze Ambivalenz zum Ausdruck kommt, wenn er seinen Stetson tief in die Stirn zieht, um seine Ambitionen zu verbergen.

Schon Freud postulierte, dass die sexuelle Orientierung von der Objektwahl abhängig ist. Ennis zeigt verstohlenes Interesse an Jack. Er wird wahrscheinlich schon früher homosexuelle Tendenzen in sich gespürt haben und vielleicht in seiner Schulzeit einige Erfahrungen dahingehend gemacht haben. Denkbar ist dies, da er sehr offensiv ist, als er mit Jack zum ersten Mal im Zelt Sex hat. Und als sie sich nach 4 Jahren wieder sehen, ist er es, der aus der freundschaftlichen Umarmung eine Liebesumarmung macht, indem er Jack leidenschaftlich auf den Mund küsst. Dennoch muss Ennis seine sexuelle Veranlagung mit aller Kraft verleugnen. Dazu geht er eine Ehe ein, als gesellschaftlich normierten Lebensentwurf (◙ Abb. 8.4). Und er stürzt sich in die Arbeit als Cowboy auf Ranches, die nicht hart genug sein kann, um seine Männlichkeit unter Beweis zu stellen.

Der Film liefert eine Erklärung für die verzweifelte Aufrechterhaltung der Selbstunterdrückung: Ennis wächst in dem ländlich-konservativen Wyoming auf, in einer Gesellschaft, in der es keine Toleranz für Homosexualität gibt. Als Ennis 9 Jahre alt ist, nimmt sein Vater ihn und seinen Bruder mit an einen Ort, wo die blutige Leiche eines Mannes liegt, der mit einem anderen Mann als Paar zusammengelebt hatte. Und deshalb gelyncht wurde, woran Ennis' Vater, wie er vermutet, beteiligt gewesen ist. Das Bild des geschundenen Farmers Earl, der mit entblößtem Unterleib die Kastration sichtbar macht, an der er offensichtlich verblutet ist, hat den kleinen Ennis an die Grenze seiner Verarbeitungsmöglichkeiten

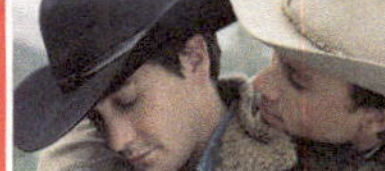

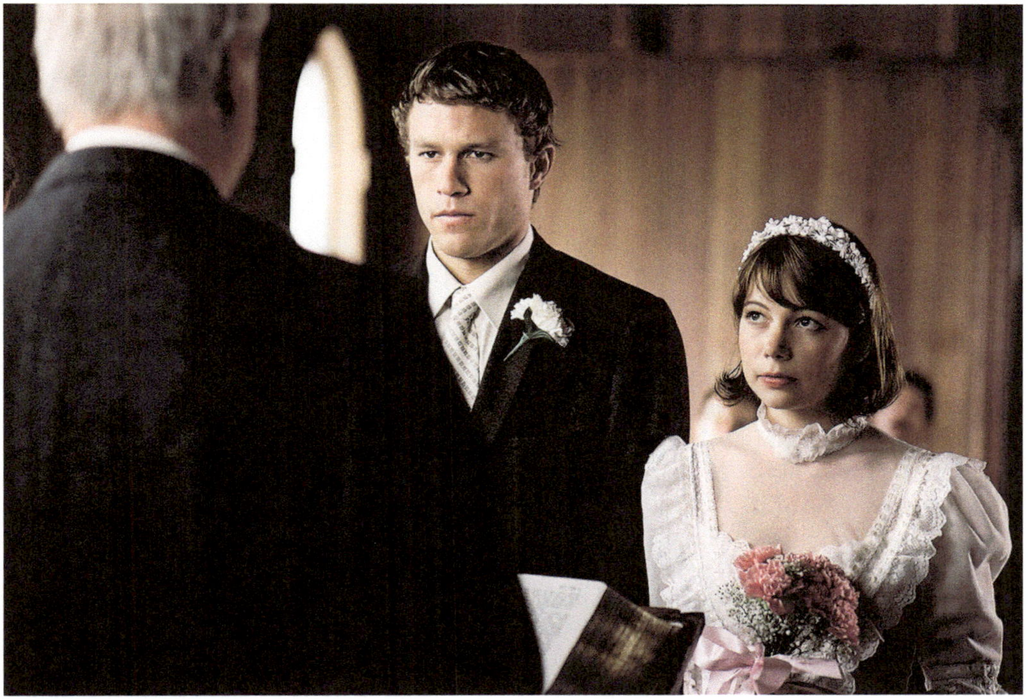

gebracht und sich tief in seine Psyche eingegraben. Der Lynchmord und die Beteiligung des Vaters daran demonstriert Ennis und seinem Bruder: »So wie die dürft ihr nicht werden, sonst passiert euch das Gleiche.« Dieses Erlebnis hat zum einen frühe Kastrationsängste gegenüber einem übermächtigen, strafenden Vater wieder aufleben lassen. Zum anderen wird sich der kleine Junge mit dem starken Vater identifiziert haben und dessen Regeln als ein Ich-Ideal in sich aufgenommen haben, so dass er auf keinen Fall diesen Vater enttäuschen will. Der ödipale Vater wird dann zu einer überkritischen inneren Instanz. Diese Konstellation führt bei Kindern dazu, dass sie sich meist brav, verantwortungsbewusst, ernsthaft und vernünftig entwickeln, aber auch zu Gewissensbissen, Selbstanklagen und Vorwürfen neigen (Will et al. 1998, S. 87).

Darüber hinaus hat sich das Bild des kastrierten Mannes tief in Ennis' Psyche eingegraben, als ein Bild, das für die Vernichtung von männlicher Identität steht. Dies, verbunden mit dem verstörenden Bild des kastrierten Farmers, der in seiner beschädigten Körperlichkeit, seiner Penislosigkeit ausgestellt ist, führt neben der Vernichtungsangst zu der Angst vor tiefster Beschämung. Damit hat Ennis schon früh gelernt, dass Homosexualität ungesund, hassenswert und tödlich ist. Deshalb muss er seine eigene Veranlagung verleugnen. Die Verleugnung ist eine Abwehrform, die in der Weigerung des Subjekts besteht, eine Realität oder einen Selbstanteil anzuerkennen. Identifiziert mit einer übermächtigen Vaterfigur, versucht Ennis immer wieder abzuwehren, dass das Bild des geschundenen Earl mit seiner sexuellen Identität in Zusammenhang steht. Seine paranoiden Ängste vor Entdeckung formuliert Ennis einmal Jack gegenüber folgendermaßen:

»Hast du nie das Gefühl, wenn du durch die Stadt gehst und einer dich anguckt, als ob er etwas wüsste, und hinterher gucken dich alle an?«

Ennis projiziert seine ablehnende Abwertung in die Augen der Anderen, verbunden mit einer zutiefst erlebten Beschämung, sollte er in seinem Sosein erkannt werden.

Die Szene der Beteiligung des Vaters an dem Lynchmord symbolisiert auch das homophobe Klima innerhalb der Familien, in dem Ennis und wahrscheinlich auch Jack aufgewachsen sind. Eine Folge davon ist, dass der homosexuelle Jugendliche, wie der amerikanische Psychoanalytiker Friedman (1993, S. 225) in seinem Buch über männliche Homosexualität schreibt,

»in seinem verzweifelten Wunsch, zur Gesellschaft zu gehören, dazu neigt, mit der extremen Entwertung der Homosexualität übereinzustimmen. Er haßt sich wegen seiner Homosexualität und glaubt, dass die negativen Ansichten, die er überall hört, zutreffen und gerechtfertigt sind.«

In diesem Sinne entwickelt Ennis eine nach ICD-10 (F66) klassifizierte *Psychische und Verhaltensstörung in Verbindung mit sexueller Entwicklung und Orientierung.*

Das traumatische Bild aus der Kindheit, wegen eines Selbst-Anteils vernichtet zu werden, hat Ennis dazu gebracht, seine psychosexuelle Identität zu verleugnen, weil er ansonsten befürchtet, vernichtet und über den Tod hinaus erniedrigt und beschämt zu werden. Dies ist der eine Aspekt. Der andere ist, dass Ennis die gesellschaftliche Verachtung in Form eines übermächtigen, verurteilenden und rachsüchtigen inneren Vaterbildes in sich aufgenommen hat, so dass seine Triebwünsche starken Selbsthass in ihm auslösen, den er bekämpfen muss. So bleibt ein Selbst-Anteil von ihm unintegriert und führt zu einer rezidivierenden depressiven Störung (F33.1):

»In der Depression äußert sich die Unterdrückung von Affekten und Impulsen durch Rückzug und Wendung gegen die eigene Person. Diese Affekte und Impulse beruhen auf Konflikten im Zusammenhang mit der Selbstbehauptung und der Regulierung des Selbstwertgefühls« (nach Ermann 2016, S. 230).

Ennis bleibt verbunden mit dem Bild eines übermächtigen Vaters, dessen Regeln er sich unbewusst unterwirft und nach denen er versucht zu leben. Er ist mit einem inneren strafenden und verachtenden Vaterobjekt identifiziert. Das bedeutet auch, dass Ennis dieses Vaterimago in sich töten kann, um sich zu separieren und zu einer eigenen Autonomie zu finden, die ihm ermöglicht, seine Homosexualität anzuerkennen und zu versuchen, sie soweit wie möglich auszuleben in den schwierigen gesellschaftlichen Zeiten. Stattdessen flüchtet Ennis sich in die Arbeit und arbeitet auf Ranches für Vaterfiguren, die er dadurch zu besänftigen versucht.

Die einzige Aufweichung der Verleugnung seines homosexuellen Begehrens für Ennis ist, dass er seine Frau auf den Bauch dreht, wenn er mit ihr schläft, womit er einen Bezug setzt zu der Sexualität mit Jack und sich damit zumindest auf der körperlichen Ebene einen Erinnerungsraum schafft, der ihn symbolisch mit Jack verbindet. Diese Szene springt in einem harten Schnitt zu Jack Twist, der auf einem Bullen in die Rodeo-Arena stürmt. Es ist, als ob Jack mit großer Energie versucht, sich die Natur zu unterwerfen, mutig und kämpferisch. Diese beiden Szenen stehen in einer inneren Verbindung zueinander, denn sie charakterisieren die Protagonisten: Ennis als denjenigen, der passiv versucht, eine Lösung in der Anpassung an den Status quo der Gesellschaft zu leben, und Jack, der nach Selbstbehauptung strebt und versucht, sein Leben in die Hand zu nehmen.

Eine verbotene Liebe

Wie schwer es aber im Kontakt für beide ist, sich ihrer Liebe zu stellen, zeigt sich beim ersten Wiedersehen nach 4 Jahren. Sie verbringen eine Liebesnacht in einem Motel. Im Gegensatz zum Brokeback

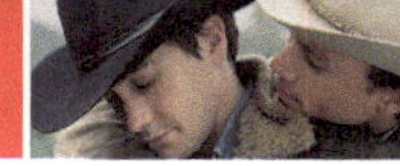

Mountain, der als ihr Paradies einen Ort darstellt, an dem sie ihre homoerotischen Triebwünsche zulassen konnten, da er außerhalb ihrer Lebensrealität lag und deshalb die Verdrängung als einmalige Affäre erleichterte, müssen sie sich nun der Tatsache stellen, die der heftige Ausbruch ihrer Gefühle ihnen zeigt: Sie lieben sich und gegen diese Liebe sind sie machtlos. Jack hält Ennis von hinten im Arm, sie können sich nicht in die Augen schauen während des Gesprächs. Damit vermeiden sie, der Tatsache ins Auge zu sehen, dass das zentrale Liebesobjekt männlich ist. Denn dafür, was mit ihnen passiert ist, haben sie noch keinen Plan. Ratlos antwortet Ennis auf Jacks Frage, was sie nun machen sollen:

»Ich schätze, wir können nichts machen. Wir können uns an nichts festhalten.«

Es bleibt bei den wenigen Verabredungen zum Angeln in den Bergen. Jack versucht einen Weg zu finden, seine sexuelle Identität in sein Leben zu integrieren. Und er versucht, einen Lebensweg für sie beide zu finden, und schlägt Ennis vor, gemeinsam die Farm seines Vaters zu bewirtschaften. Ennis wehrt Jacks Pläne mit den Worten ab:

»Es ist doch so, wenn wir zusammen sind und es uns am falschen Ort und zur falschen Zeit erwischt, sind wir tot.«

Seine Angst und sein Gefühl von existenzieller Bedrohung sind eng verknüpft mit der Kindheitserinnerung an den gelynchten Earl. Sie scheinen unüberwindbar in ihn eingegraben zu sein. Und sie verhindert, dass sich Ennis im Laufe des Films entwickeln kann. Jack wiederum kämpft um das Leben als Homosexueller und knüpft eine Beziehung zu einem benachbarten Rancher.

Beim letzten Treffen, von dem Ennis und Jack noch nicht wissen, dass es das letzte Treffen sein wird, geraten beide in einen Konflikt, als Ennis Jack eröffnet, dass sie sich erst wieder im November treffen können. Die Landschaft wirkt nun kalt und abweisend wie ein Gefängnis. Jack, der in den letzten Jahren eine Entwicklung durchgemacht hat, indem er immer wieder versucht hat, Grenzen für sich auszutesten, kann mittlerweile sagen:

»Ich vermisse Dich so sehr, dass ich es kaum noch aushalte«

und hat damit eine Sprache für seine Gefühle gefunden. Er wirft Ennis vor, dass er die Pläne für ein gemeinsames Zusammenleben auf der Ranch seines Vaters abgewehrt hat. Nun hätten sie nur noch den Brokeback Mountain. Ennis dagegen hält die Verleugnung seiner Gefühle weiter aufrecht, nur in der Aggression kann er Jack seine Gefühle offenbaren, als er heftig hervorstößt, für die Dinge, die Jack in Mexiko treibe, könne er ihn umbringen. Jack resigniert:

»Wenn ich doch nur wüsste, wie ich von Dir loskomme.«

Und Ennis schleudert ihm in diesem Schlüsseldialog das ganze Ausmaß seiner Selbstverleugnung entgegen, indem er herausschreit:

»Es ist Deine Schuld, dass ich so bin! Ich bin gar nichts, ich bin nirgendwo.«

In diesen wenigen Sätzen ist sein ganzes Lebenselend enthalten. Mit der Projektion des eigenen ungewollten Ich-Anteils auf Jack und die Selbstunterdrückung wehrt Ennis die eigene Veranlagung immer wieder ab. Die Energie, die in die Verdrängung geht, verhindert, dass er sein Leben gestalten kann, und es bleibt leer und ungelebt.

Ein trauriges Ende

Vielleicht ist Ennis' Entwicklung die, dass er sich am Ende des Films den Eltern von Jack stellen kann, die er um die Asche ihres Sohnes bittet, damit er sie auf dem Brokeback Mountain verstreuen kann. Ein letzter Wunsch von Jack. Und er kann sich dem unausgesprochenen Vorwurf von Jacks Vater stellen, der ihm seine zerschlagenen Hoffnungen deutlich macht, die er gehabt hatte, als sein Sohn Pläne hatte, die Ranch mit einem Freund zu bewirtschaften. Ennis' Schuldgefühle richten sich weiterhin mit großem Selbsthass gegen sich selbst. Jetzt, wo Jack tot ist, hat er Jacks blutiges Hemd in sein Hemd eingeschlagen, als ob er ihn schützen möchte. Zum Ende des Films flüstert er:

 »Jack, ich schwör's Dir …«

kann aber auch diesmal den Satz nicht beenden, sondern behält seine Gefühle in sich eingeschlossen. Vielleicht könnte man hier eine Spur der Entwicklung sehen in der Anerkennung eigener Schuld.

Die Kamera schwenkt von dem geöffneten Schrank durch das kleine Fenster des engen Trailerhomes auf ein gelbes Blumenfeld mit einem weiten, wolkigen Himmel. Dieses letzte Bild steht dafür, dass Selbsthass und Selbstverleugnung Ennis' karges Leben bestimmt haben, und der Blick in die Weite der Landschaft ist auch ein Blick in die Leere. Am Ende des Films ist Jack Opfer einer Aggression gegenüber homosexuellen Männern geworden, die Ennis immer befürchtet hat zu erleben. In dem homophoben ländlichen Klima haben letztendlich alle verloren: Die Männer, die ihre sexuelle Orientierung nicht leben konnten und versuchten, einen Platz in der Gesellschaft einzunehmen, indem sie heirateten und eine Familie gründeten. Die Frauen, die Männer geheiratet haben, die sie nicht begehren und die unter ihren unerfüllten Ehen leiden. Und letztendlich auch die Mörder, die mit ihrem begangenen Unrecht leben müssen. Aber vor allem Jack und Ennis, die an einem feindseligen und intoleranten Umfeld scheitern.

Literatur

Ermann M (2016) Psychotherapie und Psychosomatik. Kohlhammer, Stuttgart
Friedman RC (1993) Männliche Homosexualität. Springer, Berlin, Heidelberg
Proulx A (2006) Brokeback mountain. Diana, München
Quindeau I (2008) Verführung und Begehren. Klett-Cotta, Stuttgart
Will H, Grabenstedt Y, Völkl G, Banck G (1998) Depression, Psychodynamik und Therapie. Kohlhammer, Stuttgart

Originaltitel	Brokeback Mountain
Erscheinungsjahr	2005
Land	USA
Drehbuch	Larry McMurtry, Diana Ossana
Regie	Ang Lee
Hauptdarsteller	Heath Ledger, Jake Gyllenhaal, Anne Hathaway, Michelle Williams u. a.
Verfügbarkeit	Als DVD in deutscher Sprache erhältlich

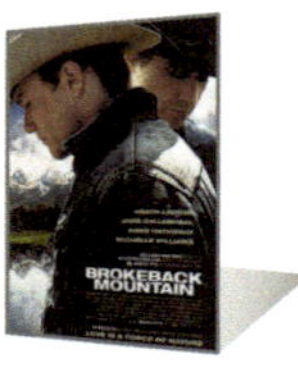

Thomas Auchter

„Hier draußen wird nicht gelogen"

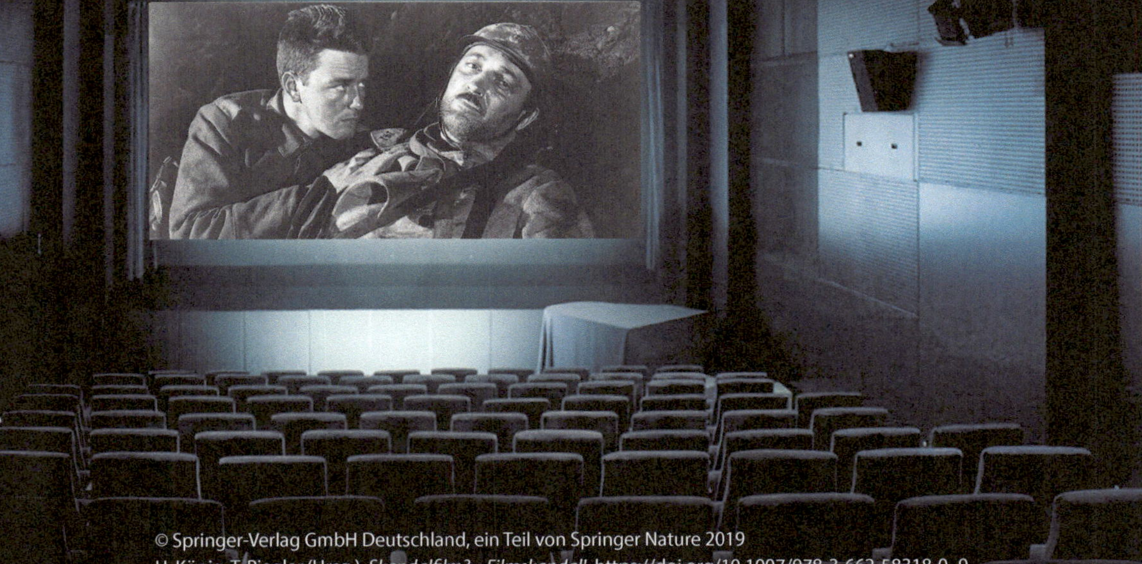

© Springer-Verlag GmbH Deutschland, ein Teil von Springer Nature 2019
H. König, T. Piegler (Hrsg.), *Skandalfilm? – Filmskandal!*, https://doi.org/10.1007/978-3-662-58318-0_9

Filmplakat *Im Westen nichts Neues*. (© Universal Pictures. Quelle: Filmbild Fundus Herbert Klemens. Mit freundlicher Genehmigung)

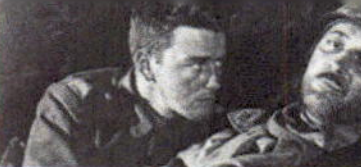

Im Westen nichts Neues

Filme kann man als »Übergangsphänomene« (Winnicott 1951) betrachten: Einerseits bilden sie Wirklichkeit ab, andererseits gebrauchen sie Aspekte von Wirklichkeit, um eine spezifische Botschaft zu vermitteln. Sogar ausdrücklich um Objektivität bemühte »Dokumentarfilme« werden in der Regel aus einer bestimmten Motivation heraus gedreht und besitzen eine spezielle Intention.

Wollnik und Ziob (2010, S. 9) schreiben über die Relevanz von »guten« Filmen:

> »Gute Filme befassen sich, ob bewusst oder unbewusst, immer mit Themen, die einen genauen Blick auf Zeitströmungen, aktuelle Ängste, die Struktur von Beziehungen, Veränderungen der Lebensbedingungen und der damit verbundenen Lebensgewohnheiten ermöglichen.«

Als kulturelle Produkte ermöglichen Filme dem Rezipienten einen gleichzeitig intimen wie auch distanzierten Blick auf individuelle und kollektive Probleme und Konflikte, die ansonsten dem Bewusstsein und dem Bewusstwerden entzogen sind. Gelungene Filme treffen genau die Nahtstelle zwischen dem Wunsch nach Selbstverborgenheit (A. Mitscherlich) und entsprechender unbewusster Abwehr einerseits und andererseits dem Aufklärungsbedürfnis und der Neugier des Individuums. Es gibt im Menschen nicht nur einen Hang zur Täuschung und Selbsttäuschung, sondern auch einen unbewussten »Drang zur Wahrheit«.

> »Wessen Lippen schweigen, der schwätzt mit den Fingern; aus allen Poren dringt ihm der Verrat«,

vermerkte Freud (1905e, S. 240). Die »Wahrheit« kommt auch zum Beispiel in den unbewussten sogenannten »Fehl-Leistungen« zum Ausdruck. Freud (1916–17a, S. 451) definiert die Psychoanalyse als »Erziehung zur Wahrheit gegen sich selbst« und als »Anerkennung der Realität« (Freud 1937c, S. 94). Er ist sich allerdings durchaus der Schwierigkeit und der Grenzen der Wahrheitssuche bewusst: »Der wirklich Wissende wird bescheiden, denn er weiß, wie unzulänglich dieses Wissen ist« (Freud 1926e, S. 264). Filme können die Wahrheitssuche unterstützen, aber sie können auch Widerstand bei denen hervorrufen, die an der Verbreitung und Aufrechterhaltung von Illusionen und Wirklichkeitsverzerrungen interessiert sind. Sie schreien dann: »Skandal!«

Der Film *Im Westen nichts Neues* (■ Abb. 9.1) skandalisiert in diesem Sinne wesentlich zwei menschliche Konfliktbereiche: (1) das Problem gewaltsamer Lösungen *(Krieg)* und (2) das Problem des Umgehens mit der Realität *(Wahrheit)*.

Handlung

Der Film beginnt mit dem euphorischen Aufbruch siegessicher in den Ersten Weltkrieg marschierender deutscher Soldaten durch eine begeistert applaudierende, Blumensträuße werfende Menge. Vor diesem Hintergrund bemüht sich der nationalistische Griechischlehrer am humanistischen (!) Gymnasium (auf der Schultafel steht auf Griechisch der Satz des Sophokles: »Vieles Gewaltige existiert in der Welt, das Gewaltigste aber ist der Mensch«), Professor Kantorek (Arnold Lucy), darum, seine Schüler für den freiwilligen Eintritt in den Krieg zu begeistern. In einer patriotischen, fanatischen, flammenden Rede beschwört er die eiserne deutsche Jugend, würdig des Kaisers Rock zu tragen, die strahlenden Helden, die Opferung auf dem Feld der Ehre und zitiert dazu den römischen Dichter Horaz: »Dulce et decorum est pro patria mori« (»Süß und ehrenvoll ist es, fürs Vaterland zu sterben«).

Der kleine, devot freundliche, sich minderwertig fühlende Briefträger Himmelstoß (John Wray) kommt beim Militär als Unteroffizier groß raus. Endlich kann er den ihn verachtenden Gymnasialschülern zeigen, wer das Sagen hat. Die anfängliche fröhliche Kriegsbegeisterung der Jungen erhält einen ersten Dämpfer, als sie von dem sadistischen »Emporkömmling« Himmelstoß, der nach seiner Einberufung zum Kasernenhofschinder mutiert ist, während ihrer militärischen Ausbildung immer wieder schikaniert und wortwörtlich in den Dreck gestoßen werden (Abb. 9.2).

An der Front angekommen werden die Jungen sofort mit einem Granatenangriff, Regen, Hunger, Durst und Todesangst konfrontiert. Im Kontrast zu dem Schleifer Himmelstoß begegnet den Jungen in ihrem Vorgesetzten Stanislaus Katczinsky (Louis Wolheim), genannt »Kat«, einem erfahrenen Frontkämpfer, eine im Rahmen des Möglichen fürsorgliche und beruhigende Vaterfigur. Bei einem ersten Einsatz, bei dem es »nur« darum gehen soll, Stacheldrähte zu ziehen, wird der Klassenkamerad Behn, der eigentlich gar nicht mit an die Front wollte, erschossen.

Unter dem Eindruck der Angstzustände unter dem fortwährenden Granatbeschuss und Trommelfeuer stürzt Franz Kemmerich (Ben Alexander) in Panik aus dem halbwegs sicheren Bunker, wird schwer verwundet und kommt ins Lazarett. Sein Bein wird amputiert. Paul Bäumer (Lew Ayres) erlebt die Verwundung und den schließlichen Tod seines Klassenkameraden hautnah mit:

 »Ich hab ihn sterben sehen!«

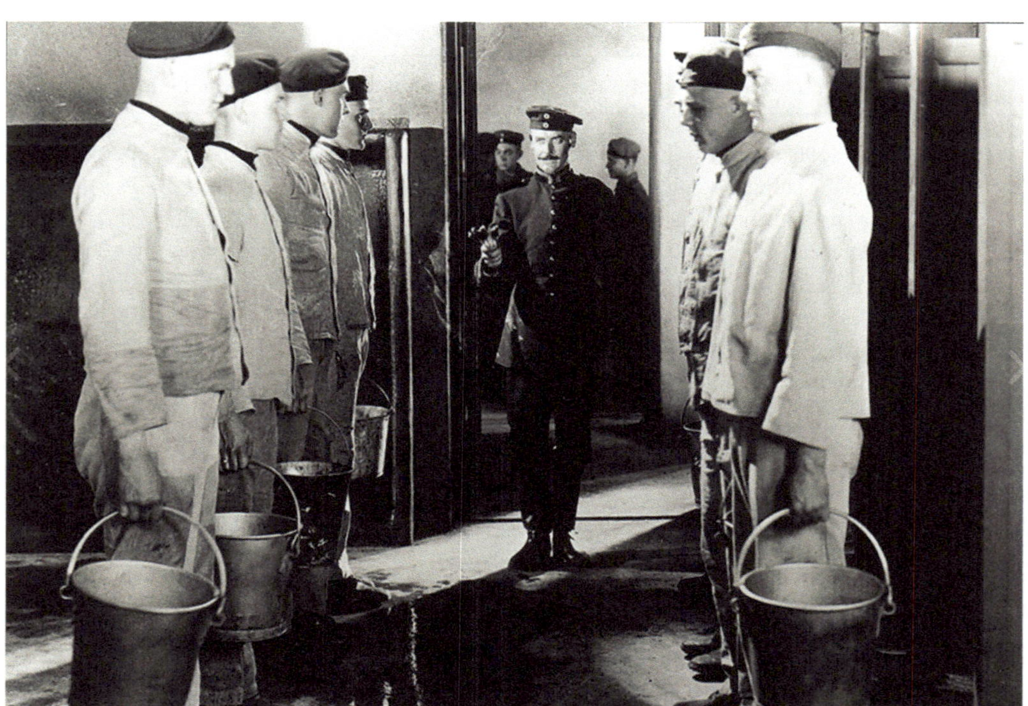

 Abb. 9.2 Himmelstoß. (© Universal Pictures. Quelle: Filmbild Fundus Herbert Klemens. Mit freundlicher Genehmigung)

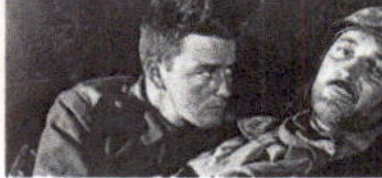

Die Jungen werden alsbald in die Schlacht geworfen. Im »Stellungskrieg« mit jeweiligem Vorrücken beziehungsweise Zurückweichen der einen oder anderen Seite wird das ebenso brutale wie sinnlose Abschlachten des Gegners – auch mit dem Bajonett – drastisch vor Augen geführt. Die Soldaten sind Täter und Opfer zugleich.

In einer Feuerpause wird über den Anfang, den Sinn und die Funktion eines Krieges diskutiert. Die Soldaten finden zwar keine rechte Antwort:

💬 »Keiner will ihn, aber irgendwann ist er da«

aber resümieren:

💬 »Irgendjemand muss etwas haben von dem Krieg.«

Als bei einem Angriff auf einem Friedhof der französische Soldat Duval in das Granatloch stürzt, in das sich Paul Bäumer geflüchtet hat, sieht er ihn zunächst nur als bedrohlichen Feind und sticht mit seinem Messer zu. Das Miterleben des langsamen Sterbens des fremden Soldaten verwandelt den »Feind« immer mehr in einen *Mitmenschen*. Paul Bäumer flößt dem Sterbenden Wasser ein und bittet ihn schließlich um Vergebung, aber da ist der schon tot.

Wenige Zeit später werden Paul und sein Freund Albert bei einem Angriff schwer verwundet. Im Lazarett wird Alberts Bein amputiert, während Paul ins »Sterbezimmer« verbracht wird, aus dem angeblich noch nie ein Verwundeter lebend herausgekommen ist. Wider alle Erwartung überlebt Paul und erhält Heimaturlaub.

Bei diesem Aufenthalt wird Paul an der »Heimatfront« mit der ganzen Unwissenheit über die Realität des Krieges und daraus resultierend einer ungebrochenen Siegesgewissheit konfrontiert. Die ahnungslosen Stammtischfreunde seines Vaters schwadronieren über den besten Frontabschnitt für den entscheidenden Vorstoß, erweisen sich als strategische Besserwisser, faseln weiter vom Sieg über den Feind, von Heldenmut und Ehre.

Paul Bäumer, desillusioniert durch seine realen Erfahrungen an der Kriegsfront, die so wenig mit den phantastischen, verklärenden Vorstellungen des Lehrers übereinstimmen, versucht bei seinem Besuch in der alten Schule das Bestreben von Professor Kantorek zu unterlaufen, weitere junge Menschen in den Krieg zu schicken, dessen Gräuel er immer noch heroisch verklärt und denen er Paul als »Helden« verkaufen will. Als Paul ungeschminkt von der Grausamkeit der Front erzählt:

💬 »Ich war draußen, ich weiß, wie es ist«

und es als Fehler bezeichnet, in den Krieg gezogen zu sein, verunglimpfen ihn die schon verblendeten jüngeren Schüler als Feigling und Vaterlandsverräter.

Enttäuscht von seinen Eindrücken an der Heimatfront kehrt Paul freiwillig an die Kriegsfront zurück. Dort angekommen betont Paul Bäumer:

💬 »Hier draußen wird nicht gelogen.«

Fast alle seiner Kameraden sind inzwischen getötet worden. Das Sterben ist dreckig, grausam und furchtbar an Stelle von: »süß und ehrenvoll!«

Paul macht Katczinski ausfindig. Der wird von einem Tiefflieger verwundet und Paul trägt den Getöteten zurück ins Lager.

Die letzte Szene des Filmes, in der Paul Bäumer in dem Augenblick von einem französischen Scharfschützen erschossen wird, als er nach einem Schmetterling greifen will, bringt abschließend noch einmal die vollkommene Sinnlosigkeit des Tötens und Sterbens angesichts der Möglichkeit des Lebendigseins, symbolisiert im Schmetterling, zum Ausdruck.

Hintergrund

Der Film basiert auf dem am 29. Januar 1929 erschienenen Roman von Erich Maria Remarque *Im Westen nichts Neues*. Aus der Perspektive eines jungen deutschen Soldaten schildert der Roman die Schrecken, die Grausamkeit und die Sinnlosigkeit des Ersten Weltkriegs. Remarque wurde wenige Wochen nach seiner Verlegung an die Westfront am 31. Juli 1917 in Belgien so schwer verletzt, dass er den Rest des Krieges in einem Duisburger Lazarett verbringen musste. Er nutzte diese Gelegenheit, um Soldaten nach ihren Erlebnissen an der Front zu befragen. Im Verlaufe der nachfolgenden 10 Jahre verarbeitete Remarque, der als Journalist tätig war, seine Notizen zu dem Romantext. Er verwendete dafür auch Tagebucheintragungen seines ehemaligen Klassenkameraden Georg Middendorf. Die Erfahrungen anderer ehemaliger Kriegsteilnehmer wurden von Remarque ebenfalls in seinem Roman verarbeitet. Nach der Erstveröffentlichung 1929 wurde innerhalb von 11 Wochen eine Auflage von 450.000 Exemplaren erreicht. Im selben Jahr wurde das Buch in 26 Sprachen übersetzt, bis heute sind es 50 Sprachen. Bis 2007 wurden weltweit über 20 Millionen Exemplare des Buches verkauft. Kein im Original deutschsprachiger Text hat je eine höhere Verkaufszahl erreicht.

Das dem Buch vorangestellte Motto, »über eine Generation zu berichten, die vom Kriege zerstört wurde – auch wenn sie seinen Granaten entkam«, verweist auf die *traumatisierende* Wirkung des Krieges. Unzählige Betroffene erlitten durch ihre Kriegserfahrungen das, was heute als *Posttraumatische Belastungsstörung* bezeichnet wird. Man kann fragen, ob das Schreiben des Romans – wie viele literarische Werke – für den Autor unbewusst auch eine selbsttherapeutische Funktion hatte und auch, ob die hohen Auflageziffern darauf verweisen, dass die Rezeption des Romans auch für viele Leser (Kriegsbetroffene) unbewusst eine therapeutische Funktion besitzt.

Als der Roman 1929 und der Film 1930 veröffentlicht wurden, war der Erste Weltkrieg mit dem Sieg der Alliierten und der deutschen Niederlage etwas über 10 Jahre vorbei. Nach dem verlorenen Krieg und dem Versailler Vertrag von 1920 mit seinen extremen Reparationsforderungen formierten sich in Deutschland militärische Veteranenverbände, Freikorps, der Bund der Frontsoldaten – Stahlhelm und andere. Politisch erstarkten die Deutschnationale Volkspartei (DNVP) und die Nationalsozialisten (NSDAP). Das Ganze bildete ein kräftiges rechtsgerichtetes und revanchistisches Potenzial. Remarque emigrierte 1932 rechtzeitig vor der »Machtergreifung« der Nationalsozialisten in die Schweiz.

Der gebürtige Schwabe Carl Laemmle, mit 23 Jahren in die USA ausgewanderter Jude, Begründer und Boss des amerikanischen Filmstudios *Universal International Pictures*, kaufte, nachdem er das Buch gelesen hatte, 1929 Remarque die Filmrechte ab. Als Regisseur wurde Lewis Milestone verpflichtet. Milestone war im Ersten Weltkrieg Mitglied der US-Armee und legte auf eine realistische und schonungslose Darstellung des Krieges Wert. Viele deutsche Veteranen des Ersten Weltkrieges lebten damals in Los Angeles und wurden als Filmberater und Statisten verpflichtet. Das Drehbuch von Maxwell Anderson, Del Andrews und George Abbott folgt weitgehend der Romanvorlage. Das Budget des Filmes betrug die für die damalige Zeit ungewöhnliche Höhe von 1,25 Millionen Dollar. Neben der bekannten Tonfilmversion wurde gleichzeitig eine Stummfilmfassung hergestellt.

Die Hauptrolle wurde dem relativ unbekannten 21-jährigen Schauspieler Lew Ayres anvertraut. Er schien am besten geeignet, die Rolle des »Unbekannten Soldaten« zu verkörpern, des Soldaten, der jenseits aller Nationalität repräsentiert, dass Menschen in einem Krieg immer *Täter und Opfer zugleich* sind. Lew Ayres wurde durch seine Filmrolle zum Pazifisten und lehnte später einen Einsatz im Zweiten Weltkrieg ab. Er erlitt ein ähnliches Schicksal wie Paul Bäumer, seine Kriegsdienstverweigerung trug ihm starke Kritik ein.

Bis auf die Marschmusik im Vorspann existiert im Originalfilm keine Filmmusik. Das sollte nach Auffassung von Milestone den Film realitätsnäher und authentischer wirken lassen.

Die Urfassung des Films war 150 Minuten lang. Schon die amerikanische Version wurde von der dortigen Zensurbehörde um 10 Minuten gekürzt. Für die deutsche Version wurde der Film weiter zurechtgestutzt. Es entfielen zum Beispiel der gesamte Vorspann mit den Namen zahlreicher jüdischer

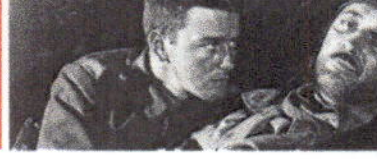

Mitarbeiter, das Gespräch der Stammtischstrategen oder das Schuldbekenntnis von Paul nach der Tötung von Duval. Ein beispielloser vorauseilender (1930!) Gehorsam gegenüber der nationalsozialistischen Propaganda und den deutschen Zensoren. Um Deutschland nicht als bedeutsames Exportland zu verlieren, stimmte Universal International Pictures sogar zu, für Aufführungen in anderen Exportländern nur die massiv gekürzte Version zu verwenden.

Nach seiner Veröffentlichung 1930 wurde *Im Westen nichts Neues* dennoch ein weltweiter Erfolg. Der Film erhielt im November 1930 zwei Oscars: für den *Besten Film* und die *Beste Regie*. 1939 wurde der Film im Angesicht des Zweiten Weltkrieges erneut in die amerikanischen Kinos gebracht. *Im Westen nichts Neues* gilt heute als einer der bekanntesten und beeindruckendsten Antikriegsfilme und als Filmklassiker.

Kriegsfilme und Antikriegsfilme

Das Genre *Kriegsfilm* umfasst Spielfilme, in denen militärische Auseinandersetzungen den Hintergrund für die handelnden Personen abgeben und deren Agieren vorwiegend in einem Kriegsszenario stattfindet. In Vorkriegs- oder Kriegszeiten wurde der Kriegsfilm häufig als Propagandainstrument benutzt. Ein *Pro-Kriegsfilm* verherrlicht den Krieg und verharmlost seine Grausamkeiten. Soldaten sterben darin den Heldentod.

Der *Kriegsfilm* propagiert den Krieg nicht nur als »Fortsetzung der Politik mit anderen Mitteln« (Carl von Clausewitz, preußischer General), sondern den Krieg als Lösungsmittel schlechthin. Verdeckt, vielleicht unbewusst, dient der Kriegsfilm dem Narzissmus des Menschen, in der Regel: dem des Mannes. Da werden das Heldenhafte, das Ehrenvolle, das Aufopferungswillige und die (endgültige) Besiegung des »Bösen«, das natürlich immer beim Feind »gefunden« wird, gefeiert. Es dominiert die allumfassende (narzisstische) Phantasie, dass der »Krieg der Vater aller Dinge« (Heraklit) sei.

Der Begriff *Antikriegsfilm* wird als Prädikat für solche Kriegsfilme verwendet, die bewusst die Schrecken und die Grausamkeiten des Krieges zeigen, um abzuschrecken und die Sinnlosigkeit des Tötens und Getötetwerdens hervorzuheben. Die verheerenden Auswirkungen auf den Körper und die Seele der Kriegsteilnehmer werden hervorgehoben. Die Helden sterben kläglich oder kehren traumatisiert aus dem Krieg zurück. Das von Kriegsbegeisterten, den Kriegstreibern und Kriegsgewinnlern als *skandalös* Empfundene des *Antikriegsfilms* besteht in der Desillusionierung, der Entzauberung des ehrenvollen Heldentods, der Konfrontation mit der »Banalität des Bösen« (Arendt 1963) in einem selbst. Hier wäre zum Beispiel an Bernhard Wickis *Die Brücke* (1959) zu erinnern oder an Steven Spielbergs *Der Soldat James Ryan* (1998), denen ähnliche Vorstellungen zugrunde liegen.

Der Skandal

Worin besteht nun inhaltlich das Skandalöse dieses Films? Wie eine gute Psychoanalyse konfrontiert der Film den Betrachter mit individuell und kollektiv verdrängten unbewussten Anteilen. Da wäre zunächst die *Verführbarkeit der Massen*, auf die Freud (1921c) in seiner Arbeit *Massenpsychologie und Ich-Analyse* schon hingewiesen hat. Da wäre dann die zur damaligen Zeit – nicht nur, aber besonders – in Deutschland verbreitete *Autoritätshörigkeit*. Schließlich die *idealistische Blindheit* vor der Grausamkeit des Krieges, Das Wegschauen vor dem *sinnlosen kriegerischen Gemetzel*, die *Entlarvung des Mythos* vom »Heldentod« auf dem Feld der Ehre und seine Reduktion auf das *grausame Verrecken* auf dem Schlachtfeld.

Der *eigentliche* Skandal aber ist die Skandalisierung des zutiefst humanistischen und pazifistischen Filmes *Im Westen nichts Neues* durch rechte Kreise in Deutschland und bellizistische Kreise in anderen Ländern. Franzosen, Polen und Amerikaner regten sich darüber auf, dass die Deutschen in diesem Film so menschlich dargestellt würden und »zu gut« wegkämen. Die im Ersten Weltkrieg geschlagenen »rechten« Deutschen regten sich darüber auf, dass amerikanische Statisten unter einem jüdischen Regisseur und einem jüdischen Produzenten deutsche Soldaten verkörperten, die den Krieg nicht als

Heldenepos zelebrierten. Bemerkenswert ist, dass in verschiedenen Ländern ganz Unterschiedliches als skandalös empfunden wird. Diese *transnationale Empörung* spricht dafür, dass es dem Film gelungen ist, nicht einseitig für eine Nation parteiisch zu sein, sondern die Parteinahme ausschließlich dem vom Krieg betroffenen *Menschen* gilt. Implizit kritisiert vom Film werden die Kriegsverursacher, die Kriegstreiber und die Kriegsgewinnler, die es auf allen Seiten gegeben hat, beispielsweise die Waffenindustrie.

Das von manchen als »skandalös« Empfundene von *Im Westen nichts Neues* besteht in seinem Versuch, die grausame Wirklichkeit des Krieges ungeschminkt und ungeschönt darzustellen und diese »*Wahrheit*« einer propagandistisch verklärten und den Krieg verherrlichenden Perspektive gegenüberzustellen.

Das Anstößige des Films besteht in der ungeschönten Darstellung der Brutalität und Grausamkeit, zu der Menschen seit dem ersten Brudermord in der Geschichte der Menschheit (Kain und Abel) gegeneinander fähig sind. Vor dieser destruktiven Gewalt versuchen die Menschen den Blick abzuwenden, wie im Film die Menschen an der »Heimatfront« beim Besuch von Paul Bäumer.

»Die Kindlein, sie hören es nicht gerne, wenn die angeborene Neigung des Menschen zum ›Bösen‹, zur Aggression, Destruktion und damit auch zur Grausamkeit erwähnt wird« (Freud 1930a, S. 479).

»Als Goebbels mit Mäusen gegen Hollywood kämpfte« lautete die Schlagzeile der *Berliner Morgenpost* vom 13.01.2014 (Leinemann 2014). Schon 1929 hatte der deutsche Generalkonsul in San Francisco, der Diplomat Werner Otto von Hentig, seine Sorgen über die geplante Filmproduktion von *Im Westen nichts Neues* gegenüber dem Auswärtigen Amt in Berlin geäußert. Nach seiner Vollendung findet er den Film 1930 aber »weder als kriegshetzerisch, noch als uns besonders feindlich« (zit. n. Leinemann 2014).

Am 4. Dezember 1930 kommt es im Berliner »Mozartsaal« des Filmtheaters am Nollendorfplatz zur deutschen Erstaufführung des Films. Die zuständige Berliner Filmprüfstelle hatte eine von 139 auf 85 Minuten extra für Deutschland beschnittene Fassung des Filmes genehmigt.

Am Tag nach der ungestörten deutschen Erstaufführung kommt es zum Eklat. Kaum hat die Filmvorführung am 5. Dezember 1930 begonnen, lassen Joseph Goebbels, Gauleiter der NSDAP und Reichspropagandaleiter, und seine Sturmtruppen weiße Mäuse los, lassen Rauch- und Stinkbomben fallen und stören die Veranstaltung durch laute Zwischenrufe und Pöbeleien. Die Vorführung wird abgebrochen. In den Folgetagen demonstrieren rund 6000 Nationalsozialisten auf dem Nollendorfplatz gegen den Film und Goebbels hält eine Rede.

Die politische Rechte, monarchistisch gesinnte Veteranenverbände, der Stahlhelm und die NS-Presse machten Stimmung gegen den Film und betrachteten ihn als einen Angriff auf die Ehre des deutschen Soldaten. Der Film widerspricht den *revanchistischen* Bedürfnissen dieser Kreise. Am 11. Dezember 1930 untersagte die Film-Oberprüfstelle Berlin jede weitere Aufführung mit der Begründung, dass der Film »das deutsche Ansehen in der Welt gefährde«. Außerdem läge dem Film eine »ungehemmte pazifistische Tendenz« (!) zu Grunde. Es sei kein Film über den Krieg, sondern einer über die deutsche Niederlage. Gegen dieses Aufführungsverbot nahmen öffentlich unter anderen Carl von Ossietzky, Carl Zuckmayer, Heinrich Mann und Käthe Kollwitz Stellung. Schließlich wurde der Film am 8. Juni 1931 »für bestimmte Personenkreise und in geschlossenen Veranstaltungen« wieder freigegeben. Am 2. September 1931 wurde eine noch einmal gekürzte Fassung allgemein wieder zugelassen. Universal International Pictures musste sich verpflichten, dass auch im Ausland nur noch diese von den deutschen Behörden zensierte verstümmelte Version gezeigt werden durfte. Als die Nationalsozialisten 1933 die Macht ergriffen, wurde der Film schließlich endgültig verboten. Die einzig verbliebene Kopie wurde nach Paris geschickt. Bei Beginn des Zweiten Weltkrieges wurde der Film 1939 in Frankreich als zu deutschfreundlich verboten und blieb es bis1963. In Österreich wurde das Filmverbot sogar erst Anfang der 1980er Jahre aufgehoben.

Der Film *Im Westen nichts Neues* erlebte seine zweite Deutschland-Premiere erst nach dem Zweiten Weltkrieg 1952 in Berlin. Im deutschen Fernsehen lief der Film erstmalig am 11. September 1969 in der

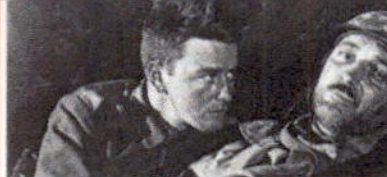

ARD. 1984 ließ das ZDF den ursprünglichen Film aufwändig rekonstruieren. Diese Version war mit 135 Minuten die längste deutsche Fassung von *Im Westen nichts Neues*. 1995 wurden vom WDR weitere Teile in diese Fassung eingefügt und so die heute letztgültige Rekonstruktion des Filmes hergestellt.

Psychologischer, sozialpsychologischer und politischer Hintergrund des Skandals: Krieg, Gewalt, Nazismus und Narzissmus

Deutschland hatte wesentlich den Ersten Weltkrieg 1914 angezettelt und hatte ihn 1918 verloren. Diese Niederlage bildete für viele Deutsche eine kollektive narzisstische Kränkung, ein kollektives narzisstisches Trauma, ganz abgesehen von den enormen materiellen Folgen durch den Versailler Vertrag. Die Nationalsozialisten benutzten das raffiniert als Medium ihrer Interessenpolitik, indem sie den Deutschen eine narzisstische Aufwertung versprachen (vgl. Mitscherlich und Mitscherlich 1977). Man kann hier vom »Narzissmus des Nazismus« sprechen.

Der Film *Im Westen nichts Neues* entlarvt diesen Narzissmus und bringt ihn durch die »Banalisierung des Bösen« (Arendt 1963) auf den Boden der Realitäten zurück. Der Film zeigt grausames und qualvolles Sterben anstelle vom »Heldentod«. Dies mussten die Nazis als Herausforderung ihrer Strategie der Machtübernahme begreifen!

Der Film nimmt nicht Partei für einen der Kriegsgegner, sondern nimmt Partei *gegen den Krieg*, indem er ihn als sinnloses Abschlachten darstellt und ihm so den narzisstischen Glorienschein nimmt. Der Film nimmt Partei für den Menschen, der – egal auf welcher Seite – immer auch ein *Kriegsopfer* ist. »Egal, was ein Mensch getan hat, er bleibt ein Mensch«, formulierte entsprechend 2002 der damalige Bundespräsident Johannes Rau auf der Trauerfeier für die Opfer des Schulamoklaufs von Erfurt.

In der Kernszene des Filmes (*gemeinsames* nahes Zusammensein der »Feinde« im Bombenkrater) wird durch die hautnahe Begegnung mit dem menschlichen Gegenüber – die in einem modernen »technischen«, computergesteuerten Krieg beinahe ausgeschlossen ist – die vorausgegangene gegenseitige »Feindbildung« entlarvt und zugunsten des (Wieder-)Gewinns von Humanität ersetzt.

Zum Problem des Krieges und der Gewalt

Seitdem Menschen sich zu Gruppen, Völkern und Nationen zusammengeschlossen haben, werden die Aggressionen zwischen ihnen auch durch kriegerische Handlungen ausgetragen. »Interessenkonflikte unter den Menschen werden also prinzipiell durch die Anwendung von Gewalt entschieden« (Freud 1933b, 1932, S. 14). Kriege bewirken massenhaft Angst, Zerstörung und Vernichtung, Leid, Trauer und Tod. Das 20. Jahrhundert geht als eines der kriegerischsten, mit zwei »Weltkriegen«, in die Geschichte ein. Mindestens 80 Millionen Menschen auf der ganzen Welt sind in beiden Weltkriegen ermordet worden, zig Millionen wurden körperlich versehrt und zig Millionen seelisch traumatisiert.

Die *Verabsolutierung*, die Mystifikation von Ideen und Idealen (z. B. Freiheit, Sicherheit, Gleichheit, Gerechtigkeit) pervertiert diese Ziele in ihr Gegenteil (vgl. Schmidhäuser 1983). Es entsteht dann nach Horst Eberhard Richter (1979, S. 143) »jener irrationale Moralismus, der – unbewusst – das Übel fixiert, das er bannen möchte«. »Niemals tut man so gut und so vollständig das Böse, als wenn man es guten Gewissens tut«, formulierte schon Blaise Pascal (1669). Es sind die »allzu Gläubigen, die Idealisten und Perfektionisten, die um hehrster Ziele willen unvorstellbare Grausamkeiten begangen, Scheiterhaufen und Galgen errichtet und ›heilige Kriege‹ begonnen haben und begehen« (Eckert 1978, S. 129; vgl. Mitscherlich 1978, S. 36; Schmidbauer 1980, S. 7)!

Auch »im ›gerechten Krieg‹ bleibt Totschlag Totschlag, gleichgültig von welcher Seite er auch verübt wird, und niemand kann den Täter vor seinem eigenen Gewissen exkulpieren« (Begemann 1983, S. 117; Freud 1912–13a, S. 47 ff.). Die zunehmenden sogenannten *Posttraumatischen Belastungsstörungen* heutiger Soldaten nach Kriegseinsätzen sind meines Erachtens ein deutliches Indiz dafür.

Ein Krieg ist (fast) immer ein Problem und (fast) nie die Lösung eines Problems!

Kriege sind weder Naturkatastrophen noch Schicksalsschläge. Kriege werden von Menschen vorbereitet und durchgeführt, einerseits durch das Produzieren von Waffen (die keine andere Funktion haben als zu vernichten, zu verletzen und zu töten) und andererseits durch das Militarisieren von Kopf und Herz, Verstand und Gewissen, durch psychische Aufrüstung. »Kriege brechen in Köpfen aus, lange bevor der erste Schuss fällt« (Ditfurth 1983, S. 148). »Lange bevor ein Krieg ausbricht, hat er in den Gedanken und Herzen der Menschen schon begonnen« (Schmidhäuser 1983, S. 22).

Die Indoktrination Adoleszenter mit Gewalt ist nicht das Privileg islamistischer Fanatiker, sondern auch in den zivilisierten und demokratischen Gesellschaften erfolgt die Indoktrination zum Töten des Feindes (beschönigend »Wehrdienst« benannt) in der Regel in der Adoleszenz. Jedenfalls sind die Mehrheit der Soldaten in allen Ländern Adoleszente und Spätadoleszente, bisweilen gar *Kinder!* Die UNO schätzt, dass weltweit etwa 300.000 Kinder und Jugendliche unter 18 Jahren in bewaffneten Konflikten kämpfen. 200.000 weitere werden als Spione, Boten, Späher, Träger oder Sexsklaven missbraucht. In meiner Arbeit über terroristische Selbstmordattentäter (Auchter 2006) habe ich die Adoleszenten als *Täter und Opfer zugleich* bezeichnet. Sie werden bei den Attentaten und in Kriegen »verheizt«. Das gilt genauso für die jungen Soldaten in dem Film *Im Westen nichts Neues.*

Die durch die militärische Ausbildung erzeugte »Gefühllosigkeit« (Lifton 1986; Wright 2005, S. 271, 333) und »Leidensverachtung« – die als besonders »männlich« angesehen wird! (Wright 2005, S. 38) – wird dadurch verstärkt, dass die Soldaten vor und bei Kampfhandlungen Psychopharmaka und Aufputschmittel wie Koffein und Ephedrin einwerfen (Wright 2005, S. 16, 71, 83, 208). Nur so ist das Zerstören und das Verletzen und Töten von Menschen auszuhalten. Eine Hilfe bei der seelischen Distanzierung bietet auch die zunehmende »Digitalisierung des Tötens« im modernen Krieg mittels Computern und Drohnen. Allerdings gibt es bei den derzeitigen kriegerischen Auseinandersetzungen, sei es im Nahen Osten, sei es in Afrika oder anderswo, vergleichbare Gemetzel »Mann gegen Mann« oder auch gegen Frauen und Kinder wie in dem Film.

Sigmund Freud beschreibt schon 1918 – angesichts des Ersten Weltkrieges – den inneren Konflikt im Soldaten zwischen seinem – wie Freud das nennt – »Friedens-Ich« und seinem »Krieger-Ich«. Bei den sogenannten »Kriegsneurotikern« – also Soldaten, die an der Front seelisch erkranken – wehre sich das »Friedens-Ich«: (1) gegen die »Lebensgefahr«, in die der »neugebildete parasitische Doppelgänger«, das »Krieger-Ich«, den Soldaten bringe (Freud 1919d, S. 323; 1920, S. 707), (2) gegen »das Gefühl empörende Anforderungen des Kriegsdienstes«, ein »Sträuben gegen den Auftrag, andere zu ›töten‹« (Freud [1920] 1987, S. 707). Das »Friedens-Ich« lässt sich anscheinend nicht vollständig durch das »Krieger-Ich« ersetzen, sondern führt zu einem traumatischen Ich-Konflikt (Freud 1919d, S. 323) und nachfolgend zu einer seelischen Erkrankung (z. B. PTBS). Das Friedens-Ich wehre sich schließlich (3) gegen die »rücksichtlose Unterdrückung der eigenen Persönlichkeit« durch die militärischen Vorgesetzten (Freud 1920, S. 707).

Ein Krieg beginnt, lange bevor der erste Schuss fällt, in den Köpfen und in den Herzen von Menschen. Und ein Krieg endet, wie wir heute wissen, lange nicht mit dem letzten Schuss, sondern belastet die Seelen der Menschen noch Jahre und Jahrzehnte danach. »Das Vergangene ist nicht tot; es ist nicht einmal vergangen. Wir trennen es von uns ab und stellen uns fremd« (Wolf 1977, S. 9). Mit diesen Worten beschreibt die 1929 geborene, mittlerweile verstorbene Schriftstellerin Christa Wolf im Anschluss an William Faulkner den Umgang vieler Menschen mit ihren Kriegserfahrungen – ihre langanhaltende »Sprachlosigkeit«.

Einer bleibt bei einem Krieg immer auf der Strecke: Und das ist der *Mensch*, der tote, der körperlich und/oder seelisch verwundete und der traumatisierte Mensch. Der israelische Psychologe Nathan Durst (2010, S. 289) beginnt seinen Artikel über die »Child Survivors der Shoah« mit dem Gedanken: »In Kriegen sind Kinder immer die Hauptleidtragenden, die leiden, ohne Worte dafür zu haben, und deshalb als Opfer meist vergessen werden.« Zu den potenziell traumatisierenden Erfahrungen von Kriegskindern gehören vor allem: Bombenangriffe, Gewalterfahrungen, Trennungen und Verluste, Flucht und Vertreibung, Hunger und Kälte.

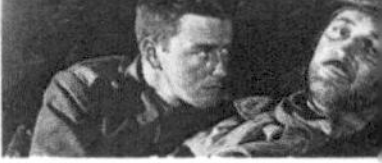

In meinem Besitz (Auchter 2014) befinden sich drei Texte meines Großvaters aus der letzten Zeit des Ersten Weltkrieges (1917). Sie vermitteln einerseits einen ungeschminkten Einblick in die Gefühlslagen und die Psychodynamik eines jungen Menschen an der Kriegsfront: die Gräuel, den Schrecken und die ständige Todesangst, aber andererseits auch deren unbewusste Abwehr durch heroisches und idealistisches Denken, das einerseits die Kriegsrhetorik und andererseits sein religiöser Glaube ihm vorgaben. Mein Großvater gehörte zeitlebens zur »Freien Evangelischen Gemeinde«. Zwischen den persönlichen Auffassungen und kollektiven Vorstellungen besteht ein systemischer Zusammenhang. Die Ausführungen meines Großvaters zeigen auch, dass eine tiefe religiöse Überzeugung nicht zuverlässig vor Gewaltanwendung schützt. Die Texte bestätigen darüber hinaus die Bedeutung des Gedankens von Friedrich Schiller aus seinem Kriegsdrama von 1799 *Die Piccolomini:* »Das eben ist der Fluch der Bösen Tat, dass sie fortzeugend immer Böses muss gebären.« Im Ersten Weltkrieg haben ungefähr 17 Millionen Menschen ihr Leben verloren!

Mein Großvater schreibt unter anderem:

»1914 waren wir in jugendlichem Übereifer ins Feld gerückt. Aber: *Die erträumten Heldentaten blieben aus;* man konnte nichts Weltbewegendes, nichts Entscheidendes leisten, wie man stolz erwartet[e]. Kein Wunder, wenn kühle Enttäuschung das Herz bedrückte! Zuweilen, in Stunden des Gefechtes, flammte die zum Schlummern verurteilte Begeisterung auf! Aber große Siege blieben aus. Gleichgültigkeit und trübes Sinnen erfüllte die Gedanken oder – entblößte die Gedankenwelt.«

In allen bisherigen Kriegen hat es Leiden, Tod und Vernichtung gegeben. »Aber immer ist noch jemand dagewesen, um nachher zu weinen, zu klagen, die Toten zu bestatten und wieder neu anzufangen über Trümmern, Schutt und Rauch« (Kardinal König, zit. n. Eppler 1983, S. 101). Die neue, unvergleichliche Möglichkeit eines Atomkrieges besteht in der *totalen Vernichtung* der Welt, der völligen Auslöschung jeglichen Lebens, dem absoluten Ende jeder menschlichen Geschichte. Sie schließt jede Überlebensvorstellung, jegliche Wiedergutmachungsmöglichkeit und jedwede Trauerarbeit aus. Die Möglichkeit einer *vollständigen Existenzauslöschung* stellt eine ungeheuerliche Kränkung des menschlichen Narzissmus dar (Auchter 1987). Beim heutigen Stand der sogenannten »Zweitschlagskapazitäten« schließt jede glaubwürdige Vernichtungsdrohung zur Abschreckung des jeweiligen Gegners eine (Massen-)Selbstmorddrohung ein (vgl. Singer 1980, S. 119).

Die Gefährdung geht nicht von Naturgewalten aus, sondern von *Menschengewalt.* Die Menschen haben den Göttern die Entscheidung über Leben und Tod aus der Hand genommen, seitdem müssen sie Angst vor dem »Gotteskomplex« des Menschen (Richter 1979) haben.

»Seit diesem Tage [Hiroshima, T. A.] sind wir *modo negativo allmächtig* geworden, aber da wir jeden Tag ausgelöscht werden können, bedeutet das zugleich: seit diesem Tage sind wir *total ohnmächtig*« (Anders 1981, S. 93).

Der moderne technologische Krieg manifestiert sich auch in der Kriegssprache. Da wird der Feind nicht mehr getötet oder abgeschlachtet, sondern eliminiert oder noch deutlicher: »*ausgeschaltet*«. Militärische Kräfte werden *aufgerieben* oder *unschädlich gemacht.* Es werden Verluste gemacht. »›Nein‹, sagte Rambert bitter, ›Sie können nicht verstehen. Sie reden die Sprache der Vernunft, Sie sind in der Abstraktion‹«, formuliert Albert Camus in seinem Roman *Die Pest* (1950, S. 53). Soldaten sterben nicht, Soldaten *fallen.* Allein diese Formulierung stellt eine Verharmlosung der Grausamkeit des Zerrissenwerdens oder Abgeschlachtetwerdens dar. Vielleicht unbewusst und unabsichtlich kommt der Begriff des »Schlachtfeldes« der Kriegswahrheit wohl viel näher. Die Unterscheidung zwischen *Soldaten* und *Zivilisten* zähle ich schon zum »*Wörterbuch des kriegerischen Unmenschen*«. Wie auch die derzeit aktuellen kriegerischen Auseinandersetzungen zeigen, in denen zum Beispiel Zivilisten als »Schutzschilde« für das Militär benutzt werden.

Das Töten und Getötetwerden ist für einen Soldaten nicht anders als für jeden anderen Menschen. Die Fernsehbilder zeigen uns aber entsprechend der *militärischen Wahrheitsklitterung* höchstens geborstenes und verbranntes Militärgerät, noch lieber aber *präzise, gezielte, »saubere« Raketeneinschläge*, fast nie zerfetzte, verstümmelte, skelettierte Menschen, verblutet und verdampft. Der Todeskampf in einem Panzer ist nicht minder grausam als in einem Wohnhaus in einer syrischen Stadt. Die Verleugnung davon gehört zu den »Lügen in den Zeiten des Krieges« (Begley 1991).

Gegen die seelische Verletzung soll auch die *Entfremdung*, die *technische Distanzierung* vom Opfer dienen. Moderne Soldaten können zwar mit ihren Nachtsichtgeräten auch nachts Beobachtungen anstellen, aber sind gleichzeitig *gefühlsblind* gemacht worden.

Dehumanisierung im Krieg

Die Dehumanisierung beginnt im Film im Moment der Mutation des freundlichen Briefträgers Himmelstoß in einen sadistischen Kasernenhofschleifer. An der Grenze zu den Niederlanden bei Aachen stand in den 1990er Jahren lange der Spruch: »Geef me een uniform en ik ben iemand« (»Gib mir eine Uniform und ich bin jemand«).

Himmelstoß beraubt die Jungen durch seine schikanöse Behandlung ihrer menschlichen Würde. Diese Entwürdigung hat die Funktion, dass sie auf die Gegner übertragen wird. Das Töten im Krieg soll erleichtert werden, indem ich das feindliche Gegenüber nicht mehr als Mitmenschen betrachte, sondern nur noch unter dem Aspekt des Feindes, der zu vernichten ist.

Die Szene zwischen Paul Bäumer und Duval im Granattrichter (■ Abb. 9.3) lässt sich als »Wiedergewinn von Humanität«, als »Rehumanisierung« – trotz Krieg – verstehen. Und das läuft natürlich den Interessen derjenigen zuwider, die auf die Feindbildung und damit verbundene Dehumanisierung zum Untermenschen oder Unmenschen erpicht sind. Sie empfinden das als Skandal und bemühen sich um Eliminierung des Films.

Das Verhältnis von Sigmund Freud zum Ersten Weltkrieg

Sigmund Freuds Haltung gegenüber dem Ersten Weltkrieg (hauptsächlich aus seinem Briefwechsel mit seinem Kollegen Karl Abraham abzulesen) mutet eigentümlich *zwiespältig* an. Den zu diesem Zeitpunkt 58-Jährigen ergreifen wie viele Menschen seiner Zeit ungewohnte *patriotische* und *heroische* Gefühle. Die Kriegserklärung kommentiert er am 26.07.1914 (Freud und Abraham 1965, S. 180):

»Ich fühle mich aber vielleicht zum ersten Mal seit 30 Jahren als Österreicher und möchte es noch einmal mit diesem wenig hoffnungsvollen Reich versuchen [...] Die Stimmung ist überall eine ausgezeichnete. Das Befreiende der mutigen Tat, der sichere Rückhalt an Deutschland tut viel dazu.«

Des Weiteren führt er aus: »Ich lebe wie die übrigen von einem deutschen Sieg zum anderen« (25.08.1914; Freud und Abraham 1965, S. 186); »Wir haben an den deutschen Siegen einen festen Halt für unsere Stimmung gewonnen« (03.09.1914; Freud und Abraham 1965, S. 188). Freud spricht »von dem Erfolg ›unserer‹ Anleihe« und diskutiert »die Chancen ›unserer‹ Millionenschlacht« (22.09.1914; Freud und Abraham 1965, S. 190); »Alles Interesse konzentriert sich auf die Ereignisse [...] Mögen sie uns Sieg und damit Befreiung und Frieden bringen« (18.02.1915; Freud und Abraham 1965, S. 203); »Mein Herz ist nicht hier. Nämlich bei den Dardanellen, wo sich vielleicht das Schicksal Europas entscheidet« (04.03.1915; Freud und Abraham 1965, S. 205); »Unsere Bewunderung für unseren großen Bundesgenossen wächst täglich! [...] der so lange entbehrte Siegesjubel« (04.05.1915; Freud und Abraham 1965, S. 212), die »Wirkung unserer schönen Siege« (03.07.1915; Freud und Abraham 1965, S. 215).

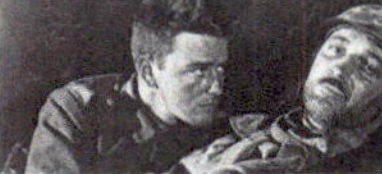

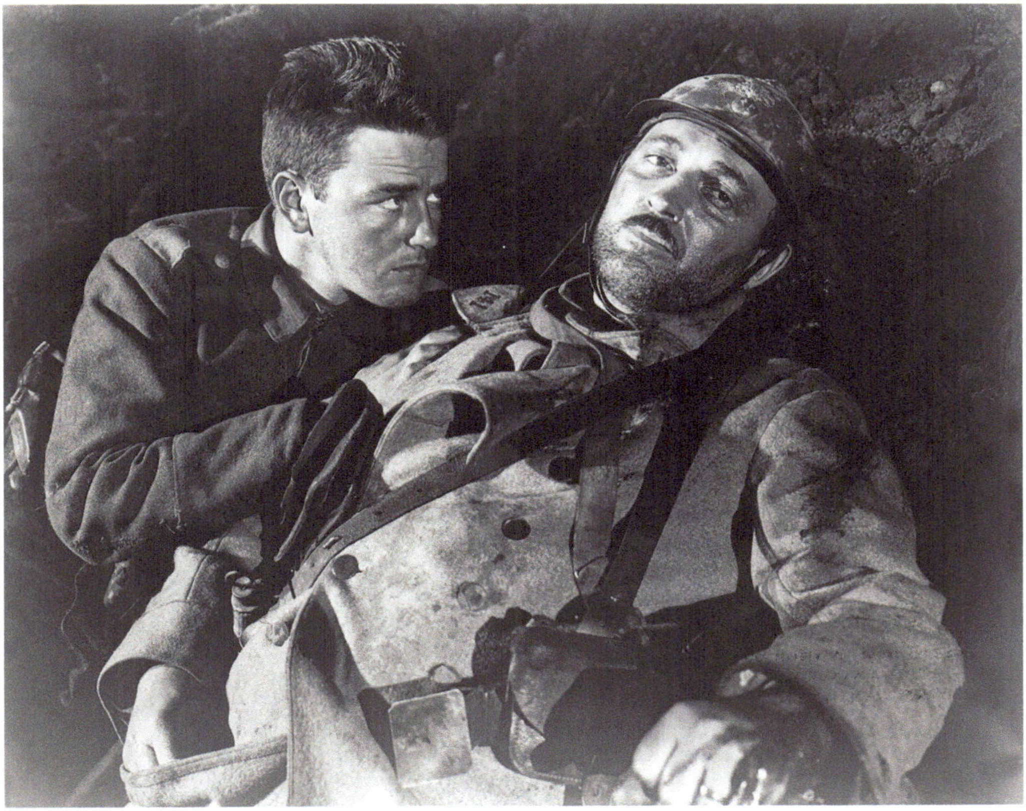

Abb. 9.3 Bäumer und Duval. (© Universal Pictures. Quelle: Filmbild Fundus Herbert Klemens. Mit freundlicher Genehmigung)

Sah also Sigmund Freud – wie Max Schur (1973, S. 344) meint – nicht die Schrift an der Wand? Ich meine, er hat sie schon *wahr-genommen*, wollte sie aber vielleicht nicht *wahr-haben*. Nur so ist auch verstehbar, wie Freud den Brief an Abraham am Tage der Kriegserklärung (26.07.1914) enden kann mit: »Ich wünsche Ihnen den ungetrübten Genuss der wohlverdienten Ferien« (Freud und Abraham 1965, S. 180)!

Denn im Gegensatz zu der eben dargestellten Linie gibt es von Beginn an eine andere, konträre, scheinbar vom eben Dargestellten abgespaltene Dimension in seinen Briefen. Drei Tage nach der Kriegserklärung spricht Freud in einem weiteren Brief an Abraham von »Flut und Ebbe von Hoffnung und Schrecken«, die »das seelische Gleichgewicht stören« (29.07.1914; Freud und Abraham 1965, S. 181) und ebendort von »grausam schlechten [...] Stimmungen in dieser Zeit«, am 02.08.1914 von der »Welt, die so durchzittert ist« (Freud und Abraham 1965, S. 184), von der »großen und schrecklichen Zeit« (25.08.1914; Freud und Abraham 1965, S. 186); »In diesen Zeiten entfesselten Bestialität« (22.09.1914; Freud und Abraham 1965, S. 190). Am 14.11.1914 fragt er Lou Andreas Salome: »Was machen Sie in diesen für uns alle schweren Zeiten? [...] Glauben Sie noch, dass alle die großen Brüder so gut sind?« (Freud und Andreas-Salome 1980, S. 21); und am 25.11.1914 schreibt er ihr: »Ich zweifle nicht daran, dass die Menschheit auch diesen Krieg verwinden wird, aber ich weiß sicher, dass ich und meine Altersgenossen die Welt nicht mehr froh sehen werden [...] die Humanität scheint wirklich tot zu sein« (Freud und Andreas-Salome 1980, S. 22).

Am 25.01.1915 spricht er gegenüber Abraham von der »langen Polarnacht, und man muss warten, bis die Sonne wieder aufgeht« (Freud und Abraham 1965, S. 201) und empfiehlt »Abwarten und durchhalten« (30.12.1914; Freud und Abraham 1965, S. 200); am 10.08.1916 vermerkt er: »Es geht wüst zu in der Welt. Keine Aussicht auf ein schönes friedliches Ende« (Freud und Abraham 1965, S. 227).

Seine Ängste und seine Sorge, z. B. um seine Söhne auf dem Schlachtfeld, *verdrängt* Freud wie viele seiner Zeitgenossen hinter heroischem Patriotismus. In seinem Brief vom 02.08.1914 an Abraham zitiert Freud den Satz: »Aus der Welt können wir nicht fallen« und fährt fort »das ist die größte Sicherung« (Freud und Abraham 1965, S. 184). Die Herausgeber des Briefwechsels ordnen das Zitat einem Märchen von Ludwig Anzengruber zu, Freud selbst dem *Hannibal* des Dietrich Christian Grabbe (Brief an Lou Andreas-Salome 30.07.1915; Freud und Andreas-Salome 1980, S. 307).

Freuds Arbeit *Zeitgemäßes über Krieg und Tod* (1915b) stellt für mich ein intellektuelles Stück Selbst-Analyse dar, das jedoch zunächst wegen der fortdauernden Real-Gefahr und der damit verbundenen Abwehrnotwendigkeit keine sichtbaren Konsequenzen für seine seelischen Strategien des Umgehens mit dem kriegerischen Geschehen hat. Seine Ankündigung dieser Arbeit gegenüber Abraham klingt recht merkwürdig: »Für die Imago schreibe ich sogar ein zeitgemäßes Gewäsch über Krieg und Tod, um den opferwilligen Verleger zu befriedigen. All dies geschieht natürlich mit innerem Widerstreben« (04.03.1915; Freud und Abraham 1965, S. 205). Ist das nur ein *Understatement,* wie Abraham es auffasst (26.04.1915; Freud und Abraham 1965, S. 210)? Oder ist dieser Satz vielleicht Ausdruck von Freuds eigenem *Widerstand* gegen die Erkenntnisse seiner Arbeit, d. h., auch eine Abwehr gegen seine eigene Desillusionierung?

»Verwirrung der Intelligenz [...] Verlust der Unparteilichkeit des Wissenschaftlers« (1915b, S. 324), »Hemmung der Leistungsfähigkeit« (1915b, S. 325), die Freud dem Krieg zuschreibt, all das trifft wohl auch auf Freud selbst zu. Was er (unbewusst) verleugnen muss, ist die Todesgefahr, konkret für seine Söhne, Verwandten und Freunde. »Wir haben die unverkennbare Tendenz gezeigt, den Tod beiseite zu schieben, ihn aus dem Leben zu eliminieren« (1915b, S. 341). Zwar schreibt er noch am 29.07.1914: »Wir sind überglücklich, dass keiner unserer Söhne und Schwiegersöhne persönlich betroffen ist« (Freud und Abraham 1965, S. 181); kommentarlos berichtet er dagegen am 25.08.1914 von der freiwilligen Meldung seines Sohnes Martin und der Einberufung seines Schwiegersohnes (Freud und Abraham 1965, S. 186). Am 03.09.1914 kommentiert er das Einrücken seiner Söhne Martin und Ernst: »Für die Jungen bedeutet das nichts als eine Wunscherfüllung« (Freud und Abraham 1965, S. 188), und am 11.12.1914 schreibt er: »Meine Söhne schreiben heiter und indifferent [...] sie sind ganz von der Ausbildung in Anspruch genommen« (Freud und Abraham 1965, S. 196). Er lässt sich scheinbar nicht ungern von den Uniformen seiner Söhne als »schmucken Korporal« (Freud und Abraham 1965, S. 201) oder »stolzen Lieutenants« (Freud und Abraham 1965, S. 227) blenden. Hierzu gibt es ein Foto, das den stolzen Freud mit seinen Söhnen zeigt (Freud et al. 1976, S. 211). Am 25.01.1915 bringt er seine Besorgnis allerdings deutlich zum Ausdruck, als Martin auf den galizischen Kriegsschauplatz abgeht: »Ich habe in aller Klarheit an den Zweifel gedacht, ob und wie wir ihn wiedersehen werden« (Freud und Abraham 1965, S. 201). 1926 schreibt Freud an Ludwig Binswanger (zit. n. Eissler 1976, S. 27):

> »Es ist richtig, ich habe eine geliebte Tochter im Alter von 27 Jahren verloren, aber dies vertrug ich merkwürdig gut. Es war das Jahr 1920, man war zermürbt durch das Kriegselend, durch Jahre darauf vorbereitet, zu hören, dass man einen Sohn oder gar drei Söhne verloren hat.«

Zurück bleibt aus dieser Erfahrung nichts als »Enttäuschung« (Freud 1915b, S. 325, 328).

Die Wirklichkeit der Wirklichkeit, oder: Das Problem mit der Wahrheit

Filme sind immer ein bewusst oder unbewusst gewähltes *Abbild* von Wirklichkeit. Der *Konstruktivismus* stellt ganz grundsätzlich in Frage, ob dem Menschen ein tatsächliches Erkennen der Wirklichkeit möglich ist oder ob alle Wahrnehmungen vielleicht nur Konstruktionen sind. Neurophysiologisch

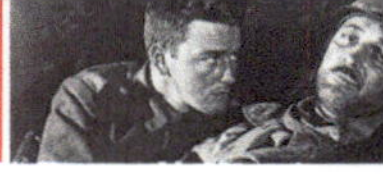

nachweisbar ist jedenfalls, dass unsere Sinneseindrücke von unserem Gehirn »zusammengesetzt« werden. Oft reichen Wahrnehmungsbruchstücke aus, damit unser Gehirn daraus ein »Ganzes« konstruiert. Insofern ist die Frage des österreichisch-amerikanischen Kommunikationswissenschaftlers Paul Watzlawick durchaus berechtigt: »Wie wirklich ist die Wirklichkeit?« Noch schwieriger ist die Frage nach der *Wahrheit*, die schon vor über 2000 Jahren der römische Statthalter Pontius Pilatus aufgeworfen hat: »Was ist Wahrheit?« Die Wahrheit ist allerdings die erste, die in einem Krieg stirbt. Die Wirklichkeit wird verzerrt im Interesse einer bestimmten Sache und einer bestimmten Seite.

Ohne Zweifel kann »Wahrheit frei machen« (Joh. 8, 23), Wahrheit als bewusstgemachte, vergegenwärtigte Geschichte. Darauf beruht ja auch die ganze Psychoanalyse. Jedoch wie viel an Wahrheit und an Freiheit kann ein Mensch ertragen? »Weder die Sonne noch den Tod kann man unverwandt anblicken«, schrieb der Philosoph François La Rochefoucault 1654 (zit. n. Fogelmann 1995, S. 70).

Neben vielem anderen haben Filme durchaus Einfluss auf die Sichtweise des Krieges. Sie können auf der einen Seite der Gewaltverherrlichung und Verklärung dienen (Propagandafilm), wie sie sich andererseits darum bemühen können, durch eine möglichst ungeschönte Darstellung (Antikriegsfilm) der Abschreckung vor einem Krieg zu dienen.

In unseren Tagen der modernen Massenkommunikationsmittel und sogenannten »sozialen Netzwerke« werden wir mit Informationen überflutet. Dabei haben Lügen, »Fake News« und »alternative Fakten« Konjunktur und beeinflussen die Menschen in ihren Entscheidungen. Die Frage: »Was ist Wahrheit?« wird heutzutage gleichzeitig immer dringender und immer schwerer zu beantworten.

Die *Manipulation* von Wahrheit wird nicht nur durch das Verfälschen, Desinformieren und bewusste Lügen vollzogen, sondern auch z. B. durch eine gezielte Auswahl von Tatsachen sowie das Weglassen bestimmter Fakten. Der selektiven Wahrnehmung entspricht eine selektive Darstellung.

Der Psychoanalytiker Michael Ermann (2004, S. 239) resümiert seine Ausführungen zum Thema Kriegskindheit mit der Erkenntnis,

---

»dass ein jeder Krieg, egal zwischen wem und wo er stattfindet, immer ein generationenübergreifendes, psychosoziales Inferno darstellt: Überall auf der Welt zerbrechen Kriegstraumatisierungen die Seelen – die Seelen der Großeltern, der Eltern und der Kinder […] Krieg hat […] überall die gleichen Wirkungen und Folgen. Er schlägt unheilbare Wunden. Und weil das Leben an ihnen zerbrechen kann, darf er kein Mittel der Politik sein.«

Die unparteiische Darstellung der Leiden *des* Soldaten, der immer Täter und Opfer zugleich ist, macht diesen Film so zeitlos und besonders wertvoll.

Literatur

Anders G (1981) Die atomare Drohung. Beck, München

Arendt H (1963) Eichmann in Jerusalem. Ein Bericht von der Banalität des Bösen. Rowohlt, Reinbek

Auchter T (1987) »Sich weigern, Gott zu sein«. Zur Psychoanalyse der Friedlosigkeit. Psyche 41:641–673

Auchter T (2006) Täter und Opfer zugleich. Zur Psychoanalyse adoleszenter terroristischer Selbstmordattentäter. In: Hirsch M (Hrsg) Das Kindsopfer. Eine Grundlage unserer Kultur. Psychosozial, Gießen, S 135–164

Auchter T (2012) Brennende Zeiten. Zur Psychoanalyse sozialer und politischer Konflikte. Psychosozial, Gießen

Auchter T (2014) »Die erträumten Heldentaten blieben aus«. Kriegsbegeisterung und Kriegsgräuel im Angesicht des 1. Weltkrieges. www.psychoanalyse-aktuell.de/artikel/detail/news/thomas-auchter-die-erträumten-heldentaten-blieben-aus. Zugegriffen: 26. Apr. 2018

Begemann H (1983) Krieg ist keine Krankheit. In: Albertz H (Hrsg) Warum ich Pazifist wurde. Kindler, München, S 113–138

Begley L (1991) Wartime lies. Alfred A Knopf, New York

Camus A (1950) Die Pest. Rowohlt, Reinbek (Erstveröffentlichung 1947)

Chasseguet-Smirgel J (1981) Das Ich-Ideal. Psychoanalytischer Essay über die »Krankheit der Idealität«. Suhrkamp, Frankfurt (Erstveröffentlichung 1975)

Ditfurth H von(1983) Pazifismus – unsere einzige Chance. In: Albertz H (Hrsg) Warum ich Pazifist wurde. Kindler, München, S 139–161

Durst N (2010) Psychotherapie mit Child Survivors der Shoah. Psyche 64:289–315

Eckert R (1978) Terrorismus als Karriere. In: Geißler H (Hrsg) Der Weg in die Gewalt. Olzog, München, S 109–132

Eissler K (1976) Eine biographische Skizze. In: Freud EL et al (Hrsg) Sigmund Freud. Sein Leben in Bildern und Texten. Suhrkamp, Frankfurt, S 10–39

Eppler E (1983) Die tödliche Utopie der Sicherheit. Rowohlt, Reinbek

Ermann M (2004) Wir Kriegskinder. Forum der Psychoanalyse 20:226–239

Fogelmann E (1995) Wir waren keine Helden. Campus, Frankfurt, New York

Freud EL et al (Hrsg) (1976) Sigmund Freud. Sein Leben in Bildern und Texten. Suhrkamp, Frankfurt

Freud S (1905e) Bruchstücke einer Hysterieanalyse. GW Bd. V, S 161–285

Freud S (1912-13a) Totem und Tabu. GW Bd. IX

Freud S (1915b) Zeitgemäßes über Krieg und Tod. GW Bd. X, S 324–355

Freud S (1916-17a) Vorlesungen zur Einführung in die Psychoanalyse. GW Bd. XI

Freud S (1919d) Einleitung zu: Zur Psychoanalyse der Kriegsneurosen. GW Bd. XII, S 321–324

Freud S (1920) Gutachten über die elektrische Behandlung der Kriegsneurotiker. GW Nachtragsband, S 706–710

Freud S (1921c) Massenpsychologie und Ich-Analyse. GW Bd. XIII, S 71–16

Freud S (1930a) Das Unbehagen in der Kultur. GW Bd. XIV, S 419–505

Freud S (1933b) Warum Krieg? Brief an Albert Einstein. GW Bd. XVI, S 13–27

Freud S (1937c) Die endliche und die unendliche Analyse. GW Bd. XVI, S 59–99

Freud S (1987) Nachtragsband. Gesammelte Werke. Fischer, Frankfurt

Freud S, Abraham K (1965) Briefwechsel. Fischer, Frankfurt

Freud S, Andreas-Salome L (1980) Briefwechsel (herausgegeben von Pfeiffer E). Fischer, Frankfurt (Erstveröffentlichung 1966)

Freud S, Binswanger L (1992) Briefwechsel 1908–1938 (herausgegeben von Fichtner G). Fischer, Frankfurt

Leinemann S (2014) Als Goebbels mit Mäusen gegen Hollywood kämpfte. https://www.morgenpost.de/kolumne/berliner-schaetze/article123804182/Als-Goebbels-mit-Maeusen-gegen-Hollywood-kaempfte.html. Zugegriffen: 26. Apr. 2018

Lifton RJ (1986) Der Verlust des Todes. Hanser, München, Wien

Mitscherlich A, Mitscherlich M (1977) Die Unfähigkeit zu trauern. Piper, München (Erstveröffentlichung 1967)

Pascal B (1669) Pensées sur la religion et autres sujets. Paris

Richter HE (1979) Der Gotteskomplex. Rowohlt, Reinbek

Schmidbauer W (1980) Alles oder Nichts. Über die Destruktivität von Idealen. Rowohlt, Reinbek

Schmidhäuser U (1983) Entfeindung. Entwurf eines Denkens jenseits der Feindbilder. Radius, Stuttgart

Schur M (1973) Sigmund Freud. Leben und Sterben. Suhrkamp, Frankfurt

Singer U (1980) Massenselbstmord. Zur Phänomenologie und Psychodynamik. Hippokrates, Stuttgart

Winnicott DW (1958) Transitional Objects and Transitional Phenomena. In: Winnicott DW (Hrsg) Through Paediatrics to Psychoanalyses. Collected Papers. Tavistoc, London, S 229–242 (Erstveröffentlichung 1951)

Wolf C (1977) Kindheitsmuster. Luchterhand, Darmstadt, Neuwied

Wollnik S, Ziob B (Hrsg) (2010) Trauma im Film. Psychoanalytische Erkundungen. Psychosozial, Gießen

Wright E (2005) Generation Kill. Das neue Gesicht des amerikanischen Krieges. Zweitausendeins, Frankfurt

Originaltitel	All Quiet on the Western Front
Erscheinungsjahr	1930
Land	USA
Regie	Lewis Milestone
Drehbuch	Maxwell Anderson, George Abbott, Del Andrews
Hauptdarsteller	Volker Spengler, Ingrid Caven, Gottfried John, Elisabeth Trissenaar, Eva Mattes, Liselotte Pempeit
Verfügbarkeit	Als DVD in deutscher Sprache erhältlich

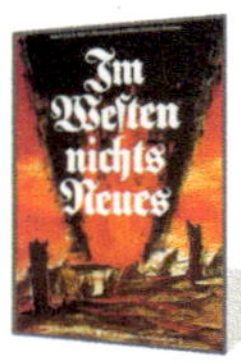

Harald J. Freyberger

Sexualisierte Gewalt im Krieg

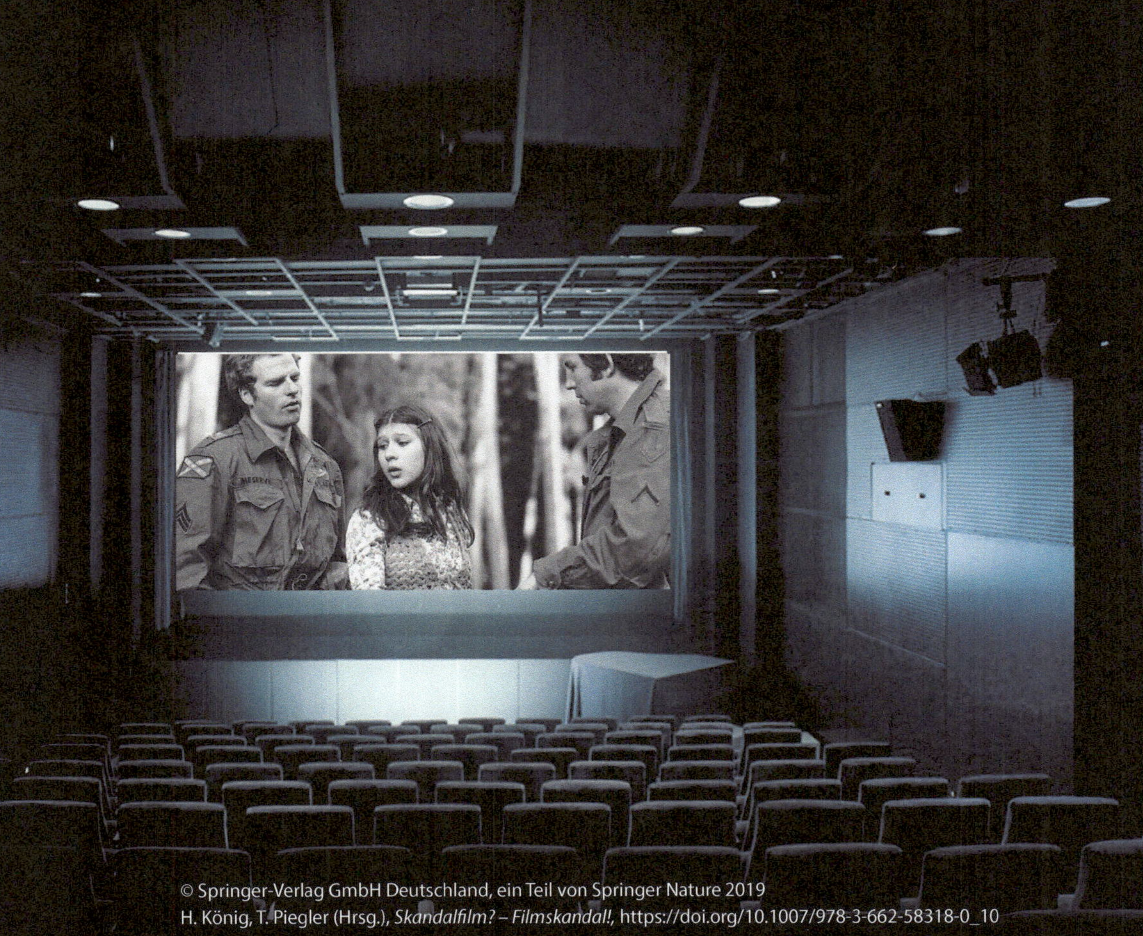

© Springer-Verlag GmbH Deutschland, ein Teil von Springer Nature 2019
H. König, T. Piegler (Hrsg.), *Skandalfilm? – Filmskandal!*, https://doi.org/10.1007/978-3-662-58318-0_10

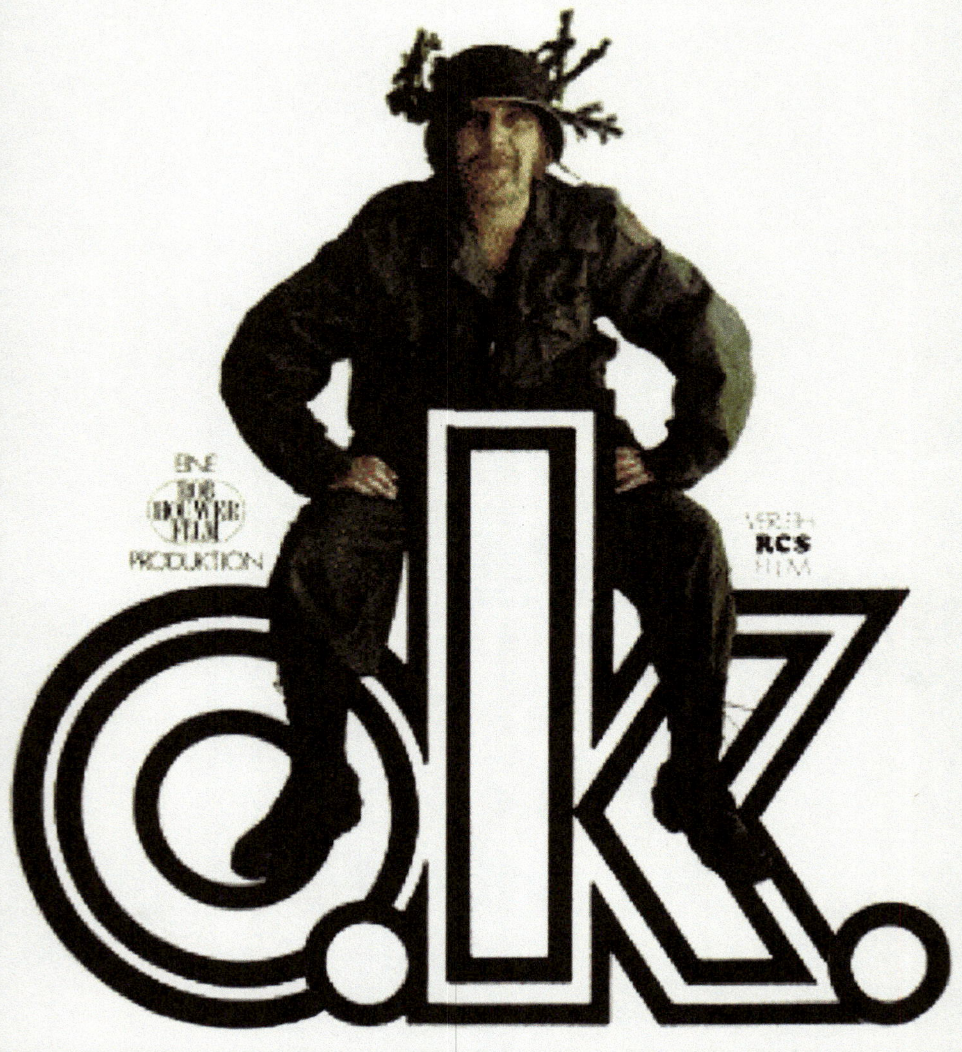

Filmplakat *o.k.* (© R.C.S. Filmverleih. Quelle: Filmbild Fundus Herbert Klemens. Mit freundlicher Genehmigung)

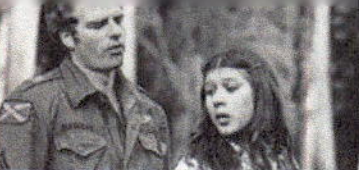

o.k.

o.k. (Abb. 10.1) ist ein von Michael Verhoeven 1970 in Analogie zur damaligen Kriegsberichtserstattung in Schwarz-Weiß gedrehter Film, der Bezug auf ein durch eine Gruppe amerikanischer Soldaten verübtes Vergewaltigungsereignis nimmt, das 1966 während des Vietnamkrieges tatsächlich stattgefunden hat. Verhoeven transferiert das Geschehen im Sinne des Verfremdungseffektes des epischen Theaters Berthold Brechts mit deutschen Schauspielern in die fast absurd erscheinende Wirklichkeit des bayerischen Waldes, behält aber die amerikanische Militärsymbolik bei. Der Tathergang, an dem mehrere Soldaten beteiligt sind, wird im Film von den Vorgesetzten als unvermeidliches Kriegsereignis (»o.k.«) betrachtet. Die Kontroverse um diesen Film führte dazu, dass das Filmfestival *Berlinale* 1970 zum bisher ersten und einzigen Mal abgebrochen werden musste. Hintergrund war eine komplexe Auseinandersetzung um die Legitimität des Filmes und des Krieges und seiner Folgen.

Handlung

In der initialen Sequenz des Films stellen sich die bis dahin unbekannten Schauspieler kurz vor, um dann in ihre US-amerikanischen Militäruniformen zu schlüpfen. Die Szene findet in einem bayerischen Wald statt, die Protagonisten sprechen bayerisch.

Die Rahmung der Handlung beginnt damit, dass der Soldat Rafe (Wolfgang Fischer) dem Captain Vorst (Gustl Bayrhammer) Meldung über die Geschehnisse während einer Patrouille erstattet.

Während dieser Patrouille hatte die Soldatengruppe ein mit seinem Fahrrad an ihnen vorbeifahrendes Mädchen angehalten. Die junge Phan Ti (gespielt von der damals 16-jährigen Realschülerin Eva Matthes) wird von den Soldaten kontrolliert und dabei auch rasch drangsaliert (Abb. 10.2). Sie wird aufgefordert sich auszuziehen und muss dann eine intensive »Leibesvisitation« über sich ergehen lassen. Jeder der Soldaten darf nachschauen, ob die anderen auch nichts übersehen haben. Einer der Soldaten vergewaltigt dann das Mädchen unter dem Beifall seiner Kameraden. Alle anderen fallen dann ebenfalls über das Mädchen her. Als der Soldat Rafe an der Reihe ist, weigert er sich mitzumachen, steht dem Opfer aber auch nicht bei. Er bricht weinend zusammen und wird zum wehklagenden Betrachter, Augenzeugen und Mitwisser. Auf dem Boden liegend kriecht er zu dem Mädchen hin und flüstert ihm, während einer der Soldaten sie gerade noch einmal vergewaltigt, ins Ohr, dass sie sich nicht grämen solle, da er alles, was geschehen sei, seinem Vorgesetzen, dem Captain, erzählen werde.

Als die Männer genug von dem Mädchen haben, lassen sie von ihr ab und verlangen von ihr, dass sie nackt und ohne das Fahrrad verschwinden solle. Einer der Soldaten will sie aber erneut vergewaltigen, hält das Mädchen fest und drückt sie erneut zu Boden. In seiner Verzweiflung und Angst droht das Mädchen dem letzten Täter mit seinem Vater. Daraufhin greift dieser zu seinem Bajonett und ersticht sie mit den Worten:

> »I schlacht' di, du Sau!«

Der Captain hört sich nach der Rückkehr der Soldaten in das Camp die Geschichte an, empfindet jedoch den berichterstattenden Soldaten als Verräter (Abb. 10.3) und kommt nach dem Genuss zweier Gläser bayerischen Schnapses zu dem Schluss, dass der Mord außerhalb der Zivilisation im Rahmen des Krieges auf dem Schlachtfeld geschehen sei. Eine Strafanzeige würde der Sache des Friedens schaden. Der Soldat wird zurück zu seinen Kameraden geschickt. Auf dem Kriegsschauplatz im Dschungel Vietnams/Bayerns herrscht wieder Ruhe und Frieden. Es ist alles »o.k.«.

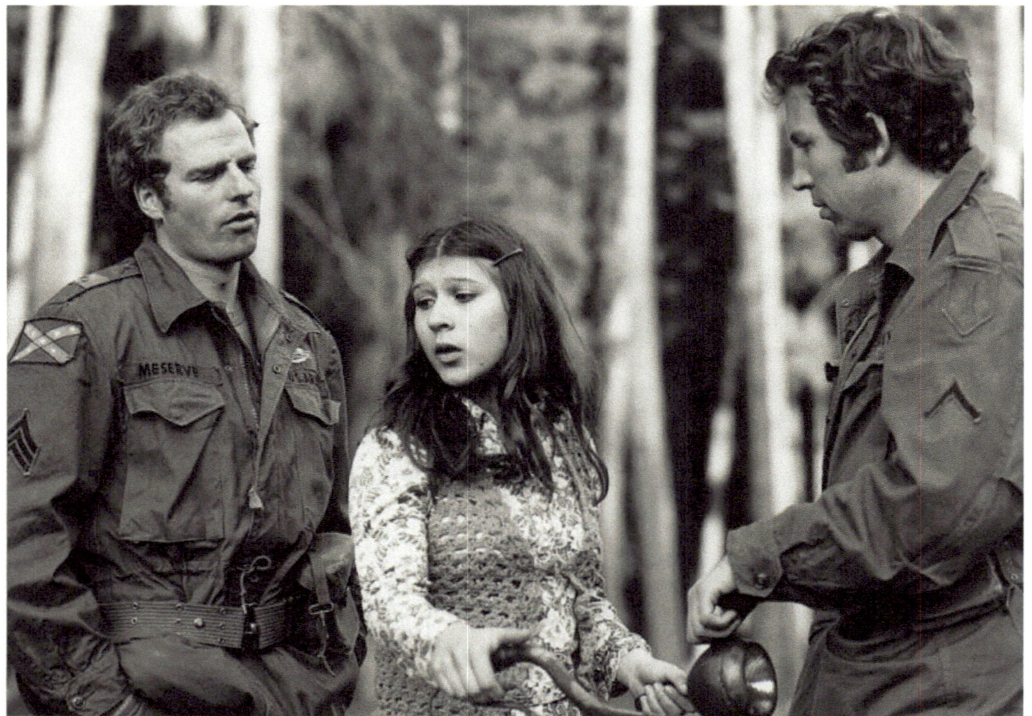

◘ **Abb. 10.2** Auf Patrouille. (© R.C.S. Filmverleih. Quelle: Filmbild Fundus Herbert Klemens. Mit freundlicher Genehmigung)

Hintergrund

Obgleich der 1938 geborene Michael Verhoeven, der übrigens in seinem primären Beruf als Humanmediziner tätig war, in den 1960er Jahren nach einer längeren Zeit als Schauspieler sein Debüt als unabhängiger Filmemacher realisierte, wurde er nie wirklich zum »Neuen deutschen Film« gerechnet. Ihm haftet bis heute das Etikett eines ästhetisierenden, tief im Bürgertum verankerten Regisseurs an, der im Wesentlichen kommerzielle Filme dreht. Das ist umso erstaunlicher, weil seine Auseinandersetzung mit politischen Themen bemerkenswerte Folgen nach sich zog. So drehte er mit *Die weiße Rose* 1982 einen Film über die Widerstandskämpfer des Dritten Reiches um Hans Scholl und Alexander Schmorell und bewirkte durch einen breit (auch juristisch) debattierten Filmnachspann, dass Urteile des damaligen »Volksgerichtshofes« aufgehoben wurden. Seit Dokumentarfilm *Der unbekannte Soldat* (2006) thematisiert die Verbrechen der Wehrmacht während des Zweiten Weltkriegs und führte ebenfalls zu einer breiten öffentlichen Diskussion. Im Dokumentarfilm *Menschliches Versagen* (2008) befasste der sich mit der Frage, in welchem Umfang die deutsche Bevölkerung von der systematischen Beraubung der jüdischen Mitbürger profitierte. Auch dieser Film löste eine öffentliche Kontroverse aus.

Die Bedeutung des Filmes *o.k.* lässt sich nur mit Referenz auf den Vietnamkrieg und den Protest dagegen verstehen. Der sich an den Indochinakrieg 1946–1954 anschließende Vietnamkrieg wurde von etwa 1955 bis 1975 in und um Vietnam geführt. Er begann nach der Teilung Vietnams 1954 zunächst als Bürgerkrieg in Südvietnam zwischen 1955 und 1964, wobei die dortige »Befreiungsbewegung«, der *Vietmin* (der spätere *Vietcong*), die antikommunistische Regierung Südvietnams stürzen und das Land wiedervereinigen wollte. Das kommunistisch regierte Nordvietnam unter-

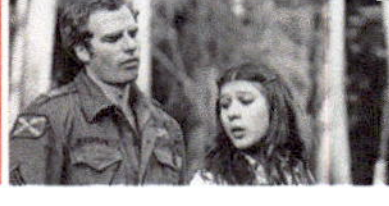

o.k.

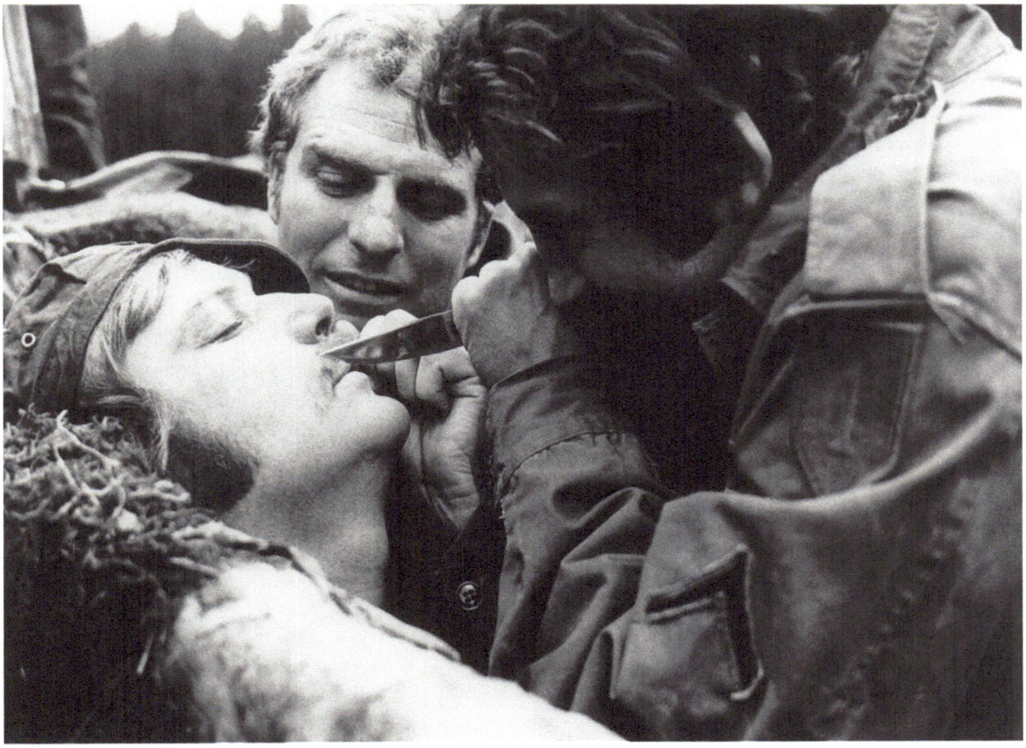

Abb. 10.3 Der berichterstattende Soldat wird zum Verräter erklärt. (© R.C.S. Filmverleih. Quelle: Filmbild Fundus Herbert Klemens. Mit freundlicher Genehmigung)

stützte den Vietmin und die USA stellten sich militärisch und mit massiver Wirtschaftshilfe auf die Seite Südvietnams. Ab Februar 1965 ließ US-Präsident Lyndon B. Johnson Nordvietnam bombardieren; ab März 1965 entsandte er schrittweise immer mehr Bodentruppen nach Südvietnam, die dort den Vietmin bekämpften. Daraufhin unterstützten die Sowjetunion und die Volksrepublik China Nordvietnam und sechs Staaten schlossen sich den USA und Südvietnam militärisch an. Ab 1964 griffen die Kämpfe auf Laos und ab 1970 auf Kambodscha über und zerstörten dort ebenfalls die soziale Kultur und die Länder selbst. Nach der sog. *Tet-Offensive* stellte Johnson bis November 1968 die Bombardierungen ein. Sein Nachfolger Richard Nixon zog die US-Truppen ab 1969 schrittweise aus Südvietnam ab und schloss nach neuen Bombardierungen im Januar 1973 einen Waffenstillstand mit Nordvietnam. Bis zum 1. Mai 1975 eroberten nordvietnamesische Truppen Südvietnam vollständig und beendeten den Krieg.

Man schätzt die Zahl der vietnamesischen Kriegsopfer auf mindestens 2 bis zu über 5 Millionen, darunter über 1,3 Millionen Soldaten. Zudem fielen 58.220 US-Soldaten und 5264 Soldaten ihrer Verbündeten. Mehrere Millionen Vietnamesen wurden verstümmelt und dem hochgiftigen Entlaubungsmittel Agent Orange ausgesetzt. Unzählige Menschen trugen Traumafolgestörungen davon.

Die internationale und auch die deutsche Studentenbewegung hatten den Vietnamkrieg und das Auftreten der Amerikaner dort als einen zentralen inhaltlichen Fokus ihrer Proteste gewählt und damit die Legitimität dieses Krieges fundamental in Frage gestellt. Den weltweit stattfindenden Demonstrationen schlossen sich auch linke Intellektuelle an, wobei in den Medien eine breite Debatte um den sog. Antiamerikanismus und Zeiten des »kalten Krieges« mit einer Polarisierung zwischen der Sowjetunion und den USA geführt wurde.

Die Berlinale als ein Scherbenhaufen

1970 wurde der Film als offizieller deutscher Beitrag auf die Berlinale eingeladen und dort gezeigt. Die damalige Jury unter Leitung des US-amerikanischen Regisseurs George Stevens, der selbst mit zwei Oscars ausgezeichnet worden war und sich während des Zweiten Weltkriegs als Soldat engagierte, zerstritt sich über diesen Film so tiefgreifend, dass das Festival schließlich abgebrochen werden musste (Vogler 2002). Zuvor war die Jury nach heftigen Diskussionen zurückgetreten. Im Ergebnis wurde für die Berlinale nach diesem bisher einmaligen Vorgang mit der Einführung des »Internationalen Forums des Jungen Films« ein neuer struktureller Rahmen geschaffen, in dem ein Raum für derartige Filme geschaffen wurde, der sich bis heute gehalten hat.

Nach der Vorführung des Filmes kam es zu massiven Protesten im Saal, das Jurymitglied Manfred Durniok verließ vorzeitig das Kino, einige Juroren plädierten wegen angeblichen Antiamerikanismus für den Ausschluss aus dem Wettbewerb, wogegen sich die Festivalleitung zunächst in aller Entschiedenheit stellte. Dabei opponierte der jugoslawische Juror Dusan Majavejew massiv gegen den Druck von Stevens und sprach von Zensur. In Resolutionen und auf tumultartigen Pressekonferenzen bezichtigte man sich gegenseitig der Zensur und der Lüge, ein Enthüllungstelegramm wurde verlesen. Regisseure wie Fassbinder zogen aus Protest gegen den *o.k.*-Protest ihre Filme zurück – binnen weniger Tage lag das Festival in Scherben. Michael Verhoeven und sein Produzent Rob Hower vertraten ihre Positionen dabei offensiv.

Spiralen von Gewalt: Der Krieg und seine Opfer

Der Film greift ein tatsächliches Ereignis aus dem Jahre 1966 in Vietnam auf. Die damaligen Täter wurden erstinstanzlich zu hohen Freiheitsstrafen verurteilt, die dann aber in weiteren Prozessen soweit reduziert wurden, dass sie in die Armee zurückkehren konnten. Die Spuren sollten auf diese Weise verwischt und das Bild des »sauberen« amerikanischen Soldaten aufrechterhalten werden. Dies war bereits zu diesem Zeitpunkt notwendig, da die Opferzahlen amerikanischer Soldaten in Vietnam zu steigen begannen, der unter dem antikommunistischen Label geführte Krieg insbesondere von der Studentenbewegung massiv kritisiert wurde und die amerikanische Gesellschaft sich in Befürworter und Gegner des Krieges zu spalten begann. Als ein Beispiel für diese enorme Polarisierung der Gesellschaft kann gelten, dass dem Schwergewichtsweltmeister Muhammed Ali im April 1967 der Titel aberkannt und die Boxlizenz entzogen wurde, nachdem er sich aus religiösen wie politischen Gründen geweigert hatte, den Wehrdienst anzutreten. Sein Reisepass wurde eingezogen und erst 1970 erhielt er seine Boxlizenz zurück. Offensichtlich wurde an ihm ein Exempel statuiert.

Das Paradigma des »sauberen Krieges« spielte in der Öffentlichkeitsarbeit des Pentagon und bei den Befürwortern des Krieges über Jahre eine zentrale Rolle. Es wurde das Bild eines demokratischen Südvietnams gezeichnet, dem die waffenstrotzenden kommunistischen Gruppierungen des Nordens gegenüberstanden und das es zu beschützen galt. Die initialen Bombardierungen und der Einsatz des Entlaubungsmittels Agent Orange wurde mit der Illusion verbunden, ein schnelles Ende des Krieges mit einem geringen Risiko für amerikanisches Leben herbeizuführen. Kriegsberichterstatter begleiteten die Truppen und hatten die Aufgabe, dieses Bild des Krieges nachzuzeichnen.

Das schrittweise Erwachen und die damit verbundene Desillusionierung in den letzten Jahren des Krieges und den Jahren danach waren für die amerikanische Gesellschaft äußerst schmerzhaft. Für unzählige amerikanische Soldaten war das Inferno nur durch eine realitätsverzerrende Interpretation des Geschehens und durch den Konsum der in Vietnam breit verfügbaren Drogen zu ertragen, wie u. a. der 1979 von Francis Ford Coppola veröffentlichte Film *Apokalypse now* zeigt. Die Rate posttraumatischer Belastungsstörungen und anderer schwerer psychischer Störungen und körperlicher Erkrankungen und Schäden, die die Soldaten durch den Vietnamkrieg davontrugen, war so schwerwiegend, dass in

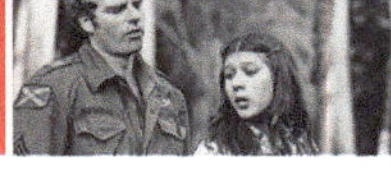

den USA ein eigenes System der Krankenversorgung (»Vietnam Veterans Administration«) für sie gegründet wurde, wobei als Spätfolge bereits etwa 10–15 Jahre nach dem Krieg die Suizidraten der Vietnamveteranen die Zahl der gefallenen Soldaten überschritt.

Die durch den Krieg herbeigeführte Verrohung vieler amerikanischer Soldaten führte zu einer Reihe von Massakern, wie etwa 1968 in My Lai, wo 504 Zivilisten starben, was durch das Militär zunächst vertuscht wurde. Die Zahl der Vergewaltigungen von Vietnamesinnen durch amerikanische Soldaten ist nie genauer geschätzt worden, nach den Erfahrungen späterer Kriege dürfte sie einschließlich der Zwangsprostitution jedoch im hohen 6- bis niedrigen 7-stelligen Bereich liegen (Hauser und Griese 2011).

Die Mehrzahl der amerikanischen GIs stammte aus Unterschichtfamilien und hatte mit hoher Wahrscheinlichkeit bereits primäre Gewalterfahrungen in ihrer Heimat gemacht. Dass die zusätzliche Exposition mit Kriegsgewalt zumindest bei einem Teil der betroffenen Menschen zu Gewaltexzessen führt, ist in der Traumaforschung für verschiedenen Kulturen beschrieben worden (Eichhorn et al. 2015; Elbert et al. 2018; Kuwert et al. 2014). Der mit einem Krieg in einem fremden Land verbundene Akkulturationsstress, sich mit einer fremden Kultur auseinandersetzen zu müssen, dürfte als Mediator ebenfalls zu den auftretenden Gewaltexzessen beigetragen haben (vgl. hierzu Messinger et al. 2012). Elbert et al. (2018) unterscheiden in diesem Kontext einerseits zwischen einer *reaktiven* Aggression in Form einer eigentlich zunächst defensiven Antwort auf die zahlreichen soziokulturellen Stressoren mit häufig negativen Emotionen wie Angst, Ärger, Feindseligkeit und Wut. Andererseits betonen sie die Bedeutsamkeit einer *appetitiven* Aggression, die als lustvoll wahrgenommen wird und zielgerichtet erscheint bzw. für die Teilnahme an kriegerischen Auseinandersetzungen charakteristisch ist (Nandi et al. 2017). Wie sehr dabei die Täter über den Mechanismus einer malignen Regression in einen ihrer sonstigen (»normalen«) sozialen Realität nicht entsprechenden Zustand entweichen können, ist in vielen Täteranalysen gezeigt worden (vgl. z. B. Freyberger und Freyberger 2009). Den darin liegenden aggressive Exzess, in dem das Böse und Schlechte gewissermaßen in das Opfer projiziert wird, zeigt der Film eindrücklich in der Tötungsszene am Ende des Vergewaltigungsszenarios, das der Mörder mit den Worten »I schlacht' di, du Sau« abschließt. Dem Opfer wird durch diesen Vorgang in entmenschlichter Weise die Verantwortung für den Prozess zugeschoben.

Sexualisierte Kriegsgewalt folgt jedoch auch einer anderen Logik und wurde in verschiedenen Kriegen systematisch unter zumindest duldender Billigung der Vorgesetzten und der Militärführung eingesetzt, um damit einerseits den Machtzuwachs der eigenen Kriegspartei als auch die Machtlosigkeit der anderen zu demonstrieren (Kuwert und Freyberger 2007). Ein weiterer Faktor, der die hohe Zahl von Kriegsvergewaltigungen mit erklären kann, besteht in der geringen bis vollkommen ausbleibenden Strafverfolgung der Täter (Hauser und Griese 2011), wofür der vorliegende Film einen Beleg darstellt. Allein in Deutschland wird die Zahl der am Ende des Zweiten Weltkrieges vergewaltigten Mädchen und Frau auf etwa 1,4–1,7 Millionen geschätzt und die Anzahl der daraus resultierenden Kinder auf etwa 60.000, wobei die Langzeitfolgen als schwerwiegend eingeschätzt werden müssen (Böwing et al. 2012) und einem nachhaltigen und langen (auch kollektiven) Verdrängungsprozess unterlagen. Erst mit Beginn der 1990er Jahre kam es zu einer zunehmenden medialen Aufarbeitung deutscher Kriegskindheiten und der dialektisch dazu im Verhältnis stehenden Täterschaft einer ganzen Soldatengeneration.

Skandal als Inszenierung und Reinszenierung

Nach Michael Verhoeven hat Brian De Palma 1989 die Ereignisfolge in seinem Hollywoodfilm *Die Verdammten dieser Erde* erneut in Szene gesetzt und damit einen bedeutsamen internationalen und kommerziellen Erfolg verbucht – fast 20 Jahre später allerdings und nach einer auch filmisch breit geleisteten Aufklärung über die Gräuel des Vietnamkrieges, wie etwa durch die Filme *Platoon* von Oliver Stone (1986) und *Hamburger Hill* von John Irvin (1987) dokumentiert wird. 1970, auf dem Höhepunkt der Vietnamproteste, dem Scheitelpunkt der abklingenden Studentenbewegung und dem sich immer wieder entfachenden »kalten Krieg« zwischen den Großmächten USA und der Sowjetunion, war dieser Film allerdings mit einigem Sprengstoff versehen und musste bei den Anhängern und Verfechtern des »sauberen« und »gerechten« Krieges notwendigerweise zu heftigen Affekten und dem Vorwurf des Antiamerikanismus führen. Trotz der in späteren Interviews immer wieder beteuerten Unschuld muss sich Michael Verhoeven hierüber im Klaren gewesen sein, denn gemeinsam mit seinem Produzenten Rob Houwer goss er einiges Öl ins Feuer. Rob Houwer selbst hatte als Filmproduzent, Regisseur und Filmbuchautor bereits 1970 umfassende Erfahrungen im »Neuen deutschen Film« gesammelt, engagierte sich aber auch in den zeittypischen Sexfilmproduktionen. Auch er war ein expliziter Kenner der deutschen Filmszene und dürfte wohl kaum über die besondere Rezeption von *o.k.* überrascht gewesen sein.

Indem Michael Verhoeven den Tatort in den bayerischen Wald verlegte und damit das Geschehen auf deutschen Boden verlagerte, erzielte er nicht nur einen Brechtschen Verfremdungseffekt, sondern er sprach damit auch die bewusste wie unbewusste Erinnerung an die Täter und Opfer des Zweiten Weltkrieges an, der von Deutschland ausgegangen war. Die Massenvergewaltigungen des Zweiten Weltkrieges gehören zweifelsohne in den Bereich der damals noch nicht bearbeiteten Erinnerungsinhalte. Das Jahr 1970 war noch weit davon entfernt, die zugehörigen Erinnerungsinhalte in sprachfähige Narrative zu übersetzen. Hans Filbinger war noch als ehemaliger Militärrichter Ministerpräsident Baden-Württembergs und der von 1963–1981 auf Initiative Fritz Bauers laufende Frankfurter Auschwitzprozess wurde medial mit einer Mischung aus vermeintlichem Erstaunen und klarem Protest begleitet. Die zum Teil affektiv heftigen Reaktionen des deutschen Publikums und der Presse auf den Film *o.k.* müssen in diesem Kontext verstanden werden, zumal in das Jahr 1970 weitere deutsche Ereignisse fallen, die in dieser Hinsicht bedeutsam sind. Willy Brandt, damaliger deutscher Bundeskanzler, besuchte in diesem Jahr den DDR-Ministerpräsidenten Willy Stoph und realisierte später den berühmten Kniefall in Warschau, der in Teilen der deutschen Presse infam kommentiert wurde.

Als ein international angelegtes Filmfestival waren die Geschehnisse um die Berlinale aber auch im Kontext einer weiter reichenden Infragestellung historisch verankerter Hegemonialansprüche zu verstehen, die insbesondere die USA betrafen. 1970 wurde immerhin Salvator Allende zum chilenischen Staatspräsidenten gewählt und die amerikanische Armee realisierte eine sehr umstrittene Invasion in Kambodscha, um den Vietcong von seinen Nachschubwegen nach Südvietnam abzuscheiden. Auch dies macht den »Skandal« um diesen Film etwas verständlicher.

Literatur

Böwing G, Freyberger HJ, Kuwert P, Schröder S (2012) Vergewaltigungen am Ende des II. Weltkrieges. Eine Kasuistik zur PTSD mit verzögertem Beginn und depressiver Komorbidität bei Trauma-Reaktivierung nach diagnostischer Koloskopie. Trauma & Gewalt 6:150–155

Eichhorn S, Stammel N, Glaesmer H, Klauer T, Freyberger HJ, Knaevelsrud C, Kuwert P (2015) Readiness to reconcile and post-traumatic distress in German survivors of wartime rapes in 1945. Int Psychogeriatr 27:857–864

Elbert T, Schauer M, Moran JK (2018) Two pedals drive the bi-cycle of violence: reactive and appetitive aggression. Current Opinion in Psychology 19:135–138

Freyberger H, Freyberger HJ (2009) Die Doppelrolle des Karl-Friedrich Höcker. Trauma & Gewalt 4:328–334

Hauser M, Griese K (2011) Sexualisierte Gewalt gegen Frauen im Krieg: Hintergründe, Folgen und Unterstützungsansätze. In: Seidler GH, Freyberger HJ, Maercker A (Hrsg) Handbuch der Psychotraumatologie. Klett-Cotta, Stuttgart, S 508–519

Kuwert P, Freyberger HJ (2007) Sexuelle Kriegsgewalt. Ein tabuisiertes Verbrechen und seine Folgen. Trauma & Gewalt 2:10–16

Kuwert P, Glaesmer H, Eichhorn S, Grundke E, Pietrzak RH, Freyberger HJ, Klauer T (2014) Long-term effects of conflict-related sexual violence compared with non-sexual war trauma in female World War II survivors: a matched pairs study. Arch Sex Behav 43:1059–1064

Messinger AM, Nieri TA, Villar P, Luengo MA (2012) Acculturation stress and bullying among immigrant youths in Spain. Journal of School Violence 11:306–322

Nandi C, Elbert T, Bambonye M, Weierstall R, Reichert M, Zeller A, Crombach A (2017) Predicting domestic and community violence by soldiers living in a conflict region. Psychological Trauma: Theory, Research, Practice and Policy 9:663–671

Vogler JR (2002) Ein Mord und zwei Enzian. Als Michael Verhoeven Vietnam nach Bayern verlegte, sprengte er die Berlinale (Vox 0.15 Uhr). Taz, die Tageszeitung 04.02.2002, S 17

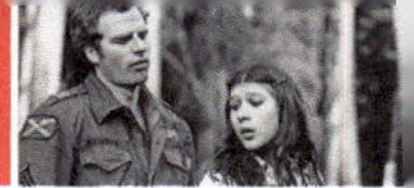

o.k.

Originaltitel	o.k.
Erscheinungsjahr	1970
Land	Deutschland
Regie	Michael Verhoeven
Drehbuch	Michael Verhoeven
Hauptdarsteller	Gustl Bayrhammer, Hartmut Becker, Wolfgang Fischer, Eva Mattes
Verfügbarkeit	Als DVD in deutscher Sprache erhältlich

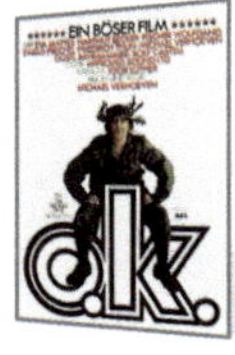

Bernhard Strauß

Eine Ode an die tödliche Gier

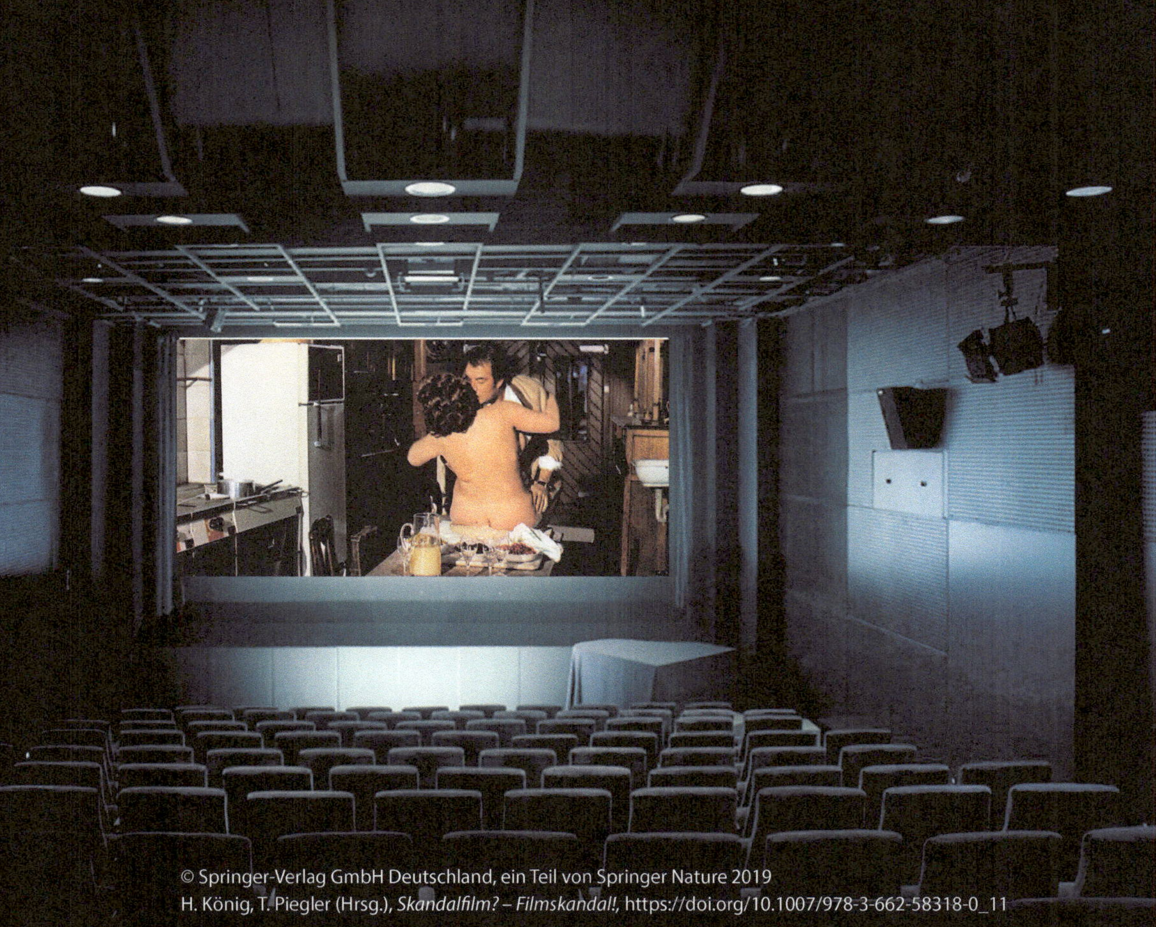

Filmplakat *Das große Fressen*. (© Tobis. Quelle: Filmbild Fundus Herbert Klemens. Mit freundlicher Genehmigung)

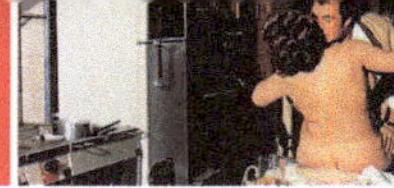

Das große Fressen

Als der Film *Das große Fressen* (*La Grande Bouffe*, Frankreich/Italien, 1973) (◘ Abb. 11.1) in die Kinos kam, waren die Nachwirkungen der 68er Revolte noch deutlich zu spüren. Wie nachfolgend erläutert, hat der Film viele Facetten. Meine Erinnerung an ihn, die sich auf einen Kinobesuch im Erscheinungsjahr in einer schlecht besuchten Nachmittagsvorstellung in München bezieht, ist offen gestanden gar nicht so »skandalös«. Im Kreise meiner damaligen Freunde (alles Zaungäste der 1968er Revolte) sah ich eindeutig den gesellschaftskritischen Aspekt, die extreme Spiegelung der kapitalistischen Konsumgesellschaft, und so priesen wir das große Fressen als einen von vielen Beiträgen zu diesem Thema in der damaligen politischen Kunst.

Ulrich Behrens schrieb denn auch in seiner Filmkritik (Behrens o.J.): »Der ›Skandalfilm‹ […] war nur für diejenigen ein Skandal, die ihn nicht verstanden haben.« Er meint damit den »moralischen Protest«, die Entrüstung angesichts von Nacktheit, Sex und Blähgeräuschen, die für Marco Ferreri nur ein Mittel zum politischen Zweck gewesen sein mögen.

Nach dem äußerst lautstarken medialen Aufheulen nach den Premieren von *La grande bouffe* verebbte die Diskussion und der Film geriet scheinbar in Vergessenheit. Im Zusammenhang mit einem psychoanalytischen Kolloquium an der Universität Kiel Anfang der 1980er Jahre begegnete mir der Film wieder, als er in dieser Veranstaltung als eine Art Illustration inhaltlicher Diskussionen um die orale Gier dienen sollte, wie sie scheinbar pathognomonisch war für das damals erst langsam in den Blickpunkt rückende klinische Bild der Bulimie (des »Ochsenhungers«, vgl. Schulte und Böhme-Bloem 1991).

Handlung

Vier Männer im mittleren Alter und offenkundig wohl situiert verabreden sich zu einem großen Gelage (einem »gastronomischen Seminar«) mit dem Ziel, am Ende des Gelages zu sterben. Für das Ereignis stellt der Richter Philippe (Philippe Noiret) mit einer Vorliebe für Frauen, die einem Rubensgemälde entstiegen sein könnte (z. B. seine Amme Nicole), eine leer stehende Villa in Paris zur Verfügung. Die Villa, die Philippes Vater für dessen Frau schon nach dem ersten Weltkrieg gekauft hatte, wird nur von dem greisen Chauffeur Hector und seinem Hund bewohnt. Philippes Gäste sind Ugo (Ugo Tognazzi), ein Gastronom, der – naheliegend – für das Kochen zuständig ist, Michel (Michel Piccoli), ein Fernsehproduzent mit einem Faible für das Ballett und der Flugkapitän Marcello (Marcello Mastroianni).

Der Film beginnt damit, dass in die Villa Unmengen an Lebensmitteln (vorwiegend Fleisch) geliefert werden. Beim ersten Mahl betrachten die Herren über einen Diaprojektor alte Aktfotos (eine Art von Fleischbeschau), was – gefördert auch durch eine schlaflose Nacht des Womanizers Marcello – das Bedürfnis weckt, echte Frauen zur Verfügung zu haben. Marcello organisiert drei junge Prostituierte (Danielle, Anne und Madeleine), die im Verein mit der Lehrerin Andréa (Andréa Ferréol), die mehr oder weniger zufällig mit ihrer Schulklasse das Anwesen besucht, die Männergesellschaft ergänzen. Andréa lässt sich einladen, da sie ihrerseits auf eine Erfüllung ihrer eigenen sexuellen Fantasien hofft, ohne wirklich zu glauben, dass die Männer sich tatsächlich zu Tode fressen wollen.

So nimmt die Handlung ihren Lauf, »so frisst man, trinkt, genießt den Sex, hört Musik, frisst und frisst und frisst« (Behrens o.J.). Die drei Prostituierten beginnen bald, die Gesellschaft für verrückt, ihr Tun für eklig zu halten, und suchen nach und nach wieder das Weite, während die Lehrerin Andréa bleibt, einen Heiratsantrag von Philippe annimmt und dennoch auch mit den anderen drei Freunden Sex hat. Alle vier Männer reinszenieren ihre früheren Themen, Traumen und Geschichten, so auch

Philippe, der durch seine (ebenso) korpulente Haushälterin geschädigt wurde. Michel, dem es in der Kindheit geboten war, seine Fürze um jeden Preis zu unterdrücken, lässt – unter seiner Verdauung leidend – seinen Flatulenzen immer mehr freien Lauf (u. a. nachdem Andréa sich auf seinen Bauch setzt), quasi als Vorboten seines Todes in Folge von Überfressen.

Irgendwann explodiert die Toilettenanlage, und das ganze Haus – eine absolute Steigerung des latent vorhandenen Ekels, der erstmalig spätestens bei einem Austernwettessen aufkommt – wird von Exkrementen überflutet.

Marcello, der für die Einladung der drei Huren und der korpulenten Lehrerin Andréa verantwortlich zeichnet, dennoch aber von seinen sexuellen Erfahrungen enttäuscht ist (vom »Grenznutzen« der Sexualität, Behrens o.J.), ist der erste, der dahinscheidet. Er will sich eigentlich in dem von ihm reparierten Bugatti Sportcoupé aus dem Staub machen, schafft dies aber nicht, erfriert in dem Sportwagen und wird von den Freunden in den Kühlraum verbracht.

Michel ist der nächste: Seine Blähungen werden immer schlimmer, da hilft auch nicht, dass Andréa sich auf ihn hockt und ihm die Luft aus den Gedärmen drückt. Er furzt sich zu Tode, spielt noch einmal Philippes Melodie (s. u.) auf dem Klavier und endet voller Kot auf dem Balkongeländer der Villa, ehe er Marcello in der Kühlkammer Gesellschaft leisten darf.

Ugo öffnet – so der *Spiegel* (1973) – »zum Sterben Mund und Hose«: Er bereitet eine Torte aus verschiedenen Pasteten, garniert mit Eierscheiben (»den Juden zufolge das Symbol des Todes«), die seine Kumpanen verschmähen. Er beginnt, die Torte alleine aufzuessen, was immer schwieriger wird. Am Ende liegt er auf dem Küchentisch, lässt sich von Philippe die Pastete einfüttern, während ihn Andréa manuell befriedigt und ihm einen letzten Orgasmus verschafft. Sein letzter Atemzug, vorbei mit Genuss und Lust.

Philippe und Andréa bleiben übrig. Am nächsten Morgen sehen wir die beiden im Park auf einer Bank sitzend. Andréa bringt Philippe einen Pudding in Form zweier üppiger Brüste, auf die sich Philippe stürzt und mit Blick auf das Foto seiner Mutter in Andréas Armen verstirbt.

Währenddessen werden neue Fleischstücke geliefert, die Andreá nun im Garten verteilen lässt. »Es ist gut so, Madame, das Fleisch ist jetzt irgendwo im Garten«, und viele streunende Hunde werden sich freuen. Behrens schreibt über den Schluss des Films:

»Als Andréa am Ende [in die Villa] geht, erscheint einem der ganze Spuk wie eine Zirkusvorstellung. Die Artisten sind gegangen, der letzte Zuschauer verlässt das Zelt. Doch wir waren nicht im Zirkus.«

Der Skandal

Das große Fressen erfüllt rückblickend zweifelsfrei die Kriterien für einen »Skandalfilm« (er ist z. B. »anrüchig, obszön, anstößig, pervers«, König und Piegler im Vorwort zu diesem Band). Der *Spiegel* (Nr. 24/1973, S. 134–135) verkündete: »Noch läuft ›Der letzte Tango‹, da macht ihm schon ein ähnlich spektakulärer Film voll vulgärer Sex- und Völlerei-Passagen Konkurrenz.« (Übrigens bezieht sich Ferreri auch auf den *letzten Tango*, in dem er Ugo Tognazzi den großen Marlon Brando imitieren lässt, als dieser gerade mit einer Prostituierten in Kontakt kommt.) Premierengäste hätten sich, »vom Brechreiz getrieben«, davongeschlichen. Zuschauer sahen den »französischen Geschmack und Geist« verraten, der Schriftsteller J. Cau, einst Sekretär Jean-Paul Sartres, hätte »tiefe Schmach« empfunden und »Schande über den Regisseur, die Schauspieler, [...] sein Land und unsere Epoche« ausgeschüttet.

Die Tatsache, dass der Film in Frankreich so viel Widerstand auslöste, mag darin begründet sein, dass zum Zeitpunkt des Erscheinens von *Das große Fressen* in Frankreich geradezu ein Revolution der Küche im Sinne der Nouvelle Cuisine stattfand, wohingegen sich in den Speisen des Filmes, die von Marcello und seinen Freunden vertilgt werden, die »Grande Cuisine« des Adels und der Bourgeoisie zeigt: Fleischberge, fetteste Pasteten und wahrhaft bombastische Kunstwerke aus Süßigkeiten und Schokolade.

Catherine Deneuve, so wird berichtet (Ebert 1973), die den Film mit ihrem damaligen Partner Marcello Mastroianni – einem der vier Suizidanten – besuchte, soll eine Woche lang nicht mehr mit ihm gesprochen haben. In Irland soll der Film sogar auf den Index gesetzt worden sein.

In einem Interview aus dem Jahr 2005 berichtet Andréa Ferréol rückblickend über ihre Erfahrungen als junge Schauspielerin, die sich um die Rolle der Lehrerin bewarb. Sie habe mehr als 20 kg zugenommen, um die Rolle zu bekommen, und sie schildert eine harmonische und – nach den Dreharbeiten – geradezu genussvolle Zeit, wenn die Schauspieler und die Crew die immer frisch zubereiteten Speisen verzehren durften. Aber auch sie beschreibt die Folgen des Skandals: So sei sie nach der Uraufführung in Cannes von einer Frau körperlich attackiert worden, Diskussionen um den Film seien oft in Schlägereien ausgeartet. In den Wochen nach dem Erscheinen des Films sei sie oft in Pariser Restaurants von anderen Gästen empört zur Rede gestellt worden, einige Restaurants erteilten ihr sogar ein Hausverbot. Dem Interview mit Andréa Ferréol ist übrigens auch zu entnehmen, dass alles noch schlimmer hätte kommen können: Das Drehbuch sah ursprünglich vor, dass einer der Männer in einen Topf Borscht hätte ejakulieren sollen. Vermutlich hätte der Film diese Szene »nicht überlebt«. Stattdessen wurde Marco Ferreris Film über einen »Gruppenselbstmord durch gezielte Völlerei« (*Spiegel* 1973) als französischer Beitrag beim Filmfestival in Cannes mit dem Preis der Fédèration Internationale de la Presse ausgezeichnet und war auch für den Hauptpreis, die Goldene Palme, nominiert. Aufgrund seines großen Erfolges in deutschen Kinos erhielt er zudem die Goldene Leinwand.

Früher wie heute wird der Film kontrovers diskutiert: Einerseits wird er als abstoßendster und dekadentester Film in der französischen Filmgeschichte klassifiziert, andererseits als radikaler Angriff auf die bürgerliche Gesellschaft.

Rezeptionsgeschichte des Films

Die seriöse Filmkritik war angesichts des »großen Fressens« eher nüchtern: Dieter Wunderlich (2007) schreibt: »Kein ernster Film, sondern eine absurde, sarkastische Komödie.« Ein Film, der wenig berührt, sieht man vom Ekel ab, der ein »Spektakel« darstellt, das mit dem Tod der vier Männer und dem Verschwinden von Andréa in der Villa endet. Der Zuschauer wird sich vermutlich nicht identifizieren mit einem der Protagonisten, der Ekel und die abstoßenden Szenen halten auf Distanz, dazu wurde der Film durchaus auch als »erlahmend«, ohne »überraschende Wendungen« beschrieben, der unter anderem seinen Reiz darin hat, dass dem Ekel der Handlung eine Bildkomposition, Ausleuchtung und Kameraeinstellungen gegenübergestellt werden, die überaus ästhetisch wirken und von einem Kritiker (Dlugosch 2000) gar als »eigenständige Delikatesse« bezeichnet werden, die »einen 4-Sterne-Eintrag im Guide Michelin« verdiene.

Die Aufregung um den Skandalfilm ebbte wie erwähnt recht schnell ab, was sicher damit zu tun hatte, dass andere Filme in den 1970er Jahren als Skandal- oder Kultfilme ebenfalls Schlagzeilen machten, denkt man z. B. an die Filme von R. W. Fassbender oder von Pier Paolo Pasolini (vgl. die Einleitung zu *Salò – Die 120 Tage von Sodom* in diesem Band).

Wenn man die eher intellektuelle und gesellschaftskritische Argumentation beiseitelässt, so Ebert in einer Rezension in der Washington Post (1973), lässt einen dieser Film »eher erschöpft zurück«, er hat nicht eine besondere philosophische Tiefe, abgesehen davon, dass er »auf alle Empfindungen« einhämmert. Ebert nennt den Film »dekadent, abscheulich, zynisch und oftmals obszön« und meint, dieser Film »reaffirms my faith that it is still possible to be offended by a film« (der Film »bekräftigt meine Zuversicht, dass es noch immer möglich ist, durch einen Film brüskiert zu werden«).

Im Vergleich zu anderen (französischen) gesellschaftskritischen Filmen beispielsweise eines Claude Chabrol wurde *La Grande Bouffe* eher kritisch gesehen. Irene Bazinger (2006) schrieb Jahre später, dass der Film damals »ein ziemlicher Schmarren über die Auswüchse der Konsumgesellschaft und den Weltekel einer übersättigten Bourgeoisie war«. Dies erwähnte sie in einer Kritik einer Aufführung an der Berliner Volksbühne 2006, wo es gewissermaßen zu einem theatralischen »Aufwärmen« des Stoffs kam. Dimiter Gotscheff inszenierte *Das große Fressen* als Schauspiel, in dem die Protagonisten offenbar sehr verzweifelt versuchten, die vier großen Schauspieler des Films zu imitieren. Die Kritik war vernichtend (»schlichtweg überflüssig«, Bazinger 2006)

»Sie werden alle an ihrem Vergnügen noch ersticken« – die politische Dimensionen des Films

Wenn man den zeitnahen Analysen Glauben schenken darf, dann war die primäre Absicht dieses Filmes eine Gesellschaftskritik, speziell eine Kritik an einer hedonistischen Lebensauffassung, die den Kapitalismus charakterisiert.

> »Das entscheidende an dem Film ist die Übertreibung, die Zuspitzung der Kritik am Hedonismus. Diese kulminiert darin, dass alles, was Lust verschaffen kann, jegliche menschliche Regung, die Lust verschafft, zum Selbstzweck verkommt und dadurch vor allem der Hedonismus sich selbst ad absurdum führt« (Behrens o.J.).

Das Ambiente, in dem die vier Protagonisten ihren Tod vollziehen, ist beeindruckend und morbide zugleich. Die Villa, in der sich die Männer zu Tode fressen, die übrigens von Philippes geliebter Mutter als »zu frivol« empfunden wurde, hat alles, was die Bourgeoisie zu bieten hat: Großküche, Kühlkammer, Spiegelsaal, unzählige Antiquitäten, ein chinesisches Zimmer (in einer Episode am Anfang taucht tatsächlich eine Chinese auf, der Philippe die Villa abkaufen will – hoch aktuell!), einen wunderbaren Park, der dadurch berühmt ist, dass ein französischer Dichter unter einer Linde rastete. Die recht monotone Filmmusik, die von Philippe Sarde stammt, besteht überwiegend aus einer Melodie, die Philippes Kindheit widerspiegelt, eine »sinnlich-leichte Melodie«.

Vor dem Einstieg in das »große Fressen« werden die Zuschauer Zeuge der Anlieferung von ganzen Lastern voll von Lebensmitteln, vorwiegend Fleisch, aus denen in der Folge die besten Gerichte gestaltet werden. Diese Szene ist kennzeichnend für die Story, werden doch die Tiere fast persönlich vorgestellt. Das Maß und Völlerei und Genusssucht und Hedonismus ist kaum steigerungsfähig. Der Film ist eine Chronik von »Völlerei und Selbsthass«, so Ebert (1973), der ebenfalls die Kritik am Bürgertum als primäre Zielsetzung des Films sieht: »Die Sichtweise auf die bourgeoisen Schweine, die selbst Schweine sind, stellt zweifelsfrei eine Attacke auf ihre eigene ›Schweinigkeit‹ (›pigginess‹) dar.«

> »Im Sterben zur ›absoluten‹ Lust zu gelangen, verbleibt als letzter Ausweg aus den Irrungen des Hedonismus« (Behrens o.J.).

Über den Bezug zur Not in der Welt, hier hergestellt durch Michel –

»Stell dir mal vor, du wärst ein kleiner Inder irgendwo in Bombay, ein kleiner hungriger Bursche, du hast viel Hunger, also du bist klein, du hast Hunger, also was machst du, wenn du Hunger hast? Du isst. Also iss!«

– wird der politische Bezug des Filmes deutlich und die sicher auch intendierte Kritik an kapitalistischen Verhältnissen, deren Resultat auch der Hunger in den Entwicklungsländern ist, dem eine extreme Dekadenz der bürgerlichen Gesellschaft gegenüber steht.

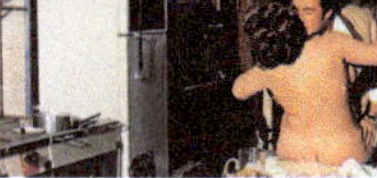

Psychologische und psychoanalytische Deutungen

Kein Sinn des Lebens

»*Der* Truthahn hat keine Farce – das ganze Leben ist eine Farce.«

In einer Szene am Anfang des Filmes (es werden gerade Tonnen von Lebensmitteln in die Villa des Geschehens angeliefert) schnappt sich Michel einen Kalbskopf und spielt den Monolog aus Hamlet (»To be or not to be«) nach (■ Abb. 11.2), allerdings wird diese Szene durch Ugo mit einem nachgeahmten Furz quittiert, was Michel zu einem Tanz mit dem Kalbskopf inspiriert.

Augenscheinlich haben sich die vier für das »not to be« entschieden.

»Eine Scheiße ist das.«

Sie sind unbefriedigt, gelangweilt, gleichzeitig aber nicht einmal durch die Exzesse des großen Fressens zufriedenzustellen. In einer Filmkritik meint Michael Dlugosch (2000), dass Ferreris Film eine sozialpsychologische Studie sei über »Menschen, deren Glücksgefühl sich durch ihre zu perfekte Saturiertheit nicht mehr neu entfalten kann«.

Die tödliche Dimension des Genießens

Psychoanalytisch ist der Film *Das große Fressen* sicherlich vielfältig interpretierbar. Der Film spielt mit Ritualen und führt bestimmte normative Vorstellungen der Bourgeoisie ins Absurde, indem ein

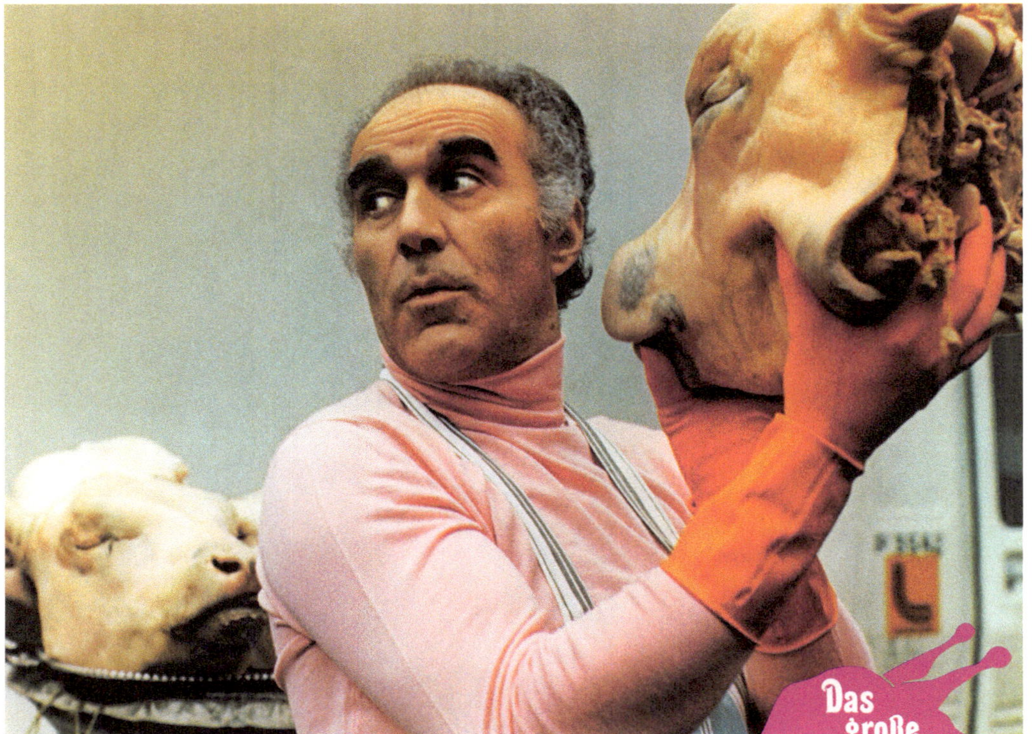

■ Abb. 11.2 To be or not to be: Michel Piccoli mit dem Kalbskopf. (© Tobis. Quelle: Filmbild Fundus Herbert Klemens. Mit freundlicher Genehmigung)

Kontrast hergestellt wird zwischen der teilweise ekelerregenden Genusssucht der Protagonisten und ihrer Verpflichtung gegenüber normativen Prinzipien, wenn sie z. B. nach den Gelagen fein säuberlich aufräumen oder ein Frühstück erst beginnen, »wenn alle gewaschen sind«.

Die umfassendste psychoanalytische Rezeption des Films findet sich bei Bogyi und Hornung-Ichikawa (2016) in einem Beitrag zu den Wiener Sigmund-Freud-Vorlesungen 2015, die sich mit dem Thema »Lust. Verschlingen. Alles« befassten. Die Autorinnen sehen das Leitthema des Films in der Vergänglichkeit, der *Vanitas*, der Todessehnsucht und der Unmöglichkeit, glücklich zu werden. Psychoanalytisch stünde das Lustprinzip im Zentrum menschlicher Motive, deren Realisierung aber durch vielerlei Faktoren erschwert wird. Letztendlich erscheinen die vier Männer, die sich zu Tode fressen, unglücklich. Alle vier haben unter spezifischem Unglück zu leiden, unter der Sexsucht im Falle von Marcello, der latenten Homosexualität im Falle von Michel, der Fixierung auf die früh verloren gegangene Mutter bei Philippe und unter der unglücklichen, sadomasochistischen Ehe bei Ugo, dem Koch. Trotz ihrer beruflichen Erfolge hat sich das Glück nicht eingestellt, was ihren Wunsch zu sterben umso mehr entfacht. »Wir sehen die Verbindung von Lust, Leben und Todestrieb in regressiver, perverser Oralität im tödlichen Genießen vorgeführt« (Bogyi und Hornung-Ichikawa 2016, S. 251).

⬛ »Alles frisst auf mein Kommando.«

Trotz aller Anstrengungen schaffen es die vier Männer nicht – weder über das Essen noch über den Sex –, glücklich zu werden (⬛ Abb. 11.3). Die Oralität wird immer perverser, wie es hier Marcello zum Ausdruck bringt:

⬛ »Du stirbst nicht, wenn du nicht isst!«

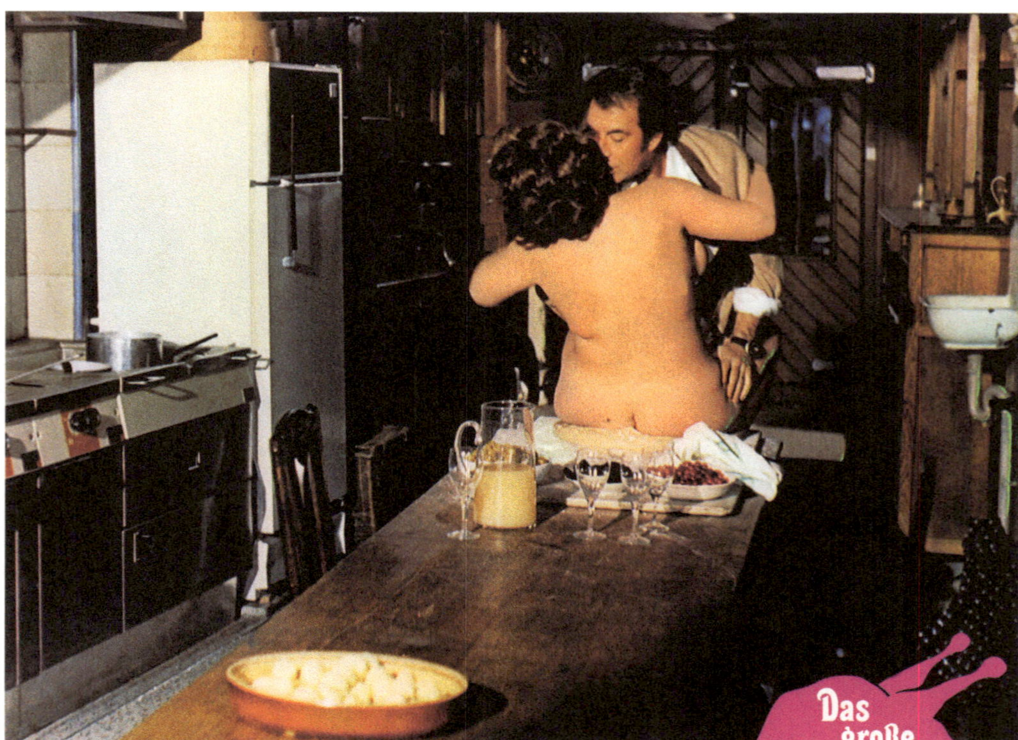

⬛ **Abb. 11.3** Ugo will eine Torte á la Andréa kreieren, indem er ihren Gesäßabdruck in den Teig »arbeitet«. (© Tobis. Quelle: Filmbild Fundus Herbert Klemens. Mit freundlicher Genehmigung)

Von verbotenem Genießen sprechen Bogyi und Hornung-Ichikawa (2016) und nehmen dabei Bezug auf Jacques Lacan, der die ursprüngliche Erfahrung von Lust und Schmerz als *Jouissance* bezeichnet hat. In der Jouissance wird die Grenze zu einem Jenseits des Lustprinzips überschritten, so Bogyi und Hornung-Ichikawa, »jenseits des Felsens der Kastration des unsagbaren Nirvana, das alle Zusammenhänge auflöst« (S. 248).

Sieht man in den vier Männern im Leben gescheiterte, narzisstisch gekränkte und depressive Männer, dann ließe sich in der Sicht von Bogyi und Hornung-Ichikawa auch das von Freud in *Trauer und Melancholie* formuliert Konzept der Selbstmordneigung auf den Film anwenden, in dem nämlich die ohnmächtigen sadistischen Antriebe gegen das eigene Ich gewendet werden. Bekanntlich entwickelte Freud aus seiner Theorie später das Konzept des Todestriebes und die radikale Formulierung »Das Ziel alles Lebens ist der Tod«, und zurückgreifend »Das Leblose war früher da als das Lebende« (Freud 1920).

Wie in dem Film veranschaulicht, sind gemäß Freud »die Aggressionstriebe niemals allein, immer mit den erotischen legiert«.

> »Iss weiter und schön kauen und runterschlucken, mein Kleiner!«

An vielen Stellen des Films erinnert man sich an frühkindliche Fütterungsrituale, wenn z. B. Marcello »ein Häppchen« zugewiesen bekommt und konstatiert wird:

> »Eine Amme könnte dich nicht besser füttern als er.«

In diesem Geschehen nimmt letztendlich die Lehrerin Andréa eine Gegenposition ein, in dem sie am ehesten zum Genuss in der Lage ist, sich aber abzugrenzen weiß. Während die Männer eher leiden, wirkt Andréa entspannt, gleichzeitig ist sie aber auch die Vollstreckerin, die die Männer zu Tode bringt, obwohl sie sie (insbesondere Philippe) wie ein kleines Baby behandelt. Andréa ersetzt die übergriffige Mutter und die übergriffige Amme Philippes und symbolisiert dies dadurch, dass sie das Foto der Amme bzw. Mutter am Ende des Films in ihrer Hand hält (Bogyi und Hornung-Ichikawa 2016).

Bedauernswerte Männer

Eine mögliche Linie der Interpretation ist das Männerbündnis. Vier Männer, die äußerst geschädigt von Frauen zu sein scheinen, gleichzeitig aber mit Frauen sehr despektierlich umgehen, solidarisieren sich über ihren Todeswunsch und schließen gewissermaßen einen »Pakt unter Männern«, auf den sie sich immer wieder beziehen:

> »Wir müssen immer weiter essen.«

Bogyi und Hornung-Ichikawa (2016) sehen in diesem Pakt einen Bezug zum Über-Ich, das sich in diesem Film sehr tyrannisch und archaisch gebe, indem es mittels eines Ideals des Genießens zum perversen Anstifter für die Überschreitung wird. Die Autorinnen beziehen sich auf Nasio (1988), der meinte: »Das tyrannische Über-Ich ist das Erbe eines primitiven Traumas.«

Der Film spielt fast ausschließlich in der Villa, nur ganz kurz, quasi in einem Vorspiel, erfährt der Zuschauer etwas über den »Alltag« der vier männlichen Protagonisten, der nichts Gutes verheißt: Ugo packt seinen Koffer mit teuren Messern und einiges an Eingemachtem unter dem strengen Blick seiner Gattin ein, der er sich offenbar nicht erwehren kann. Michel sehen wir beim Großeinkauf von Hygieneartikeln für das Gelage inklusive einer neuen Kreation von Spülhandschuhen. Einer kurzen Konversation mit der Tochter entnehmen wir das Scheitern seiner Ehe, sein schwärmerischer Blick, mit dem er auf einen tanzenden dunkelhäutigen Freund der Tochter blickt, lässt seine abgewehrte Homosexualität erschließen (er zwängt sich später selbst in ein hautenges Ballettdress, um »a la barre« zu üben).

Marcello, der Pilot, ist ein sexsüchtiger Macho, der zu Beginn seine Stewardessen antreibt, sein »Seminargepäck« einschließlich eines großen Käses für ihn aus dem Flugzeug zu transportieren. Philippe schließlich sehen wir mit seiner Amme Nicole, einer vollbusigen älteren Dame, die ihm »immer die Brust gegeben« hat.

💬 »Mein Kleiner, geh' nicht zu den Mädchen, die Nutten können mich nicht ersetzen.«

Philippes verstört-begieriger Blick auf Nicoles Dekolleté lässt ahnen, dass sie Recht hat. Er verlässt seine Amme dennoch (in Begleitung des Bildes seiner Mutter, die starb, als er zwei Jahre alt war) und findet sich mit den anderen zusammen. Man sieht sie dann alle vier im Auto, bereits zügellos fressend auf dem Weg in die Villa.

Es sind eigentlich Karikaturen von Männern, die ihre eigenen Schwächen kaschieren durch eine – sieht man von dem Müttersöhnchen Philippe ab (💿 Abb. 11.4) – sehr negative Haltung gegenüber Frauen (sie sprechen von »Besen«, »Schlampen« und gehen mit den Damen, die sie in die Villa einladen, auch rüde um). Dabei sind die Frauen die Intelligenten und Feinfühligen, die sehr genau wissen, dass diese Männer »so beschissen«, »nicht normal« und »geisteskrank« sind, und sich recht früh enttäuscht wieder zurückziehen. Das Geschlechterthema: Die Frauen, entweder Huren oder Mütter, beteiligen sich nicht an dem Pakt und überleben, wobei unklar bleibt, ob dies ein Vorteil ist oder nicht. Die Frauen drücken die Gefühle (des Zuschauers) deutlich aus, so eine der blonden Prostituierten:

💬 »So viel frisst nicht einmal ein primitives Tier.«

Lediglich die Lehrerin Andréa bleibt bis zuletzt, sie überlebt alle, auch weil sie sich anders als die vier Männer sehr wohl abzugrenzen weiß:

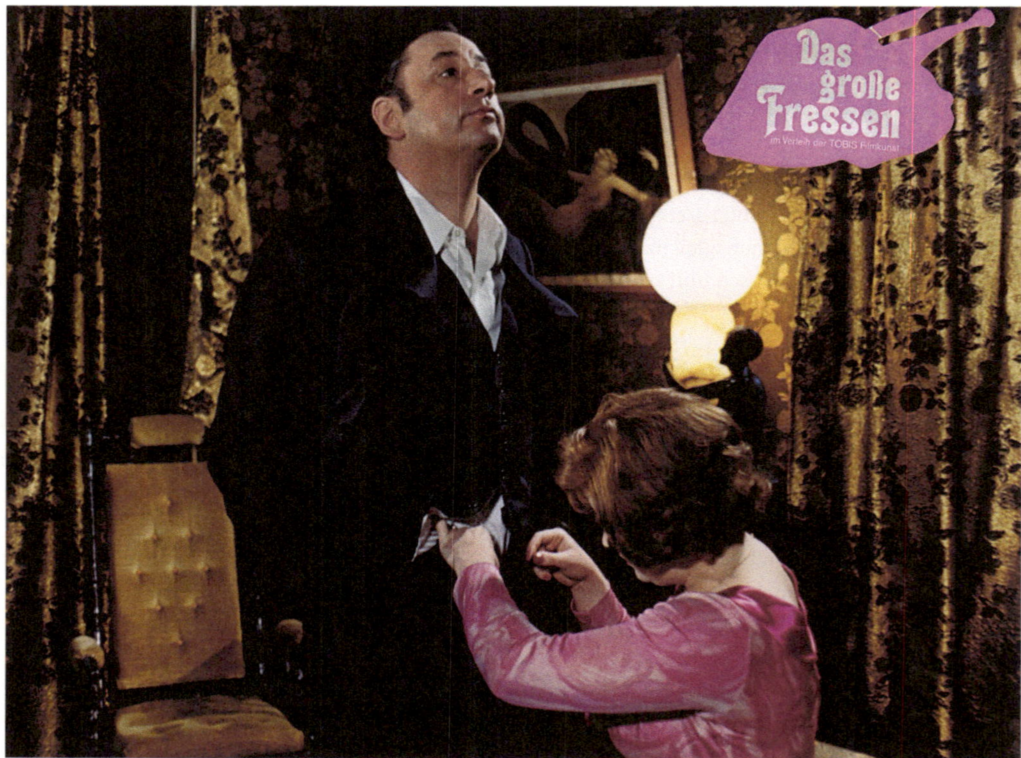

💿 **Abb. 11.4** »Mein armes kleines Pummelchen«: Philippe benötigt den Vorwand fehlender Knöpfe an seiner Hose, um sich von Andréa befriedigen zu lassen. (© Tobis. Quelle: Filmbild Fundus Herbert Klemens. Mit freundlicher Genehmigung)

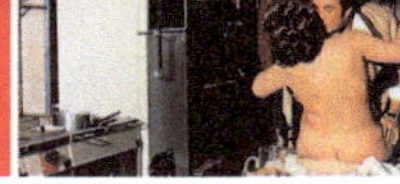

»Es ist gut, aber ich krieg's nicht runter.«

Am Ende sind die vier Männer tot und nur Andréa hat überlebt.

Gier und Vernichtung

Das große Fressen ist nur mäßig geeignet, um die Bulimie zu verstehen: Wie eingangs erwähnt, fand der Film in einem psychoanalytischen Kolloquium an der Universität Kiel eine Aufführung, in dem es um diese Form der Essstörung ging. Schulte und Böhme-Bloem (1991) haben aus dieser Veranstaltung Impulse für ihr Buch *Bulimie – Entwicklungsgeschichte und Therapie aus psychoanalytischer Sicht* gefunden. Sie stellten dem Buch Freuds (1901) Aussage voran:

> »Die primitive Gier des Säuglings, der sich aller Objekte zu bemächtigen sucht (um sie zum Munde zu führen), zeigt sich vielleicht allgemein als nur unvollständig durch Kultur und Erziehung überwunden.«

Einige Aspekte, die von den Autoren unter dem Gesichtspunkt »Bulimie und Zeitgeist« diskutiert werden, sind auch in dem Film reflektiert, beispielsweise die narzisstische Befriedigung durch das Essen, die Konfrontation mit der eigenen Unersättlichkeit und die oben erwähnte Verbindung zwischen Essen, Lust und Zerstörung.

Das zentrale Thema des Filmes, die Gier, ist aktueller denn je, gilt sie doch als »Motor unseres Wirtschaftslebens« (Aanderud 2013, S. 64), lässt sie uns aber doch gleichzeitig unberührt. Auch wenn sich heute statt der Mastroiannis, Noirets etc. die Vorstandsvorsitzenden von Volkswagen, Audi und Siemens zu Tode fressen würden, ein entsprechender Film lockte vermutlich niemand hinter dem Herd hervor.

Das große Fressen war ein Skandalfilm, vielleicht, weil viele Betrachter einschließlich einiger Kritiker die in dem Film karikierte Triebhaftigkeit hervorhoben, um die eigentliche Botschaft des Films nicht sehen zu müssen. Der Film hat sich sicher auch seinen Platz unter den Kultfilmen des letzten Jahrhunderts ob seiner Ästhetik verdient, die in so krassem Gegensatz zum Inhalt steht, eben dem »großen Fressen«.

In einem der Internetforen zu bekannten Filmen kommentierte ein Zuschauer den Film recht lapidar:

> »Ein flatulenzorientierter, oral-anal-dekadenter Skandalfilm. Was soll man dazu sagen, auf jeden Fall mal was anderes! Ich glaube, morgen faste ich mal lieber!«[1]

Literatur

Aanderud C (2013) Das grosse Fressen – Die Zeit der Gier ist vorbei. Hohe Luft – Zeitschrift für Philosophie 6:62–66
Bazinger I (2006) Mit der Wurst ins offene Messer. Theaterkritik, FAZ vom 26.04.2006
Behrens U (o.J.) Das große Fressen. Die Lust am Tod. http://www.filmzentrale.com/rezis/grossefressenub.htm
Bogyi I, Hornung-Ichikawa E (2016) »Du stirbst nicht, wenn du nicht isst …« – Zur tödlichen Dimension des Genießens im Film »Das große Fressen«. In: Skale E, Schlüter E, Kadi U (Hrsg) Lust. Verschlingen. Alles – Oralität und ihre theoretischen, klinischen und kulturellen Manifestationen. Mandelbaum, Wien, S 244–253
Der Spiegel (1973) Schockfilm vom »Grossen Fressen«. Der Spiegel Nr. 24, S 134–135
Dlugosch M (2000) Filmkritik: Das große Fressen. http://www.filmrezension.de/filme/das_grosse_fressen.html
Ebert R (1973) La grande Bouffe. Washington Post vom 30.09.1973
Ferréol A (2005) Interview über den Film »Das große Fressen« in Ascona. Arthaus (Zusatzmaterial auf der DVD)
Freud S (1901) Zur Psychopathologie des Alltagslebens. GW, Bd. IV
Freud S (1920) Trauer und Melancholie. GW, Bd. IV
Nasio JD (1988) 7 Hauptbegriffe der Psychoanalyse. Turia + Kant, Wien
Schulte MJ, Böhme-Bloem C (1991) Bulimie. Thieme, Stuttgart
Wunderlich D (2007) Marco Ferreri: Das große Fressen. http://www.dieterwunderlich.de/Ferreri_grosse_fressen.htm

---

1 https://www.moviepilot.de/movies/das-grosse-fressen/comments.

Originaltitel	La Grande Bouffe
Erscheinungsjahr	1973
Land	Frankreich
Drehbuch	Marco Ferreri, Rafael Azcona, Francis Blanche
Regie	Marco Ferreri
Hauptdarsteller	Michel Piccoli, Marcello Mastroianni, Ugo Tognazzi, Philippe Noiret, Andréa Ferréol
Verfügbarkeit	Als DVD in Deutsch und Französisch erhältlich bei ARTHAUS

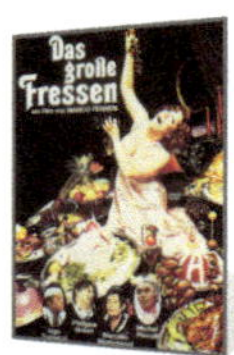

Roland Zag

Das Inferno der verratenen Überzeugungen

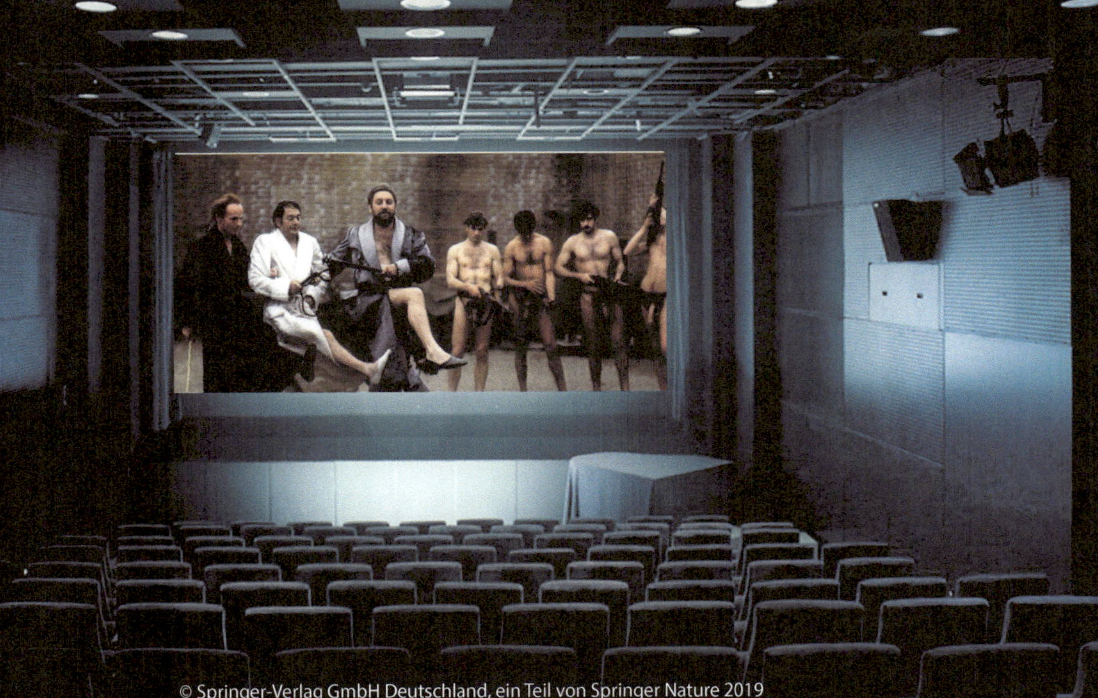

© Springer-Verlag GmbH Deutschland, ein Teil von Springer Nature 2019
H. König, T. Piegler (Hrsg.), *Skandalfilm? – Filmskandal!*, https://doi.org/10.1007/978-3-662-58318-0_12

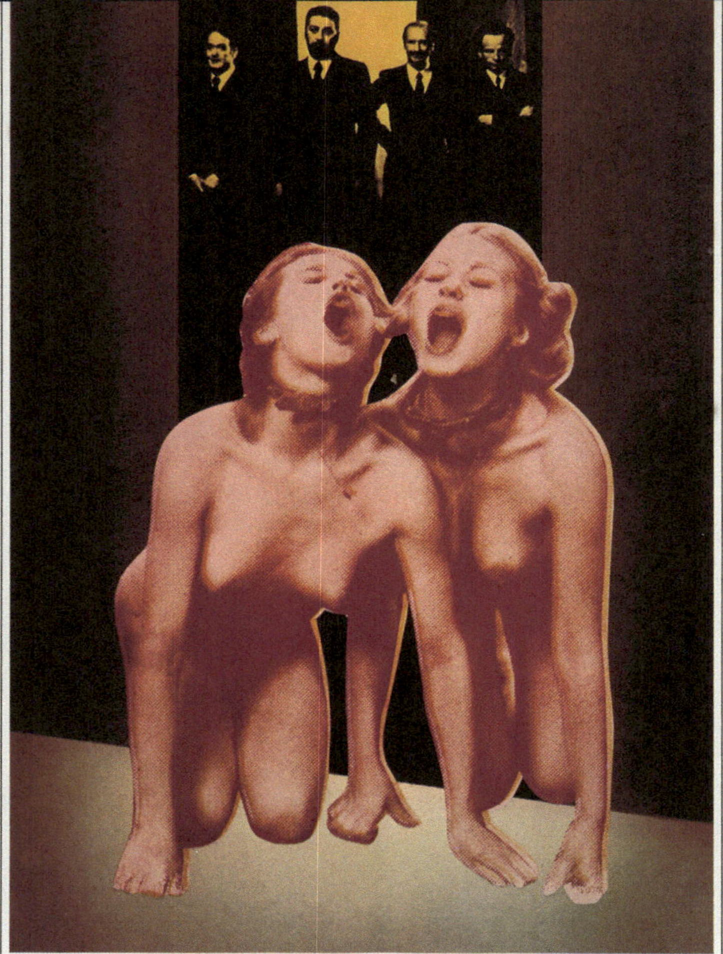

Filmplakat *Salò oder die 120 Tage von Sodom*. (© United Artists. Quelle: Filmbild Fundus Herbert Klemens. Mit freundlicher Genehmigung)

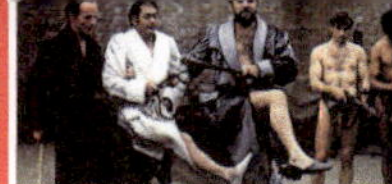

Salò oder die 120 Tage von Sodom

Bei der Beschäftigung mit dem Phänomen des »Skandalfilms« gilt der erste Gedanke vielleicht der Tatsache, dass der Kinofilm als öffentliches Skandalon eigentlich gar nicht mehr existiert. Die letzten Fälle wirklich kollektiver Empörung und entsetzter öffentlicher Aufschreie sind im medialen Kontext weitgehend auf das zurückliegende Jahrtausend beschränkt – wie schon die Auswahl der hier vorgestellten Beispiele belegen dürfte.

Der Begriff »Skandal« beschreibt nun im Wesentlichen eine virtuelle Kollision: Auf der einen Seite stehen die verborgenen ungeschriebenen Gesetze eines Kollektivs – auf der anderen droht der Verstoß, die Übertretung, die Verletzung der Norm. In jedem sozialen Verbund existiert demnach eine Gemengelage aus nonverbal kommunizierten Verhaltensregeln und unsichtbaren Grenzlinien, die sich erst zeigen, wenn sie verletzt werden. Es braucht also die Überschreitung – sprich: den Skandal –, um zu den verborgenen ungeschriebenen Vereinbarungen eines Kollektivs vorzustoßen. Grundsätzlich lässt sich der Vorgang vielleicht folgendermaßen beschreiben: Ein Film stellt die Gesellschaft in einem Licht dar, in dem diese sich nicht sehen will. Das, was der Film als »Realität« ausgibt, entspricht nicht dem, was ein Teil der Zuschauer glaubt, erwarten zu dürfen.

Hätten wir es mit einer psychoanalytischen Situation zu tun – wäre also die »Gesellschaft« eine konkrete Person –, stünden im Falle der ungeschriebenen Gesetze Begriffe wie »Scham«, »verdrängte Schuldgefühle« oder »narzisstische Kränkung« zur Debatte.

Doch – gibt es so etwas wie eine »Kollektivscham«? Existiert analog zum Über-Ich auch ein »Über-Wir«? Wie funktioniert »kollektive Verdrängung«? Die Psychodynamik kollektiver Prozesse ist vergleichsweise wenig erforscht und daher theoretisch noch schwer deutbar.

Die Rolle der Kunst besteht nun nicht zuletzt auch darin, genau diese schwer zu analysierenden Schmerzgrenzen der ungeschriebenen Vereinbarungen immer wieder auszuloten und durch Übertretungen aufzuzeigen. Ohne den kollektiven Aufschrei der Empörung gibt es keine Bestimmung der Fronten. Entsprechend wesentlich war und ist die Rolle von Schriftstellern, bildenden Künstlern, Musikern und eben vor allem Filmemachern für die Verortung kollektiver Tabuzonen sowie das Aufzeigen neuer Räume der Verständigung.

Pasolini oder: der Pranger als künstlerische Position

Häufig mag nun der künstlerische Skandal in der Kunstgeschichte gleichsam als Kollateralschaden ungewollt unterlaufen sein. Bestimmten Künstlern ging und geht es womöglich gar nicht primär um die Provokation. Der Wirbel um bestimmte Filme könnte deren Macher, je nachdem, auch unerwartet getroffen haben.

Für Pier Paolo Pasolini gilt dies sicher nicht. Ihm war der Skandal eine bewusst und willentlich gewählte Form politischer Aufklärung. Er war der »Agent Provocateur« schlechthin. Kaum einer seiner Filme gelangte ohne Protest von irgendeiner Seite ins Kino. Folgt man Martine Boyer und Muriel Tinel (2002), so verbrachte Pasolini im Laufe seines 53 Jahre währenden Lebens insgesamt ganze 158 Tage, also netto gerechnet fast ein gesamtes halbes Jahr, nur vor Gericht (nicht aber im Gefängnis!). Nach der Uraufführung von *Salò oder die 120 Tage von Sodom* (◻ Abb. 12.1) im Jahr 1975 kamen noch einmal ganze 18 Tage hinzu, welche allein die italienische Justiz mit Verhandlungen und Zensurmaßnahmen bezüglich dieses Films zubrachte.

Dieser Virtuose des öffentlichen Aufruhrs konnte Pasolini nur werden, indem er offenbar nicht nur über eine spezielle Sensibilität für die untergründigen, stillschweigenden Verbote und Tabus –

gewissermaßen das kollektive »Über-Wir« – seiner Zeit verfügte, sondern auch über eine ebenso seltene Dickfelligkeit. Der Pranger, für gewöhnlich ein Ort der Schande, war für Pasolini die bevorzugte Wirkungsstätte. Sein Leben sprang unvermittelt zwischen dem asketischen Privatleben im Haus seiner Mutter Susanna, rastloser kreativer Tätigkeit und dem grellen Licht einer empörten Öffentlichkeit hin und her (Naldini 1996).

Gleichwohl gehört zum Skandal auch seine geringe Halbwertszeit: Er hat den Nachteil, dass er schnell verblasst. Selbst Provokateuren wie z. B. Luis Buñuel war es mitunter nicht vergönnt, die skandalöse Wirkung ihrer Werke zu bewahren. Einstmals heiß umkämpfte Werke wie etwa *Der Andalusische Hund* (1929) lösen beim heutigen Betrachter vielleicht noch Interesse, Bewunderung oder auch Belustigung aus – fast nie jedoch das ursprünglich intendierte Entsetzen. Dieses Verblassen macht auch vor einigen Werken Pasolinis nicht Halt. Filme wie *Accattone* (1961), *Teorema* (1968) oder *Porcile* (1969) sind heute vielleicht filmhistorische Meisterwerke – aber längst keine Steine des Anstoßes mehr.

Umso erstaunlicher, dass sich Pasolinis letztes Werk diesem Nachlassen der Skandalkraft hartnäckig widersetzte und widersetzt. Vielleicht existiert in der gesamten Filmgeschichte kein einziges Werk von solch langanhaltender und verstörender Wirkung wie *Salò*. Der Film hat bis heute nie aufgehört, das Publikum zu provozieren, abzustoßen und Verbote und Zensur nach sich zu ziehen. Auch heute noch kursieren am Markt unterschiedliche gekürzte Fassungen, denen bis zu 30 Minuten an Gewaltexzessen entnommen wurden. Fast kein Werk der Filmgeschichte (*Jud Süß* von Regisseur Veit Harlan aus dem Jahr 1940 vielleicht ausgenommen, wenngleich aus völlig anderen Gründen) darf von sich bis heute behaupten, nach wie vor nur verstümmelt, indiziert, zensiert zu existieren.

Wenn Pasolini sich also tatsächlich als Künstler des Skandals verstand, dann war und ist *Salò* sein unerreichtes Meisterwerk. Der Film ist weder in Vergessenheit geraten (wie etwa *Die Sünderin* von 1952 oder das 1976er *Im Reich der Sinne*), noch breitet sich der versöhnliche Mantel des hehren Filmkunstwerks darüber, wie das zum Beispiel bei Bergmans *Das Schweigen* (1963) der Fall ist. Er wurde weder zum Kultobjekt rechter gewaltbereiter Kreise (wie das etwas Stanley Kubricks *Uhrwerk Orange* von 1971 widerfuhr), noch ist er Gegenstand kunstfremder »#MeToo«-Debatten geworden (wie im Falle von Bertoluccis *Der letzte Tango in Paris* aus 1972, der unlängst wieder in die Schlagzeilen geriet, als bekannt wurde, wie der Regisseur seine Darstellerin gegen deren Willen zu Sexszenen nötigte).

Salò ist und bleibt ein hermetisch abgeschottetes Werk – ein Alien, eine von Kritik und Feuilleton in Quarantäne genommene viel zitierte, doch nur widerwillig akzeptierte oder gar interpretierte Festung, die sich erfolgreich jeder historisierenden Verniedlichung widersetzt. Er ist die Film gewordene ultimative narzisstische Kränkung für jedes kollektive Bewusstsein. So wie die *Story* des Films von Menschen handelt, deren einzige Absicht darin besteht, andere zu quälen, so will auch dieser Film nichts anderes als die *mediale Folter*. Wer sich ihm nähert, durchschreitet gleich den Opfern der hier beschriebenen Orgie unterschiedliche Kreise der Hölle, gebildet aus Ekel und Faszination. Es lohnt sich, zu analysieren, warum das noch immer so ist.

Der 1. Kreis der Hölle

Eine heilige Messe aus Sex, Scheiße und Blut

Kurz zur Handlung: Im Jahr 1944, also während der kurzen Zeit, in der Mussolini Norditalien von der kleinen Stadt Salò am Gardasee aus zu kontrollieren versucht, verabreden sich vier offenbar schrankenlos mächtige Potentaten (bei Pasolini wie bei de Sade einfach nur als »Fürst«, »Bischof«, »Richter«, und »Finanzier« bezeichnet) zu einer Orgie. Den Tätern soll jede erdenkliche Lust, den Opfern hingegen alle nur vorstellbare Qual bis hin zur schlussendlichen Tötung widerfahren.

Die Kamera folgt nun im Sinne einer klassischen Exposition der Rekrutierung von geeigneten Opfern beiderlei Geschlechts. Danach ziehen sich die Folterer gemeinsam mit einer Reihe willfähriger Schergen und ihren Opfern auf ein abgeschlossenes Landgut zurück. Dort spielen sich, angeheizt von

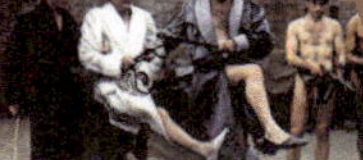

vier Edel-Prostituierten, welche erotische Episoden aus ihrem Leben zum Besten geben, die verabredeten Folterungen in drei sich steigernden Höllenkreisen ab – dem der »Manien« (= der sexuellen Erregungen), der »Scheiße« und des »Blutes«. Der letzte Höllenkreis entspricht, wenn man so will, dem »dritten Akt« der klassischen Dramaturgie. Die Kamera rückt nun die Perversionen, welche lange Zeit in der Halbtotalen gefilmt worden waren, in die Ferne. Die letzten Torturen verfolgen wir am Schluss nur noch durch das Fernglas, wodurch sie nur noch angedeutet, aber nicht weniger schmerzhaft wirken. Am Ende des Films verbrüdern sich zwei der bewaffneten Schergen und tanzen.

In dieser Dramaturgie folgt Pasolini weitgehend der literarischen Vorlage des Marquis Donatien Alphonse Francois de Sade (2016), dessen Buch in der rein äußerlichen Form konsequent umgesetzt, allerdings durch Motive aus Dantes *Göttlicher Komödie* ergänzt wird (einen genauen Vergleich von Film und Vorlage liefert David Dasbach 2007 auf filmrezensionen.de). Freilich ergeben sich zu de Sade auch einige Unterschiede. Bei diesem machen die Verstümmelungen der Wüstlinge auch vor Kindern, dem genüsslichen Spiel mit Leichen, dem Wühlen in Gedärmen oder Babys im Bauch nicht Halt – Bildwelten, die uns Pasolini dann doch erspart. An der von Abscheu und Ekel bestimmten Rezeption ändert dies jedoch nicht viel.

Die Handlung präsentiert sich also als striktes Abarbeiten eines rituellen Plans. Abweichungen gibt es kaum. Insofern widerspricht die Erzähltechnik allen herkömmlichen Regeln. Klassisches Erzählen beruft sich ja prinzipiell immer auf eine Technik, welche für immer neue dramaturgische Wendepunkte und Steigerungen sorgt. Darin liegt unter anderem die »kathartische« Wirkung der klassischen Dramaturgie. Von einer solchen kann bei Pasolini keine Rede sein. Die ganz bewusst monoton einschläfernde, unablässig zugleich sexuell stimulierende wie abtörnende »Langeweile« ergibt sich dadurch, dass der Film keine Perspektivwechsel oder Umkehrungen kennt. *Salò* ist ein streng formalisiertes Ritual – was noch dadurch unterstrichen wird, dass innerhalb des Films eine erzwungene Hochzeit mit allem religiösen Popanz inszeniert wird (Abb. 12.2).

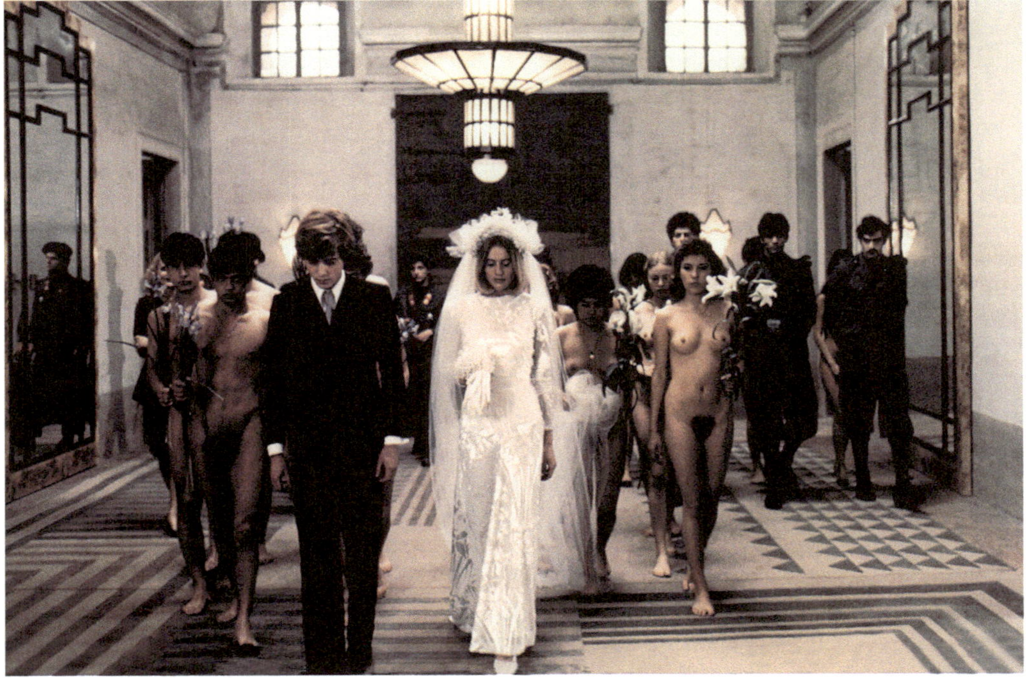

Abb. 12.2 Eine erzwungene Hochzeit. (© United Artists. Quelle: Filmbild Fundus Herbert Klemens. Mit freundlicher Genehmigung)

Hier stoßen wir auf eine wesentliche Abweichung zu de Sades Vorlage – nicht wortwörtlich, aber sinngemäß. Lag bei de Sade der »Clou« noch im Widerspruch zwischen sexueller Erregung einerseits und dem strikt rationalistischen, »aufgeklärten« Abarbeiten einer mathematisch penibel festgelegten Abfolge von viermal 150 Folterungen, nimmt Pasolini auf Mathematik keine Rücksicht. Sein Film ist daher nicht rationalistisch, sondern mystisch. Er gleicht einem Hochamt, einer heiligen Messe. Damit wechselt er von de Sades gottlosem Rationalismus zur religiösen Handlung – welche zugleich brutal entweiht wird. Aus der Wandlung der Hostie zum Leib Christi wird hier das Fressen von Scheiße. Das Blut des Erlösers verwandelt sich zum Blut wehrloser Opfer rasender Gier. Aus den vier Evangelisten sind vier alternde Huren geworden.

Auch wenn dies damals kaum öffentlich diskutiert wurde: Ein christlich geprägtes Publikum wie das mitteleuropäische muss(te) diese Gleichsetzung bis heute instinktiv spüren. Wir haben es mit einer Messe aus Sex, Scheiße und Blut zu tun. Hemmungsloser lässt sich Gotteslästerung kaum inszenieren. Dass sich eine christlich geprägte Öffentlichkeit so etwas nicht bieten lassen wollte und will, darf nicht verwundern.

Der 2. Kreis der Hölle

Abrechnung mit einem Genre, welches noch gar nicht existiert

Ein weiterer Grund dafür, dass *Salò* sich so hartnäckig der Aneignung verweigert, liegt in der Beobachtung, dass der Film zu einem filmischen Genre gehört, welches zur Zeit der Entstehung noch gar nicht existierte, also von Pasolini zugleich erfunden und ad absurdum geführt wurde. Denn es handelt sich – wie schon Klaus Theweleit (2003) bemerkt – um den ersten und zugleich vielleicht konsequentesten KZ-Film der Geschichte.

Die Zusammenhänge sind augenfällig: Der Film handelt von einem Lager, in dem Menschen gegen ihren Willen zusammengepfercht und von einer »mittleren« Schicht von Schergen und willfährigen Helfern unter Zwang gehalten werden. Von konkreter individueller Schuld kann nicht gesprochen werden – die Tötungsabsicht gilt nicht Einzelnen, sondern dem Kollektiv. Befreiung oder Entkommen sind von vornherein ausgeschlossen. So, wie im Vernichtungslager die Alternative nur zwischen sofortigem und hinausgezögertem Tod besteht, bleibt auch den jungen Lustobjekten bei Pasolini nicht die geringste Hoffnung. Spätestens die Bilder der finalen Exekution im Innenhof des Schlosses verweisen ganz explizit auf die Ikonografie des Holocaust.

Filmhistorisch aber drang die Beschäftigung mit den Vernichtungslagern erst Ende der 1970er Jahre, also deutlich nach der Uraufführung des Films, ins westliche Erzählkino vor. Während in Deutschland 1977 der Film *Aus einem deutschen Leben* (1977) erstmals den Versuch unternahm, die Nazi-Gräuel konkret vor Augen zu führen, kam hier vor allem der US-amerikanischen TV-Serie *Holocaust* von 1979 die Rolle des »Wellenbrechers« zu. Mit diesem medial stark beachteten Event wurde ein Thema angeschlagen, in dessen Windschatten dann Werke wie *Sophies Entscheidung* (1982), *Schindlers Liste* (1993) oder *Das Leben ist schön* (1997) entstehen konnten. Bis in unsere Tage sind Arbeiten wie *Son of Saul* (2015) oder *Paradise* (2016) Zeugen für die Lebendigkeit dieses Genres.

All diese Filme unternahmen oder unternehmen den Versuch, den Holocaust aus Sicht der Opfer erlebbar und beschreibbar zu machen – und zugleich die Betrachtenden in Distanz zu den Verbrechen zu setzen. Denn die Gesetze der Empathie, welche ich in meinem Buch *Der Publikumsvertrag* (Zag 2010) ausführlich beschrieben habe, trennen auch hier die Welt des KZs in der Regel automatisch und unwillkürlich in Gut (= Opfer) und Böse (= Täter). Der Blick der Zuschauenden wendet sich demnach zwangsläufig stets den Benachteiligten zu. Ihnen gilt das Mitgefühl. Indem der landläufige KZ-Film stets die Perspektive der Opfer einnimmt, wird die moralische Welt nie in Frage gestellt. Die unbewusste Wunschentwicklung richtet sich auf eine Wiederherstellung der von den Betrachtenden so empfundenen »Gerechtigkeit« – in diesem Fall der möglichst baldigen Befreiung der Opfer und der möglichst drastischen Bestrafung der Täter.

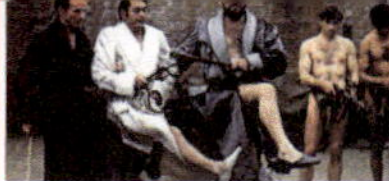

Von diesem universellen Prinzip der Empathieentwicklung profitierte und profitiert die innere Wirkung letztlich jedes KZ-Films: Zwar existiert das Böse; doch solange es unschuldige Opfer gibt, bleibt unser Gerechtigkeitsgefühl, und damit die Hoffnung auf den Sieg des Guten, intakt. Dem Publikum bleibt immer ein Ausweg. So grauenhaft es mit anzusehen sein mag, wie eine menschenverachtende Ideologie den Massenmord an Millionen unschuldiger Menschen verantwortet, so verwerflich sind doch die Motive der Täter. Daher ist es so leicht, sich von diesen zu distanzieren. Wir stehen ja immer auf der richtigen Seite.

Das ist in *Salò* nicht möglich. Der Skandal liegt in der Tatsache, dass auch Pasolini zwar einerseits Empathie für die Benachteiligten immer wieder hervorruft. Bewusst werden rare Momente echter Menschlichkeit kreiert, etwa wenn ein junges Mädchen den Tod der Mutter beweint oder es zu Gesten der Zärtlichkeit unter den Opfern kommt. Die »sadistische« Strategie des Films liegt jedoch darin, dass Pasolini sein Publikum mit all diesen Empfindungen, die sich ja unwillkürlich einstellen, allein lässt. Denn der Blick der Kamera kehrt stur zu den Tätern zurück und interessiert sich nicht weiter für die Benachteiligten. Die Empathie gilt zwar den *Opfern,* doch der Film zwingt uns die Perspektive der *Täter* auf. Das Publikum muss mit seinen Gefühlen von Ohnmacht, Hilflosigkeit und dem Wunsch nach Bestrafung allein zurechtkommen. Es gibt keine Dramaturgie, die Zuschauerinnen und Zuschauern empathisch zu Hilfe kommt, kein Gut-Böse-Schema, welches moralische Rettung verspricht.

Dabei ist der Begriff »Benachteiligung« für das, was den Opfern hier zugemutet wird, eine extreme Untertreibung: Die Qualen sind an Grausamkeit und Willkürlichkeit kaum zu überbieten. Aber das Mitgefühl wird immer wieder systematisch unterbunden. Verglichen mit allen anderen KZ-Filmen tut *Salò* daher ungleich mehr weh. Die Qual der Betrachtenden ist nicht mit dem genüsslichen moralischen Impetus von *Schindlers Liste* oder *Son of Saul* zu vergleichen, wo wir immer eindeutig wissen, auf welcher Seite wir als Betrachtende stehen.

Salò provoziert vielmehr eine moralisch anstößige, beinahe unerträgliche Nähe zu den Tätern. Die Flucht in die schöne Idee des »Guten«, welches angeblich dann doch irgendwann einmal siegen wird, ist unmöglich. Das macht die Betrachtung so quälend.

Der 3. Kreis der Hölle

Der Mythos der Resistenza

Die offensichtlichste Abweichung von der Vorlage des Marquis de Sade liegt darin, dass Pasolini die Handlung in die Zeit von Mussolinis absurder Marionetten-Republik von Salò verlegt, welche sich 1943–1945 dank der militärischen Unterstützung durch Nazi-Deutschland in Norditalien zu halten vermochte. Historisch ist das anfechtbar. Folterungen dieser Art sind für die Republik Salò nicht verbürgt. Es ist auch eher unwahrscheinlich, dass sich in der angespannten und recht machtlosen Situation dieser Zeit Personen gefunden haben sollen, die sich einzig und allein dieser ausschweifenden Lust- und Machtentfaltung widmen konnten oder wollten. Übrigens werden in dem Film auch weder Mussolini noch Leute aus seiner Führungsriege erwähnt.

Dennoch ist diese Umdeutung nicht willkürlich, sondern ein weiterer bewusster Schlag gegen das gute Gewissen des kollektiven Gedächtnisses Italiens. Denn *Salò* ist auch eine bewusste Abrechnung mit dem Mythos der »Resistenza«. Denn nicht nur Italien, sondern jedes Land, das unter den Nazis zu leiden hatte, verehrt bis heute seine Widerstandskämpfer. Gerade die 1970er Jahre waren geprägt vom Selbstverständnis heroischer Nationen, die sich angeblich durch den beharrlichen Widerstand ihrer Partisanen von einer fremden Macht befreien konnten. Davon aber kann bei Pasolini keine Rede sein. Die gesellschaftliche Schicht nämlich, auf die sich der Film fast am meisten fokussiert, sind jene Mitläufer und Schergen, die ohne Not den Mächtigen zu Willen sind, ohne dazu wirklich gezwungen zu sein. Im Gegensatz zu den »Chefs« sind sie bewaffnet. Es wäre also ein Leichtes, die Herrschaftsverhältnisse umzudrehen. Aber sie tun es nicht. Die indifferente und gleichgültige Loyalität der Soldateska zu ihren Vorgesetzten ist fast noch schmerzhafter als das Wüten der Täter selbst.

Es ist ja keineswegs so, dass es unter den Opfern nicht immer wieder zu Anflügen von Auflehnung, Widerstand oder Ungehorsam käme. Mehrmals versuchen sie, den Vergewaltigern zu entkommen. Ein Mann, der beim selbstbestimmten, verbotenen Koitus ertappt wird, reckt sogar die revolutionär geballte Faust gen Himmel, ehe er vom Kugelhagel durchsiebt niederstürzt. All diese Formen von Widerstand aber zerbrechen an Denunziation und Verrat der willfährigen Helfer. Obwohl zu Aufruhr und Revolte fähig, halten sie still. Augenfällig wird dies im letzten Bild des Films: Zwei bewaffneten Aufsehern fällt nach der Ermordung aller Opfer nichts Besseres ein, als zu tanzen. Der Szene wohnt eine gewisse Unschuld, eine Heiterkeit und Leichtigkeit inne, wie sie Pasolini immer wieder auf besonders intime und berührende Art und Weise hervorzubringen in der Lage war. Sie kontrastiert hier nicht nur mit der Grausamkeit der vorangegangenen Szenen, sondern auch der moralischen Situation: Es wirkt, als wären diese Menschen nicht einmal zur allergeringsten Form von Verantwortung fähig – und gerade deshalb so liebenswert naiv.

Davon, dass das Böse dieser Welt irgendwann quasi ganz von allein am Widerstand eines »kollektiven Geistes des Guten« scheitern würde, kann hier keine Rede sein. Der Mythos der »Resistenza« fällt in sich zusammen. Indem sich der Film explizit auf die Mussolini-Zeit beruft, spricht das, was wir hier sehen, dem nationalen Mythos Hohn.

Der 4. Kreis der Hölle

Sexualität und Faschismus

Der eigentliche und bis heute kaum wahrgenommene Skandal von *Salò* liegt aber in einem noch viel grundsätzlicheren Bruch mit den Glaubenssätzen des 20. Jahrhunderts. Spätestens nach Sigmund Freud, Wilhelm Reich, Herbert Marcuse oder Michel Foucault schien die Befreiung der Sexualität die Grundvoraussetzung jeder weiteren gesellschaftlichen Aufklärung, jeder Revolte oder jedes gesellschaftlichen Fortschritts. Jede Idee von »Authentizität« in der Persönlichkeitsentwicklung wurzelt, nicht nur laut der Psychoanalyse, sondern letztlich in allen psychodynamischen Konzepten, ganz selbstverständlich in der Idee der bejahten und von aller Restriktion befreiten Sexualität.

In seinem letzten Film wagt Pasolini nun das Ungeheuerliche: Er verlegt den Ursprung des »Bösen« nicht etwa in die negative Macht des Faschismus, sondern in die der Sexualität selbst. »Schuld« an den Gräueln ist hier nicht eine *irregeleitete Ideologie*, sondern das *menschliche Begehren* an sich. Dieses erscheint als das eigentliche »Böse«. Dieses ist uns demnach so tief eingeschrieben, dass ein Entrinnen unmöglich wirkt.

Die pornografische Stimulation der Betrachtenden, welche der Film zwangsläufig immer wieder hervorruft, ehe sie zugleich wieder in langatmigen, nichtssagenden Dialogen zerredet wird, zwingt das Publikum gleich welchen Geschlechts oder welcher sexuellen Neigung unerbittlich ins persönliche Erleben. Die Flucht in die Distanz einer intellektuellen Reflexion wird unmöglich. Das »Böse« lässt sich nicht ausdiskutieren, aber auch nicht loswerden. Es ist in Form der sexuellen Erregbarkeit und erotischer Unterwerfungsfantasien immer da.

Damit stellt Pasolini alles auf den Kopf, was dem aufgeklärten Denken des 20. Jahrhunderts lieb und teuer war. Dem Faschismus nämlich kann man kognitiv abschwören. Dem sexuellen Begehren nicht. Das »Böse« lässt sich hier nicht einer fehlgeleiteten Ideologie zuschieben. Es hat seinen Ursprung im menschlichen Sein. *Jeder* ist hier Faschist.

Indem Pasolinis Herrenmenschen von gerade der Kraft getrieben werden, die es laut der ungeschriebenen intellektuellen Gesetze des 20. Jahrhunderts zu befreien gilt, vollzieht sich eine radikale Umwertung. »Fürst«, »Bischof«, »Richter« und »Finanzier« werden zu Zerrbildern dessen, was die 68er-Generation zur Utopie erhob: So also sehen schrankenlos ihrer eigenen Triebstruktur überlassene,

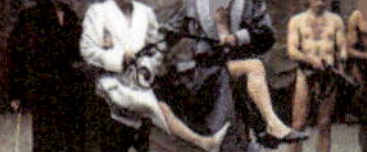

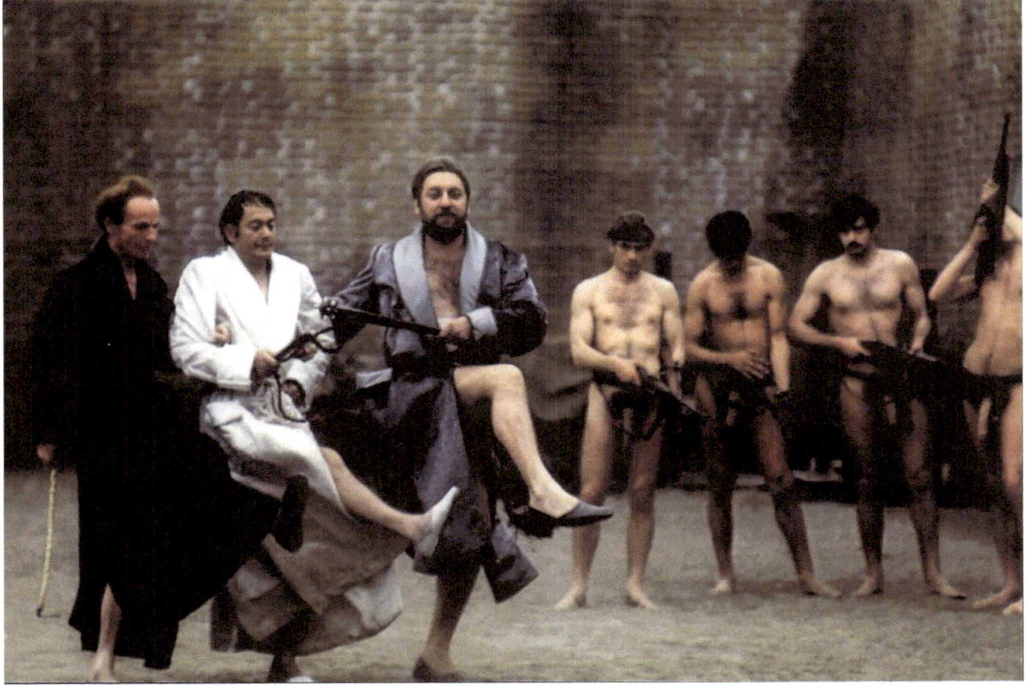

Abb. 12.3 Sehen so schrankenlos ihrer eigenen Triebstruktur überlassene, »authentische« Menschen aus? (© United Artists. Quelle: Filmbild Fundus Herbert Klemens. Mit freundlicher Genehmigung)

»authentische« Menschen aus! Der Idee der segensreichen Kraft sexueller Befreiung schlägt der Film direkt ins Gesicht (Abb. 12.3).

Ein nie bezweifeltes Paradigma des 20. Jahrhunderts lautet(e): »Ich begehre, also bin ich.« Bei Pasolini heißt es nun: »Ich begehre, also bin ich Faschist.« Die Zuschauenden, die qua Trieb auch die Auslieferung und Zurverfügungstellung des sexuellen Objekts wünschen (müssen), erkennen in den schweinischen Verbrechern sich selbst. Die Konsequenz, mit der Pasolini uns zu dieser Spiegelung zwingt, sucht an Wucht ihresgleichen.

Der 5. Kreis der Hölle

Das Evangelium nach Pier Paolo

Es verbietet sich, hier darüber zu spekulieren, ob zwischen Pasolinis gewaltsamem Tod am 2. November 1975 und der Uraufführung seines Films wenige Tage später ein unmittelbarer Zusammenhang bestand oder besteht. Der Gedanke an eine Art inszenierten Selbstmord, gar an eine Selbstopferung scheint einerseits obszön – und drängt sich andererseits doch auf. Ganz zynisch formuliert, könnte man sagen: Für ein Genie der Öffentlichkeitsarbeit hätte dieser Tod die beste Gelegenheit geboten, um seinem letzten Werk Aufmerksamkeit zu verschaffen.

Nicht nur die Tatsache, dass dieser rätselhaft verstörende Film nach diesem Tod nun ohne die Erklärungen, Selbstaussagen und Verteidigungen seines Schöpfers auskommen musste, belastet die Wirkungsgeschichte. Sondern auch der Umstand, dass Pasolini vermutlich ausgerechnet von einem 17-jährigen Strichjungen, dem jungen Pino Pelosi (und/oder aber auch möglichen weiteren Mittätern), erschlagen wurde. Die Täterschaft von Pelosi, wie sie das Gerichtsurteil behauptet, wurde seither zwar immer wieder heftigst umstritten, aber nie restlos stichhaltig widerlegt (Siciliano 1980).

Für uns Nachgeborene ist es nun zweitrangig, ob Pasolinis Mörder ein Einzeltäter war oder ob es sich tatsächlich um eine politische Verschwörung handelte. Unbestritten bleibt die Tatsache, dass der Regisseur an jenem Abend, wie sehr oft, mit einem jungen Stricher unterwegs war. Dieser entstammte dem Milieu jenes »Subproletariats«, welches Pasolini zunächst fast religiös verehrt, von dem er sich dann jedoch enttäuscht abgewandt hatte. Sein Tod wirkt nun motivisch wie eine Spiegelung, Ironisierung und zugleich Steigerung all der Motive des Films.

Denn Pasolini hat nie ein Hehl daraus gemacht, dass er nach getaner Arbeit regelmäßig männliche Prostituierte aufzusuchen pflegte (Moravia 1995). So geriet er Nacht für Nacht zwangsläufig in die Rolle des zahlungskräftigen Täters (= des bourgeoisen Herrenmenschen), welcher seinem (häufig minderjährigen) Gegenüber die Rolle des dienstleistenden Erfüllungsgehilfen sexuellen Begehrens aufzwang.

Wenn nun Giuseppe Pelosi vor Gericht angab, Pasolini habe ihn zu sexuellen Handlungen nötigen wollen, derer er sich nur in Form des Totschlags zu erwehren wusste, dann wirkt dies wie eine übersteigerte Fortsetzung des Films. Pasolini scheint in seiner Forderung nach sexueller Unterwerfung hier zu weit gegangen zu sein. Damit setzte er sich im realen Leben mit den Faschisten aus seinem Film in eins. Er wurde offenbar selbst zum Folterer, dessen Unterwerfungsfantasien alle Grenzen des Erlaubten überschritten. Anders als in seinem Film führte dies nun aber doch offenbar zur Revolte. Dass es für Pasolinis Sexualtrieb keine andere »Erlösung« als den Tod gab, verleiht den Thesen von *Salò* besonderes existenzielles Gewicht.

Ob wir nun wollen oder nicht – es ist fast unmöglich, den Film von dieser biografischen Konnotation zu lösen. Ja, es bleibt sogar fraglich, ob Pasolini eine solche Trennung überhaupt gewollt hätte. Im Gegenteil: In den Geschehnissen des 2. November 1975 schwingen Motive der Selbstopferung, der Selbstaufgabe, vielleicht auch der Überforderung angesichts einer nicht zu leistenden Aufgabe, nämlich der öffentlichen Verteidigung seines Films, mit. Wie sehr dies gewollt oder einem perfiden Zufall zuzuschreiben war, muss für immer offen bleiben.

Vielleicht hat ja sogar der Erz-Provokateur Pasolini selbst nicht mehr die Kraft in sich gespürt, sich der öffentlichen Auseinandersetzung mit seinem pessimistischen, schwer verständlichen und womöglich für immer unzugänglichen letzten Werk zu stellen. Es wäre verständlich. Denn die schallendste Ohrfeige gab er, wie wir im nächsten Abschnitt sehen werden, nicht etwa der *ignoranten Öffentlichkeit,* sondern den eigenen *Verbündeten.* Von ihnen hatte er die heftigste Gegenwehr zu erwarten. Gut möglich, dass er der zu erwartenden Empörung seiner eigenen »Community« unbewusst entkommen wollte.

Der 6. Kreis der Hölle

Verrat am eigenen Lager

In der Regel teilt sich im Fall des Skandalfilms die Rolle des Publikums in zwei Lager. Auf der einen Seite steht die – aus Sicht der Künstler – meist borniert, ignorante, von Vorurteilen getriebene »Öffentlichkeit« im weitesten Sinne. Auf der anderen bringen sich die Eliten der Eingeweihten, der Schriftgelehrten und Verteidiger des Feuilletons und der Kunstverständigen in Stellung, die mehr oder weniger selbstverständlich der Freiheit der Kunst das Wort reden. Landläufig entspricht diese Teilung dem politischen Klischee vom »linken« und vom »rechten« Lager. Die einen fordern die Befreiung aus den Zwängen kollektiver Vorurteile, die anderen die konservative Rückkehr zu Sitte und Anstand.

Diejenigen allerdings, die sich nun im Falle von *Salò* angegriffen und auch tief getroffen zeigen mussten, waren und sind aber gar nicht unbedingt die konservativen Kreise. Für sie war Pasolini von vornherein eine Persona non grata. Verletzt, verraten, im Stich gelassen fühlten sich vielmehr die Apologeten des »linken« Denkens – also Pasolinis intimste Weggefährten.

Der Künstler hatte sich zeitlebens selbstverständlich dem kommunistischen Lager zugerechnet. Seine Utopie entsprang aber weniger der eines proletarischen Ungerechtigkeitsgefühls, welches für die Arbeiterklasse einfach nur mehr Stücke vom Kuchen forderte. Sie wurzelte vielmehr lange Zeit im Glauben, dass aus der Befreiung der Triebstruktur des oben genannten »Subproletariats« die Kraft

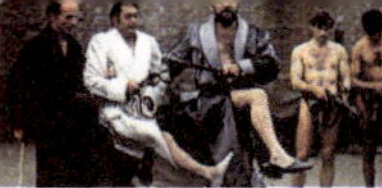

zur gesellschaftlichen Revolte entstehen würde. Jene anarchische gesellschaftliche Schicht, die noch nicht vom zersetzenden Geist des Kapitalismus bzw. des organisierten Sozialismus gewerkschaftlicher Prägung angekränkelt war, sollte aus der Befreiung der Sexualität hin zum Umsturz finden.

Noch *Teorema – Die Geometrie der Liebe* war eine Art Verherrlichung der »heilenden« Macht des Eros. Vor allem aber die drei Filme vor *Salò*, als »Trilogie der Leidenschaft« zusammengefasst, sollten, überspitzt formuliert, Propagandafilme für eine Revolution aus dem Geist des Hedonismus werden: bunte, wilde, farbenfrohe Nacherzählungen von mehr oder weniger sexuell konnotierten Geschichten aus *1001 Nacht* (1974), *Boccaccios Decamerone* (1971) und Chaucers *Canterbury Tales* (1973).

Von der Idee einer Revolution aus dem Geist der befreiten Sexualität (und vielleicht auch den daraus entstandenen künstlerischen Resultaten) fühlte sich Pasolini zu Beginn der 1970er Jahre mehr und mehr enttäuscht – und schreibt dazu (zit. n. Schweitzer 1986, S. 124):

»Die Sexualität ist heute die Befriedigung der gesellschaftlichen Pflicht, nicht eine Lust gegen die gesellschaftliche Pflicht.«

Im Gegenteil: Erotik und Sexualität erwiesen sich als die perfektesten Gleitmittel kapitalistischer Waren-ästhetik – in Analogie zu dem, was Herbert Marcuse (1965) im Begriff der »repressiven Toleranz« als Umschlagen demokratischer Prozesse in Mechanismen der Unterdrückung beschrieb. Niemand erwies sich dafür anfälliger als eben das vormals so verehrte Subproletariat.

Mit seinem letzten Film vollzog der Künstler nun eine Kehrtwende, wie es sie in ihrer Radikalität in der Kunstgeschichte nur selten zu bestaunen gibt. Wann je zuvor oder danach hätte ein Künstler den Glaubenssätzen seiner eigenen »Community« so radikal abgeschworen wie hier?!

Denn *Salò* ist ein Verrat. Und zwar sowohl an den eigenen Überzeugungen wie auch an denen seiner Freunde und seiner Generation. Das vormals »Gute«, nämlich die rücksichtslose Befreiung von allen sexuellen Schranken, wird hier mit dem absolut »Bösen«, dem Faschismus und der totalen Unterwerfung bis zum Tod, kurzgeschlossen. Eine Hoffnung auf Revolte, Revolution oder Umsturz, also die Umsetzung der erträumten Utopie wird ausdrücklich zu Grabe getragen.

Der Rundumschlag des Films trifft daher vor allem die »linken« Intellektuellen – und auf deren Seiten breitete sich und breitet sich auch tatsächlich betretenes Schweigen aus. Schon bei Erscheinen war etwa von Roland Barthes, dessen Texte in der Filmbranche gewöhnlich wörtlich zitiert werden, nicht etwa eine Verteidigung, sondern eher sogar ein Angriff zu vernehmen: Pasolini hätte die Vorlage des Marquis de Sade falsch verstanden, falsch interpretiert oder zu naiv umgesetzt (siehe *Sade-Pasolini* von Roland Barthes, zit. n. zizek.livejournal.com). Von Anfang an blieb gerade der »linke« Teil des Feuilletons sehr zurückhaltend – denn er hätte sich, bei genauerer Betrachtung, den totalen Verrat an den eigenen Idealen durch eine ihrer wirkungsmächtigsten Ikonen eingestehen müssen. Auch Klaus Theweleit wagt sich in seinem langen Essay nicht wirklich an die ideologiekritische Sprengkraft heran, die hier verborgen liegt.

Die zunehmende Einsamkeit, die Pasolini – nach Zeugnis aller – in der letzten Zeit seines Lebens umgab, war wohl auch ein sensibles Erspüren der Tatsache, dass er das Projekt »Revolution von unten« als gescheitert ansah. Damit hatte er jeden utopischen Gedanken an eine »Verbesserung« der Welt für obsolet erklärt.

Der 7. Kreis der Hölle

Vom Kommunismus zum Konsumismus

Der ultimative Schlag, den Pasolini seinem Publikum bis heute zumutet, liegt zuletzt aber vor allem auch in der filmischen Gestaltung und Umsetzung. Denn anders als viele seiner vorangegangenen Filme, insbesondere eben die besagte »Trilogie der Leidenschaften«, welche sich durch eine gewisse Nachlässigkeit und stilistische Beliebigkeit auszeichnet, ist *Salò* ganz bewusst ein ausgesprochen »schöner«, ein sorgfältig und perfekt gemachter Film. Pasolini hat das selbst explizit so formuliert (zit. n. Theweleit 2003, S. 150):

»Formal wünsche ich mir diesen Film kristallin, und nicht magmatisch, chaotisch, überbordend und unproportioniert, wie meine vorherigen. Hier ist alles perfekt kalkuliert.«

Von den elegischen Landschaftsaufnahmen zu Beginn über die superb inszenierten Massenszenen bis hin zum kunstvollen Spiel aus Verbergen und Enthüllen, sobald die Kamera im dritten Akt die Perspektive eines Fernglases einnimmt – alles ist hier bestens vorbereitet und sorgfältigst inszeniert. Hinzu kommt die sehr bewusste Verwendung von – aus der Perspektive des Jahres 1944 – »modern« wirkender Kunst. Auch die Musik spielt eine wesentliche Rolle: Von salonartigem Jazz über Chopin, Carl Orff bis hin zur Atonalen Musik der Schönberg-Schule wird ein breites Spektrum an bürgerlicher Musik aufgeboten und zugleich als »faschistoid« denunziert. All dies hilft der ästhetischen Überhöhung ebenso sehr wie der verstörenden Infragestellung. Keine Frage: *Salò* sollte gerade durch seine Ästhetik ein Gegenstand dessen werden, was Pasolini am tiefsten verabscheute: ein Teil jenes »Consumismo«, also jener Warenästhetik, an deren Wirkung aus seiner Sicht die Welt zugrunde gehen musste oder schon längst zugrunde gegangen war. Die Welt der Filmkunst war davon nicht ausgeschlossen.

Pasolini träumte von einer Bewegung, die sich der Vergegenständlichung und der Käuflichkeit der kapitalistischen Welt verweigern würde. Ihm ging es um ein radikales Erleben in anarchischer Gesetzlosigkeit. Der Kapitalismus hingegen und mit ihm vor allem der »Consumismo« brachten eine Gleichschaltung über die Welt des von ihm angebeteten Subproletariats, die er zutiefst ablehnte und die ihn zunehmend in die Verzweiflung trieb – so führt Nico Naldini (1996, S. 354) eine ausdrucksstarke Äußerung von ihm an:

»Das, was Hitler brutal gemacht hat, also indem er die Körper tötete, zerstörte, das hat die konsumistische Zivilisation auf kultureller Ebene getan. Aber in Wirklichkeit ist es dasselbe.«

Nicht einmal die Kunst – etwa die seiner Zeitgenossen wie Godard oder Bertolucci – vermochte das Abgleiten in den Ästhetizismus, den schönen Schein anstelle der wahrhaft existenziell gelebten Ursprünglichkeit zu verhindern.

Damit aber geriet er in unauflösbare Widersprüche. Als Freund der käuflichen Liebe und der Prostitution musste er selbst die Verbindung von sexuellem Begehren mit Warenwert und finanziellem Austausch bejahen. Sexuell erlebte er sich selbst womöglich als ersten und heftigsten »Konsumisten«. So konzipierte Pasolini sein letztes Werk als Flucht nach vorn: in ein Non-plus-Ultra der perfekten Ästhetik glatter Oberflächen. Der Film schwelgt in der Beschreibung all der teuren Schmuckstücke, geschmackvollen Tableaus, edlen Teppiche, Kleider und Kostümierungen, mit denen die Täter ihre bourgeoise Hässlichkeit zu kaschieren suchen, während uns die unschuldigen Opfer entweder nackt oder gänzlich schmucklos gegenübertreten. »Bürgerlicher« kann eine Ästhetik gar nicht mehr sein. Nur so war die antibürgerliche Botschaft zu transportieren.

Auch durch den bewusst schönen äußeren Schein schlägt sich somit Pasolini auf die Seite der Täter: »Ästhetik« bedeutet Kapitulation vor dem Ungeist des Ästhetizismus. Die einzige Möglichkeit, damit umzugehen, liegt in der Koppelung des scheinbar Schönen mit seinem absoluten Gegenteil. Die Bilder, in denen junge Mädchen Scheiße fressen müssen, gleichen den sublimsten Abendmaldarstellungen der Renaissance.

Salò, in all seiner Schönheit, ist also ein Köder, an dem sich das verhasste kapitalistisch-konsumistische Bewusstsein verschlucken sollte. Diese Strategie ist bis heute, wie es scheint, aufgegangen. Der Widerspruch zwischen ästhetischem Wohlgefallen und moralischem Schock lebt auch heute noch in alter Frische.

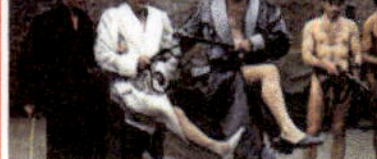

Resümee: der Skandal und sein Fortbestehen

Der äußere Skandal um *Salò* ist heute, wie im Falle fast aller Skandalfilme, längst Geschichte.

Die *innere Anstößigkeit* dieses Werks aber, welches in Personalunion mit der Biografie seines Schöpfers bis heute provoziert, verstört und erschreckt, hat an Kraft nichts verloren. Einige der radikalen Theoreme wurden bis heute nicht wirklich wahrgenommen, geschweige denn zu Ende gedacht. Die In-Eins-Setzung von faschistoidem Herrenmenschendenken und sexueller Begierde verstört und erschreckt nach wie vor. Die Gotteslästerung einer heiligen Messe aus Sex, Scheiße und Blut hat an Sprengkraft nichts verloren. Die Leugnung der Widerstandskraft eines passiven Mitläufertums ist an pessimistischer Kraft kaum zu überbieten. Und dass hier das Grundaxiom heutiger Aufklärung, nämlich die sexuelle Befreiung, letztlich verneint, auf den Kopf gestellt und verhöhnt wird, erscheint nach wie vor so ungeheuerlich, dass kaum je darüber reflektiert worden ist. Dass inzwischen der »Konsumismus« ohnehin auf allen Ebenen gesiegt hat, braucht da gar nicht mehr weiter betont zu werden.

Je länger man dieses undurchdringliche Geflecht von Motiven betrachtet, desto unausweichlicher scheint die Einsicht, dass Pasolini diesen Verrat an seinen eigenen Überzeugungen und denen seiner Freunde, bewusst oder unbewusst, nicht überleben konnte oder wollte. Womit wiederum das Weiterleben dieses letzten Werkes eines rätselhaften Künstlers umso mehr gesichert erscheint.

Literatur

Boyer N, Tinel M (2002) Les Films de Pier Paolo Pasolini. Dark Star, Paris

Dasbach D (2007) Filmische Adaption literarischer Vorlagen – Saló oder die 120 Tage von Sodom. http://www.filmrezension.de/dossier/literaturverfilmungen_dasbach_sodom/Dasbach_Filmische_Adaptionen-Salo-Sodom.pdf. Zugegriffen: 13. Juni 2018

Marcuse H (1965) Repressive Toleranz. Suhrkamp, Frankfurt a. M.

Moravia A (1995) Mein Freund Pasolini. Gespräch mit Gianni da Campo, Mailand 1993. In: Pasolini PP (Hrsg) Wer bin ich? Wagenbach, Berlin, S 53–78

Naldini N (1996) Pier Paolo Pasolini. Wagenbach, Berlin

de Sade M (2016) Die 120 Tage von Sodom 2.0. Schulten, Iserlohn

Schweitzer O (1986) Pasolini. Rowohlt, Hamburg

Siciliano E (1980) Pasolini. Leben und Werk. List, Weinheim

Theweleit K (2003) Deutschlandfilme. Filmdenken, Gewalt. Stroemfeld, Frankfurt a. M.

Zag R (2010) Der Publikumsvertrag. UVK, Konstanz

Originaltitel	Salò o le 120 giornate di Sodoma	
Erscheinungsjahr	1975	
Land	Italien	
Regie	Pier Paolo Pasolini, Randy Barbato	
Drehbuch	Pier Paolo Pasolini, Sergio Citti	
Hauptdarsteller	Paolo Bonacelli, Giorgio Cataldi, Umberto Paolo Quintavalle, Aldo Valetti, Hélène Surgère, Caterina Boratto, Elsa De Giorgi	
Verfügbarkeit	Als DVD in deutscher Sprache erhältlich	

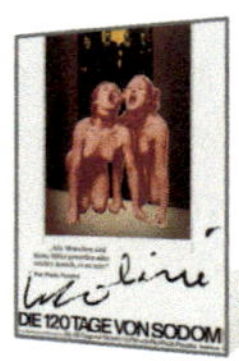

Hannes König

Das Böse im Blut

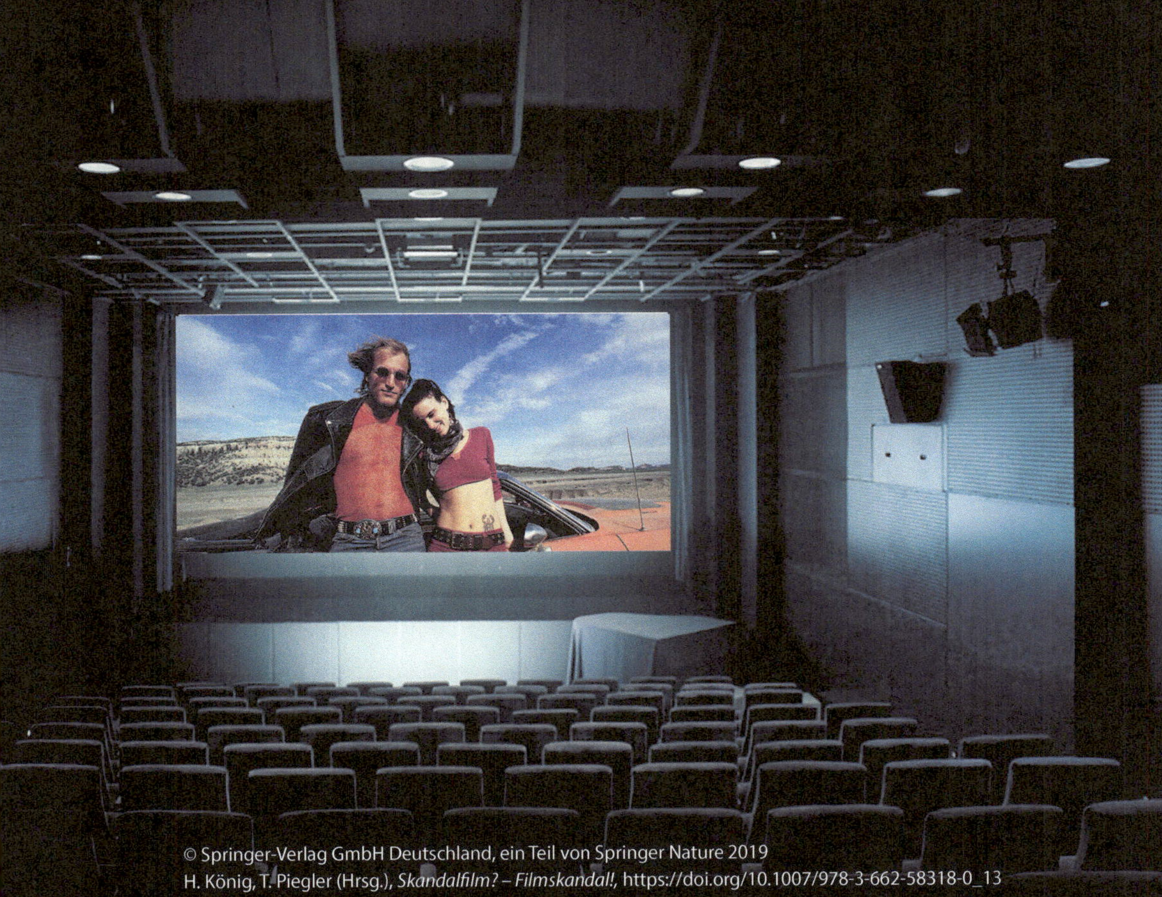

© Springer-Verlag GmbH Deutschland, ein Teil von Springer Nature 2019
H. König, T. Piegler (Hrsg.), *Skandalfilm? – Filmskandal!*, https://doi.org/10.1007/978-3-662-58318-0_13

Filmplakat *Natural Born Killers*. (© Warner Bros. Quelle: Filmbild Fundus Herbert Klemens. Mit freundlicher Genehmigung)

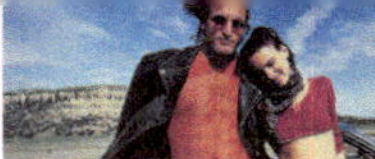

Natural Born Killers

In der eindrücklichsten Szene seines Films *Reservoir Dogs* (1992) lässt Quentin Tarantino den Schurken Vic Vega zu einem Rasiermesser greifen, mit dem das Ohr eines am Stuhl geknebelten Polizisten abgeschnitten werden soll. Vom Motiv her erinnert das vage an die ikonische Anfangsszene aus Bunuels *Andalusischer Hund* (1929), wo der unbekannten Dame mit dem Rasiermesser der Augapfel aufgeschnitten wird. Die damals verwendete Detailaufnahme des Auges war skandalöser Schocker. Tarantino hingegen verschont: Das Abschneiden des Ohres müssen wir nicht direkt bezeugen. Stattdessen schwenkt die Kamera zur Seite. Wir sehen einen Teil der Lagerhalle, in der sich die unheilvolle Begegnung abspielt. Zu hören ist das gedämpfte Schreien des Polizisten. Radiomusik untermalt das Geschehen mit gut gelauntem Classic Rock. Das erzeugt eine bizarre Atmosphäre, die beinahe viel unerträglicher wirkt, als es das direkte visuelle Input der Barbarei jemals sein könnte. Wo der *direkte* Blick verwehrt bleibt, springt unser *Vorstellungsvermögen* an. Gerade das macht die Szene zur Tortur.

Quentin Tarantino sagte einmal, Gewalt müsse im Kino stets Spaß machen. Der Erfolg von populären Filmen läge am Geschick der Inszenierung, mit der das Brutale ausreichend verdaulich und doch noch hinreichend aufregend dosiert würde. In seinem Oeuvre ist es nicht die *Direktheit* der Gewaltdarstellung, die brüskiert. Denn dafür fallen seine Brutalitäten bekanntermaßen viel zu übertrieben aus (so spritzen in *Kill Bill* regelmäßig viel zu theatralische Blut-Fontänen und selbst den Mord am per Maschinengewehr vollkommen zerfetzten Hitler kann man in *Inglourious Basterds* aufgrund seiner hysterischen Überzeichnung kaum wirklich ernst nehmen). Kennzeichnend für seine Produktionen ist die Verknüpfung von Gewalt mit *spaßiger Ironie* und *bissigem Sarkasmus*. Was für eine Ironie, dass wir *Radio hören*, während dem Polizisten ausgerechnet das *Ohr* abgeschnitten wird. Der Sarkasmus bleibt uns fast als Kloß im Halse stecken, wenn wir darüber lachen, dass der Bösewicht später den Polizisten anspricht, dabei allerdings *ins abgeschnittene Ohr* redet, das er in seiner Hand hält. Über die Ästhetisierung des Gewalttätigen als Tarantinos besonderes Markenzeichen ist immer wieder kontrovers diskutiert worden: Immer wieder wurde ihm *Gewaltverherrlichung* vorgeworfen. Übersehen wird dabei allzu leichtfertig, dass die Gewalt in seinen Filmen niemals primär *Inhalt*, sondern stets *formales Mittel* ist. Gewalt ist *Kommentar*: und damit Einladung an das Publikum, hinter die Fassade des Theatralischen zu blicken und den eigenen Voyeurismus zu überdenken. So eine fast pädagogisch gemeinte Absicht zeichnete sich bereits in einer der ersten Arbeiten ab, die von Tarantino veröffentlicht wurde. Bevor er nämlich mit *Reservoir Dogs* sein Debut als Regisseur feierte, versuchte er sich als Verfasser von Drehbüchern. Das erste von ihm verfilmte Script ist *Natural Born Killers* (1994) (◼ Abb. 13.1). Oliver Stone hat sich als Regisseur des Stoffs angenommen und das Narrativ zwar so großzügig verändert, dass sich Tarantino später explizit distanzierte, doch kommen wir nicht umhin, in Stones kontroverser Umsetzung bereits jene Handschrift zu erahnen, die später für die Tarantino-Filme so bezeichnend werden sollte. Vorgelegt hat Stone einen Film über unsere Faszination am Bösen, einen Roadtrip durch ganz bunte Spielformen der Gewalt – eine Collage der Verknüpfung von Gewalt mit Sex und Gewalt mit Drogenrausch. Schon allein der Titel verrät das Programm, das uns erwartet: *Geboren, um zu töten.*

Handlung

Die Filmgeschichte kennt einige berühmte Mörder-Pärchen: Bonnie und Clyde aus Arthur Penns (1967) gleichnamigen Film sind natürlich eindrückliche Prototypen. Etwas weniger bekannt sind Kit und Holly aus Terrence Malicks *Badlands* (1973) oder Clarence und Alabama aus Tony Scotts *True Romance* (1993). Sie alle werden von Mickey und Mallory Knox in den Schatten gestellt (dargestellt

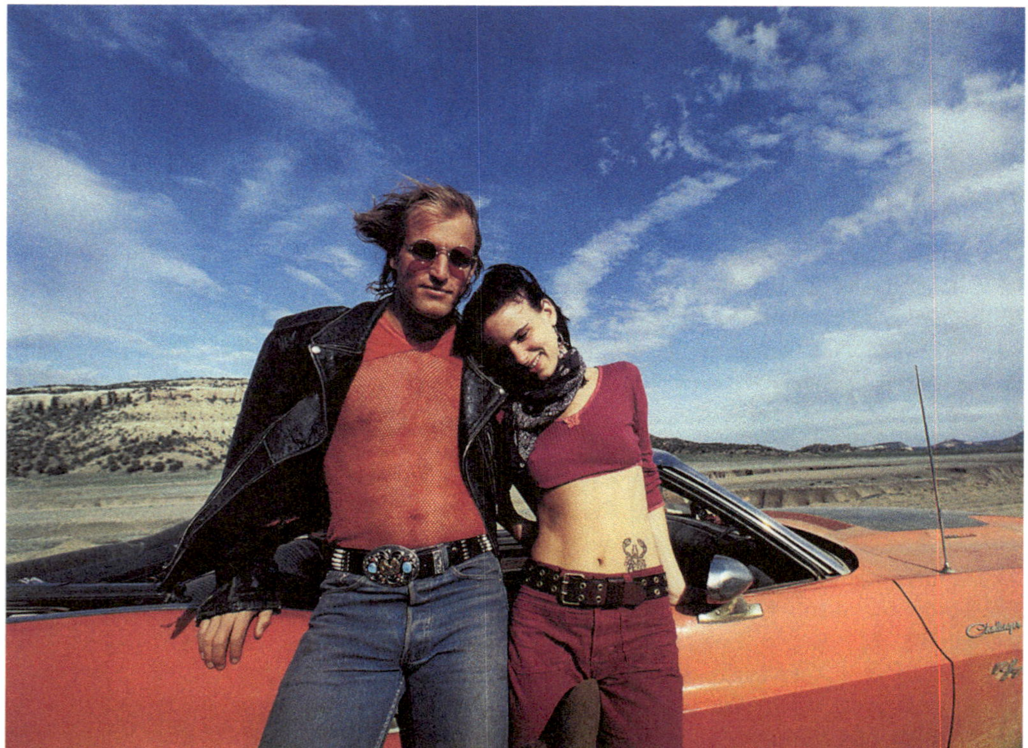

Abb. 13.2 Mickey und Mallory Knox auf ihrem mörderischen Roadtrip durch die USA. (© Warner Bros. Quelle: Filmbild Fundus Herbert Klemens. Mit freundlicher Genehmigung)

von Woody Harrelson und Juliette Lewis, **Abb. 13.2). Tarantino entwirft in *Natural Born Killers* die Geschichte eines diabolischen Pärchens, das willkürlich und impulsiv massenmordend durch die USA zieht, bei ihren Massakern jedoch immer ein Opfer am Leben lässt, damit dieses vom grauenhaften Tathergang berichten kann. So werden gleich zu Beginn des Films mit einer Ausnahme sämtliche Gäste eines kleinen Diners abgeschlachtet, und so wurde wohl auch bei der Ermordung von über 50 anderen Menschen verfahren, die alle hingerichtet worden waren, noch bevor die Handlung des Films überhaupt einsetzt. Um die zwei entsteht ein immenser medialer Hype, dem im Film mehrere Dokumentationen, Sondersendungen und Reportagen gewidmet sind – ein Hype, der durchaus auf die Spitze getrieben wird, wenn sich etwa eine große Fangemeinde für die Freilassung der später inhaftierten Frischverliebten einsetzt oder sich fiktive Zivilisten wünschen, gar selbst von ihnen getötet zu werden.

In Rückblenden erfahren wir, dass sich die beiden kennenlernten, als der kriminelle Mickey eine Lieferung zu Mallory nach Hause bringt. Der gewalttätige, obszöne und übergriffige Vater verbietet Mallory den Kontakt zum neuen Liebhaber. Daraufhin ertränken die zwei den Vater im Aquarium und zünden die Mutter in ihrem Bett an. Auf einer schwindelerregend hohen Autobahnbrücke macht Mickey seiner Flamme einen Heiratsantrag, den sie ganz ergriffen annimmt. Die Hochzeit wird direkt vollzogen und von Mallory für »sehr romantisch« befunden. Wir dürfen allerdings am romantischen Charakter der Zeremonie zweifeln: Sie ritzen sich in die Handflächen und träufeln ihr vermischtes Blut in die Tiefe, aus Klapperschlangen geformte Ringe werden getauscht, vorbeifahrende Menschen als Störenfriede vulgär beschimpft. Zuletzt sinnieren sie über die Schicklichkeit des Mordens zur Besiegelung ihres besonderen Tags.

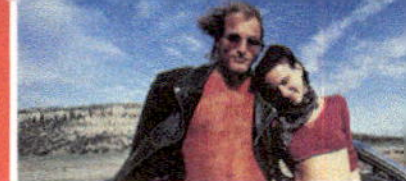

Während ihrer recht ziellos erscheinenden Reise landen die beiden in der Hütte eines indianischen Natives, der in Mickey sodann einen Dämon erkennt. Bei einem bewusstseinserweiternden Ritual (das wohl als Exorzismus angelegt ist) imaginiert Mickey schmerzhafte Erinnerungen aus seiner traumatisierenden Kindheit. Im Rausch erschießt er den Indianer. Auf dem Grundstück des Indianers werden Mickey und Mallory von Klapperschlangen gebissen. Die Suche nach einem rettenden Gegengift führt sie in einen Drugstore, dessen Angestellter die Polizei alarmiert. Von dieser werden sie kurz darauf umzingelt, Mickey wird als Polizistenmörder ausgiebig verprügelt, und beide werden inhaftiert.

Ein ganzes Jahr lang sitzen die zwei getrennt voneinander in einem Hochsicherheitsgefängnis. Da sie als »nicht resozialisierbar« gelten und im Gefängnis von Direktor McClusky (Tommy Lee Jones) immer wieder für Unruhen unter Bediensteten wie auch Insassen sorgen, sollen sie einer speziellen Kombinationstherapie aus Elektrokrampf und Lobektomie unterzogen werden. Der Polizist Jack Scagnetti (Tom Sizemore) wird auserkoren, die Überführung in die Klinik zu leiten, es wird jedoch schnell klar, dass der Direktor beabsichtigt, während der Überfahrt einen angeblichen »Ausbruchversuch« zu inszenieren, bei dem Mickey und Mallory erschossen werden sollen.

Die ungemein große Begeisterung für das Gangster-Pärchen unter der Bevölkerung und in der medialen Öffentlichkeit veranlasst indes den zweifelsfrei narzisstisch gestörten und aufmerksamkeitsgierigen Journalisten Wayne Gale (Robert Downey Jr.) dazu, ein dramatisch angekündigtes Live-Interview mit Mickey zu organisieren – *das* »Medienereignis« des Jahrzehnts, nach dem sich der Sender »die Finger leckt«, etwas »Unvergleichliches in der Fernsehgeschichte«: das »erste ausführliche Interview« mit dem »charismatischsten« Serienmörder der Kriminalgeschichte.

Zwar wird dieses Interview unter schärfsten Sicherheitsvorkehrungen vorbereitet und geführt, doch die philosophisch aufgeladenen und wortgewandt vorgetragenen Überlegungen von Mickey provozieren in jenem Moment unter den Insassen des Gefängnisses einen Tumult, als er auf die Frage nach Reue oder Schuldgefühl hin argumentiert, dass er nun mal naturgemäß ein »geborener Mörder« (»natural killer«) sei. Wie er ohnehin auch das Töten als gottgegebenes Mittel zur Erlangung erlösender *Reinheit* verstehe. Aus dem Tumult entwickelt sich rasch eine handfeste, höchst brenzlige Revolte. Die Inhaftierten stürmen die Sicherheitsschleußen, überwältigen die Wärter und fallen übereinander her. Im heillosen Durcheinander schießt sich Mickey seinen Weg zu Mallory, die zu diesem Zeitpunkt gerade vom fragwürdigen Polizisten Scagnetti sexuell genötigt wird. Sie tötet ihn per Kopfschuss.

Während das Gefängnis im Chaos versinkt und nachdem fast sämtliche Mitglieder des Fernsehteams erschossen wurden, soll der Journalist Wayne Gale das endlich wiedervereinte Pärchen bei der Flucht begleiten: halb aus dokumentarischen Zwecken (er soll alles filmen und live übertragen), halb als Geisel. Gale entdeckt dabei seine »dämonische« Seite und schießt bald selbst euphorisch auf Wärter und Polizisten des herannahenden Sondereinsatzkommandos, um die gemeinsame Flucht zu ermöglichen. Tatsächlich gelingt das Freikommen, der Gefängnisdirektor wird zurückgelassen und von den Aufständlern getötet.

Die Schlusssequenz findet im idyllischen Wald statt: Mickey und Mallory geben das Ende des Interviews. Der Journalist filmt, verfällt jedoch verständlicherweise schlagartig in Panik, als die beiden davon sprechen, nun auch *ihn* hinzurichten. Als letzten überlebenden Zeugen würden sie ihn immerhin nicht mehr benötigen, habe doch *die Kamera* alles aufgezeichnet und für die Nachwelt bewahrt. Er wird vor laufender Kamera erschossen. Mickey und Mallory spazieren eng umschlungen aus dem Bild.

Faszination für das Böse

Bevor der Abspann einsetzt, werden authentische Aufnahmen aus den Gerichtsverhandlungen u. a. von O.J. Simpson, Tonya Harding und Lorena Bobbit eingespielt. Es handelt sich dabei um Angeklagte in äußerst Aufsehen erregenden Kriminalfällen, die durch die Berichterstattung schlagartig zu Superstars der US-amerikanischen wie internationalen Öffentlichkeit avancierten. Damit ist das grundsätzliche Motiv des Films preisgegeben.

Nach seiner Veröffentlichung echauffierte man sich in erster Linie über die explizite Darstellung von brutaler Gewalt. Den Vorwürfen stellen verschiedene Kritikerinnen und Kritiker den offensichtlichen Charakter des Films als *Mediensatire* gegenüber. Die Rolle der Gewalt im Film mag prominent ausfallen, Regisseur Oliver Stone zielt jedoch auf eine Kritik an der Lust und Sensationsgier ab, die sowohl fiktives als auch reales Publikum für medial ausstaffierte Verbrechensberichte haben (deswegen ist es in *Natural Born Killers* auch gerade das *Verlangen der Öffentlichkeit* nach der Gewalt, das zur schlussendlichen Eskalation der Story führt). Nicht die *Gewalt* steht im Fokus, sondern die *Vermarktung der Gewalt* in den Medien.

Als Inbegriff des Diabolischen symbolisieren die beiden mörderischen Hauptfiguren einen Voyeurismus, den der moderne Fernsehjournalismus für das sogenannte »Böse« hegt. Dokumentationen über »das Böse« (wie sie im Film als »American Maniacs«-Reihe produziert werden) finden wir in der Medienlandschaft zur Genüge: *Das Böse im Menschen* (Spiegel TV, 2006), *Monster oder Mensch?* (Spiegel TV, 2010), *das Böse nebenan* (Spiegel TV, 2011), *Täter: Mensch – das Böse in uns* (Spiegel TV, 2011), *Das Böse im Menschen* (ZDF Precht, 2013), *Gesichter des Bösen* (Spiegel TV Österreich, 2014), *Das Böse – Warum Menschen Menschen töten* (arte, 2014) sind nur einige Beispiele. In diesen Produktionen sehen wir Originalaufnahmen von Gerichtsverfahren, Interviews von Schwerverbrechern, Stellungnahmen von Gutachtern, Psychiatern und manchmal sogar von Psychoanalytikern, die uns erklären wollen, was es mit dem Bösen »in uns« auf sich hat. Schnell werden die Täter zu »Monstern« stilisiert oder zu »Psychopathen« verklärt, jemandem wie Josef Fritzl (jenem Österreicher, der seine Tochter jahrzehntelang im Keller einsperrte und mehrere Kinder mit ihr zeugte) wird gar die »Fratze des Bösen« unterstellt (u. a. in der *BZ* vom 17. März 2009). Für den Kriminalpsychologen Thomas Müller (2004) sind derlei Titulierungen nicht nur Hybris, sondern auch Gefahr: In *Bestie Mensch* argumentiert er, die beste Tarnung für jeden Täter sei die *Überheblichkeit* derjenigen Menschen, die glauben, man könne äußerlich ansehen, wie jemand auszusehen hat, der Serienmörder, Sadist oder Vergewaltiger ist. *Man kann es nicht.* Man sieht einem Menschen das Böse eben *nicht* an. Schon allein, weil es uns äußerst schwer fällt, »das Böse« überhaupt eindeutig zu definieren oder semantisch auch nur irgendwie stichfest greifbar zu machen.

Es gibt Menschen, die sagen: Kern des Bösen sei das »Zwecklose«. Wenn wir eine Handlung als »böse« bezeichnen, dann meinen wir damit, sie verfolgt keinen *ersichtlichen Grund*. Wenn Mallory in der Anfangssequenz des Films durch einen infantil vorgetragenen Reim *auszählt*, wer von den beiden letzten Überlebenden im Diner nun sterben und wer überleben soll, um über die Abschlachtung der unschuldigen Gäste zu berichten, schwingt die Vorstellung vom Bösen als Ergebnis einer absoluten Willkürlichkeit von menschlicher Grausamkeit mit. So etwas Ähnliches begegnet uns auch in Michael Hanekes (1997) *Funny Games*, wo zwei Jugendliche eine Familie als Geisel nehmen, um ihre sadistischen Spielchen mit ihnen zu spielen, und schließlich per *Auszählreim* bestimmen, ob entweder Mutter oder Sohn erschossen wird. Später erschießen Mickey und Mallory einen ahnungslosen Fahrradfahrer, an dem sie mit ihrem Auto vorbeifahren, und überlegen beim Durchqueren einer kleinen Ortschaft schier teilnahmslos, ob sie aus purer Langeweile heraus eine Geisel aus den Spaziergängern für diverse Folterpraktiken auswählen sollen. Auf genauso willkürliche Weise hatte schon Amon Göth in *Schindlers Liste* (Spielberg, 1993) vom Balkon aus Juden im KZ erschossen. Und auch die Mutter des fiktiven Polizisten Jack Scagnetti sei so hingerichtet worden: In *Natural Born Killers* schildert Scagnetti, wie zerstörerisch die Willkürlichkeit auf ihn gewirkt hatte, mit der Charles Whitman seine Mutter einst hingerichtet hatte (es handelt sich dabei um einen tatsächlichen Scharfschützen, der im Jahr 1966 auf dem Gelände der Universität von Texas von einem Turm aus wahllos Passanten erschoss).

Das mögen äußerst verstörende und beängstigende Varianten der Unberechenbarkeit menschlicher Grausamkeit sein – streng genommen ist »das Böse« allerdings in den seltensten Fällen wirklich *zwecklos*. Deswegen fehlt dem Bösen auch nicht der *Sinn*, wie manche vermuten. Vielmehr liegt dem Bösen eine Schwierigkeit inne, nämlich seinen durchaus existenten Sinn *nachvollziehen* zu können.

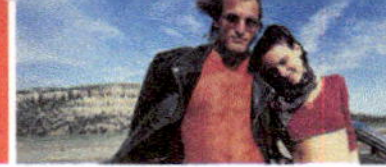

Lesen wir von verschiedenen Gewaltverbrechen, setzt häufig unser Verständnis für die Täter aus. Susan Neiman (2004, S. 35), Philosophin und Autorin von *Das Böse denken*, konstruiert ihre Auffassung über das Böse um diesen Gedanken herum:

> »Etwas als böse zu bezeichnen, ist eine Weise, zum Ausdruck zu bringen, dass es unser Vertrauen in die Welt erschüttert.«

Gemeint ist wohl das Vertrauen in die grundsätzliche Stabilität der uns umgebenden Welt im Sinne eines psychologischen »Urvertrauens«. Deren Quelle sei nicht zuletzt, dass wir die Verhaltensweisen anderer Menschen einordnen und beim Einordnen mit einem allgemeinen »*common sense*« abgleichen können. Bei den »Bösen«, den »Monstern«, den »Psychopathen« läuft dieser Abgleich ins Leere. Er muss zwangsläufig ins Leere laufen, weil wir die heikle »Sinnhaftigkeit« von abscheulichen Verbrechen (wie sie von Mickey und Mallory, aber auch von ihren »echten« Vorbildern begangen werden) nicht an einer schnell zu erschließenden *Oberfläche* finden.

die Quelle des Bösen

Durch eine Rückblende beobachten wir die erste Begegnung des Mörder-Pärchens in Mallorys Zuhause. Das Aufeinandertreffen wird wie eine Sitcom präsentiert: mit typischer Kulisse, auffälligem Farbkontrast, klassischen Kameraperspektiven, zugespitzter Dialogführung, übertriebenem schauspielerischem Habitus und pointierter Musikuntermalung. Auch die Wahl der Schauspieler ist sorgfältiges Kalkül: Mallorys Eltern werden von Rodney Dangerfield und Edie McClurg gespielt, die das kundige Publikum aus diversen Auftritten in der Comedy-Branche oder den lächerlichen *Wahnsinn ohne Handicap* (1980), *Monty der Millionenerbe* (1983) oder *Der Hogan-Clan* (1985) kennt (Abb. 13.3). Zu lachen gibt es in der stilistisch verfremdeten Darstellung von Oliver Stone allerdings herzlich wenig. Mallorys Vater wird als gewalttätiger, primitiver und lüsterner Mann vorgeführt. Als Mallory leise flucht, weil er den abendlichen Konzertbesuch verbietet, reagiert er rabiat:

💬 »Sag nicht ›Scheiße‹, wenn deine Mutter zuhört. *Du dumme Schlampe.* Pass also auf, was du redest. Sonst prügel ich dir die Scheiße aus dem Arsch. So wie ich es bei ihr tue. Also so lange dein Arsch in diesem Haus ist, ist es *mein* Arsch. Geh schön nach oben und dusch dich … und seif' dich ordentlich ab. Ich überprüf' das nämlich nachher. Ich komm hoch und seh' nach.«

Während dieser Aussage – die Sitcom-typisch von eingespieltem Gelächter und Applaudieren eines fiktiven Publikums begleitet wird – greift er seiner Tochter an den Hintern; zwischendurch fokussiert die Kamera seine gierigen, weit geöffneten Augen in Detailaufnahme. Diese Sequenz mobilisiert beim Zuschauen wohl heftige innere Widerstände. Unser Ekelaffekt dürfte sich noch weiter steigern, als die Aussage des Vaters

💬 »Wenn ich da rauf gehe, werde ich sie mir eine Stunde lang vornehmen«

vom falschen Publikum umjubelt wird und der Hinweis fällt, dass Mallorys jüngerer Bruder offenbar vom Vater durch Vergewaltigung Mallorys gezeugt worden war.

Wir können erahnen, dass die abscheuliche Atmosphäre in Mallorys Familie entsprechende Spuren in der Persönlichkeit der jungen Frau hinterlässt. Besonders fällt da sicher ihr laszives Verhalten auf, mit dem sie Männer dazu verführt, sich ihr in übergriffiger Weise anzunähern – etwa wenn sie aufreizend mit den Gästen im Diner tanzt, einen jungen Tankwart zum Sex auf einer Motorhaube

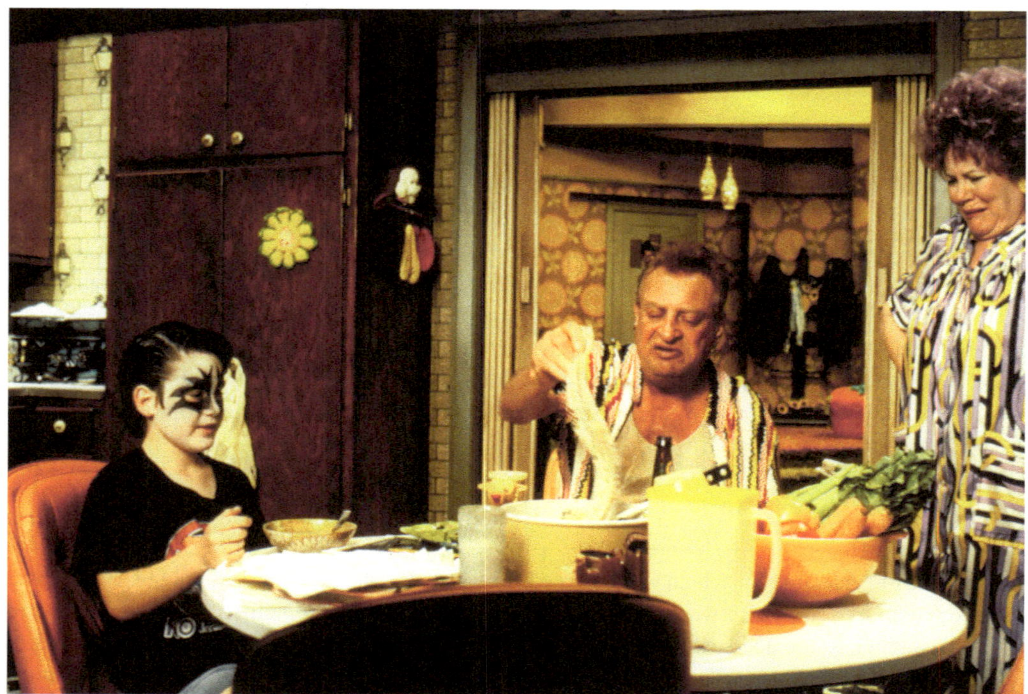

■ **Abb. 13.3** Bei Mallory zu Hause: die erste Begegnung des Killer-Pärchens wird als überzeichnete Sitcom inszeniert. (© Warner Bros. Quelle: Filmbild Fundus Herbert Klemens. Mit freundlicher Genehmigung)

drängt oder im Gefängnis dem Polizisten Scagnetti frivole Avancen macht. Es bleibt nicht bei der Verführung. Die kippt nämlich rasch in Sadismus: Blitzlichtmäßig werden im Film die gierigen Augen des Vaters eingeblendet, die wohl als Stilgriff der Montage ein intrusives Flashback indizieren sollen. Das veranlasst Mallory dazu, von den Männern abzulassen und sich stellvertretend für ihren Vater an ihnen zu rächen: Sie verprügelt oder ersticht die Diner-Gäste, erschießt den Tankwart und exekutiert Scagnetti. Offenbar wird hier die frühe Missbrauchssituation wiederholt: Um nicht selbst Opfer des (männlichen) Begehrens zu werden (wie einst beim Vater), macht sie die Männer zu Opfern (mit Messer und Schusswaffe als vernichtendem Penis-Ersatz). Die im Film dargestellte Sexualität erscheint nie lustvoll, sondern ist rohe Re-Inszenierung von früherer Traumatisierung. Für Lothar Mikos (2017, S. 161) ist vollkommen klar, dass die sexualisierte Gewalt Mallorys bloß »Reaktion« auf die »strukturelle und psychische Gewalt« ist, der sie in ihrer traumatisierenden Familie von Kindertagen an ausgesetzt gewesen war.

Auch Mickeys Gewalttätigkeit ist auf familiär verwurzeltem Fundament gebaut. Während des exklusiven Gefängnis-Interviews wird er vom Journalisten nach der Quelle für seine Bösartigkeit gefragt und antwortet:

💬 »Ich bin mit Gewalt aufgewachsen. Liegt mir im Blut. Mein Vater hatte es, sein Vater hatte es. Das ist mein Schicksal.«

Der Verweis auf das *Böse im Blut* klingt nach Biologismus. Vor dem Hintergrund umfassender Tierstudien (u. a. zum Kriegsverhalten der putzigen Clownsfische) schlussfolgerte der Verhaltensforscher Konrad Lorenz (1963) einst, destruktive Aggression sei dem Menschen genetisch einverleibt und gehöre zwangsläufig zur menschlichen Existenz. Weil ohnehin jeder das Potenzial zur Gewalttätigkeit in sich habe, erübrige sich auch die Frage nach dem angeblichen »Bösen« im Menschen. Deswegen sprach er in

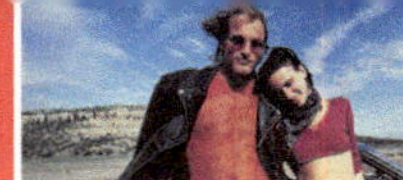

seinem äußerst populär gewordenen (aber fachlich ablehnend rezensierten) Buch vom »sogenannten« Bösen. Seinen Ausführungen folgend hat man sich in der evolutionären Psychologie und Verhaltensbiologie fälschlicherweise immer wieder dazu hinreißen lassen, dem Menschen eine innewohnende Aggression im Sinne eines genetisch determinierten »Kampftriebs« zu unterstellen und sogar zum primären Motor unserer evolutionären Fitness zu deklarieren. Zwar ist das Aggressionspotenzial tatsächlich biologisch gebahnt und gehört natürlich zu unserem evolutionären Erbe (wir sprechen von Aggression als angeborenem Teil unseres »motivationalen Systems«), dass der Mensch allerdings genetisch zur Gewalt verdammt sei, wird im fachlichen Diskurs kaum mehr ernsthaft vertreten (Montagu 1985).

Später im Interview kommt es im Gefängnis zum Tumult, als Mickey implizit diese veraltete These vom in uns wohnenden Kampftrieb anspricht. Es scheint, als würde er sich argumentativ zusätzlich bei Friedrich Nietzsche (1886) bedienen, der das »Böse« bekanntlich als inhaltsleere Kategorie titulierte, die als »christliche Sklavenmoral« vornehmlich von den *Schwachen* erfunden worden sei, um die Stärkeren an allzu willkürlicher (aber privilegierter) Machtausübung zu hindern. Mit Anleihen an dieser Philosophie im Hintergrund ist es lediglich konsequent, dass Mickey das Töten in erster Linie als »reinigend« empfindet.

Den Mainstream in der empirischen Erforschung der Gewalttätigkeit bilden heute psychologische Ansätze aus der kognitiven Theorie, die auch der Journalist in seiner Antwort auf Mickyes Aussage adressiert:

💬 »Niemand wird böse geboren. Sowas lernt man.«

Damit rekurriert er auf die »sozial-kognitive Theorie der Aggression« von Albert Bandura (1979), wonach wir gewalttätig werden, weil wir schon früh in Kindheit und Jugend mit der exzessiven Gewalt von Erwachsenen konfrontiert gewesen waren; weil wir in jungen Jahren vor allem das Verhalten von Modellen imitieren würden, werde Gewalt primär durch die Konfrontation mit *erfahrener* oder *beobachteter* Gewalt ins eigene Verhaltensrepertoir übernommen. Diese Argumentation hat natürlich einiges für sich und erscheint wesentlich plausibler als der Biologismus von Lorenz – vor allem, wenn wir uns in Erinnerung rufen, dass frühe Gewalterfahrungen in den Biographien so gut wie aller Schwerverbrecher ausgiebig dokumentiert sind.

Besessen vom Dämon

Trotz der augenfälligen Plausibilität von Banduras kognitivem Gewaltmodell erachten wir in der Psychoanalyse andere Zusammenhänge als wesentlich gewichtiger. Wir verstehen Gewalt vornehmlich als eine Strategie, auf die hauptsächlich jene Menschen zurückgreifen, denen ein authentischer Zugang zu einem differenzierten emotionalen Innenraum fehlt. Innere Erregung kann von den Betroffenen nicht angemessen reguliert, eigene und fremde Affekte können nicht richtig wahrgenommen und verarbeitet sowie zwischenmenschlicher Kontakt nicht intuitiv schlüssig interpretiert werden.

Wenn wir nicht verstehen, was in uns und anderen vor sich geht, wenn wir unsere und fremde Gefühle nicht effektiv wahrnehmen und verarbeiten können, verharrt unser Organismus klarerweise in ständiger »Alarmbereitschaft«. So als müssten wir immer »vom Schlimmsten« ausgehen. Gewalt greift dann als Mittel, um vor der Überflutung durch das innere Durcheinander zu bewahren.

Peter Fonagy (2006) beforscht diese Zusammenhänge in der einflussreichen »Mentalisierungstheorie«. Deren Grundlage ist die Vorstellung, dass wir für eine förderliche frühkindliche Entwicklung Eltern brauchen, die uns die Differenzierung unserer Gefühle im Rahmen einer fürsorglichen, sinnlichen und spielerischen Beziehungsatmosphäre erlauben. Als Erwachsene können wir nur diejenigen Affekte in uns spüren, tolerieren und regulieren (psychodynamisch sagen wir: »integrieren«), die in der frühen Kindheit hinreichend gut »gespiegelt« wurden. Das setzt die Fähigkeit und Bereitschaft der Eltern voraus, die Gefühle des Kindes nicht nur richtig *wahrzunehmen* und sich auf seine Stimmungslage *einzulassen,* sondern auch den Kleinen begreifbar zu machen, dass diese Gefühle *in Ordnung* und *aushaltbar* sind. Eltern, die ihre Kinder für bestimmte Gefühle (z. B. Verzweiflung, Traurigkeit, Wut etc.) immer wieder beschämen oder bestrafen, indem sie auf die Affekte unangemessen reagieren, den Ausdruck bestimmter Gefühle (explizit oder implizit) verbieten oder im drastischsten Falle sogar züchtigend beantworten, bewirken, dass Kinder den Zugang zu diesen wichtigen Gefühlen verlieren – und später im Leben nicht dazu in der Lage sind, diese Affekte problemfrei zu integrieren.

Arno Gruen (1984) hat gezeigt, dass betroffene Kinder so die Gleichgültigkeit oder Verachtung der Eltern für ihre Gefühle als einen *Hass auf das eigene Selbst* übernehmen. Das ist Ergebnis einer »Identifikation mit dem Aggressor«: So wie die Eltern uns einst in der Spiegelung unserer Affekte frustriert haben, so sehr hassen wir uns selbst für nicht mentalisierte Gefühle. Durch die Identifikation mit dem Aggressor entsteht ein Fremdkörper im Selbst, der fortan ständig Hass gegen die eigene Persönlichkeit feuert. Mickey spricht diesen Fremdkörper direkt an:

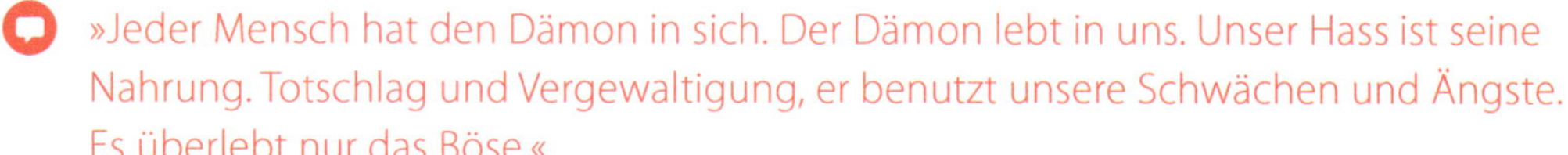

»Jeder Mensch hat den Dämon in sich. Der Dämon lebt in uns. Unser Hass ist seine Nahrung. Totschlag und Vergewaltigung, er benutzt unsere Schwächen und Ängste. Es überlebt nur das Böse.«

Psychoanalytisch würden wir den hier beschriebenen »Dämon in uns« als Relikt aus einer schädlichen Eltern-Kind-Beziehung verstehen: Er ist Ergebnis von manipulativen, vielleicht gewalttätigen, aber jedenfalls höchst frustrierenden Eltern, die als zerstörerisches Objekt in die eigene Persönlichkeit eingebaut werden. Das Fatale daran ist, wie Mickey ganz richtig erkennt, dass sich der Dämon von den nicht integrierten, nicht mentalisierbaren Gefühlen ernährt: vom *Schmerz,* der einem früh angetan wurde, von der *Wut* auf die manipulativen Eltern, die einen zwar vernachlässigen, von denen man jedoch dennoch abhängig ist – und von der *Verzweiflung,* die zwangsläufig entstehen muss, wenn man in jungen Jahren mit der Regulation seiner ambivalenten Gefühle ganz auf sich alleine gestellt bleibt.

Arno Gruen geht davon aus, dass jeder Mensch einen bestimmten Selbsthass in sich trägt. Je größer der Anteil von diesem Fremdkörper (d. h.: je entwicklungsfeindlicher das frühkindliche Umfeld), desto mehr Überforderung entsteht im Betroffenen mit seinem Gefühlshaushalt – und desto weniger innere Möglichkeiten stehen zur Regulation parat. Als potente, aussichtsreiche Strategie bleibt dann leider häufig bloß, den Selbsthass zu entschärfen, indem er *gegen andere Menschen* gerichtet wird.

Gewalttätigkeit ist dieser Perspektive gemäß der Versuch, *andere* Menschen zu vernichten, um sich nicht *selbst* vernichten zu müssen. Die Destruktivität im *Verhalten* ist stets Spiegel für die Destruktivität, die im *Inneren* wütet. Deswegen verwundert es uns auch kaum, dass der Exorzismus vom Indianer in *Natural Born Killers* so dramatisch fehlschlägt. Das Ritual bringt Mickey in Kontakt mit seinen schmerzlichen frühkindlichen Erfahrungen. Im Film sehen wir schemenhaft Momente aus seiner Kindheit: mit einer offensichtlich promiskuitiven Mutter und einem prügelnden, betrunkenen Vater. Definitiv kein sinnliches, förderndes Entwicklungsumfeld! Kaum eine Szene macht die immense Hilflosigkeit, die Mickey wohl angesichts seiner defizitären Eltern spüren musste, so sinnlich erfahrbar wie die kurz eingespielte Szene, in der wir ihn in der Wiese sehen, umzingelt von hohem Gras, mit seinem Vater, der sich vor seinen Augen eine Flinte in den Mund steckt und in den Kopf schießt. Man mag sich gar nicht vorstellen, wie zerstörerisch das auf den Kleinen wirken musste!

Wir können erahnen, dass Mickey per willkürlicher Gewalt die *anderen* in eine ohnmächtige, ausgelieferte Position drängt, um sich nicht selbst ohnmächtig und schwach zu fühlen. Aus dem *passiven Ausgeliefertsein* wird *aktive Beherrschung.* Horst Eberhard Richter (1979, S. 56) hat dafür die Bezeichnung des »Gotteskomplex« gewählt und meint, der beste Schutz vor der in einem wütenden Hilflosigkeit und vor der zerstörerischen Vernichtungsangst sei, dass man selbst »zur Bestie werden muss« – zu einem »wilden, hassenden, mordenden Tier«:

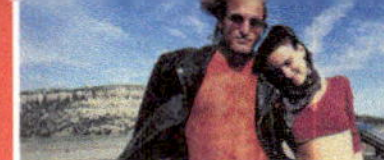

> »Allein als rasendes Raubtier kann man sich schließlich frei von allem Zwang und allen Bedrohungen wähnen.«

Den impulsiven Mord am Indianer kennen wir in vergleichbarer Form aus dem originalen *Exorzist* in der Filmversion von Regisseur William Friedkin (1973): In seinem Film ist ein junges Mädchen vom Dämon besessen und bringt gleich zwei Priester während der Teufelsaustreibung zur Strecke. Im Katholizismus glaubt man, das Böse im Menschen sei eine fremde Besatzungsmacht: Weil man zu wenig moralisch gelebt und die eigene Seele zu halbherzig gegen die sündhaften Verlockungen des Teufels verteidigt hat, würde Satan höchst persönlich in die Seele fahren und dort Besitz von einem ergreifen. Das Böse im Menschen sei so gesehen Ergebnis einer *Verführung zum Sündhaften*. Deswegen soll das Böse beim Exorzismus auch wieder aus dem Körper vertrieben werden (König 2012). Psychoanalytikerinnen und Psychoanalytiker sagen: Das Böse ist nichts *Fremdes*. Das Böse ist das *Eigene* – ein Eigenes, das uns in der frühen Kindheit *entfremdet* wurde. Entfremdet wird, was ursprünglich genuiner Teil unseres gesunden Selbst war, was jedoch von den Eltern explizit oder implizit nicht toleriert wurde, aufgrund des identifikatorischen Selbsthasses aus dem Bewusstsein ausgeklammert und so ins Unbewusste abgeschoben werden musste. Kein Exorzismus kann diesen Dämon in uns austreiben (deswegen sterben bei Friedkin auch die beiden Priester und deswegen muss wohl auch der alte Indianer bei Oliver Stone dran glauben). Stattdessen müssen wir uns mit dem Schmerz *konfrontieren,* der aus der Akzeptanz des *eigenen Fremdartigen* in uns resultiert.

Der Skandal

Zum »Skandalfilm« wurde Oliver Stones Film nicht durch die explizite Darstellung der Gewalt – in der Filmgeschichte gab es vor seiner Premiere bereits eine ganze Reihe anderer Werke, die für wesentlich virulentere Debatten gesorgt hatten (man denke da an Stanley Kubricks *Clockwork Orange* von 1971). Skandalös wurde *Natural Born Killers* erst, als sich bedauerliche Fälle häuften, bei denen sich Menschen ein Beispiel am Killer-Pärchen nahmen und selbst Morde begingen.

Im September 1994 enthauptete ein 14-jähriger Schüler aus Dallas eine 13-jährige Mitschülerin und begründete die grausame Tat damit, so »berühmt wie die Natural Born Killers« werden zu wollen (*The Guardian* vom 07.01.2003); einen Monat später erschoss der 17-jährige Nathan Martinez aus Utah seine Stiefmutter und seine 10-jährige Halbschwester im Schlaf, nachdem er sich den Kopf rasiert, die ikonische Sonnenbrille Mickeys (siehe Filmplakat) gekauft und innerhalb weniger Tage Stones Film zehn Mal angeschaut hatte (*Los Angeles Times* vom 02.11.1994); ein Jahr später erschoss der 15-jährige Jason Lewis aus Georgia seine Eltern und verwies als Motiv auf Demütigung und Rachegelüste, die er entwickelte, weil er – wie Mallory im Film – vor Mitternacht zu Hause zu sein hatte (*APnews online* vom 7. März 1995); nach dem Amoklauf an einer High School im Jahr 1999 (»Columbine High School Massaker«) fanden die Behörden in den Tagebüchern der Täter Eric Harris und Dylan Klebold das Kürzel NBK (»Natural Born Killers«) als Code für den Tag des geplanten Massakers (*Die Welt* vom 20.04.2009). Und das sind längst nicht alle Vorfälle, in denen es Bezüge zum Film gab! Im Internet kursieren einige Listen, in denen die verschiedenen Verbrechen aufgelistet werden, bei denen die Imitation des Films eine entscheidende Rolle zu spielen schien (z. B. unter dem Verweis »Natural Born Killer Copycat Crimes« auf der englischsprachigen *Wikipedia*).

Auch noch lange nach seinem Erscheinen tauchten solche Bezüge auf: So erschossen Angus Wallen und Kara Winn im Jahr 2004 ihren Mitbewohner und zündeten die gemeinsame Wohnung an, wobei die Staatsanwälte vor Gericht heikle Gemeinsamkeiten zum Stone-Film präsentierten; 2008 erwürgte Eric Tavulares seine Freundin, nachdem die beiden zunächst noch den Film bis zur Hälfte geschaut und anschließend zusammen ins Bett gegangen waren. Während dieses Buchprojekt entstand, wurde

2018 das »Killer-Paar aus Dieburg« verurteilt, das sich ebenfalls vom Film dazu habe inspirieren lassen, eine Rentnerin zu ermorden (*Hessenschau* vom 18.04.2018).

In der Literatur zu diesen Vorfällen werden Sarah Edmondson (damals 19 Jahre alt) und Benjamin James Darras (damals 18 Jahre alt) als berühmteste Nachahmer betrachtet. Nachdem sie *Natural Born Killers* auf LSD gesehen hatten, töteten sie 1995 einen Mann und schossen auf eine Frau (die zwar überlebte, aber fortan querschnittsgelähmt war). Ein guter Freund des getöteten Mannes war der berühmte Krimi-Autor John Grisham, der sodann Regisseur Oliver Stone und Time Warner verklagte. Dieser Gerichtsprozess war nicht der einzige, der gegen den Regisseur und seine Produktionsgesellschaft geführt wurde und großes mediales Aufsehen erregt hat.

Während der Verhandlungen wurde immer wieder der Vorwurf der Gewaltverherrlichung eingebracht: Demnach hätte der Regisseur wissen müssen, dass seine spezielle, reißerische Gewaltinszenierung unweigerlich junge Menschen zu Mord und Totschlag anstifte. So als würde in den Medien *beobachtete* Gewalt kausaler Weise direkt zu *real praktizierter* Gewalt führen. Vergleichbar glatteisige Argumentation kam ebenfalls aus Deutschland, namentlich vom damaligen rechtspolitischen Sprecher der CSU, Norbert Geis, der (wie in vielen anderen Ländern) ein Verbot des Films forderte, wie im *Spiegel* (Nr. 45, 1994) ausführlich berichtet wurde. Übersehen wird allzu leichtfertig, dass Regisseur Oliver Stone kein Statement zur Verherrlichung von Gewalt als Lösungsstrategie für psychische und soziale Probleme abzugeben bezweckte, sondern auf eine Kritik an der öffentlichen Berichterstattung zu Gewaltstraftaten abzielte, hinter welcher er eine schlummernde (doch irgendwie auch offensichtliche) Sensationsgier der Öffentlichkeit entlarvte, die er im Film demaskierte und satirisch aufbereitete. Notwendige Provokationen seien da *per definitionem* inbegriffen. Dass er dabei direkt zu Kriminalfällen Bezug nimmt, die eine enorme mediale Aufmerksamkeit erzeugten und die Angeklagten in kürzester Zeit praktisch zu Medienstars erhoben, sollte allein schon hinreichendes Indiz für die Absichten des Regisseurs sein.

Stilistische Besonderheiten

Laut einer einflussreichen Kritik im *Time Magazin* (vom 29.08.1994, zit. n. Tripp 2005, S. 311) seien die Ambitionen von Oliver Stone, eine Mediensatire zu präsentieren, mehr als offensichtlich. Bloß falle diese einem »Rundumschlag« zum Opfer, mit dem der Regisseur »nicht nur die Medien« anprangert, sondern obendrein auch »die amerikanische Familie«, »das Justizsystem« und eine ganze Reihe anderer Institutionen »mitkritisiert und mitverteufelt«. Über die unreflektierte und semantisch viel zu überladene Aneinanderreihung von impressionistischen Gewaltexzessen verliere der Film die kritische Distanz zu seinem Sujet – und damit zu sich selbst. Lothar Mikos (2017, S. 161) meint, das große Problem des Films sei, dass er durch seine eigenwillige Gestaltung »seine eigene Botschaft« und damit »seinen reflexiven Charakter« unterläuft. Marcus Stiglegger (2017, S. 156) spricht diesbezüglich von einer »Implosion«, bei der die im Film verstoffwechselten Motive und Themen, Zeichen und Bedeutungen sich aufgrund ihrer Fülle und Überlagerung wechselseitig »aufheben«. Übrig bleibe da einzig »delirierendes Chaos«.

Über die stilistische Aufmachung des Films ist bereits einiges an Literatur verfügbar. Samuel Rothenpieler (2018) fasst in seiner Kritik für *Filmstarts* die gestalterische Extravaganz von *Natural Born Killers* zusammen:

»Subversive Pop-Art und regelrecht abartige Brüche der Konventionen, Vermischung von Schwarz-Weiß-Aufnahmen, Zeichentrick, Fotokollagen, überzeichnete Farbaufnahmen und psychologische Hintergrundmotive machen aus dem Film einen wahrhaften Trip, der einem schwer zusetzt.«

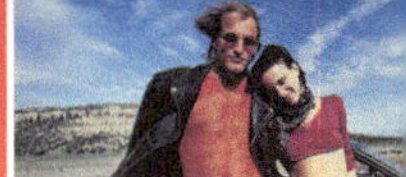

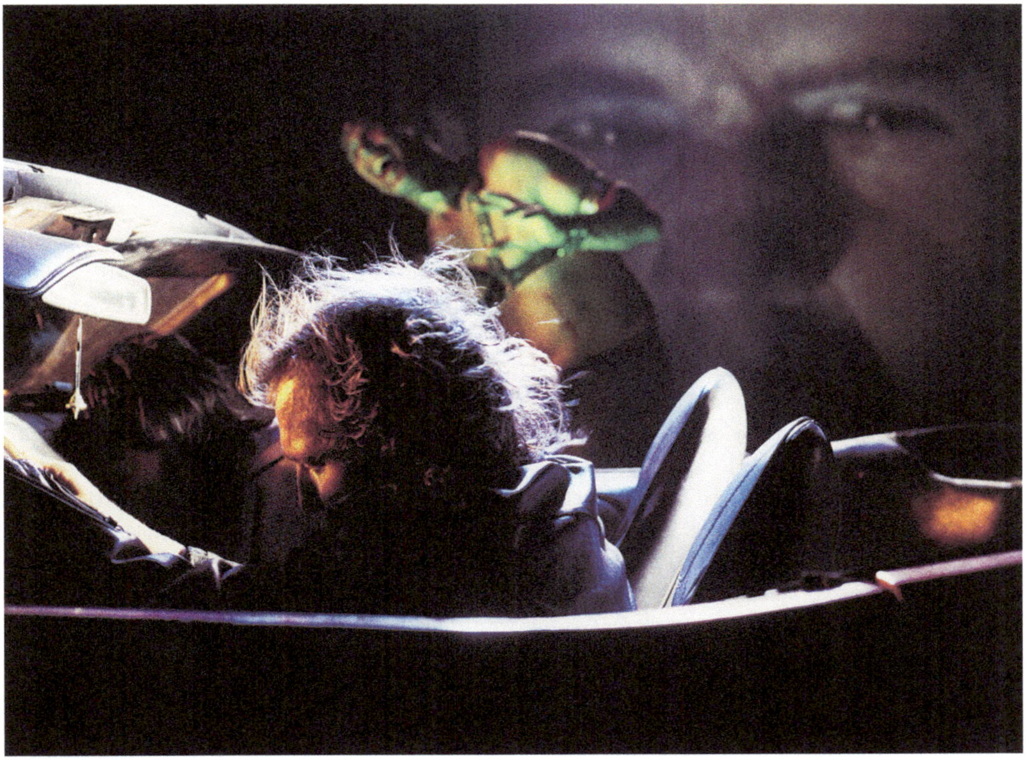

Abb. 13.4 *Natural Born Killers* zeichnet sich vor allem durch eine stilistische Machart aus, die uns beim Anschauen an die Grenzen der Belastbarkeit bringt. (© Warner Bros. Quelle: Filmbild Fundus Herbert Klemens. Mit freundlicher Genehmigung)

Wir würden sagen, dass der Film nicht nur »schwer zusetzt«: Er *überfordert* auch. Lothar Mikos (2017, S. 164) spricht gar von einer »Überdosis«: Die spezielle Stilistik des Films sei »physiologischer Gewaltakt«, der unsere Verarbeitungskapazitäten übersteigt (Abb. 13.4). Auf allen Ebenen der Filmgestaltung reizt Oliver Stone die technischen Möglichkeiten aus, um uns beim Zuschauen an die Grenzen der Belastbarkeit zu bringen: So wird das Szenenbild von gekünstelten Kulissen dominiert, die häufig ganz augenscheinlich aus einem »green screen« bestehen, über den beispielsweise Fernsehbilder in Fenstern oder unpassende Naturaufnahmen, Feuer und Explosionen im Hintergrund von fahrenden Autos eingespielt werden; unvermittelt werden verstörende Bilder oder ruckartige Bewegungen (z. B. der zum Teufel stilisierte Mickey) unter die vordergründigen Handlungsabläufe gemischt; ungewöhnliche Kamerafahrten machen uns ganz schwindelig und sorgen für reichlich Orientierungslosigkeit; dazu eine Filmmusik, die für eine gewöhnungsbedürftige Diskrepanz zwischen den brutalen Bildern und allzu fröhlicher Untermalung (häufig von klassischer Musik) sorgt. In der kunstfertigen Montage des Films ist es äußerst schwer, das eigentlich narrative Geschehen von Fantasie zu unterscheiden: Was ist Rückblende? Was ist Gegenwart? Was ist Imagination? Was ist Realität? Der Film bombardiert uns mit derart abwechslungsreichen Bildern, wir sind gut mit dem Sortieren der vielfältigen Eindrücke beschäftigt, um uns darin halbwegs zurechtfinden zu können.

Dass Kritiker von »Trip« und »Überdosis« sprechen, ist sicher kein Zufall: Gestalterisch übersetzt Regisseur Oliver Stone den Drogenexzess von Mickey und Mallory in die Atmosphäre des Films und macht ihn damit für uns Zuschauerinnen und Zuschauer unmittelbar erfahrbar. Wir sehen das Geschehen so, wie Mickey und Mallory ihre Umwelt wahrnehmen: psychedelisch verzerrt, chaotisch, *in-*

trusiv. Filme, die uns ihre Wirklichkeit nicht im dokumentarischen Sinne »objektiv« vorlegen, sondern die Welt durch »die Brille der Protagonisten« zeigen, nennt Bruce Kawin (1978) »Mindscreen« (der im »Stream of Consciousness«-Roman seine literarische Entsprechung hat). Offenbar zielt der Film darauf ab, das hohe Maß an innerer Erregung, das im Gangster-Pärchen durch rohe Gewalttätigkeit, Sexualität und Drogenrausch auf kontinuierlich explosiver Höhe gehalten wird, atmosphärisch auf uns überspringen zu lassen!

Vielleicht liegt das Imitationsverhalten von so erschreckend vielen Jugendlichen gerade mit in dieser außergewöhnlichen Machart des Films begründet? Zweifelsfrei strömt die stroboskopartige, schnelle Schnittfolge mit ihren unablässig wechselnden Einstellungen, Perspektiven, Größenverhältnissen und Farben überfallsartig auf uns ein. Eine bestimmte Reizüberflutung ist da nicht abwegig! Aus der Forschung zum »Sensation Seeking« von Marvin Zuckerman (1994) wissen wir, dass jeder Mensch ein individuell ausgeprägtes Level an »Erregungsniveau« braucht, um sich wohlzufühlen, dass es aber darüber hinaus besonderes Wohlergehen auslöst, die innere Erregung kurzfristig explodieren zu lassen. Deswegen würden wohl so viele Menschen Vorliebe an Risikosportarten, am Rummel und an Horrorfilmen finden. Auch unsere Faszination am Bösen können wir damit verknüpfen.

In *Natural Born Killers* wird die stilistisch provozierte Erregungsexplosion an die Darstellung von Gewalt, Hilflosigkeit, Missbrauch und Traumatisierung geknüpft. Das ist in erster Linie eine recht bedrohliche Mischung: Sie ist gefährlich, weil die intrusiven Gewaltbilder in uns *selbst* vorhandene, aber *verdrängt* gehaltene Erfahrungen von Hilflosigkeit, Schwäche, Schmerz und Ohnmacht aktivieren und kathartisch freisetzen. Die Freisetzung dieser Gefühle würde den Filmkonsum für uns traumatisch machen, weswegen es notwendig ist, die explodierende innere Erregung zu entschärfen, indem sie an konkrete Objekte »gebunden« und danach »umgedeutet« werde. Die beiden Protagonisten mögen in *Natural Born Killers* abscheuliche, hemmungslose und manifest gestörte Serientäter sein – sie stellen jedoch gleichzeitig die einzig wirklich zuverlässige Konstante im Geschehen dar! Uns bleibt fast gar nichts anderes übrig, als in Mickey und Mallory Halt gebende, stützende Objekte zu erkennen! Anders gesagt verleitet der Film dank seiner speziellen Aufmachung dazu, sich dem Pärchen emotional zuzuwenden, sich ihnen gewissermaßen anzuvertrauen und sie damit positiv wahrzunehmen. Oder analytisch gesprochen: sich mit ihnen zu »identifizieren«. Udo Rauchfleisch (1997) beschreibt verschiedene Motive, die junge Menschen zum Konsum von Filmen mit gewalttätigen Inhalten brächten: »Kompensation« und »Flucht« sind so ein Motiv, wo es darum geht, über den Konsum frustrierende Erfahrungen in Elternhaus, Schule und Peer Group auszugleichen; oder »Langeweile« und »Ablenkung«, die durch die Stimulierung im Sinne des Sensation Seekings vor lähmender Passivität bewahren. Die Identifikation erlaubt als weiteres Motiv die Möglichkeit, sich mit »den großartigen Helden« zu verbinden. Rauchfleisch beruft sich auf die klassische Vorstellung, wonach die Identifikation mit den Filmhelden erlaubt, »eigene Gefühle von Ohnmacht, Hass, Wut, Verzweiflung, verdrängte Ängste und Aggressionsphantasien« auszuklammern. Im Falle von *Natural Born Killers* haben wir es mit dem sonderbaren Umstand zu tun, dass es der Film selbst ist, der diese Gefühle durch die präsentierte Brutalität auslöst – und damit den Weg in die Identifikation mit dem Killer-Pärchen gleich doppelt ebnet, weil wir uns ihnen emotional annähern, um nicht in der aufwühlenden Erregung der anregenden Bilderflut unterzugehen. Für die Provokation solch einer Identifikation ist die dramaturgisch raffinierte Figurenkonstruktion ein klarer Vorteil: Mickey und Mallory erscheinen durchaus sympathisch, gerade wenn wir sie mit den übrigen – moralisch verwerflichen – Figuren der Story vergleichen, wie Ginny Holbert (1994) pointiert formuliert (übers. d. Verfasser):

»Mickey und Mallory sind zweifelsfrei die attraktivsten, coolsten und sympathischsten Figuren im Film. Sie sind tapfer, spirituell und offensichtlich zärtlich verliebt – ganz anders als der zwielichtige, schmierige Gefängnisdirektor, der mordlüsterne Polizeidetective, die missbrauchenden Eltern, der fragwürdige Psychiater, die schweinischen Café-Besucher oder der ausbeuterische Journalist.«

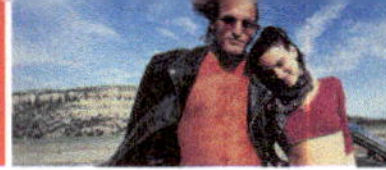

Da die beiden Hauptfiguren nicht nur auf ihre skurrile Art *sympathisch* oder gar *liebevoll*, sondern obendrein *ruhmreich* und *glorifizierend* dargestellt werden, ist es möglich, die kathartisch wachgerufenen Gefühle von Ohnmacht und Hilflosigkeit, Schwäche und Schmerz zu binden, indem die Erregung zusätzlich durch *Idealisierung* umgedeutet wird. Diesen Mechanismus haben wir oben als »Identifikation mit dem Aggressor« enttarnt: Bevor wir selbst in der innerlich wachgerufenen Hilflosigkeit untergehen, nehmen wir uns lieber ein Beispiel an Mickey und Mallory und empfinden einen Lustgewinn just daran, wie willkürlich die beiden im Film *andere* Menschen in eine unterlegene, ausgelieferte Position zwängen. Um nicht als Opfer im inneren Chaos zu versinken, schützen wir uns, indem wir selbst zur Bestie werden – wenn auch normalerweise lediglich in der *Partizipation* durch die *Beobachtung* der Inszenierung.

Wir können uns gut vorstellen, dass dieser unbewusst ablaufende Schutzmechanismus von Identifikation und Idealisierung umso gravierender und drängender ablaufen muss, je bedrohlicher und zerstörerischer jene Selbstanteile und Gefühle ausgeprägt sind, die aus eigenen schädlichen, gewalttätigen und traumatischen Erfahrungen aus der frühen Kindheit stammen. Dann ist auch die Fähigkeit zur Mentalisierung umso brüchiger und die Wahrscheinlichkeit steigt, zur Affektregulation und Erregungsbindung die idealisierten Vorbilder *zu imitieren* – d. h., tragischerweise für den schlimmsten Fall: deren Gewalt tatsächlich persönlich *auszuagieren*. Dass diese Imitation für das brüchige Gleichgewicht im Selbsterleben notwendig ist und als Strategie zur Affektregulation greift, zeigt die große Not, die sich eigentlich im Inneren der Betroffenen verbirgt.

Media born killers?

Lothar Mikos (2017, S. 163) konstruiert sein Fazit über den Film um ein pointiertes Wortspiel herum, das sprachlich unterhält, von uns aber inhaltlich mit äußerster Vorsicht zu genießen sein sollte:

> »Die ästhetische Inszenierung von medial bearbeiteter und medial inszenierter Gewalt schafft einen reflexiven Rahmen, der weder die Gewalt noch die Gewalttäter tatsächlich als ›Natural born killers‹ erscheinen lässt, sondern sie als ›Media born killers‹ präsentiert.«

Hier werden wir gleich auf zweierlei Wegen in die Irre geführt. Das »Natural« im Titel verleitet zur Vorstellung, es gäbe Menschen, die als blutgierige Mordmaschinen *geboren* werden. Mickey hatte darüber in seinem Gefängnisinterview gemutmaßt. Ein Irrtum, wie wir festgestellt haben. Gewalt steckt uns *nicht* in den Genen, tituliert der Anthropologe Ashley Montagu (1985) seinen wichtigen Band über die menschliche Aggression. Irreführend ist allerdings auch die Vorstellung, es sei die Gewalt in den *Medien*, die Menschen in Killer verwandelt: Wenn von den »Media born killers« die Rede ist, dürfen wir uns nicht dazu verleiten lassen, den alten Vorwurf aus der Medientheorie auszugraben, wonach mediale Gewaltvermittlung unweigerlich *tatsächliche* Gewaltausübung erzeugt. Gewalt in Filmen kann ein *Katalysator* sein, zweifelsfrei. Dass junge Erwachsene mit strukturellen Defiziten nach exzessivem Konsum von Stones Film losziehen, um es seinen Titelfiguren an Grausamkeiten gleichzutun, ist leider trauriges Indiz dafür. Quelle der Gewalttätigkeit kann jedoch kein anderes Medium sein als die Beziehung eines Menschen zu *seinem inneren Selbst* – und die Mängel, die wir dort in der Reife von Selbst- und Affektregulation vorfinden!

Vielleicht ist es möglich, Spaß an einer Gewalt zu haben, die in einem Film wie *Natural Born Killers* genau genommen *keinen* Spaß machen soll. Der Spaß steht hier im Dienste der abwehrbedingten *Identifikation* mit dem Film als intrusivem Objekt, weil man mit dem eigenen Inneren überfordert ist. Damit man gar nicht erst auf die Idee kommt, Gewalt als etwas Lustvolles zu erleben, wie Quentin Tarantino im eingangs erwähnten Statement propagiert, zeigt Regisseur Michael Haneke in seinen Filmen übrigens Gewalt stets in ihrer *Reinform*: Fernab der verfälschenden Ästhetisierung soll genau die überwältigende Verstörung transportiert werden, die Gewalt immer auslöst. In der sicher unerträglichsten Einstellung des Films *Funny Games* (1997) liegen Mutter und Vater im Wohnzimmer und sind fassungslos: Gerade war ihr Sohn vor ihren Augen erschossen worden. Die Hinrichtung wurde nicht gezeigt. So ähnlich wie in Tarantinos *Reservoir Dogs*, wo wir nicht sehen, wie dem geknebelten Polizisten das Ohr abgeschnitten wird. Nur ist es bei Haneke wesentlich unerträglicher, weil hier Ironie und Sarkasmus fehlen, die wir für die Tarantino-Filme als stilbildendes Merkmal angeführt haben. Haneke inszeniert die lähmende Leere, die auf die Hinrichtung folgt. Wir sehen das Wohnzimmer aus der Totalen. Den toten Körper des Sohnes erahnen wir schemenhaft neben der Mutter. Sie versucht wimmernd und unter höchster Anstrengung zu ihrem Mann zu kriechen. Es gelingt ihr nur langsam. Zentimeter um Zentimeter arbeitet sie sich voran. Die Kamera verharrt ohne Bewegung. Kein Perspektivenwechsel, kein Schnitt. *Minutenlang.* Aus dem blutverschmierten Fernseher erklingt ein tosendes Autorennen. Es sind die Unerbittlichkeit in der Nüchternheit der Darstellung und die Eigenart der kaum auszuhaltenden Ruhe, die hier verstören.

Die Bildsprache von Oliver Stone zielt in eine andere Richtung: *Natural Born Killers* kommt mit viel Lärm daher. *Es regiert der Exzess.* Wir wünschten, es wäre viel Lärm um Nichts: Nur steckt im Kern des Films eine erschütternde Botschaft. Für Kritiker Andreas Kilb (1994) offenbart der Film seine Botschaft in jenem schaurigen Höhepunkt des Films, als der Journalist Wayne Gale während der Flucht aus dem Gefängnis zur Waffe greift und selbst auf die Polizisten schießt. Er brüllt:

»Ich habe mich noch nie in meinem Drecksleben so lebendig gefühlt!«

Der Film von Oliver Stone zeigt, dass es etwas »*Böses*« in uns gibt, das darauf wartet, herauszukommen. Nur ist dieses Böse gar nicht die *Gewalttätigkeit* selbst. Vielmehr empfinden wir als böse, was unser *Fühlen* überfordert. Deswegen zeigt *Natural Born Killers* gleichzeitig, wie fatal es ist, die Gewalt als Strategie zu benutzen, gerade um zu verhindern, dass in uns zum Vorschein kommt, was wir an innerem Schmerz verbergen.

Literatur

Bandura A (1979) Aggression. Eine sozial-lerntheoretische Analyse. Klett-Cotta, Stuttgart

Der Spiegel (1994) Wollen Sie ein Blutbad? Nr 45, S 96–101

Fonagy P (2006) Persönlichkeitsstörung und Gewalt. In: Kernberg O, Hartmann HP (Hrsg) Narzissmus. Grundlagen, Störungsbilder, Therapie. Schattauer, Stuttgart, S 486–540

Gruen A (1984) Der Verrat am Selbst. DTV, München

Holbert G (1994) A shared lust for blood. »Killers« just as guilty as media. Chicago Sun Times, 7. September

Kawin B (1978) Mindscreen. University Press, Princeton

Kilb A (1994) Zum Töten geboren, zum Schauen bestellt. https://www.zeit.de/1994/44/zum-toeten-geboren-zum-schauen-bestellt. Zugegriffen: 3. Aug. 2018

König H (2012) Der Exorzist. In: Piegler T (Hrsg) Das Fremde im Film. Psychosozial, Gießen, S 21–38

Lorenz K (1963) Das sogenannte Böse. DTV, München

Mikos L (2017) Medien im Film. In: Schroer M (Hrsg) Gesellschaft im Film. Halem, Köln, S 148–170

Montagu A (1985) Mensch und Aggression. Der Krieg kommt nicht aus unseren Genen. Beltz, Weinheim

Müller T (2004) Bestie Mensch. Ecowin, Salzburg

Neiman S (2004) Das Böse denken. Suhrkamp, Frankfurt a. M.

Nietzsche F (1886) Jenseits von Gut und Böse. Reclam, Leipzig

Rauchfleisch U (1997) Überlegungen zu den Ursachen und Wirkmechanismen des Konsums von Gewaltdarstellungen bei Kindern und Jugendlichen. Praxis der Kinderpsychologie und Kinderpsychiatrie 46:435–444

Richter HE (1979) Der Gotteskomplex. Psychosozial, Gießen

Rothenpieler S (2018) Natural born killers. http://www.filmstarts.de/kritiken/37178/kritik.html. Zugegriffen: 31. Mai 2018

Stiglegger M (2017) Autorenfilm. In: Hecken T, Kleiner MS (Hrsg) Handbuch Popkultur. Springer, Berlin, S 152–158

Tripp C (2005) Natural born killers. In: Hoeren T, Meyer L (Hrsg) Verbotene Filme. LIT, Münster, S 303–348

Zuckerman M (1994) Behavioral expressions and biosocial bases of sensation seeking. University Press, Cambridge

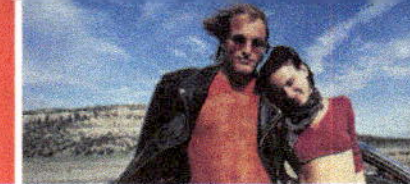

Originaltitel	Natural Born Killers
Erscheinungsjahr	1994
Land	USA
Drehbuch	Quentin Tarantino, David Velzoz, Richard Rutowski, Oliver Stone
Regie	Oliver Stone
Hauptdarsteller	Woody Harrelson, Juliette Lewis, Tom Sizemore, Tommy Lee Jones, Robert Downey Jr.
Verfügbarkeit	Als DVD in deutscher Sprache erhältlich

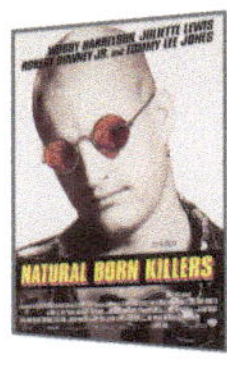

Andreas Hamburger

Lars von Triers Verrücktspielen mit dem Publikum

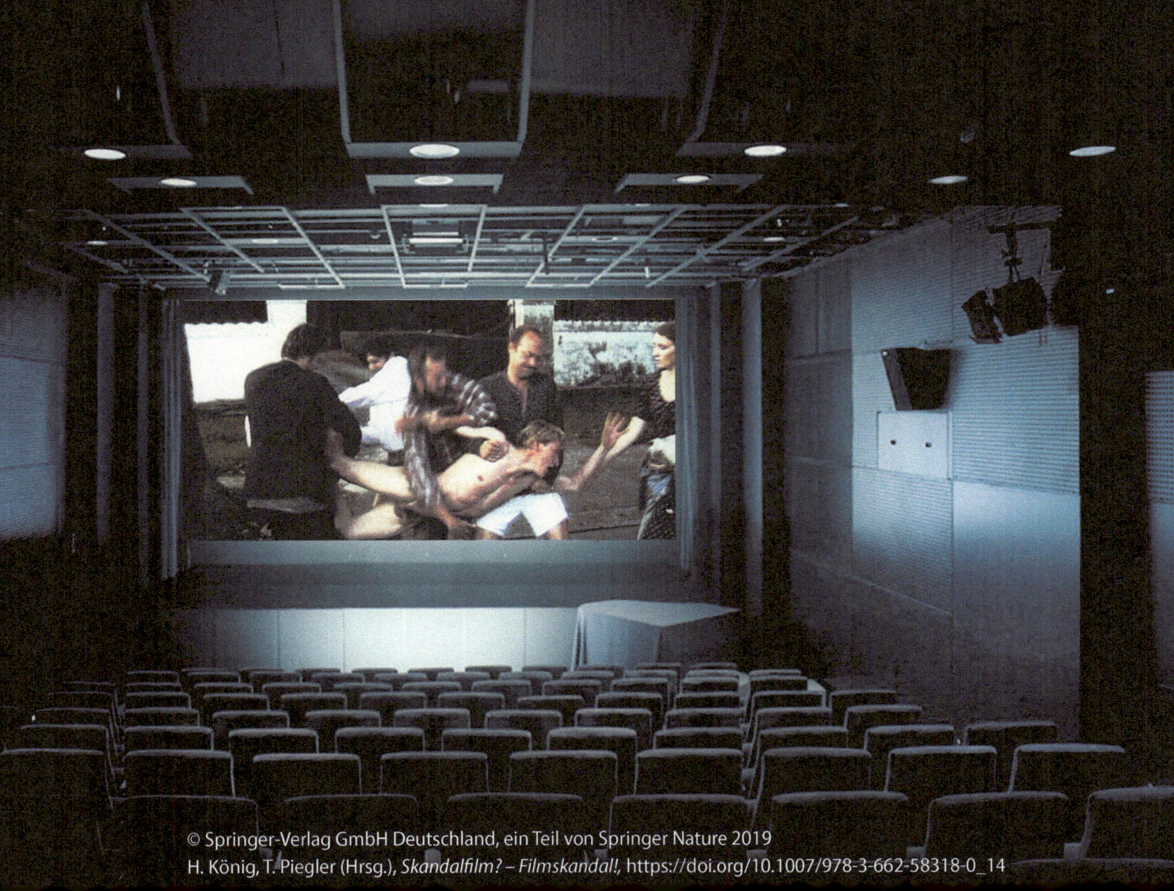

© Springer-Verlag GmbH Deutschland, ein Teil von Springer Nature 2019
H. König, T. Piegler (Hrsg.), *Skandalfilm? – Filmskandal!*, https://doi.org/10.1007/978-3-662-58318-0_14

Filmplakat *Idioten*. (© Kinowelt Home Entertainment. Quelle: Filmbild Fundus Herbert Klemens. Mit freundlicher Genehmigung)

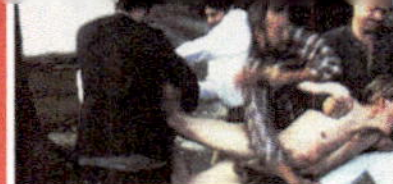

Idioten

Zur allgemeinen Überraschung erhielt im Februar 2018 der radikale rumänische Experimentalfilm *Touch Me Not* den Goldenen Bären. Die junge Regisseurin Adina Pintilie zeigt in ihrem semidokumentarischen Film die Spielarten und Grenzen menschlicher Sexualität und stellt Abwehrreflexe, etwa gegenüber der sexuellen Präsenz eines köperbehinderten Menschen, auf den Prüfstand einer laborartigen Inszenierung von Intimität. Bewusst überschreitet der Film auch die Grenze zum Publikum, indem er Spiel- mit Interviewszenen mischt und Betroffene mit Schauspielern interagieren lässt. Die Zuschauer werden dadurch in den quasi-therapeutischen Erkundungsprozess ebenso einbezogen wie die Mitwirkenden. Vom Boulevard als »Nackt-Schocker« (*Berliner Morgenpost,* 24.02.2018) und »Sex-Doku« (*Bild,* 23.02.2018) bezeichnet, stieß der Film auch bei der Kritik auf ein geteiltes Echo. Die Regisseurin bedankte sich beim Team mit den Worten »Unser Film ist eine Liebesarbeit. Ich bin so dankbar für den Mut meines lieben Teams. Ihr seid meine Kameraden in der Armee der Liebe.«

Lars von Triers *Idioterne* (*Idioten,* 1998) (Abb. 14.1) weist manche Parallele zu dem gefeierten Film auf, doch kam er weniger gut an. Ob er freilich ein »Skandalfilm« war, gar skandalöser als andere Werke des auf Erregung öffentlichen Ärgernisses geradezu spezialisierten Regisseurs, soll vorderhand offen bleiben.

Das Genre der Skandalfilme reicht weit zurück in die Filmgeschichte. Die Wichtigsten sind in diesem Band vertreten – wenngleich bei manchen aus dem historischen Abstand kaum noch auszumachen ist, was an ihnen zu ihrer Zeit so skandalös war. *Tystnaden* (Das Schweigen) etwa, ein Film der 1963 seinen Kassenerfolg nicht zuletzt der »Aktion saubere Leinwand« verdankte, die er ausgelöst hatte, wirkt heute wie eine Seelendrama-Etüde in delikaten Grautönen, einschließlich der rührenden Nacktszenen, die die Bischöfe seinerzeit in hohe Erregung versetzten.

Eine Protestwelle hat *Idioterne* seinerzeit nicht ausgelöst. Die norwegische Zensur ließ sogar erstmals explizite Sexszenen passieren. Von der Kritik wurde er eher belächelt, so etwa vom *Sight and Sound*-Kritiker Xan Brooks (1999) als »Äsopische Fabel für Anarchisten« (vgl. Walters 2004, S. 43). David Sterritt (2000, S. 76) bemängelte in seiner Rezension in *Film Comment,* von Trier habe mit *Idioterne* das eigene Dogma-Konzept im Ansatz verfehlt. Sein »teenage grossout flick« (etwa: eine auf Ekelreflexe setzende Teenagerkomödie) nutze »selbstgerechten Sensationalismus als inadäquaten Ersatz für psychologische Tiefe und soziologische Einsicht«. Demgegenüber vertrat die *NZZ* (1999) in einer anonymen Notiz immerhin die Ansicht, der Film versuche »gerade durch provokant amateurhafte Qualität im Technischen dem Ideal eines puristischen und spontanen Kinos in kollektiver Erarbeitung nahezukommen«. Von diesem Meinungsaustausch wenig berührt, scheint das Publikum den Film weitgehend ignoriert zu haben: In den USA wurde ein verschwindend geringes Einspielergebnis von etwas über 2000 US-Dollar verzeichnet, für Europa liegen keine Zahlen vor (www.boxofficemojo.com). Falls der Film ein Ärgernis war, dann in der Nische.

Handlung

Wir sehen eine Frau Ende 30 (Bodil Jørgensen) in einer Kutsche fahren und sich neugierig, aber scheu umsehen. Dann sitzt sie allein in einem feinen Restaurant und bestellt ein billiges Essen. Ihr gegenüber ein Tisch mit zwei jungen, offenbar geistig behinderten Männern und ihrer Betreuerin. Stoffer (Jens Albinus), einer der beiden, geht intrusiv, aber nicht unfreundlich die anderen Gäste des Lokals an, während Henrik (Troels Lyby), der andere, wegen der steigenden Spannung im Raum vor Angst zu weinen beginnt. Als Stoffer zu der einsamen Frau kommt und sie streichelt, lässt sie es geschehen. Die

Betreuerin Susanne (Anne Louise Hassing) versucht, Stoffer zum Gehen zu überreden, aber er weigert sich, und Karen, so heißt die Protagonistin, bietet an, ihn hinauszubegleiten. Das beruhigt ihn, aber nun lässt er ihre Hand nicht mehr los, und so fährt sie mit den Dreien im Taxi mit. Dort beginnen alle drei mit einem Mal gelöst zu scherzen. Die Kamera schneidet nun auf kurze Interviewszenen, die die Szene rückblickend in den Kontext einer »Gruppe« stellen, zu der Karen »als Letzte dazukam«. Dann sehen wir wieder das Taxi, das nun auf einem Fabrikhof vorfährt. Dort warten weitere Behinderte bereits, um eine Besichtigung durchzuführen. Karen geht mit. Wieder benehmen sich die Behinderten auffallend, reagieren z. B. auf einen Scherz des Produktionsleiters (»Jetzt stoppe ich die gesamte Steinwolleproduktion von Dänemark«) mit Angst und Verstörung. Und wiederum löst sich alles auf, sobald sie in einem Bus mit der Aufschrift »Handicap Befordring/Handicap Service« wegfahren. Karen versteht nun, durch die Wiederholung dieses Handlungsmusters, was gespielt wird, und sie bemängelt es:

💬 »Ihr macht euch lustig über sie«

worauf Stoffer entgegnet:

💬 »Sie machen sich lustig über uns.«

Der Bus fährt vor einem Landhaus vor. Schnitt: Wir sehen Karen allein in einem Zimmer eine Nummer wählen, aber als der Angerufene sich meldet, bringt sie kein Wort heraus und beginnt zu weinen. Erklärt wird diese Szene nicht. Karen bleibt wie selbstverständlich bei der Gruppe der »Idioten«, deren provokative Aktionen an Schärfe zunehmen. Nach und nach dringt die Realität in das geschlossene Labor der Kommune ein und erzeugt Spannungen. Stoffers Onkel, der Hausbesitzer, taucht auf und es gelingt nicht wirklich, ihn davon zu überzeugen, dass die »Idioten« Handwerker seien, die das Haus instand halten (etwa den Rasen staubsaugen). Stoffers Provokationsspiele werden nun härter. Als »Behinderte« erschwindelt oder erpresst die Gruppe Geld von Nachbarn. Ein Käuferpaar, das das Haus besichtigen will, kann noch abgeschreckt werden durch die Mitteilung, im Nachbarhaus sei eine Einrichtung für Behinderte, die gewohnt seien, den Garten zu benutzen. Aber die Idylle ist angezählt. Als in der folgenden Szene tatsächlich eine Gruppe von Menschen mit Down-Syndrom zu Besuch kommt, geht es zwar fröhlich zu, doch Stoffer ist diese Fröhlichkeit suspekt. Er wirft Henrik, der ein Foto machen will, Faschismus vor:

💬 »Wollen wir ihnen nicht gleich die Schädel vermessen und ab in die Gaskammer?«

Danach sitzen die »Idioten« wie erschlagen auf dem Boden des leeren Wohnzimmers, Stoffer zweifelt an ihrer Gefolgschaft. An diesem Bruchpunkt der Gruppenkohärenz gerät Karen in einen dissoziativen Zustand.

💬 »Karen ist gaga«

– so wird das zunächst fröhlich kommentiert; dann aber sehen wir die anderen sich um Karen bemühen, in einer Art Kuscheltherapie im Schwimmbad wollen sie ihr regressive Geborgenheit vermitteln. Weitere Aktionen folgen, teilweise eingebettet in einen Beziehungskonflikt – das »gaga«-Spiel wird hier zur Waffe. Ein Versuch der Gemeinde, die Gruppe mit Geld in den Nachbarort zu locken, führt zu einem Wutausbruch von Stoffer, der zuerst eine drakonische »Elektro-Behandlung« eines Gruppenmitglieds inszeniert, sich dann aber selbst (und das wirkt nicht mehr gespielt) in einem verzweifelten Wutausbruch die Kleider vom Leib reißt und brüllend über die Straße läuft (■ Abb. 14.2).

Spiel und Ernst sind nun untrennbar verbunden. Die Gruppe schafft Stoffer auf den Dachboden und fesselt ihn, damit er sich beruhigt – ob dies eine weitere Umdrehung des Spiels oder blindes Reproduzieren des Ausschlusses von Andersartigkeit ist, bleibt unklar. Wie eine Christusfigur ruht er gefesselt, von der Gruppe umgeben. Das folgende Interview mit Susanna bezieht sich freilich nur auf Karen, die

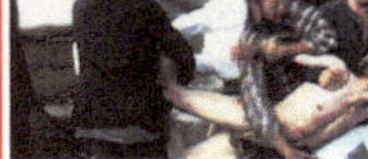

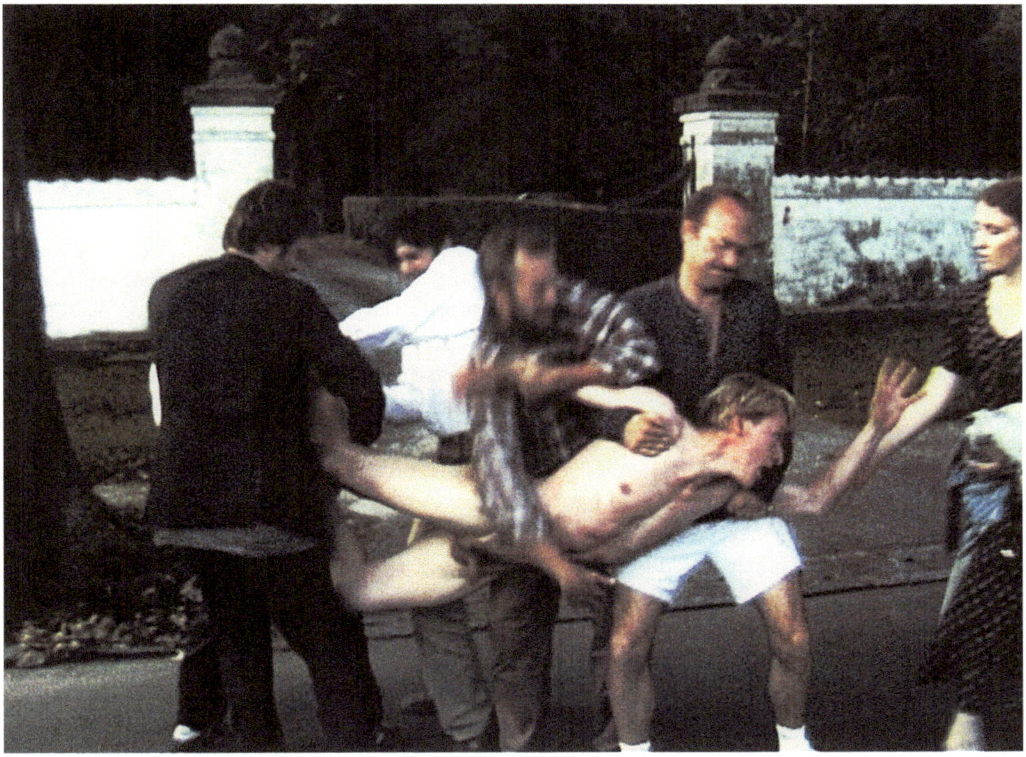

Abb. 14.2 Stoffer dreht durch – Spiel oder Ernst? (© Kinowelt Home Entertainment. Quelle: Filmbild Fundus Herbert Klemens. Mit freundlicher Genehmigung)

die Kamera nun beim Basteln zeigt: Die Gruppe will ein Fest zu Stoffers (gespieltem) Geburtstag feiern. Er darf sich ein Spiel wünschen und wählt »Rudelbums«, auch damit wieder die Grenzen der Spielbereitschaft testend. Ein Parallelentwurf gelingt in einem abgeschiedenen roten Zimmer, wo Josephine und Jeppe, beide sehr schüchtern, gerade durch das miteinander »gaga«-Spielen eine vorsichtige, intime Erkundung gelingt. Als wenig später die Gruppe vor dem Haus sitzt, taucht Josephines Vater auf und will sie mit nach Hause nehmen. Sie habe ihre Tabletten nicht genommen, das sei gefährlich. Stoffer stellt sich ihm nicht entgegen, ja er begründet dies mit dem Ausschluss von psychischem Leiden:

»Wir können hier niemanden heilen.«

Jeppe freilich wirft sich, als Josephine willenlos mit dem Vater davonfährt, vor Schmerz heulend auf das Auto. Die ergreifende Szene führt zu einer Spaltung in der Gruppe, und Stoffer flüchtet in eine immer diktatorischere Führerrolle. Er bezichtigt die gesamte Gruppe, Versager zu sein, und fordert zum Beweis, dass man »zum Spiel stehe«, das Idiotenspiel auf das eigene private Umfeld auszudehnen. Dazu sind sie nicht bereit (Alex) oder scheitern daran (Henrik), und die Gruppe droht zu zerfallen. Da erklärt sich Karen, die sich von jedem einzelnen mit einer liebevollen Beschreibung seiner Stärken verabschiedet hat, bereit, es zu wagen, und fährt mit Susanne zu ihrer Familie. Dort wird sie mit Unverständnis, ja Schock empfangen: Es stellt sich heraus, dass sie zwei Wochen – seit dem Tag, an dem ihr Kind starb – verschollen und auch der Beerdigung ferngeblieben war. Nun erst wird dem Zuschauer klar, unter welchem unerträglichen Druck Karen die ganze Zeit gestanden hatte, wie sie die Katastrophe von sich fernhalten musste. Doch auch jetzt kommt es nicht zur Katharsis, die Tragödie wird im rituellen Familienkaffee überspielt. Da macht Karen ihr Vorhaben wahr: Sie spielt Idiot. In der verlegen-angespannten Atmosphäre, vor der Kulisse einer immerfort hektisch tickenden Uhr, beginnt sie das Essverhalten eines Babys zu imitieren, bis ihr Mann aufspringt und sie schlägt. Unbeirrt mampft sie weiter. Tränen, Kaffee und Kuchenbrei fließen aus ihrem Gesicht. Susanne, die die erschütternde Offenbarung selbst zu Tränen gerührt hat, erlöst sie aus der Situation und führt sie davon. Finis.

Zuschauerwirkung

Entsprechend der filmpsychoanalytischen Methode (Hamburger 2018) soll hier zunächst der unmittelbare Sichtungseindruck berichtet werden. Erst von da aus kann eine Wirkungsanalyse einschließlich der Rekonstruktion der zeitgenössischen, möglicherweise skandalisierten Reaktionen unternommen werden.

In Identifikation mit der Protagonistin bin ich als Zuschauer zuerst verwirrt, denn auch ich falle in den ersten Minuten auf das Spiel herein. Bald aber wird die Spielregel der Gruppe klar. Dennoch bleibt meine Identifikation bei Karen – wie *sie* bin *ich* befremdet von dem feindseligen Spiel. Die provozierten Normalbürger benehmen sich rücksichtsvoll-distanziert, ähnlich wie es auch in meiner Welt üblich ist. Gäste, Kellner, Produktionsleiter – alle versuchen sich auf die »special needs« der vermeintlich Behinderten einzustellen. Aber genau dies politisch korrekte Verhalten, so registriere ich mit einem gewissermaßen pflichtschuldigen Einverständnis, will die Gruppe durch ihre Aktionen ja dekonstruieren. Es scheint, so sage ich mir, doch eine progressive, der Aufdeckung dienende Aktion zu sein. Und tatsächlich bemerke ich, wie mich die diegetische Schauspielkunst der Gruppe auch berührt: Die Unmittelbarkeit der Gefühle, etwa wenn der Produktionsleiter mit seinem harmlosen Scherz rhetorische Spannung erzeugen will und dabei Panik auslöst, erinnert an ein Kind, das bei dem Lied »Muß i denn …« in echte Tränen ausbricht. Auch in mir liegen kindliche Reaktionsmöglichkeiten bereit, die im Erwachsenenbewusstsein ausgeblendet und unterdrückt werden. Solche Gedanken stellen sich ein, aber eben als Gedanken. Emotional näher ist mir die Protagonistin, die zwischen all dem Fake »echte« (also filmisch als »echt« markierte) Gefühle zeigt. Der Film konfrontiert mich mit zwei Gefühlsregistern: Karens echter Verzweiflung und der gespielten Affektinkontinenz der »Behinderten«. Mitgezogen von der Dosissteigerung im Idiotenspiel der revolutionären Gruppe, das immer fragwürdigere Züge annimmt – etwa wenn sie Geld erschwindeln oder erpressen –, gelingt es mir dennoch ebenso wenig wie den Hereingelegten und Karen, mich zu distanzieren. Der Film versetzt mich in die Rolle eines betäubten Mitläufers. Im Fortgang der Handlung ändert sich das, nämlich genau dann, wenn der Film die Grenze zwischen Spiel und Leben überschreitet: Ab dem Besuch der Down-Gruppe wirkt die eskalierende Spannung zwischen Stoffer und Gruppe auch auf mich desillusionierend, ich sehne mich nach einem Aufstand gegen den Diktator. Der forcierte und auf allen Filmposters inszenierte »Rudelbums« wirkt wenig lustvoll, das vom offiziellen »Spassen«[1] abgelöste intime Paar Jeppe-Josephine dagegen berührend echt. Ihre vorsichtige Annäherung ruft Pubertätserinnerungen auf, und die sofort folgende Wende – die Geliebte wird weggerissen – unterstützt diese Peripetie mit den Mitteln der Melodramatik. Als Karen im Moment des Gruppenzerfalls durch ihre persönliche Ansprache die Gruppe aus dem Stupor der Gefolgschaft befreit, schöpfe ich Hoffnung; als sie aber anbietet, sich für ein privates Experiment zu opfern, fürchte ich, sie, deren »gaga«-Zustand so bitter ernst anmutete, werde sich in Gefahr bringen. In einem schützenden Impuls möchte ich ihr, wieder ganz Kind und eingetaucht in den Film, zurufen: »Tu das nicht!« und bin doch gleichzeitig, wie alle Filmkonsumenten, neugierig, wie es weitergeht. Das Ende dann führt Angst und Schaulust zusammen: Erst in Karens Zuhause, begleitet von Susanna, die nun die Rolle der Zuschauer vertritt, bekommt die ganze Handlung einen Sinn: Das »Spassen«, das Sich-Benehmen wie ein zu koordinierter Motorik und zur Decodierung falscher Affekte noch unfähiges

---

1   Nach Smith (2003) ist das dänische Verb »spasse« eine abfällige Bezeichnung für das Verhalten einer geistig behinderten Person (zit. n. Bunch, 2012, S. 147); im Deutschen wäre es am ehesten mit »spasten« wiederzugeben.

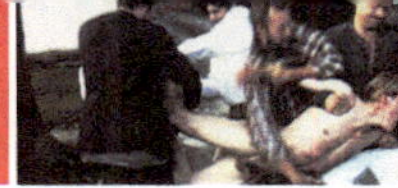

Kind, hier hat es seinen angestammten Platz. Die von wortloser Trauer überwältigte Mutter, die ihr Kind und zugleich die Sprache verloren hat, findet zu sich (und zu mir), indem sie dieses Kind spielt. Ihrer häuslichen Umgebung vermag sie damit nichts zu sagen, aber darum geht es ja nicht mehr. Ich bin zufrieden, dass jemand da ist, um sie hinauszubegleiten.

Nachdem der Film zu Ende ist, der Abspann in Kreidebuchstaben noch einmal Kindlichkeit signalisiert hat und die melodramatische Wucht des Schlusses verklungen ist, streife ich ihn dennoch zunächst wieder ab. Der Film bleibt nicht bei mir. Ich erinnere ihn lange wie ein Stück Siebzigerjahre, eine experimentelle Intensität, von der ich weiß, die aber unter den Jahrzehnten begraben ist. Erst als ich mich ihm noch einmal für die Analyse stelle (oder mich seiner Analyse unterziehe, vgl. Hamburger 2018), erreichen mich die geschilderten Gefühle wieder, und der Film bleibt mir näher – wie alles, worauf man sich dann doch noch einmal eingelassen hat.

Analyse

Wie erzeugt der Film diese wechselnden Identifikationen, die den Zuschauer zum Mitläufer machen und zugleich distanzieren, die ihm Affekte aufnötigen, gegen die er sich so wenig wehren kann wie ein Idiot, und versperrt doch jeden Handlungsimpuls? Die letzte Frage ist die einfachste: Es ist eben Kino, und im Beeinflussungsapparat (Tausk 2008) sitzen wir an die Rezeption gefesselt, vom Film gefressen (Zeul 2007, vgl. Sobchack 1992). Die Haken, die *Idioterne* auswirft und an denen wir hängen, sind nicht die verhandelten Inhalte, nicht einmal nur die Affektmimik der hervorragenden Schauspieler. Es sind vor allem die formalen Mittel, etwa die raffinierte Kamera und Montage, die Einverleibung und Ausstoßung vermitteln. Was als »formale Spielerei« erscheinen mag, macht den »Kamerablick selbst […] zur bedeutungskonstituierenden Größe« (Jochimsen 2003, S. 165). Die Bilder der nach dem Dogma-Konzept durchgehend verwendeten wackligen Kamera, die zudem fortwährend ein- und auszoomt, sollen authentisch und unmittelbar wirken (Kuhn 2013). Sie werden in ihrer pointierten Improvisiertheit verstärkt durch ins Bild ragende Mikrofonangeln (z. B. in Minute 33) oder sichtbare Kameraleute (Minute 35) – dies alles zeigt überdeutlich die Präsenz eines dokumentarischen Erzählers. Und überdies eines allmächtigen, denn diese Bilder sind in einem abenteuerlichen Stil aneinandergeschnitten. So etwa in den insgesamt neun kurzen Interview-Sequenzen, in denen es von Sprungschnitten wimmelt, aber auch in Dialogszenen, in denen regelmäßige merkwürdige Schnittmanipulationen sichtbar werden: Etwa als Stoffer im Wald mit Karen über den Sinn des Experiments spricht. Mitten im Satz verlängert sich die brennende Zigarre in seiner Hand nach einem Schnitt um das Doppelte (Minute 22), und als Karen ihm entgegenhält, dass man es nicht verantworten könne, verrückt zu spielen, wenn andere Menschen wirklich krank seien, antwortet er:

💬 »Das kann man auch nicht«

– und nun, nach einem weiteren Schnitt, hat er plötzlich den Arm um sie gelegt und seine Zigarre hat sich wieder um die Hälfte verkürzt (Minute 24) – Sprungschnitte, die den Zeitablauf umkehren oder eine verborgene, lange Gesprächspassage in einem scheinbaren Kontinuum verschlucken. Durch solche Montagetechniken erzeugt der Film ein unglaubwürdiges, gebrochenes Kontinuum im Sinne des »Zeitbildes« (Deleuze 1997). Er macht auf sein eigenes Gemachtsein aufmerksam. Auch die wie ein unbeholfener Doku-Schnitt wirkenden Achsensprünge in den Dialogen machen deutlich: »Dies ist ein Film.« Das passt einerseits zum Dogma-Konzept, der Abkehr vom Illusionserzeugen, ist aber andererseits selbst eine Illusion: Der pseudodokumentarische Charakter des Films ist das Produkt einer exzessiven und gezielt chaotischen Montage. Die 109 Minuten des Films wurden aus 130 Stunden Material komprimiert (Scharf 2002, S. 40).[2] Und dennoch erzeugt die Montage keine Glaubwürdig-

---

2 Nach einer anderen Quelle (Lorenz 2003, S. 76) waren es 160 Stunden Material.

keit: Die Filmerzählung springt ähnlich Kurosawas *Rashomon* (Japan 1950) zwischen zwei Zeitebenen hin und her, ohne dass die zwischen die chronologische Handlung geschnittenen, rückblickend bewertenden Interviewszenen irgendetwas ordnen oder kontextualisieren würden. Wieder wird nur die leere Hülle produziert: Rückblickende Kommentare, von denen der Zuschauer der Form nach etwas Klärendes erwarten könnte, produzieren nur weitere Handlungsschnipsel.

Lars von Trier, der Un-Dogmatische

Idioterne steht im filmischen Kontext mehrerer sich überkreuzender Linien der Filmgeschichte. Zum einen begründet der Film, beinahe zeitgleich mit Vinterbergs *Festen* (*Das Fest*, DK 1998), die Umsetzung des von den beiden Regisseuren 1995 verkündeten Dogma-Manifests. Statt am 20. März 1995 einen Festvortrag zum 100. Jubiläum des Films im Pariser Odeon zu halten, verteilte Lars von Trier rote Zettel mit den Zehn Geboten des »Dogma 95« zur Erneuerung des Films. Dogma forderte unter anderem, nur an Originalschauplätzen, mit natürlicher Beleuchtung und diegetischem Ton sowie ausschließlich mit Handkameras auf 35 mm zu drehen. Was wie ein Happening begann, wurde von den Gründern bald wieder aufgegeben, auch wenn später (je nach Zählung) sich bis zu 100 weitere Filme auf das Manifest beriefen. Vinterberg legte mit *Festen* den ersten Dogma-Film vor, in dem er die Regeln als ästhetischen Rahmen nutzt (freilich digital gedreht, vgl. Boatwright 2012), um in einem bedrückend verdichteten Raum die Aufdeckung eines Missbrauchs zu inszenieren. Beim Publikum war nach der spektakulären Verkündung des Manifests die Erwartung hoch, wie denn von Trier, der Meister, dies in der Praxis umsetzen würde. Zwar gilt *Idioterne* tatsächlich als puristisches Exemplar (Elbeshlawy 2016; Walters 2004), obwohl er gegen die eigenen Gebote mehrfach verstieß: Er wurde nicht mit dem kanonisierten 35 mm-Analogfilm, sondern (wie schon *Festen*) digital gedreht (Boatwright 2012). Auch verwendete er künstliche Beleuchtung (Gibson 2005) und extradiegetische Musik. Das Dogma-Manifest, das auf eine Abkehr vom *auteur*- und Illusionskino zielte, wurde mit *Idioterne* also nicht nur exemplarisch vorgeführt, sondern zugleich auch verletzt. *Idioterne* blieb Lars von Triers einziger Dogma-Film. Dennoch ist eine Interpretation des Films ohne Dogma 95 kaum vorstellbar. Im Gegensatz zu Vinterberg legt Lars von Trier eine Gesellschaftssatire mit verspätetem Hippie-Charme vor. *Idioterne* ist ein spielerischer Ausdruck des Manifests, dem es vor allem darum ging, filmische Sehgewohnheiten auszuhebeln und mit ihnen die illusionäre Geschlossenheit einer bürgerlichen Welt. Gerade das Spiel mit der Farce ist hier der Angelpunkt, der auch in von Triers weiterem Œuvre den kritischen Hebel ansetzt.

»It is in the way that it spirals between the poles of meaning and meaninglessness that The Idiots participates so brilliantly in current debates about the possibility of filming resistance in a subversive way« (Walters 2004, S. 46).[3]

Das Spiel im Spiel, ein Element von Brechts epischem Theater (vgl. Jovanovic 2017), die filmisch markierte Peinlichkeit der Darstellung von Behinderung und expliziter Sexualität: So lässt sich das »Spassen« und das Dogma-Filmen als Analogie verstehen, als Aufbegehren gegen politisch-ästhetische Korrektheit und gegen alles Erwartbare.

Der Film steht aber nicht nur in der Dogma-Tradition, sondern er bildet auch das Mittelstück in von Triers eigener, noch vor Dogma begonnener »Goldherzen«-Trilogie zwischen *Breaking the Waves* (DK 1996) und dem Björk-Film *Dancer in the Dark* (DK 2000). In dieser Trilogie, aber auch fortgeschrieben im späteren Œuvre, inszeniert der Regisseur – und zwar durchaus im ausgeprägten Stil eines *auteur* – opferbereite Frauenfiguren. Sein Stilwille geht dabei bis zu einer manierierten Bildsprache, die dem

---

3   »Gerade dadurch, wie *Idioten* sich spiralförmig zwischen den Polen von Sinn und Sinnlosigkeit bewegt, passt der Film so glänzend in die aktuellen Debatten über die Möglichkeit, Widerstand auf subversive Weise zu filmen« (Übers. d. Verf.).

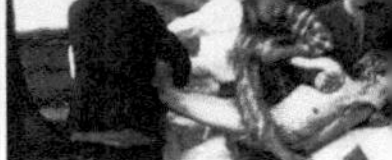

Dogma-Ansatz diametral widerspricht. Antje Flemming (2015) sieht in diesem wiederkehrenden Motiv der sich opfernden Frau eine Konstante in von Triers Œuvre: den als bedrohlich in Szene gesetzten weiblichen Körper durch überbordende Kontrolle zu neutralisieren. In der Dogma-Bruderschaft sieht sie demensprechend eine Mischung aus PR-Gag und Männerbund. Kontrolle über Frauen ist nach Flemming der Schlüssel auch zu *Idioterne*: Etwa wenn von Trier am Set, als Bodil Jørgensens in Sorge um ihr fieberndes herzkrankes Kind weint, diese echten Tränen sogleich für den Film nutzen will, da ihm diese authentische Emotion – wie er in seinem Produktionstagebuch festhält – für den Film passend erschien. Eine ähnliche Ausbeutung wird auch im Film dargestellt, wenn Stoffer die emotionale Entäußerung, das Zum-Vorschein-Kommen des »inneren Idioten«, als Beweis für die Gruppenzugehörigkeit einfordert. Flemming (2015, S. 89 f.) arbeitet freilich heraus, dass die Eskalation in Stoffers Forderungen als Reaktion auf Karens Eintreten in seine männerdominierte Sphäre zu verstehen ist. Ihre emotionale Verstörung stellt sein Herrschaftsmodell in Frage, folgerichtig muss sie sich opfern, indem sie sich (als einzige) dem sozialen Tod stellt.

Man kann dieser von der Konstruktion des Frauenbildes ausgehenden gut belegten Lektüre zustimmen, ohne freilich annehmen zu müssen, dass das Aufdecken einer Obsession des Regisseurs bereits den Abschluss der Analyse bildet. Der Filmpsychoanalyse geht es um die Zuschauerwirkung, nicht um die Psyche der Filmschaffenden. Die Frage ist nicht, ob Lars von Trier ein auf Skandal versessener Frauenverächter ist. Dieser Ansicht wäre auch entgegenzuhalten, dass er ein ebenso besessener Männerverächter ist, wenn er etwa in der Figur des Stoffer in *Idioterne,* aber auch des Bill in *Dancer in the Dark* (2000) und Tom in *Dogville* (2003) die vordergründigen Idealisten als narzisstische, missbrauchende *control freaks* zeichnet (Bunch 2012, S. 148). Die Frage ist, warum das Publikum und die Jurys in Cannes so sehr an dieser Obsession hängen, dass sie von Trier – wie auch kürzlich wieder mit *The House That Jack Built* (DK, 2018) – feiern, obwohl er mit seinem Hitler-Interview 2011 das Möglichste für einen permanenten Rauswurf getan hatte. Möglicherweise repräsentiert von Trier gerade durch sein stetiges Operieren an der Grenze des Skandals eine Stimme, die benötigt und vom Publikum goutiert wird. So gesehen, kann noch das Opfern von Frauen ein Kunstwerk sein, wenn es denn – um mit Fritz Teufel zu sprechen – der Wahrheitsfindung dient. Judith Butler (1991) schlägt im Schlusskapitel ihrer einflussreichen Studie *Gender Trouble (Das Unbehagen der Geschlechter)* als Ausweg aus der heteronormativen Konstitution von Weiblichkeit subversive, parodistische Akte vor, um die Macht der Geschlechtereinteilung zu brechen. Cocteau macht das in *La Belle et la Bête (Die Schöne und das Biest,* F 1946) durch eine provozierende Präsentation von Männlichkeit (Hamburger 2015a, 2015b); von Trier überträgt das Prinzip auf die Gesellschaft durch eine provozierende Präsentation von (illusionärer) Menschlichkeit. Das (Aus-)Spielen von Krankheit und Behinderung im bürgerlichen Ambiente denunziert eine Lücke zwischen Gesellschaft und Humanität. Davon nimmt der Film sich selber nicht aus: Die Grenze zwischen gespielter und realer Intimität, zwischen menschlichem Empfinden und den Spiel-Regeln der Mikrogesellschaft wird ausgelotet – aber jede Grenzsetzung wird zugleich auch als illusionär verworfen. Das gleiche Spiel von Provokation, Abgrenzung und ironischer Schlussvolte prägt die Kommunikation des Regisseurs mit der Kulturszene. Am Beispiel von *Idioterne* heißt das, als Botschaft ans Publikum gelesen: Auch der Dogma-Film ist kein wahrer Film, er bleibt ein Trugbild, denn der Begriff des Menschen selbst, der dem gesellschaftlichen Schein entgegengesetzt werden könnte, ist vom Schein durchdrungen. Gerade in seiner gewollt spröden, streckenweise unprofessionell wirkenden Ästhetik verweigert *Idioterne* die Auflösung. Späteren Filmen des Regisseurs, etwa *Antichrist* oder *Melancholia*, kann man durchaus vorhalten, was T. W. Adorno (1994, S. 82) an Richard Wagner kritisiert, nämlich dass er durch die »Vollendung des Scheins« zum »Blendwerk« tendiere. Tatsächlich hat Wagners Monumentalität und Mythogenese Lars von Trier zutiefst fasziniert (vgl. Wennerscheid 2014). In *Idioterne* ist davon optisch noch wenig realisiert, nur der imperative Gestaltungswille schlägt durch (und reflektiert sich selbst auf der Leinwand). Bekanntlich ist, wer ein Dogma verkündet, ein Papst.

Der Skandal

Suchen wir also den Skandal in *Idioterne*, so ist er sicher nicht in den eher harmlos wirkenden Sexszenen zu finden.[4] Die Provokation liegt vielmehr in einer systematischen Verfremdung und Dekonstruktion von Alltagsgegebenheiten, wie etwa in der Restaurantszene. Restaurants sind öffentliche und zugleich intime Orte mit streng codierten Verhaltenserwartungen. Ähnlich wie bei Chaplin oder in Bunuels *Charme discret de la bourgeoisie* wird der Schauplatz »Restaurant« verfremdet, indem »ortsinkompatible Akteure« eindringen, »durch die der Ort Restaurant in seinen ihn konstituierenden Grenzen ausgelotet wird. […] Genau genommen ist der ganze Film nach diesem Prinzip aufgebaut: Die ›Idioten‹ konfrontieren verschiedene Schauplätze mit deren Konventionen und Grenzen« (Frisch 2010, S. 5 ff.). Sie nehmen eine Dekonstruktion des entfremdeten Alltagslebens nach dem Muster der Mikrosoziologie von Lefebvre (1975) vor. Diese aufbrechende Analyse richtet sich keineswegs nur, wie Walters (2004, S. 46) meint, gegen das Bürgertum. Sie betrifft alle, und sie ist unabschließbar – das erklärt den abrupten Schluss von *Idioterne* ebenso wie Lars von Triers rastlose Suche nach der nächsten Provokation.

»Die schlimmste Entfremdung ist der Stillstand« (Lefebvre 1975, S. 45).

Provokation und Psychoanalyse: Zuschauerwirkung von Idioterne

Steckt also die eigentliche Provokation von *Idioterne* in der Kritik des »falschen Lebens« im Sinne von Adorno (1997, S. 43)? Zielt der Film auf eine analoge Publikumswirkung wie das »Spassen« auf das Entlarven der Normalbürger im Film? Einiges spricht dafür, nicht zuletzt Lars von Trier selber, der in einem Interview sich selbst mit Stoffer und das Filmen mit »Spassen« verglichen hat (in dem Dokumentarfilm *The Humiliated*, zit. n. Bunch 2012, S. 154). Trier verhält sich als Regisseur analog Stoffer in *Idioterne*. Indem er die im Film gezeichnete narzisstische Vereinnahmung am Set wiederholt, überschreitet von Trier einmal mehr die Grenze zwischen Darstellung und Dargestelltem, bringt die reale Welt, in der Menschen Filme sehen und produzieren, in einen fließenden Übergang zur im Film simulierten Welt. Freilich, und das unterscheidet ihn von der kritischen Theorie, nicht mit dem Gestus des Aufklärers, der eine Illusion aufdecken will, sondern in einem deutlich an Nietzsche angelehnten Gestus des Über-Ästheten, der eine Welt aus eigener Machtvollkommenheit schaffen will. Ein Motiv durchzieht wie ein roter Faden von Triers Filme, einschließlich *Antichrist, Melancholia, Nymphomaniac* und *The House Jack Built:* dass die Welt ein unentrinnbares Gefängnis und jeder Versuch der Befreiung obsolet ist.

Die psychoanalytische Filminterpretation (Hamburger 2018) geht zunächst von der Reflexion der unmittelbaren Filmwirkung aus, beginnt also bei einem werkimmanenten Ansatz; die Lektüre von *Idioterne* freilich kann nicht bei der filmimmanenten Betrachtung bleiben, weil der Film Teil eines langen Dialogs mit dem Publikum ist. Die filmpsychoanalytische Reflexion der Zuschauerreaktion muss in diesem Fall das Œuvre reflektieren, das als Bezugsrahmen zu *Idioterne* gehört. Die oben beschriebene Reaktion auf den Film, nämlich die hilflose Gefolgschaft in Identifikation mit der Protagonistin, das Wechselspiel von Einfühlung und Voyeurismus, Mitmachen und Aussteigen, sie werden nicht nur durch diesen einen Film erzeugt, sondern durch die Genreerwartung »Trier-Film«, unterstützt durch das proklamierte Reinheitsgebot des Dogma-Manifests. Als Zuschauer hoffen wir immer noch, es gebe das Wahre und Gute, bis wir uns schließlich im Spiegel sehen – wie in so vielen weiteren Filmen und Auftritten des Regisseurs. Stoffer sagt im Film:

---

4   Stevenson (2004) zeigt freilich, dass im Arbeitsdrehbuch weit explizitere Sexszenen eingeplant waren, auch unter Hinzuziehung von Pornodarstellerinnen für die Großaufnahmen. Im Film sowie im publizierten Drehbuch ist das gestrichen.

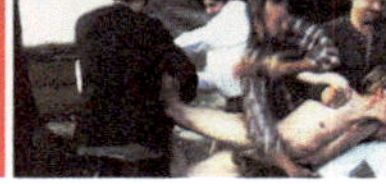

>>Sie suchen ihren inneren Idioten. Das kann ihnen keiner abnehmen. – Ich meine, worin liegt der Sinn einer Gesellschaft, die immer reicher wird, aber niemanden glücklicher macht?<<

Lars von Trier hat die Provokation zur Kunstform erhoben hat. Seit seinem Debütfilm *Befrielsesbilleder* (*Bilder der Befreiung*, DK 1982) sollen seine Filme ebenso wie seine Aktionen Anstoß erregen, eine verlogene Gesellschaft verunsichern – wobei der öffentliche Raum, auf den er abzielt, vor allem die europäische Arthouse-Filmszene ist. Hier findet seine metakulturelle Position verstärkende Resonanz gerade durch den Tabubruch (Stoneman 2009). Die Persistenz des medialen Phänomens Lars von Trier muss einen Bedarf seines Publikums decken. Der Skandal, den er zuverlässig produziert, zählt zum festen Bestand einer Szene, deren zentrales Thema und deren Reflexionsanforderung die Allgegenwärtigkeit des Scheins ist.

Freilich wirken Aktionen wie die Sympathieerklärung für Hitler 2011 über dieses Cannes-Soziotop hinaus. So zählte etwa der rechtsradikale dänische Massenmörder Andres Brejvik *Dogville* zu seinen Lieblingsfilmen. Das wirft durchaus die Frage nach der gesellschaftlichen Verantwortung des Künstlers auf (Hjort 2011) und damit die Frage nach der Verantwortung seines Publikums, das sich so gerne vom Skandal kitzeln lässt. Seltsam ist, dass die umfangreiche Literatur zum Film die Parallele zu Dostojewskijs *Der Idiot* nicht erwähnt – hält doch Fürst Myschkin, der Außenseiter, seiner saturierten Klasse den Spiegel vor, zumeist in einer ländlichen Idylle und in wirren, von epileptischen Anfällen unterbrochenen Reden. Erstaunlich ist auch, dass die Kritiker nicht auf die Wortbedeutung von >>Idiot<< eingehen. Der Begriff stammt vom altgriechischen ἰδιώτης (idiotes) ab, der Bezeichnung für einen Eigenbrötler, der sich nicht um die öffentlichen Angelegenheiten schert.

Literatur

Adorno TW (1994) Die musikalischen Monographien. Gesammelte Schriften, Bd. 13. Suhrkamp, Frankfurt a. M. (Erstveröffentlichung 1952)

Adorno TW (1997) Minima Moralia. Gesammelte Schriften, Bd. 4. Suhrkamp, Frankfurt a. M. (Erstveröffentlichung 1947)

Boatwright KL (2012) Constraining Lars Von Trier: issues of censorship, creativity, and provocation. Dissertation, Middle Tennessee State University

Brooks X (1999) Burn, baby, burn. Sight and Sound 5:34–35

Bunch M (2012) Castration anxiety and traumatic encounters with the real in the works of August Strindberg and Lars von Trier. In: The international Strindberg: new critical essays, S 49–70

Butler J (1991) Das Unbehagen der Geschlechter. Suhrkamp, Frankfurt a. M.

Deleuze G (1997) Das Zeit-Bild Kino 2. Suhrkamp, Frankfurt a. M. (Erstveröffentlichung 1985)

Elbeshlawy A (2016) Woman in Lars von Trier's cinema, 1996–2014. Palgrave Macmillan, Cham

Flemming A (2015) Lars von Trier: goldene Herzen, geschundene Körper, 2. Aufl. Bertz + Fischer, Berlin

Frisch S (2010) Bild-Motiv-Geschichten Überlegungen zu einer motivorientierten Filmanalyse. Rabbit Eye – Zeitschrift für Filmforschung 001: 1–18. http://www.rabbiteye.de/2010/1/frisch_bildmotivgeschichten.pdf. Zugegriffen: 5. Mai 2018

Gibson B (2005) Ringing the bells in celebration: red, breaking the waves and transcendent humanism in dogme films. Scope – an online journal of film and television studies 2. https://www.nottingham.ac.uk/scope/documents/2005/june-2005/gibson.pdf. Zugegriffen: 1. Mai 2018

Hamburger A (2015a) Frauen und Männerbilder im Kino. In: Hamburger A (Hrsg) Frauen- und Männerbilder im Kino La Belle et la Bête von Jean Cocteau. Psychosozial, Gießen, S 7–16

Hamburger A (2015b) Schöne Biester Zur Filmpsychoanalyse von La Belle et la Bête. In: Hamburger A (Hrsg) Frauen- und Männerbilder im Kino. La Belle et la Bête von Jean Cocteau. Psychosozial, Gießen, S 47–98

Hamburger A (2018) Filmpsychoanalyse. Das Unbewusste im Kino und das Kino im Unbewussten. Psychosozial, Gießen

Hjort M (2011) The problem with provocation: on Lars von Trier, enfant terrible of Danish art film. Kinema: A Journal for Film and Audiovisual Media 19(2):5–28

Jochimsen IK (2003) Lars von Triers Idioten – Stilübungen und Narrenfreiheiten unter DOGMA 95. In: Lorenz MN (Hrsg) DOGMA 95 im Kontext Kulturwissenschaftliche Beiträge zur Authentisierungsbestrebung im dänischen Film der 90er-Jahre. Deutscher Universitätsverlag, Wiesbaden, S 165–207

Jovanovic N (2017) Brechtian cinemas: montage and theatricality in Jean-Marie Straub and Danièle Huillet, Peter Watkins, and Lars Von Trier. SUNY, Albany

Kuhn M (2013) Das narrative Potenzial der Handkamera Zur Funktionalisierung von Handkameraeffekten in Spielfilmen und fiktionalen Filmclips im Internet. DIEGESIS 2(1). https://www.diegesis.uni-wuppertal.de/index.php/diegesis/article/view/127/139

Lefebvre H (1975) Kritik des Alltaglebens Bd. 3. Hanser, München (Erstveröffentlichung 1947)

Lorenz MN (2003) Wunsch und Wirklichkeit von DOGMA 95. Bilanz eines produktiven Scheiterns. In: Lorenz MN (Hrsg) DOGMA 95 im Kontext Kulturwissenschaftliche Beiträge zur Authentisierungsbestrebung im dänischen Film der 90er-Jahre. Deutscher Universitätsverlag, Wiesbaden, S 57–96

Neue Zürcher Zeitung (NZZ) (1999) Den »inneren Idioten« in sich finden. 16. April 1999, S 67

Scharf M (2002) Lars von Triers »Dogma« und die Folgen. Diplomarbeit Fachhochschule Stuttgart – Hochschule der Medien

Sobchack V (1992) The address of the eye. A phenomenology of film experience. Princeton University Press, Princeton

Sterritt D (2000) Idioterne. Movie review. Film Comment 36(2):75–76

Stevenson J (2004) Lars von Trier: pornographer? Bright Lights Film Journal 43:391–400

Stoneman R (2009) Reviewing Antichrist Film Ireland Online 130. http://www.filmireland.net/2009/09/01/issue-130-%E2%80%93-reviewing-antichrist

Tausk V (2008) Beeinflussungsapparate. Semele, Berlin (Erstveröffentlichung 1919)

Walters T (2004) Reconsidering The Idiots: Dogme 95, Lars von Trier, and the cinema of subversion. The Velvet Light Trap 53(1):40–54

Wennerscheid S (2014) Phantasmagorien des Untergangs bei Richard Wagner und Lars von Trier. In: Mein G, Börnchen S, Strohwick E (Hrsg) Jenseits von Bayreuth: Richard Wagner heute: Neue kulturwissenschaftliche Perspektiven. Fink, München, S 275–295

Zeul M (2007) Das Höhlenhaus der Träume. Filme, Kino, Psychoanalyse. Brandes & Apsel, Frankfurt a. M.

Originaltitel	Idioterne; deutscher Titel: Idioten
Erscheinungsjahr	1998
Land	Dänemark
Drehbuch	Lars von Trier
Regie	Lars von Trier
Hauptdarsteller	Bodil Jørgensen, Jens Albinus, Anne Louise Hassing, Troels Lyby, Nikolaj Lie Kaas
Verfügbarkeit	Als DVD in Deutsch und Dänisch erhältlich (Arthaus, 5050194)

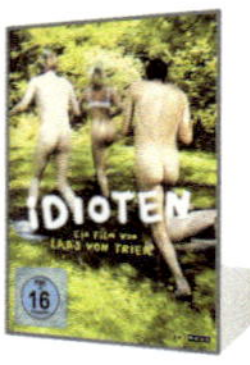

Timo Storck

Das Rasen und der Mäher

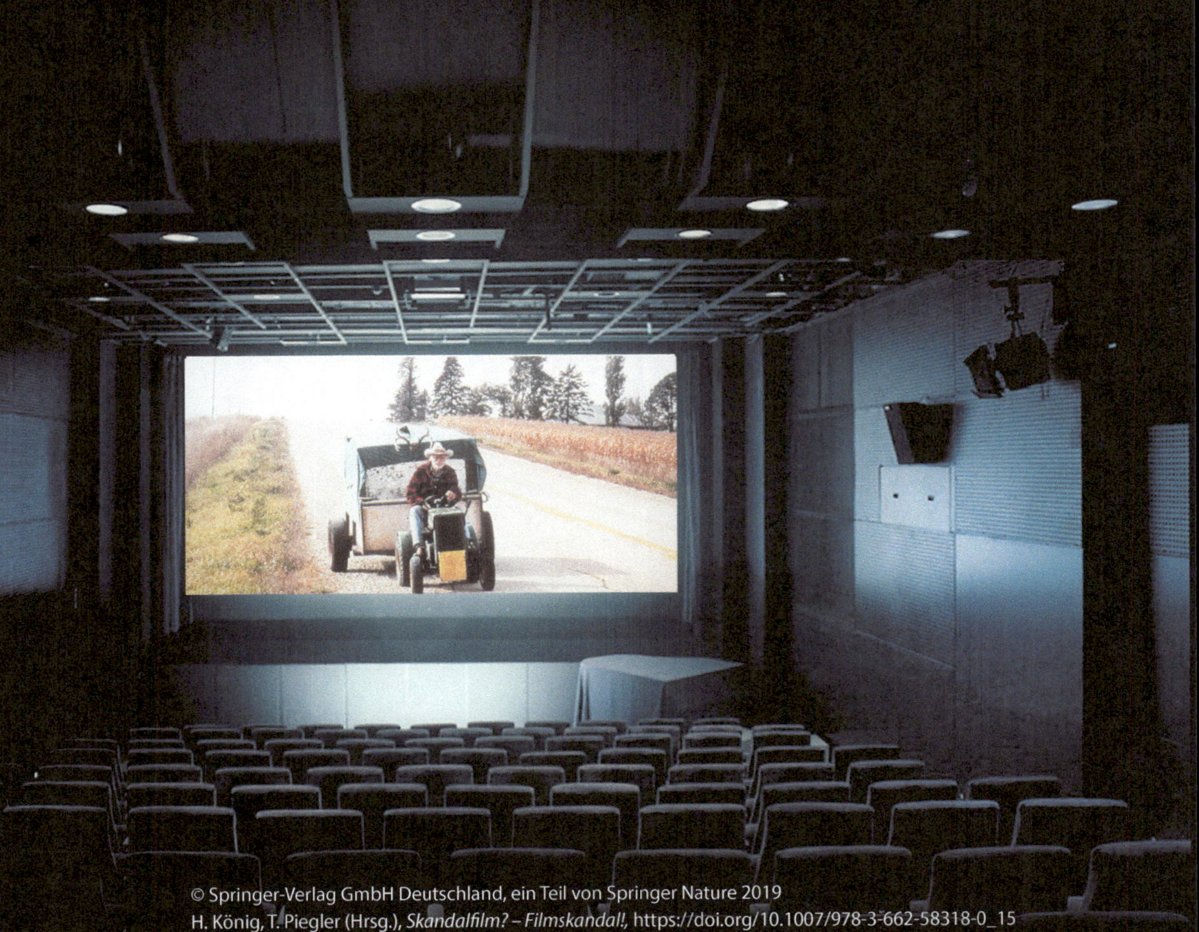

Filmplakat *Eine wahre Geschichte – The Straight Story.* (© Senator Film. Quelle: Filmbild Fundus Herbert Klemens. Mit freundlicher Genehmigung)

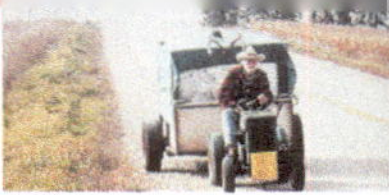

Eine wahre Geschichte – The Straight Story

Ich nehme in meiner Zugangsweise zu David Lynchs Film *Eine wahre Geschichte – The Straight Story* (■ Abb. 15.1) von 1999 zwei Irritationen zum Ausgangspunkt. Weiter unten werde ich die methodische Bedeutung dessen erläutern; als Irritation gilt mir hier zunächst ein Phänomen der individuellen Filmrezeption, das mit einem Erstaunen, Nicht-Verstehen, einer überraschenden und/oder intensiven affektiven Reaktion oder dem Erleben eines Bruchs zu tun hat.

Die erste Irritation ist szenenbezogen. Der Protagonist des Films, der 73-jährige Alvin Straight ist auf dem Weg zu seinem Bruder Lyle, der kürzlich einen Schlaganfall erlitten hat. Dazu legt er 300 Meilen auf seinem Rasenmähertraktor zurück, der eine Höchstgeschwindigkeit von 5 Meilen pro Stunde hat. Auf dem Weg (etwa zur Hälfte des Films) wird er dabei auf einer Landstraße von einer großen Gruppe Radfahrerinnen und Radfahrern überholt, die deutlich schneller sind als er. Die Szene ist skurril, wirkt Alvin doch überfordert durch die an ihm vorbeirasenden Anderen und muss seinen Traktor anhalten. Sein Blick, unterstützt durch eine mit der sonstigen filmischen Darstellung in starkem Kontrast stehende schnelle, das Bild verwischende Kamerabewegung, folgt den Radfahrenden, immer wieder, hin und her, wodurch der Eindruck entsteht, er wäre mit einem Dahinrasen konfrontiert – was er auch ist, nur sind es Freizeitausflügler, und das Tempo, das er erlebt (und wir als Zusehende stellvertretend), ist erst in Relation zum sonstigen Geschehen rasant. Am Abend desselben Tages fährt er unter dem Beifall der Radfahrgruppe auf demselben Campingplatz wie diese ein. Dort sitzt Alvin dann mit einem vielleicht 30-jährigen Mann zusammen, im Vordergrund sehen wir einen anderen Mann, der offenbar einen Football mit jemand anderem, der außerhalb des Bildausschnittes steht, hin und her wirft.

> 💬 »Wenn man jung ist, denkt man nicht über das Altwerden nach. Das sollte man auch nicht«

so Alvin. Es gibt eine Pause. Alvin schaut traurig wirkend vor sich auf den Boden. Sein Gesprächspartner sagt:

> 💬 »Es muss doch etwas Gutes am Altwerden geben.«

Alvin antwortet:

> 💬 »Naja, ich kann nichts Gutes daran finden, wenn man blind und lahm zugleich ist, aber … in meinem Alter hat man so ungefähr alles gesehen, was das Leben zu bieten hat. Ich weiß, wie man die Spreu vom Weizen trennt und was man fallen lassen kann.«

Der Andere nickt. Der Football-Werfer, offenbar das Gespräch nur mit einem Ohr verfolgt habend, fragt:

> 💬 »Also, was ist das Schlimmste daran, alt zu sein, Alvin?«

Dieser antwortet:

> 💬 »Das Schlimmste am Altsein ist die Erinnerung daran, als man jung war.«

Der Fragende hört auf zu werfen, kurz darauf endet die Szene (Übersetzungen aus dem englischen Originaldialog T.S.).

Die zweite Irritation ist weniger szenenbezogen, sondern eher makroskopisch. *The Straight Story* verstört durch sein Erzähltempo, seine Geradlinigkeit und das beständige Fehlen von Brüchen, narrativen Schleifen und Windungen (gelegentlich mit einem Möbius-Band verglichen) oder Schockmomenten, wie man sie bei einem Film David Lynchs erwartet (und kaum jemand dürfte sich den Film ansehen, ohne dabei an seinen Regisseur zu denken – nicht umsonst prangt Lynchs Name prominent auf allen Filmplakaten oder DVD-Covers). Darüber kann man sich wundern: Wir sind verstört darüber, dass uns *The Straight Story* nicht verstört.

Im Weiteren werde ich diesen Irritationen interpretierend nachgehen. Nach einer kurzen Zusammenfassung der Filmhandlung geht es mir in einem nächsten Teil um einige methodische Bemerkungen, die in Auseinandersetzung mit der Titulierung eines »Skandalfilms« in den Mittelpunkt rücken, welchen Platz Erwartungen vor dem Hintergrund eines filmischen Œuvres für unsere Rezeption und für eine methodisch geleitete Interpretation haben. Danach lege ich eine solche Interpretation von *The Straight Story* vor, in der es ums Sterben geht. Ich gehe damit zwar auf das Thema des Alterns ein, für eine Vertiefung dessen muss ich aber auf den Text von Löwer-Hirsch (2017) verweisen. In diesem wird Alvins Fahrt als eine Reise am Lebensabend interpretiert, ich werde weiter unten eine Radikalisierung dessen vorschlagen.

Handlung: Eine direkte Geschichte

Basierend auf einer wahren Begebenheit erzählt David Lynch (als Regisseur; das Drehbuch stammt von John Roach und Mary Sweeney) in seinem Film von der Reise, die der 73-jährige Alvin Straight (Richard Farnsworth) auf seinem Rasenmähertraktor von seinem Heimatort (Laurens, Iowa) zum Ort zurücklegt, an dem sein Bruder Lyle (Harry Dean Stanton) lebt (Mount Zion, Wisconsin), der kurz zuvor einen Schlaganfall erlitten hat. Das ist eigentlich schon alles (◘ Abb. 15.2).

Die »Straight Story« ist also sowohl eine *geradlinig erzählte* als auch die Geschichte *Alvin Straights* selbst. Dieser ist deutlich körperlich eingeschränkt: Er kann sich nur mühsam auf zwei Krücken fortbewegen und sieht schlecht, weshalb er nicht mit dem Auto fahren kann. Er lebt mit seiner Tochter Rose (Sissy Spacek) zusammen, seit seine Frau gestorben ist. Nach und nach werden einige dramatische zurückliegende Ereignisse offen gelegt: Rose, deren Sprache auf eine kognitive Einschränkung hinweist, sei die Mutter mehrerer Kinder, die ihr aber weggenommen worden seien, nachdem es in ihrem Haus einen nicht durch sie verschuldeten Brand gegeben habe. Alvin selbst berichtet im Verlauf, nach seiner Rückkehr aus dem Zweiten Weltkrieg alkoholabhängig gewesen zu sein, auch infolge dessen, dass er als Scharfschütze an der Front versehentlich einen Kameraden erschossen habe. Außerdem wird ein 10 Jahre zurückliegender Streit mit Lyle angedeutet, der in Beleidigungen geendet sei.

Alvin zeigt sich beharrlich auf seiner mehrere Wochen andauernden Reise: Er verzichtet auf Angebote anderer Menschen, die er auf dem Weg trifft, ihn mit dem Auto zu Lyle zu fahren, und nicht einmal für einen Telefonanruf betritt er ein Haus; stattdessen campiert er unter freiem Himmel. Mit den ihm begegnenden Menschen führt Alvin Gespräche. Er hört zu und erzählt von sich, dabei tauchen besonders zwei Themen auf: das Altern und Altsein auf der einen, die Bedeutung der Familie auf der anderen Seite. Alvin ringt mit seinem Alter, der eingangs erwähnte Satz, das Schlimmste daran sei die Erinnerung daran, jung gewesen zu sein, zeigt sich auch in seinen Erinnerungen, wie er als Kind und Jugendlicher mit Lyle im Sommer draußen übernachtet und erzählend in den Sternenhimmel geblickt habe. Einer schwangeren jungen Frau, die von Zuhause weggelaufen ist, berichtet er, wie er seinen Kindern die Bedeutung der Familie verdeutlicht habe: Einen Stock könne man leicht durchbrechen, aber wenn man mehrere zu einem Bündel verschnüre, gelinge das nicht mehr – dieses Bündel sei die Familie. Zwei streitenden Brüdern, die ihm unterwegs seinen Rasenmähertraktor reparieren, zeigt er auf, dass einen niemand besser kenne als der eigene Bruder. Ebenso wie Alvins Trauer über sein Alter

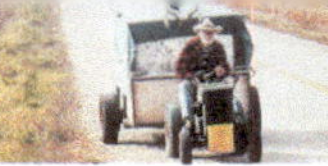

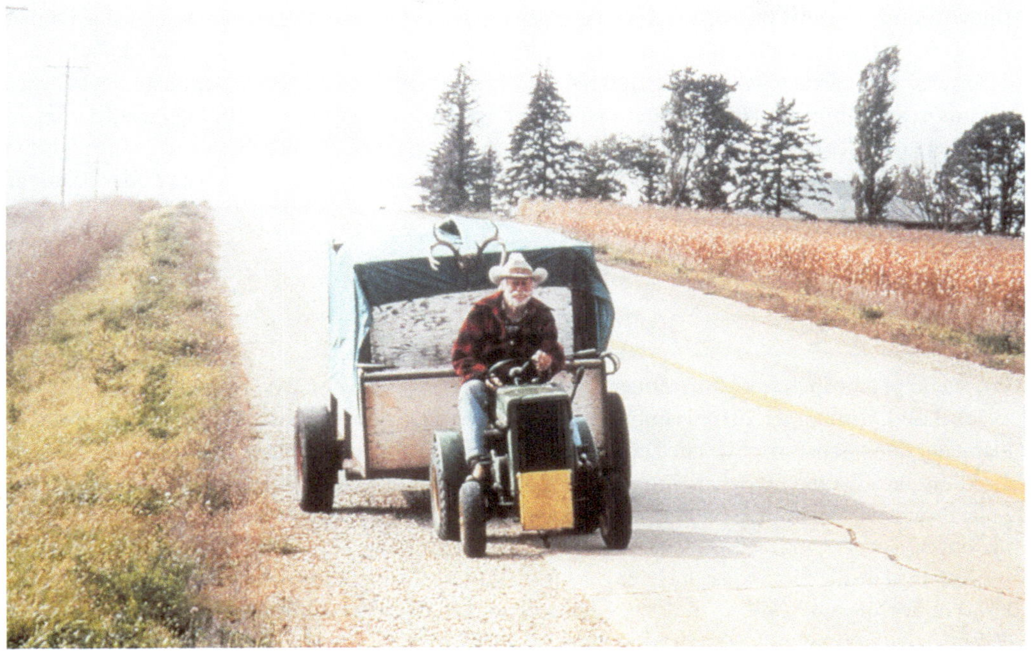

einer Weisheit gegenüber steht, so begegnen die Hinweise auf den Zusammenhalt in der Familie auch seinen Schuldgefühlen – als einen Kameraden tötender Soldat im Krieg, als Bruder ohne Kontakt. Am Ende trifft er bei Lyle ein, der nach einiger Zeit des Schweigens fragt, ob Alvin den ganzen Weg auf dem Rasenmäher zurückgelegt habe, bevor ihm Tränen in die Augen steigen und ein Schnitt zu den End Credits erfolgt, die vor dem Sternenhimmel durchs Bild laufen.

Die Form, in der erzählt wird, ist bemerkenswert. Das Ganze geschieht überaus langsam und bedächtig, es gibt lange Kamerafahrten durch Felder, zum Teil sind wir durch die Kameraperspektive auch von Dialogen weit entfernt, können den Ton kaum verstehen. Die Musik Angelo Badalamentis wiederholt einige wenige Themen. Die Schauspielkunst Richards Farnsworth ist beeindruckend und erbrachte ihm eine Oskar-Nominierung als bester Hauptdarsteller. Farnsworth verleiht den einfachen Dialogen eine hohe Intensität, die von Roger Ebert (1999), einem der einflussreichsten Filmkritiker Nordamerikas, in ihrer Authentizität mit denen Hemingways verglichen wurde. Tragisch ist, dass Farnsworth (im selben Jahr geboren wie der reale Alvin Straight, der diese Reise tatsächlich in dieser Weise unternommen hat) sich im Jahr nach Erscheinen des Films, schwer und lang an Prostatakrebs erkrankt, erschossen hat.

Der Skandal: Langsamkeit

In meiner oben genannten zweiten Irritation, auf die ich weiter unten noch genauer eingehen werde, habe ich bereits erwähnt, wie *The Straight Story* dadurch verstört, dass die Verstörungen ausbleiben. Der Skandal, das Aufsehenerregende in der Rezeption des Films durch die filmische Kritik, aber auch die meisten individuellen Rezeptionen besteht darin, dass den Zuschauerinnen und Zuschauern hier zugemutet wird mitanzusehen, wie ein alter Mann, der alles anderes als behände ist, mit einem überaus langsamen Gefährt eine weite Strecke zurücklegt. Dialoge sind langsam gestaltet, mal fliegt Alvin der Hut während der Fahrt vom Kopf (das Phänomen des Fahrtwindes erhält hier eine ganz neue Dimension!), mal erscheinen Radfahrerinnen und Radfahrer wie Temposünder. Die skandalöse Pointe liegt darin, dass man versucht ist zu sagen, David Lynch mute einem hier einiges zu: derjenige David Lynch, der uns in den Jahren und Jahrzehnten zuvor durch seine vorangegangenen Filme doch wiederum äußerst Verstörendes (sowohl inhaltlich als auch formal) gezeigt hatte. Hier dreht sich der »Skandal« um: *The Straight Story* präsentiert uns den Skandal der Langsamkeit, eine Art Verstörung oder Fassungslosigkeit, die uns fragen lässt: »Darf man das so zeigen …!?«

Methodisches: Kann man einen Lynch-Film anschauen, ohne an Lynch zu denken?

In der Filmpsychoanalyse scheint mittlerweile Einigung darüber zu bestehen (vgl. z. B. Schneider 2008; Zwiebel und Hamburger 2016; Hamburger 2018), dass für ein methodisch geleitetes Vorgehen zwei Elemente unerlässlich sind: 1. ein Transfer der psychoanalytischen *Methode* (die zunächst einmal ja die klinische Situation im Behandlungszimmer adressiert) statt einer bloßen Anwendung von *Theorie*; 2. die Beachtung des filmischen Mediums (neben dem Inhalt bzw. der Handlung sind Ton, Musik, Einstellungen, Farbgebung, Schnitt u. a. einzubeziehen).

Ich verstehe die methodische Herangehensweise (auch im Anschluss an Überlegungen Lorenzers 1986) in der folgenden Weise: In der psychoanalytischen Theorie der Methode wird beschrieben, wie Psychoanalytikerinnen und Psychoanalytiker in einer Behandlungsstunde oder einem Behandlungsprozess mit einem Patienten oder einer Patientin etwas verstehen. Das bezieht szenische (Storck 2018b) und »negative« (Storck 2016) Elemente des Zu-Verstehenden ein. Die Reflexion des eigenen In-Beziehung-Stehens (klinisch: im Übertragungs-Gegenübertragungs-Geschehen) liefert einen Zugang zu Elementen der inneren Welt des Gegenübers, die diesem bislang als solche unzugänglich sind (vgl. zum Unbewussten: Storck 2019a), und kann so Teil von Veränderungsprozessen werden. Aus dem Behandlungszimmer transferiert wird dann die Methode, nicht die Theorie der Psychoanalyse. Die Anwendung dieser Methode auf andere als den klinischen Bereich bedarf einer Konzeption, in welcher Weise sie diesem neuen Bereich anvermittelt werden kann. Die psychoanalytische Methode beruht ja darauf, dass es dort jemanden, einen Patienten, gibt, der in seinem Sprechen über sich, sein Erleben, seinen Leidensdruck, seine Lebenssituation und Biografie, einen anderen, einen Psychoanalytiker, adressiert, der wiederum aus einer bestimmten Haltung heraus zuhört und gemeinsam mit ihm verstehen und (durch geeignete Interventionen) etwas verändern will. So unmittelbar ist das in dem Versuch einer methodischen psychoanalytischen Filminterpretation nicht der Fall: Der Film kommt nicht zu uns, weil er an etwas leidet oder neugierig auf Bereiche seiner selbst ist, die ihm bisher unzugänglich sind. Der Film hat keine Kindheit mit psychosexuellen Entwicklungsphasen durchlaufen, keine Bindungserfahrungen gemacht. Er überträgt nicht auf uns etwas, das aus früheren Beziehungen stammt – und er verändert sich auch nicht, wenn wir der Leinwand deutend entgegenrufen, was an ihm latent ist. Ohne Übertragung kann unsere Reaktion auf den Film nicht Gegenübertragung genannt werden, und unsere Antwort auf den Film nicht Deutung, wenn sie nichts verändern kann. Dadurch hängt ein methodisch geleitetes psychoanalytisches Vorgehen in der Luft.

Ich habe zum Umgang mit diesen methodischen Problemen zwei Vorschläge gemacht. Zum einen lässt sich dann von einer Beziehung in der filmischen Rezeption sprechen, wenn wir annehmen, dass wir darin den Film (oder ein anderes künstlerisches Objekt) als ein »Quasi-Subjekt« erleben (das ist ein Ausdruck Hegels; vgl. Bergande 2007; Soldt 2009; den Begriff einer Quasi-Person gebraucht auch Schneider 2008), als etwas also, das die affektiven Reaktionen, die wir spüren, in irgendeiner Weise »mit Absicht« bewirkt (Storck 2014). Dass der Film etwas mit uns anstellt, zeigt sich in Irritationen, für die ich eingangs zwei Beispiele gegeben habe. So können wir über den Film als eine bestimmte

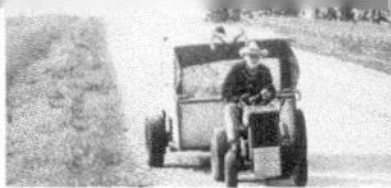

Art von (psychoanalytisch gesprochen) *Objekt* (Storck 2019b) reflektieren, mit dem wir es in einer quasi-intersubjektiven Beziehung zu tun haben. Das öffnet den Zugang für die psychoanalytische Methode. Zum anderen kann dem Problem des Zieles und Ergebnisses einer psychoanalytischen Kunstforschung darüber begegnet werden, dass man zwischen Interpretation und Deutung unterscheidet (Storck 2018a): Eine auch methodisch geleitete Auseinandersetzung mit einem Film könnte dann in einer *Interpretation* des Filmes münden, einer begründeten Annahme zu latenten Dimensionen (auch unter Einbezug der Spezifität des Mediums und eventuell filmwissenschaftlicher Aspekte). Diese Interpretation ist notwendigerweise auf »gesellschaftlich Unbewusstes« (im Sinne z. B. Erdheims 2013 und im Sinne der Kulturanalyse Lorenzers 1986) bezogen – die latenten Strukturen eines Kunstwerks zeigen und verbergen gesellschaftliche Spannungslagen. Von einer filmpsychoanalytischen *Deutung* wäre dann zu sprechen, wenn die (bis dahin so zu nennende) Interpretation auch demjenigen Bereich, auf dessen Spannungsverhältnisse sie sich bezieht, entgegengehalten wird, so dass der Bereich von Kultur, Gesellschaft und Sozialem auf sie mit neuen »Einfällen« oder Veränderungen antworten kann, wie es ein Patient in der klinischen Situation täte.

Es taucht allerdings ein drittes Problem auf, das sich in Auseinandersetzung mit *The Straight Story* besonders zeigt, hier aber auch auf besondere Weise bearbeitet werden kann. Die bisherige methodische Bestimmung ist ein Plädoyer für eine einigermaßen radikale Ausklammerung aller Aspekte außer dem Film und seiner Rezeption durch uns aus der Interpretation. Auch wenn es von psychoanalytischer Seite oft anders geschehen ist (etwa in einem Psycho(-patho)-Biografismus), so ist doch für eine Interpretation (als Wirkungsanalyse) eines Kunstwerks nicht erheblich, was ein Künstler dazu sagt. Der Einbezug biografischer Elemente oder von Kommentaren aus Interviews ist nicht Teil der psychoanalytischen Interpretation des Kunstwerks, er kommt gleichwohl ins Spiel angesichts eines interdisziplinären Zugangs, etwa derart, dass er in einem filmwissenschaftlichen Zugang auch methodisch legitimiert werden kann.

The Straight Story konfrontiert uns nun in besonders deutlicher Weise mit den Schwierigkeiten einer solchen filmpsychoanalytischen Einklammerung, die eingangs erwähnte »makroskopische« Irritation hat das bereits gezeigt. Wir wissen, dass es sich um einen Film David Lynchs handelt, und entweder wissen wir bereits, dass er als besonders »lynch-untypisch« gilt, oder wir erleben dies bei der eigenen Seherfahrung direkt, wenn wir nach *Blue Velvet* (1986), *Wild at Heart* (1990) oder *Lost Highway* (1997) von zuvor einen ähnlich verstörenden Film erwarten. Wann und wie kommen unsere Gedanken zu David Lynch ins methodische Spiel der Interpretation? Ähnliches kann gefragt werden im Hinblick auf theoretische oder zeitgeschichtliche Elemente: Der Film steht an der Grenze des neuen Jahrtausends, und erst recht aus der Perspektive einer Betrachtung aus dem Jahr 2018 kommt man kaum daran vorbei, an den Beschleunigungsdiskurs zu denken, der wesentlich von Rosa (2005) systematisch untersucht worden ist. Wann kommt Theorie, die ja explizit nicht dasjenige sein soll, das transferiert wird, ins methodische Spiel der Interpretation?

Die Antworten auf diese beiden Fragen liegen auf unterschiedlichen Ebenen. Wir »finden« in unserer Rezeption von *The Straight Story* nicht David Lynch im Film – vielmehr begegnen uns unsere Fantasien über den Regisseur. Diese sind dann so etwas wie freie Assoziationen zum Film, ebenso wie es Einfälle zu anderen Filmen Lynchs sind. Ich gebe dafür ein Beispiel. Im Anschluss an den Sternenhimmel, der uns während der Opening Credits gezeigt wird (das Bild, mit dem der Film auch endet), zeigt uns die Kameraeinstellung bereits hier in großer Langsamkeit, die wir hier aber hinsichtlich einer möglichen Bedrohlichkeit (Stichwort »Ruhe vor dem Sturm«) noch nicht ganz einzuordnen wissen, das Grundstück von Alvin Straight und seiner Tochter Rose, nebenan sonnt sich die Nachbarin. Rose verlässt das Haus. Man kommt nicht umhin, sich hier an die Eingangsszene aus *Blue Velvet* zu erinnern (auch hier erleidet jemand einen Schlaganfall, in zeitlicher Nähe findet der Protagonist ein abgetrenntes Ohr im Feld) bzw. insgesamt an das Lynchsche Thema der verborgenen Abgründe in den Vorgärten und Kleinstädten Amerikas. Die Kamera fährt langsam an Alvins Haus vorbei, bleibt in einem Außenblick auf die seitliche Fassade stehen, dann hören wir jemanden mit einem Stöhnen zu Boden fallen. Man denkt leicht: Hier hat der Schrecken Einzug erhalten, um den es Lynch geht, die filmische Exposition des Themas des Films ist gesetzt. In der Tat ist Alvin gestürzt (und mehr oder minder parallel hat sein Bruder einen Schlaganfall gehabt) und in der Tat sind Krankheit und Gebrechen der Motor der Handlung, aber hier spielen die Abgründe (denn vorhanden sind sie ja: in den Beleidigungen zwischen Alvin und Lyle, die angedeutet werden, im Schuldgefühl darin und in Alvins später offenbarter Tat, dass er im Krieg einen seiner Kameraden erschossen hatte) eine andere Rolle als in sonstigen Filmen Lynchs. In *The Straight Story,* so sehr der Beginn auch durchaus explizit *Blue Velvet* zitieren mag, sehen wir ja gerade nicht die Bilder aus anderen Filmen, der Kontrast und die Erwartungen entstehen, weil es unsere Einfälle zum Film sind – als solche müssen sie interpretatorisch behandelt werden.

Auf einer anderen Ebene bewegt sich die Frage nach dem Einbezug von Theorie oder gesellschaftlichen Prozessen außerhalb des Films. Im Kunstwerk erscheinen gesellschaftliche Spannungslagen (das kann in besonderer Weise auch für die TV-Serie angenommen werden; Storck und Taubner 2017), es steht also immer schon in Wechselwirkung zu seinem eigenen »Außen«, das sich gerade im Verhältnis seiner manifesten zu seinen latenten Strukturen sedimentiert (vgl. Lorenzer 1986). Theoretische Begriffe liefern die Möglichkeit, von einem Verstehen zu einem Begreifen (Zepf und Hartmann 1989) überzugehen, in dem etwas, das verstanden wird (auch, aber nicht nur am Kunstwerk), auf den Begriff gebracht wird. Ein solches theoretisches Begreifen wird im vorliegenden Fall aber nur eine untergeordnete Rolle spielen.

Interpretation: Das Zeitliche segnen

Ich beginne den Weg zur Interpretation durch einen Rückgriff auf die oben erwähnte zweite, »makroskopische« Irritation, im Licht der methodischen Überlegung zum Stellenwert der Einfälle David Lynch betreffend. Lynch, der *The Straight Story* als seinen experimentellsten Film bezeichnet hat, inszeniert hier einen Bruch in seinem Werk, so scheint es jedenfalls zunächst. Insbesondere zum zwei Jahre zuvor erschienen *Lost Highway* betrifft das vor allem die Linearität des Erzählens. *The Straight Story* ist gradlinig, nichts zeigt das besser als die Straße selbst, die in *Lost Highway* noch Metapher für das Abgleiten aus der Realität gewesen ist. Hier nun wird ein Weg zurückgelegt, stur aber beharrlich. Zizek (2008; Übers. TS) hat daher gefragt, ob Alvin in einer postmodernen Welt, in der er derart »lachhaft aus der Zeit gefallen« scheint, nicht »der wahre *outcast*« sei. Auch die anderen Figuren unterscheiden sich von denen in anderen Werken Lynchs: Es gibt keinen unheimlichen, womöglich sexuell-gewaltvollen Untergrund im scheinbar Betulichen wie in *Blue Velvet* oder in *Twin Peaks* – die Menschen sind in ihrer Hilfsbereitschaft, in ihren Sorgen etc. einfach und vor allem warm gezeichnet und »[s]elbst wer auf die Versprechungen der Einfachheit hereinfällt, vergißt diese Bilder nicht so leicht« (Seeßlen 1999).

Nichtsdestoweniger finden sich Andeutungen von Lynch-typischen Elementen: Es gibt das flackernde Licht (als Alvin während eines Gewitters – wieder der Himmel! – von Lyles Schlaganfall erfährt), es gibt Bewegungen und Äußerungen von skurriler Langsamkeit (z. B. als Alvins Hut weggewehrt wird und er ihn umständlich wieder einsammelt; auf die Spitze getrieben hatte Lynch das in den ersten Szenen der zweiten Staffel von *Twin Peaks*, als der um sein Leben ringende Dale Cooper es mit einem sehr langsamen Hotelangestellten zu tun hat), wenn Alvin auf andere alte Männer trifft, und es gibt auch einen kurzen Ansatz von Lynch-typischem Humor, nämlich als er auf der Straße einer Frau begegnet, die gerade einen Hirsch angefahren hat und ihm verzweifelt berichtet, dass es 13 in den vergangen 7 Wochen gewesen seien, die ihr vors Auto gesprungen seien.

Und doch bleibt der Eindruck, sowohl in der filmischen Kritik als auch in der persönlichen Rezeption, eines Aufsehenerregenden darin, dass hier tatsächlich mehr oder weniger nichts (nichts Lynch-

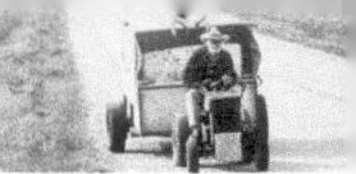

artiges) passiert, als dass Alvin auf dem Mäher (Von »Rasen-« kann hier wirklich nicht die Rede sein!) zu seinem Bruder Lyle fährt und zwischendurch die eine oder andere Unterhaltung führt. Der Skandal besteht darin, wie viel Zeit der Film sich dafür nimmt, dies zu erzählen, und dass uns das *Fehlen* von Sex, Gewalt, Einbrechendem und Unheimlichem damit so direkt vor Augen geführt wird. Es wird nicht wie sonst der Traum als eine entscheidende Erzähllebene des Films genommen. Es ist ein Film ohne »Untergrund«, die durchaus vorhandenen emotionalen Tiefen der Figuren (das tragische Schicksal von Rose als Mutter, Alvins Erfahrung im Krieg) sind »straight«, nur muss man vielleicht erkennen, dass das nicht heißt, dass sie damit in irgendeiner Weise »light« wären. Vielmehr, so Seeßlen (1999), lässt sich konstatieren, dass die Geschichten der Menschen in *The Straight Story* »wenig Chancen zur Versöhnung« liefern. Was ist damit gemeint?

Gegenüber der Beschleunigung dominiert die Beharrlichkeit (vgl. zu diesem Gegensatzpaar Rosa 2005), mal als Alvins Sturheit, mal als seine nachempfindbare Überzeugung, seinen Weg auf diese Weise zurücklegen zu müssen. Hier kommt die eingangs erwähnte erste Irritation ins Spiel bzw. die Intensität von Alvins Bemerkung, die Erinnerung ans Jungsein sei das Schlimmste am Alter.

Denn es geht nicht nur formal um die Zeit, sondern auch im Narrativ von *The Straight Story*. Der Anlass für Alvins Reise ist nicht nur der Schlaganfall Lyles, sondern auch sein eigener häuslicher Unfall, mit dem der Film beginnt – beides sagt ihm, dass vielleicht nicht mehr viel Zeit bleibt, für Versöhnung, aber auch überhaupt. Die große Stärke des Films besteht nun darin, mit dieser Figur von »Wie viel Zeit bleibt noch?« gerade in einer Akzentuierung der Langsamkeit (damit aber auch Bedächtigkeit) umzugehen. Was an *The Straight Story* berührt, bleibt meinem Eindruck nach mehrdeutig: Es ist berührend, wie Alvin, auch im Rückblick auf sein Leben, der Verbindung zu seinem Bruder eine solche Bedeutung gibt, und es ist auch berührend, auf wie viel unlynchige Warmherzigkeit er trifft und sie seinerseits vermittelt – jedoch bleibt in der Schwebe, wie viel Trost das Alvin tatsächlich spendet. Nicht von ungefähr vergleich Seeßlen (1999) den Film und seine Art, mit dem Blick zurück umzugehen, mit Walter Benjamins Engel-der-Geschichte-Kommentar zu Paul Klees *Angelus Novus* – von 1920, dem Geburtsjahr Alvin Straights, wie ich hinzufügen möchte! Gerade die Bemerkung zur Erinnerung ans Jungsein unterstreicht doch schließlich, dass alles, was er tut, wenn er in Gesprächen von sich erzählt (mit Lyle in die Sterne blicken, die Erfahrung im Krieg, die Erfahrungen als Vater), zwar einen teils reuevollen, potenziell anerkennenden und vielleicht versöhnlichen Blick auf sein Leben bedeutet (er kann, wie im Eingangszitat, die Spreu vom Weizen trennen, er weiß um die Dinge, die im Leben zählen), aber gerade darin immer den Kontrast dazu verstärkt, »zugleich blind und lahm« zu sein. Daran ändert auch der Reichtum eines gelebten Lebens nicht viel.

Hier ist dann folgerichtig der Lesart Seeßlens (1999) zuzustimmen:

»Dieser Film ist ein einziges, großes Todesbild: die Reise eines Mannes, der das Gespaltene vereinen will, ein Abschiedstraum von Vater und Tochter, ein Weg, den man, wie Alvin mehrmals betont, allein gehen muß, aber doch im Blick der anderen. So begegnet er weniger den netten Menschen von *middle america* als seltsamen Engeln, die ihm ein Stück dieses Weges erleichtern, jedem gibt er etwas, von jedem erhält er etwas, das ihn auf diesem Weg weiterbringt, am Ende tatsächlich über den großen Fluß, zum Mount Zion, zur Vereinigung mit dem verlorenen Bruder, zum Blick in den Sternenhimmel. Schon immer hat Lynch in seinen Filmen die Toten mit einer Zärtlichkeit angesehen, die er den Lebenden verweigern mußte, waren seine Bilder am intensivsten, wo es um die Übergänge ging. Nun dehnt er den Augenblick des Sterbens auf 111 Minuten, darauf bedacht, jede davon kostbar zu machen.«

Was geschieht nun, wenn man interpretatorisch die Verbindung beider Linien in den Blick nimmt, zum einen die narrative Geradlinigkeit und die straighte Greifbarkeit der Figuren, zum anderen die Lesart von Alvins Reise als Metapher für den Übergang vom Leben in den Tod?

The Straight Story als Geschichte eines geraden Weges wäre dann ein Bild dafür, dass Lebenszeit, Engel der Geschichte hin, möbiusbandartige Erzähleben her, einer Unausweichlichkeit folgt, in der klar ist, dass der Weg von Laurens nach Mount Zion führt. Daran, wie alles endet, können wir nichts verändern, wir können allenfalls einen unterschiedlichen Blick auf die bisherige Wegstrecke einnehmen oder dafür sorgen, dass uns die Bedächtigkeit nicht vom Kopf weht (■ Abb. 15.3).

Es wäre wohl irrig, David Lynch ein chrono-pädagogisches Anliegen zu unterstellen, das er mit *The Straight Story* verfolgen würde. Aber denkt man darüber nach, was der Film uns nun jenseits der Reise aus dem Leben und des dann doch eher abgegriffenen Motivs einer *ars moriendi* zeigt, dann könnte man schon einen negativen Bezug dazu ziehen, was Rosa (2005, S. 230 ff.; Kursiv. aufgeh. TS) das »Kurz-Kurz-Muster« nennt, durch das Gesellschaften gekennzeichnet sein können: Im Anschluss an Bemerkungen William James' zum Verhältnis des Zeiterlebens im Moment und in der Erinnerung (durch Ereignisse angefüllte Zeit vergeht subjektiv empfunden schneller, kommt einem retrospektiv aber »länger« vor – Kurz-Lang – während ereignislose Passagen langsam vergehen, im Rückblick aber kurz erscheinen – Lang-Kurz) skizziert Rosa (S. 233) die Zeiterlebens-Konstellation einer aktuell subjektiv als »kurz« empfundenen Zeit (durch eine rasche Folge vorn Ereignissen oder Aufgaben), die jedoch auch im Rückblick als schnell vergangen erlebt wird:

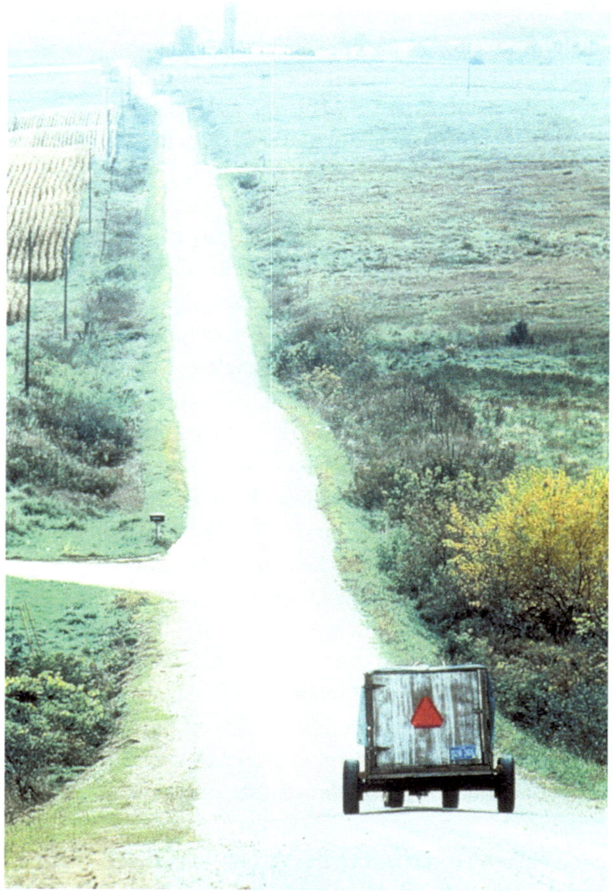

■ **Abb. 15.3** Eine gerade Geschichte. (© Senator Film. Quelle: Filmbild Fundus Herbert Klemens. Mit freundlicher Genehmigung)

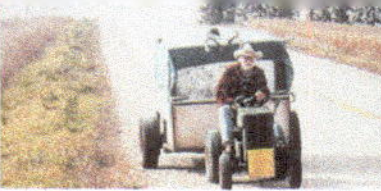

> »Kurze, stimulationsreiche, aber gegeneinander isolierte, d. h., ohne innere Verbindung bleibende Erlebnisepisoden lösen einander in raschem Wechsel ab, sodass die Zeit gewissermaßen ›an beiden Enden‹ zu rasen beginnt: Während der als kurzweilig (und oft als stresshaft) empfundenen Aktivitäten vergeht sie sehr rasch, doch zugleich erscheint sie im Rückblick zu ›schrumpfen‹, sodass die Tage und Jahre wie im Flug dahineilen und wir am Ende das Gefühl haben, kaum gelebt zu haben.«

Rosa spricht von einer erlebnisreichen, aber erfahrungslosen Gesellschaft. Auch in der Reflexion darüber ist nun auf die Zeit zu achten: *The Straight Story* erschien 1999, Rosas Zeitdiagnose erstmals 2005. Ist nicht heute, 19 Jahre nach dem Film und 13 nach der Zeit-Schilderung, nicht von einer noch größeren Skandalität des Tempos auszugehen, das Lynch uns zumutet?

Seeßlen (1999) bezeichnet *The Straight Story* als Lynchs schönsten und grausamsten Film. Das könnte im Sinn der hier vorgelegten Lesart auch bedeuten, dass sein Skandal eben doch nicht allein in der Form und der Œuvre-bezogenen Diskordanz besteht, sondern auch in der (dann doch wieder verborgenen) Überwältigung angesichts dessen, wie hier gezeigt wird, wohin der Weg führt, nämlich zum Ende des Lebens, ob nun versöhnt oder nicht. Es ist kein Zufall, dass die letzte Unterhaltung Alvins, bevor er bei Lyle eintrifft, auf einem Friedhof und mit einem Pfarrer stattfindet.

Insofern kann dann gesagt werden, dass Lynch in gewisser Weise in *The Straight Story* das Zeitliche segnet. Es wird der Zeit (und dem Zeitlichen) als solcher eine Bedeutung gegeben, mit allem Schmerz im Rückblick und im Vorausblick auf das Übrige, aber eben auch mit aller Wertschätzung ihr gegenüber.

Literatur

Bergande W (2007) Die Logik des Unbewussten in der Kunst. Subjekttheorie und Ästhetik nach Hegel und Lacan. Turia + Kant, Wien

Ebert R (1999) The straight story. https://www.rogerebert.com/reviews/the-straight-story-1999. Zugegriffen: 11. Mai 2018

Erdheim M (2013) Gesellschaftlich Unbewusstes, Macht und Herrschaft. Psyche – Z Psychoanal 67:1023–1050

Hamburger A (2018) Filmpsychoanalyse. Das Unbewusste im Kino – das Kino im Unbewussten. Psychosozial, Gießen

Lorenzer A (1986) Tiefenhermeneutische Kulturanalyse. In: Lorenzer A (Hrsg) Kultur-Analysen. Fischer, Frankfurt a. M., S 11–98

Löwer-Hirsch M (2017) Eine wahre Geschichte – The Straight Story. In: Strauß B, Philipp S (Hrsg) Wilde Erdbeeren auf Wolke Neun. Springer, Berlin, Heidelberg, S 17–26

Rosa H (2005) Beschleunigung. Die Veränderung der Zeitstrukturen in der Moderne. Suhrkamp, Frankfurt a. M.

Schneider G (2008) Filmpsychoanalyse – Zugangswege zur psychoanalytischen Interpretation von Filmen. In: Laszig P, Schneider G (Hrsg) Film und Psychoanalyse. Kinofilme als kulturelle Symptome. Psychosozial, Gießen, S 19–38

Seeßlen G (1999) Eine wahre Geschichte – The Straight Story. Das entflochtene Band. Konkret 12. http://www.filmzentrale.com/rezis/straightstorygs.htm. Zugegriffen: 28. Mai 2018

Soldt P (2009) Die Subjektivität der Bilder. Eine empirische Untersuchung zur Psychodynamik kunstästhetischer Erfahrung. In: Soldt P, Nitzschmann K (Hrsg) Arbeit der Bilder. Die Präsenz des Bildes im Dialog zwischen Psychoanalyse, Philosophie und Kunstwissenschaft. Psychosozial, Gießen, S 129–153

Storck T (2014) Ceci n'est pas l'une-bévue. Probleme, in der Kunst das Unbewusste zu finden, als Probleme in der Kunst, das Unbewusste zu finden. Psychoanalyse – Texte zur Sozialforschung 18(1):21–38

Storck T (2016) Formen des Andersverstehens. Psychosozial, Gießen

Storck T (2018a) Zur Frage der Komplexität von Freuds Literaturverwendung am Beispiel von Shakespeares Hamlet. Vorschläge zur kulturpsychoanalytischen Methode. In: Angeloch D, Lange-Kirchheim A, Pietzcker C (Hrsg) Jahrbuch für Literatur und Psychoanalyse, Bd. 37. Neumann, Würzburg, S 345–365

Storck T (2018b) Szenisches Verstehen. In: Gumz A, Hörz-Sagstetter S (Hrsg) Psychodynamische Psychotherapie in der Praxis. Beltz, Weinheim

Storck T (2019a) Das dynamisch Unbewusste. Grundelemente psychodynamischen Denkens, Bd. III. Kohlhammer, Stuttgart

Storck T (2019b) Objekte. Grundelemente psychodynamischen Denkens, Bd. IV. Kohlhammer, Stuttgart

Storck T, Taubner S (2017) Einleitung, oder: Previously on TV. In: Storck T, Taubner S (Hrsg) Von Game of Thrones bis The Walking Dead. Interpretation von Kultur in Serie. Springer, Berlin, Heidelberg, S 1–9

Zepf S, Hartmann S (1989) Psychoanalytische Praxis und Theoriebildung: Verstehen und Begreifen. Eine erkenntniskritische Untersuchung. Springer, Berlin, Heidelberg
Zizek S (2008) When straight means weird and psychosis is normal. http://www.lacan.com/zizripley.html
Zwiebel R, Hamburger A (2016) Michael Hanekes »Das weiße Band«. Ein filmpsychoanalytischer Dialog. Psyche 70(12):1159–1184

Originaltitel	The Straight Story
Erscheinungsjahr	1999
Land	USA, UK, F
Drehbuch	John Roach, Mary Sweeney
Regie	David Lynch
Hauptdarsteller	Richard Farnsworth, Sissy Spacek, Harry Dean Stanton
Verfügbarkeit	Als DVD in deutscher Sprache erhältlich

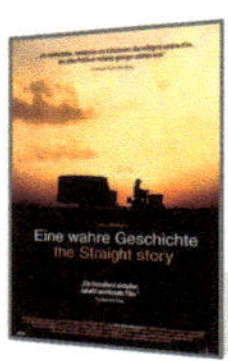

Bernd Heimerl

Oedipusz a Balatonban (Ödipus am Balaton)

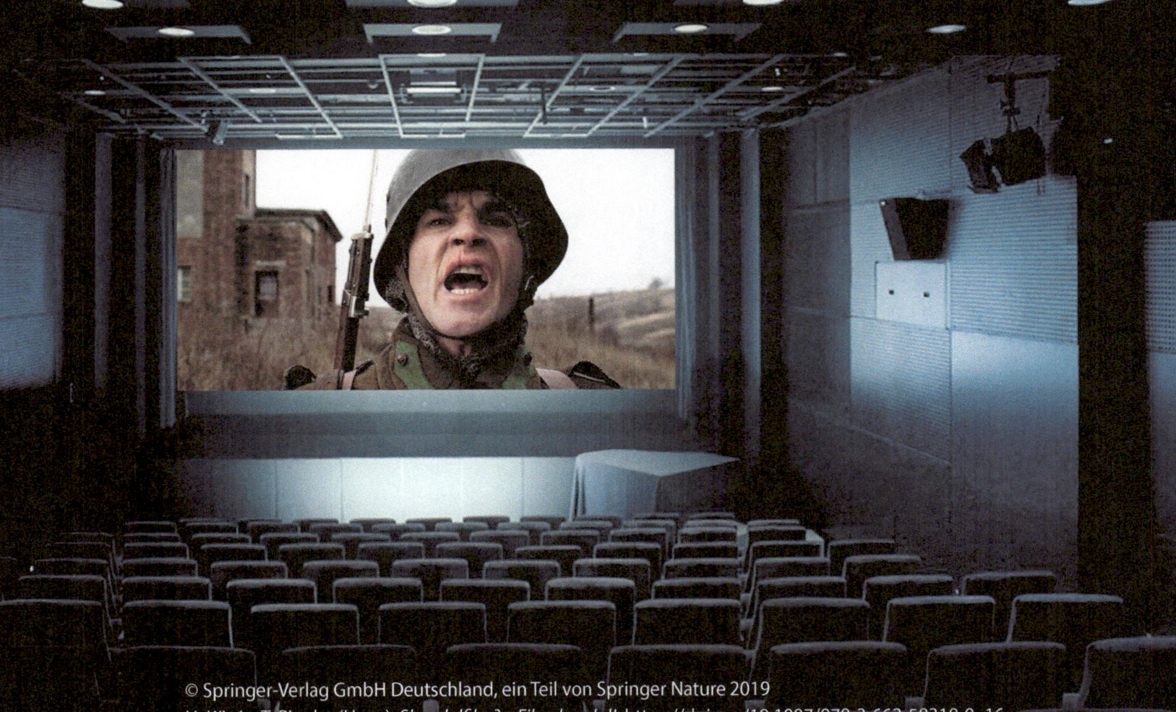

© Springer-Verlag GmbH Deutschland, ein Teil von Springer Nature 2019
H. König, T. Piegler (Hrsg.), *Skandalfilm? – Filmskandal!*, https://doi.org/10.1007/978-3-662-58318-0_16

Filmplakat *Taxidermia*. (© I-On New Media. Quelle: Filmbild Fundus Herbert Klemens. Mit freundlicher Genehmigung)

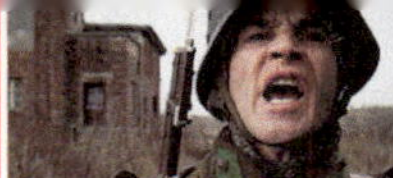

Taxidermia

> »Was dem Helden durch seine Geburt dunkel aber eindeutig vorherbestimmt ist, macht er im mythischen Bericht zu seinem eigenen gewollten Schicksal, indem er in Handlung, Erleben umsetzt. Dieses Erleben ist ein Schöpferisches …« (Rank 2000a, S. 94).

Der Film *Taxidermia* (◼ Abb. 16.1) basiert auf Versatzstücken aus dem Roman des ungarischen Dichters und Prosaisten Lajos Parti Nagy *Der wogende Balaton* aus dem Jahr 1953. Diese Texte wurden 2012 ins Deutsche übersetzt und Nagy schreibt im Klappentext: »Diese Texte standen noch nie nebeneinander. Hier sind sie zum ersten Mal vereint, und gleich auf Deutsch, in der nüchternen Lichtbrechung einer anderen Sprache.« Die Grundlage des Films bildet die erste Erzählung *Wie eine gefrorene Hundepfote (Aufzeichnung einer Anamnese)* (Nagy 2012, S. 5 ff).

Der »wogende Balaton« bezeichnet geographisch die Gegend des Plattensees in Ungarn. *Taxidermia* hatte 2006 seine Uraufführung bei den Filmfestspielen in Cannes und war einer der umstrittensten Filme des Festivals. Umstritten aufgrund seiner Filmästhetik: bildgewaltig, symbolisch-mythologisch aufgeladen, moralisch verwerflich, rezeptiv zwiespältig, schamlos körperlich, sexuell distanzlos – im psychoanalytischen Sinn *pervers*. Sowohl der Filmstoff als auch die visuelle Gestaltung von *Taxidermia* erlauben es, den Film als einen Skandalfilm zu titulieren. Form und Inhalt bilden nicht nur eine untrennbare Einheit, sondern sie drücken dasselbe auf zweierlei Weise aus. Mein Hauptaugenmerk in der Betrachtung des Skandalösen liegt zum einen in der destruktiven Darstellung der männlichen Linie dreier Generationen in Ungarn und zum anderen in der radikalen Bildästhetik, welche den Zuschauer zwischen voyeuristischer Schaulust, poetischer Verzauberung und affektiver Abstoßung oszillieren lässt. Der historische Hintergrund bei Entstehung des Films ist erwähnenswert: In Budapest gibt es 2006 eine Revolte gegen die gezielte Verbreitung von politisch-gesellschaftlichen Unwahrheiten des Regierungschefs, um die Parlamentswahlen zu gewinnen. Das ungarische Volk rebelliert gegen die Autorität, diese Revolte wird jedoch niedergeschlagen, und Ungarn ist auf dem Weg zum Nationalismus unter Viktor Orbán. Die beginnende Selbstzerstörung Ungarns als ein freies liberales Land beginnt mit der Machtübernahme Orbáns 2010. 2018 gewinnt Orbán mit seiner rechten Fidesz-Partei erneut haushoch die Parlamentswahl.

Taxidermia ist der zweite Spielfilm des 1974 in Budapest geborenen ungarischen Regisseurs György Pálfi. Dieser Film gewann den Hauptpreis der Ungarischen Filmwoche 2006 und wurde in der Kategorie *Bester fremdsprachiger Film* bei der Oscar-Verleihung 2008 nominiert.

Handlung

Drei Generationen einer Familie in Ungarn stehen im Mittelpunkt dieses grotesk anmutenden Films. Der Film beginnt 1942 mit der Generation des Großvaters Vendel Morosgoványi (Csaba Csene), dann schreitet die Geschichte 1960 mit der Generation des Vaters Kálmán Balatony (Gergely Trócsányi) weiter und endet mit der Darstellung des Sohnes Lajos Balatony (Marc Bischoff) 2006. Der Film beschreibt drei Zeitebenen der ungarischen Geschichte am Beispiel der männlichen Linie dieser Familie. Die erste Zeitebene ist der Zweite Weltkrieg. Der Film verortet sich an einem Ort im Nirgendwo und beginnt aus dem Nebel heraus: Zum einen sehen wir freies Feld, Natur und die Weite der Landschaft. Es tauchen wenige Menschen auf. Zum anderen werden klaustrophobisch enge Innenräume inszeniert. Die Spannung zwischen Weite und Enge eröffnet sich und wirkt archaisch. Selbst die Sprache der Figuren ist archaisch: unpoetisch, militärisch und verarmt. Historisch bemerkenswert ist die als Plattenseeoffensive bezeichnete letzte groß angelegte Angriffsoperation der deutschen Wehrmacht im Zweiten Weltkrieg an diesem Ort. Von der Westfront wurden Verbände an den Plattensee in Ungarn gebracht, um den Vormarsch der Roten Armee in Richtung Wien zu stoppen. Das erfolglose Unternehmen dauerte 10 Tage und wurde mit Beginn der sowjetischen Gegenoffensive am 16. März 1945 beendet. Vendel wird von seinem Vorgesetzten nach dem Geschlechtsverkehr mit dessen Frau erschossen. Aus dieser sexuellen Begegnung wird Kálmán gezeugt, der mit einem kleinen Ringelschwanz am Steiß geboren wird.

Der zweite Teil des Films spielt in den 1960er Jahren in Ungarn. Es ist die große Zeit des Sozialismus. Wir sehen nahezu ausschließlich öffentliche Räume: sozialistische Architektur und kommunistisch choreographierte Massenveranstaltungen, viele Menschen und lärmende Musik. Der Balaton war in den 1960er Jahren noch ein urwüchsiges Gewässer. Historisch erwähnenswert ist, dass sich am Plattensee in der Zeit des Kalten Krieges Deutsche aus der Bundesrepublik und der DDR bis weit in die 1980er Jahre hinein regelmäßig zum privaten und politischen Austausch trafen. Wir werden Zeuge, wie im Laufe der Jahre Kálmán zum Nationalhelden der Kommunisten in der Disziplin des Wettfressens aufsteigt. Der Balaton erscheint als Zitat im Nachnamen *Balatony*.

Der letzte Teil des Films spielt nach der Wende und dem Ende des Kommunismus in Ungarn 2006. Es ist die Zeit der Revolte in Budapest. Lajos Balatony wird am 20. Jahrestag des ungarischen Volksaufstands 1976 – Studenten der Universitäten in Budapest forderten demokratische Veränderungen – geboren, und der Zuschauer wird im Ungewissen gelassen, wer sein wirklicher leiblicher Vater ist. Lajos macht im Ungarn der heutigen Zeit seine Leidenschaft zum Beruf: Er wird Tierpräparator. Lajos Balatony ist seinem Vater physiognomisch in keiner Weise ähnlich: Der Sohn ist schmächtig, dürr und von blasser Hautfarbe. Lajos kümmert sich um seinen verbitterten und *pervers* fetten Vater, indem er ihn täglich besucht, ihn mit Unmengen an ungesundem Essen versorgt und dessen Katzen im Käfig füttert und diesen reinigt. Dabei sitzt der fette Vater als Zuschauer vor dem Käfig, im Hintergrund hängt ein Strandposter von Kuba. Vater und Sohn haben ein gespanntes Verhältnis, entwerten und beleidigen sich gegenseitig. Die beidseitige Verachtung kennt keine Grenzen. Nachdem der Vater von den Katzen getötet wird – sie fressen seine Innereien –, emanzipiert sich Lajos von ihm, indem er beginnt, den Vater auszustopfen. Der Film endet mit der Selbstverstümmelung Lajos und einer Inszenierung im öffentlichen musealen Raum: Lajos wird als Torso einer Menge von weiß gekleideten Menschen dem Voyeurismus freigegeben. Im Hintergrund sein ausgestopfter Vater.

Der erzählte Tabubruch und der filmästhetische Skandal

»Schlussendlich ist die Fotze der gemeinsame Nenner« (Nagy 2012, S. 9).

Im Vorwort zu diesem Band heißt es: »Vom polynesischen Ursprung der Wortes her bedeutet Tabu zugleich heilig und unrein. Skandalfilme sind visueller Inbegriff des Tabuisierten.« Tabu ist ein sogenanntes Urwort (Abel 1884). Die Schrift S. Freuds *Über den Gegensinn der Urworte* erschien 1910 im *Jahrbuch der Psychoanalyse*. Veranlasst wurde Freud zu dieser Arbeit durch eine kleine Broschüre, veröffentlicht im Jahre 1884 von dem deutschen Philologen Carl Abel. Freud (1910, S. 220) drückt damit aber auch aus, dass Antithesis und Metathesis nicht als zufällig betrachtet werden können, dass der Gegensinn der Urworte für die Entwicklung der menschlichen Vernunft und des Denkens aufschlussreich ist, dass ein antithetisches Wort das Verhältnis zwischen beiden Bedeutungen bezeichnet und dass Laut und Sinn umgedreht werden können: »… wenn gut ein ägyptisches Wort wäre so könne es neben gut auch schlecht bedeuten, neben gut auch tug lauten.« Diese Umdrehungen erinnern an die perverse Umkehr in der Symptombildung, an das Triebschicksal der Verkehrung ins Gegenteil und den Ursprung der Psychosexualität. In der Freudschen Terminologie taucht das Präfix »Ur-« gehäuft auf:

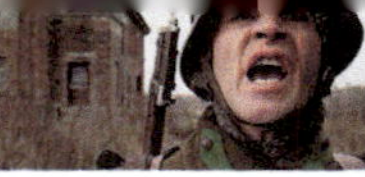

unter anderem als Ursprung, Urszene, Urphantasie, Urverdrängung, Urzeit. Als handele es sich um eine Prä- oder Ur-Struktur des Subjekts, die sich seinen bewussten Zugriffen entzieht, weit zurückliegend oder allererst ist und *irgendwie* verstärkend wirkt.

Der Ursprung der Familiengeschichte ist die Geschichte Vendels. Der Tabubruch in *Taxidermia* ist meiner Ansicht nach zum einen die schonungslose und schamlose Darstellung beschädigter Väter und Söhne in drei Epochen und zum anderen die Verbindung unterschiedlicher perverser Beziehungen zwischen den Vätern und Söhnen. Pervers meint, dass es keine Scham, Ekel oder Moral gibt. Der filmästhetische Tabubruch ist meiner Auffassung nach die Gleichzeitigkeit von anmutigen, erhabenen malerischen Bildern in der Darstellung der Geschichte und der Figuren neben überzogenen, provozierenden und abstoßenden Bildern. Diese Gleichzeitigkeit visueller Eindrücke erinnert an den Gegensinn der Urworte. Die Bilder wirken in solch einer Tiefe auch aufgrund der Ähnlichkeit zur Fotografie oder zur Malerei, zum Teil erscheinen die Bilder auch wie ein *tableau vivant:* lebende Bilder.

Die Frage nach den skandalösen Elementen lässt sich unterschiedlich beantworten: Zum einen sind es die sinnlich überzogene Darstellung der Figuren und das archaische Thema der Geschichte, welche an das Orgien-Mysterien-Theater Hermann Nitschs erinnern, wie auch das Triptychon als Struktur des Films, zum anderen ist es die *perverse* Familiengeschichte an sich.

Das filmische Orgien-Mysterien-Theater

Das Orgien-Mysterien-Theater eignet sich filmästhetisch aufgrund der sinnlichen Intensität der bildhaften Darstellung als »Erregung des allgegenwärtig vorherrschenden und im Konsumismus strategisch perfekt eingesetzten visuellen Fetischismus« (Klocker 2015, S. 16).

Die visuelle Gestaltung des Filmstoffs erinnert an das Mysterientheater von Hermann Nitsch. Hermann Nitsch, geboren 1938 in Wien, ist ein österreichischer Maler, Aktionskünstler und ein bedeutender Vertreter des Wiener Aktionismus. Als Wiener Aktionismus wird eine Bewegung der modernen Kunst bezeichnet, in der von 1962 bis 1970 eine Gruppe Wiener Künstler das Konzept der amerikanischen Happening- und Fluxus-Kunstbewegung aufgriff. Nach dem Zweiten Weltkrieg (wie auch *Taxidermia* beginnt) entstand eine Malerei, die nichts bereits Vorhandenes darstellen wollte. Es entstand eine »Kunst, um die Kunst zu verlassen«. Durch das Brechen von Tabus wollten die Künstler eine nur am Konsum orientierte Gesellschaft provozieren. In *Taxidermia* sind es die beiden Geschichten von Kálmán und Lajos, welche diese Kritik am Kapitalismus offen präsentieren. Dergestalt wandte sich der Wiener Aktionismus gegen repressive gesellschaftliche Zustände und suchte bewusst die Konfrontation mit staatlicher und kirchlicher Autorität. Über drastische Ausdrucksweisen und aggressive Tabuverletzung sollten einerseits Mechanismen offener und vor allem versteckter (unterdrückter) Grausamkeit und Perversion in der bürgerlichen Gesellschaft dargestellt werden, andererseits sollte ebendiese Gesellschaft damit schockiert werden – was auch gelang. Anfang der 1960er Jahre entwickelte Nitsch die Hauptgedanken für sein *Orgien-Mysterien-Theater:* Unter Einbeziehung aller Kunstformen (unter anderem Malerei, Architektur, Musik, Opferritual, Messliturgie) sollen die Sinne der Teilnehmer schrittweise bis aufs Äußerste erregt werden, um auf einem Höhenpunkt die Erkenntnis des Lebensprozesses an sich möglich zu machen. Nitsch verweist hier auf die Wiederholung der Totemmahlzeit in *Totem und Tabu* (Freud 1912–13). In der Schrift verfolgt Freud den Ursprung von Totemismus und Exogamie sowie der Funktion von Tabu und Magie als Ausdruck der ambivalenten Beziehung zum Vater. Die Anfänge des Orgien-Mysterien-Theaters liegen im Literarischen und Ur-Sprachsinnlichen. Nitsch sah das mediale Gesamtkunstwerk als dreifach *gefaltet:* zum einen bestehend aus dem Wort – beeinflusst durch die griechischen Tragödien, den deutschen Expressionismus und den französischen Symbolismus, zum anderen durch die Kunst der Surrealisten und zuletzt als dramatisches in Szene gesetztes Happening. Hermann Nitsch ersann »eine art komprimiertes urdrama« (Klocker 2015), das die in den Mythen überlieferten Konflikte und Katastrophen zusammenfassen sollte. Der Ödipusstoff wurde ebenso verarbeitet wie der Nibelungenmythos oder die relativ unbekannte Atridensage. Die Sage der Atriden besteht aus dem Fluch, dass sich in jeder Generation ein Mörder gegen die Sippe wenden wird und viele Generationen in eine unheilvolle Folge von Verbrechen und Gewalt stürzen werde. Im Orgien-Mysterien-Theater wird der Annahme Rechnung getragen, dass die Sprache nicht ausreichend in der Lage ist, die geforderte Tiefe und überzeugende Gefühlsintensität zu vermitteln. Diese intensiv erlebte Erfahrung und Reizüberflutung wird nur durch den Einsatz realer Substanzen erreicht: wie Milch, Essig, Wein, Blut oder Fleisch. Diese Elemente lösen die sinnlichen Sensationen des Riechens, Tastens und Schmeckens aus. Die Bilder sind ekelhaft: blutverschmiert, von Exkrementen überschüttet, zeitlich ausgedehnt und räumlich überdimensioniert dargestellt. In der Inszenierung derartiger realer Geschehnisse löst sich die Kunst von der Abbildung und Darstellung – wie im 20. Jahrhundert allgemein angestrebt und speziell in den 1960er Jahren in Happening, Performance und Aktionismus wiederzufinden. In dieser Zeit wurde der Begriff der *intermedialen* Kunst geprägt. Die Kunst soll die Grenze zu Leben und Wirklichkeit überschreiten, Kunst und Leben sollen eins werden. In Realzeit soll sinnliche Wirklichkeit erfahrbar werden, tatsächliches Erleben soll das Wort ersetzen: »nicht die sprache (sprachliches assoziieren) lotet in die tiefe, sondern durch aktionen bewirktes ekstatisches sinnliches erleben in richtung triebdurchbruch«, erkennt Hermann Nitsch. Dabei handelt es sich um ein dramatisches Epos. Das zentrale Motiv und Thema in Nitschs Kunst ist die Darstellung und Überwindung des Tragischen, ja des Todes, durch kathartisches Erkennen (Klocker 2015, S. 9). Die Bedeutung, ja geradezu die Notwendigkeit der durch Teilnahme am dramatischen Ereignis unmittelbar gewordenen Erfahrung wird hervorgehoben. Nitsch bezieht sich einerseits auf die griechische Tragödie und deren Theorie der Katharsis, andererseits auf die Psychoanalyse und Techniken der Abreaktion. Für Nitsch nimmt der orgiastische Höhepunkt, der rauschhaft erlebte Grundexzess, den Nitsch als Ursprungsmotivation des Theaters, ja der Kunst überhaupt, interpretiert, eine zentrale Position ein. Diese medialen Elemente finden sich in *Taxidermia* wieder.

Das Triptychon als Folie der Erzählung

»… aber unser Erlöser ist trotz allem aus der Ominösen der Heiligen Jungfrau herausgeschlüpft!? Aus ihrer seligen Fut!« (Nagy 2012, S. 11)

Pálfi wählt das Triptychon als Folie der männlichen mehrschichtigen Generationengeschichte. Das Triptychon weist eine dreifach gefaltete, aus drei Lagen bestehende Struktur auf. Als Altar- und Andachtsbild spielt das Triptychon seit dem Mittelalter in der abendländischen Kunst eine zentrale Rolle. Ende des 19. Jahrhunderts erfährt es als Bildformat eine erstaunliche Wiederbelebung: Einige Künstler knüpfen an das christliche Leidensmotiv an, andere laden säkularisierte Themen religiös auf. Unter dem Eindruck der beiden Weltkriege haben sich vor allem Otto Dix, Max Beckmann und Francis Bacon mit dieser Bildgattung auseinander gesetzt. Auch viele Künstler der jüngeren Generation, darunter Damien Hirst, wählen das Triptychon als traditionsbeladenes und mythologisch überfrachtetes Format, das Offenheit und Geschlossenheit, Enge und Weite, Ruhe und Bewegung in der Gleichzeitigkeit zulässt. *Taxidermia* macht durch diese besondere Ästhetik ungewöhnlich große mehrdimensionale Handlungsräume auf. *Taxidermia* hat eine stark ambivalente Wirkung, die sich sowohl in der Form und der Struktur als auch im Inhalt entfaltet. Die performative Kraft des Films geht in den Bereich des Multimedialen und des Räumlichen, dadurch verstärken sich die Bezüge zur Bühne und des Theatralen. Durch die visuelle Reizüberflutung werden Regeln gebrochen. An die Stelle der Sprache treten die vorsprachlichen und zutiefst körperlich wirkenden Ausdrucksmöglichkeiten. Für Freud der Beweis für die polymorph-perverse Grundstruktur der Psychosexualität und damit der Ur-Struktur des Subjekts.

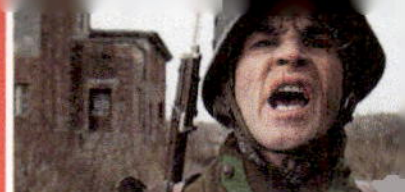

Die drei Geschichten – Vendel, Kálmán und Lajos – sind wie drei Kurzgeschichten aneinandergereiht und verbinden sich über das Thema Väter und Söhne. Im Film wird zum Beispiel das Märchen *Das Mädchen mit den Schwefelhölzern* von Hans Christian Andersen in verschiedene Lagen aufgefaltet und dient Vendel als literarische Masturbationsvorlage. Dieser Tabubruch, ein Märchen als pornographische Masturbationsphantasie zu benutzen, hat sicherlich eine nicht einfache Konnotation und unterstreicht das polymorph-perverse Element. Die schonungslose Darstellung der beschädigten Männer erwirkt und verstärkt sich meines Erachtens durch die theatrale Ästhetik in *Taxidermia*.

Die perverse männliche ödipale Familiengeschichte

»Laios, Sohn des Labdakos! Du begehrest Kindersegen. Wohl; dir soll ein Sohn gewährt werden. Aber wisse, dass dir vom Geschick verhängt ist, durch die Hand deines eigenen Kindes das Leben zu verlieren« (Schwab 1986, S. 255).

Taxidermia operiert als intermediale Inszenierung im Zwischenfeld zwischen Gegenwartsbezug und antiker Tragödie. Die Geschichte wird nicht nur erzählt, sie wird sinnlich erfahrbar gemacht. Die Komplexität von *Taxidermia* ordnet sich durch den Rückgriff auf anthropologische Grundmodelle der Moderne: wie das Modell der Generationen, der ambivalenten Beziehung zwischen Vater und Sohn, das Modell der Familie und der Beziehung zum Körper/Geschlecht. Die Themen wie der Umgang mit Gewalt, die Frage nach der modernen Wahrnehmung von Beziehungen und Gemeinschaft und dem Politischen rücken in das Zentrum der zeitgenössischen Auseinandersetzung mit der antiken Tragödie. In *Taxidermia* wird unter anderem der Ödipusmythos zeitgenössisch verarbeitet, indem er diese oben genannten Themen – Generation, Vater/Sohn, Familie und Körper – *pervers* ins Gegenteil verkehrt und das Grundthema des Films *Für jedes Ende hat auch der Anfang eine Bedeutung* radikal neu interpretiert. Außerdem überhöht sich diese Thematik im Film insofern, als er die polymorph-perverse Darstellung der Väter und Söhne in Verbindung zueinander und zum Vaterland aufgreift.

Sophokles hat die drei Generationen *Laios* (Fluch der männlichen Blutschande), *Ödipus* (Fluch zum Vatermord mit eigener Verblendung und sozialer Verbannung) und *Eteokles/Polyneikes* (Fluch der Bruderkriege) auf die drei Dramen der tragischen Trilogie verteilt. Der Großvater Vendel zeugt seinen Sohn in Blutschande – im Film wird dies in archaische Bilder und einen ursprünglichen *orgiastischen Grundexzess* im Sinne Nitschs getaucht. Der Vater Kálmán und das Wettfressen als kompetitive Massenveranstaltungen des Kommunismus erinnern an den Bruderkrieg und archaisch männliche Wettkämpfe. Der Bruderkrieg wird in kommunistischen Symbolen dargestellt. Und der Sohn Lajos wird zur Ödipusfigur: sich selbst verstümmelnd. Allen drei Generationen ist die polymorph-perverse Struktur gemeinsam. Die Beziehung zum Vaterland zeigt sich, indem sich Vendel im Zweiten Weltkrieg opfert, Kálmán wird zum Nationalhelden in der olympischen Disziplin des Wettfressens und Lajos verstümmelt sich, stopft sich aus und tötet sich damit selbst beim Beginn des ungarischen Rechtsrucks. In der Geschichte präsentieren sich die Mütter bzw. das Weibliche als fehlend oder marginal. Dieses Fehlen der Mutter bzw. des Weiblichen im Ödipusmythos hebt die Filmwissenschaftlerin Mulvey (2009, S. 208) hervor: »Wenn man den Ödipusmythos im Detail betrachtet, ist es bemerkenswert, in welchem Ausmaß es sich um eine Vater-Sohn-Beziehung handelt und wie randständig die Bedeutung des Weiblichen für die Geschichte ist« (Übers. d. Verf.).

Die Erzählung der Geschichte beginnt mit Vendel ...

Alles beginnt mit *Vendel Morosgoványi*, einem Soldaten im Zweiten Weltkrieg (■ Abb. 16.2), der von seinem Vorgesetzten – dem Hauptmann – schikaniert wird und sich die Zeit mit ausgefallenen Selbst-

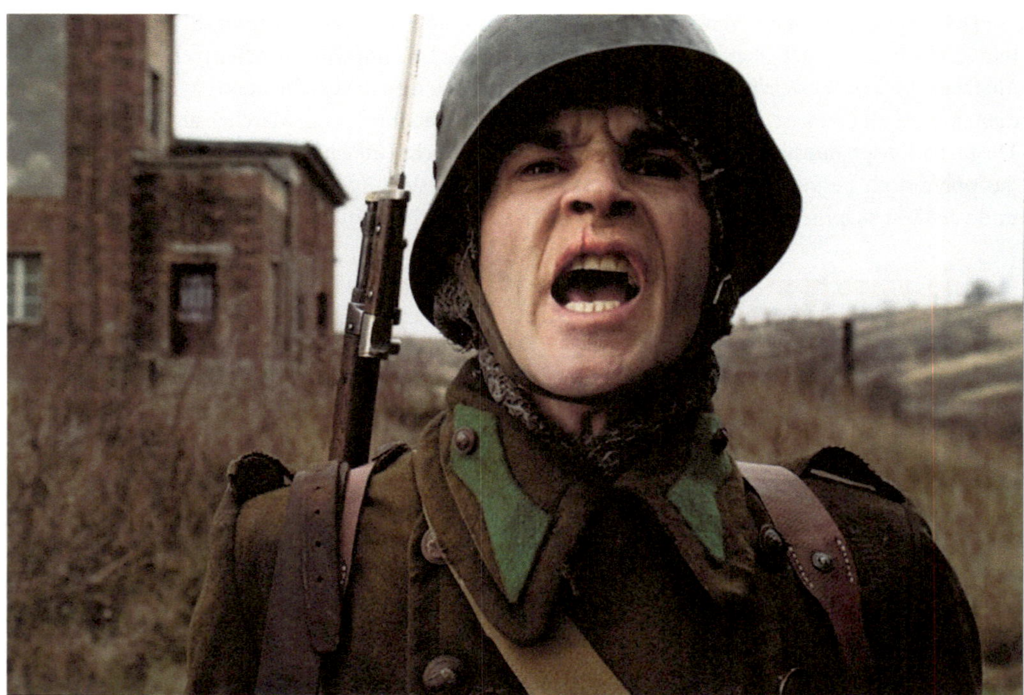

Abb. 16.2 Vendel Morosgováni. (© I-On New Media. Quelle: Filmbild Fundus Herbert Klemens. Mit freundlicher Genehmigung)

befriedungsmethoden vertreibt. Die Schikanen werden mit einer überwältigenden Kakophonie überzeichnet – im Orgien-Mysterien-Theater wird dieses Stilmittel als *Lärmmusik* bezeichnet, die den konstanten Hintergrund der Aktionen des Künstlers bildet. Die schwindelerregend militärische Kakophonie und die abstoßenden Bilder der Aktionen werden synästhetisch miteinander verbunden. Dann wieder werden wunderschöne Bilder, wie die Darstellung des Märchens, gezeigt. Die Masturbationspraktiken in Verbindung mit dem Voyeurismus tragen Züge eines sadistischen Umgangs mit seinem ambivalent besetzten Phallus. Die Szene des Geschlechtsverkehrs endet in der literarischen Vorlage zum Film mit:

»Fick' meine Fut, gurrte das Weibsgebilde und rüttelte den Trog regelrecht, stoss' deinen Beidl hinein bis zum Anschlag« (Nagy 2012, S. 23).

Dabei bleibt unklar, ob Vendel das tote Schwein oder die Frau des Hauptmanns *fickt*. Daraufhin exekutiert der Hauptmann Vendel mit einem detailreich dargestellten Kopfschuss. Aus diesem *animalischen Fick* geht jedoch ein Sohn – Kálmán – hervor. Pálfi inszeniert diese erste Kurzgeschichte an einem Ort im Nirgendwo zum Ende des Zweiten Weltkrieges: Bei einem Fest im Hause des Hauptmanns hört man einen Soldaten »Auf den Endsieg!« sagen. Er zeigt die Menschen sowohl im freien Feld, in der Natur und der Weite der Landschaft als auch in engen klaustrophobischen Innen-Räumen. Es sind archaische sinnliche Bilder wie das Schlachten des Tieres, auch diese detaillierte Darstellung erinnert an das Orgien-Mysterien-Theater, welche das Zuschauen herausfordern. Eine Masturbationsphantasie Vendels ist das Märchen *Das Mädchen mit den Schwefelhölzern* von Hans Christian Andersen. Es ist die tragische Geschichte eines kleinen Mädchens, das frierend auf der Straße Schwefelhölzchen verkauft und dabei in den Tod gleitet. Im Lichtschein des Hölzchens fühlt sie sich, als würde sie an einem warmen Ofen sitzen, doch dies hält nur an, bis das Schwefelholz verlischt. Nach und nach zündet das Mädchen auch die weiteren Streichhölzer an und gleitet so in immer reichhaltigere Träume. Schließlich

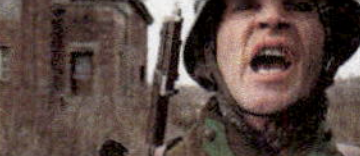

begegnet es seiner verstorbenen Großmutter und bittet diese, es in den Himmel mitzunehmen. Hier verbindet Pálfi narzisstische Todessehnsucht mit Selbstbefriedigung.

Die Erzählung der Geschichte geht mit Kálmán weiter …

Vendels Sohn *Kálmán Balatony* (Abb. 16.3) wird von dem Hauptmann großgezogen. Pálfi zeigt die Menschen hauptsächlich im öffentlichen Raum, in Stadien und der Weite der Industrieanlagen, und alle tragen abgenutzte Kleidung. Es sind typisch sozialistisch choreographierte Massenveranstaltungen mit den vielen Zuschauern, welche auch an das Orgien-Mysterien-Theater erinnern. Gleichzeitig werden aber auch persönliche, zumeist desexualisierte Beziehungen, Gefühle und individuelle Menschen eingeführt, die jedoch alle eine Konsumgier im Oralen aufweisen. Im Laufe der Jahre steigt Kálmán zum Star der Kommunisten in der Disziplin Wettfressen auf. Nicht nur das massenhafte Essen muss in dieser sportlichen Disziplin beherrscht werden, sondern auch das Erbrechen:

»Die Sülze hat nur wenig Gleitmittel, das reicht nur für dreimal Kotzen!«

So erfährt der Zuschauer, dass nach Kálmán sogar eine Kotztechnik benannt ist. Kálmán beschreibt seine Fresssucht gleichzeitig abstoßend als auch berührend:

»Ein erregendes Gefühl, dass du dich innerlich ausdehnst! Dass du wächst und wächst […] Dass mein Fassungsvermögen noch viel größer ist als ich selber […] Du merkst, es eröffnen sich tiefe und unerforschte Räume […] Ich war ein schmächtiges Kind.«

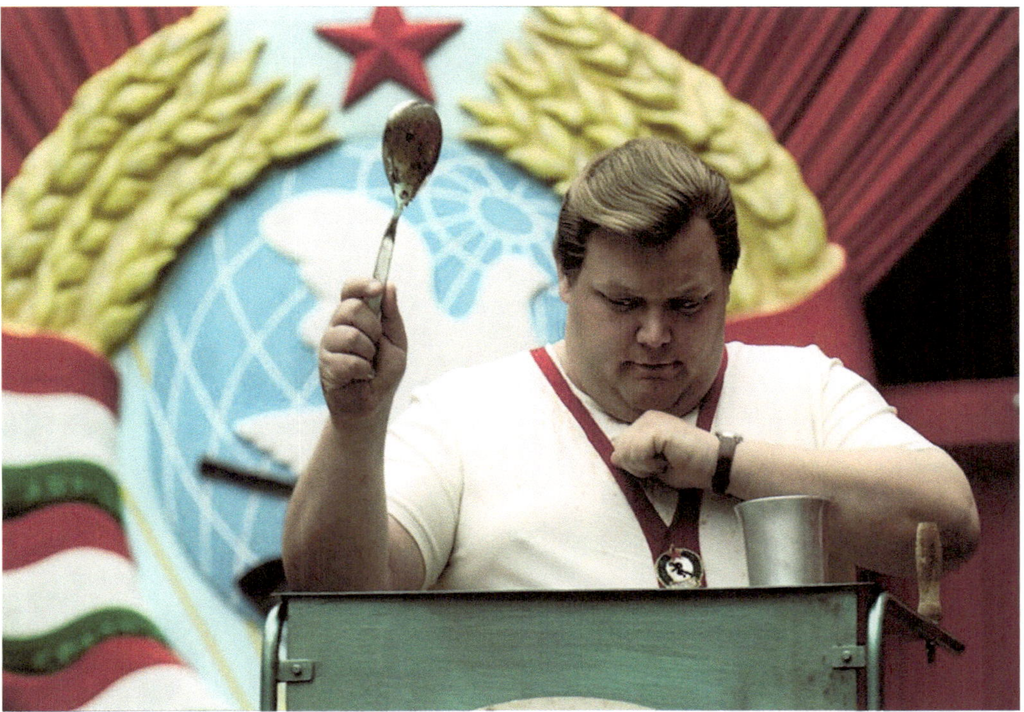

Abb. 16.3 Kálman Balatony. (© I-On New Media. Quelle: Filmbild Fundus Herbert Klemens. Mit freundlicher Genehmigung)

Kálmán verliebt sich in Gizi, eine ebenso leidenschaftliche Fresserin und weibliches Pendant in der Disziplin Wettfressen. Gizi wird schwanger, unklar bleibt, wer sie schwängert. Jedoch werden wir in dieser Geschichte auch Zeuge lustvoller Aktivitäten, und wir hören traurig-humorvolle Dialoge, zumeist zwischen Gizi und Kálmán. Zum Beispiel das Gespräch mit dem Arzt, der ihnen die Schwangerschaft eröffnet.

Arzt: »Sie sind schwanger. Wir versetzen Sie zum FC Frucht und Gemüse!«

Kálmán: »Aber Sie tritt für die Konservenfabrik an!«

Arzt: »Sie ist schwanger. Schwangere werden versetzt.«

Kálmán: »Die sind aber 2. Liga!«

Arzt: »Mmh … Dann also … Zyste oder Myom?«

Kálmán: »Zyste.«

Die Erzählung der Familiengeschichte endet mit Lajos …

Lajos ist der *moderne* Mensch in der Zeit der politischen Revolte in Budapest. Pálfi inszeniert zumeist private Räume: den Arbeitsraum von Lajos oder die Wohnung Kálmáns. Der Kapitalismus wird an einigen Stellen persifliert, zumeist in dem Bild der Butterberge und den Supermarktszenen.

Der Sohn Lajos ist in der Reihe der männlichen Vorfahren der größte Freak (Abb. 16.4). Skandalfilme zeigen zumeist Freaks. Ein Freak ist ein *Krüppel*, ein *Verrückter*, ein *Unnormaler*. Der *freak of nature* ist eine »Laune der Natur« (Fiedler 1978). Mit dem Freak eng verbunden ist die Angstlust: die Lust am Schauen und die Angst, dass das Gesehene zum realen und/oder inneren Verfolger werden

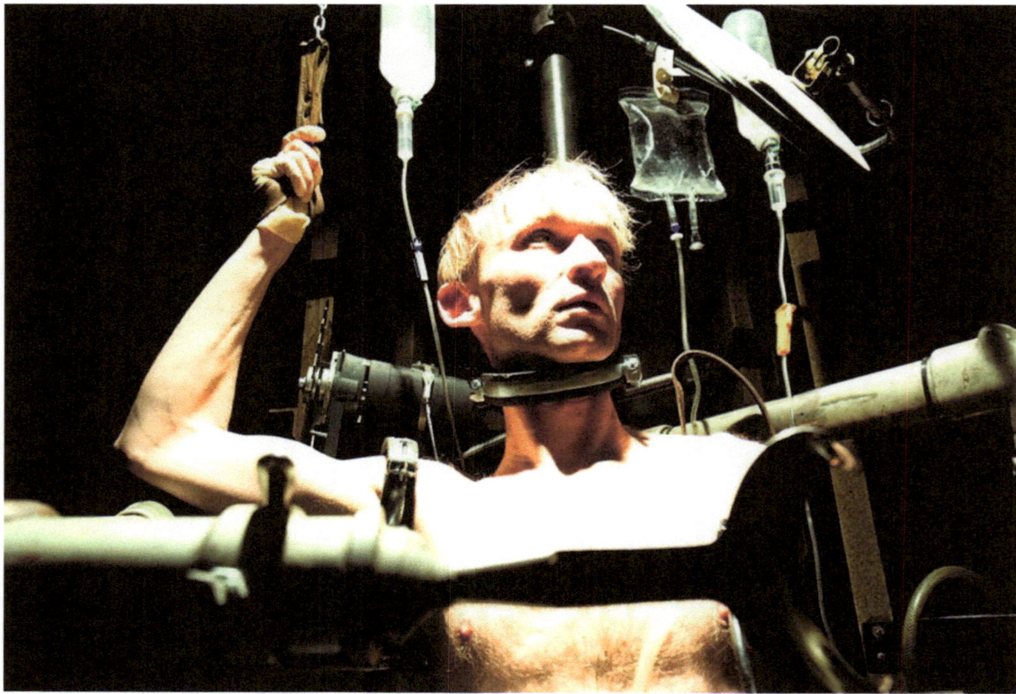

 Abb. 16.4 Lajos Balatony. (© I-On New Media. Quelle: Filmbild Fundus Herbert Klemens. Mit freundlicher Genehmigung)

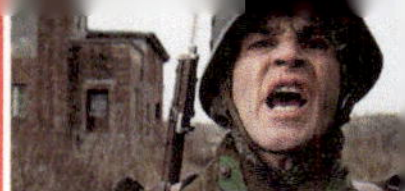

kann. Die Lust am Voyeurismus wurde von Sigmund Freud in Verbindung mit dem Gegensatzpaar Sadismus-Masochismus gebracht. Für Freud ist der Voyeurismus eine Form des verdrängten Sadismus: zuschauen, wie ein anderer geschlagen wird. Für das aktive Ziel *quälen und beschauen* wird das passive *gequält werden, beschaut werden* eingesetzt. Wobei Freud noch vor dem Beschauen des fremden Objekts eine narzisstische Stufe des autoerotischen Sich-Selbst-Beschauens annimmt. Freud meint damit das Beschauen des eigenen Phallus: Ist der Phallus noch vorhanden oder wie bei dem Mädchen verschwunden? Dies ist eine unbewusste und verdrängte Angst des Jungen: die Kastrationsangst. Die Urangst vom Verschlungen-Werden vom Freak, der »Laune der Natur«, wird in Ekel umgewandelt. *Lajos Balatony* wählt den Beruf des Tierpräparators: das Ausstopfen von Tieren und das Verewigen des Körpers der Tiere, aber auch als Präparator von Embryonen als Schlüsselanhänger in Formaldehyd. Gleichzeitig kümmert er sich um seinen gehässigen, zynischen und *abartig* fetten Vater. Dieser verbringt seine Tage mit Fressen, im Beobachten seiner fressenden übergroßen Katzen in einem Käfig und mit dem Zuschauen von Wettfressveranstaltungen – hier wird übrigens Gizi als amerikanische Trainerin von Wettfressern gezeigt. Eine perverse Darstellung eines asexuellen Körpers:

💬 »In meinem Körper findet alles seine Verwendung!«

So isst Kálmán massenhaft Schokolade mit dem Staniolpapier. Kálmán wird aufgrund einer Unvorsichtigkeit Lajos von den Katzen gefressen – es sind die Innereien, die gefressen werden. Er stirbt und wird von seinem Sohn ausgestopft. Danach beginnt Lajos sich selbst auszustopfen: Es werden eklig ausufernde Bilder von inneren Organen und deren Wirkungsweise gezeigt. Auch dies erinnert an das Orgien-Mysterien-Theater in der Verlagerung auf die menschlichen Innereien und deren Funktion. Lajos beginnt, sich selbst zu verstümmeln, und versucht eine körperliche Selbstoptimierung – nachdem Erfolge im Fitnessstudio ausbleiben – in perverser Weise. Er hackt sich schrittweise zunächst seine Extremitäten ab, schlussendlich den eigenen Kopf. Mit der Selbstverstümmelung und Selbsttötung endet die Familie:

💬 »Er hatte sich selbst zerlegt!«

Dies ist die perverse Form eines autoerotischen Sich-Selbst-Beschauens und Selbstverblendens im Freudschen Sinne.

Der Sohn trägt den Namen Lajos und opfert sich selbst, damit löscht er die Familie *Balatony* selbst aus. Die körperliche Selbstoptimierung wird in der Moderne im Exzess der Selbstverstümmelung zum unsterblichen Torso verwandelt und drückt die Verdinglichung des Körpers radikal aus.

Abschluss

Die letzte Szene im Film zeigt die Ausstellung eines mondänen Kunstmäzens mit Lajos als Torso und dem ausgestopften Kálmán im Hintergrund. Diese Ausstellung wird als Happening-Raum in Szene gesetzt:

💬 »Er bleibt ein Torso. Archaisch.«

In der Bildhauerei ist ein Torso die bewusste, meist plastische Darstellung eines menschlichen Körpers ohne Gliedmaßen oder eine im Laufe der Zeit durch Kriege, ideologische Motive etc. verstümmelte Version einer Statue eines *ganzen* Menschen. Besonders in der Renaissance kam den Torsi eine starke Bedeutung zu. Zu dieser Zeit wurden viele Kunstwerke der Antike wiederentdeckt, welche die Künstler als Inspiration nutzten. Das Wesen der klassischen Kunst zielt nach der Verewigung und dient der Unsterblichkeitsideologie: »… so ist das Wesen der klassischen Kunst, dass sie das Leben selbst verewigt, d. h. aber den wirklichen Menschen wie er leibt und lebt zu konservieren trachtet« (Rank 2000b, S. 97). Diese leibhaftige Verewigung kennen wir als Mumifizierung, in der griechischen Kunst »als ästhetische Idealisierung des menschlichen Körpers im dauerhaften Material des Marmors« (Rank 2000b, S. 97).

Alle Zuschauer sind in sterilem Weiß gekleidet, so erinnert die Szene auch an eine klinische Falldarstellung in einer Klinik vor medizinischem Personal. »Das Leben des individuellen Helden selbst aber wird zerstört, ob man dieses menschliche Schicksal heroisch, fatalistisch oder tragisch interpretiert« (Rank 2000a, S. 94). Die Selbstverstümmelung Lajos' und das Erschaffen eines Kunstwerks aus dem eigenen körperlichen Ich heraus radikalisiert, was Otto Rank (2000a, S. 93 f.) in seinem Band *Kunst und Künstler* beschreibt:

»Wir sind damit wieder beim fundamentalen Prozeß des Kunstschaffens angelangt, der eben in der willensmäßigen Aneignung des Überkommenen und Gegebenen (einschließlich passiver Erlebnisse) in Form von individueller Neuschöpfung besteht. Der Ödipuskomplex bildet eines der kulturellen Symbole dieses Konflikts […] Ja, es scheint mir, als wäre die Ödipusmythe selbst, wenn man sie im griechischen Geiste erfasst, ein Ausdruck dieses selben Unabhängigkeitsstrebens in der Menschheitsentwicklung, nämlich der willentlichen Bejahung des uns vom Schicksal aufgezwungenen Seins.«

Zum Ende knüpft der Film in grotesken und gnadenlosen Ästhetizismen nicht nur an die christlich fundierte Antisinnlichkeit, sondern vor allem an die psychoanalytischen Welterklärungen an und bestätigt Freuds dritte Menschenkränkung: nicht *Herr im eigenen Haus zu sein. Taxidermia* verbildlicht die letzte Konsequenz als Ausweg aus der körperlichen Okkupation: die fraktionierte Selbstverstümmelung zum Zweck der Verewigung des Körpers. Die antike Selbstverblendung Ödipus' als Endpunkt eines männlichen Familienfluchs wird zur modernen Selbstverstümmelung Lajos' radikal zu Ende geführt. Eine zentrale Menschenfrage ist: *Wem gehört mein Körper?* Der männliche Kriegskörper: Mein Körper gehört der Nation. Der männliche sozialistische Körper: Mein Körper gehört der Gesellschaft und der Gemeinschaft. Und der männliche kapitalistische Körper: Mein Körper gehört nur mir. Lajos tritt als Mensch selbstschöpferisch auf, indem er sich selbst zum Kunstwerk verewigt.

Ein kleiner Exkurs zum Filmtitel *Taxidermia*: das Ausstopfen. Das Verb »stopfen« bedeutet: eine Lücke füllen oder schließen. Der Penis wird in die Vagina *gestopft*, das Essen wird in sich *reingestopft*, der Körper wird *ausgestopft. Ausstopfen* ist Präparieren und dient der Verleugnung der Verwesung: Tiere darf man ausstopfen, Menschen nicht. Dies ist vielleicht eine der letzten ethischen Vorgaben der Menschheit. Pálfi widersetzt sich dieser Vorgabe. Klocker (2015, S. 17) schreibt, dass das dramatische Werk Nitschs bis zu einem gewissen Grad auch in den Bereich des Utopischen rückt. Dies ist auch ein Teil des Skandalösen.

Das Stopfen ist sowohl eine aggressive Lückenschließung als auch Wiedergutmachung: zum Beispiel eine Hose stopfen im Sinne der Reparation eines beschädigten Dings. Kunst und Leben sollen eins werden. Die Selbstzerstörung bzw. -malträtierung des männlichen Körpers spielt im Film eine zentrale Rolle.

Aus dem Off hört man:

»Aber was man fühlt, wenn die Klinge die eigene Kehle trifft. Das lässt sich nicht ausmalen. Das gehört wohl auch zur Geschichte des L. B. Vermutlich ist das wohl die Essenz. Die Bedeutung ist für jeden eine andere: Für den einen ist es der Raum, für den anderen die Zeit. Wer war Lajos? Für jedes Ende hat auch der Anfang eine Bedeutung.«

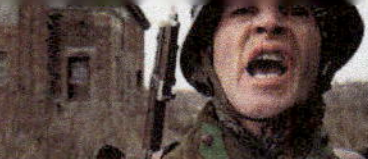

Literatur

Abel C (1884) Über den Gegensinn der Urworte. Wilhelm Friedrich, Leipzig

Fiedler L (1978) Freaks: myths and images of the secret self. Simon & Schuster, New York

Freud S (1910) Über den Gegensinn der Urworte. GW, Bd. VIII, S 214–221

Freud S (1912–13) Totem und Tabu. GW, Bd. IX, S 1–194

Klocker H (2015) Die Sehnsucht nach der entbanalisierten Liebe – das Existenzfest Hermann Nitschs. In: Klocker H, Trabitsch T, Buhrs M (Hrsg) ExistenzFest. Hermann Nitsch und das Theater. Hatje Cantz, Berlin, S 13–52

Mulvey L (2009) Visual and other pleasures. Palgrave Macmillian, London

Nagy LP (2012) Der wogende Balaton. Nischen, Wien

Rank O (2000a) Leben und Schaffen. In: Wirth HJ et al (Hrsg) Otto Rank: Kunst und Künstler. Psychosozial, Gießen, S 73–94

Rank O (2000b) Kunstform und Ideologie. In: Wirth HJ et al (Hrsg) Otto Rank: Kunst und Künstler. Psychosozial, Gießen, S 95–108

Schwab G (1986) Die Sage von Oidipus. In: Schwab G (Hrsg) Die schönsten Sagen des klassischen Altertums. Reclam, Stuttgart, S 255–279

Originaltitel	Taxidermia
Erscheinungsjahr	2006
Land	Ungarn
Drehbuch	György Pálfi, Lajos Parti Nagy, Zsófia Ruttkay Basierend auf den Kurzgeschichten von Lajos Parti Nagy
Regie	György Pálfi
Hauptdarsteller	Csaba Czene, Gergely Trócsányi, Marc Bischoff
Verfügbarkeit	Als DVD in deutscher Sprache erhältlich

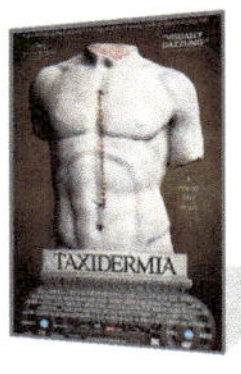

Lutz Goetzmann, Barbara Ruettner

Motive des Opfers und der Apokastasis

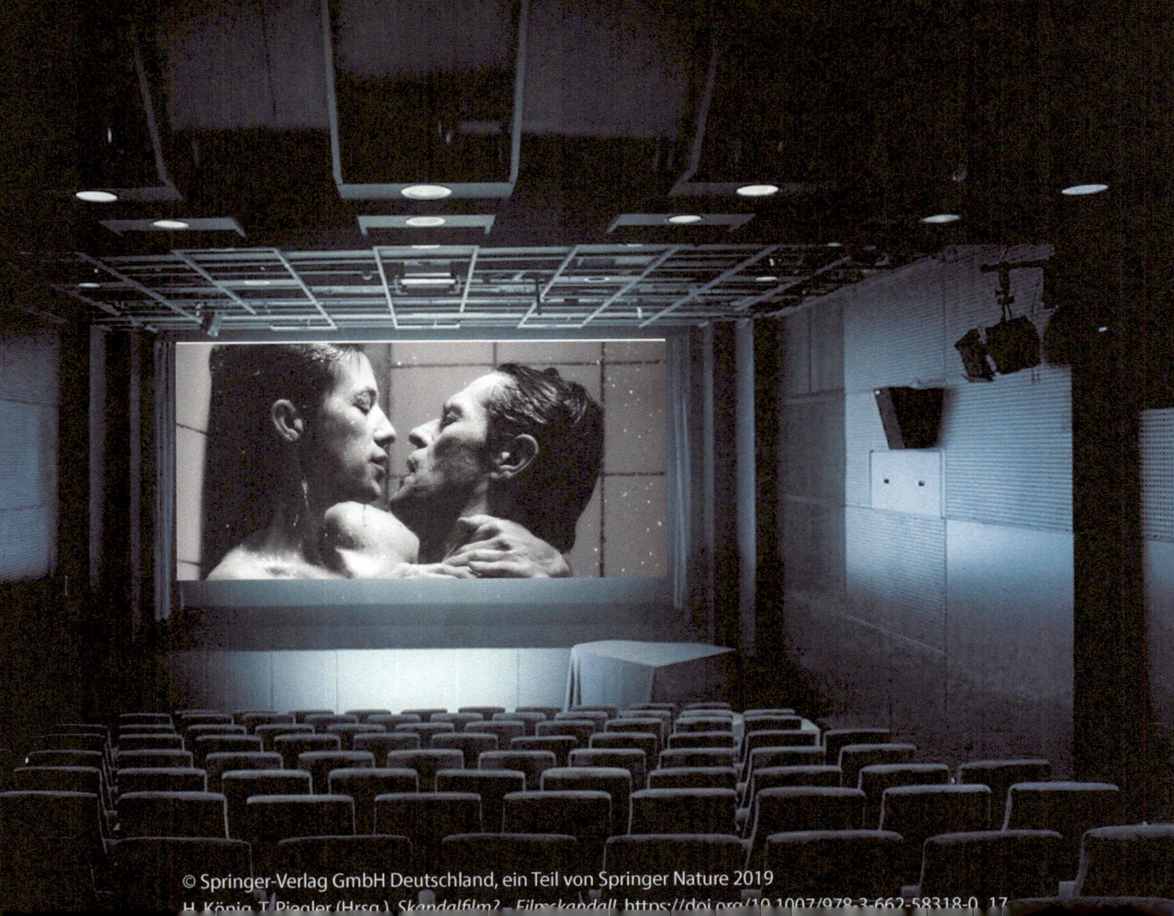

© Springer-Verlag GmbH Deutschland, ein Teil von Springer Nature 2019
H. König, T. Piegler (Hrsg.), *Skandalfilm? – Filmskandal!*, https://doi.org/10.1007/978-3-662-58318-0_17

29.05.2009

ANTY CHRYST

Lars von Trier

WILLEM DAFOE

CHARLOTTE GAINSBOURG

Filmplakat *Antichrist*. (© MFA+ Filmdistribution. Quelle: Filmbild Fundus Herbert Klemens. Mit freundlicher Genehmigung)

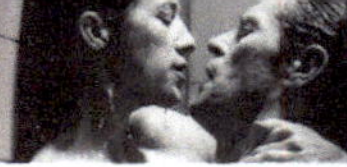

Antichrist

Das Skandalöse des Films *Antichrist* (2009) (■ Abb. 17.1) von Lars von Trier liegt (1) im Kindesopfer und (2) darin, wie desaströs sich die Rückkehr in eine Welt der ursprünglichen Intimität gestaltet, in welcher keine störende Differenz vorhanden ist – es sei denn, dass dieser grausame Weg doch in einer versöhnenden Apokastasis münden würde. Skandalös ist, dass sich ein Liebespaar durch diese Opfergabe eine Einheit bzw. einen Anschluss an die Intimität und die Überwindung der Fremdheit zwischen zwei Subjekten verspricht. Schon immer waren Lars von Triers Filme Angriffe auf verbleibende Grenzen. In jedem dieser Filme wird das Unmögliche erzwungen: In der Suche nach Liebe, die eine widersprüchliche Mischung aus irdischer Attraktion und göttlicher Gnade ist (Seeßlen 2014). Wir wollen uns in der folgenden Auslegung des *Antichrist* an George Batailles *Theorie der Religion* orientieren, um den Skandal des Opfers, wie Lars von Trier diesen präsentiert, besser zu verstehen.

Handlung

Der Thriller des dänischen Regisseurs Lars von Trier mit Charlotte Gainsbourg und Willem Dafoe in den Hauptrollen des Liebespaars wurde in 40 Drehtagen in Nordrhein-Westfalen gedreht. Der Plot geht folgendermaßen: Während das Paar im Prolog Sex hat, klettert ihr kleiner Sohn Nic (Storm Acheche Sahlstrøm) zum halb geöffneten Fenster und stürzt aus der Hochhauswohnung zu Tode. Der Vater, ein Psychotherapeut, wirkt vom Verlust seines Kindes scheinbar unberührt, die Mutter hingegen erleidet einen psychischen Zusammenbruch. Um diese tiefe Verstörung zu verarbeiten, schlägt der Mann vor, sich in eine abgelegene Waldhütte zurückzuziehen. In traumhaften, an Brueghel erinnernden Bildern (Kamera: Anthony Dod Mantle), die vor allem auf Blau-, Grau- und Grüntöne reduziert sind, wird die bedrohlich-magische Natur rund um die Hütte gezeigt. Hier verstärken sich die Ängste der Frau. Sie fürchtet sich vor der Berührung des Grases. Unheimliche Eicheln prasseln auf die Hütte, und die Tiere vermögen zu sprechen. Der Mann wird emotional erschüttert, als er anhand des Autopsieberichts entdeckt, dass Nic von seiner Mutter körperlich misshandelt worden war. Nun eskaliert die Situation: Während des Geschlechtsakts zerschmettert »Sie« die Hoden ihres Mannes, dieser verliert vor Schmerz das Bewusstsein, sie bohrt ihm eine Eisenstange mit einem Schleifrad in den Unterschenkel; wieder halb bei Bewusstsein, versucht der Mann zu fliehen, findet vorübergehend Schutz in einer Erdhöhle. Nachts erscheinen die drei Bettler: das Reh, die Krähe und der Fuchs – Allegorien für die Trauer, den Schmerz und die Verzweiflung, vielleicht aber auch für die Trinität. Schließlich gelingt es dem Mann, sich das Eisenrohr aus dem Unterschenkel zu reißen; in weiteren Kämpfen erwürgt er seine Frau und verbrennt sie. Im Epilog wandert er mit einer Krücke durch den Wald. Er sieht – oder hat die Vision –, wie unzählige gesichtslose Frauen, vielleicht bei den Hexenverfolgungen ermordete Opfer, auf ihn zuströmen, während die drei Tiere friedlich im Gras ruhen.

Die verlorene Intimität

George Bataille (1997, S. 77) beschreibt in seiner *Theorie der Religion,* die wir als Leitfaden der folgenden Auslegung verwenden wollen, unsere (post)moderne Situation, gekennzeichnet durch den Verlust einer ursprünglichen Intimität mit der Welt. Im Verlauf seiner Geschichte überantwortete sich der Mensch der Welt und der Ordnung der Dinge und wurde sich selbst ein Ding. Selbst Gott nahm dinghafte, materielle und säkulare Züge an. Diese – gewissermaßen »anti-christliche« – Tendenz gipfelt nun mit der industriellen Produktion von Dingen. Insofern sind wir in einer Welt des nahezu kompletten

Materialismus eingetroffen, in der religiöse Vorstellungen wie moralische Standards gerne über Bord geworfen werden (Bataille 1997, S. 77 f.); damit, so Bataille, wurde die tausendjährige Suche nach der verlorenen Intimität aufgegeben, und die produktive Masse der Menschheit erklärte sich mit der industriellen Arbeit einverstanden, ohne die Intimität der Natur zu vermissen:

»Was daneben fortbestehen will, bietet den Anblick eines abgesetzten Souveräns. Es leuchtet ein, dass die Masse der Menschheit die *Vernunft* auf ihrer Seite *und somit recht* hat: verglichen mit dem industriellen Aufschwung ist alles übrige unerheblich. Zweifelslos hat sich diese *Masse auf die Ordnung der Dinge reduzieren* lassen.«

Es ist die Negation der göttlichen Werke, welche die Herrschaft der autonomen Dinge, also die Welt der Industrie eröffnet. Dieser Dualismus bedeutet: Es gibt keine Intimität zwischen uns und der diesseitigen Welt. Wir zählen als getrennte Individuen zu den Dingen: Jacques Lacan (2013, S. 560) spricht hier vom »gesperrten« bzw. »ausgesperrten Subjekt«; aber wir sind keineswegs nur von der Intimität des Unbewussten und somit von der intersubjektiven Intimität, sondern überhaupt von der Welt der Natur ausgesperrt und bewahren nur eine flüchtige Ahnung davon in uns. Zwar hatte der »archaische« Mensch auch nicht ständig an der Welt der Immanenz partizipiert, aber immerhin, so Bataille (1997, S. 63 ff), hatten ihm bestimmte Riten, z. B. Opferungen, darin geholfen, die verlorene Intimität wiederzufinden. Genau dies ist die Grundstruktur des Filmes *Antichrist:* Lars von Trier zeigt uns mit Nics Eltern zwei (post)moderne Menschen, die Sex haben, aber nicht zueinander finden, die sich während des Geschlechtsverkehrs fremd bleiben, voneinander ausgesperrt sind. Gezeigt werden der Verlust der Intimität und der Versuch, diese durch gewaltsame oder grausame Riten bzw. Opferhandlungen wiederherzustellen. Hinzuzufügen wäre hier noch eine zweite Einsicht Lacans (2018, S. 39), nämlich, dass das Verhältnis zwischen den Geschlechtern eine (symbolische) Unmöglichkeit ist: »Es gibt keinen Verkehr der Geschlechter« (»Il n'y a pas de rapport sexuel«). Im Seminar 22 erläutert Lacan (2014) diese Aussage folgendermaßen:

»Was soll das heißen, wenn ich die Aussage mache, dass es kein sexuelles Verhältnis gibt? Das heißt, einen sehr begrenzten Punkt zu bezeichnen, die Relationenlogik in Anschlag zu bringen, nämlich herauszustellen, dass R – womit das Verhältnis bezeichnet wird –, dass R zwischen x und y zu setzen ist (was bereits heißt, in das Spiel des Geschriebenen eintreten) und dass es, was das sexuelle Verhältnis angeht, strikt unmöglich ist, auf irgendeine Weise xRy zu schreiben, dass es keine logifizierbare und zugleich mathematisierbare Ausarbeitung des sexuellen Verhältnisses gibt.«

Man könnte sagen: »x« steht für die Lust auf Seiten der männlichen Position, »y« für die Lust auf der Seite der weiblichen Position, und »R« steht für die Relation zwischen »y« und »x« (siehe auch Nemitz 2014). Dies ist die Versuchsanordnung im *Antichrist.* Nun meint Lacan, dass es keine Beziehung zwischen Mann und Frau gibt, d. h., das Verhältnis lässt sich durch xRy nicht symbolisieren. Diese Relation kann nicht geschrieben, nicht bezeichnet werden: Im Grund ist die Beziehung »R« etwas Reales (im Sinne Lacans): nicht-repräsentierbar, fremd, traumatisch – und aus diesem Grund bleibt sich das Liebespaar in einer unfassbaren Weise fremd. In Hinsicht auf diese Fremdheit ließe sich auch sagen, dass der Term xRy eine Funktion mit zwei Leerstellen: (_)R(_) ist. Der jeweils Andere und seine Lust ist eine Leerstelle, die Lust bzw. das Genießen von Männern und Frauen sind inkompatibel. Bedenkt man die verschiedenen Bedeutungen von »rapport« (Einkommen, Erzählung, Zusammenfassung, Schicklichkeit, intime Verhältnisse, Geschlechtsverkehr), ließe sich sagen: Es gibt keine Erzählung über die (gelingende) Sexualität oder es gibt keine (gelungene) Erzählung über die Sexualität (Nancy 2012, S. 15).

Nancy (2012, S. 16) folgert: Man kann das Sexuelle nicht schreiben, und es ist logisch, dass sich aus demselben Grunde die Intimität der Sexualität nicht filmen lässt: Es gibt keine Intimität, sondern

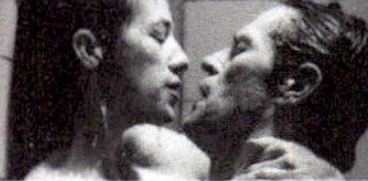

nur Pornographie, welche das Nicht-Verhältnis, die Unmöglichkeit des Verhältnisses: (_)R(_) dokumentiert. Kein Wunder, dass Lars von Trier gerne Plastiken und Nachbildungen für die Sexualorgane einsetzt, um das Dinghafte, Industriell-Produzierte unserer Geschlechtlichkeit zu betonen. In ontologischer Hinsicht ist das Verhältnis im Übrigen dasjenige, was zwischen den Sachen als dem Seienden passiert: zwischen einer Sache und einer anderen. Das Verhältnis ist nicht das Seiende, es ereignet sich zwischen den Seienden in Form einer Distinktion (Nancy 2012, S. 19). Das, was nicht seiend ist (R), unterscheidet das Seiende (x, y).

> »Dabei ist das *Zwischen-Zwei* keines von beiden: Es ist die Leere, entweder der Raum, die Zeit oder der Sinn, der sich verhält, der versammelt, ohne zu vereinen oder der vereint, ohne zu vollenden oder der vollendet, ohne zu beenden« (Nancy 2012, S. 23).

Das unmögliche Verhältnis führt zur Trennung der Subjekte (Nancy 2012, S. 24 ff.)[1]. Die Logik des Verhältnisses impliziert, dass es keine Allheit gibt, d. h., es gibt kein Ganzes (»il n'ya pas de tout«). Ganz im Gegensatz zu Bataille (1997, S. 20), der von einer Intimität als (animalischer) Einbettung ins Ganze, in die Allheit ausgeht. »Jedes Tier ist in der Welt wie das Wasser im Wasser«, behauptet Nancy (2012, S. 25), dass sich eben kein Mangel definieren lässt, d. h., es gibt keinen Verlust der Intimität: Bevor es das Nicht-Ganze gab, war kein Ganzes gegeben. Die Sexuation ist ein »Entfernen und In-Bezug-Setzen«: Der Geschlechtsverkehr ist »das Prinzip einer indefiniten Proliferation seiner Unterschiede« (Nancy 2012, S. 29). Als Raum des Verhältnisses beschreibt Nancy das unabschließbare Ausschreiten/Ausschreiben von Differenz. Hier ist keine statische Nähe möglich, sondern nur eine Annäherung, kein Zustand, sondern lediglich eine Bewegung (räumlich oder in der Variation der Intensität). Diese Annäherung ist unendlich und findet fragmentarisch bzw. in Zonen statt, diskontinuierlich und innerhalb der Logik der Nicht-Einheit (Nancy 2012, S. 64). Aber in der Versuchsanordnung, die Lars von Trier entwirft, erfolgt der Stillstand, der Zustand, das Erreichen der Intimität erst mit der Vollendung des Opfers: wie das Kind auf dem Boden aufprallt und stirbt. Dass eine Form der äußersten Gewalt zugelassen wird, um den Zwischenraum zu überwinden, einen verrückten Rapport zwischen dem Liebespaar herzustellen: den Orgasmus, die Jouissance durch das Menschenopfer, Wasser in Wasser, x = y, nur durch Mord, durch Stillstand, durch Erschöpfung entsteht die Einheit – das ist das Skandalöse des Films.

Der Prolog

Vordergründig gehört der *Antichrist* zur Gattung der Psychothriller: Ein Elternpaar (Sie: Charlotte Gainsbourg, Er: Willem Dafoe) verliert sein Kind (Nic: Storm Acheche Sahlstrøm). Um den Verlust zu verwinden, zieht sich das Paar in eine Waldhütte zurück. Die Situation eskaliert in einem Alptraum aus Selbstverstümmelungen und sexuellen Grausamkeiten. Das Finale: Der Mann erwürgt und verbrennt seine Partnerin. Dann durchquert er schwer verletzt den Wald in einer Trance aus Visionen. Im »Prolog«, auf welchen wir uns konzentrieren wollen, wird der Geschlechtsverkehr der Eltern und der Tod des kleinen Nic gezeigt: Das Elternpaar hat Sex, erst unter der Dusche, dann im Schlafzimmer, und während dieses Beischlafs klettert Nic aus dem Kinderbett, steigt über einen Tisch auf den Fenstersims – das Fenster steht offen bzw. hatte sich unter einem Windstoß geöffnet – und stürzt sich auf die verschneite Straße. Schrecklich ist nicht nur der willentliche Sturz des Kindes, sondern wie »Sie«, die Mutter, während des Beischlafs dem Suizid ihres eigenen Kindes zuschaut (wie dies in einer Rückblende gezeigt wird). Der »Prolog« wurde verschiedentlich kommentiert: Er bildet eine Art mythischen

---

1   Entsprechend ist, so Thomas von Aquin, das Verhältnis nicht substanziell, sondern lediglich akzidentiell, d. h., auf eine Substanz oder ein Subjekt bezogen, das von ihm, dem Verhältnis geschieden ist – außer im Falle der göttlichen Substanz, die durch sich selbst relatio ist: »Eben das Verhältnis, welches die drei Figuren der Dreieinigkeit untereinander bilden« (Nancy 2012, S. 24).

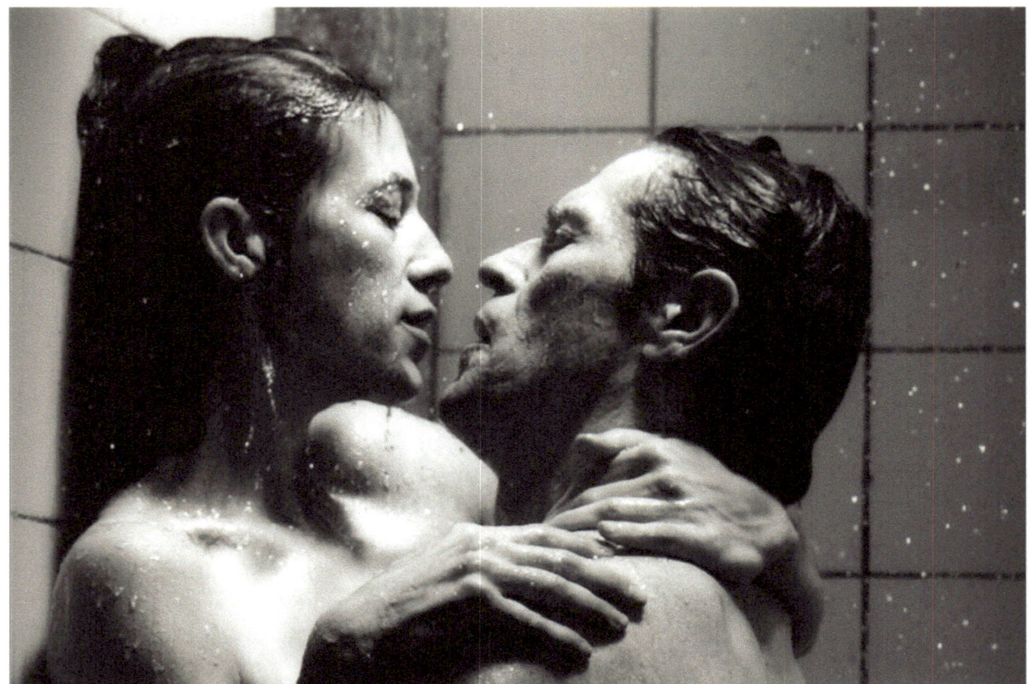

Vorraum, der sich vom übrigen Geschehen absetzt (Hayer 2012, S. 6). Entsprechend enthält dieser Vorraum die Exposition des Filmes, die Formel des Paradigmas oder der von Trierschen Versuchsanordnung: dass die Intimität im Sinne der Immanenz verloren ist (»wie Wasser im Wasser sein«). Ein Paar hat Sex miteinander, aber es gibt kein Verhältnis zwischen den Geschlechtern, das geschrieben, gezeigt, bezeichnet werden kann; Mann und Frau sind sich komplett fremd, ihr Genießen: ihre Jouissance findet an verschiedenen Stätten statt (■ Abb. 17.2), die weltenweit voneinander entfernt sind.

Es wird hier also das Thema des Filmes vorgestellt: Es gibt keine Intimität, es gibt keine Einheit. Die Jouissance des Mannes wie der Frau wird an die Leerstellen von x und y gesetzt, aber das Verhältnis ist nicht repräsentierbar[2]. Auch die Gegenstände, die Dinge, die im Prolog gezeigt werden, verweisen auf die Entfremdung und den Verlust der Intimität. Die Dusche, die Waschmaschine, das Kinderbett usw. – die verkehrte Anordnung der Schuhe (als Dinge) markieren die Stelle des Verlustes der Intimität, Nics Füße sind deformiert. Gleichwohl die Naturdinge noch mit einem Rest der animalischen Intimität aufgeladen sind, etwa die schimmernden Wassertropfen oder das Wasser, das aus einer umkippenden Flasche stürzt, zeigt andererseits die Waschmaschine bereits die (industrielle) Kontrolle an. Wenn Bataille (1997, S. 45) sagt: »Das getrennte Individuum ist gleichen Wesens wie das Ding«, so zeigt Lars von Trier, wie das Liebespaar in die Welt der Dinge (Dusche, Waschmaschine) verstoßen ist. Eröffnet Jesus den Weg oder Pfad der spirituellen Vereinigung mit Gott, so bedeutet der Antichrist Entfremdung, Materialismus, Dinghaftigkeit, die Behandlung Gottes und des Heiligen als säkular-sakrale Dinge. Dass der Antichrist als Feind des Intimen, der göttlichen Relation und der Immanenz in die Welt einzieht, wird im Prolog verschiedentlich symbolisiert: Es ist Winter, wir sehen die Dynamik des Verfallens/

---

2   Insofern wird die »Urszene« sowohl aus Sicht des Liebespaars wie aus Sicht des Kindes gezeigt, das den Ausschluss aus der Urszene als einen Absturz erlebt (vgl. Rohde-Dachser 2008). Dies zeigt sich im leeren Blick der Mutter, als sie zusieht, wie das Kind aus dem Fenster stürzt: Es gibt kein Verhältnis zwischen den Subjekten.

Fallens – die umkippende Flasche, die hinabfallende Zahnbürste, das auf den Boden stürzende Paar, der Sturz des Kindes. Man bedenke Nietzsches (1999, S. 200) Konzeption von Jesus, der ein »Idiot« ist im Sinne eines Tors, der eine allumfassende Liebe vertritt, während die spätere Entwicklung der Kirche antichristlich sei, d. h., materiell, unheilig, säkular.

Aber warum muss Nic sterben? Natürlich muss man seinen Tod mit dem elterlichen Geschlechtsverkehr verknüpfen, und wir wollen hier, in Anlehnung an die Überlegungen Batailles, eine Sichtweise vorschlagen, welche in dem Tod des Kindes nicht die Kontingenz eines Unfalls sieht, das die unachtsamen Eltern mit Schuld belädt, sondern dass dieser Tod sich folgerichtig aus dem Faktum ergibt, dass die Intimität durch ein Opfer erzwungen und beschworen wird: x und y ermorden das Dritte: R. Das Opfer dient dazu, dass sowohl das Opfer selbst wie die Opfernden der Welt der Dinge entzogen werden, um in einen Kontakt mit der Immanenz der Welt zu treten:

»Die Erstlinge einer Ernte oder ein Stück Vieh werden als Opfer dargebracht, um die Pflanze und das Tier der Welt der Dinge zu entziehen, zugleich aber auch den Landwirt und den Viehzüchter« (Bataille 1997, S. 39).

Die radikalste Opfergabe ist diejenige des (eigenen) Kindes. Bereits die Opferhandlung Abrahams, der Isaak als Brandopfer darbringen wollte oder sollte, geschieht in einem mystischen Kontext: Abrahams Opfer soll der Wiederherstellung der göttlichen Weltordnung dienen und die Nähe zu Gott (die *Gottesschau*) ermöglichen (Daly 1978, S. 50). Nicht nur Abraham, der Opfernde, ist Gott nahe, sondern auch sein Sohn Isaak, wie Josef Ratzinger (1990, S. 96) schreibt:

»So erzählt die jüdische Überlieferung, dass Gott in dem Augenblick, da Isaak einen Angstschrei ausstieß, den Himmel aufriss, wo der Knabe die unsichtbaren Heiligtümer der Schöpfung und die Chöre der Engel erblickte. Damit hängt eine andere Tradition zusammen, wonach Isaak den gottesdienstlichen Ritus Israels geschaffen habe; darum sei der Tempel nicht auf dem Sinai, sondern auf den Morijah gebaut worden. Alle Anbetung kommt gleichsam aus diesem Blick Isaaks heraus – aus dem, was er dort geschaut und darum vermittelt hat.«

Der Widder, den Isaak erblickt, ist ein Bild für das kommende Lamm Gottes, für Jesus Christus:

»Der Blick auf diesen Widder war der Blick in den geöffneten Himmel. Denn darin sah er den Gott, der vorsorgt und auch an der Schwelle des Todes, gerade dort, steht« (Ratzinger 1990, S. 98).

Das Opfer im Fall des *Antichrist* wird dargebracht bzw. getötet, sein Tod wird in Kauf genommen, um die Intimität herzustellen, in diesem Fall nicht – oder nicht in erster Linie – zu Gott, sondern zur Natur, zur ungebarrten Subjektivität bzw. Animalität des Anderen. Aus dieser Position nimmt »Sie« den Tod ihres Kindes in Kauf. Sie ist – wie auch ihr Mann – die Opfernde. Ihr leerer Blick erschaut … – wir wissen es nicht: vielleicht Gott, vielleicht das Nichts, die Immanenz des Lebens, ihr Blick ist leer, er schaut nur, ist nur Blick. Nic wird als Opfer dargebracht, um das Liebespaar der Welt der Dinge, in welcher es keine Immanenz gibt, keine Intimität, zu entziehen.

So geht es, wie Bataille feststellt (Bataille 1997, S. 39), für den Opfernden, in unserem Fall: für das Liebespaar, um »die Wiederkehr der Intimität, der Immanenz von Mensch und Welt, von Subjekt und Objekt«. Der Tod ist insofern die größte Bejahung des Lebens, als er den Betrug der Realität aufdeckt, d. h., dass die Ordnung der Dinge das intime, immanente Leben verwirft: »Der Tod offenbart das Leben in seiner Fülle und lässt die reale Ordnung untergehen« (Bataille 1997, S. 42). Im Prolog zerbricht die Ordnung der Dinge, auch der industriellen Ordnung, gewissermaßen die Ordnung des Antichristen: »Das Opfer ist die Antithese zur Produktion« (Bataille 1997, S. 44). Die Eltern opfern ihr Kind, um zueinander zu finden. Das Finale des Prologs formuliert sich gleichfalls in der Metaphorik des Wassers: Erst mit dem Aufprall des Kindes (und seines mitgeopferten Teddys) wird der Waschgang der Waschmaschine beendet: Nun wird das Innere sichtbar, die weiße Wäsche, das Reine, Ursprüngliche, und der Stillstand der dinghaften, industriellen Maschine, der Orgasmus des Paares, das um seine Intimität ringt, und der Tod des Opfers fallen zeitlich zusammen. Kein Wunder, dass Seeßlen (2014, S. 84) hier vom »Kino des transzendentalen Stils« spricht, hier geht es um ein über alle Grenzen gesteigertes, in diesem Sinne exzessives Leiden und, natürlich, um den Augenblick der Erlösung:

»Die Passion ist das einzige Mittel, die verlorene Transzendenz wieder zu erreichen, einen Augenblick der Gnade. Das Opfer, das aus der zugespitzten Machtlosigkeit entsteht, dreht sich dadurch radikal um. Wenn zunächst aus dem victim das sacrifice wird, wird nun – mit Grace in Dogville [einem früheren Film Lars von Triers] als Prophetin – die Frau das umfassendere Opfer: Blick und Sprache, die dem weiblichen victim genommen und die im sacrifice hingegeben wurde, um einen natürlich-metaphysischen Zustand des Dionysischen zu erreichen, führt zum apokalyptischen Zustand, indem das Sehen und Sprechen insgesamt ausgelöscht werden, für die Einwohner von Dogville wie für die Menschheit. Der weibliche Christus, der keine Erlösung bringen konnte, weil das Opfer zweimal gescheitert ist – im Diskurs des *victim* wie des *sacrifice* – verwandelt sich in eine Vorgöttin der Zerstörung. Doch auch sie muss sich wieder der männlichen Gewalt bedienen [...], bevor sie sich mit dem luziferischen Urgrund (Antichrist) oder dem Kosmos (Melancholia) verbunden weiss.«

Auch wenn sich Nics Opfer in einer Privatwohnung vollzieht, bildet der Prolog doch eine Parallelszene zu Golgatha (Jesus) bzw. dem Tempelberg (Isaak). Nic wird in der Nachfolge Isaaks, in der Nachfolge Jesu geopfert, um die Immanenz im Verhältnis zwischen den Geschlechtern, zwischen Mensch und Natur, zwischen Mensch und Gott zu entfalten, was nahezu einer Neubestimmung des (realen) Verhältnis gleichkommt: x = y. Nics Fenstersturz ist die reverse Himmelfahrt, welche die Eltern erlösen soll. R definiert die Ebenbildlichkeit. Issak heißt als Abkürzung oder Kosenamen des Namens »Jizchack-El« auf Hebräisch: »Er lächelt« bzw. »Gott lächelt« oder »Gott hat jemanden zum Lachen gebracht« (nämlich die Eltern angesichts der Schwangerschaft der 90-jährigen Sarah). Auch Nic lächelt, als er in den Tod stürzt. Er fungiert nicht nur als passives Opfer (victim), sondern ist auch ein aktives Subjekt, das sich der Opferung unterzieht (sacrifice): Er lächelt im Angesicht Gottes, ja, im Grunde ist er Gott, damit Jesus bzw. dem Christus gleichend (vgl. Martig 2008, S. 120). Was sich in diesem Lächeln zeigt – und im Sturz des Kindes, in der Schönheit der wehmütig-melancholischen Musik, in der visuellen Schönheit der Filmaufnahme – ließe sich als das Sublime oder Erhabene bezeichnen, das an einer Grenze, an einer Grenzlinie zur Transzendenz entsteht: da, wo im Prolog das Fenster und die Fensterkante, zwischen Diesseits und Jenseits, zwischen Welt und Gott, zwischen Dingwelt und intimer Natur positioniert sind. Was sich hier zeigt, indiziert die sinnliche Anwesenheit des Unbedingten, d. h., des Undarstellbaren, Absoluten (Baas 1995, S. 69). Schönheit und Schrecken bilden die Ränder dieser Grenze: einerseits die erhabene Schönheit des Kindes, das im Angesicht Gottes lächelt, und andererseits der Schrecken des Todes, aber auch der Animalität, des Terrors in jeder Form der Ent-Individualisierung, der Ent-Subjektivierung, da wo es keine (diesseitigen) Signifikanten mehr gibt, keine Symbolisierung: nur das Nichts der animalischen Natur, das der Mensch in Form des Göttlichen zu fassen versucht (vgl. Baas 1995, S. 167). Eine Besonderheit des Prologs besteht darin, dass das Publikum den Sturz des Kindes, d. h., die Darbringung der Opfergabe aus der Perspektive des Gottes sieht, jenseits der Grenze, während sich die Opfernden auf dem Tempelberg befinden, auf Golgatha oder in irgendeiner modernen Stadtwohnung. Wir, die Zuschauer im Kinosaal, sind die schwebenden, atemlosen Götter, denen das Opfer, so scheint es, dargebracht wird.

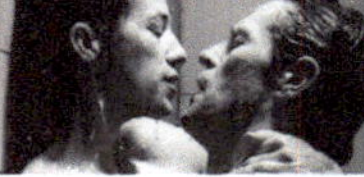

Die Hütte im Wald, Tierseelen

Nach Nics Tod geht es den Eltern natürlich schlecht, die verzweifelte Mutter wird von ihren Gefühlen überwältigt, während der Vater, übrigens ein Psychotherapeut, in seiner rationalen Maske erfroren ist. Was passiert nun laut der Formel des Geschlechterverhältnisses, wenn die (im Sinne Lacans) reale, d. h., nicht repräsentierbare Relation durch ein Gleichheitszeichen definiert wird: x = y bzw. (_) = (_)? Angezeigt ist die Rückkehr in die intime Ordnung, die mit der Ordnung der Dinge unvereinbar ist (Bataille 1997, S. 45). Diese intime Ordnung offenbart sich in der Zerstörung des Individuums, d. h., das Subjekt wird aufgelöst. Wer sich der Immanenz überantwortet, wer in die Intimität der Tiere zurückkehrt, verliert seine Menschlichkeit. Tatsächlich ist »Sie« verzweifelt, natürlich, weil ihr Kind verunglückt und sie von Schuldgefühlen belastet, gleichsam zerrissen wird, vor allem aber, weil sie vor der Tatsache einer unerträglichen Intimität steht: Sie sagt, auf die Frage nach ihren Gefühlen, ihre tiefste Angst sei, »im Wald zu sein«. Es ist nur folgerichtig, dass Lars von Trier das Paar in eine Waldhütte schickt, welche die Mutter gut kennt: Eden, d. h., in das Labyrinth und in den Morast animalischer Intimität. Die Tatsache des Opfers führt direkt ins Chaos des Animalischen, d. h., in den Horror einer mörderischen Weltimmanenz. Im Grunde suchen diese verwaisten Eltern keine Linderung ihrer Schmerzen, nein, sie bewegen sich vielmehr, wenn sie diese düstere Kindheitshütte aufsuchen, in die Halbwelt der Intimität. Lars von Trier zieht sein psychotraumatologisches Experiment konsequent durch:

> Er: »Was wäre der schrecklichste Ort?«
> Sie: »Der Wald.«

Das Kindesopfer ermöglicht eine Intimität der Natur, aber die Tiere und die Früchte dieser Natur sind, wie es sich herausstellt: feindlich und fremd, unheimlich. Wir lernen: Die intime Beziehung ist mörderisch, Ausdruck einer Regression, ein Killer. Diese Welt ist von den magischen Zeichen des Todes, der Gewalt und der Sexualität durchdrungen: Die Eltern kehren ins Chaos der Natur zurück, in das Chaos einer dionysischen Ekstase (Seeßlen 2014, S. 109). »Sie« trägt Stigmata an ihren Füßen, Brandwunden, weil der Boden dieser Natur brennt. Wenn Hayer (2012, S. 31) sagt: »Der Wald und die Natur sind längst keine Brutstätte des Entstehens mehr, sondern der Tod und seine stillen Bewohner durchziehen das einstige Paradies«, so ist diese Sicht zu einseitig. Der Natur ist zweierlei eigen, Schöpfung und Zerstörung: Die Rehkuh schleppt ihr totes Kitz mit.

So erzwingt das Retrait in die düstere, unheimliche, fremde Natur eine Intimität, die erschreckend ist. Die Natur als Topografie des Todes – »Sie« hatte dies schon früher erkannt, als sie in Eden war:

> »Damals fielen auch immerzu Eicheln aufs Dach, fielen und fielen, starben und starben […] Ich erkannte, dass alles, was mir bisher an ihnen so wunderschön vorkam, womöglich hässlich ist, und jetzt hörte ich, was ich vorher nicht hören konnte, das Weinen und Schreien von all den Dingen, die sterben müssen.«

Der Mann wendet ein:

> »Eicheln schreien nicht. Das weißt du genauso gut wie ich. Das meine ich mit Angst, deine Gedanken verzerren die Realität und nicht umgekehrt.«

Aber das ist die Abwehr eines rationalisierenden Therapeuten. Sein (naives) Rollenexperiment legt die eigentliche Struktur der Intimität offen (zit. n. Hayer 2012, S. 49):

> Er: »Meine Rolle ist alle Gedanken, die bei dir Angst auslösen. Deine ist rationales Denken. Ich bin die Natur, all die Dinge, die du Natur nennst.«

Sie: »Ok, Mutter Natur, was willst du?«

Er: »Dich verletzen, soviel ich kann.«

Sie: »Und wie?«

Er: »Was glaubst du?«

Sie: »Indem du mir Angst machst.«

Er: »Indem ich dich töte.«

Sie: »Die Natur kann mir nichts tun. Du bist ja nur das Grüne da draußen.«

Er: »Nein, ich bin mehr als das.«

Sie: »Das verstehe ich nicht.«

Er: »Ich bin draußen und bin auch mittendrin. Ich bin die Natur aller menschlichen Wesen.«

Sie: »Ah, diese Art von Natur, die die Menschen dazu bringt, den Frauen schreckliche Dinge zuzufügen.«

Er: »Genau das bin ich.«

Wenn Bataille (1997, S. 113) schreibt: Im Opferfest geht es um die »Entfesselung einer zuvor verschlossenen Situation«, so entwickelt sich im *Antichrist* eine Situation, die vollständig unerträglich ist.

Diese neue, reale Intimität ist fürchterlich, und beide Personen, der Mann wie die Frau, versuchen, diese intime, animalische Situation rückgängig zu machen (Abb. 17.3). »Sie«, die emotional wesentlich sensitiver ist, versucht die Positionen der Jouissance: die Variablen des neuen Verhältnisses: x und y auszulöschen, indem sie die Geschlechtsorgane (die Klitoris, den Penis) zerstört – nicht nur aus Schuld,

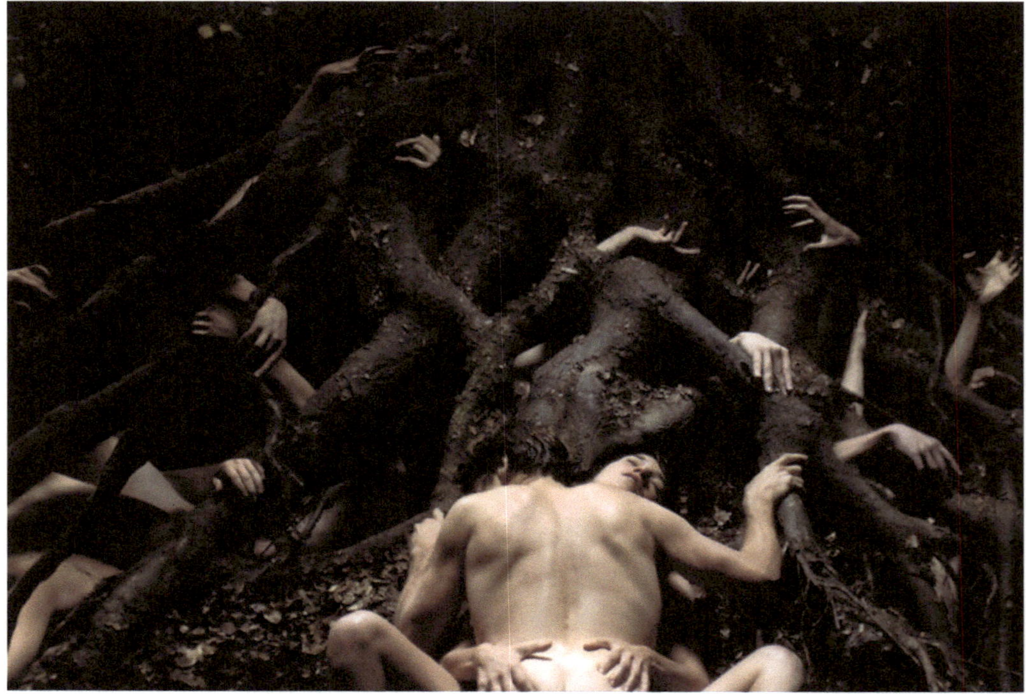

 Abb. 17.3 Intimität als Rückkehr ins Chaos der Natur. (© MFA+ Filmdistribution. Quelle: Filmbild Fundus Herbert Klemens. Mit freundlicher Genehmigung)

sondern weil R in Form eines Gleichheitszeichens der Intimität unerträglich ist. Die differenzlose Intimität macht verrückt. »Sie« versucht, die verheerenden Effekte des Opfers rückgängig zu machen – und ihren Mann, den sie zerstören muss, gleichzeitig an sich zu schmieden. In einem Akt perverser Lust wird das brüchige Verhältnis vernichtet.

Während Bataille (1997, S. 20) von der Intimität zwischen Tier und Welt spricht, ist für Nancy (2012, S. 48) gerade die Differenz der Geschlechter, die einen Zwischenraum ermöglicht, die Voraussetzung für Intimität. Gibt es infolge des Opfers aber kein Verhältnis mehr, das eine Differenz bedeutet, entsteht keine Einheit (die es nie gab, das ist ein Irrweg), sondern ein schreckliches und mörderisches Chaos, es ruft verrückte Phantasmagorien hervor, wohl im Sinne der phantasmatischen Ausgestaltungen einer Szene, die Hegel (1976, S. 187 ff.) als »Nacht der Welt« beschrieb[3]. Hegel versteht »Wahnsinn« als Regression auf das Niveau der »Tierseele«. Diese Regression ist der »Rückzug-in-sich-Selbst«, es ist ein »Gang durch das Moment radikalen Wahnsinns« (Žižek 2010, S. 50). Lars von Trier beschreibt insofern den Weg von der »normalen Subjektivität« zur »reinen Tierseele«, d. h., in das phantasmatische Gebiet radikaler Selbsterfahrung, in welcher Hegels Phantasmagorien Lacans Partialobjekten des zerstückelten Körpers gleichen (vgl. Žižek 2010, S. 52): Chaos regiert, spricht der rote Fuchs.

So also bewegt sich der Mann am Schluss, nach der Tötung seiner Frau, in einer Welt massenhafter Untoter, Unerlöster, Geister. Sind sie gefangen in jener Zwischenwelt des Verhältnisses, das real ist, d. h., handelt es sich um die hexische Prozession einer – konsequenterweise – verfehlten Weltimmanenz in Form phantasmagorischer Horror- und Todesvisionen? Ist dies die Auferstehung des modernen Menschen? Wohin führen diese letzten Schritte, die der Mann durch den Wald und hüfthohen Farn geht – in dessen naturhafte Tiefe, in die ewige Hölle oder in den Himmel eines Gottes, oder hinaus, auf eine Straße, auf den Parkplatz, wo sein Auto wartet, d. h., in die Welt der Dinge. Verschiedene Autoren (Hayer 2012, S. 76; Fleming 2011, S. 139) sehen in der Schlussszene ein pathetisches Auferstehungsszenario in dem Sinne, dass der Mann die Untoten befreit, auf welche er im Wald stößt. Jedenfalls beschreibt Žižek (2010, S. 51) die Schwierigkeiten, diesem Wald des Wahnsinns zu entkommen – oder, wie man auch sagen könnte: aus der »Nacht der Welt« ins symbolische Universum zurückzukehren:

»Die ontologische Notwendigkeit des ›Wahnsinns‹ beruht also auf der Tatsache, dass es unmöglich ist, von der reinen Tierseele, die in ihre natürliche Lebenswelt eingelassen ist, unmittelbar zur ›normalen‹ Subjektivität überzugehen, die ihre Behausung im symbolischen Universum hat. Der ›verschwindende Vermittler‹ zwischen den beiden ist die ›wahnsinnige‹ Geste des radikalen Zurückweichens von der Realität, die den Raum für ihre symbolische (Re)-Konstitution eröffnet.«

Insofern bildet dieser (Flucht)-Weg die »wahnsinnige Geste des Zurückweichens vor der Realität« – also in unserem Fall vor der Realität oder dem Realen der Beziehung einer radikalen, durch den Tod des Kindes, durch den Opfertod des Dritten erkaufte Intimität. Warum stirbt die Mutter? Vielleicht, weil die Nähe zwischen dem Status der Opfernden und dem Opfer, also ihrem Kind, auch wenn dieses als »sacrifice« Gott im Schneegestöber erblicken mochte, zu groß ist, so dass sie mit hineingerissen wird in den Abgrund der Opfergabe, während der Vater zum grausamen Priester mutierte.

---

3   »Der Mensch ist diese Nacht, diß leere Nichts, das alles in ihrer Einfachheit enthält – ein Reichthum unendlich vieler Vorstellungen, Bilder, deren keines ihm gerade einfällt – oder die nicht als gegenwärtige sind. Diß die Nacht, das Innre der Natur, das hier existiert – reines Selbst, – in phantasmagorischen Vorstellungen ist es rings um Nacht, hier schießt dann ein blutiger Kopf – dort eine andere weisse Gestalt plötzlich hervor, und verschwindet ebenso – Diese Nacht erblickt man wenn man dem Menschen ins Auge blickt – in eine Nacht hinein, die furchtbar wird, es hängt die Nacht der Welt hier einem entgegen.«

Opfertod und Apokastasis

In einer der Schlussszenen des großartigen Films *Maria Magdalena* (2018, Regie: Garth Davis) treffen die Auffassungen des Petrus (Chiwetelu U. Ejiofor) und der Maria aus Magdala (Rooney Mara) aufeinander: Während Petrus sich von Jesus Christus erhoffte, dass dieser ein Königreich Gottes gründet, im Grunde ein ebenso politischer wie materieller, säkularer Akt, und Jesu Tod – und bereits sein peinliches Versagen auf dem Vorplatz des Tempels – eine unfassbare Niederlage darstellte, erahnte Maria aus Magdala, dass Jesus auf eine zutiefst persönliche spirituelle Erleuchtung des einzelnen Subjekts hinzielte.[4] In der Nachfolge des Petrus war die kirchliche Religion in eine »antichristliche« Krise geraten, indem sie die rationalen Operationalisierungen der Dingwelt übernahm. Sie versuchte, das Heilige für ihre Gläubigen dinghaft verfügbar zu machen. So geschah das Paradoxe, dass eine Religion, die mit Jesus, dem »Berg-, See- und Wiesenprediger« (Nietzsche 1999, S. 202) angetreten war, das Göttliche von allem Diesseitig-Irdischen zu befreien (Christ), der Säkularisierung (Anti-Christ) verfiel. Was ändert der Opfertod Gottes? Er ändert sicherlich nicht die Weltverhältnisse. Im Namen der christlichen Leitkultur werden weiterhin Kriege geführt, Verträge gekündigt und Flüchtlinge rausgeschafft. Im Grunde, so scheint es, geht es eher um etwas, was als »Apokatastasis« bezeichnet wird, nämlich um die »Wiederherstellung der Seelen in ihrer Einheit mit Gott«. Man spricht auch von einer »apokastasis pantôn« bzw. »restitutio universalis« (Eisler 1904). Es geht darum, einen durch den Abfall der Wesen vom Schöpfer (nach Bataille: die dinghafte Abschaffung der Immanenz) verlorenen Zustand hin zu einem Zustand der Versöhnung und Einheit aller Wesen mit Gott fortzuentwickeln. Eine Sichtweise lautet, dass diese Aussöhnung erst durch den Tod (Opfertod) und die Auferstehung Jesu möglich wird. Diese Allversöhnungslehre (apokastasis pantôn) stellt die Ewigkeit der Strafe, d. h., die ewige Hölle für die Sünder in Frage und sagt, dass alle Menschen, ja selbst der Teufel und die Dämonen, eine Chance auf Seligkeit haben, am Schluss der Zeiten dank des Opfertodes Jesu selig sein werden. Ist dies die apokastatische Vision im Finale des *Antichrist*? Der Theologe Karl Barth vertritt die Lehre, dass aufgrund des Kreuzestodes Jesu alle Menschen mit Gott versöhnt wurden und errettet sind (vgl. Zimmermann 2008). Er beruft sich u. a. auf folgende paulinische Predigt:

> »Denn wenn wir mit Gott versöhnt worden sind durch den Tod seines Sohnes, als wir noch Feinde waren, um wie viel mehr werden wir selig werden durch sein Leben, nachdem wir nun versöhnt sind« (Römer 5,10).

Aus dieser Textstelle wurde abgeleitet, dass alle Menschen durch Christi Kreuzestod mit Gott versöhnt seien, unabhängig davon, ob sie an Christus glauben oder nicht (vgl. Zimmermann 2008). Vielleicht ist »Er« dahin, d. h., in die Allversöhnung, unterwegs, egal, ob der irdische Weg ihn auf den Parkplatz oder ins Gefängnis führt. Bataille (1997, S. 45) sagt, Intimität lässt sich nicht diskursiv artikulieren. Affekte sind Ausflüchte:

> »Intim im starken Sinn ist etwas, das über die Aufwallung einer Abwesenheit von Individualität verfügt, über die nichtfassbare Klangfülle eines Stroms, über die ungetrübte Leere des Himmels.«

---

4 In diesem Sinne schreibt Nietzsche (1999, S. 207) in seinem Werk *Der Antichrist:* »Das ›Himmelreich‹ ist ein Zustand des Herzens – nicht etwas, das ›über der Erde‹ oder ›nach dem Tode‹ kommt. Der ganze Begriff des natürlichen Todes *fehlt* im Evangelium: der Tod ist keine Brücke, kein Übergang, er fehlt, weil er einer ganz andern, bloß scheinbaren, bloß zu Zeichen nützlichen Welt zugehörig. Die ›Todesstunde‹ ist *kein* christlicher Begriff – die ›Stunde‹, die Zeit, das physische Leben und seine Krisen sind gar nicht vorhanden für den Lehrer der ›frohen Botschaft‹ [...] Das ›Reich Gottes‹ ist nichts, das man erwartet; es hat kein Gestern und kein Übermorgen, es kommt nicht in ›tausend Jahren‹ – es ist eine Erfahrung an einem Herzen; es ist überall da, es ist nirgends da.«

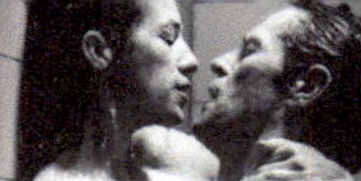

Er gesteht aber an gleicher Stelle ein, dass es sich um eine negative Dimension handelt, die das Wesentliche verfehlt:

»Paradoxerweise ist Intimität die Gewalt, sie ist die Zerstörung, weil sie sich mit der Position des getrennten Individuums nicht verträgt.«

Lars von Trier greift – in unserer Auslegung – auf eine radikale Form der Gewalt zurück, nämlich die Opferung eines Kindes, um die Spaltung zwischen dem Subjekt und dem Anderen, dem Objekt, rückgängig zu machen. Insofern stellt der Film eine Versuchsanordnung, ein Experiment dar: Es wird paradigmatisch durchbuchstabiert, was passiert, wenn ein Liebespaar diese Subjekt-Objekt-Spaltung (bzw. die Spaltung des Subjekts) rückgängig macht. Kleist und seine Geliebte, Henriette von Vogel, sind einen anderen Weg gegangen, indem sie im Suizid den Weg in die Weltimmanenz suchten, zuvor noch tanzend, albernd und Kaffee trinkend, bevor sie, wie Kleist in seinem Abschiedsbrief schreibt, sich »wie zwei fröhliche Luftschiffer« über die Welt erhoben (vgl. Schulz 2007, S. 521). Wird der Mann, der durch den Wald wandert, verstehen: »Die Liebe gibt, was sie nicht hat, und das Begehren greift nach dem, was es überschreitet« (Nancy 2012, S. 52 ff.)? Ist dies der eigentliche Skandal, der uns umtreibt? Denn in solcher Weise würden die Subjekte Aussteller der eigenen Verunendlichung, und in solcher Weise könnten sie, wie Nancy sagt, lediglich »auf der Schwelle der Endlichkeit« genießen. Andererseits: Vielleicht handelt der Film im Grunde nur vom Schicksal verwaister Eltern, die mit Schuldgefühlen nicht zurechtkommen. Vielleicht ist Nics Tod nur ein Unfall in einem zynischen Moment elterlicher Unachtsamkeit. In diesem Fall wären die verlorene Intimität, das Opfer und die Apokastasis nichts als Motive imaginärer Phantasmen, die in der heutigen Welt der Dinge keine Rolle mehr spielen. So muss sich jedes Subjekt, jeder Zuschauer, jedes Paar in seinem Verhältnis zur (verlorenen) Intimität und Weltimmanenz und in Hinblick auf die Positionen von »Christ« vs. »Antichrist«, von Himmel, Hölle, Welt und Ding selbst definieren.

Literatur

Baas B (1995) Das reine Begehren. Turia + Kant, Wien

Bataille G (1997) Theorie der Religion. Matthes & Seitz, München

Daly RJ (1978) The origins of the Christian doctrine of sacrifice. Darton & Longmann, Todd, London

Eisler R (1904) Apokatastasis. http://www.textlog.de/1387.html. Zugegriffen: 10. Mai 2018

Fleming A (2011) Lars von Trier. Bertz + Fischer, Berlin

Hayer B (2012) Lars von Triers Antichrist. Diplomica, Hamburg

Hegel GWF (1976) Jenaer Systementwürfe III. Naturphilosophie und Philosophie des Geistes. Vorlesungsmanuskript zu Realphilosophie. Felix Meiner, Hamburg

Lacan J (2013) Die Bildungen des Unbewussten. Turia + Kant, Wien, Berlin

Lacan J (2014) RSI. Das Seminar Buch XXII. https://lacan-entziffern.de/reales/es-gibt-kein-sexuelles-verhaeltnis/#easy-footnote-bottom-19-24320. Zugegriffen: 11. Mai 2018

Lacan J (2018) L'étourdit. Teil I. Übersetzt und mit Anmerkungen versehen von Max Kleiner. Lacaniana. https://lacan-entziffern.de/lacaniana/jacques-lacan-letourdit-teil-i-uebersetzt-von-max-kleiner/. Zugegriffen: 12. Mai 2018

Martig C (2008) Kino der Irritation. Lars von Triers theologische und ästhetische Herausforderung. Schüren, Marburg

Nancy JL (2012) Es gibt – Geschlechtsverkehr. Diaphanes, Zürich

Nemitz R (2014) Es gibt kein sexuelles Verhältnis. https://lacan-entziffern.de/reales/es-gibt-kein-sexuelles-verhaeltnis/#easy-footnote-bottom-19-24320. Zugegriffen: 11. Mai 2018

Nietzsche F (1999) Der Antichrist. Kritische Studienausgabe (KSA), Bd. 6. dtv de Gruyter, München, S 165–254

Ratzinger J (1990) Schauen auf den Durchbohrten. Versuche zu einer spirituellen Christologie. Johannes, Einsiedeln

Rohde-Dachser C (2008) Sexualität als inneres Theater. Zur Psychodynamik der Hysterie. Psyche – Zeitschrift für Psychoanalyse 62:331–355

Schulz G (2007) Kleist. Eine Biografie. Beck, München

Seeßlen G (2014) Lars von Trier goes porno. Bertz & Fischer, Berlin

Zimmermann T (2008) Allversöhnung. http://bitflow.dyndns.org/german/ThomasZimmermanns/Heisse_Eisen_1_
Allversoehnung_2008.pdf. Zugegriffen: 10. Mai 2018
Žižek S (2010) Die Tücke des Subjekts. Suhrkamp, Frankfurt a. M.

Originaltitel	Antichrist	
Erscheinungsjahr	2009	
Land	Dänemark	
Drehbuch	Lars von Trier	
Regie	Lars von Trier	
Hauptdarsteller	Charlotte Gainsbourg, Willem Dafoe, Storm Acheche Sahlstrøm	
Verfügbarkeit	Als DVD in deutscher Sprache erhältlich	

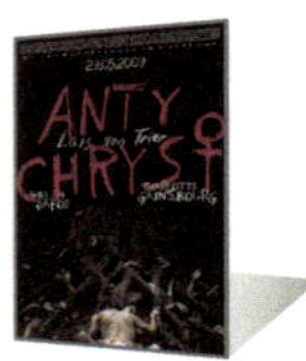

Vivian Pramataroff-Hamburger

„If you die, I will kill you"
oder das Mädchen und der Tod

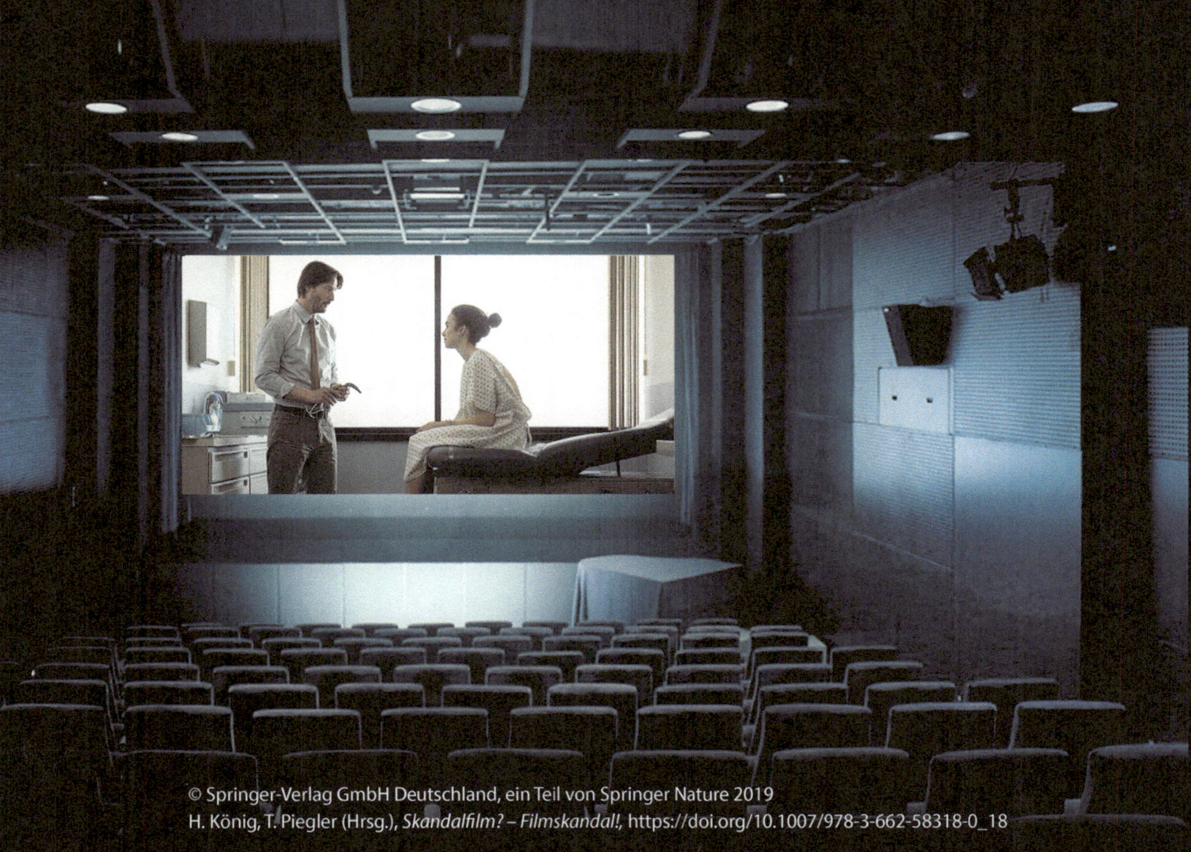

© Springer-Verlag GmbH Deutschland, ein Teil von Springer Nature 2019
H. König, T. Piegler (Hrsg.), *Skandalfilm? – Filmskandal!*, https://doi.org/10.1007/978-3-662-58318-0_18

Filmplakat *To the Bone*. (© Netflix. Quelle: Filmbild Fundus Herbert Klemens. Mit freundlicher Genehmigung)

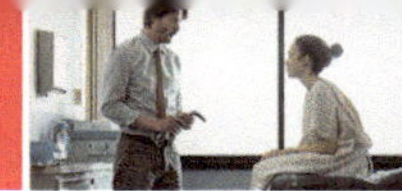

To the Bone

Normalerweise haben Filme über psychische Störungen großen Erfolg. Wir kennen eine Menge von Blockbusters wie *Psycho (US 1960), One Flew Over the Cuckoo's Nest (Einer flog über das Kuckucksnest, US 1975)* oder *Rain Man (1988)*, in denen psychische Erkrankungen so authentisch dargestellt sind, dass die Zuschauer ein Verständnis über die Störung vermittelt bekommen. Andere Filme zeigen psychisch kranke Menschen falsch oder als Stereotyp. Auf alle Fälle haben Spielfilme als Medium einen Einfluss auf die Krankheitskonzepte der Zuschauer (Jorm 2000; Klin und Lemish 2008; Orchowski et al. 2006; Owen 2012) und möglicherweise auch für die Betroffen selbst. Sie können öffentliche Aufmerksamkeit und Empathie für ein Krankheitsbild wecken, aber auch negative Folgen zeitigen; so kann zum Beispiel die Angst vor Stigmatisierung und Diskriminierung einer der Gründe für die Nicht-Inanspruchnahme psychosozialer Hilfsangebote von betroffenen Personen sein. Ecke (2011) meint, dass *To the Bone* (◘ Abb. 18.1) nicht nur eine wichtige Informationsquelle ist, sondern als visuelles Medium eine besondere Bedeutung als Instanz der Meinungsbildung hat.

Handlung

Die 20-jährige anorexiekranke Ellen (Lilly Collins), bekannt im Netz für ihren Blog, kommt wieder einmal nach einem erfolglosen Krankenhausaufenthalt nach Hause zu ihrer Stiefmutter Susan (Carrie Preston) und Halbschwester Kelly (Liana Liberato). Der Vater ist nicht im Haus, er ist ständig beruflich unterwegs. Ellens Stiefmutter bemüht sich um einen Termin bei dem berühmten Dr. Beckham (Keanu Reeves), welcher Ellen auch umgehend in sein Patientenprogramm aufnimmt. Zögernd willigt Ellen ein, eigentlich nur wegen ihrer Halbschwester, welche sich große Sorgen um sie macht.

Ellen zieht in ein Haus mit sechs anderen Patienten ein – fünf junge Frauen und Luke, ein Ex-Balletttänzer, der sich auf dem Weg der Besserung seiner Anorexie befindet, aber auch an einer schweren Knieverletzung leidet. Luke zeigt spezielles Interesse für Ellen; später stellt sich heraus, dass er ein Fan ihres Kunstblogs war.

Es kommt zu einer Familientherapiesitzung, in der der Vater wieder einmal nicht erscheint. Während dieser Sitzung sind Ellens drei Mütter präsent – die leibliche Mutter, deren Partnerin und die Stiefmutter – wie auch die Halbschwester, und hier wird Ellens Vorgeschichte offenbar. Nach der Trennung ihrer Eltern war sie zunächst bei ihrer Mutter geblieben. Später, als diese eine Beziehung mit einer Frau begonnen und mit dieser, jedoch ohne Ellen, nach Phoenix umgezogen war, war sie zur Familie des Vaters gezogen. Die Magersucht hatte sich verschlimmert, Ellen hatte viermal ihre Klinikbehandlung abgebrochen, war jedoch als Online-Künstlerin sehr populär geworden, bewundert von vielen Fans. Ihr Ruhm hatte eine tragische Wende genommen, als ein Mädchen aus ihrer Fangruppe sich das Leben nahm und im Abschiedsbrief Ellen als ihr Idol erwähnte. Ihre Eltern warfen Ellen vor, dass ihre Zeichnungen der Trigger für den Suizid der Tochter gewesen seien.

Ellen reagiert verstört auf die Familiensitzung, bleibt aber bei Dr. Beckhams Gruppe und kann sich einigermaßen gut integrieren. Auf Vorschlag des Arztes ändert sie ihren Namen von Ellen in Eli. Die Beziehung zwischen Luke und Eli wird freundlicher und etwas intimer. Er verliebt sich in sie und küsst sie, was sie beängstigt. Eine junge Frau in der Gruppe, die schwanger ist, erlebt eine Fehlgeburt. Dieses Ereignis hat eine große Bedeutung für Eli und sie nimmt schnell ab. Ihr Zustand wird von Dr. Beckham als lebensbedrohlich eingeschätzt, er plant, sie künstlich zu ernähren. Halbtot verlässt Eli das betreute Haus und rennt weg. Sie will zu ihrer (leiblichen) Mutter. An diesem Abend erzählt ihr die Mutter von ihren eigenen Schuldgefühlen, weil sie wegen einer postpartalen Depression nicht in der Lage gewesen sei, sich um ihr Baby zu kümmern. Verzweifelt schlägt sie als Versuch einer späten Versöhnung vor, Ellen mit einer Babyflasche zu füttern. Ellen findet die Idee zuerst schräg. Als die Mutter sagt, dass sie schon akzeptiert habe, dass Ellen den Tod gewählt habe, willigt sie ein. Am Ende des Films sieht Ellen sich im Traum nackt und tot am Boden liegend. Sie erwacht mit einem Lächeln und geht fröhlich erst nach Hause zu ihrer Stiefmutter und Halbschwester und dann zurück zu ihrer Gruppentherapie bei Dr. Beckham, wo sie Luke wieder anlächelt.

Hintergrund

Magersucht ist eine Erkrankung, die 1,1 % der Frauen betrifft (Statistisches Bundesamt 2014). Meist betroffen sind die industrialisierten Länder. Nach Untersuchungen des Robert-Koch-Instituts von 2008 leidet jedes 3. Mädchen und jeder 5. Junge zwischen 11 und 17 Jahren an Essstörungen, wobei die Erkrankung immer früher auftreten kann (Robert-Koch-Instituts 2008). Die Regisseurin Marti Noxon wie auch die Hauptdarstellerin Lily Collins haben an Essstörungen gelitten. Lily Collins, Tochter von Phil Collins, hat ihre Erfahrungen mit der Erkrankung in dem Buch *Unfiltered: No Shame, No Regrets, Just Me* beschrieben.

Der Skandal

Im Vorfeld der Veröffentlichung kam es weltweit zu einem Medienecho über Anorexie (Felgenhauer 2017). Noch vor der Ausstrahlung des Films startete *Change.org* eine Online-Petition, in der zum Boykott des Films durch die Filmtheater aufgerufen und Netflix aufgefordert wurde, den Film zurückzuziehen. In der Petition heißt es, der Film verschönere *(glamourise)* das Problem seelischer Erkrankungen, verschlimmere das Stigma in Bezug auf Essstörungen und verstärke den Druck auf diejenigen, die dabei seien, wieder gesund zu werden. Die Petition erhielt 1044 Unterschriften.

Der Skandal um den Film setzt sich fort mit einem Online-Artikel »Warum ›To the Bone‹ ein falsches Bild von Magersucht zeigt« (Sarand 2017). Die Autorin, die früher selbst magersüchtig war, meint:

> »Du kannst auch mit krassem Untergewicht krass gut aussehen! Hauptdarstellerin Lily Collins verkörpert in ihrer Rolle alles, was ein junges Mädchen zu sein wünscht [...] Selbst in Szenen, in denen sie als anorektische Ellen am Ende ihrer physischen und psychischen Kräfte ist, besticht ihr Äußeres durch elfenhafte Schönheit.«

Sarand erinnert sich an diese Zeit anders: »Ich selbst sah mit Collins' Kampfgewicht aus wie eine skelettierte Eule.« Sarand ist auch mit der Darstellung der Therapie nicht einverstanden, weil sie im Film zu einfach sei:

> »Ein bisschen geht es zu wie in Peter Pans Nimmerland: keine Schule, kein Brokkoli zum Abendbrot und keine nervigen Erwachsenen [...] Die dargestellten Therapiegespräche des Films sind genauso wenig aufschlussreich wie der Ausflug zu einem Regensimulator, wo die Essgestörten dann eben buchstäblich im Regen stehen und Tänzer Luke ein paar coole Moves aufs Parkett legt.«

Ihre persönliche Erfahrung sei dagegen so gewesen, dass sie vor Scham und Hilflosigkeit nicht richtig reden konnte und sehr lange unter fehlender Krankheitseinsicht gelitten habe. Die Autorin empfindet auch die aufkeimende Liebesgeschichte als unrealistisch und übertrieben: »Ich hatte eben ›Grippe im Kopf‹ und war viel zu sehr mit mir selbst und meiner Genesung beschäftigt, um irgendein Interesse an

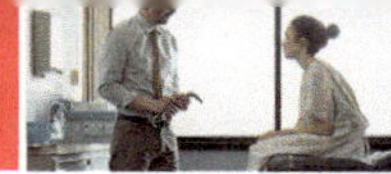

amourösen Bekanntschaften zu entwickeln.« So sehr die gefällige Dramaturgie des Films gerade beim kundigen Zuschauer Befremden auslösen kann, so wirkt doch die Argumentation von Sarand so, als verfüge sie über einen exklusiven Zugang zur »Wirklichkeit« der Anorexie. Ein ähnlicher Tenor findet sich in weiteren Artikeln (vgl. Dürrholz 2017). Rödder (2017) hebt einen medienkritischen Aspekt hervor:

> »Fehlende Gender- und Stigmata-Sensibilität kann man den Produzent*innen also durchaus vorwerfen.«

Nicht nur Betroffene reagierten auf den Film mit Empörung, sondern auch Experten. Der Protest zielt hier allerdings in eine andere Richtung. So sagt der Chefarzt Dr. Ösen: »Einer der wichtigsten Risikofaktoren für die Entwicklung einer Essstörung ist die Unzufriedenheit mit dem eigenen Körper«, welche durch Vorbilder in den Medien gefördert werde. Man müsse »davon ausgehen, dass junge Mädchen, die noch nicht gefestigt sind, nach Identifikationsmöglichkeiten suchen. Auch wenn immer mehrere Faktoren zusammenkommen müssen, damit jemand eine Essstörung entwickelt« (Felgenhauer 2017). Die Protagonistin in *To the Bone* ist cool, schlagfertig und klug. Sie ist jemand, dem junge Menschen nacheifern. Sie macht Zeichnungen, die die anderen an die Wand hängen, und sie sieht auch noch wie ein Model aus. Ein Film über Magersucht dagegen sollte aus Expertensicht *abschrecken;* es geht schließlich um eine Erkrankung, an der man sterben kann. Unmoralisch sei auch, dass die Schauspielerin Lily Collins, die selber krank war, für die Rolle hungern musste. In diese Weise sende der Film ein falsches Signal: »Es wirkt so, als könne man die Krankheit an und ausschalten […] So funktioniert das nicht« (Felgenhauer 2017).

In einem großen Artikel zitiert *The Guardian* Dasha Nicholls, zuständig für Essstörungen am Royal College of Psychiatrists, die den Film als potenzielles Risiko auch für Menschen sieht, die noch keine Essstörung entwickelt haben. Es bestehe immer die Gefahr, die Magersucht zu glorifizieren und zu trivialisieren (Huber 2017). Durch sein Happy End könne der Film suggerieren, dass Anorexie eine bereichernde Erfahrung und reizvolle Möglichkeit sei, interne Konflikte anzugehen. Sie weist auf die Verantwortung hin, gefährdete Menschen zu schützen, und warnt potenziell anfällige Zuschauer, den Film »mit Vorsicht zu genießen« (»to consume with caution«). Jedenfalls sollte er mit einem Warnhinweis, auch für Eltern, gezeigt werden. Ähnlich wird die Psychologin Carolyne Keenan zitiert: Das Material könne zum Trigger einer Erkrankung werden, und sowohl Netflix als auch die Zuschauer sollten verantwortungsvoll damit umgehen. Auch sie empfiehlt die Hinzufügung eines Warnhinweises (Marsh 2017).

Reden über Essen verboten!

Aus filmpsychoanalytischer Sicht (Hamburger und Pramataroff-Hamburger 2014, 2017a, 2017b; Hamburger 2018) muss die unmittelbare Reaktion auf den Film auf seine ästhetischen Mittel zurückgeführt werden. Der Film beginnt mit einem Bild von zwei verschwommenen, sehr dünnen Silhouetten am Ende eines Flurs. Anmutig und irreal schweben sie im Bild. Dieser Tanz zwischen der Kamera und dem abgebildeten Körper ist fast sinnlich. Als Zuschauer lasse ich mich ein und bleibe vor den an Giacometti erinnernden Figuren stehen. Die kurze Traumsequenz endet, und man nimmt die nüchterne Realität wieder wahr: einen nackten Krankenhausflur und zwei magersüchtige Mädchen, eine davon Ellen, die ihre Behandlung und gleichzeitig die Beziehung zu einer Klinikfreundin abbricht. Von diesem Moment an verlässt sie kaum noch das Bild. Die Kamera folgt ihr ununterbrochen und nimmt uns mit in ihre magere und hungrige Welt. Sie zeigt eine Welt, in der man ständig damit beschäftigt ist, seinen Hunger zu besiegen und ihn zugleich zu erhalten, den Triumph über den eigenen Körper und seine Kalorienbedürfnisse zu feiern und die absolute Kontrolle über ihn zu halten. Eine Welt, in der die Mädchen mit dem Tod spielen und oft das Spiel verlieren. Das »Nicht-Essen« ist ad absurdum ritualisiert. Es folgen Szenen, in denen alle Patienten das Essen im Teller nur kleinschneiden, darin herumrühren, kaum essen und es anschließend in den Müll werfen. Entgegen Dr. Beckhams Aussage:

💬 »Wir werden nicht über Essen reden, es ist langweilig«

steht Essen immer im Raum, real oder als Geruch. In eine Szene schenkt Luke Ellen ihre Lieblings-kekse, sie riecht sehnsüchtig in die Verpackung und stöhnt fast erotisch, beißt aber nicht hinein. Wir, die Zuschauer, sollen Ellens starken Willen bemerken: Sie lässt sich nicht verführen. Wir sehen die Szene, aber überzeugend wirkt sie nicht. An einer Stelle sagt Ellen:

💬 »… wenn ich sogar an essen nur denke, habe ich Angst, dass die Welt zusammen-brechen wird.«

Die existenziellen Ängste der Protagonisten sind oft schräg, absurd und irrational. Nun sind aber im Allgemeinen Ängste oft schräg, absurd und irrational. In diesem speziellen Fall geht es um etwas, das wirklich zusammenbrechen wird: der misshandelte Körper, der fanatisch vernachlässigt und bis zum Tode stoisch gefoltert wird. Essen und Nicht-Essen haben für die Protagonisten eine fast religiöse Bedeutung, freilich ohne religiösen Inhalt – wie Luke symptomatisch das Tischgebet variiert:

💬 »Allah, Oprah, mein kleines Pony oder wer auch immer dein persönlicher Erlöser ist …«

Ellen wird als Patientin bei dem berühmten Dr. Beckham aufgenommen. Es handelt sich um eine Gruppentherapie in einer betreuten Wohngemeinschaft. Von außen wirkt das Haus klein. Als Ellen es betritt, ändert sich das Licht. Es wird weich und dunkel. Man kann das Haus mit einem Hexenhaus assoziieren, in dem Kinder gemästet werden. In »Hänsel und Gretel« werden sie von ihren Eltern im Wald ausgesetzt und finden dort das mit Kuchen bedeckte Hexenhäuschen (Grimm und Grimm 1984, S. 104). Schnell aber stellt sich heraus, dass die Hexe die Kinder mästen will, um sie zu verspeisen. Diese Zuschauerassoziation führt zur Angst vor Essen und Zunehmen. Die Atmosphäre in der WG ist an der Oberfläche ruhig. Die Kamera zeigt uns alles ohne Scham: Wir gehen mit in jedes Schlaf-zimmer, wir sehen sogar ein Mädchen in ihrem Bett sitzen mit einer Sonde in der Nase. Diese freie Bewegung ist so fließend, weil alle Türen fehlen. Im Film wird das mit der Notwendigkeit von Kon-trolle begründet. Als filmisches Display vermittelt es dem Zuschauer jedoch das Fehlen jeglicher, auch psychischer, Grenzen. Alles ist durchschaubar, transparent, wie in einer Big-Brother-Reality-Show. Es gibt keine Grenzen, die einen schützen können, keine Privatheit. Man spürt die totale Auslieferung des Selbst, das Individuum verliert seine basalen Merkmale. Auch der Psychiater respektiert keine Grenzen. Er untersucht Ellen körperlich und führt gleichzeitig eine psychotherapeutische Behand-lung bei ihr durch (■ Abb. 18.2).

Die verwinkelten Räume ohne Türen können auch mit dem Inneren eines Körpers assoziiert wer-den. Man sieht ein immer noch lebendes System, das mit aller Kraft gegen sich selbst arbeitet. Ellen macht Situps im Bett, um sogar die wenigen Kalorien, die sie aufgenommen hat, zu verbrennen; ein bulimisches Mädchen versteckt das Erbrochene in einer Tüte unter ihrem Bett; eine andere wird künst-lich ernährt. Alle diese Szenen sind nicht kontinuierlich verbunden, zeigen aber die gleiche Gewalt gegen den eigenen Körper. Eine Gewalt, die nicht spektakulär ist, die nur mit ihren Folgen abschreckt: so etwa, wenn beim Wiegen der auf ein Skelett reduzierte Körper entblößt wird. Ein Motiv, das in einer frühen Sequenz des Films bereits abschreckend eingeführt war, als Ellen von ihrer Stiefmutter gewogen und dabei fotografiert wird.

💬 »Gefällt Dir das?«

fragt sie Ellen und zeigt ihr das Foto, das sie eben ohne zu fragen gemacht hat. Sie antwortet leise »nein«, hilflos und verloren.

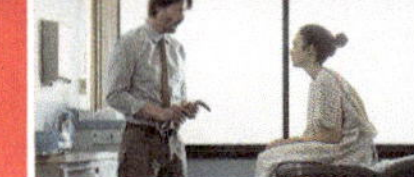

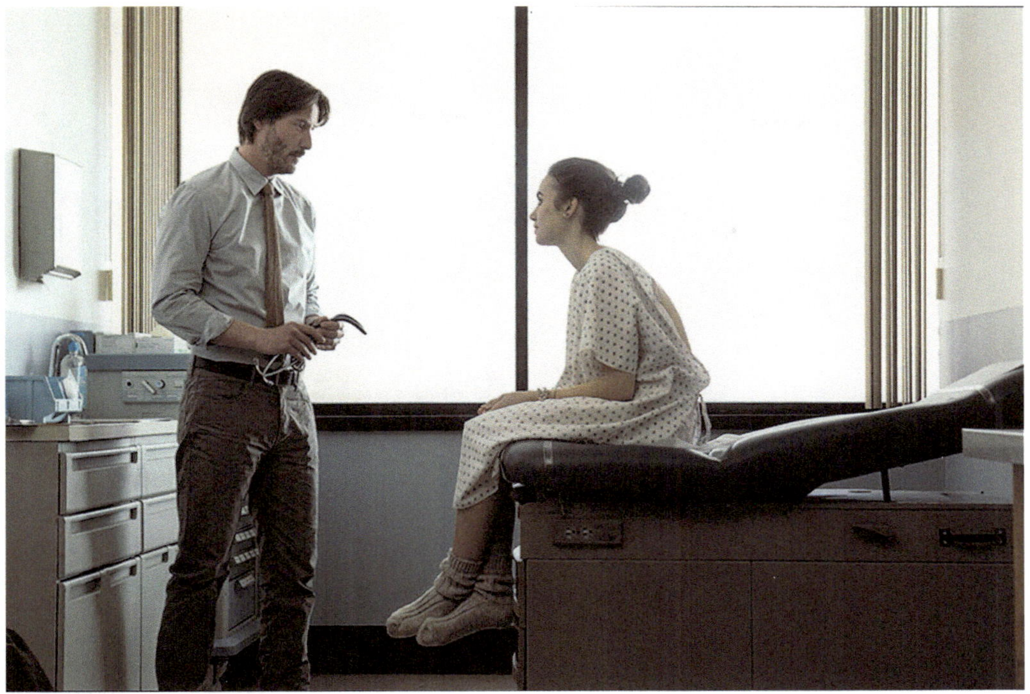

Abb. 18.2 Dr. Beckham untersucht Ellen. (© Netflix. Quelle: Filmbild Fundus Herbert Klemens. Mit freundlicher Genehmigung)

Der Tod als ständiger Begleiter

Der Film arbeitet mit basalen Themen wie Leben, Tod, Angst und Liebe. Als eine große Hoffnung für alle Patienten wird die Schwangerschaft einer Mitbewohnerin eingeführt. Man kann das so verstehen, als ob das Leben gegen den Tod gesetzt wird. Das wachsende Baby im Bauch der Frau beschäftigt alle anderen Frauen. Es macht aber nicht nur Hoffnung und Freude, sondern auch Angst. Der Körper der Frau verliert ganz selbstverständlich seine bekannten Grenzen, und die Kontrolle über ihn geht verloren. Die Ambivalenz der werdenden Mutter gegenüber der Schwangerschaft ist gut zu spüren. Sie zerreißt sich zwischen der Sorge um das Baby und der Angst vor Kontrollverlust. Alle anderen sind glücklicher als sie und organisieren eine ausgelassene Feier als »Baby Shower«. Wir können einen kurzen Moment von Glück und Erleichterung genießen, einen der wenigen in dem Film.

Freilich geht es nicht nur um die Ambivalenz bezüglich der Schwangerschaft, sondern im Hinblick auf das Leben selbst. Das Leben verliert schnell den Kampf gegen den Tod, und es kommt zu einer Fehlgeburt.

Der Tod ist in *To the Bones* ständig unterwegs. Sogar in der lustigen Szene im Restaurant: Luke lädt Ellen zum Essen, was unter diesen Umständen sehr ironisch ist. Sie bestellen auch Drinks, was aber zuerst abgelehnt wird, weil sie nicht nachweisen können, dass sie volljährig sind. Luke will die Kellnerin glauben machen, dass beide aus einem Hospiz kommen und an Krebs leiden. Sie machen auch Chemo, fügt Luke hinzu, was die Kellnerin dazu bewegt, sie zu begnadigen und die Drinks zu bringen. Trotz dieser lustigen Stimmung und der Tricks (Ellen spuckt das angebissene Essen in eine Serviette) wissen wir alle, dass Ellen sterben muss, wenn sie weiter nichts isst (■ Abb. 18.3).

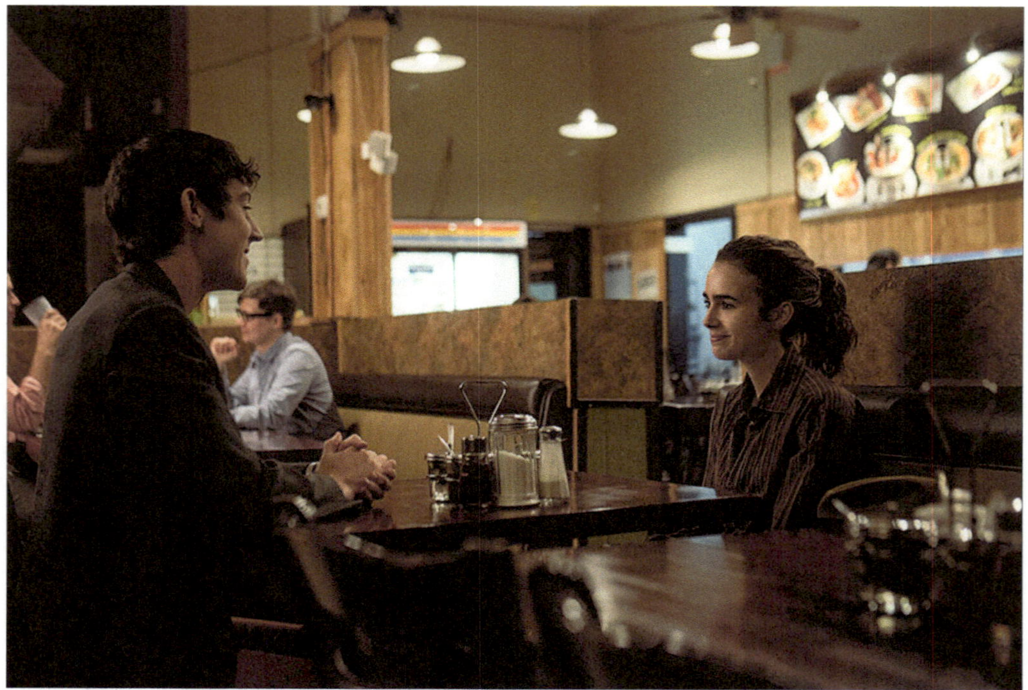

Der Tod begleitet Ellen auch in ihrer Kunst. Ein unbekannter weiblicher Fan hat sich das Leben genommen und im Abschiedsbrief geschrieben, dass Ellens Bilder sie zu ihrer Entscheidung inspiriert hätten. Das ist vielleicht als ein Auslöser des verschlechterten Zustandes von Ellen gedacht, bleibt aber als Rahmenerzählung stehen; die Wucht dieses Geschehens wird nicht filmisch vermittelt. Dr. Beckham spürt die tödliche Markierung und schlägt Ellen vor, sich einen neuen Namen zu wählen. Ellen ist der Name ihrer Großmutter. Die Bedeutung des Namens Ellen oder Helene ist »die Glänzende« oder »die Strahlende«, »die Lichtspendende«. In der griechischen Mythologie ist Helena die Tochter von Zeus und Leda. Ihre Entführung war der Grund für den Trojanischen Krieg. Dr. Beckham schlägt den Namen Eli vor – Eli ist die hebräische Kurzform von Elias; »Eli« kann mit »der Mächtige« oder »Gott« übersetzt werden. Auch wenn dieser Versuch darauf abzielt, Ellen aus ihrer Festlegung auf die Rolle des *Frauchens* (die schöne Helena) zu befreien und sie zur Prophetin zu machen, es reicht nicht für eine ernsthafte Heilung.

Fragwürdige Mutterfigur

Die neue Identität hilft nicht viel. Ellen sinkt weiter in die Depression und nähert sich dem Ende. Die Lösung, die der Film nun ganz überraschend anbietet, ist die erfolgreiche Reparatur der gestörten Beziehung zur Mutter. Eine platte und aufgesetzte Lösung.

Die Mutterfiguren sind im Film widersprüchlich und eher negativ dargestellt. Es gibt die leibliche Mutter, schwach und abhängig – sie hat sich von ihrem Mann getrennt (»Er wollte nicht mehr mit mir schlafen«) und sich in eine lesbische Beziehung begeben. Mutter zwei, ihre Partnerin, wird als kalt und distanziert Ellen gegenüber gezeichnet. Beide Mütter sind nach Phoenix gezogen und haben dort

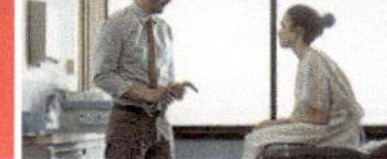

eine Farm mit Pferden übernommen, ohne Ellen mitzunehmen. Ellen bleibt bei Vater, Halbschwester und Mutter drei, der Stiefmutter. Die als aufdringlich und tollpatschig karikierte Susan ist die aktive, bemühte und gleichzeitig schwer zu ertragende Seite einer Mutterfigur. Der Film übermittelt durch die Aufspaltung der Mutterfiguren, wie schwierig es für ein Kind ist, die unterschiedlichen Seiten der Mutter gut zu integrieren, wenn die leibliche Mutter an einer postpartalen Depression gelitten hat und sich nicht zu einem konstanten und sicheren Objekt entwickeln konnte. Es gibt auch keine tragende Vaterfigur in der Familie. Sie wird deutlich als Leerstelle gezeichnet. Alle reden über ihn, er ist aber niemals real da. Alle Frauen und Töchter leben in einer männerfreien Welt ohne Triangulierungsmöglichkeiten – jedenfalls bis Dr. Beckham erscheint. Der Therapeut wird als Single eingeführt, er ist mit seinem Beruf verheiratet. Die Annahme, dass die Patienten seine Kinder seien, passt freilich fugenlos in die platte filmische Lösung. Dr. Beckham und seine therapeutische Methode sind nicht überzeugend, trotz der Starbesetzung mit Keanu Reeves. Eine der Schwächen des Filmes ist gerade die eindimensionale, flache und starre Zeichnung der Protagonisten. Keanu Reeves, ein charismatischer Schauspieler mit starkem Sexappeal, wirkt in *To the Bone* weder männlich noch attraktiv. Dies, obschon der Film die Absicht verrät, ihn als einen sexuell attraktiven Arzt einzuführen – erkennbar freilich nur an der kurzen Bemerkung einer lesbischen Patientin:

💬 »Wollen Sie mich umdrehen?«

Als zweites männliches Objekt wird Luke, der anorektische Tänzer, in die Frauenwelt der Magersucht eingeführt – er ist der Prince Charming, witzig und ein bisschen fremd, *very british*. Er verliebt sich in Ellen und bietet ihr eine Beziehung, was sie, beschäftigt nur mit sich selbst, ablehnt.

Eine der gelingenden Beziehungen im Film ist die zwischen Ellen und ihrer Halbschwester Kelly (■ Abb. 18.4).

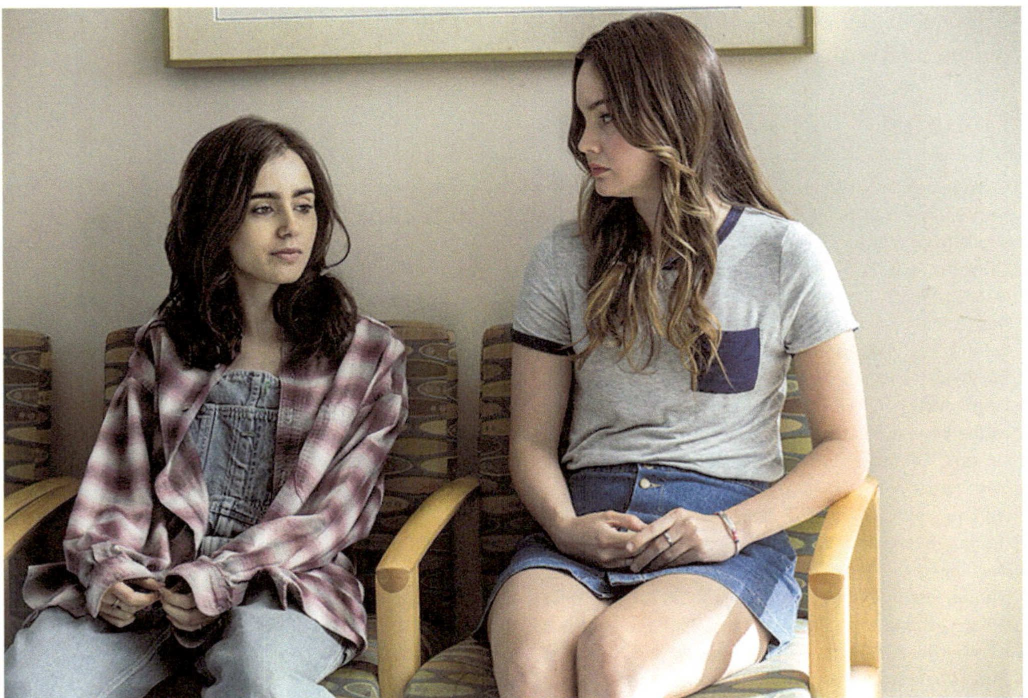

■ **Abb. 18.4** If you die, I will kill you! (© Netflix. Quelle: Filmbild Fundus Herbert Klemens. Mit freundlicher Genehmigung)

Kelly wird als natürliches junges Mädchen geschildert, welche sich um ihre kranke Schwester sorgt. Sie ist so pummelig dargestellt, als würde sie für beide essen. In der Familientherapiesitzung wird Kelly als einzig Authentische gezeigt, die sich wirklich um Ellen kümmert und sehr traurig wirkt. Insgesamt aber sind die Protagonisten eher blass und blutarm gezeichnet, als habe die Magersucht auch die Filmemacher selbst gelähmt.

Kraftloses Ende

Wie führt der Film sein Publikum aus dieser Sackgasse der Identifikation mit einem hilflos verlöschenden Leben heraus? Er setzt einen Gewaltstreich in Szene, lässt die leibliche Mutter als *dea ex machina* auftreten. Die Zuschauerin bleibt angesichts dieser Volte, die einer filmischen Zwangsernährung gleichkommt, ebenso überfüllt wie ratlos zurück. Das Finale könnte kaum kitschiger werden: Ellen, am Ende ihrer Kräfte, am Ende ihres Lebens, geht zur ihrer Mutter nach Phoenix. Erst jetzt erzählt die Mutter ihr, dass sie nach ihrer Geburt eine Depression gehabt, dies aber nicht verstanden habe. Sie berichtet Ellen von dem Ratschlag einer ihrer bewunderten esoterischen Autorinnen: Sie solle Ellen mit einer Babyflasche füttern, um ihre frühere Vernachlässigung wieder gutzumachen. Auf die meisten Zuschauerinnen und Zuschauer wirkt diese Inszenierung peinlich – zunächst auch auf die Protagonistin, die sich aber plötzlich fügt, nachdem die Mutter ihr versichert hat, dass sie auch die Entscheidung der Tochter für den Tod akzeptieren würde. Die beiden setzen die Stillsituation in Szene. Danach werden wir von der Kamera an den Halluzinationen der Protagonistin beteiligt, und nach dieser Bildstrecke folgt sogleich das Happy End. Diese gewaltsame Anfügung eines esoterischen Schlusses an den Film, der wenigstens streckenweise doch die Ausweglosigkeit der Anorexie ins Bild gesetzt hatte, macht die Empörung des Publikums verständlich. Ein Großteil der Kritiken bezieht sich genau auf dieses Filmfinale. Der Film wirkt am Ende unglaubwürdig. Das platte, klischeehafte und schlecht inszenierte Nahtoderlebnis – abstoßend. Das Drama verpufft in einem letzten Lächeln und Versöhnung und verliert seine Wirkung. Das kraftlose Ende im Sinne eines »Alles wird gut!« lässt die Zuschauerin genauso hungrig und unzufrieden zurück wie die essgestörten Frauen, an die der Film gerichtet ist.

Literatur

Change.org (2017) Withdraw film »To the Bone« from the public domain – prevent doing damage and stigmatising. https://www.change.org/p/netflix-withdraw-film-to-the-bone-from-the-public-domain-prevent-doing-damage-and-stigmatising. Zugegriffen: 4. März 2018

Dürrholz J (2017) TV-Film »To the Bone«: Bis sie nur noch Haut und Knochen ist. Frankfurter Allgemeine Medien vom 14.07.2017. http://www.faz.net/aktuell/feuilleton/medien/magersucht-kontroverser-netflix-film-to-the-bone-15104662.html (Erstellt: 14. Juli 2017). Zugegriffen: 1. Dez. 2017

Ecke O (2011) Relevanz der Medien für die Meinungsbildung. Empirische Grundlagen zur Ermittlung der Wertigkeit der Mediengattungen bei der Meinungsbildung. TNS Infratest Media Research, München

Felgenhauer J (2017) Experte warnt vor Netflix-Film über Magersucht. Stern, 14. Juli 2017. https://www.stern.de/kultur/tv/to-the-bone-auf-netflix--warum-der-film-ueber-magersucht-gefaehrlich-ist-7538524.html. Zugegriffen: 19. Dez. 2017

Grimm J, Grimm W (1984) Kinder- und Hausmärchen Bd. 1. Reclam, Stuttgart (Erstveröffentlichung 1857)

Hamburger A (2018) Filmpsychoanalyse. Das Unbewusste im Kino und das Kino im Unbewussten. Psychosozial, Gießen

Hamburger A, Pramataroff-Hamburger V (2014) Die Hure als Heilige. Vivian Ward (Julia Roberts) Edward Lewis (Richard Gere) Pretty Woman. In: Doering S, Möller H (Hrsg) Mon Amour trifft Pretty Woman. Liebespaare im Film. Springer, Heidelberg, S 437–449

Hamburger A, Pramataroff-Hamburger V (2017a) Ultimativ Lieben. Der letzte Tango in Paris. In: Laszig P, Gramatikov L (Hrsg) Lust und Laster. Was uns Filme über das sexuelle Begehren sagen. Springer, Heidelberg, S 1–16

Hamburger A, Pramataroff-Hamburger V (2017b) Requiem einer Liebe. Amour von Michael Haneke. In: Strauß B, Philipp S (Hrsg) Wilde Erdbeeren auf Wolke neun. Ältere Menschen im Film. Springer, Heidelberg, S 193–206

Huber J (2017) Netflix-Film »To the Bone«: Wird Magersucht glorifiziert? – Tagesspiegel Medien, 29.06.2017. https://www.tagesspiegel.de/medien/netflix-film-to-the-bone-wird-magersucht-glorifiziert/19999462.html

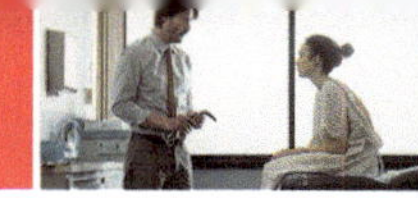

Jorm AF (2000) Mental health literacy: public knowledge and beliefs about mental disorders. The British Journal of Psychiatry 177(5):396–401

Klin A, Lemish D (2008) Mental disorders stigma in the media: review of studies on production, content, and influences. Journal of health communication 13(5):434–449

Marsh S (2017) Mental health experts criticise new Netflix film about anorexic girl. The Guardian, Mon 26 Jun 2017. https://www.theguardian.com/media/2017/jun/26/netflix-to-the-bone-anorexic-mental-health-eating-disorders-iliy-collins. Zugegriffen: 1. Dez. 2017

Orchowski LM, Spickard BA, McNamara JR (2006) Cinema and the valuing of psychotherapy: implications for clinical practice. Professional psychology: Research and practice 37(5):506–514

Owen PR (2012) Portrayals of schizophrenia by entertainment media: a content analysis of contemporary movies. Psychiatric Services 63(7):655–659

Robert Koch-Institut (2008) Erkennen, Bewerten, Handeln. Zur Gesundheit von Kindern und Jugendlichen in Deutschland. Robert Koch-Institut, Berlin

Rödder T (2017) Der Film »To The Bone« thematisiert das Kotzen und Kalorienzählen. https://missy-magazine.de/blog/2017/07/21/der-film-to-the-bone-thematisiert-das-kotzen-und-kalorienzaehlen/. Zugegriffen: 24. Okt. 2018

Sarand L (2017) To the bone auf Netflix: Warum der Film ein völlig falsches Bild von Magersucht zeigt. http://www.bento.de/tv/to-the-bone-auf-netflix-warum-der-film-ein-voellig-falsches-bild-von-magersucht-zeigt-1588007/. Zugegriffen: 4. März 2018

Statistisches Bundesamt (2014) Anzahl der in deutschen Krankenhäusern diagnostizierten Fälle von Anorexie und Bulimie in den Jahren 2000 bis 2012. http://de.statista.com/statistik/daten/studie/28909/umfrage/in-krankenhaeusern-diagnostizierte-faelle-von-anorexie-und-bulimie

Originaltitel	To the Bone
Erscheinungsjahr	2017
Land	USA
Regie	Marti Noxon
Hauptdarsteller	Lily Collins, Keanu Reeves
Verfügbarkeit	Auf Netflix

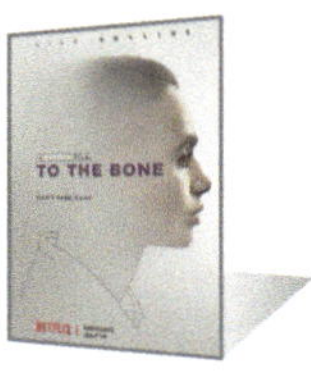

Maximilian Römer

Grenzgänge: Ein- und Zuschreibungen sexueller Phantasien

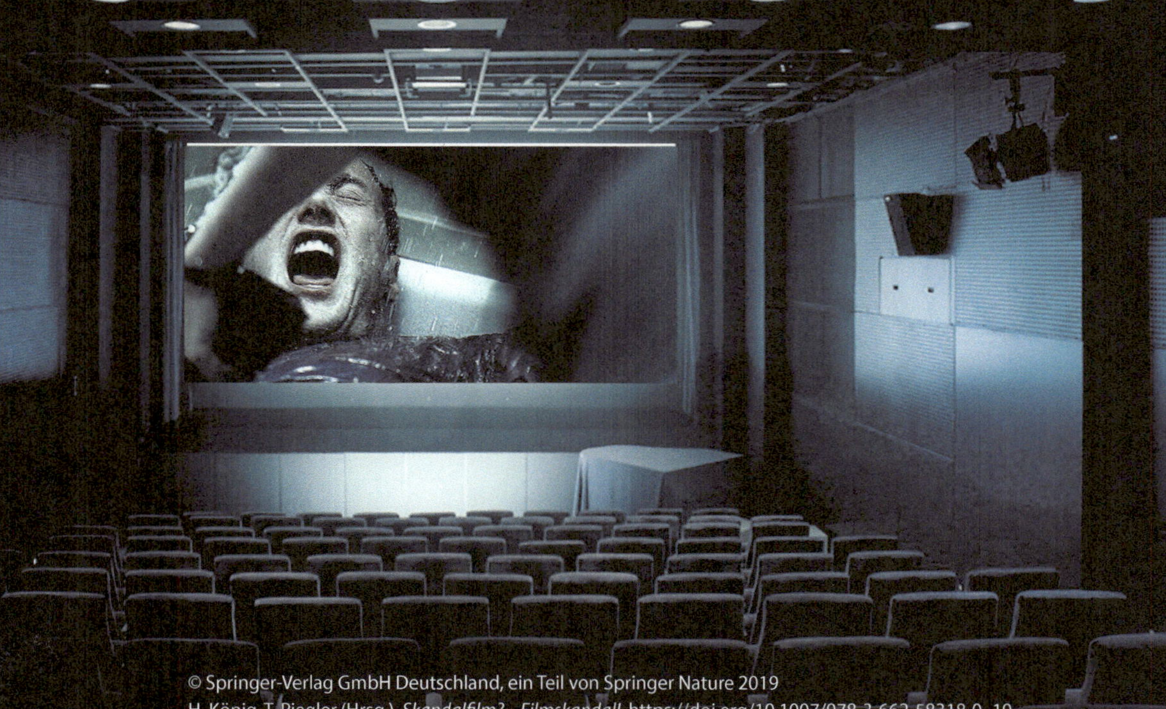

© Springer-Verlag GmbH Deutschland, ein Teil von Springer Nature 2019
H. König, T. Piegler (Hrsg.), *Skandalfilm? – Filmskandal!*, https://doi.org/10.1007/978-3-662-58318-0_19

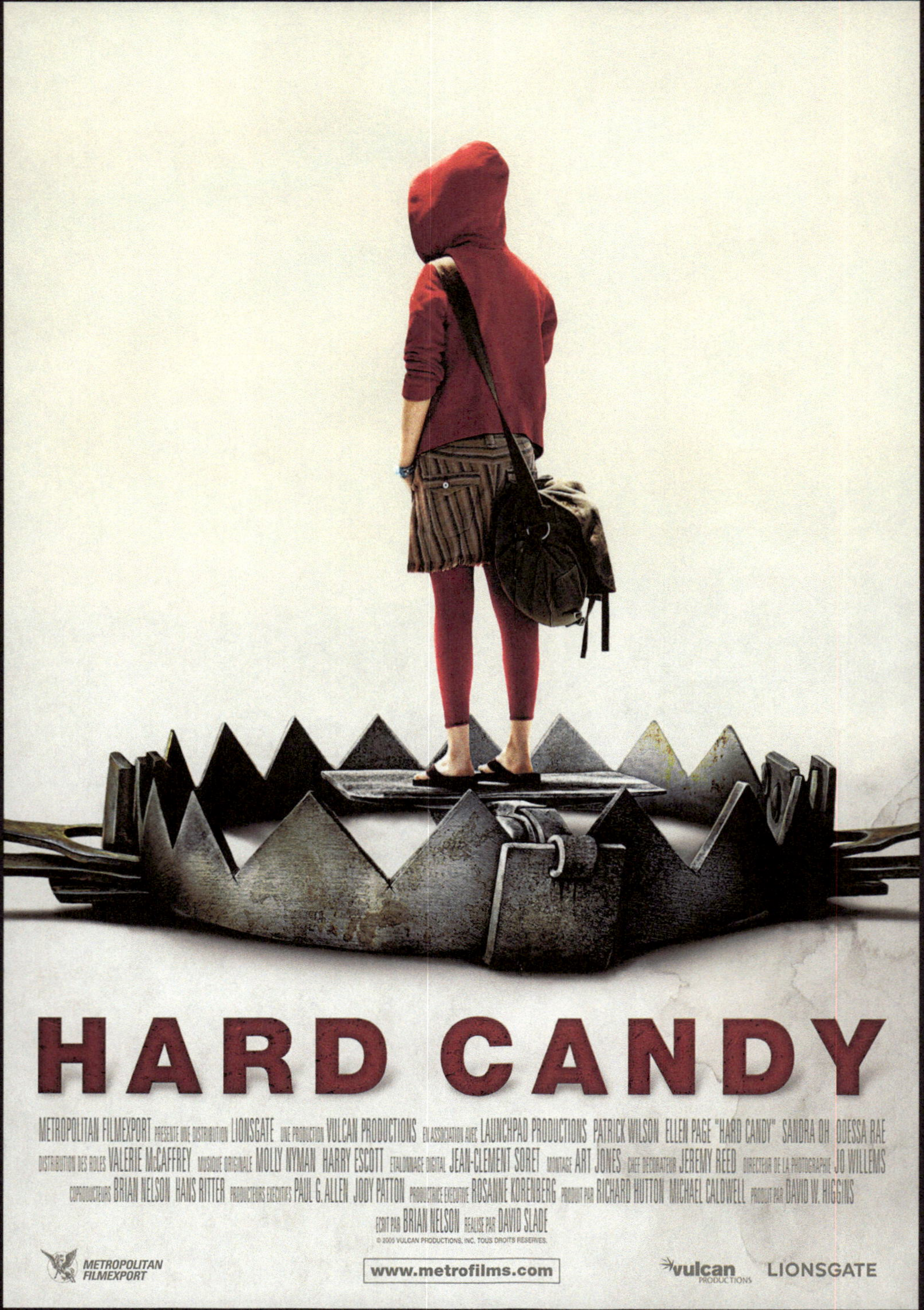

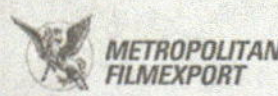

Filmplakat *Hard Candy*. (© Senator Film. Quelle: Filmbild Fundus Herbert Klemens. Mit freundlicher Genehmigung)

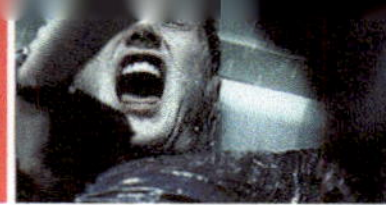

Hard Candy

Das Filmplakat zeigt eine Person, vornehmlich in Rot gekleidet, platziert inmitten einer Falle (◻ Abb. 19.1). Dem Betrachter ist der Rücken zugewandt und durch die große rote Kapuze bleibt der Blick auf das Gesicht verwehrt. Die sich andrängende Frage, wer oder was dort steht, ist auf Anhieb nicht einfach und eindeutig zu beantworten. Durch die roten Leggins und den bräunlich melierten Rock lässt sich annehmen, dass es sich um eine Frau oder ein Mädchen handelt. Der Titel des Filmes, der in großen Lettern unterhalb der Person prangt, vermag einen weiteren Hinweis zu geben: *Hard Candy* bezeichnet im Jargon des Internets junge pubertäre Mädchen, die auf ihr Gegenüber verführerisch und sexuell anziehend wirken. Der Begriff *Hard Candy* beinhaltet einen ähnlichen Bedeutungsumfang wie der Begriff der *Lolita,* einst die Romanfigur Vladimir Nabokovs und Titel des gleichnamigen Films (siehe dazu den Beitrag »Die gestohlene Jugend« in diesem Band). Der Begriff avancierte immer mehr zu einer kulturellen Zuschreibung für junge sexuell-verführerische Mädchen, die in einer Beziehung zu älteren Männern stehen. Die auf dem Filmplakat enthaltenen Hinweise verleiten zu der Annahme, dass das präsentierte Sujet ein junges Mädchen ist. Die rote Kapuze öffnet Assoziationsräume zu der Märchenfigur des Rotkäppchens. Als eine der ältesten Fassungen des Märchens ist Charles Perraults *petit chaperon rouge* bekannt. Die bereits 1697 erschienene Schrift unterscheidet sich dabei deutlich von der im deutschsprachigen Raum verbreiteten Grimmschen Adaption. So werden Rotkäppchen und Großmutter am Ende der Geschichte nicht wieder aus dem Bauch des Wolfes geschnitten und gerettet; Rotkäppchen, naiv und unvorsichtig, vom Lustprinzip geleitet, wird verschlungen und stirbt. Die französische Version ist deutlich sexuell konnotiert: Das *petit chaperon rouge* steigt entkleidet zu dem Wolf ins Bett, und so erscheint der Tod als eine Bestrafung für das törichte Verhalten des Mädchens. Perraults Fassung diente damit als eine literarische Festschreibung eines gesellschaftlich gewünschten Verhaltens und der Sedimentierung moralischer und sozialer Codes – der Forderung gegenüber (jungen) Frauen, sich nicht sexuell mit dem/den Fremden einzulassen –, während das Rotkäppchen in der Fassung der Haus- und Kindermärchen der Gebrüder Grimm gerettet wird. Diese zwei Lesarten des Märchens übertragen sich auch auf unterschiedliche Interpretationsansätze bezüglich der in der Falle platzierten Protagonistin. Ist sie ein *Köder,* der auf dem Präsentierteller (die Art der Falle ist ein sogenanntes Tellereisen) wartend jemanden in die Falle lockt und am Ende über das Böse triumphierend überlebt, oder ist sie *in der Falle gefangen* und wir sehen das abgewandte Mädchen in dem kurzen Augenblick, dem Tode bereits geweiht, bevor die Falle zuschnappt und sie gefangen hält?

Die Frage, wer in wessen Falle gerät, ist nicht nur Motiv des Filmplakats, sondern auch ein zentrales Motiv des Filmes des kanadischen Regisseurs David Slade. Das Changieren zwischen Opfer und Täter, Verführer und Verführtem und den immer wieder neu auftauchenden Möglichkeiten der Zuschaueridentifikation ist gewiss einer der Gründe, warum sich bei der Rezeption des Filmes eine Form des Unbehagens einstellt. Slade äußerte sich diesbezüglich in einem Interview über sein Kinodebüt als Regisseur (Faraci 2006):

»Wenn das Publikum an den Punkt gelangt wo es sich behaglich fühlt, erschaffen wir Unbehagen« (Übers. d. V.).

Das Unbehagen stellt sich aber auch durch die Anrufung der Themenkomplexe der infantilen und adoleszenten Sexualität, der Pädophilie und der Folter und Kastration ein, die stets von starken affektiven Regungen begleitet werden.

Ein Blick in seinen Rezensionskanon verdeutlicht, dass der Film zwar als schockierend, dramatisch, kontrovers und aufwühlend be- und gewertet wurde, als Skandalfilm wird *Hard Candy* explizit jedoch nicht beschrieben. Die vorliegende Analyse und Interpretation versucht, das Skandalöse des Films offenzulegen und den paradoxen und teils obszönen Charakter des Genießens, der sich in der Betrachtung des Filmes einstellen kann, herauszuarbeiten. Dafür werden nach einer einführenden Handlungsbeschreibung einige Szenen ausführlicher analysiert, um diese nach einer zeitdiagnostischen Verortung in ein theoriearchitektonisches Gebäude einzubetten. Dabei wechselt die Betrachtungsweise zwischen der filmischen Ebene und der identifikatorischen Ebene seitens des Zuschauers.

Handlung

In einem Chat im Internet lernen sich die 14-jährige Hayley Stark (Ellen Page) und der 32-jährige Fotograf Jeff Kohlver (Patrick Wilson) kennen, treffen sich zum Kennenlernen in persona in einem Restaurant und fahren auf Hayleys Drängen hin gemeinsam in Jeffs abgelegenes Haus. Am Ziel angekommen inspiziert Hayley das Anwesen und mixt sich und Jeff Drinks. Die spielerische Stimmung des Anfangs kippt; Jeff fühlt sich sichtbar zunehmend benommen. Durch die musikalische Untermalung und Kameraführung erhöht sich das Tempo des Films rasant, Hayley – durch den Wunsch getrieben, von Jeff fotografiert zu werden – wirft sich auf der Couch lasziv und verführerisch in Pose. Nach dieser kurzen Ouvertüre folgen der Zusammenbruch Jeffs und eine filmische Zäsur inhaltlicher und ästhetischer Natur: Durch die unbemerkte Beigabe eines Medikaments wurde Jeff betäubt und erwacht anschließend an einen Stuhl gefesselt. Hayley bezichtigt Jeff, pädophil zu sein, und bezieht sich dabei auf die aus ihrer Sicht perversen Fotografien junger Mädchen in seinem Haus und die Tatsache, dass er sie mit zu sich genommen habe. Hayley beginnt eine Beweisführung und sucht in beinahe manischer Manier nach weiteren greifbaren Beweisen. In einem Safe entdeckt sie ein Foto der Jugendlichen Donna Mauer, deren Vermisstenmeldung dem aufmerksamen Zuschauer zuvor in dem Café während einer kurzen Sequenz gezeigt wurde. Des Weiteren findet sie Fotografien, die sie als widerlich und krank bewertet, die dem Zuschauer jedoch verborgen bleiben.

Immer noch an den Stuhl gefesselt versucht Jeff Hayley zu überwältigen, diese nimmt ihm nach einem kurzen unerbittlichen Zweikampf unter Zuhilfenahme einer Plastikfolie erneut das Bewusstsein. Zu sich kommend, findet sich Jeff erneut gefesselt wieder. Hayley, der sterilen Umgebung des Filmsettings entsprechend mittlerweile in einem Operationshemd gekleidet, eröffnet Jeff seine bevorstehende Kastration und simuliert diese für ihn glaubhaft an ihm. Jeff kann sich befreien und sucht, entgegen seiner ersten Regung, die Polizei zu benachrichtigen, Hayley im Haus, die ihn wieder unter der Dusche, wo er sie vermutet, mit Hilfe eines Elektroschockers überwältigt.

Hayley platziert Jeff auf einem Stuhl, mit einem Strick um den Hals geknüpft, beseitigt die Spuren im Haus und möchte seinen Suizid befehligen, mit dem Angebot, dass sie dann alle seine Spuren, die ihn als Pädophilen und Mitwissenden und Mitagierenden an Donnas Tod erkennbar zeigen, verschwinden lasse. Jeff befreit sich erneut, nur um sich wenig später Hayley verfolgend auf dem Hausdach wiederzufinden. Hayley hat in der Zwischenzeit seine Jugendliebe Janelle verständigt und unter falschem Vorwand zu Jeffs Haus bestellt, um sie bei ihrer Ankunft mit Jeffs Perversionen zu konfrontieren. Sie macht Jeff das Angebot, dass sie, wenn er sich suizidiere – den Strick hat sie am Schornstein auf dem Hausdach bereits befestigt – alle Spuren verschwinden lasse. In einem letzten Moment gesteht Jeff, der sich während des Films den Pädophilie- und Missbrauchsanschuldigen nicht angenommen hat, beim Tod Donna Mauers anwesend gewesen zu sein, diese jedoch nicht getötet zu haben. Jeff springt vom Dach und nimmt sich das Leben. Hayley lehnt, dem Gesprungenen nachblickend, über dem Hausdach und ergänzt, dass sie die Beweise womöglich nicht vernichten werde.

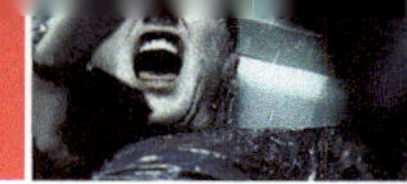

In-Szene-Setzen: Assoziationen und psychodynamische Annäherungen

Initialszene

Die Initialszene des Films ist der Chat zwischen Jeff und Hayley, die in den ersten rund 90 Sekunden für den Zuschauer im Schutze des Internets anonym und gesichtslos bleiben, und doch erhält der Zuschauer verdichtet wichtige Informationen über die beiden Hauptfiguren. Jeffs Pseudonym *Lensman319* (versehen mit dem Piktogramm einer phallisch anmutenden Spiegelreflexkamera) verweist auf seinen Beruf als Fotograf. Die durch Symbolbild und Pseudonym stark anmutende Identifikation mit seinem Berufsbild bzw. der Fotografie erweckt Assoziationen von Schaulust und Voyeurismus, wirft aber auch die Frage auf, was Jeff entschwunden sein könnte und was er durch Fotografien festzuhalten und zu konservieren versucht. Hayleys Pseudonym *Thonggrrrl14* verweist zum einen auf das Alter der Protagonistin, enthält mit Thong das englische Wort für das Kleidungsstück Tanga, aber bedeutet auch homonym Riemen, wobei Letzteres Assoziationen zum Fesseln, einem im Film immer wiederkehrenden Motiv, aber auch zu BDSM-Praktiken oder Folter entstehen lässt. Die Silbe *grrrl* verweist auf die feministische Bewegung der *Riot Girls* Anfang der 1990er Jahre, die der männlichen Dominanz und dem männlichen Habitus der US-Hardcore- und Punkszene entschieden entgegentraten. In ihrem Chatnamen *Thonggrrrl14* verdichten sich so die Anteile einer Verführerin (Tanga), aber auch aggressiv-sexuellen Anteile (Riot, Riemen). An dieser Stelle wird im Allgemeinen auf das Spannungsfeld der menschlichen Sexualität verwiesen, im Besonderen auf die Aspekte der Sexualität Hayleys, die in Beziehung zu Jeff widerholt ausgelebt werden.

Der Chat wird mit der Frage Jeffs, ob die beiden sich nicht endlich treffen sollten,

»So we should finally hook up, baby?«

eröffnet (»Sollen wir nun endlich rummachen, Baby?«), woraufhin Hayley in großen Lettern ihren Status als Baby negiert. Jemand, der Zadie Smith lese, könne kein »Baby« sein. Es entwickelt sich ein weiterhin sexualisierter Gesprächsverlauf, in dem Hayley sich selbst objektifizierend als *machbar* beschreibt, dies dann wieder unter dem Rekurs auf ein »KIDDING« zurückzieht. Hayley ist schlussendlich diejenige, die das Treffen mit Jeff initiiert, bevor sie den Chat schließt.

Das Zusammentreffen

Das erste gemeinsame Treffen von Hayley und Jeff findet am späten Morgen um 11 Uhr im Café Nighthawks statt. Die erste Einstellung der Szene ist eine Nahaufnahme eines Schokoladenkuchens, von dem langsam ein Stück durch eine Gabel abgetrennt wird. Die Aufnahme mutet lustvoll an; dem Zuschauer wird Appetit auf das nun Folgende gemacht. Nach einem Schnitt erblicken wir zum ersten Mal die Protagonistin Hayley, die bereits vor dem Eintreffen Jeffs proaktiv die Initiative ergriffen und sich ein Stück Kuchen bestellt hat, welches sie am Tresen lehnend lustvoll seufzend mit geschlossenen Augen isst. In diesem Moment taucht Jeff hinter ihr auf. Sie dreht sich um und erblickt ihn. Dem erotisierten Gestus des Chats folgend beginnen die beiden ihr Gespräch. Jeff, der sich vom bezirzenden Geschmack des Kuchens überzeugen möchte, wischt Hayley mit seinen Fingern über ihre Lippe, an welcher noch Schokolade klebt, und leckt sich seine Finger ab.

Die Protagonistin gibt sich im Kontakt mit Jeff vorerst ein wenig naiv, gar verschüchtert, während Jeff sich wortgewandt und weltmännisch präsentiert. Im Verlauf des Treffens findet jedoch wiederholt ein Wechsel bezüglich der Positionen der beiden statt. Wirkte sie eingangs passiv und zurückhaltend, ist Hayley zunehmend diejenige, die die Gesprächsführung übernimmt und mit literarischen Referenzen zu beeindrucken vermag. Jeff scheint irritiert und stellt fest, dass Hayley nicht nur älter aussehe als ihr wahres Alter, sondern sich auch nicht unbedingt altersgemäß verhalte.

Kurz vor Verlassen des Cafés ersteht Jeff Hayley in paternalistischer Pose ein T-Shirt mit dem Namen des Cafés und einem Druck des gleichnamigen berühmten Bildes Edward Hoppers. Beim Kauf lamentiert Hayley über die Ver- und Gebote aufgrund ihres Alters. So sei es ihr stets untersagt, wie auf Hoppers Kunstwerk abgebildet, sich nachts in Bars herumzutreiben, und sie sei stets auf ihre große Schwester angewiesen, die sie überall hinfahren müsse. Aufgrund der strengen Altersregularien habe sie auch das Konzert ihrer Lieblingsband Goldfrapp verpasst. Jeff berichtet triumphierend, er habe das Konzert besucht und illegalerweise einen Mittschnitt getätigt. Hayley bittet Jeff, diesen bei ihm anhören zu dürfen, er entgegnet, er könne ihr die Aufnahme schicken, sobald er zu Hause sei. Sie hingegen insistiert, wiederholt von oraler Gier getrieben und nicht gewillt abzuwarten, und möchte mit zu ihm fahren. Jeff regt sie an, sich in Geduld zu üben, indem er den bedeutungsschweren Satz

💬 »Good things are worth a wait«

ausspricht (»Für schöne Dinge lohnt sich das Warten«) und ergänzt, dass er auf sie wohl »vier Jahre lang« warten müsse:

💬 »I'm gonna have to wait four years for you.«

Dieses Verhalten von Jeff kann durchaus als Distanzierungsversuch und Grenzmarkierung gedeutet werden. Gewiss gab es den sexualisierten Chat mit Hayley und es lässt sich mutmaßen, dass ein Begehren gegenüber ihr besteht, das ihn schlussendlich zu dem Treffen mit ihr verleitet hat, dennoch erleben wir ihn zurückhaltend, es scheint, als würde er die durch ihn markierte Grenze, also Sex mit einer Minderjährigen, wahren wollen.

Im Anschluss probiert Hayley das erstandene T-Shirt auf der Damentoilette an. Die Protagonisten setzen ihr Gespräch durch die verschlossene Tür fort, als Hayley prompt und unvermittelt diese öffnet und sich nur im BH bekleidet präsentiert. Neben den immer wieder sexualisierten Gesprächen ist Hayley diejenige, die aktiv ihre körperbezogene Sexualität durch diesen exhibitionistischen Akt ein-

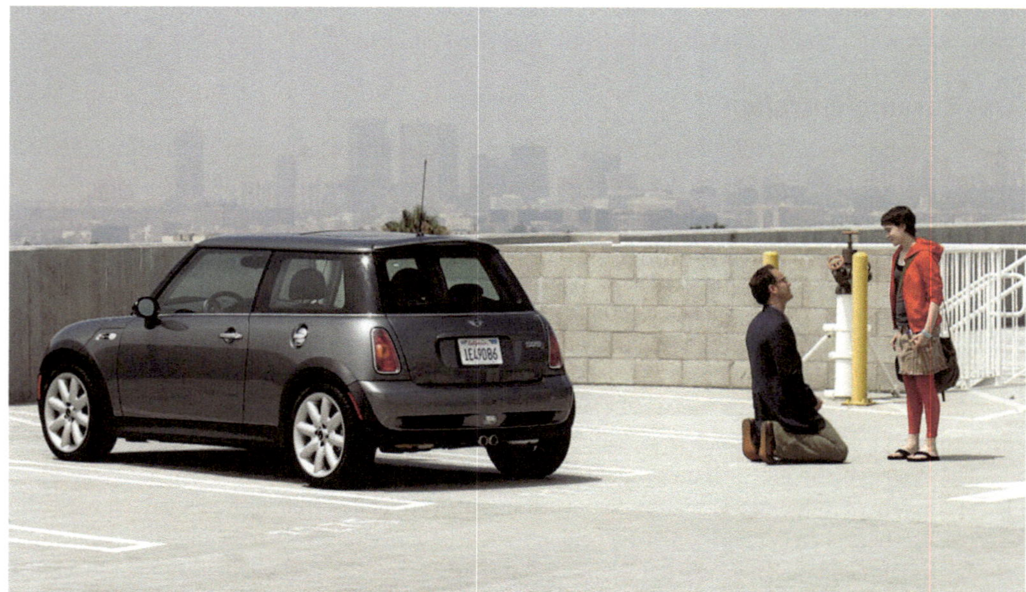

🔲 **Abb. 19.2** Verführt und unterworfen: Jeff und Hayley im Anschluss an den Cafébesuch. (© Senator Film. Quelle: Filmbild Fundus Herbert Klemens. Mit freundlicher Genehmigung)

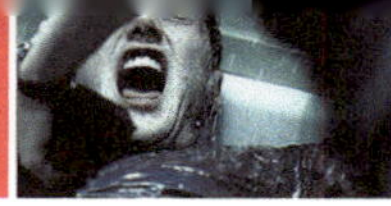

bringt. Jeff scheint im Anschluss an diese Szene irritiert und nachdenklich verstimmt. Das zu Beginn der Szene selbstbewusste Auftreten ist durch den Anblick des teilentblößten Körpers gewichen. Hayley verführt ihn. Entgegen seines formulierten Planes, Hayley nicht mit zu sich zu nehmen, lädt er sie nun doch ein. Nun ist sie es, die den Verlauf der Geschichte lenkt und den dominierenden Part in der Beziehung der beiden übernimmt. Eindrücklich wird dies demonstriert, als Jeff auf dem Parkdeck vor ihr auf die Knie fällt und ihren Schuh küsst. Was als Persiflage mit ironischem Unterton präsentiert wird, ist doch symbolischer Ausdruck seiner Unterwerfung und ein eindrückliches Symbolbild der Machtverhältnisse (Abb. 19.2). Kurzum: Hayley *verführt* nicht nur, sie *verfügt* auch. Er scheint seiner Willens- und Entscheidungsmacht nicht mehr bemächtigt, handelt er doch entgegen seiner wenige Minuten zuvor noch formulierten Prämissen. Das Treffen an einem öffentlichen Ort – dies betont er auch vor Haley – und die Nachfrage, ob sie nicht ihre Schwester anrufen wolle, um ihr mitzuteilen, wo sie sei, ergibt die Möglichkeit der Schlussfolgerung, dass es nicht Jeffs Plan ist, Hayley zurückgezogen in seinem Haus zu missbrauchen. Hayley ist die Aktive, die Eindringende.

Das Erwachen

Vor einer mit Glasbausteinen bestückten Wand erblickt der Zuschauer Jeff, der an einen Drehstuhl gefesselt wurde (Abb. 19.3). Sein Kopf ist mit seinem Jackett verhangen. Die Aufnahme Jeffs erinnert an die Fotographie Satar Jabars, die im Rahmen des Abu-Ghuraib-Folterskandals im Jahr 2004, ein Jahr vor Erscheinen des Films, veröffentlicht wurde und zum Symbolbild der Folterungen und Missbräuche im besetzten Irak avancierte. Die Front aus Glasbausteinen erinnert an einen venezianischen Spiegel und verweist auf eine Verhörszene. Diese leitet Hayley ein, indem sie Jeff unangekündigt und ruckartig das Jackett vom Kopf zieht und beginnt, auf den sichtlich benommenen und verwirrten Hauptprotagonisten einzureden.

Diese Szene stellt den zentralen Wendepunkt des Filmes dar. Dies wird nicht nur ästhetisch durch eine auffallende Blautönung der Szene markiert, sondern auch durch eine eindeutige Situierung der Machtverhältnisse.

Hayley bezichtigt Jeff, pädophil zu sein, und unter dieser Anrufung der Kategorie des Pädophilen und den darauffolgenden Anschuldigungen ihrerseits wird deutlich, dass für Hayley – die in diesem Moment als Spiegel einer breiten gesellschaftlichen Wahrnehmung fungiert – eine äquivoke Beziehung der Pädophilie mit sexuellen Übergriffen bzw. Missbrauch besteht. Die Assoziationskette von Gefängnis über den venezianischen Spiegel setzt sich fort: Jeff befindet sich in einem Verhör und Hayley

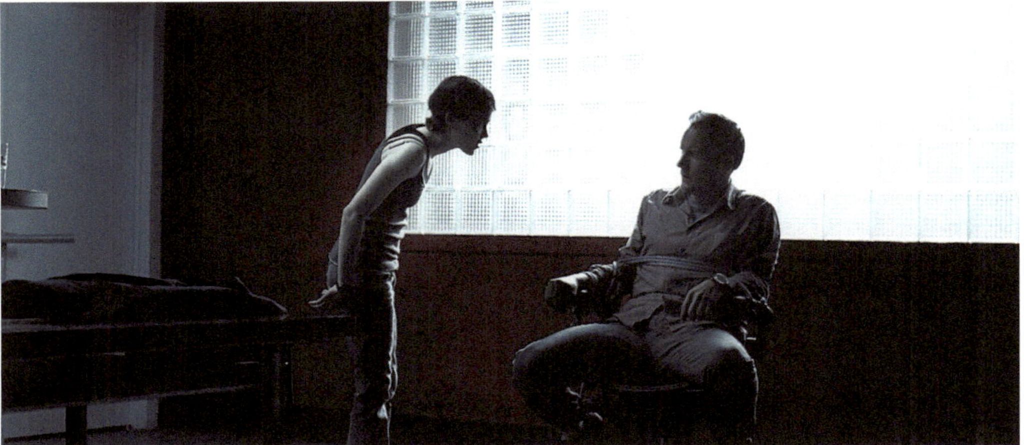

Abb. 19.3 Ein böses Erwachen – die Folter Jeffs beginnt. (© Senator Film. Quelle: Filmbild Fundus Herbert Klemens. Mit freundlicher Genehmigung)

beginnt die Beweisführung. Die Protagonistin offenbart Jeff ihre investigativen Unternehmungen und eröffnet ihm, wie sie ihn online in verschiedenen Chatrooms observiert hat. So habe er sich verdächtig gemacht in dem Moment, in dem er mit ihr im Internet geschrieben habe, und er habe sich in Hayleys Augen strafbar gemacht in dem Moment, als er sie in sein Haus mitnahm. Als weiterer Beweis für Jeffs pädophile Neigung führt Hayley die Modefotografien Jeffs an, die halbnackte Mädchen zeigen. Dem aufmerksamen Zuschauer fällt dabei auf, dass die Fotografien Jeffs stets gesichtslos bleiben. Auch wenn die Physiognomie uns nicht zweifelsfrei auf das Alter einer Person rückschließen lässt, fehlt dem Betrachter doch ein wichtiges Element der präsentierten Körper, und so sind es die Phantasien des Zuschauers, gestützt durch die Anklagen Hayleys, die die Fotografien komplettieren.

Hayley schlüpft in die aktive (klassisch männlich konnotierte) Rolle, während Jeff in eine passive (klassisch weiblich konnotierte) Rolle zurückgedrängt wird. Hayley ist, wie sich eingangs noch erwägen ließ, kein unschuldiges Mädchen, sondern erscheint nun als phallifizierte Frau. Der Rollenwechsel wird unterstrichen durch das Anziehen von Jeffs Jackett, sie schlüpft in seine Haut und ist nun der Herr im Haus. Auch trägt sie nicht mehr wie eingangs einen Rock, sondern eine Hose.

Die Gegensatzpaare der Freudschen sadomasochistischen Organisation aktiv-passiv, die sich auch in den Begrifflichkeiten *phallisch-kastriert* oder eben auch *männlich-weiblich* widerspiegeln, spielen hier eine entscheidende Rolle.

Kastration

Mit der drohenden Kastration Jeffs wird in *Hard Candy* ein Kernkonzept der Freudschen Psychoanalyse verhandelt. Nach einem Überwältigungsversuch Jeffs konnte Hayley erneut die Oberhand gewinnen und so findet er sich liegend gefesselt wieder. Durch eine langsame, den festgebundenen Körper detailliert observierende Kamerafahrt wird dem Zuschauer die Ausweglosigkeit Jeffs verdeutlich, zeitgleich wird er zum Objekt des Voyeurs. Der Zuschauer wird Zeuge eines archaischen Folterprozesses. Jeffs Hosen sind heruntergelassen, er ist schutzlos entblößt, lediglich ein Eisbeutel verdeckt sein Genital. Hayley hat sich inzwischen in ein Operationshemd gekleidet und offenbart Jeff nüchtern seine bevorstehende Kastration. Begreifen wir Hayley weiter als phallifizierte Frau und identifizieren sie im Lacanschen Sinne als Trägerin des symbolischen Phallus, so ist sie diejenige, die genealogische Grenzziehung vornimmt. In ihrer aktiven Rolle bedroht sie Jeffs Penis – sie kündigt die Abtrennung des Genitals und somit seine Kastration an. An dieser Stelle bezieht sich David Slade scheinbar auf das Schema des Freudschen Kastrationskomplexes, in dem es nicht zu einer realen Kastration des Knaben kommt, sondern dieser sich durch die verbale Androhung der Kastration durch den Vater sowie durch den Anblick der nackten Mutter und deren Penismangel seines Penis bedroht fühlt und somit das inzestuöse Begehren der Mutter gegenüber abwendet. Im Untergang des Kastrationskomplexes ist somit auch der Untergang des Ödipuskomplexes inbegriffen.

Von der Angst überflutet, fleht Jeff lautstark und verzweifelt um Hilfe. Während er sich windet, schreit und ihm Tränen in die Augen steigen, fixiert die Kamera ihn durch eine Nahaufnahme. Für das Publikum gibt es somit kein Entkommen, und auch wir erblicken Jeff im Angesicht seiner existenziellen Angst. Hayley fordert ihn lediglich auf, ruhig zu halten, er könne womöglich verbluten, wenn er sich so viel bewege, woraufhin Jeff resigniert und apathisch das körperliche Aufbegehren einstellt. Jeff beginnt unaufgefordert, eine Episode aus seiner Kindheit zu berichten. Die Szene öffnet Assoziationsräume zur analytischen Arbeit: Jeff liegt und kann Hayley, die am Fußende steht, nicht erblicken. Es erscheint, als würde Jeff berichten, was ihm zu seiner Situation – der drohenden Kastration – in den Sinn kommt. Er berichtet eine Szene, in der ihm seine jüngere Cousine im Spiel lustvoll begegnet sei. Diese Szene wurde durch seine Tante beobachtet, die ihn dafür strafte und am Herd verbrannte. Auch in dieser Geschichte ist es eine Frau, die ihn (gewaltsam) auf die Genealogie und das damit einhergehende Inzesttabu aufmerksam macht. In einer Wiederholung übernimmt nun Hayley diese Rolle. Der Regisseur bietet in diesem Moment ein Erklärungsmodell für Jeffs (bis zu diesem Zeit-

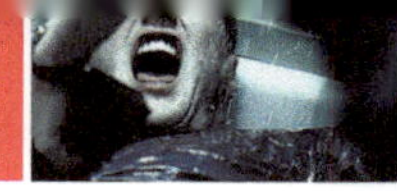

punkt noch nicht verifizierte) pädophile Neigung an; eine Traumatisierung in der Kindheit könnte uns helfen, Jeffs vermeintliche Neigung zu verstehen. Hayley fährt in stoischer Gelassenheit fort und führt die Situation ad absurdum, indem sie Jeffs Kastration mit denen von Tieren vergleicht und ihn in diesem Vergleich nicht nur seiner Menschlichkeit beraubt, sondern somit seine Triebnatur als animalisch verklärt. Auf die kurzatmigen Nachfragen Jeffs, ob sie nicht aufhören könne, rechtfertigt sie ihr Vorgehen als Schutzmaßnahme. Hayley legitimiert ihre Tat im Sinne eines kollektiven Wohlgefallens und agiert im Sinne einer moralischen Instanz, eines kollektiven Ich-Ideals. Erst einige Zeit später wird Jeff erfahren, dass die Kastration nur vorgetäuscht war und einen Teil des fortlaufenden Folterprozesses darstellt.

Ins-Verhältnis-Setzen: Zeitdiagnostische Anmerkungen

Obwohl *Hard Candy* bereits vor über zehn Jahren veröffentlicht wurde, werden drei Themenkomplexe verhandelt, die nicht an Aktualität eingebüßt haben und nach wie vor die gesellschaftlichen Gemüter erregen: zum einen das Thema der (Legitimierung der) Folter, zum anderen die Pädophilie und die damit im öffentlichen Diskurs oftmals einhergehende Negation der infantilen Sexualität. Durch die mediale Aufbereitung einzelner Missbrauchstaten, insbesondere derer mit drastischem Charakter, die mit Entführungen und/oder gar der Tötung des Missbrauchsopfers einhergehen, wird eine gesellschaftliche Angstbereitschaft aktiviert, die ein permanentes Bedrohungsszenario evoziert, mit einer »unhinterfragende[n] Bereitschaft, das männliche Subjekt als Träger eines pervers-obszönen Interesses an Kindern zu imaginieren« (Berkel 2006, S. 12). Adornos (1963, S. 311) pointierte Zusammenfassung der Angstbereitschaft bezüglich der pädosexuellen Absichten eines männlichen Subjekts hat auch nach über 50 Jahren Bestand:

> »Beschenkt ein Nachkomme des Fontaneschen Herrn von Ribbeck auf Ribbeck im Havelland die kleinen Mädchen mit Birnen, so machte seine Humanität sogleich sich verdächtig.«

Die Angstbereitschaft gegenüber dem Pädophilen oder vermeintlich als pädophil identifizierten Subjekt wird auch durch die Omnipräsenz des Internets und der internetfähigen Mobiltelefone und der damit einhergehenden ständigen Erreichbarkeit potenzieller Opfer verstärkt. Weltweit befassen sich eigens TV-Produktionen mit diesem Thema: in Deutschland zuletzt 2010 die Serie *Tatort Internet – Schützt endlich unsere Kinder*. Die dort ausgestrahlten Chatprotokolle ähneln dem Chat der Initialszene von *Hard Candy*. Neben der massenmedialen Aufbereitung mehren sich in den letzten Jahren auch immer wieder Bündnisse wie die *Besorgten Eltern*, die vor der Gefahr der Pädophilie warnen, hinter schulischer Sexualaufklärung einen potenziellen sexuellen Übergriff vermuten und sich im öffentlichen Raum immer wieder im Schulterschluss mit rechtspopulistischen Akteuren zeigen, welche nicht selten die Todesstrafe für Pädophile fordern. Solch archaische Forderungen sind längst kein Alleinstellungsmerkmal des neonazistischen Politspektrums mehr. Ein Anstieg von pädophilen Übergriffen gegenüber Kindern lässt sich jedoch de facto nicht verzeichnen. Des Weiteren wird in der allgemeinen medialen Präsentation von Kindesmissbrauch nicht zwischen pädophil motivierten Taten und sexuellen Übergriffen von nicht kernpädophilen Menschen differenziert. Dabei zeigt sich eine erklärungsbedürftige Diskrepanz zwischen Schätzungen zur Prävalenz der Pädophilie und sexuellem Missbrauch von Kindern und Jugendlichen, die deutlich aufzeigt, dass ein großer Anteil des sexuellen Missbrauchs von Kindern und Jugendlichen von nicht-pädophilen Männern und (in der Literatur immer nur marginal diskutierten) Frauen ausgeht, sondern als Handlung mit Plomben- oder Ersatzfunktion bezüglich der Triebbefriedigung verstanden werden kann. Ein Erklärungsansatz liegt gewiss in einem allgemeinen, öffentlich nicht diskutablen, Begehren gegenüber Kindern und Jugendlichen.

Der kindliche Körper wird im Alltäglichen, z. B. durch aufreizende Präsentationen in der Mode-branche sexualisiert – »Bikinis und Tangas für Dreijährige« (Becker 2017, S. 318) –, aber auch durch ästhetische Modifizierung der adult-genitalen Sexualität, die sich etwa darin zeigt, dass die Darstellerinnen in pornographischen Filmen in der Regel Intimrasuren aufweisen, die an »die Scheide von kleinen Mädchen oder Mädchen vor der Pubertät [erinnern]« (Böhm 2010, S. 25). Mohr (2004) spricht gar von einer »Pädophilie des Alltagslebens«. Dabei handelt es sich gewiss nicht nur um zur Schau gestellte kindliche Körper, sondern auch um die an diese geknüpften Assoziationen und Wünsche, wie z. B. dem Begehren nach ewiger Jugend. Auch experimentell psychologische Untersuchungen konnten ein sexuelles Begehren von Erwachsenen gegenüber Kindern und Jugendlichen nachweisen: In einer 2009 durchgeführten Studie von Ahlers et al. gaben 6,3 % der männlichen Probanden zwischen 40 und 79 Jahren an, Szenarien pädophilen Inhaltes auch während der Masturbation zu phantasieren (Ahlers et al. 2009). Wurtele et al. (2014) konnten in ihrer Studie zeigen, dass 9 % der befragten Probanden angaben, dass sie ein sexuelles Verhältnis zu einem Kind unterhalten oder Kinderpornographie konsumieren würden, wenn sichergestellt wäre, dass sie dafür nicht bestraft würden.

Paradoxerweise wird im Diskurs um die Pädophilie auch immer wieder die Asexualität der Kinder heraufbeschworen. Die Negation der infantilen Sexualität ist dabei kein Novum der Gegenwart – bereits Freud (1916–17, S. 323) äußerte in seiner Vorlesung *Das menschliche Sexualleben*:

»Das Kind gilt als rein, als unschuldig, und wer es anders beschreibt, darf als ruchloser Frevler an zarten und heiligen Gefühlen der Menschheit verklagt werden.«

In Zeiten der entpathologisierten Sexualitäten bzw. Perversionen und einer zunehmenden Toleranz gegenüber dispers gelebten Befriedigungsentwürfen wird das Kind als letzte Bastion der sexuellen Unschuld phantasiert. Härtel (2014, S. 268) spricht von einem *kulturellen Doublespeak*, bei dem »bild-lich [...] der Kinderkörper dargeboten und erotisch aufgeladen wird bzw. eine Assoziation von Sexualität und Kind aufgerufen [wird]; zugleich wird diese Assoziation in den Äußerungen [...] zurück-gewiesen«. Vergessen und verworfen erscheinen Freuds (1905) *Drei Abhandlungen zur Sexualtheorie*, die den polymorph perversen Charakter des Säuglings erstmals in Gänze theoretisierten. Das poly-morph Perverse umfasst dabei eine Vielzahl von Befriedigungsmodalitäten und -möglichkeiten, die sich nicht primär auf die Geschlechtsteile des Kindes richten. Das Erregende und Lust-Spendende manifestiert sich an verschiedenen Körperregionen, z. B. der Mund- oder Afterschleimhaut, aber auch in Handlungen, welche das reine Stillen der physiologischen Bedürfnisse des Kindes übersteigen. Das polymorph Perverse ist Grundlage der adulten Sexualität und entgegen der populären Irrungen bezeichnet das polymorph Perverse im psychoanalytischen Sinne nicht eine deviant-pathologische Sexualität. Aber auch die Verführungstheorie, das Inzesttabu, der Ödipuskomplex, die Un-/Möglich-keiten des Sexuellen zwischen den Erwachsenen und dem Kind bilden wohlgemerkt die historischen Fundamente der Psychoanalyse. Die Sexualität des Kindes und die nicht-genital gerichtete sexuelle Beziehung zwischen Erwachsenem und Kind erscheinen außerhalb des psychoanalytischen Diskurses aufgrund der zeitdiagnostischen Schiefheilungen als indiskutabel.

Die *Allgemeine Verführungstheorie* Jean Laplanches (1988) stellt die sexuelle Beziehung zwischen Kind und Erwachsenem und deren Notwendigkeit im Rahmen der Subjektwerdung in den Fokus der Beobachtung. Nach Laplanche ist der Säugling dem unbewussten sexuellen Begehren der primären Bezugsperson(en) ausgesetzt, wobei dieses Begehren als nicht-assimilierte *rätselhafte Botschaft* in das Unbewusste des Säuglings eingeschrieben wird. Das Sexuelle« bildet somit den Kern des Unbewussten und als *conditio humana* besteht eine sexuelle Begegnung zwischen dem Erwachsenen und dem Kind. Dieser Vorgang geschieht ziel- und vorsatzlos; die Übertragung von Unbewusstem zu Unbewusstem ist elementarer Bestandteil in der Konstitution des Subjekts.

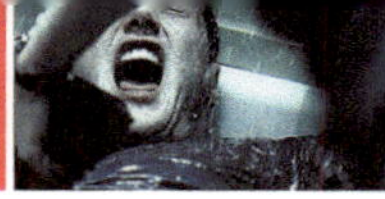

Der Skandal

Worin besteht nun der Skandal bzw. das Skandalöse in *Hard Candy*? Auf den ersten Blick scheint diese Frage nicht einfach zu beantworten, fügt er sich doch in den postmodernen Kanon der Filme ein, die in einer Art Oberflächenrauschen Bilder von archaischer Gewalt und Sexualität aneinanderreihen. Sexualität und Gewalt, denken wir an die psychosexuelle Entwicklung des Kindes und den polymorph perversen Charakter des Säuglings, sind eng miteinander verwoben, und so schlussfolgerte bereits Susan Sontag (2003, S. 50):

> »Anscheinend ist der Appetit auf Bilder, die Schmerzen leidende Leiber zeigen, fast so stark wie das Verlangen nach Bildern, auf denen nackte Leiber zu sehen sind.«

Skandalös ist, dass *Hard Candy* Folter normalisiert, gar als legitimes Mittel billigt, um an wichtige Information (zum Tod Donna Mauers) zu gelangen. Das Aushalten der unmittelbaren Komplizenschaft beim Zusehen dieser gewalttätigen Szenen ergibt sich meines Erachtens aus der moralischen Überlegenheit, mit der Hayley agiert. Sie fungiert im Sinne des Über-Ichs, da ihr Handeln zur Aufklärung eines sexuellen Übergriffs an einem Kind beiträgt und die Möglichkeit beinhaltet, vor weiteren Taten zu schützen. Auf die gegen Ende gestellte Frage Jeffs, wer sie sei, löst sie ihre Subjektivität auf: Sie sei jedes Mädchen, das er jemals berührt habe, sie sei ein jedes Mädchen, dass jemals einen sexuellen Übergriff erfahren habe. Auf einmal erscheint unklar, ob ihr Name überhaupt *Hayley* ist – sie avanciert somit zu einer entpersonifizierten *fille fatale*. Die Folterhandlungen erscheinen als ethischer Imperativ und somit als strenges Gebot. Die angedrohte Kastration, das Luftabschnüren durch Frischhaltefolie und das wiederholte Einsetzen eines Elektroschockers wird in einigen filmwissenschaftlichen Ausarbeitungen gar als feministischer Ermächtigungsakt verklärt. Gleiches wird mit Gleichem vergolten und somit findet eine Fortsetzung der biblischen Talionsformel »Wunde für Wunde« statt – dies jedoch nur auf den ersten Blick. Denn das, was Jeff vermeintlich getan hat, bekommt der Zuschauer nicht zu sehen, sondern es ist das Produkt der Phantasie des Rezipienten.

Ein weiterer Skandal besteht darin – und nun folgt der zweite Blick – dass es *Hayley* ist, die Jeff verführt, die ihn drängt, sie zu ihm mit nach Hause zu nehmen, und die ihn foltert. Wie in der Besprechung dieser Verführungsszene im Café Nighthawks deutlich wurde, initiiert sie eingangs das Treffen und bestimmt dann als aktiver Part den Verlauf der Geschehnisse. Die dargestellte Folter ist hierbei nichts anderes als das Ausagieren sadomasochistischer Praktiken. Hayley lebt an Jeff uneinvernehmlich ihre pervers-sadistische Sexualität aus und das Publikum – die Folter an Jeff billigend – wird Zeuge von Hayleys lustvollem Spiel, welches jedoch als ein de-sexualisierter Bestrafungsakt eines Rache suchenden Mädchens gesehen wird. Auch hier wird wieder das bereits angeführte Phantasma asexueller Kindheiten durchaus wirksam. Hayley, gerade den Kinderschuhen entwachsen, wird nicht mit der Möglichkeit eines sadistisch-lustvollen Genießens ausgestattet, ihr Agieren erscheint als von einer sexuellen Komponente losgelöste Gewaltausübung.

Dem Zuschauer ist es möglich, als skotophiles Subjekt die sadomasochistische Szene zwischen einer Jugendlichen und einem Erwachsenen von seiner voyeuristischen Position aus zu genießen. Setzt man den Blickakt mit dem Sexualakt gleich, so erfährt der Zuschauer die Möglichkeit einer voyeuristischen Befriedigung. Freud (1910, S. 101) teilte die Beobachtung, dass das Auge als »ein Organ welches sonst der Sinneswahrnehmung dient, sich bei Erhöhung seiner erogenen Rolle geradezu wie ein Genitale gebärdet«.

Psychoanalytisch betrachtet setzt der Sadismus immer auch einen Masochismus voraus. Dies bezieht sich nicht nur auf das Ausleben sadomasochistischer Phantasien mit einem Anderen, sondern auch auf die psychische Konstitution innerhalb des Subjekts. Dies wird auch durch den Blick des Zuschauers deutlich. So ist der Zuschauer in seiner Rezipientenposition *sadistisch-voyeuristisch* aktiv die Szene betrachtend, aber auch *masochistisch-passiv* sich den archaischen Gewaltbildern aussetzend und diese ertragend.

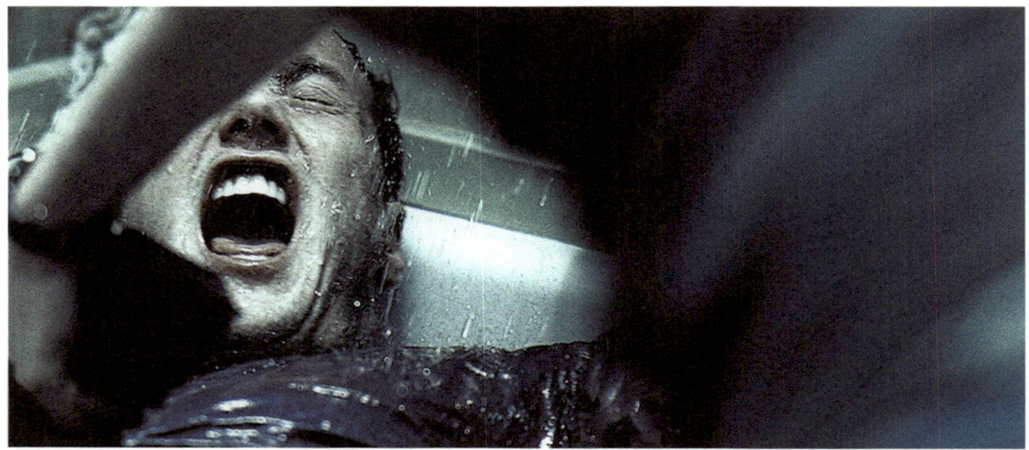

Dass der wiederholt explizit präsentierte Sadomasochismus nicht etwas ist, das fernab vom Begehren des Zuschauers situiert ist, wird deutlicher, wenn man den Sadomasochismus als Bestandteil der psychosexuellen Entwicklung bedenkt und dieser somit einen grundlegenden Bestandteil des menschlichen Sexuallebens darstellt. Kernberg (2014) verweist darauf, dass sexuelle Beziehungen zwischen Partnern nur lebendig bleiben können, wenn diese die polymorph perversen Aspekte der infantilen Sexualität zu integrieren vermögen. Dabei handelt es sich natürlich nicht primär um einen *bewussten* Prozess. Bei Hayley steht das Ausleben sadomasochistischer Befriedigungsmodalitäten im Vordergrund, von einer reifen Integration können wir an dieser Stelle somit nicht sprechen, eher wohl von einer schwerwiegenden Pathologie. Zusammenfassend lässt sich festhalten, dass *Hard Candy* – umwoben von einem filmischen Narrativ – ein Film über die menschliche Sexualität und über das Ausagieren von Folter als sexuellem Faszinosum darstellt (■ Abb. 19.4). Die auf dem Filmplakat präsentierte Tellerfalle ist im Übrigen auf europäischem Boden weitestgehend verboten: Zu qualvoll verenden die gefangenen Tiere in ihr. Es wird deutlich, dass nicht Hayley wie *le petit chaperon rougle* dem Wolf, respektive dem animalisch-triebhaften Mann, zum Opfer fällt. Sie ist der Köder, der Jeff in die Falle lockt, die zuschlägt und einen qualvollen Prozess einleitet, der schließlich mit dem Tod endet.

Bleibt noch die Frage: »Darf man das?« Die Darstellung von Gewalt und Sexualität im Öffentlichen ist allgegenwärtig, sodass *Hard Candy* auf den ersten Blick nicht verstören mag, zudem der Film das Ebenbild des aktuellen gesellschaftlichen Diskurses um die Negation der infantilen Sexualität und der Feindseligkeit gegenüber Pädophilen darstellt. Problematisch ist jedoch, dass *Hard Candy* die Frage, ob Folter ein legitimes Mittel sein kann und darf, diskutiert. Diese Diskussion und die ideologische Färbung dieser sind seit einigen Jahren, insbesondere in US-amerikanischen Filmproduktionen, präsent. Dies ist unter allen Umständen verwerflich, da das Recht auf körperliche und psychische Unversehrtheit, unter dem Vorwand des gesellschaftlichen Schutzes, dadurch drastisch beschnitten wird und so die Verletzung von Grundrechten normalisiert wird. Dieser Wendung, die auch im Film als Ausdruck eines gesellschaftlichen Konfliktes verstanden werden kann, gilt es sich entschieden entgegenzustellen.

Auseinander-Setzen: Phantasieraum und Abwehr beim Publikum

Wenige Minuten, bevor der Film endet, gesteht Jeff, erschöpft und verzweifelt, seine Anwesenheit beim Tod Donna Mauers. Diese Aussage ist der einzige Moment, in dem Jeff ein direktes Eingeständnis

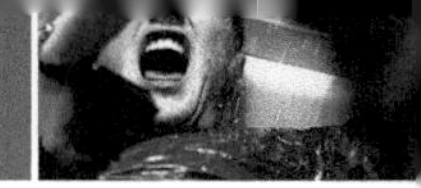

bezüglich des von Hayley stets angeklagten Verhaltens äußert. Ob dies nun ein wahrheitsgemäßes Geständnis oder ein durch die Folter evoziertes falsches Geständnis darstellt, ließe sich gewiss diskutieren, es scheint jedoch gar nicht von dringlicher Notwendigkeit. Anders als in gängigen Filmen des Genres *Rape-and-Revenge*, dem *Hard Candy* wiederholt zugeordnet wurde, sehen wir auch keinen Missbrauch, der die Folterungen Hayleys für den Zuschauer zusätzlich legitimeren könnte. Donna Mauer erblickt der Zuschauer lediglich im Präludium des Folterspektakels, auch dies recht untypisch, da der geschundene Frauen- oder Mädchenkörper in der Regel einen festen Bestandteil der Ikonographie des Missbrauchs darstellt.

Um die archaischen Folterszenen erträglich zu machen, ist es in der Position des Rezipienten notwendig, Jeff als einen Täter zu phantasieren. Die Gleichung *Jeff = Pädophiler* macht ihn zu einem abjekten Sujet, einem animalisch-triebhaften Monster, das die letzte Bastion sexueller Unschuld für seine Triebbefriedigung missbraucht. Dabei macht der eine allgemeine Feindseligkeit gegenüber Pädophilen hegende Rezipient ihn zum Nicht-Ich und kann über diese distanzierte Haltung die Folter ertragen und sogar genießen. Ich nehme an, dass die Abwehr der Identifikation mit Jeff und das Ertragen des Handelns von Hayley auch damit zusammenhängen, dass eigene andrängende und für das Ich nicht aushaltbare Phantasien beim Filmkonsum in einen Anderen projiziert und dort bekämpft werden können.

In Rückbesinnung auf die bereits angeführten Studienergebnisse von Ahlers et al. (2009), Wurtele et al. (2014) und Schätzungen über die hohe Dunkelziffer bezüglich des Konsums von kinderpornographischem Material und dem Sexuellen, das zwischen Erwachsenem und Kind als *conditio sine qua non* existiert, scheinen solche Begehrensstrukturen mit dem Kind bzw. Jugendlichen als Objekt nicht ungewöhnlich. Die Hypothesen stützen sich zudem auf die zuvor angeführten Beschreibungen der öffentlichen Darstellungen von Bildern, die Kinder in eindeutig sexualisierten Bezügen zeigen. Es lässt sich denken, dass gerade diese Darstellungen – hier wieder nur in voyeuristischer Art und Weise – den Triebregungen eine gewisse Triebabfuhr ermöglichen. Reicht diese Form der Triebbefriedung nicht aus, sind die Affekte, welche den Konflikt begleiten, nicht mehr aushaltbar, so müssen sie vom Ich abgespalten werden. Um das Ich zu entlasten, findet die Zuschreibung der affektiven (Er-)Regungen einem anderen Subjekt gegenüber statt, welches als *Pädophiler* etikettiert wird, als einer derjenigen, welcher der devianten Gruppe angehört. An dieser Stelle können die Affekte dann bekämpft werden, ohne einen Rückbezug *zu sich* herstellen zu müssen, und so wird erfolgreich abgewehrt, dass das den Pädophilen zugeschriebene Begehren doch auch irgendwie das *eigene* ist. Die infantile Sexualität im Allgemeinen und der sexuelle Kontakt zwischen dem Kind und dem Erwachsenen im Besonderen sind von solch heftigen Affekten begleitet, dass der Abwehrvorgang dabei pathisch anmutet, d. h., »starr, unerbittlich und […] zu jenem Nichtaufhören-Können [neigt], das für Adorno nicht nur bloßes Meinen, sondern auch die latente Bereitschaft zum Losschlagen kennzeichnet« (Pohl 2010, S. 47). Adorno (1963) selbst spricht vom »stärksten Tabu« bezüglich des sexuellen Begehrens gegenüber Minderjährigen.

Die Modefotografien, die für Hayley als eindeutiger Beweis für Jeffs pervers-pädophile Neigung dienen, bleiben gesichtslos. Wir sehen Frauenkörper, an denen es nur schwer möglich erscheint, auf das wahre Alter der Abgebildeten zu schließen. Die Protagonistin Hayley mag Recht behalten, wenn sie die Objektivierung der Frau als gesellschaftlichen Missstand anprangert, hinreichende Beweise für eine pädophile Neigung stellen diese Fotos jedoch nicht dar. Die Phantasie des einzelnen Zuschauers entscheidet darüber, wie der Kopf der Frau aussehen mag. Gewiss verleitet und verführt das Narrativ des Films, dennoch bleiben es die Phantasien des Rezipienten, die sich in diesem Moment in den Film miteinschreiben.

Als Hayley einen Safe öffnet, erblickt sie dort etwas, das sie als »krankhaft« betitelt. Auch in dieser Szene bleibt der Zuschauer im Unklaren darüber, *was* sie erblickt hat. Gewiss lässt sich in einer hermeneutischen Annäherung davon ausgehen, dass es sich um etwas Bildhaftes wie zum Beispiel Fotos handelt, aber dennoch lässt der Regisseur Slade hier wieder eine Leerstelle entstehen, die mit Bildern aus dem Phantasieraum des Publikums besetzt wird.

Die Bilder des Missbrauchs, des pädosexuellen Agierens, die in der hiesigen Boulevardpresse-landschaft zur Heraufbeschwörung des vermeintlich zunehmenden Bedrohungsszenarios inszeniert und genutzt werden, sind gewiss die, die dem Rezipienten in den Sinn kommen. Ich denke aber auch, dass die Leerstellen mit Bildern der eigenen sexuellen Phantasie gefüllt werden, die gespickt sind mit unerfüllten, gesellschaftlich verpönten Wünschen und somit ein Abbild der polymorph perversen Sexualorganisation darstellen. Aber auch das Reale und/oder das Traumatische der eigenen infantilen Sexualität können beim Zuschauer andrängen und, durch die markierte Leerstelle, als perverse Phantasien Jeff projektiv zugeschrieben werden. Dies stellt keinen bewussten Prozess dar und auch keinen, der einer moralischen Wertung unterliegen sollte. Dieser intrapsychische unbewusste Vorgang beim Anblick des Filmes bietet jedoch eine Möglichkeit der kulturanalytischen Deutung, warum der Rezipient die Folterszenen ertragen kann und Hayley in einer moralisch überlegenen Rolle wägt. Das Medium Film ist nicht primärprozesshaft und doch verbergen sich in ihm stets Abkömmlinge des Unbewussten. Film ist immer auch als Ausdruck einer unbewussten gesellschaftlichen Konflikthaftigkeit, die auch das Subjekt durchwirkt, zu lesen.

Das massenmedial taugliche Kino ist ein Ort der Zu- und Festschreibung der gesellschaftlichen Grundannahmen. Das Übel wird in *Hard Candy* klar identifiziert, der Zuschauer kann eine Entlastung finden und verortet das eigene Nicht-Assimilierbare und/oder Begehren im Anderen. Die Szenen des Missbrauchs, die Szenen des Phantasieraums des Zuschauers sind fremd und eigen zugleich. Das Skandalöse liegt vermeintlich immer nur beim Anderen.

Literatur

Adorno TW (1963) Sexualtabus und Recht heute. In: Bauer F (Hrsg) Sexualität und Verbrechen. Fischer, Frankfurt a. M., S 299–317

Ahlers CJ, Schaefer GA, Mundt IA, Roll S, Englert H, Willich SN, Beier KM (2009) How unusual are the contents of paraphilias? Paraphilia-associated sexual arousal patterns in a community-based sample of men. Journal of Sexual Medicine 8:1362–1370

Becker S (2017) Aktuelle Diskurse über Pädosexualität/Pädophilie und ihre Leerstellen. In: Baader MS, Jansen C, König J, Sager C (Hrsg) Tabubruch und Entgrenzung. Kindheit und Sexualität nach 1968. Böhlau, Köln, S 313–325

Berkel I (2006) Missbrauch als Phantasma. Zur Krise der Genealogie. Wilhelm Fink, München

Böhm R (2010) Vom virtuellen Darkroom zum Fall. Handlungs- und Verhandlungsorte, AkteurInnen, Randerscheinungen und Randbemerkungen. In: Böhm R, Breidenbach-Fronius E, Gössl D, Hutter U, Schacht C, Schreckeis M (Hrsg) Nur geschaut und nichts getan. Psychoanalytische Psychotherapie mit Kinderpornografie-Konsumenten. Argument, Hamburg, S 11–29

Faraci D (2006) Interview: David Slade (Hard Candy). https://trouble.city/chudcom/6378/interview-david-slade-hard-candy?rq=hard%20candy. Zugegriffen: 14. Apr. 2017

Freud S (1905) Drei Abhandlungen zur Sexualtheorie. GW, Bd. V, S 27–145

Freud S (1910) Die psychogene Sehstörung in psychoanalytischer Auffassung. GW, Bd. VIII, S 93–102

Freud S (1916–17) Vorlesungen zur Einführung in die Psychoanalyse. GW, Bd. X

Härtel I (2014) Kinder der Erregung. Übergriffe und Objekte in kulturellen Konstellationen kindlich-jugendlicher Sexualität. transcript, Bielefeld

Kernberg O (2014) Liebesbeziehungen: Normalität und Pathologie. Klett-Cotta, Stuttgart

Laplanche J (1988) Die allgemeine Verführungstheorie und andere Aufsätze. Edition Diskord, Tübingen

Mohr R (2004) The pedophilia of everyday life. In: Bruhms S, Hurkely N (Hrsg) Curiouser: on the queerness of children. University of Minnesota Press, Minneapolis, S 17–30

Pohl R (2010) Der antisemitische Wahn. Aktuelle Ansätze zur Psychoanalyse einer sozialen Pathologie. In: Stender F, Follert G, Özdogan M (Hrsg) Konstellationen des Antisemitismus. Antisemitismusforschung und sozialpädagogische Praxis. VS, Wiesbaden, S 41–68

Sontag S (2003) Das Leiden anderer betrachten. Hanser, München

Wurtele SK, Simons D, Moreno T (2014) Sexual interest in children among an online sample of men and women: prevalence and correlates. Sexual Abuse A Journal of Research and Treatment 26:546–568

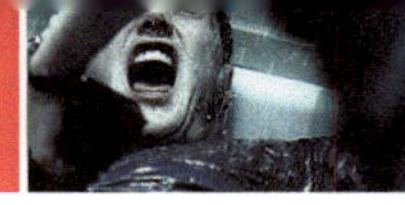

Originaltitel	Hard Candy
Erscheinungsjahr	2005
Land	USA
Drehbuch	Brian Nelson
Regie	David Slade
Hauptdarsteller	Ellen Page, Patrick Wilson
Verfügbarkeit	Als DVD in deutscher Sprache erhältlich

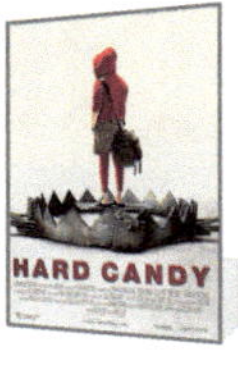

Jakob Mair

Ein Narrenschiff entdeckt Amerika

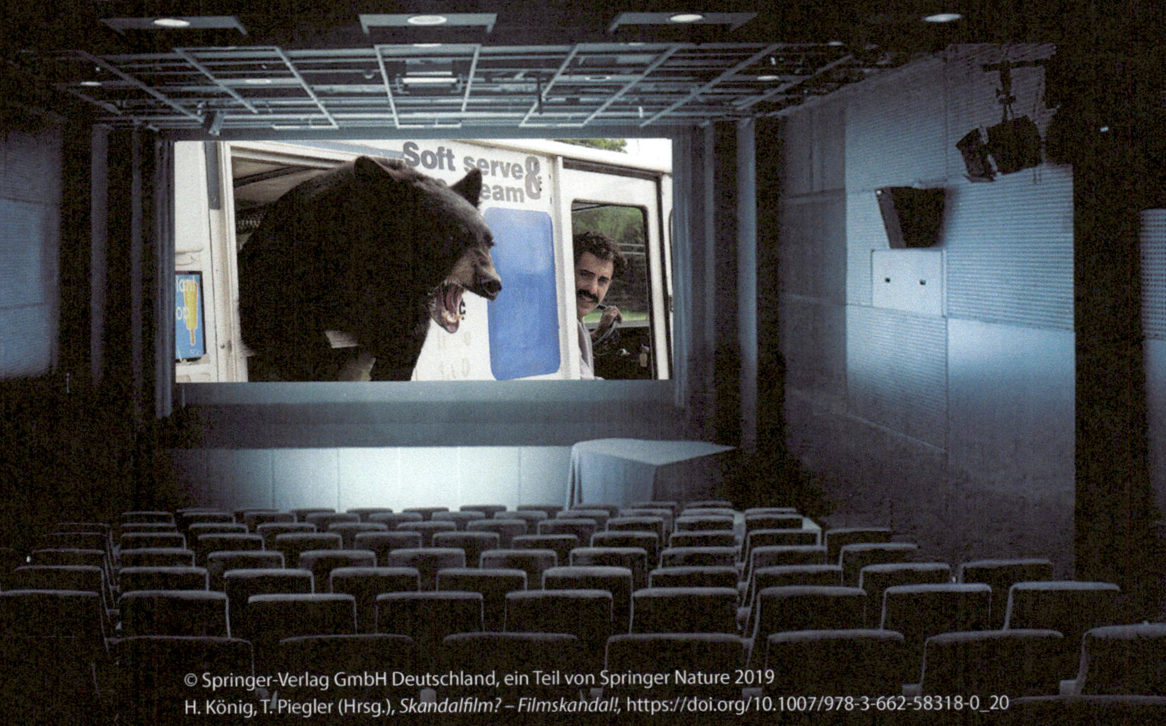

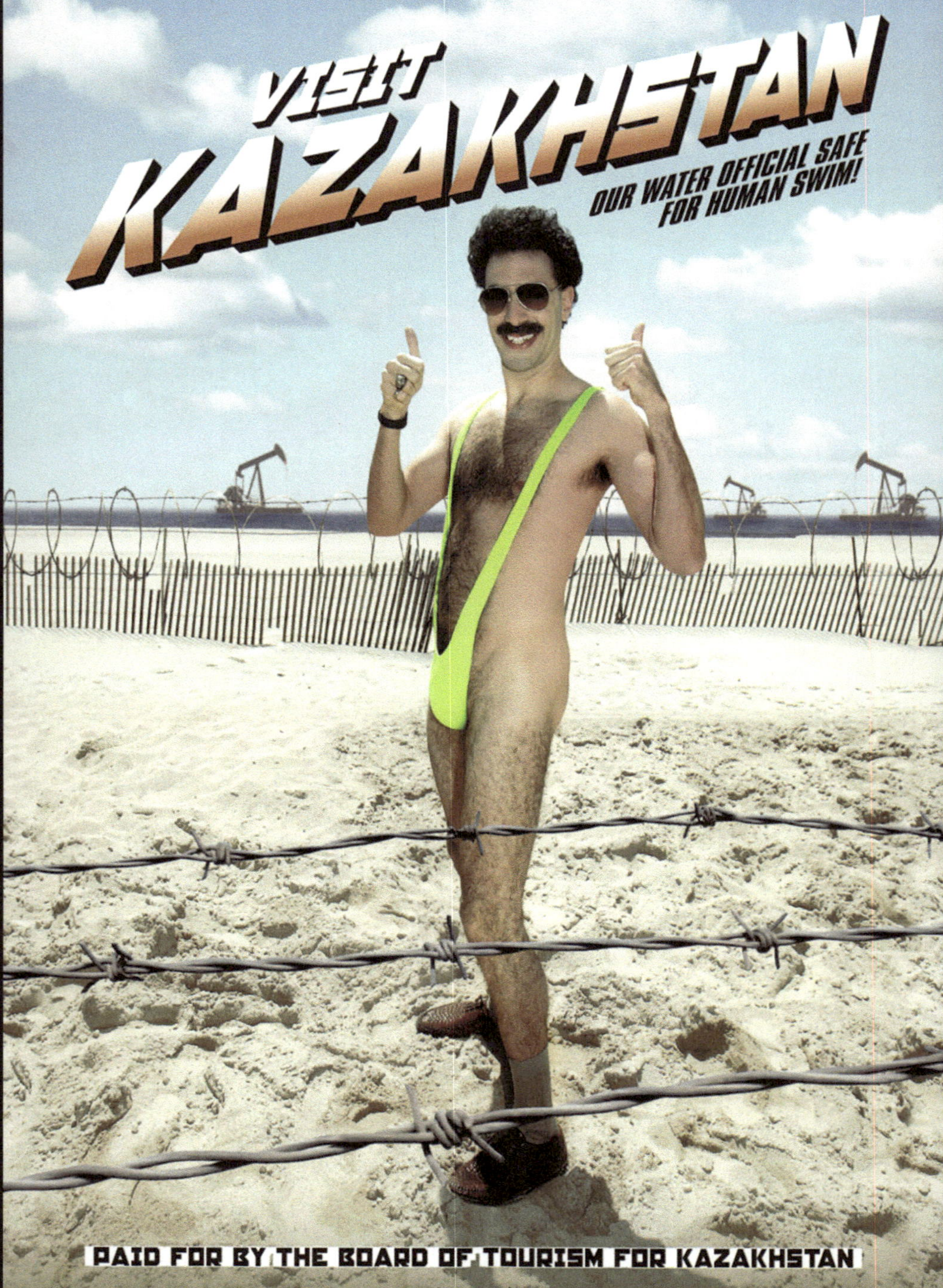

Filmplakat *Borat*. (© 20th Century Fox. Quelle: Filmbild Fundus Herbert Klemens. Mit freundlicher Genehmigung)

Borat

»Denn der Wahnsinn der Menschen ist ein Göttliches Schauspiel« (Foucault 1961, S. 46).

Mit *Borat: Kulturelle Lernung von Amerika, um Benefiz für glorreiche Nation von Kasachstan zu machen* (2005) (◼ Abb. 20.1) schuf der britische Komiker Sacha Baron Cohen eine bitterböse Culture-Clash-Satire, die mit grotesker Komik und brutalen Tabubrüchen für eine ganze Flut von Eklats sorgte. Den ersten skandalösen Wirbel provozierte die Mockumentary schon, bevor der Film überhaupt beendet war. Mit seiner halbdokumentarischen Odyssee durch Amerika berührte der falsche kasachische Reporter Borat (Cohen) die Menschen in so vielen Ebenen und Formen, dass *Borat* heute die Geschichte eines Skandals ist, die immer nur weiter *erzählt*, aber niemals *rekonstruiert* werden kann. Ein modernes Märchen so unmöglich, so anders, so wild und verrückt, dass auch der Zugang nicht einfach über die Wiedergabe von Handlung und Fakten gelingen kann. Weil das einzig zweifellos Wahre an Borat die Wirkung ist, wird stattdessen, ausgehend von einer kulturpsychologischen Perspektive des Skandals als Abwehrmechanismus, der Zugang *hinter* die alberne Blödelei und triviale Story der Komödie gesucht. Über eine Chronologie des weltweiten Aufruhrs rückt zunächst ins Bild, welche Bandbreite des Widerstands der Film von Beginn an auslöste. Danach führt die Genese des Protagonisten und seines Erschaffers zu einer ersten Einordnung der Geschichte als gestalthafter Mythos. Die Handlung wird nur kurz umrissen, um vielmehr mittels von Handlungen einer konkreten Szene eine Verbindung zur Traumlogik der sequenziellen bunten Fabel aufzuzeigen. Dieser Logik folgend, werden über die assoziativen Bilder und Symbole des Films die Repräsentanten des *Es* und des *Über-Ichs* hervorgehoben, um danach ihre Mechanik durch den Täuschungscharakter des Films psychodynamisch verstehen zu können. Zusammengefügt und in seinem mythischen Treiben als modernes Narrenschiff fungierend, dringt dieses Schiff an die psychologischen Tiefen des Skandals und navigiert den skandalösen Schmerz des Schenkelklopfers abschließend zu Perspektiven auf die Kulturentwicklungen seit der Erstaufführung von *Borat*.

Kleine Genese eines Skandals auf allen Ebenen

Als verspottende (engl. »to mock«) Dokumentation für eine kasachische TV-Show getarnt, verließ das Filmgeschehen die geschlossene fiktional-narrative Bühne des Filmsets und verlagerte seine exaltierte Präsenz mit einem mobilen achtköpfigen Filmteam unvermittelt in den öffentlichen Raum. Ausgelöst durch den fiktiven TV-Interviewer »Borat« entwickelte sich im realen Raum eine zunehmende Konfusion der Sitten, in die ahnungslose Interviewte und schockierte Beiläufer vor laufender Kamera durch schier unendliche, vordergründig unbedarfte Tabubrüche bis zur Mittäterschaft verstrickt wurden.

Borat: »Wenn Auto fahren in Gruppe von Zigeunern. Gibt es dann ein Schaden an Auto?«
Autoverkäufer: »Kommt drauf an, wie heftig man sie trifft und so …«

Cohen spielte Borat so authentisch, so befremdlich hingebungsvoll und blieb dabei so konsequent in seiner Figur, dass bei seiner Reise durch die USA stetig besorgte Anrufe bei der Polizei eingingen, bis schließlich das FBI die skurrile Entourage verfolgte. Das Team erschwindelte sich auch verschiedene repräsentative Einladungen als halboffizielle Vertretung der exotischen Nation Kasachstan, und nach einer Darbietung in Virginia überschritt der schonungslose Tabubruch selbst die persönlichen Grenzen des ursprünglichen Regisseurs. Cohen überreizte mit feinfühliger Leidenschaft schonungslos die Norm aller Milieus und sozialen Klassen, in die er Borat einschmuggeln konnte. Darf ein Film die Leitkultur gezielt anhand ihrer subkulturellen Repräsentanten karikieren und, vermittelt über Geschäftsleute, Südstaatler, Afroamerikaner, Juden, Evangelikale, Roma, Feministinnen, Politiker und Hollywoodstars, ein stereotypisiertes amerikanisches (Welt-)Bild der Anstößigkeit offenlegen? Jede Gruppe wurde beleidigt – und sei es rein ästhetisch durch explizite Bilder von Cohens Gesicht, das unter dem Genitalbereich seines sehr adipösen, nackt auf ihm liegenden Co-Stars (Ken Davitian) erdrückt wird.

Der punktgenaue Verstoß gegen spezifische subkulturelle Codes des Erlaubten, den Cohen nicht nur selbst vollführte, sondern auch aus seinen Film-Bekanntschaften hervorzubeschwören vermochte, bilden den Rumpf der gezielten lokalen Aufreger und damit den Kern des späteren Filmskandals im eigentlichen Sinne. Borats Skandalträchtigkeit allerdings »nur« als blödelnde Schockmomente eines schamlosen Comedian zu verstehen, greift zu kurz.

Auf die Premiere des Films – zu der Borat stiltreu in einer von zwei halbnackten Damen gezogenen Kutsche vorfuhr – folgten bald weltweit fassungslose Kritiken, moralische Urteilsverkündungen und dutzende Strafanzeigen, bis hin zu Zensur und gänzlichen Vorführverboten in fast 20 Nationen. Cohens Funken sprang über, der Skandal entzündete sich über den gesamten Globus und Millionen von Zuschauern wollten selbst erleben, wie es dem manischen Agent Provocateur gelang, die Grenzen der Sittlichkeit zu strapazieren. Kasachstan erklärte Cohen zur Persona non grata, reichte sogar eine offizielle Beschwerde bei Präsident George W. Bush über die Hollywoodproduktion ein und leistete damit nur weitere Geburtshilfe bei der Erschaffung des größten internationalen Stars Zentralasiens.

Wie – über Cohens virtuose Spontanität hinaus – dieser Filmskandal ebenso meisterlich kalkuliert wie ausgeführt wurde, zeigt nicht zuletzt eine Oscar-Nominierung für das beste Drehbuch und ein Blick auf Cohens künstlerisches Kerbholz. Niemand sollte verschont bleiben, und in schäumender Entrüstung entlud sich eine wütende Schmerzwollust über dem Film und entfachte einen Deutungskampf über den darin gespiegelten Gesellschaftsausschnitt zwischen allen politischen, kulturellen und ethischen Seiten.

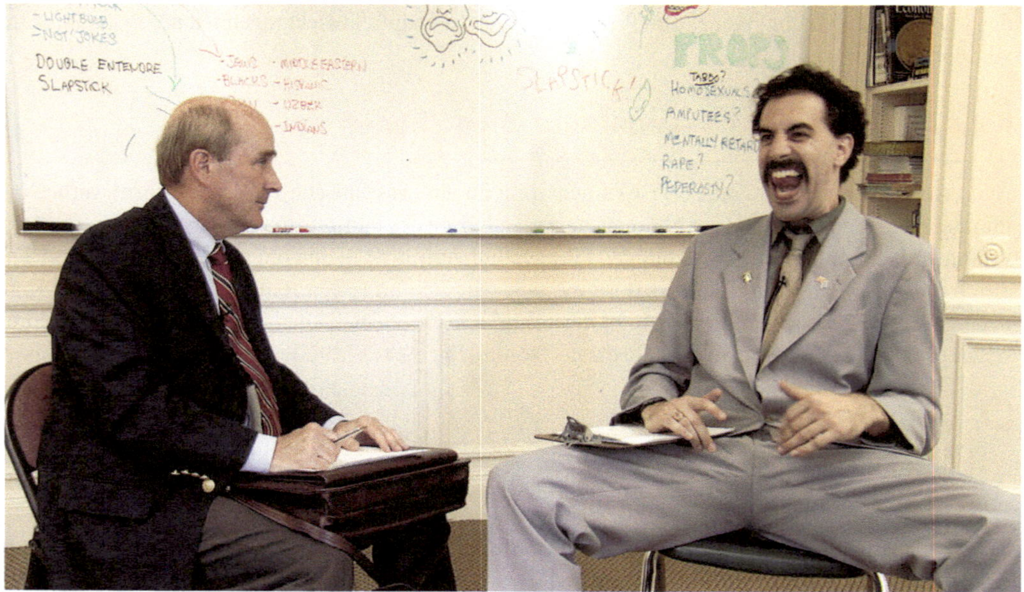

■ Abb. 20.2 »Physical Comedy« – Sasha Baron Cohen als breitbeiniger Interviewer Borat Sagdiyev. (© 20th Century Fox. Quelle: Filmbild Fundus Herbert Klemens. Mit freundlicher Genehmigung)

Und auch Cohen, der Spiegelhalter, der sich als übersetzender Bote einer fremden Nachricht verstand, geriet anders als nur ohnehin erwartbar in das Kreuzfeuer der Kritik. Moralische Widersprüche, in die er sich mit dem Film verstrickt hatte, enthoben ihn der sicheren Position des satirischen Aufklärers, und er musste sich gefallen lassen, dass die Kritik sich nicht allein auf die Kunstfigur Borat beschränkte.

Trotz des moralischen Aufschreis gewannen der Film und besonders Cohens schauspielerische Leistung viel Anerkennung und unzählige Preise. Auch die Erlöse an den Kinokassen überstiegen jede Erwartung. Borat, der barbarische Hochstapler, avancierte rasch zu einer internationalen Kultfigur, und der Betrüger erlag letztlich seiner Popularität (durch zu große Bekanntheit).

Doch Borat lebt weiter, auch wenn Cohen sich längst neuen Alter Egos zuwendete, ist der Kult beständig und nicht nur der Mankini eine bis heute vielzitierte Referenz. Das drängt Fragen jenseits der Mechanik des Skandals auf. Wie konnte eine derart abstrus überspitzte Kunstfigur solch reale Konsequenzen herbeiführen (◘ Abb. 20.2)? Was leistet Borats skandalöses Verhalten für eine Kultur? Wäre ein solcher Film heute noch denkbar?

Der smarte Hochstapler Baron Cohen

Um die Urheberschafft des kreativen Schaffens rund um den Film zu verorten, genügt es, den beiläufigen Wechsel der Regie inmitten des Projekts zu betrachten. Todd Phillips verließ die Produktion *ad hoc* und wurde kurzerhand durch den ehemaligen Seinfeld-Autor Larry Charles ersetzt. Daran zeigt sich: Cohen ist als Hauptdarsteller und Autor hauptverantwortlich für den Skandal. Für den Zugang zu Borat lohnt sich daher ein Blick auf den geistigen Vater, dessen Alter Ego Ali G. erste nationale Bekanntheit noch vor der Jahrtausendwende erlangte. Cohen, der aus einer etablierten Londoner Familie stammt und an den besten Schulen Englands ein erfolgreicher Student war, entwickelte früh eine Neigung für Theater und Schauspiel, und soll bereits als Kind ein außergewöhnliches Gespür für Sprachfeinheiten besessen haben.

Durch das Aufsehen um seine Guerilla-Sketch-Comedy-Sendung *The Ali G Show* (2000–2004) wuchs seine internationale Popularität langsam an. Die Sendung kann als Lehrstunde dessen gelten, was später bei Borat seine Vollendung fand: Sie zeichnete sich bereits durch den sprachlich wie körperlich aufgenötigten Tabubruch und die schrägen fiktionalen Figuren aus. Schon damals bestand die Quintessenz aus einer falschen Fernsehsendung, die durch hochstaplerische Interviews und irrwitzige öffentliche Eskapaden der eigenwilligen Reporter die allgemeine Toleranz strapazierte. Neben Borat bildeten die Alter Egos »Ali G« und »Brüno Gehard« den Cast der Show. Ersterer ein ausschließlich Hip-Hop-sprechender, dümmlicher Möchtegern-Ghettoheld und leidlicher TV-Host der namensgebenden Talkshow. Dazu Brüno, ein offensiv homosexueller Österreicher, der 2009 mit seiner Mockumentary ebenfalls in die Kinos kam und Borats Erbe der öffentlichen Affronts weiterführte.

Auch in der *Ali G Show* bildeten den Kern der Sendung einzelne halbdokumentarische Filmausschnitte. Die Sketche ab 2000 sind den Filmsequenzen in *Borat* so artverwandt, dass sie sich jeweils kaum den einzelnen Schaffenszyklen zuordnen lassen und man fragen muss, ob tatsächlich erst der *Film* den Skandal ausgelöst hat. Umso mehr wird deutlich, wie bewusst und berechnend der spätere Eklat um *Borat* von Cohen und seinem Filmstudio weiter angefacht wurde. Cohen, der als Typ eher intellektuell als blödelnd auftritt, gilt als akribischer Vorbereiter und konzeptueller Satiriker, der seine Kunstfiguren durch detaillierte Biografien zum Leben erweckt. Dadurch kann er seine Identitätscharade stets aufrechterhalten, fällt nie aus der Rolle und bleibt selbst meist undurchschaubar. Dies gelingt ihm nicht zuletzt, indem er seine Personae wechselseitig kommentiert; was dem sagenhaften Charisma seines Schaffens ebenfalls Zunder gibt. Die kasachische Drohung, den Rechtsweg gegen Cohen zu bestreiten, kommentierte Borat in einem Internetvideo beipflichtend (Mount 2006, Übers. d. Verfasser):

> »Ich möchte festhalten, dass zwischen mir und Mister Cohen keinerlei Verbindung existiert, und ich unterstütze die Entscheidung meiner Regierung vollends, diesen Juden zu verklagen.«

»Fake News« oder »realer as real« – der Mythos Borat

Selbst heute, mehr als zehn Jahre nach seiner Veröffentlichung, scheint es unmöglich, Trug und Wahrheit rund um Borat und sein Treiben einschränkungslos zu entwirren. Zu volatil sind für alle Zeit die Grenzen zwischen kunstvollem Phantasma und realer Tatsächlichkeit. Es ist keine restlose Aufklärung der wirklichen Umstände zu leisten, ohne dabei nicht erneut in die Chimäre zwischen authentischer Dokumentation und betrügerischem Trugbild verworren zu werden. Um sich dieser Verstrickung zu entziehen und nicht ein weiteres Kapitel zur Cohenschen Wirklichkeitsdiffusion beizutragen, ist es förderlich, die Gestalt des Films jenseits der immanenten Unstimmigkeiten zwischen faktischer Wahrhaftigkeit und schamloser Illusion zu erfassen. Dies kann gelingen, indem man *Borat* als Ganzes, als Mythos, Fabel oder Phantasma betrachtet – *lügnerische* Erzählformen, die für Derrida (2015, S. 11) »zweifellos keine Wahrheiten oder wahre Aussagen als solche sind«, jedoch »ebenso keine Irrtümer, Täuschungen, Falschaussagen oder Meineide«. Levi-Strauss (1980) beschreibt Mythen als *Kleidung des sonst nackten Menschen* und als die Ur-Form des gesellschaftlichen Diskurses, die in immer neuen Versionen die Entwicklung der Kultur begleiten, beschreiben und prägen.

Erst durch die Betrachtung als holistisch-traumartiges Gebilde – mit all seinen widersprüchlichen Perspektiven und Wirkungen – lässt sich Cohens vielschichtigem Verwirrspiel entkommen, um die skandalöse Wucht seines Werkens psychologisch zu greifen.

Zwar entwickelt sich die groteske Dynamik des Films wesentlich aus der Täuschung seiner »Opfer«, doch Borat erzwang darüber hinaus schon allein durch die Unmittelbarkeit seiner Konfrontation eine Folge allzu realer Reaktionen. Seine Odyssee durch Amerika, sein Heldentot und sein anhaltendes Echo in Popkultur und Medienlandschaft runden die Gestalt eines modernen Mythos ab.

Handlung

Der fiktive kasachische Fernsehmoderator Borat Sagdiyev wird im staatlichen Auftrag mit einem kleinen Filmteam in die USA entsendet, um durch die Dokumentation seiner Erlebnisse, die »kulturelle Lernung« (sic) im eigenen Land anzutreiben. Zum im Film illustrierten patriarchalischen Heimatland Borats bestehen gegenüber dem wirklichen Staat Kasachstan so gut wie keine Parallelen. Die Hülle des fremden postkommunistischen Staates wird als klischeehafte Projektionsfläche der westlichen Ignoranz missbraucht und bildet nicht mehr als den symbolhaften Platzhalter einer fernen unzivilisierten Bauernkultur irgendwo in der abstrakten dritten Welt. Borats Sozialisation wird durch das echte rumänische Romadorf Glod in Szene gesetzt. Die sprachlosen Bewohner werden als Kulisse für seine haltlosen Räubergeschichten benutzt. Hier wird den Zuschauern in Form einer Führung durch das Dorf gezeigt, wie Inzucht, Misogynie, Antisemitismus, Antiziganismus, Machismus, Homophobie (unbenommen expressiver Homoerotik) und eine despotische reaktionäre Kultur Borats Weltanschauung prägten. Pferde sind hier wertvoller als Frauen, Juden müssen blaue Hüte tragen und der »behinderte« Bruder Bilo wird im Käfig weggesperrt, wie Borat erklärt:

> »Manchmal mein Schwester, sie zeigen ihren Vagina zu mein Bruder Bilo. Und sie sagen: ›Das du wirst nicht kriegen. Das du wirst nicht kriegen. Lalalalaa.‹ Er hinter sein Käfig wird verrückt! Verrückt! Und alle lachen, wenn sie sagt ›Das du wirst nicht kriegen‹ … Aber einmal, er brechen aus Käfig. Und er kriegt! … Und dann wir alle lachen!«

Bei seiner folgenden Reise in die USA tritt Borat dann sowohl in Form von Interviews als auch über alltägliche (Straßen-)Situationen mit amerikanischen Bürgerinnen und Bürgern in Kontakt und verstrickt sie in slapstickhafte Peinlichkeiten, groteske Unsittlichkeit und handfeste Affronts. Borat bestreitet seine

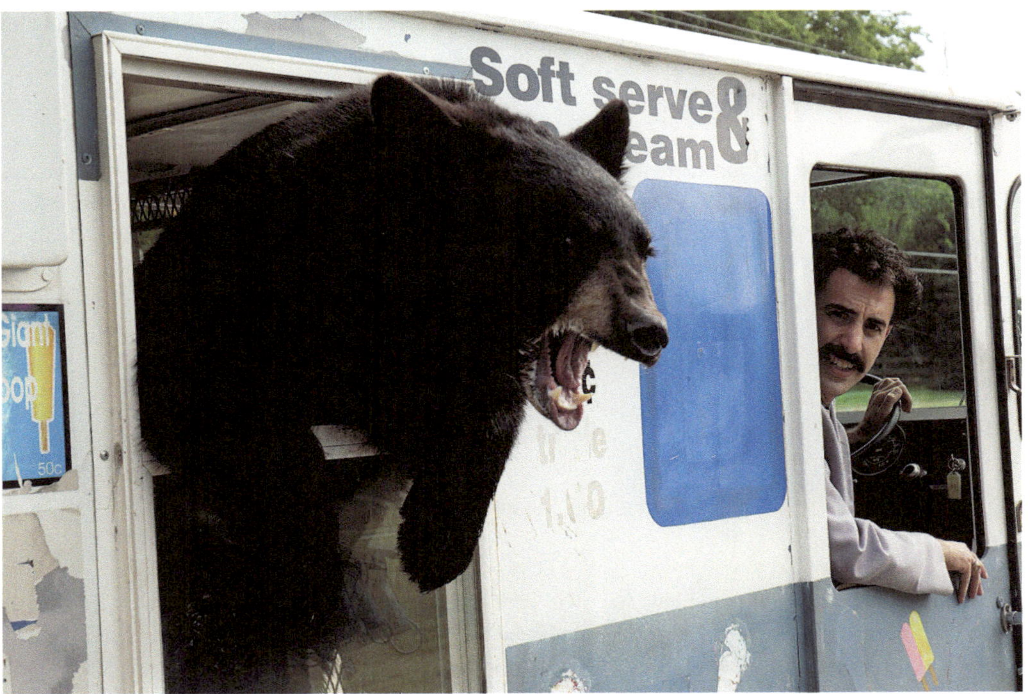

Abb. 20.3 Borats Ice-Cream Truck. (© 20th Century Fox. Quelle: Filmbild Fundus Herbert Klemens. Mit freundlicher Genehmigung)

Erkundungsreise durch die USA nach einigen Fehlentwicklungen in einem ausrangierten Ice-Cream Truck, den gelegentlich cholerischen Produzenten Azamat Bagatov (Ken Davitian) meist an seiner Seite. Eine Weile reist auch ein echter Schwarzbär mit ihnen (■ Abb. 20.3), der Borat als Talisman gegen »die Juden« dient. Angetrieben wird ihr Roadtrip unmittelbar von Borats Verlangen, dem Baywatch-Star Pamela Anderson an der Westküste seine Liebe zu gestehen. Die weitere Dramaturgie der Rahmenhandlungen bleibt insgesamt ähnlich pseudo-tiefgründig, und die genaue Chronologie ist daher für ein Verständnis des Skandals unbedeutend.

Eine beispielhafte Szene demonstriert umso anschaulicher, wie vielschichtig es Cohen gelingt, eine ganze Bandbreite der menschlichen (Abwehr-)Reaktionen zu provozieren:

Szenenauszug – Rodeo

Borat, wie immer bemüht um Austausch und kulturelle Verständigung, wird mit höflicher Skepsis auf einem Rodeo-Event im Salem City-Center begrüßt. Doch obwohl Borat ein sehr amerikanisches Hemd trägt und wie immer freundlich flachsend an den Organisator herantritt, rät dieser ihm zunächst forsch, den Moustache abzurasieren, um weniger wie ein »Scheiß Moslem« auszusehen und stattdessen mehr italienisch zu wirken. Borat ignoriert die Beleidigung und sympathisiert mit der Abneigung gegenüber den »Terroristen«; schnell verbrüdert man sich,

»bis die da drüben alle am Galgen hängen«

so der Veranstalter. Trotz der zwischenzeitlichen Übereinkunft wird Borat dann aber entschieden zurechtgewiesen, als er seinem neuen Freund zur Verabschiedung die angeblich typisch kasachischen Wangenküsse geben möchte, und fühlt sich verpflichtet, gestenreich zu erklären, keine homosexuellen

Absichten zu verfolgen. Als Borat andeutet, wie sein Land mit Schwulen umgeht, wird Kasachstan zum amerikanischen Vorbild:

> »Geschnappt und erhängt?! Das versuchen wir hier auch durchzusetzen!«

Die Brüder im Geiste verabschieden sich mit einem High Five! Als nächstes wird Borat die joviale Ehre gemacht, in der Arena die Hymne zu singen. Er wird zwar förmlich freundlich von der Menge begrüßt, aber erregt auch verwunderte Blicke durch seinen seltsamen Gang in die Manege. Dennoch erobert Borat schnell die Herzen der Fans und die Menge gerät außer sich, als der Gast aus dem »fernen Kasachstan« inbrünstig seine Unterstützung für den *Terrorkrieg* bekundet:

> »Mein Name Borat. Ich komme von Kasachstan. Kann ich zuerst sagen, wir unterstützen euren Terrorkrieg! Wir zeigen Unterstützung von für unsere Jungs in Irak! Mögen US and A töten jeden und einzelnen Terrorist. Möget Georg Bushe trinken von das Blutes von jeden Mannes, jeder Frau und Kind von Irak. Möget ihr Irak so zerstören, dass in Irak kann nichts überleben für 1000 Jahre in ihrer Wüste; nicht mal eine einzige Eidechse.«

Während er spricht, jubeln die Leute feierlich. Erst als von der vollständigen Zerstörung des Irak die Rede ist, verstummt der Jubel, und erste mahnende Blicke und Ratlosigkeit machen sich breit. Als Borat dann beginnt, zur Melodie der US-Hymne seine (im Original *englische*) absurde Version des kasachischen Landesliedes anzustimmen, flacht die Stimmung ganz ab. Es folgen erste Pfiffe und Buhrufe. Ein stolzes weißes Ross äußert somatisch die Stimmung, als es unter Borats Gesang und der surrenden Anspannung auf den Rängen mitsamt seiner Fahne schwingenden Reiterin aus dem Tritt kommt und theatralisch auf den Boden der Arena sackt.

Im Anschluss an diese Situation soll Cohens Leben durch Gewaltandrohungen in Gefahr gewesen sein, und Regisseur Phillips verließ das Projekt daraufhin aufgrund »kreativer Differenzen«.

Die weiteren Umstände der Reise bilden sonst kaum Berührungspunkte miteinander und bleiben in sich geschlossene Sequenzen ohne fließende Übergänge. Trotzdem trägt die banale Dramaturgie allein durch Cohens Präsenz den Film; auch die Stilistik vom Intro bis zur Anmoderation gelingt so authentisch, als wäre womöglich tatsächlich ein kasachisches Filmteam von 1960 in das moderne Amerika entsendet worden. Allein diese närrische Stringenz zieht die Filmfans in den Bann der nimmermüden Eskalation.

Das Kranke und das Fremde/Das Kranke ist das Fremde

Es ist ebenso müßig wie unangebracht, *Borat* in psychopathologischen Krankheitsbildern zu klassifizieren. Allein durch die erdichtete Entstellung der kasachischen Zivilisations- und Kulturnormen verbietet sich eine Verortung von »krank« oder »gesund«; illustriert doch Borats scheinbar mangelnde Triebregulierung offenbar nur ganz »normale« Gewohnheiten, Rituale und Denkmuster seiner (fiktiven) Zivilisation. Folgt man der psychoanalytischen Prämisse einer krankmachenden Triebunterdrückung als Preis der Zivilisation, wirkt es umso schlüssiger, Borat alles andere als ein seelisches Leiden zu attestieren. Ganz abgesehen von seiner vordergründigen Lebensfreude und offensichtlichen Resilienz gegenüber Stressoren aller Art.

> »Der Barbar, erkennen wir, hat es leicht gesund zu sein, für den Kulturmenschen ist es eine schwere Aufgabe« (Freud, zit. n. Erdheim 1988, S. 112).

Es erscheint dementsprechend kongruenter, Borats Wesen alltagsnah und laienhaft als »unglaublich«, »abnorm«, »verrückt«, »unmöglich«, oder sogar »irre« und »wahnsinnig« zu beschreiben. Das bildet die Platzhalter, um aufzuzeigen, wie es Cohens Figur gelingt, genau diese pejorativen Zuschreibungen *ad absurdum* zu führen. Dadurch soll, anstelle psychiatrischer Störungsbilder, vielmehr die kulturpsychologische Komponente von *Stören und Gestört-Werden* illustriert werden. Wie und womit stört Borat? Wen *verstört* er? Und was droht er vielleicht sogar zu *zerstören*, wenn doch eine gesamte Kultur affektiv jeden erdenklichen Abwehrmechanismus gegen sein Treiben aktiviert?

Borat Sagdiyev: Das *Es* trägt Mankini

»Mein Name Borat. Ich mag dich. Ich mag Sex, is nice.«

Mit diesen offenen ersten Worten stellt sich Borat seinem Publikum zu Beginn des Films vor, bevor er uns auf seine Höllenreise durch die USA mitnimmt. Psychoanalytisch betrachtet symbolisiert Borat die Trieb- und Bedürfnisbefriedigung des *Es;* er verkörpert in archetypischer Reinform den teuflischen, kulturfeindlichen Zug des Egos und dessen Sucht nach schneller Erfüllung aller Lüste. Seine rückständige Zivilisation hat noch nicht die Sublimationsmittel entwickelt, die rohe Natur durch kultiviertere Triebumfuhr zu mäßigen. Borats moralischer General lässt das Lustprinzip regieren. Damit lässt sich auch die Faszination und Begeisterung verstehen, die Borat weltweit erfahren hat und die ihm auch im Film so manche Tür öffnet.

Blothner (1998) weist darauf hin, dass im wirkungsvollen Film zwangsläufig psychologische Entwicklungspotenziale symbolisiert werden, die an Alltagserfahrungen der Zuschauer anknüpfen. Borat ist anknüpfungsfähig. Weil es Lust macht, Triebe auszuleben, kein Blatt vor den Mund zu nehmen und ohne Rücksicht einfach zu tun, was man möchte.

Darüber nicht zu erröten, ist vielleicht Cohens größte künstlerische Leistung. Er durchbricht die Normvorstellung jeder moralischen Instanz, und seine reduzierte Impulskontrolle lässt auch die dunkle Seite derer zu Tage treten, die – hochkultiviert – alle Barbarei bereits hinter sich wähnten. Borat wird auch auf der Leinwand zur Projektionsfläche der eigenen Lust nach ungehemmter Triebbefriedigung.

Dabei trügt der vordergründig humoristische Schein des reinen Lustspiels. Borat zeigt auch auf, was es heißt, von den Trieben und Impulsen anderer betroffen zu sein, kulturellen Zwängen zu unterliegen, ausgeliefert zu sein und für Fehlverhalten gerügt und ausgeschlossen zu werden.

Die Kamera als doppelbödige Öffentlichkeit

Die »Wahrheit« aus diesem Trugspiel ergibt sich wesentlich durch die Macht der Kamera als Symbol des *Über-Ichs* und als Antagonist der freigesetzten Triebhaftigkeit. Als strenges Auge gesellschaftlicher Zwänge erweitert die Aufzeichnung die Komplexität der Tabubrüche enorm, indem sie jedes Fehlverhalten potenziell konservieren und verbreiten kann. Und das nicht nur in Kasachstan, wie auch die unfreiwilligen späteren Co-Stars erleben mussten, die wohl das Kleingedruckte in den Verträgen der lachhaften Ostproduktion überlesen hatten. Das falsche ausländische Filmteam ist eine zusätzliche Herausforderung, erschafft es doch die kleine Diaspora einer fremden (kasachischen) Öffentlichkeit.

In dieser Doppelbödigkeit werden die intransparenten Gesetzmäßigkeiten der amerikanischen Kultur aus den Angeln gehoben und die scheinbar verlässliche Faktizität der gesellschaftlichen Norm als stetiger (Verhandlungs-)Prozess dekonstruiert (vgl. Elias 1997). Erst das Filmteam verleiht Borat die Narrenfreiheit und genug Relevanz, um die Kulturpraktiken so offensiv zu beugen und die Normen zu brechen. Die verdutzten Opfer werden durch den doppelbödigen Hochstapler Cohen in ein Dilemma zwischen verschiedenen Kulturforderungen getrieben und durch die inszenierten (Dreh-)Situationen zu Gehörnten gemacht. Intime Übergriffe und sogar tendenziell bedrohliche Äußerungen Borats werden von seinen »Opfern« mit dem Glauben an eine fremde Relevanz (resp. »kasachische Richtigkeit«) stoisch ertragen, wie es ohne die Kamera kaum vorstellbar wäre.

Wer weiß schon, was in Kasachstan normal ist? Und wer hinterfragt oder maßregelt dann einen aufdringlichen ausländischen TV-Moderator oder sabotiert vor laufender Kamera dessen Sendung? Was bedeutet hier überhaupt »normal« und »angebracht«?

Borat zwingt seine ganz eigene Welt auf, prall gefüllt mit aufdringlichen Riten, fragwürdigen Geboten und schockierenden Idealen.

Die Menschen bleiben vor Borat und seiner Kamera gebannt, wie ein Reh vor dem Scheinwerfer. Von Tieren weiß man, dass sie auf eine Attacke mitunter nicht zwischen den instinktiven Impulsen Flucht oder Angriff entscheiden können und dann im Kampf stattdessen einfach zu fressen beginnen. Auch das ratlose menschliche Am-Kopf-Kratzen oder Auf-der-Stelle-treten zählt Lorenz (1978) zu diesen Übersprunghandlungen, die bei einem Instinktkonflikt entstehen. Im Film sind hunderte dieser zaghaften Übersprungphänomene zu beobachten – Borat lässt (gesellschaftliche) Instinkte kollidieren.

Paradox wird es, wenn wir das Dilemma der »Instinkte« genauer betrachten: Die Betroffenen lassen den Verstoß gegen die eigenen Werte zu, weil andernfalls die Gefahr droht, gegen die Etikette des Fremden zu verstoßen. Doch auch der Verstoß gegen die eigenen Regeln berührt peinlich und »gehört sich nicht«. Die Norm- und Verbotsachsen der Kulturen kommen sich in die Quere, und der daraus resultierende Verhaltenskonflikt diktiert die Dynamik der Interaktionen. Wer Borats küssende Begrüßung erwidert, verletzt damit das idealisierte *eigene* Kulturgesetz, wer zurückschreckt, begegnet dem *Fremden* mit Respektlosigkeit.

Durch das Stakkato der Cohenschen Trigger agieren die Bespielten im instinktiven Affekt und haben kaum die Chance, eine ruhige Souveränität gegenüber dem *wilden* Treiben zu entwickeln. Es gibt kein Entkommen. Das offenbart, wie stark widersprüchlich soziale Normen auf das *Ich* einwirken und wie vielgestaltig die (sub)kulturellen Setzungen von Normalität sind. Borat zeigt in einem Kaleidoskop der Wertbrechung und -setzung, mit welcher Anstrengung das, was wir für richtig/angemessen oder falsch/abnormal halten, im Gesellschaftsprozess stetig neu produziert und ausgehandelt werden muss (vgl. Elias 1997).

In dem von Borat diktierten Dilemma hat das »Opfer« die Möglichkeit, entweder den eigenen Wertekonflikt zu ignorieren oder *gute Miene zum bösen Spiel* zu machen:

> Borat: »Ich dich gut leiden. Und du mich?«
> Fahrlehrer: »Ja, ich mag Sie.«
> Borat: »Und bist du mein Freund?«
> Fahrlehrer: »Sie sind ein netter junger Mann und ich mag Sie.«
> Borat: »Willst du meine feste Freund sein?«
> Fahrlehrer: »Ich will nicht Ihr fester Freund sein.«
> Borat: »Wieso nicht …? Können mich nicht leiden?«
> Fahrlehrer: »Ja dann bin ich … kommt drauf an. Das kann ich machen, ja. Gut, dann bin ich halt Ihr fester Freund.«

Andere treten stattdessen mit der fremden Kultur in Konflikt und erheben sich, vor laufender Kamera dabei bereits entlarvt, halbherzig bis energisch über die fremden Sitten:

> Fahrlehrer: »Passen Sie auf Kinder auf. Sie dürfen die Kinder nicht anfahren!«
> Borat: »Sehen Sie! Ein Frau in ein Auto! Können wir sie folgen? Und vielleicht wir machen ein Sexytime mit ihr?!«

Cohen vermint alle Gebräuche und Werte seiner Gegenüber durch feines Sprachverständnis und überbordende Physis mit No-Gos, die im Kinosaal durch jedes Lachen und Seufzen des Publikums ihre Sprengkraft beweisen. Selbst aus der unangenehmen Situation auszusteigen bedeutet, eine soziale Interaktion abzubrechen und damit nur wiederum die eigene Derbheit zu beweisen. Den Zuschauerinnen und Zuschauern ist es einerlei. Sie beobachten mal belustigt, mal angewidert, wie sich die Leidtragenden an den divergenten Über-Ich-Forderungen der Kulturen abmühen.

Doch es ist nicht allein mit ziviler Scham zu erklären, dass Borats Trieb so anarchisch und übergriffig schalten und walten darf. Die skandalöse Peinlichkeit des Films ist noch nicht verstanden, wenn man nur betrachtet, wie die Kulturmenschen kläglich daran scheitern, den Barbaren zu zivilisieren.

Täuschung der Täuschung

Die weitere entscheidende Qualität des Films entsteht aus der erschreckenden Zustimmung, die Borats krude Weltsicht mitunter erfährt. Neben immanenter Identifikation mit Borats fragwürdigem Wertesystem entlarven seine radikalen und menschenverachtenden Ansichten auch hasserfüllte Abgründe und tiefe Narben einer ignoranten bürgerlichen amerikanischen Gesellschaft – wie sich beispielhaft im Austausch zwischen Borat und dem sehr betrunkenen Frat-Boy zeigt:

Borat blockiert närrisch die Triebregulierung aller Beteiligten, indem er alle kulturellen Leitplanken in offene Gewässer führt. Vor Cohens falschem Spiel legen die Menschen ihre angepasste und normkonforme Maske der Öffentlichkeit ab. So vielschichtig wird die Eindeutigkeit von »Richtig und Falsch« aus den Angeln gehoben, dass die Gefilmten schlussendlich dazu getrieben werden, ihr »wahres« Gesicht zu offenbaren. Diese Funktion schreibt Michel Foucault (1961, S. 32) dem *Wahnsinnigen* zu:

»Wenn der Wahnsinn jeden in eine Blindheit zieht, in der er sich verliert, verhilft der Wahnsinnige im Gegensatz dazu jedermann zu seiner Wahrheit; in der Komödie [*des Lebens – Anm. d. Verfasser*], wo jeder den anderen täuscht und sich selbst düpiert, spielt er die Komödie zweiten Grades, die Täuschung der Täuschung.«

---

1   Genau genommen hat Borat bis hierhin gar nichts anderes impliziert!

Das Narrenschiff

Will man Borat begreifen, ist es nötig, seine archetypische Kraft zu verorten und das kulturpsychologische Wesen seiner Bedrohung der öffentlichen Ruhe zu verstehen.

Erfasst man Borats Gestalt als die Reise des fleischgewordenen Wahnsinns, kommt zum Vorschein, wie es Cohen gelingt, die ganze Bandbreite der menschlichen (Abwehr-)Reaktionen auf sich zu ziehen, und wie sich – bei allen Unwahrheiten – trotzdem so reale Folgen daraus entwickeln konnten. Folgt man Foucaults Gedanken zum Wahnsinn, tut sich der Mythos des Narrenschiffs auf – ein berühmtes Thema der Künste, durch das auch Borats Psychodynamik greifbar wird.

Wozu führt dies, wenn wir Borats Ice-Cream Truck (◼ Abb. 20.3) als eine moderne Variante des symbolischen Narrenschiffs verstehen, das in seiner Doppeldeutigkeit zwischen »Drohung und Verlachen« eine eingreifende Entwicklung der (europäischen) Kultur beschreibt?

Foucault zeigt (ebenso wie bei *Borat*) anhand des halb historischen, halb künstlichen Fabelschiffs, welche gesellschaftliche Bedeutung dem Wahnsinn zukommt und wie unsere normativen Setzungen des »richtigen« Benehmens damit in Zusammenhang stehen. So erhält sich die Norm wesentlich nicht, *obwohl* sie vom Anderen, Fremden, Verrückten und Wahnsinnigen bedroht ist. Vielmehr ist die Konstruktion und Stabilität des Normalen eben genau *dadurch* bestimmt, sich als das »Richtige« vom »Falschen« abzugrenzen. Vereinfacht bedeutet dies: Das Abnormale und Kranke dient der Gesellschaft als Anti- und Feindbild, um sich dadurch der eigenen Gesundheit zu vergewissern. Denn ohne den Kranken kann es keine Gesunden geben und auch das »Gute« existiert nur durch das »Böse« (Foucault 1961). Gesellschaftliche Akzeptanz wird zum Privileg der *Anständigen*. Erst die strenge Definition und Unterdrückung eines »falschen« Verhaltens produziert das Leitbild tugendhaften Benehmens.

Borat bringt diese Polarität durch die irrwitzige kulturelle Dopplung aus dem Gleichgewicht der Gewohnheiten und verteilt die Karten zwischen Protagonist *(normal)* und Antagonist *(nicht normal)* neu. Das Spiel entfacht er durch die spezifischen Provokationen der subkulturellen Etikette und seiner Codes. Dabei zeigt er auf, wie auch unsere gesellschaftlichen Normen vom »Wahnsinn der Triebe« durchsetzt sind. Das fällt den Zuschauern auf, wenn sie durch Borats Maul in den Rachen der eigenen Kultur schauen und erschreckt feststellen müssen, mit wem sie eine »Wertegemeinschaft« bilden (sollen).

Doch die randständige Position des »Idioten« leistet noch mehr. Durch seine »verrückte« Position neben der Norm wird der Blick frei auf das große Ganze. Borat kennt keine Verbote, er hinterfragt und belastet die traute Gemeinschaftlichkeit. Dabei deutet sich an, dass die stolzen Wahrheiten der eigenen Kultur selbst nicht viel mehr als Maskerade, Dichtung und Trug sind. Unsere Ordnung ist sehr viel weniger faktisch, »gottgegeben« oder »normal«, als wir es uns (gegenseitig) immer wieder versichern. Damit hält der wahnsinnige Moderator der Kultur den Spiegel vor und symbolisiert die Bedrohung unserer heilen, *scheinbar gesunden* Welt.

»Was sagt dieses Wissen der Wahnsinnigen voraus? Offensichtlich, da es das verbotene Wissen ist, sagt es zugleich die Herrschaft Satans und das Ende der Welt, das letzte Glück und die endgültige Bestrafung, die Allmacht auf Erden und den Höllensturz voraus« (Foucault 1961, S. 40).

Das *verbotene Wissen* um die närrische Künstlichkeit unserer Weltordnung, das Foucault hier adressiert, ist es, was Borat so effektiv einzusetzen weiß und was ihn so bedrohlich macht. Wenn weiße Studenten die Sklaverei zurückwünschen, Ladenbesitzer Waffen zur Erschießung von Juden empfehlen oder selbstbezogene Feministinnen ethnozentrisch das Unbekannte abwerten, dann treffen sie gemeinsam die Voraussagung des *Höllensturzes*. Alle Beteiligten des Films stehen für das Potenzial einer spezifischen »anderen« Ordnung, Definition und Setzung von Wirklichkeit: *der Umkehr aller Werte.*

Darf uns ein Film derart verführen? Dieses Potenzial der »Verrückung« unserer Normen äußert sich paradoxerweise gerade in der Wut, die den Skandal um Borat bestimmt. Man will *eben nicht* wahrhaben, *gerade nicht* erlauben, dass die eigene Gesellschaft so divergent und »anders« sein kann. Borat stellt die unbequeme Frage, was eine kulturelle Werte- und Normgemeinschaft zusammenhält, wenn die Werte und Normen ihrer Mitglieder doch gar nicht so gemeinschaftlich sind? Borat öffnet den Abgrund, in dem der arbiträre und vergängliche Charakter jeglicher fest geglaubter und verinnerlichter Normen sichtbar wird. Schlimmer noch: Die eigene Empörung über die Provokation illustriert die tiefsitzende Angst vor dem Blick in diesen Abgrund!

In Rage wendet sich der Blick ab von Einsicht auf die eigene (potenziell) »verrückte« und »abnormale« Weltsicht. Statt zu begreifen, dass auch der eigene Dreck stinkt, wird mit umso mehr besessener Hingabe im »ekelhaften« Unrat der »Anderen« gewühlt und der überhebliche Schuldspruch darüber streng gesprochen. Die affektive Wut (und Belustigung) über die »Unmöglichkeiten« des Films ist ein Abwehrmechanismus des eigenen Egos. Jeder erhebt nach eigenem Maßstab den Deutungsanspruch über die »richtige« Lebensform. Und statt durch Verständigung und Dialog die Gemeinschaft zu stärken, überbieten sich die (Sub-)Kulturen in lauter Betroffenheit. Damit beweisen sie nur erneut, wie selbstzentriert wir lediglich die *eigene* Wahrheit als »normal« anzuerkennen und alles »Fremde« als »ungehörig« abzutun geneigt sind.

Kulturpsychologische Einordnung/Entdecktes Amerika

In der unbequemen Offenbarung unserer eigenen Intoleranz gegenüber dem »Anderen« liegt also ein Grund dafür, warum *Borat* uns so provoziert und wir ihn (und alle *von unserer Norm Abgerückten*) so streng aus der Gesellschaft ausgliedern wollen. Das liefert einen ersten wichtigen Hinweis auf die Frage, warum es Borat ausgerechnet in der aufgeklärten »freien« und kontrastreichen amerikanischen Kultur gelingen konnte, einen Skandal globalen Ausmaßes anzuzetteln.

Zur Drehzeit 2004–2005 standen die USA mit voller Kraft in kriegerischen Auseinandersetzungen in Afghanistan und im Irak. Angegriffen in seiner Selbstwahrnehmung als unantastbare Supermacht befand sich das Land wenige Jahre nach 9/11 im Ausnahmezustand. Auch die Jihadisten hatten im (religiösen) »Wahnsinn« die Vollkommenheit der amerikanischen Gesellschaft in Frage gestellt und einen Kulturkampf entfacht. Das führte zu einer deutlichen (affektiven) Radikalisierung eines eigentlich divergenten Landes. Die allgemeinen sozialen Globalisierungserscheinungen der ersten Welt bildeten sich unter diesen Vorzeichen besonders extrem heraus.

Cohen filmte sprichwörtlich den Zusammenstoß unserer spätmodernen Bilderflut der scheinbar grenzenlosen, freien Welt mit den archaischen Trieben und Zwängen der Naturgewalt. Indem er das Verhältnis der westlichen Aufgeklärtheit zum »Fremden« pointiert in Szene setzte, gelang es Borat, aus der mythischen Kluft zwischen Realität und Betrug seine skandalöse Wahrheit zu Tage zu fördern. Und die machte auch vor dem Fremden der eigenen Gesellschaft nicht halt. Der Kampf der Kulturen hatte das Binnenleben erfasst, als die »Normalen« ihre Freiheit gefährdet sahen. Zum Vorschein kam die hässliche Fratze einer spannungsgeladenen Zweckgemeinschaft: in Gruppen zersplittert und von divergenten Wünschen und Ängsten strapaziert.

Das ist schwer auszuhalten, nicht zuletzt, weil jede Gemeinschaft auch zweckdienlich und Egounterdrückend ist. *Borat* ist kein Film, den man einfach nur »normal« schauen kann. Jede moralische Regung ergibt Mittäterschaft. Zu bald bleibt das Lachen im Halse stecken und strapaziert die multisensorische Penetration aller intimen Grenzen die eigenen Limits. *Borat* erreichte fast jede Sphäre der Öffentlichkeit. Sogar die Staatsgewalt alarmierte er auf allen Ebenen. Bis hin zum damals mächtigsten Menschen der Welt, George W. Bush, potenzierte sich das skandalöse Gebaren eines einzelnen »Fremden« zum globalen Medienspektakel. Doch der Ärger nach Außen ist eine Angst nach Innen. Man erfährt durch *Borat* keine skandalösen Wahrheiten über *Juden, Schwarze, Politiker, Roma, Rassisten* oder *Hollywoodstars.* Die »Wahrheit« des Wahnsinnigen entlarvt die *gesamte* Zivilisation in ihrem »falschen« Zusammenspiel.

Wenn man sich echauffieren wollte, dann allein über die Art der allgemeinen Verrohung, zu der auch der satirische Aufklärer Cohen mit *Borat* beiträgt. Denn eins muss man wohl feststellen: Die Veröffentlichung hat eine weitere mediale Grenze der rohen Sprache und Sitten überschritten. So direkt wurden »normale« Menschen im Kino wohl noch nie entblößt. Selbst 17-jährige Roma-Mädchen wurden durch den Film und seine Folgen mehrfach eiskalt vorgeführt (Lauer 2010).

Der heilerische Wert scheint dabei gering, und die spiegelnde Konfrontation stößt (wie meistens) auf eine Welle der Verdrängung und eine Steigerung der Symptome. Im besten Fall schafft der Film etwas *Selbsterkenntnis,* doch es muss offen bleiben, ob *Borat* seine Zuschauer »kultivierter« oder gar »toleranter« werden lässt. Es scheint einfacher, die »anderen« zu beäugen (und sich dabei am Kopf zu kratzen).

Die Vehemenz der politischen Grabenkämpfe im Kulturraum der »zivilisierten Welt« spricht derzeit kaum für eine Entwicklung, die sich durch reine Reflexion aufhalten zu lassen verspricht. Eher noch scheinen die zelebrierten Skandale immer weitere Affekte des *»Wir* gegen *das Andere«* auszulösen. Die mediale Spiegelung jeder Anstößigkeit tut ihren Teil daran, den Wahnsinn vom Narrenschiff in die Diskurse zu verlegen und vormals »Undenkbares« Normalität werden zu lassen. Wer Trump hat, kann über Borat nicht mehr lachen.

Und so bleibt der Film Dokument eines Zusammenstoßes. Den man zwar immer wieder sehen, dadurch aber nicht aufhalten kann. Nur wegschauen, das kann man nicht.

»Der Wahnsinn hat nicht so sehr mit der Wahrheit und der Welt zu tun als mit den Menschen und der Wahrheit von ihm selbst, die er wahrzunehmen versteht« (Foucault 1961, S. 45).

Literatur

Blothner D (1998) Erfolgreiche Filme? In: Ahren Y (Hrsg) Warum sehen wir Filme? Alano Herodot, Aachen, S 64

Derrida J (2015) Geschichte der Lüge. Passagen, Wien

Elias N (1997) Über den Prozess der Zivilisation. Suhrkamp, Frankfurt a. M.

Erdheim M (1988) Psychoanalyse und Unbewußtheit in der Kultur. Suhrkamp, Frankfurt a. M.

Foucault M (1961) Wahnsinn und Gesellschaft. Suhrkamp, Frankfurt a. M.

Lauer K (2010) Wer den Schaden hat. https://www.sueddeutsche.de/panorama/klage-gegen-borat-wer-den-schaden-hat-1.925013. Zugegriffen: 25. Juli 2018

Levi-Strauss C (1980) Mythos und Bedeutung – Vorträge. Suhrkamp, Frankfurt a. M.

Lorenz K (1978) Vergleichende Verhaltensforschung. Grundlagen der Ethologie. Springer, Wien, New York, S 202

Mount H (2006) Kazakhstan launches propaganda-campaign against Borat. https://www.telegraph.co.uk/news/uknews/1528944/Kazakhstan-launches-propaganda-campaign-against-Borat.html. Zugegriffen: 25. Juli 2018

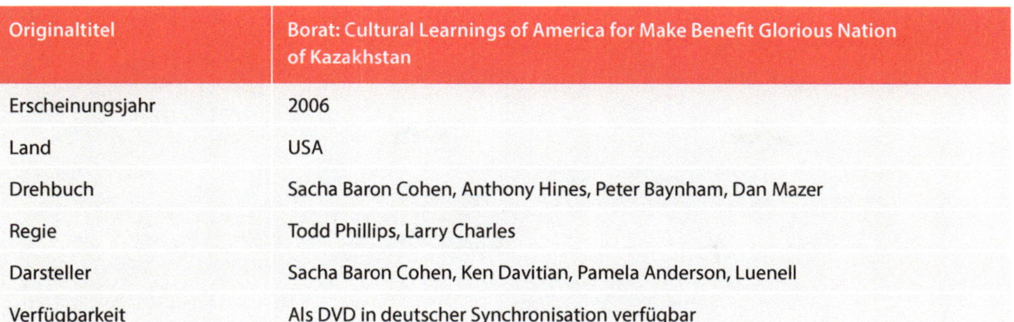

Originaltitel	Borat: Cultural Learnings of America for Make Benefit Glorious Nation of Kazakhstan
Erscheinungsjahr	2006
Land	USA
Drehbuch	Sacha Baron Cohen, Anthony Hines, Peter Baynham, Dan Mazer
Regie	Todd Phillips, Larry Charles
Darsteller	Sacha Baron Cohen, Ken Davitian, Pamela Anderson, Luenell
Verfügbarkeit	Als DVD in deutscher Synchronisation verfügbar

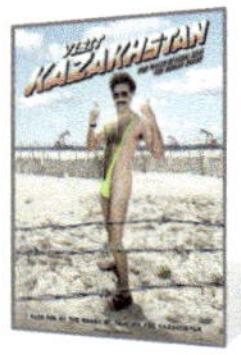

Hartmut Böhme

Gewalt und Rache in fünf Akten. Quentin Tarantinos Phantasmagorie des World War II

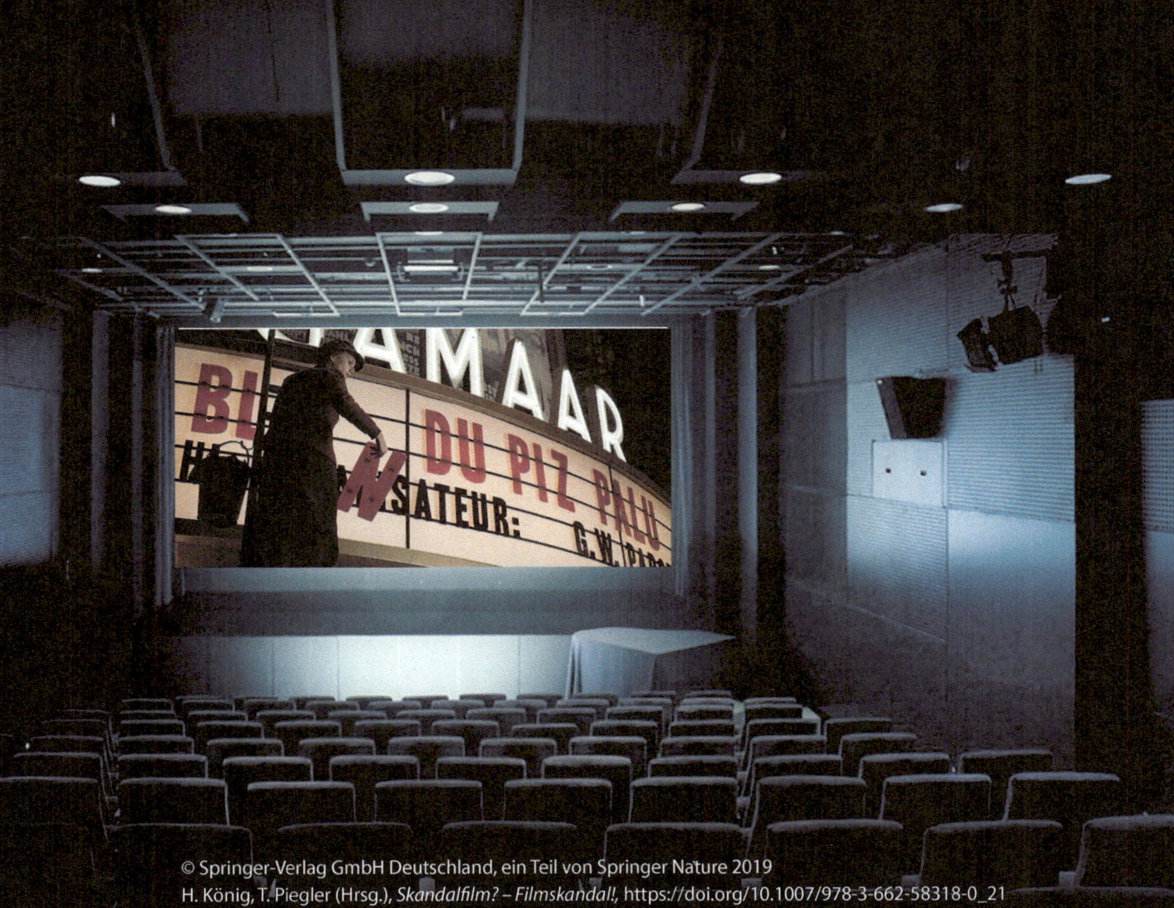

© Springer-Verlag GmbH Deutschland, ein Teil von Springer Nature 2019
H. König, T. Piegler (Hrsg.), *Skandalfilm? – Filmskandal!*, https://doi.org/10.1007/978-3-662-58318-0_21

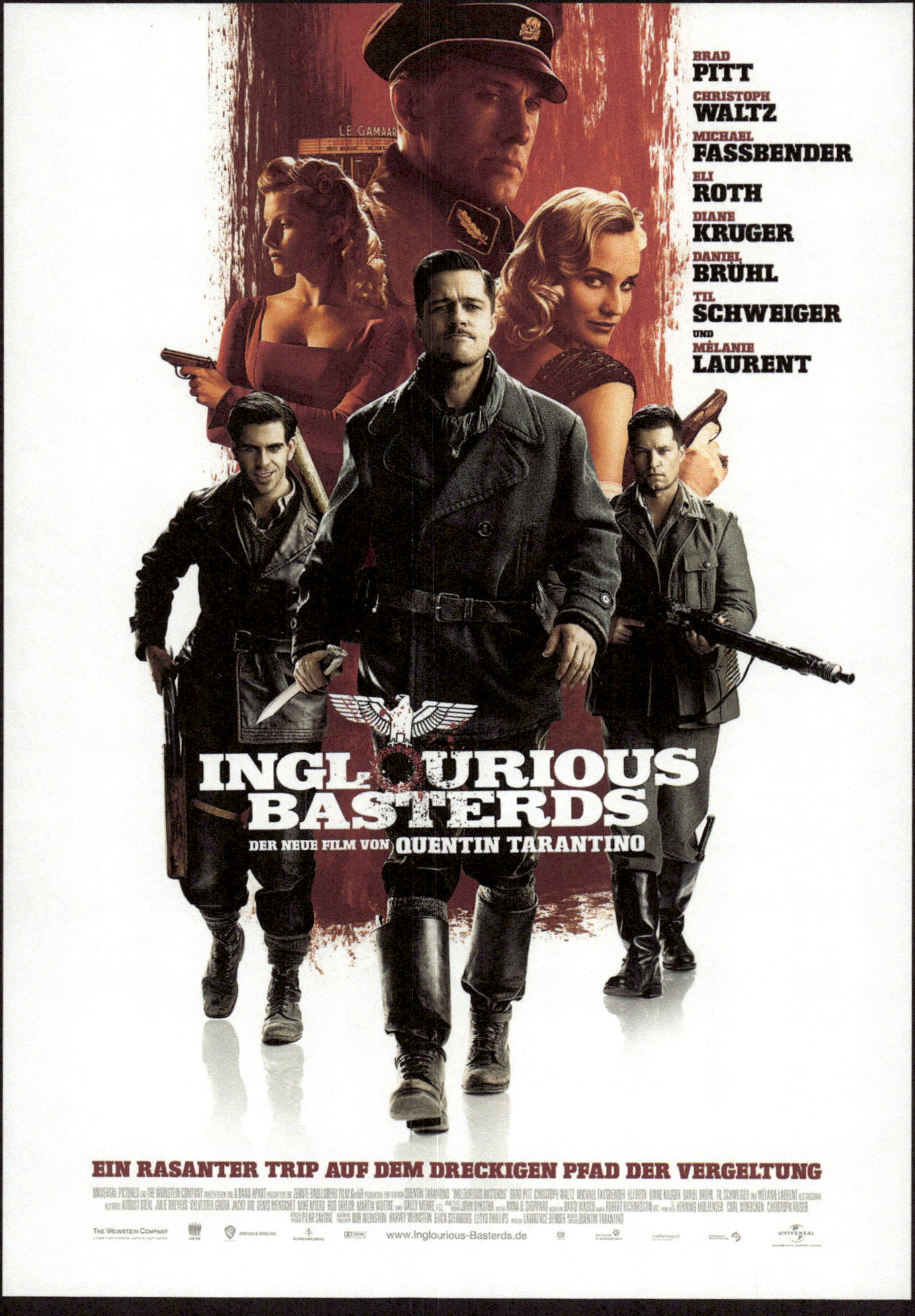

BRAD **PITT**

CHRISTOPH **WALTZ**

MICHAEL **FASSBENDER**

ELI **ROTH**

DIANE **KRUGER**

DANIEL **BRÜHL**

TIL **SCHWEIGER**

UND **MÉLANIE LAURENT**

INGLOURIOUS BASTERDS

DER NEUE FILM VON QUENTIN TARANTINO

EIN RASANTER TRIP AUF DEM DRECKIGEN PFAD DER VERGELTUNG

www.Inglourious-Basterds.de

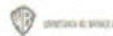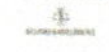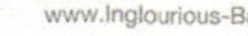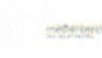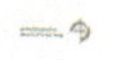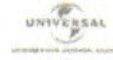

Filmplakat *Inglourious Basterds*. (© Universal Pictures International. Quelle: Filmbild Fundus Herbert Klemens. Mit freundlicher Genehmigung)

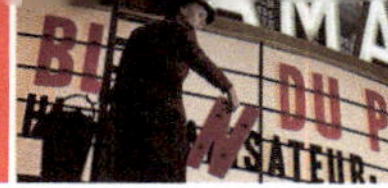

Inglourious Basterds

Der Film *Inglourious Basterds* (2009) (■ Abb. 21.1) war nach *Reservoir Dogs* (1992) und nach *Pulp Fiction* (1994), womit ihm der erste internationale Erfolg und zugleich eine filmästhetische Revolution gelang, der bislang größte Erfolg Tarantinos (über 320 Millionen Dollar Einspielsumme), unterdessen übertroffen durch *Django Unchained* (2012). Der kompliziert komponierte Film spielt im besetzten Frankreich zwischen 1941 und 1944. Viele der Filmmuster gehören zum Tarantino-Universum. Das schürt die Leidenschaft der Fans dieses Regisseurs, noch so kleine Spuren oder Zitate und Referenzen aufzudecken und die inner- wie extradiegetischen Verwebungen und den ziemlich wilden Mix aus Filmgenres aufzudröseln (Seeßlen 2014; Kaul und Palmier 2016; Shone 2017, 2018). Hier setzen sich die Leidenschaften des Filmemachers Tarantino in den Manien der *movie goer* fort. Für beide ist der Film alles und alles ist Film.

Es gibt eine Szene im Film, welche die Ästhetik Tarantinos emblematisch zur Darstellung bringt: Der deutsche Ufa-Filmstar Bridget von Hammersmark (dargestellt von Diane Kruger), die für den englischen Geheimdienst arbeitet, ist bei der missglückten Kontaktaufnahme mit der jüdischen Partisanengruppe unter Führung von Aldo Raine und dem englischen Offizier Archie Hicox angeschossen worden. Raine will wissen, ob die Schauspielerin sie womöglich verraten hat. Er bohrt seinen Finger in den Einschusskanal im Bein der schmerzgekrümmten Aktrice, um die »Wahrheit« aus ihr herauszupressen. *Torture* und *Truth* hängen zusammen. Das ist es: Tarantinos Verfahren besteht in diesem wie in anderen Filmen darin, Bilder und Szenen in die »Schmerzpunkte« unserer Überzeugungen, Moralen, Werte, Empfindungen und Wahrnehmungen zu schießen oder zu bohren. Das geht nicht ohne Tortur von Augen und Sinnen ab.

Durch den Schmerz hindurch wird unser Humanismus skandalisiert und kehrt seine andere Seite hervor: etwa die Lust an Gewalt, am Exzess ebenso wie am Ritus des Tötens, die Freude an archaischen Formen von Rache, der Genuss einer gnadenlosen, aber eleganten Coolness, die gierige Spannung nach Entladungen der Macht, die endlich sich in wüsten Gewaltbildern Bahn bricht, der konsequente Amoralismus vieler Figuren etc. Diese Gewaltästhetik bedient sich bewährter wie neuer Formen des Horrors und des Schauders. Doch werden diese gebrochen durch groteske Übertreibungen, absurde Komik, überdrehte Dialoge, unverhoffte Verkehrungen, slapstickhafte Verzeichnungen und irrlichterndes Gelächter. So werden wir unsicher, was denn das, was vor unseren Augen sich abspielt, eigentlich ist: Ist es die ernste Arbeit an der Freilegung bisher unbekannten Tiefendimensionen des Zweiten Weltkriegs und gar der modernen Gesellschaft überhaupt? Ist es die Phantasmagorie perverser Mechanismen von Gewalt und Macht auf allen Seiten? Ist es eine *définition noire* der menschlichen Gattung, eine filmische Expedition in den *dark continent* unserer anthropologischen Verfassung? Ist es die Zerschlagung unserer positiven wie negativen Vorurteile z. B. über Juden und Deutsche, Alliierte und Nazis, Gender und Race, Freund und Feind? Ist der Film vielleicht nur eine (womöglich selbst perverse) Bebilderung von psychopathischen Perversionen? Werden hierfür gesellschaftliche Konstellationen (Zweiter Weltkrieg und NS-Diktatur, Südstaaten-Sklavenhalter-Gesellschaft, großstädtischen kriminelles Milieu etc.) wie Filmgattungen (Western, besonders Italowestern, Kriegsfilm, besonders *dirty war movie*, Thriller, Historienepos, Groteske etc.) nur instrumentalisiert? Ist irgendetwas davon buchstäblich und »ernst« zu nehmen, politisch oder moralisch oder historisch? Ist dieser Film, der, wie fast immer bei Tarantino, von zahllosen Selbstthematisierungen des Films und des Kinos durchzogen ist, vielleicht überhaupt nicht »referenziell« zu verstehen (also in Bezug auf außerfilmische »Wirklichkeiten«)? Ist er vielleicht nur die Vorführung und das Ausreizen dessen, was Film überhaupt ist (inklusive *trash*) und wie er im Zusammenspiel mit uns Zuschauern funktioniert? – In all diesen Fragen stecken Provokationen und Skandalisierungen, denen wir nachgehen wollen.

Handlung

Der Titel des 1. Kapitels lautet »Es war einmal … im von Nazis besetzten Frankreich«. Es ist ein intimes Kammerspiel fast nur mit zwei Personen: dem Milchbauern Perrier LaPadite (Denis Ménochet) und dem SS-Oberst Hans Landa (Christoph Waltz). Dessen mit MPs bewaffnete Begleiter warten draußen vor dem Haus. Landa ist vom Führer beauftragt, versteckte Juden in Frankreich aufzuspüren. Er ist stolz auf seinen Spitznamen »Judenjäger«, den auch LaPadite kennt. Die drei Töchter LaPadites verlassen auf die Bitte Landas hin, die in Wahrheit ein Befehl ist, das Haus. Zuvor hat er ihnen die Hand geküsst und dem Bauern Komplimente über die Schönheit seiner Töchter gemacht: Selten waren Höflichkeiten von derartig messerscharfer Bedrohlichkeit zu sehen. So gibt der Wohnraum des Gehöfts die Bühne ab, auf der sich Landa und LaPadite allein begegnen, ein Duell – bis durch einen Kameraschwenk der Zuschauer entdeckt, dass im Keller unter dem Dielenboden die jüdische Familie Dreyfus versteckt ist. Nach ihnen sucht Landa. Damit wird die Spannung fast unerträglich, ob Landa die Versteckten entdecken wird. Im Wortwechsel von Landa und LaPadite geht es um Leben und Tod. In einer Mischung aus brillanter Rhetorik und eiskalter Zielfahndung treibt Landa den Bauern so sehr in die Enge. Er erpresst ihn schließlich mit dem Versprechen, dass er und seine Familie von den Deutschen unbehelligt bleiben würden, wenn er das Versteck der Dreyfus preisgeben würde. Unter Tränen weist der verzweifelte Mann auf jenen Bereich des Bodens, unter dem die Dreyfus-Familie versteckt ist. Landa täuscht eine Verabschiedung vor, während er seine Soldaten hereinwinkt, die mit ihren MPs den Boden durchlöchern und die Dreyfus-Familie töten. Doch eine Tochter, Shoshanna (Mélanie Laurent), entkommt unverletzt durch ein Kellerfenster und flüchtet, während Landa ihr, schon außerhalb der Reichweite seiner Pistole, nachruft:

💬   »Au revoir, Shoshanna! Bis wir uns wiedersehen.«

Das 2. Kapitel heißt »Inglourious Basterds«. Wir sehen den Lieutenant Aldo Raine (Brad Pitt) vor einer Reihe jüdischer US-Soldaten eine Ansprache halten. Es geht um die Einschwörung der künftigen Partisanen auf den kategorischen Imperativ: Nazis töten! Hinter der Front sollen sie durch unlimitierte Grausamkeit, jenseits jeden Kriegsrechts, unter den deutschen Truppen Angst und Schrecken verbreiten. Die Getöteten sollen skalpiert werden – auch als Zeichen Aldo Raines selbst, der sich als Apachen bezeichnet und zudem auf den sagenhaften Scout Jim Bridger (1804–1881) zurückgehen soll. Der Kampf der jüdischen Partisanen gegen die Deutschen wird unter der Hand parallelisiert mit dem Kampf der Indianer gegen die rassistischen Weißen, die an ihnen Völkermord begehen.

Gelegentlich lässt Raine einen Deutschen entkommen, damit er den Horror in die Wehrmacht trägt. Das ist psychologische Kriegsführung durch Terror. Diese »Boten« erhalten zuvor von Raine mit einem Bowie-Messer ein Hakenkreuz in die Stirn geschnitten, das den Entkommenen auf ewig als Nazi stigmatisieren soll (ein anderes Kainszeichen). Ein solcher »Botenbericht« wird von einem der Stigmatisierten Hitler persönlich überbracht. Hitler (Martin Wuttke) ist ein hysterischer Psychopath, der die paranoiden Gerüchte über den Golem herausschreit und befiehlt, das Wort »Bärenjude« nie mehr auszusprechen, die jüdischen Partisanen zu fangen, um nachzuweisen, dass sie aus Fleisch und Blut und nicht magische Monster sind.

Aldo Raine selbst zeigt eine Narbe rings um seinen Hals: Ist der »jüdische Apache« der Strangulation durch den Ku-Klux-Klan, einem anderen Verbrechen oder einer Hinrichtung entkommen? Die Partisanen werden ergänzt durch den Deutschen Hugo Stiglitz (Til Schweiger), der dreizehn NS-Offiziere ermordet hat. Stiglitz wird von den Basterds, wie die Gruppe bei den Deutschen heißt, aus dem Gefängnis und der Nazi-Folter befreit (auch Stiglitz trägt Narben von Auspeitschungen; vgl. *Django Unchained*), um nunmehr ein »professioneller« Nazi-Killer zu werden. In einer langen Szene wird der hünenhafte »Bärenjude« (Eli Roth) eingeführt, der berüchtigt dafür ist, Nazisoldaten mit einem Baseballschläger zu zertrümmern (das zitiert die Figur Harley Quinn aus der animierten Comic-Serie *Batman*, 1992: eins der typischen popkulturellen Zitate Tarantinos). Ein deutscher Feldwebel, der alle

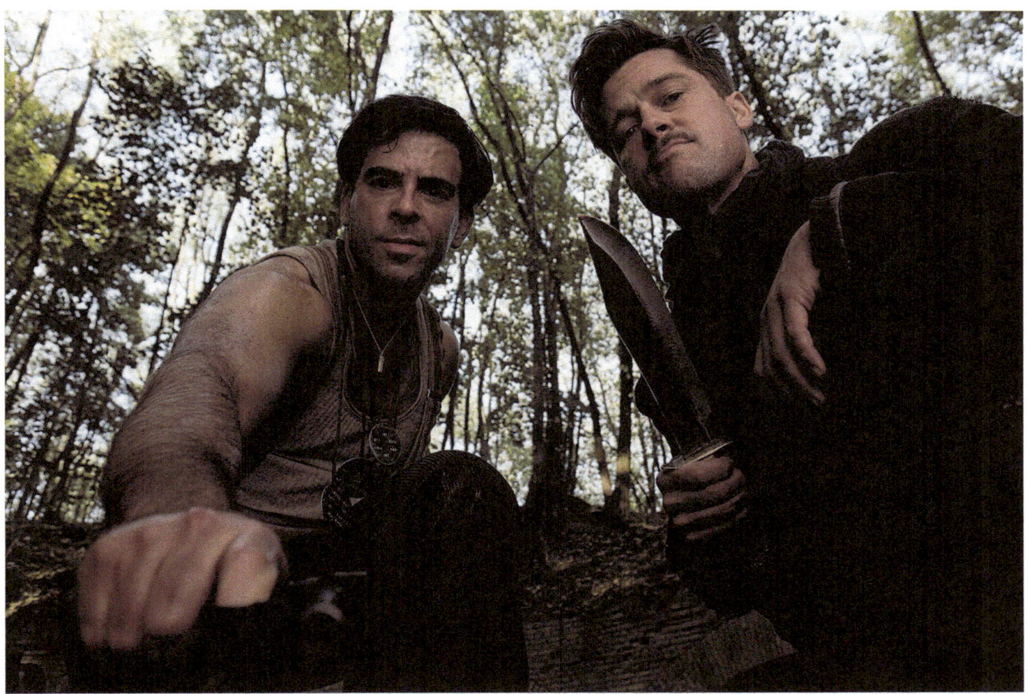

■ **Abb. 21.2** Die Inglourious Basterds beim Skalpieren eines deutschen Soldaten. (© Universal Pictures International. Quelle: Filmbild Fundus Herbert Klemens. Mit freundlicher Genehmigung)

Gerüchte über die Basterds kennt, weiß, was ihn erwartet, wenn er nicht verrät, wo sich die Stellung einer deutschen Einheit befindet (■ Abb. 21.2). Der Bärenjude, Donny Donowitz, wird angekündigt durch Schläge des Baseballschlägers (Donowitz ist noch nicht zu sehen); sie werden zur Percussion des sich steigernden Musikeinsatzes.

Das 3. Kapitel »Deutscher Abend in Paris, 1944« führt weitere Protagonisten ein: Die entflohene Shoshanna leitet unterdessen unter dem Namen Emmanuelle Mimieux zusammen mit ihrem frankoafrikanischen Geliebten Marcel (Jacky Ido) ein Kino. Sie begegnet dort Fredrick Zoller (Daniel Brühl), einem liebenswürdigen Kinofan, der freilich mit seiner automatischen Waffe von einem Kirchturm aus mehr als 250 GIs tötete. So ist er zu einem Helden aufgestiegen, über den der in Paris weilende Goebbels einen Propagandafilm drehen ließ *(Stolz der Nation)* – mit Zoller selbst in der Hauptrolle. Damit wird Zoller zum deutschen Gegenbild des von Howard Hawks gedrehten Films über den *Sergeant York* (1941), nach dem Zoller seinen Spitznamen trägt. Über die Premiere wird in einem Café zwischen Goebbels und Zoller diskutiert. Weil Zoller für die Premiere das Kino von Shoshanna vorschlägt, wird diese vom Gestapo-Offizier Hellstrom abgeholt, damit Goebbels sie kennenlernt. Shoshanna muss sich ebenso vorsichtig wie diplomatisch verhalten, insbesondere nachdem Hans Landa als Sicherheitschef für die Premiere hinzukommt und er sie in ein von Höflichkeit und rhetorischer Eleganz geprägtes Verhör nimmt. Shoshanna erkennt natürlich den Mörder ihrer Familie, und auch Landa ahnt etwas von ihrer wahren Identität.

Nachdem Shoshanna erfährt, dass die Führungselite des Dritten Reiches bei der Premiere anwesend sein wird, beschließt sie, zusammen mit ihrem Geliebten Marcel das Kino während der Premiere anzuzünden, um alle zu töten. Die Idee: Eine Jüdin und ein Schwarzer (»Neger«), Vertreter der als minderwertig diskriminierten Rassen, töten die NS-Elite und rächen sich, als Opfer des Rassismus, an den Agenten des Rassismus (Nama 2015). Eben diese Idee bildet den *Hard core* auch des Racheepos *Django*

Unchained (2012), dort transponiert ins Milieu der Sklavenhaltergesellschaft der US-Südstaaten kurz vor Ausbruch des Bürgerkriegs (1861–65). Dass Rache, in Exzessen choreographiert, und nicht etwa Recht, mit seiner regelgestützten Rationalität, jenen *drive* aufweist, der Unrecht und Rassismus durchschlägt, ist ein bevorzugtes Phantasma Tarantinos – bis hin zu dem von präpotenter Adoleszenten-Ästhetik und Gewalt-Comics inspirierten Rache-Epos *Kill Bill 1 & 2* (2003/4).

Das 4. Kapitel »Operation Kino« bezieht seinen Titel aus dem Plan des englischen Geheimdienstes, einen Anschlag auf die Filmpremiere in Paris durchzuführen. Dafür wird Lieutenant Archie Hicox (Michael Fassbender), ein Experte für deutschen Film, in die englische Kommandozentrale befehligt, wo er, unter Anwesenheit Winston Churchills, von General Fenech eingewiesen wird. Dabei werden einige für den weiteren Verlauf wichtige Linien zusammengeführt: Hinter der deutschen Front soll er sich mit den Basterds treffen und mithilfe des Ufa-Stars Bridget von Hammersmark den Anschlag durchführen. Tatsächlich treffen sich die Akteure im Kellerlokal eines Dorfes nahe Paris, wo indes eine Gruppe deutscher Soldaten feiert. Eine gefährliche Lage. Tarantino schätzt es, solche Zuspitzungen nicht flugs zur Peripetie zu führen, sondern im Gegenteil verzögernde Digressionen einzubauen, hier vor allem das Wer-bin-ich-Spiel. Schließlich werden die Attentäter durch verschiedene Indizien und durch den plötzlich auftauchenden Gestapo-Offizier Hellstrom enttarnt, so dass es zu einer wüsten Schießerei kommt, bei der nur Hammersmark verletzt überlebt. Unter erschwerten Bedingungen (dezimierte Basterds, verwundete Hammersmark) wird beschlossen, das Attentat dennoch durchzuführen – ohne dass die Akteure wissen, dass von anderer Seite, Shoshanna und Marcel, ebenfalls ein Anschlag vorbereitet wird. Sie ahnen auch nicht, dass tags darauf Hans Landa die verwüstete Taverne untersucht und dabei den Schuh und das Autogramm der Schauspielerin sicherstellt und die Toten Hicox, Stiglitz und andere Basterds-Mitglieder identifiziert: Er kann sich also ein Bild des geplanten Attentats machen.

Das 5. Kapitel »Die Rache des Riesengesichts« wechselt in Shoshannas Kino und zeigt in einer für Tarantino typischen Mischung aus Groteske, Hyperbolik, Thriller-Suspense und finaler Gewalt-Apotheose den Verlauf des Attentats auf die versammelte NS-Elite und deren militärische Entourage. Landa hat Hammersmark und die Aldo-Raine-Gruppe enttarnt. In einem mit satanischer Kälte und vollendeter Bonhommie geführten Verhör überführt er Hammersmark – und erwürgt sie in hemmungsloser Wut, während er Aldo Raine und Utivich verhaften und abtransportieren lässt.

Landa weiß freilich nichts vom Anschlagsplan Shoshannas. Die beiden als Italiener getarnten Basterds lässt er indes agieren, denn längst verfolgt der opportunistische Zyniker eigene Ziele: hat er doch unter dem Sitz von Goebbels und Hitler das Zeitzünder-Dynamit platziert, das Aldo Raine zur Explosion bringen wollte. Mit Aldo Raine und per Telefon mit dessen Kommandeur handelt er einen Deal aus, der ihn, für die Nachkriegszeit, als Widerstandskämpfer, Agent für die Alliierten und Attentäter auf die Führungsclique der Nazi erscheinen lassen soll, mit Orden, Pension und Villa belohnt – er, der in einem grandiosen Akt den Zweiten Weltkrieg beendet haben will. Die eiskalte Intelligenz Landas wird lächerlich größenwahnsinnig. Längst ist er nicht mehr Herr des Spiels. Dem Schein nach lassen sich Raine und sein Kommandeur darauf ein: In einem Wald findet die Übergabe statt – Raine wird befreit, Landa ergibt sich. Doch sofort erschießt Raine den Fahrer Landas und schneidet mit seinem Bowie-Messer Landa das Hakenkreuz auf die Stirn: sein »Meisterwerk«, wie er sagt. Eine groteske Story.

Unterdessen hat Fredrick Zoller, der sich den Film seiner heldischen Morde ansieht, wobei ihm vom Anblick seiner selbst als Massenmörder übel wird, seinen Platz verlassen. Er verlangt Eintritt in den Projektorraum, von dem aus Shoshanna den Film vorführt. Sie weist ihn erst behutsam, dann brüsk ab: Der derart gekränkte Held in ordensgeschmückter Galauniform gerät außer sich und wird gewalttätig, so dass Shoshanna ihn mit ihrer Pistole erschießt – den sensiblen Filmfreund, der *The Kid* (1921) von Charlie Chaplin und *Die weiße Hölle vom Piz Palü* (1929) von Arnold Franck und Georg Wilhelm Pabst (mit Leni Riefenstahl) schätzt (■ Abb. 21.3). Shoshanna beugt sich zum Toten, streichelt ihren Feind, mit dem sie doch über den Film verbunden ist: Da dreht sich Zoller, noch nicht ganz tot, um und erschießt Shoshanna. Beide sterben. Eine sentimentale Westernszene.

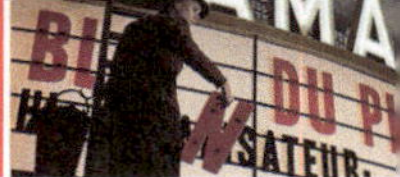

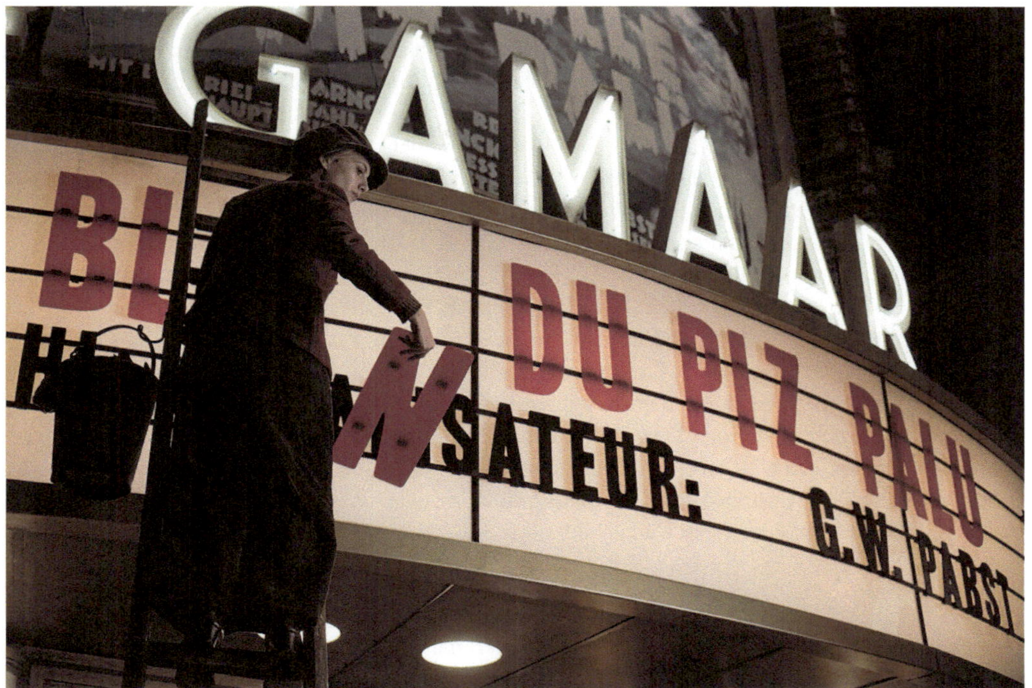

■ **Abb. 21.3** Der Ort für den Showdown: ein Pariser Filmtheater. (© Universal Pictures International. Quelle: Film-bild Fundus Herbert Klemens. Mit freundlicher Genehmigung)

Im Saal johlt das Nazi-Publikum über den Film *Stolz der Nation*. Besonders Hitler bricht in hysterische Lachorgien über die serienmäßig erschossenen US-Soldaten aus. Er bezeichnet den Film als Goebbels' »Meisterwerk«, der daraufhin in Tränen ausbricht (Regie bei dieser Film-im-Film führte der Darsteller des Bärenjuden, Eli Roth; eine ironische Volte: Ein jüdischer Regisseur führt Regie bei dem Film, den Hitler als Goebbels' Meisterwerk bezeichnet).

Doch Shoshanna und Marcel haben in den Film eine eigene Szene einmontiert: In einem riesigen Close-Up erscheint auf der Leinwand das Gesicht der Shoshanna, die mit apokalyptischem Pathos, wie ein biblischer Racheengel, den versammelten Nazi-Größen den Feuertod ankündigt. Film im Film im Film. Hinter der Leinwand hat Marcel auf diesen Augenblick gewartet und schnippt seine Zigarette in den Berg von 350 Nitrofilm-Rollen, die als Brandbeschleuniger das Kino im Nu entflammen. Film als Feuerwalze. Die Türen hat Marcel zuvor verrammelt. Panik bricht aus, verstärkt dadurch, dass die beiden als italienische Filmcrew getarnten Basterds mit MPs in einem wahren Tötungsrausch Hitler und Goebbels durchsieben und in das gefangene Publikum hineinballern – in der Manier von Ego-Shooter-Games. Ein wüster Overkill. Schließlich geht noch das Dynamit hoch und das Kino explodiert, ein gewaltiges Feuermeer (wie am Schluss von *Django Unchained*). Eine Apokalypse auch des Kinos, in welchem das Publikum von eben jener entfesselten Gewalt überwältigt wird, an der es sich begeisterte.

Skandalisierung als Form der Filmästhetik

Provokativ sind die auffälligen Vertauschungen im Verhältnis von Gut und Böse, Opfer und Täter, wodurch habituelle Standardinterpretationen verwirrt werden: Danach »wissen wir«, dass Juden Opfer sind und dass sie, wenn sie gewaltsamen Widerstand leisten, auf der guten Seite stehen. »Wir wissen«, dass Nazis gewalttätige Bürokraten sind, die Führungsclique aus Psychopathen besteht und SS wie

Gestapo eine tödliche Maschinerie der Verfolgung und Gewalt bilden. Die Nazis sind *Barbaren*, die westlichen Kriegsgegner sind *Verteidiger der Kultur*. Diese duale Struktur bot und bietet die Grundlage für zahllose Erzählungen und Filmnarrative. Auch bei Tarantino wird dieser Dualismus bedient – und konterkariert. Dafür einige Beispiele:

Der SS-Standartenführer Hans Landa, der »Judenjäger«, sieht sich selbst als Detektiv in der Tradition von Sherlock Holmes (z. B. die Holmes-Pfeife, die *Calabash*, beim Verhör im 1. Kapitel; Dialog mit Aldo Raine im 5. Kapitel). Er ist ein Mann von ausgezeichneten Manieren und entspannter Eleganz, der sich fließend im Französischen, Italienischen und Englischen bewegt. Er verkörpert den kultivierten Bürger in SS-Uniform, der mit Intelligenz und Zielbewusstsein nur ein Ziel verfolgt: Juden ausfindig zu machen. Der Phänotyp seiner *sprezzatura* steht nicht im Gegensatz zur gnadenlosen Gewaltstrategie, die er kalt und ungerührt verfolgt, in unerschütterlichem *desengaño*. Damit verkörpert Oberst Landa die beiden Verhaltenstypen, welche Baldassare Castiglione und Baltasar Gracián dem Machtmenschen anempfehlen und deren Modernität Helmut Lethen in seinem Buch *Verhaltenslehre der Kälte* (Lethen 1994) nachgewiesen hat. Doch durch dieses Eis beherrschter Höflichkeit bricht gelegentlich, etwa hinsichtlich des Ufa-Stars Hammersmark, eine hasserfüllte Brutalität: Wie ein formbewusster Fuß-Fetischist (ein wiederkehrendes Motiv bei Tarantino) lässt Landa ihren Fuß hineingleiten in den Schuh, den er in der Taverne sichergestellt hat; er passt perfekt. Und gebildet, wie er ist, zitiert er aus dem Aschenputtel-Märchen:

»der Schuh ist nicht zu klein / die rechte Braut, die führt er heim.«

Die Falle, die er mit ausgesuchter Höflichkeit inszeniert hat, schnappt zu. Unmittelbar nach den Versen aus Grimms Märchen schlägt Kultur in Barbarei um: Landa erwürgt die Schauspielerin, die »rechte Braut«, mit wilder Gewalt. Tötungstaumel, Mordlust bilden den Grund und Abgrund der kühlen Eleganz seiner sprachlichen Performance. Genau um dieses Paradoxon ist es Tarantino zu tun: Kultiviertheit enthält keinerlei intrinsische Barrieren vor Barbarei.

Im Gegenteil: Niemand in diesem Film ist ein so entsetzlicher Verbrecher wie Landa, der kultivierte Mörder. Niemand ist so gefährlich wie er, weil er Intelligenz, Rhetorik und Gewalt perfekt vereinigt, ja seine Kultiviertheit vollständig zu einem Instrument seiner mörderischen Strategien verwandelt. So auch bei LaPadite: Während Landa bürokratische Vorgänge lässig nebenher behandelt, verwickelt er LaPadite in ein liebenswürdiges Gespräch, in dessen Verlauf er eine unsichtbare, aber fühlbare Unausweichlichkeit aufbaut. Unter deren Druck kollabiert der Bauer: Er verrät die Familie Dreyfus. Dieses »Gespräch« ist ein messerscharfes Verhör und eine samtene Verführung zum Verrat. Es löst eine extrem langsame Eskalation von Angst aus.

Das korrespondiert mit jener Szene, in der Landa im Café Emmanuelle Mimieux verhört, von der er nicht weiß, aber es doch ahnt, dass sie die geflohene Shoshanna ist. Ostentativ bestellt er ihr *Milch* (eine Deckerinnerung an die Milch, die er für sich selbst im Hause LaPadites verlangte). Und ostentativ hindert er Emmanuelle daran, sogleich von dem vorzüglichen Apfelstrudel zu kosten, den er für sie geordert hat (er ist Österreicher), und wartet, bis der Strudel mit schneeweißem Schlagobers bekrönt wird. In Großaufnahme werden diese schneeweißen Signifikanten, die auf die wahre Identität Emmanuelles verweisen, inszeniert. Man spürt die Angst Shoshannas und den lauernden Jagdinstinkt Landas, der indes knapp vor ihrer Enttarnung eine Frage, die entscheidende, vergessen hat – sein Vergessen bemerkt und lässig abtut. Indes: Seine Zigarette stößt er mit Gewalt in den Sahneberg seines Strudels. In diesem winzigen Augenblick zerfällt die Camouflage des eleganten Offiziers und er kehrt seine hemmungslose Gewalttätigkeit hervor.

Vermutlich dient die Höflichkeit nur zur Verlängerung des sadistischen Spiels, das stets auf die Dehnung der Zeit aus ist. Spannung und Sadismus ähneln sich darin, dass sie den Zeitpunkt der Lösung und Entladung so lange wie möglich hinausschieben. Darin besteht die Kunst des lustvollen Sadismus, den Landa ebenso beherrscht wie Tarantino selbst. Die Ökonomie der Zeit im kunstvollen Wechsel von Beengung und Weitung, Beschleunigung und Dehnung, ist ein wesentliches Moment des sadistischen

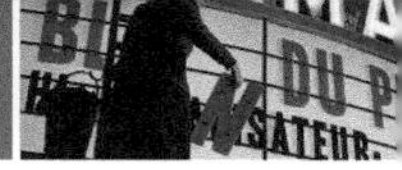

Genies wie des filmischen *suspense* bei Tarantino. Die Zuschauer werden mit LaPadite und mit Shoshanna und später mit Bridget von Hammersmark »auf die Folter gespannt«, um nach endlosen Minuten der Spannung vorläufig »entlassen« oder ermordet zu werden – so wie Shoshanna aus den quälenden Gesprächen mit Goebbels und mit Landa entlassen wird: fürs erste gerettet. Aufatmen. Tränenausbruch.

Schon im 1. Kapitel setzt Landa seine Fremdsprachenkenntnisse perfide zur Erreichung seiner Ziele ein: Mit LaPadite parliert er französisch über nebensächliche Dinge (die versteckten Juden können dies verstehen); im zweiten Verhör-Teil wechselt er ins Deutsche (in der Originalfassung: ins Englische), was LaPadite versteht und spricht, nicht aber die Juden. So tarnt er, dass es um eben diese versteckten Juden geht. Die Verabschiedung inszeniert er wieder auf Französisch, um die Juden zu täuschen, während die Soldaten leise auf Deutsch ins Haus beordert werden.

Geht es um den paradoxen Ineinsfall von Kultur und Barbarei? Schauen wir auf das 2. Kapitel. Lieutenant Aldo Raine steht vor der Reihe abgerissener Juden. Ähnlich wie in Stanley Kubricks Film *Full Metal Jacket* (1987) peitschen die Wortsalven des Leutnants wie Geschosse auf die jungen Männer, um sie auf *Nazi Killing* zu konditionieren. Die Absicht ist es, vor der Landung der Alliierten in der Normandie die deutschen Truppen zu destabilisieren. Der Kämpfer für die gute Sache ist ein ziemlich ungehobelter Klotz, der nur seinen Südstaaten-Slang zu sprechen vermag. Als er und zwei Kombattanten von Bridget von Hammersmark Landa vorgestellt werden als angeblich italienisches Filmteam, verfällt Landa sofort in eine phonetisch einwandfreies Italienisch, während die drei Juden das Italienische nicht einmal radebrechen können. Das ist eine ebenso lächerliche Maskerade wie die Erklärung für das eingegipste Bein der Schauspielerin, sie sei beim Bergsteigen verunglückt: auf welchem Berg in Paris? Landa schüttet sich vor Lachen aus und verwandelt die gesamte Szenerie in eine Burleske, über die nur er, der alle vier durchschaut, lachen kann. Lachen, Komik und Bildung können tödlich sein, durchfährt es den Zuschauer (Bothmann und Hoffstadt 2016).

Aldo Raine ist der Gegenspieler zu Landa. Bei entgegengesetzten Inhalten und Zielen operieren sie formal ähnlich, in gnadenloser Obsession. Er organisiert die jüdischen Partisanen als eine Gruppe von Kopfjägern. Es gibt kein Gesetz, kein Kriegsrecht, es gibt nur Töten und die Skalp-Trophäe. Das ist der für den Western charakteristische Grenzraum zwischen vorrechtlichem Selbsthelfertum (mit entsprechendem Rache-Terror) und einer auf Rechtsregeln beruhenden Verfahrensform, die Gesellschaften regulieren und verfriedlichen soll. Und es gibt den »Bärenjuden«, der als gespenstische Fama die Deutschen heimsucht: der Jude als zweiter Herkules mit Keule.

Die Namen »Judenjäger«, »Apache« und »Bärenjude« platzieren die Antagonisten auf einem Spielplan, der aus Elementen kriegerischer Kinderspiele, archaischer Jägerkultur, schwarzer Groteske und perverser Gewalt gemischt ist: eine für Tarantino typische Mixtur. Hinzu kommen Westernmuster wie das Duell der Worte und Waffen, das Mexican Standoff, der Hinterhalt, der Überfall, die Massenschießerei etc. Dass dadurch das ernste Thema von Weltkrieg und Holocaust ständig mit popkulturellen Mustern aus B- und C-Produktionen, Comics, Phantasy und Mystery vermischt werden, was zu einem riskanten Gattungsmix führt, hat viele Zuschauer skandalisiert – *und sollte es auch*.

So erleben wir Zuschauer, wie eine Gruppe gefangener Wehrmachtssoldaten von der jüdischen Partisanengruppe ermordet wird. Der Ort ist eine Senke in einem Wald, umstanden von Ruinen. Oben auf den »Rängen« des amphitheatralischen Raums stehen die Partisanen, welche die ebenso lässigen wie gnadenlosen Verhöre sowie den Mord unten auf der »Bühne« teils mit höhnischem Gelächter, teils mit Applaus begleiten. Es ist für den Film typisch, dass ein deutscher Feldwebel mit Ritterkreuz und Nahkampfspange, knieend, in völliger Klarheit und ruhiger Haltung, sich der Gewalt der Szene gewachsen zeigt und schließlich vom »Bärenjuden« zertrümmert wird – durchaus Achtung und Mitleiden des Zuschauers weckend. Unabhängig vom »guten« Ziel der Partisanen vertauschen sich die Positionen: Der Deutsche ist das anrührende »Opfer«, während die jüdischen Kämpfer zu einer Mörderbande mutieren, Basterds eben. Es gibt keine Begrenzung durch transkulturell verbindliche Regeln mehr. »Apache«, »Keule«, »Skalp« – dies sind die Insignien einer entgrenzten Gewalt, in der das Töten selbst zur Lust geworden ist. Es ist ein Programm des Horrors, wie Aldo Raine es formuliert:

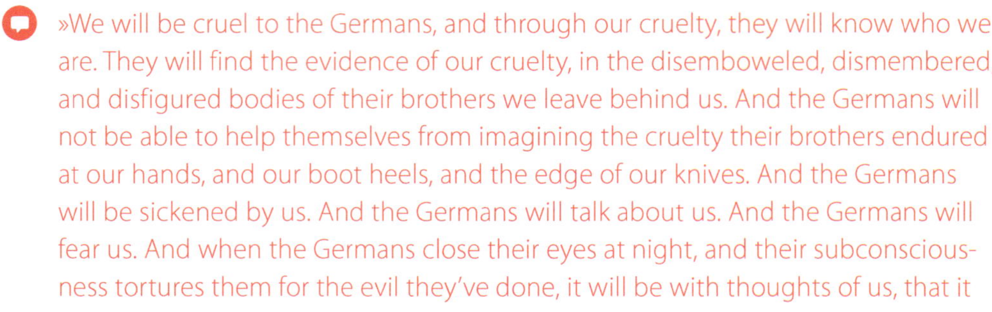

Nicht umsonst hat Tarantino die Szene um Feldwebel Rachtman in der Form eines Amphitheaters mit Publikum arrangiert, als handele es sich um ein »Theater der Grausamkeit« (Arthur Artaud). Denn die Szene kehrt, in Design und Ausstattung verwandelt, wieder. Der »Film im Film« *Stolz der Nation* wird von Tarantino kontextualisiert in Analogie zur Mordzeremonie der jüdischen Partisanen. Es ist kein *Amphitheater*, sondern ein *Filmtheater*, doch mit der gleichen Verteilung von Publikum und Mordgeschehen. Der Film-im-Film wird als wüster Mordrausch präsentiert, der von Gelächter und Gejohle begleitet wird. Wir begreifen: Dieses Gelächter ist das der Hölle. Der Film suggeriert: Das Nazi-Publikum und das jüdische Publikum (die Basterds) reagieren, im Film, strukturell analog. Positionell identisch sind ferner der gefeierte Schütze Zoller und der jüdische Herkules, der »Bärenjude«. Den beiden Publika, welche die Gewaltereignisse lachend und johlend begleiten, entspricht ein drittes Publikum: dasjenige, *das den Tarantino-Film anschaut – wir*. Die Verwirrungen und Vertauschungen von Opfer und Täter, von Deutschen und Juden, die Tarantino betreibt, durchkreuzen unsere habituelle und humanistische Welteinteilung von Gut und Böse sowie von Opfern und Tätern. Der Kollaps, in den diese Weltordnung getrieben wird, soll offenbar, auf unerträgliche Weise, eine tiefere Gemeinsamkeit freilegen: die lustvolle Zustimmung zum Morden, zum grausamen Exzess. *Homo necans*. Kultur ist nur ein dünner Firnis über einem Abgrund des Bösen und der Gewalt. Durchaus entspricht dies der pessimistischen Sicht Sigmund Freuds (1915, 1930) auf die humanisierende Kraft der Kultur.

Die Rache des Riesengesichts

Ist dies selbst schon eine grausame Zumutung an uns als Zuschauer, so wird diese in der »Rache des Riesengesichts« noch übertroffen. Mit Shoshanna hatte der Zoller angebandelt, der sich als kenntnisreicher Filmenthusiast entpuppt, so gar nicht als schurkischer Nazi. Das Kino ist die Brücke, die Shosanna und Zoller verbindet. So wird die Verlegung der Premiere des Films *Stolz der Nation* vom großen Saal des Ritz-Hotels in Shoshannas Kino überhaupt erst denkbar (Mazzeo 2014, S. 61–122). Damit wird Shoshanna die Gelegenheit geboten, sich an den Nazis zu rächen. Ihr Handeln wird fortan von der Logik der Rache bestimmt. Rache und Vergeltung gehören einer vor-rechtlichen Schicht an, die ähnlich wie die archaische Horde der Apachen-Juden funktioniert. Eben dadurch werden sie der verwilderten Mordlust der Nazis angeähnelt. Die kultivierten Arrangements des Films bilden die Fassade dafür, dass hier vorgeschichtliche Wildnis herrscht. Dies scheint eine Botschaft des Films zu sein. Während Shoshannas »Riesengesicht«, die selbst schon tot ist, wie ein archaischer Dämon das Endgericht über die Nazi-Elite ankündigt, bricht ihre Stimme, während das große Sterben bereits begonnen hat, in jenes höllische Gelächter aus, das auch die Ermordung des Feldwebels Wilhelm und die Tötungsorgien Zollers in *Stolz der Nation* begleitete.

Ein umstürzender Effekt: Die Juden, denen doch angesichts des Holocausts stets eine Opferrolle zugeschrieben wurde, erweisen sich als mutige Widerstandskämpfer und erledigen die gesamte Nazi-Führung. Nun mag dies eine – freilich plumpe – Entlastungsphantasie angesichts der Millionen Opfer in der Shoah sein. Doch unterhalb der triumphalen Rache, die archaisch genug ist, torpediert Tarantino

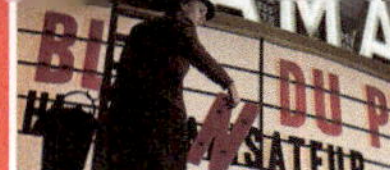

unser Bewusstsein mit einen anderen Botschaft: Die Juden kontern den Holocaust … *durch einen Holocaust,* im wörtlichen Sinn. Das ins Mythische gesteigerte Gesicht Shoshannas ist die Prosopopöie des Endgerichts im Feuer, das den Gegnern des jüdischen Volkes angekündigt wird. Auch wenn zwischen der Film-Phantasie und der realen Shoah natürlich krasse Unterschiede zu beachten sind, so besteht doch die Frage, was einen Filmemacher wie Tarantino dazu bewegen konnte, in dieser Weise die historisch klar verteilten Positionen im politisch, moralisch und emotional empfindlichen Feld der deutsch-jüdischen Geschichte zu provozieren, zu verwirren und zu verkehren (Seeßlen 2014).

Inglourious Basterds ist ein Spiel-Film, der mit dem Film und im Film spielt. Unübersehbar sind die vielen skurrilen, komischen und schwarzhumoresken Spiel-Elemente sowie die Selbstthematisierungen des Films als Film. *Inglourious Basterds* inszeniert sich selbst als die Möglichkeit *to give full play,* wie es im Englischen heißt: der Phantasie freien Lauf geben. Das heißt mehr als die Entlastung von historischer Richtigkeit oder von konsensuellen Überzeugungen etwa über Nazis und Juden. Es heißt die »Freigebung des sonst Verbotenen« – eine Formel, die Freud für die im moralischen Regime des Bewusstseins zensierten Freiheiten des Festes, der Kunst, der Phantasie und des Traums prägte (Freud 1912–13, S. 424 f, 1908).

Wie Aldo Raine fordert, dass der Horror und die Bilder der zerstückelten Körper in die Träume und ins Unbewusste der Deutschen getrieben werden sollen, so sind Filme nicht immer, aber immer wieder und bei Tarantino gewiss das Geschoss, das die Bilder des Unbewussten im Zuschauer freisetzt und explodieren lässt. Das würde heißen: Unabhängig vom Grad unserer Kultur, unabhängig von moralischen Rechtfertigungen und rechtlichen Normen, unabhängig auch von Reflektiertheit und einem hohen Grad an verfügbaren Kulturtechniken, unabhängig von politischen und religiösen Fraktionierungen, vielmehr diese fundierend, toben Rachegelüste und Mordorgien in uns, und, damit korrespondierend, magische Ängste und paranoide Phantasien. Gewalt in all ihren Formen sowie alle reaktiven Gefühle bilden die *Core identity* (nahezu) sämtlicher Figuren in diesem Film. Eros und Gender-Attraktionen sind verkümmert, bestenfalls Einsätze im Spiel der Gewalt. Eine Ausnahme bilden nur Shoshanna und Marcel, die Jüdin und der Schwarze, aber auch die Reaktion Shoshannas auf Fredrick Zoller, nachdem sie auf ihn zu schießen sich gezwungen sah: Sie nähert sich ihm mit Gesten von Zärtlichkeit – und dies genau gibt ihm die Möglichkeit, seinerseits sie zu erschießen. In diesem Leben gibt es keine Chance auf Liebe – allenfalls auf jenen herrischen Sex, den, in einem Flashback, für Sekunden Goebbels und seine französische Übersetzerin, eine Kollaborateurin, in wilder Kopulation a tergo zeigen. Über Shoshanna und Zoller siegt der Tod, zu dem es für sie, die Feinde sind, keine Alternative gibt, weil es im Leben keine Liebe geben kann. Wären Filme wie *Inglourious Basterds* Symptome unserer moralischen, kommunikativen und sozialen Wirklichkeit, dann wäre die kulturpessimistische *définition noire* des Menschen die bittere Wahrheit, der wir uns stellen müssten. Das ist der Kern des Skandals von Tarantino.

Reflexivität des Films

Es ist leicht, zu behaupten, dass der Film an keiner Stelle historisch seriös zu sein beansprucht, sondern sich selbst als Artefakt ausstellt, ein durch und durch künstliches Gebilde. Man kann auch sagen, dass hier ins Bild gesetzt wird, was Walter Benjamin (1980a, S. 506) als charakteristisch für den Faschismus ansah: die Ästhetisierung der Politik. Und so gewiss das gesamte Setting politisch ist, so gewiss ist es durchgehend ästhetisiert. Wir müssen und wir sollen nichts buchstäblich oder bildrhetorisch nehmen. Wir können keine moralische oder historische Botschaft mal eben mit aus dem Kino nehmen. Was aber ist der Film dann? Was macht er mit uns, was macht er mit sich selbst? Der Film verweist nicht auf *historische Realität,* sondern *auf sich selbst* und vor allem auch auf *andere Filme* – und auf *uns* (Roche 2018). Diese Selbstreferenzialität, die man – wir schreiben das Jahr 2008/9 – leicht als ein postmodernes Spiel von Bildern, Zeichen und Semantiken, die kein »Draußen« kennen, abtun kann, hat es indes in sich (Butter 2015).

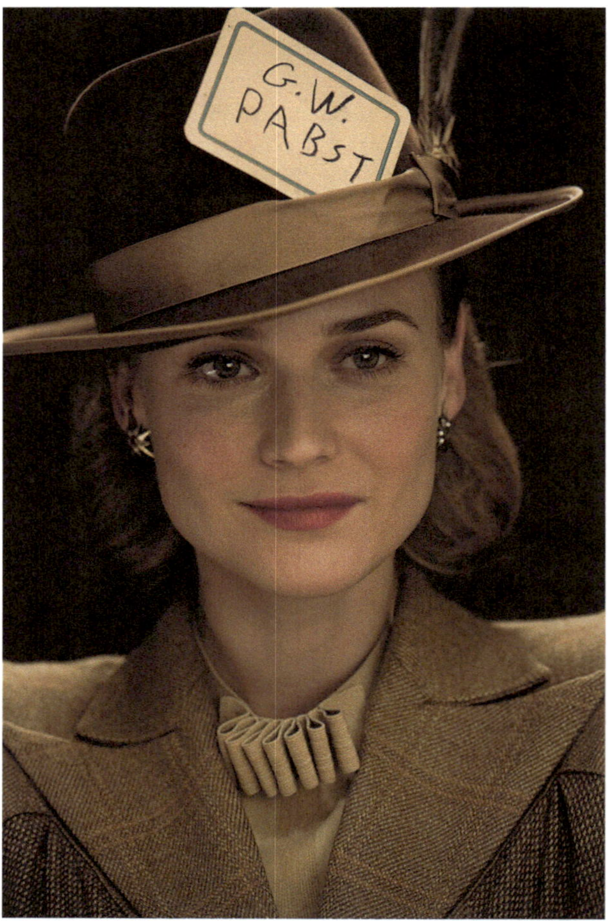

■ **Abb. 21.4** Verzweigtes Netz an Bedeutungen: Im Film wird »Wer bin ich?« gespielt. (© Universal Pictures International. Quelle: Filmbild Fundus Herbert Klemens. Mit freundlicher Genehmigung)

Zum einen integriert und verwandelt der Film eine Fülle von Genres und Stillagen, etwa den Kriegsfilm, den (Italo-)Western, den Thriller, den Revenge-Film, das Kammerspiel, Slapstick, Ego-Shooter, Groteske, Comedy, Tragedy, Melodram etc. – und er ist nichts davon ganz. Die eo ipso selbstreferenzielle Form des Films-im-Film erschöpft sich nicht darin, dass in die Haupthandlung Ausschnitte eines anderen Films *(Stolz der Nation)* integriert sind und in diesen wiederum ein weiterer Film montiert wird (das Riesengesicht). Schon dadurch wird erfahrbar, dass jeder Film immer auch der Kommentar von anderen Filmen oder Gattungen ist. So kommentieren sich wechselseitig der *Stolz der Nation* und die Schießorgien der Basterds; beide erweisen sich als konventionelle Varianten einer männlichen, barbarischen Tötungswut, die, psychoanalytisch gesehen, auf die Annihilation des Objekts aus ist, also auf die destruktive und solitäre Herrschaft des Phallus. Das nun wird kommentiert und überboten durch den dritten Film (einer Frau!), die beide Tötungsvarianten im apokalyptischen Feuersturm untergehen lässt. Dieser dritte Film ist seinerseits eine Variante des ultimativen Katastrophen- und Rachefilms. Dessen Dimension kann vom Ende eines verruchten Untäters bis zum Finale eines Imperiums oder einer ganzen Welt reichen: *Apocalypse now – Holocaust here.* Wenn zudem bei einem solchen verwüsteten Arrangement ein Publikum in Szene gesetzt wird, dann wird klar, dass es für uns, das unsichtbare Publikum, heißt: *tua res agitur.* Die identifikatorischen Lüste an Sadismus, Rache und Gewalt, an Kampf

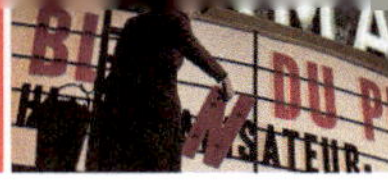

und Unterwerfung, an Verrat und Enthüllung, an Eruption und Vernichtung sind es, die als eben unsere Lüste und Ängste, Wünsche und Phantasmen ins Spiel gebracht werden. Dies ist der Pakt des Kinos, der Pakt zwischen dem Produktionssystem und dem Zuschauersystem. Er enthält die Lizenz auf jede noch so sadianische oder beängstigende Darstellung. Dieser Pakt ist es, der von Tarantino radikalisiert und vorgeführt, d. h., der Reflexion zugänglich gemacht wird.

Dabei geht es nicht um diesen einen Film. Bei Georg Seeßlen (2014) kann man nachlesen, dass nahezu jeder Vor-, Nach- und Nickname auf Schauspieler, Filmfiguren oder Regisseure oder Produzenten verweist. Das im 4. Kapitel so eigentümlich überdehnte Spiel »Wer bin ich?« gewinnt vor dem Hintergrund des verzweigten Namen-Netzes, das Tarantino auswirft, eine emblematische Bedeutung (🔺 Abb. 21.4): »Ich« – das sind mehrere und nicht einer. Man weiß dies nicht, man muss es spielerisch erraten oder durch Verfahren der Vernetzung erschließbar machen. Auch dies ist bei Tarantino ein Kinoeffekt. Und der Film selbst wie auch seine Szenen, die er in episodischer Form aufreiht, sind eine Resonanz oder, denkt man an das Wort »Lichtspiel«, eine *Reluzenz* anderer Werke der Filmgeschichte sowohl vor und während der Erzählzeit 1941–44 wie auch der Entstehungszeit von *Inglourious Basterds*. Man sagt nicht zu viel, wenn man ausführt, dass über Vernetzungen und Intertextualität, über offensichtliche wie versteckte Allusionen und Assoziationen, über Zitate und Metamorphosen eine Art virtuelle Gegenwart der ausgeweideten Filmgeschichte entsteht. *Exploitation* ist das Zauberwort, das das Verhältnis Tarantinos zur Welt der Filme bestimmt. Die Gegenwart aller Filmzeiten erfährt in *Inglourious Basterds* labyrinthische Spiegelungen. Wenn man vom Tarantino-Universum spricht, dann sind diese Versammlungen und Verwandlungen aus Namen, Bildern, Szenen von eigenen und fremden Filmen im Kopf dieses Regisseurs gemeint, der ein manischer Filmenthusiast ist. Niemals steht bei ihm eine Figur, ein Name, ein Bild, eine Szene, ein Film allein, sondern sie alle sind Knoten im Netz des unüberschaubar reichen Universums des Films. Diese Verknotungen bilden die eigentliche Kunst Tarantinos. Das kann hier nicht im Einzelnen nachgewiesen werden. Doch es ist genau diese Vernetzungsstruktur des Films, die *Inglourious Basterds* nicht einfach konsumierbar macht, sondern in ein Reflexionsmedium verwandelt.

Ein weiteres kommt hinzu. In den Szenen um Goebbels als Ufa-Chef und in der Szene, in der Churchill, General Fenech und Hicox über den deutschen Film der Weimarer Republik und im NS diskutieren, geht es auch um eine »andere« Dimension des Zweiten Weltkriegs, nämlich um den Systemwettstreit der Filmindustrien. Ist es denkbar, dass die Goebbelsche Filmmaschinerie über die »Königsdisziplin« der jüdischen Intelligenz, nämlich über Hollywood siegen könnte? Der »Kampf«, den wir beim Betrachten des Films *Inglourious Basterds* verfolgen, ist auch ein Kampf Hollywoods (und der Juden) gegen die enorme Effizienz des faschistischen Films – Warner Goldwyn Mayer, Selznick oder gar der radikale Ben Hecht gegen die Ufa von Goebbels (Seeßlen 2014, S. 82–93). Dieser Kampf der Waffen und der Medien ist aber zugleich, wie der Film zeigt, ein Kampf um die *Sprache* (ihre Rhetorik, ihre Polyglossie) und um die Psychologie des Publikums. Und hier lässt uns der Film, und auch das macht ihn zum Skandalon, im Unentschiedenen darüber, ob der Faschismus und seine »Ästhetisierung der Politik« wirklich besiegt sind. Oder dauert er auf vielen Ebenen bis heute an – in der Sprache, in (unbewussten, archaischen) Phantasien, im Film, in (destruktiven) Lüsten, im anhaltenden Rassismus, in der extinktiven Diskrimierung, im Idolenkult etc. Diese Frage überhaupt stellen zu können, gehört zu den reflexiven Leistungen von *Inglourious Basterds*. Der Film ist kein monströses Unterhaltungswerk, sondern ein reflektiertes Artefakt.

Der Film bebildert und reflektiert das Diktum Walter Benjamins aus dem Jahr 1940 über die Verflechtung von Kultur und Barbarei:

> »Es ist niemals ein Dokument der Kultur, ohne zugleich ein solches der Barbarei zu sein. Und wie es selbst nicht frei ist von Barbarei, so ist es auch der Prozeß der Überlieferung nicht, in der es von dem einen an den andern gefallen ist« (Benjamin 1980b, S. 696).

Literatur

Benjamin W (1980a) Das Kunstwerk im Zeitalter seiner technischen Reproduzierbarkeit (1935–39). In: von Tiedemann R, Schweppenhäuser H (Hrsg) Gesammelte Schriften, Bd. I/2. Suhrkamp, Frankfurt a. M., S 471–508
Benjamin W (1980b) Über den Begriff der Geschichte (1940). In: von Tiedemann R, Schweppenhäuser H (Hrsg) Gesammelte Schriften, Bd. I/2. Suhrkamp, Frankfurt a. M., S 691–704
Bothmann N, Hoffstadt C (Hrsg) (2016) Quentin Tarantino zwischen Komik, Katharsis und Gewalt. Projektverlag, Bochum, Freiburg
Butter M (2015) American basterds. The deconstruction of World War II myths in Steven Soderbergh's *The Good German* and Quentin Tarantino's *Inglourious Basterds*. In: Herrmann SM et al (Hrsg) Poetics of politics: textuality and social relevance in contemporary American literature and culture. Winter, Heidelberg, S 81–99
Freud S (1908) Der Dichter und das Phantasieren. GW, Bd. VII, S 211–223
Freud S (1912–13) Totem und Tabu. GW, Bd. IX, S 1–194
Freud S (1915) Zeitgemäßes über Krieg und Tod. GW, Bd. X, S 323–355
Freud S (1930) Das Unbehagen in der Kultur. GW, Bd. XIV, S 419–506
Kaul S, Palmier JP (2016) Quentin Tarantino: Einführung in seine Filme und Filmästhetik, 2. Aufl. Fink, Paderborn
Lethen H (1994) Verhaltenslehre der Kälte. Lebensversuche zwischen den Kriegen. Suhrkamp, Frankfurt a. M.
Mazzeo TJ (2014) The hotel at Place Vendome. Life, death and betrayal at the Hôtel Ritz in Paris. Harper, New York
Nama A (2015) Race on the QT: blackness and the films of Quentin Tarantino. University of Texas Press, Austin
Roche D (2018) Quentin Tarantino: poetics and politics of cinematic metafiction. University Press of Mississippi, Jackson
Seeßlen G (2014) Quentin Tarantino gegen die Nazis: Alles über *Inglourious Basterds*, 4. Aufl. Bertz + Fischer, Berlin
Shone T (2017) Tarantino: a retrospective. Thames & Hudson, London
Shone T (2018) Tarantino: Der Kultregisseur und seine Filme. Knesebeck, München

Originaltitel	Inglourious Basterds
Erscheinungsjahr	2009
Land	USA
Drehbuch	Quentin Tarantino
Regie	Quentin Tarantino, Eli Roth (»Stolz der Nationen«)
Darsteller	Brad Pitt, Mélanie Laurant, Christoph Waltz, Eli Roth, Til Schweiger, Diane Kruger, Michael Fassbender, Daniel Brühl
Verfügbarkeit	Als DVD in deutscher Synchronisation verfügbar

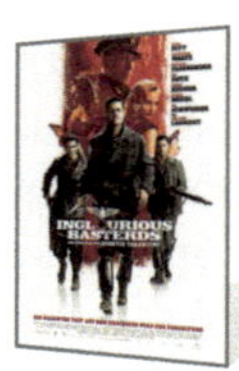

Hans-Joachim Maaz

Ich, Nazi!

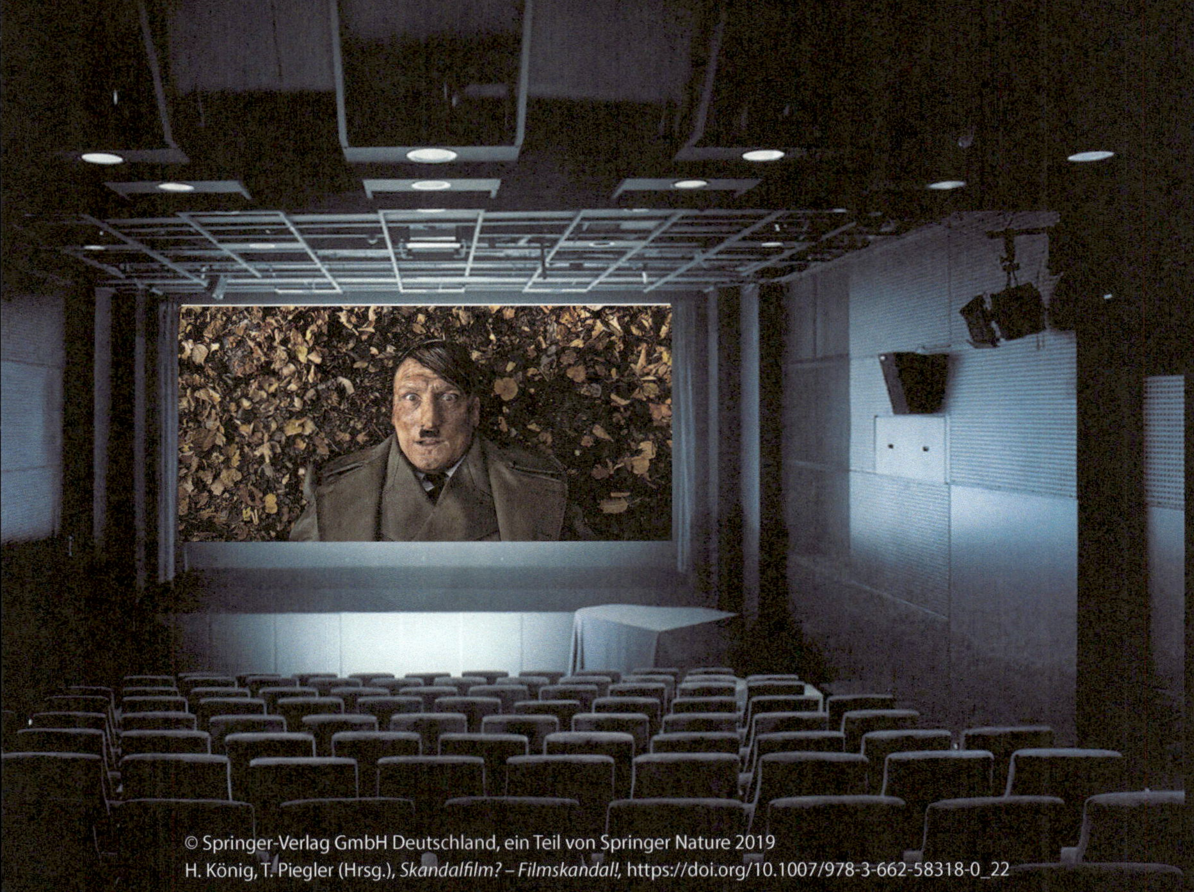

© Springer-Verlag GmbH Deutschland, ein Teil von Springer Nature 2019

H. König, T. Piegler (Hrsg.), *Skandalfilm? – Filmskandal!*, https://doi.org/10.1007/978-3-662-58318-0_22

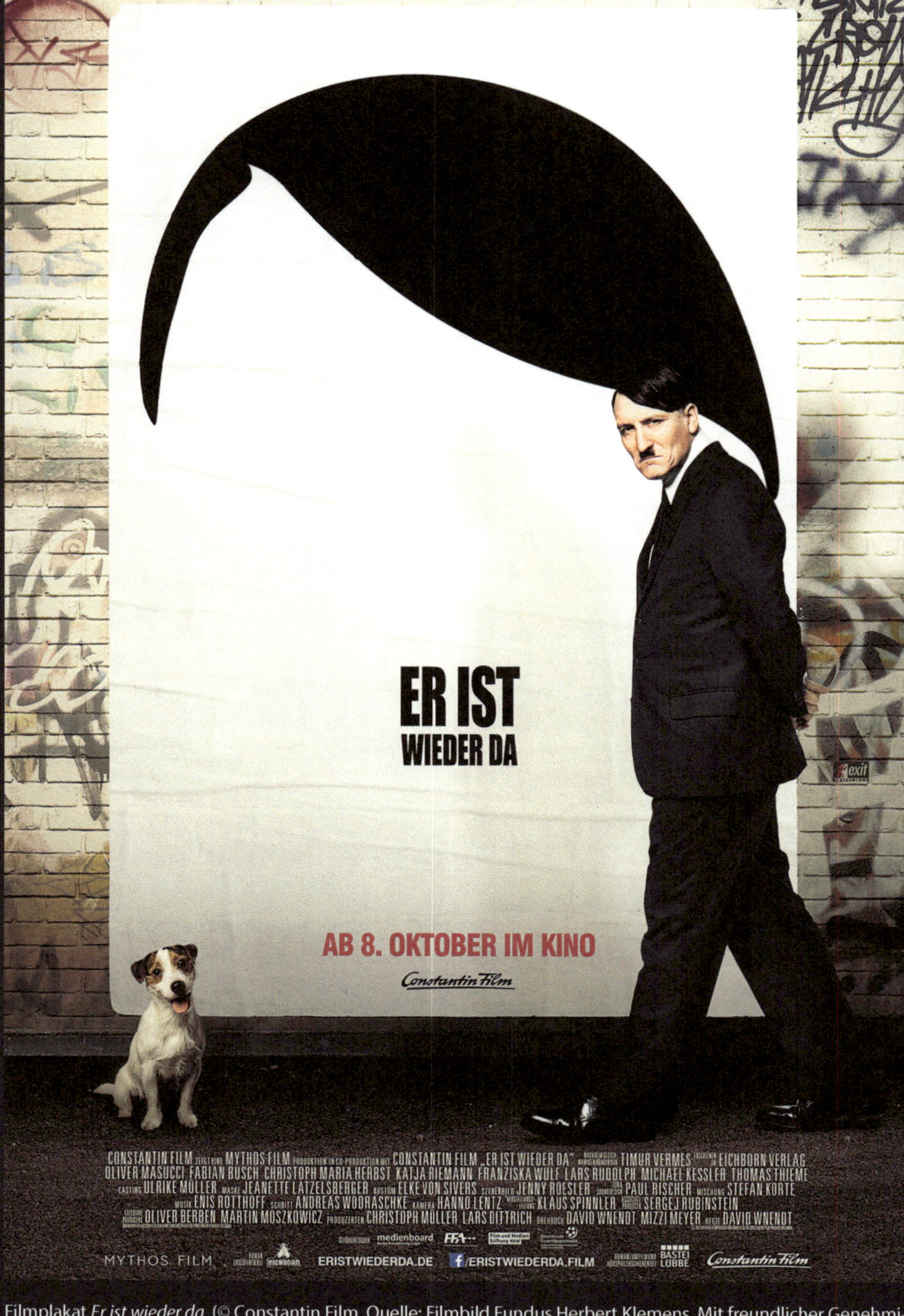

Filmplakat *Er ist wieder da.* (© Constantin Film. Quelle: Filmbild Fundus Herbert Klemens. Mit freundlicher Genehmigung)

Er ist wieder da

Er ist wieder da! – Hitler, der Führer! Ein Film, der die dunkelste Seite unserer aller Seelen ans Tageslicht bringt (◼ Abb. 22.1) – komödiantisch aufbereitet und damit genießbar? Darf man das? Ich schwanke zwischen der Lust, die mich ergreift, wenn ich im Kabarett tabuisierte Wahrheiten wie ein Bonbon zu lutschen bekomme, und dem Entsetzen, dass ja wirklich schwer Gestörtes, Bedrohliches, Pervertiertes angesprochen wird, das nur bunt verpackt entgegengenommen werden kann. Der Film zieht mich in unbewusste Schichten und lässt mich schaudern, zugleich kann ich mich durch die Irrationalität der dargestellten Geschichte abwehrend schützen, vergleichbar einem bösen Traum, den ich beim Erwachen abschüttele. Aber ich bin Psychoanalytiker genug und kann einem Traum nicht wirklich entkommen. Das Irrationale will verstanden sein und drängt nach Deutungen, auch und erst recht, wenn ich vor schmerzlicher Erkenntnis fliehen möchte. Das Unbewusste sucht sich schon seine Wege! Deshalb bekommen wir Beschwerden und werden krank, begehen Fehlleistungen, provozieren Konflikte und verstricken uns in Lebenslügen – immer mit der herausfordernden Chance, der gärenden Tiefe Aufmerksamkeit zu schenken und das Verdrängte und Verleugnete zu erkennen und zur befreienden Lebensveränderung zu nutzen. Und das ist das Faszinosum an Hitlers filmischer Gegenwart, dass der Verbrechens-Führer die individuelle schuldhafte Beteiligung der »normalen« Leute – das Mitläufer- und Mittäter-Syndrom – damals wie heute – deutlich werden lässt und als eine bittere Realität entlarvt. Hätten wir aus der Geschichte etwas gelernt und wäre das »Nie wieder« gesichert, müsste jeder Einzelne den »Hitler«, den »Nazi« in sich gefunden und wirklich dominisziert haben.

Der Film zeigt das Gegenteil, und diese Provokation haben wir alle nötig. Ein Demokrat darf sich nur der nennen, der auch seine dunkle Seite kennt und zu regulieren gelernt hat, damit das »Böse« nicht projektiv und denunzierend bei »Andersdenkenden« bekämpft werden muss. Die politische Realität im Jahr 2018 stellt eine solche innerseelische Demokratisierung infrage, wenn Protest und Kritik ausgerechnet mit dem Nazi-Vorwurf zum Schweigen gebracht werden soll. In diesem Sinne empfehle ich den Film *Er ist wieder da* als Lehrfilm für eine unbewusste Last, die wie ein Chamäleon das Äußere verändern kann, um die unveränderte seelische Verbiegung immer wieder geschickt zu tarnen. Dazu passt der Satz, der dem italienischen Schriftsteller und Kommunist Ignazio Silone (1900–1978) zugeschrieben wird: »Wenn der Faschismus wiederkehrt, wird er nicht sagen: Ich bin der Faschismus. Nein, er wird sagen: Ich bin der Antifaschismus« (Bondy 1988).

Handlung

Knapp 70 Jahre nach dem Untergang Nazi-Deutschlands erwacht Adolf Hitler (Oliver Masucci) im Berlin der Gegenwart (◼ Abb. 22.2). Er hat sich weder äußerlich noch innerlich verändert. Er fährt durch das neue Deutschland und begegnet z. T. in dokumentarischen Szenen durchschnittlichen Menschen auf der Straße, aber auch Politikern, Unternehmern, Journalisten, Prominenten und Neonazis. Mit erschreckender Ironie wird der neue Aufstieg des »alten« Hitlers in einer TV-Karriere aufgezeigt. Als politisch nicht ganz korrekter Comedian wird er gefeierter TV-Star.

Im Film ist der wahrhaftige Hitler wieder auferstanden, aber natürlich kann er von allen Menschen, mit denen er in Kontakt kommt, nur für einen Hitler-Imitator gehalten werden. Mit diesem filmischen Trick gelingt es, nazistisches Gedankengut in die Gegenwart zu transformieren. Mithilfe des freien Angestellten des Senders *MyTv* Fabian Sawatzki (Fabian Busch), der gerade vom Sender entlassen wurde und deshalb auf der Suche nach Sensationsberichten ist, um seine Neuanstellung zu sichern, macht Hitler eine Reise durch das gegenwärtige Deutschland.

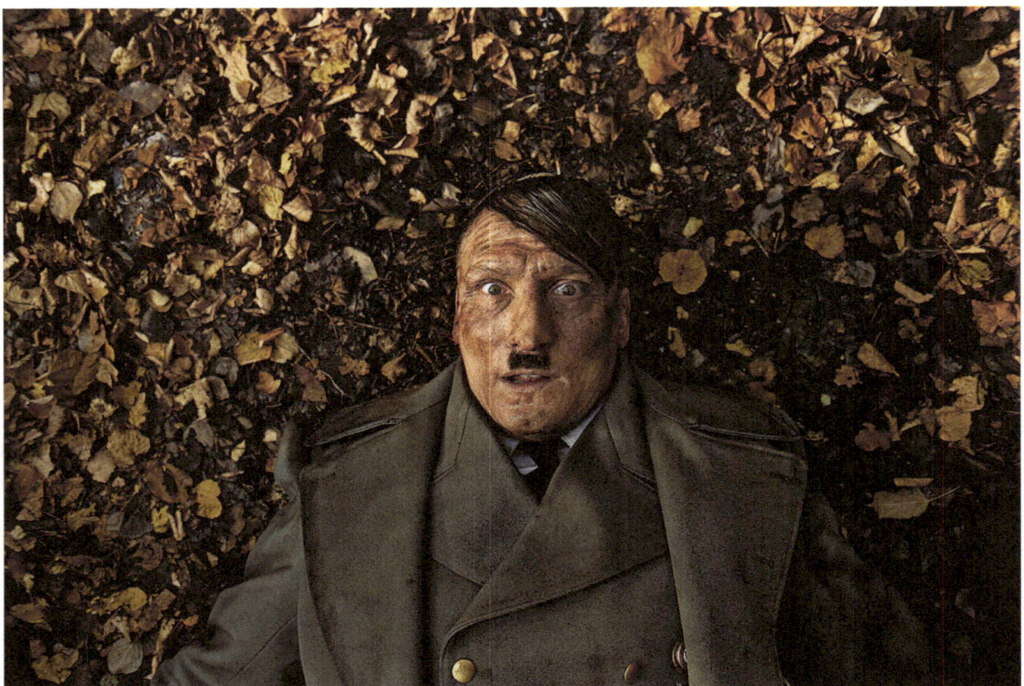

Abb. 22.2 Hitler erwacht im Berlin der Gegenwart. (© Constantin Film. Quelle: Filmbild Fundus Herbert Klemens. Mit freundlicher Genehmigung)

Mit den gedrehten Szenen weckt Sawatzki wieder Interesse beim Sender, und die Vorsitzende Katja Bellini (Katja Riemann) lässt Hitler in der Sendung »Krass, Alter« auftreten. Damit beginnt eine Erfolgsstory: Hitler als Comedy-Star, der nun von allen größeren Medien gefragt ist. Die von Hitler gewünschte Weltherrschaft wird jetzt nicht mehr kriegerisch, sondern auf medialen Wegen versucht. Auch der Widerstand wird medial inszeniert: In einer Sendung mit Frank Plasberg wird ein Video gezeigt, in dem Hitler einen kleinen Hund erschießt, der ihn in den Finger gebissen hat. Mit dieser Tat verliert Hitler im gegenwärtigen Deutschland seine Popularität, seine Show bei *MyTv* wird abgesetzt, und auch die Chefin muss abtreten und ihrem Rivalen Christoph Sensenbrink (Christoph Maria Herbst) die Leitung des Senders überlassen. Hitler aber kämpft um sein Ansehen und schreibt ein Buch über seine Erfahrungen nach seiner Wiederauferstehung, das zum Bestseller wird.

Der Film lebt von dem Spannungsfeld, das zwischen dem wiederauferstandenen echten Hitler und der eher komödiantischen Einordnung eines Imitators aufgebaut wird. Damit kann »rechtes Gedankengut« in vielfachen Begegnungen aktualisiert werden, weil es ja unter kabarettistischem Schutz geschieht. Selbst Neonazis halten Hitler für einen Komiker und verprügeln ihn deshalb. Hitler muss ins Krankenhaus und wird wie ein Märtyrer der Demokratie behandelt, nur weil die Täter Neonazis waren. Ironischerweise erkennt nur die demente Großmutter von Hitlers Sekretärin, dass es sich tatsächlich um Hitler handelt. Daraufhin überprüft Sawatzki das vorliegende Videomaterial und erkennt den Ort der Wiederauferstehung als den früheren Führerbunker. Das irritiert und belastet Sawatzki so sehr, dass er in der Psychiatrie landet. Offenbar ist Hitler nur satirisch zu ertragen, in der Realität würde man verrückt. So endet der Film, indem nun das neue Leben Hitlers in der Gegenwart verfilmt wird und dabei mit der künstlerischen Distanz die bedrohliche Einschätzung Hitlers, dass man ihn nicht loswerde, zum Ausdruck gebracht werden kann. Im Abspann werden dann gegenwärtige reale rechtsextreme Gewalttaten und Demonstrationen gezeigt.

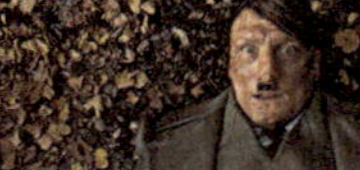

Skandalöse Wiederauferstehung

Dass der christliche Mythos der Wiederauferstehung bemüht wird, kann einerseits als ein missbrauchender Skandal Empörung auslösen und andererseits uns aufmerksam machen, dass es eine »Unsterblichkeit« gibt, die hier aber nicht die Sehnsucht nach Liebe und Frieden Gestalt werden lässt, sondern das Kranke, das Gestörte wieder ins Leben bringt, weil es unerlöst geblieben ist. Von dieser bitteren seelischen Realität leben wir Psychotherapeuten. Das seelisch Verleugnete und Unterdrückte bietet sich noch maskiert in Beschwerden, Symptomen und Erkrankungen so lange an, bis es erkannt, verstanden und in verantwortbares Verhalten integriert worden ist. Es sind aber nicht nur Erkrankungen, Träume und Fehlleistungen, die das unbewältigte Unbewusste signalisieren, auch das Kabarett und Witze segeln auf dem Unbewussten und verschaffen affektive Entlastung. Schmerzliche Erkenntnis, Fluchen und Lachen sind die Heiler der Seele. Wer nicht erkennen will, wird falsch handeln. Wer nicht fühlen will, wird krank oder feindselig. Wer seine eigenen Probleme verleugnet, muss projizieren, denunzieren und hassen. Horst-Eberhard Richter (2007) titelt ein Buch: *Wer nicht leiden will, muss hassen.*

Sehr bedrohlich wird eine »Wiederauferstehung«, wenn eine Mehrheit ähnlich von Entfremdung Betroffener politische Macht erringt. Mit dem Begriff der »Normopathie« wird die Gefährlichkeit gesellschaftlicher Fehlentwicklung treffend verschleiert, wenn das »Pathische«, das Gestörte für normal gehalten wird, nur weil eine Mehrheit so denkt und handelt. Und was die meisten Menschen für richtig halten, das kann ja nicht falsch sein. In noch banaler Weise leben der Zeitgeist und die Moden von dem Drang der Menschen dazuzugehören, unter Gleichen zu sein und auf keinen Fall ausgegrenzt, verfolgt und abgelehnt zu werden.

Mitläufer haben es viel leichter als Individualisten. Aber auch die betonte Individualität kann zur Mode werden. Wir Menschen leben permanent in einem Spannungsfeld von Abhängigkeit und Autonomie, das ständig nach Antworten und Entscheidungen drängt. Ein Volk von Individualisten ist genauso krank wie ein Volk von Abhängigen. Auch eine demokratische Gesellschaft kann sich normopathisch fehlentwickeln, wenn ökonomische, moralische, religiöse Forderungen mehrheitlich die Richtung des Denkens und Handelns bestimmen. Eine Demokratie bleibt eine normopathisch gefährdete Gesellschaft, wenn demokratisches Verhalten nur politisch und gesetzlich gestaltet wird, ohne individuell in den Seelen der Einzelnen verankert zu sein. »Innerseelische Demokratie« fordert eine selbstreflexive und kritische Auseinandersetzung mit den eigenen Überzeugungen und Verhaltensweisen. Jede Entscheidung – sei es für eine Partnerschaft, für die Berufswahl, die politische Überzeugung oder die moralischen Werte, ist von Motiven getragen, die zumeist nur vordergründig rational und bewusstseinsfähig sind. Die eigentliche Motivationsenergie kommt aus unbewussten Sehnsüchten, Hoffnungen und auch Ängsten, Bedrohungen und Enttäuschungen. Ohne das Wissen um unbewusste Antriebe und ihre Integration in bewusste Entscheidungen bleibt der Erfolg einer nur politisch organisierten Demokratie abhängig davon, wie antidemokratische seelische Kräfte (z. B. Neid, Hass, Kränkung, Abwertung) kontrolliert und reguliert werden können. In der DDR war dies nach 1945 – ohne innerseelische Demokratisierung – die narzisstische Beruhigung der Menschen durch die Suggestion, in der Tradition des Antifaschismus jetzt mit einer Stunde Null die besseren Menschen zu sein. In der BRD war der Wiederaufbau, das Wirtschaftswunder mit Konsumrausch und der Suggestion »Wohlstand für alle« im grenzenlosen Wachstum, die Droge gegen die individuelle Schuld eines Mitläufertums aus dunkelster seelischer Not.

Als die Illusion vom »Neuen Menschen« in der DDR an der Realität von Repression, Mangel und Denunziation zerplatzte, kollabierte auch das DDR-System (Maaz 2010). Und wenn heute der »Wohlstand für alle« seine Grenze und sozial ungerechte Verteilung erfährt, drohen die kompensierten und abgelenkten seelischen Verletzungen wieder ins Bewusstsein zu drängen. Das sind dann die Kräfte, die neue Sündenböcke und Feindbilder suchen und aufbauen lassen, nur um die eigene Täuschung und die tiefen seelischen Verletzungen nicht bewusst erleiden zu müssen, sondern projektiv an den neuen »Andersdenkenden« abzureagieren.

Im Film wird der Hitlersche Größenwahn bagatellisiert im medialen Konkurrenzkampf weitergeführt. Das eigentliche größenwahnsinnige Pendant – die kapitalistische Profitgier als strukturelle Sucht – bleibt leider außen vor, so dass den Szenen rechtsextremistischer Entwicklungen und Gewalt am Ende des Filmes die logische Brücke fehlt. Das eigentliche Skandalon des Filmes besteht darin – allerdings als Komödie entschärft –, dass die destruktive Normopathie des deutschen Nationalsozialismus im veränderten Gewand einer narzisstischen Normopathie jetzt vor allem in Form medialer und ökonomischer Macht- und Profitinteressen weiterlebt. So wird »Hitler« zum Symbol entfremdeter psychosozialer Pathologie in nur veränderten – auch verführerisch bunten – Gewändern.

Die »verrückte« neue Welt

 »Die Trümmer sind verschwunden, aber die Menschen scheinen gänzlich verrückt geworden zu sein. Irgendetwas ist außer Kontrolle geraten.«

Am Brandenburger Tor bewegt sich Hitler unter Handy-besessenen Menschen, die ihre Umwelt vor allem fotografierend besetzen wollen. Der direkte menschliche Kontakt, Gespräche, eine erlebnisgeführte unmittelbare Wahrnehmung der Umwelt sind der künstlichen Abbildung der Realität und der narzisstischen Selfie-Darstellung gewichen. Und die Freude über einen Rest natürlicher menschlicher Existenz (»eine deutsche Mutter mit Kinderwagen«) wird mit Pfefferspray zunichte gemacht. Die junge Mutter ist offenbar gewappnet und verteidigungsbereit, weil sie von »fremden Gestalten« Angriff erwartet, noch bevor der angestrebte Kontakt qualifiziert worden ist.

Die Hitlersche Welt verordneter, autoritärer Gemeinschaft mit Ordnung und Disziplin ist aufgelöst in eine scheinbar chaotische Vielfalt, deren Uniformität sich wieder im gleichen Tun, die bunte Realität in eine virtuelle Welt einzufangen, wiederfindet. Das Selfie zur Pflege des beziehungslosen Narzissmus, die mediale Dauerbeschäftigung als Ablenkungsdroge vor der Beziehungsunfähigkeit. Der Skandal entsteht in der Erkenntnis, dass Autoritarismus und Individualismus nur zwei Seiten einer Medaille sind, nämlich einer haltsuchenden Ein- und Unterordnung in die Angebote oder Forderungen des Zeitgeistes. Der sichtbare Überbau sozialen Verhaltens mag sehr verschieden sein, auch in der moralischen Bewertung, der psychodynamische Unterbau allerdings ist von vergleichbaren Kräften gespeist, nämlich Halt und Orientierung zu finden und tun zu wollen, was alle machen. Das soziale Bedürfnis nach Gemeinschaft und der Normdruck des Mainstreams können eine verhängnisvolle Allianz eingehen, die von Albernheit bis Destruktivität reicht, von der Mode bis zur »Gleichschaltung«.

Wir Menschen brauchen sozialen Halt, Orientierung und Gemeinschaft, wie Brot und Wasser. Dieses soziale Grundbedürfnis ist nicht aufzulösen, aber es muss gestaltet werden. Hier liegt die Chance für hilfreiches, aktives und kreatives Zusammenleben wie auch die Gefahr, für verborgene und unterdrückte seelische Belastungen Gruppierungen zu suchen und aufzubauen, die destruktive Abreaktionen an Anderen erlauben und fördern: So werden der »Erzfeind«, der »Klassenfeind«, der »Jude«, der »Fremde«, der »politische Gegner«, der »Andersdenkende« mit aggressiven Energien aufgeladen, die die eigene Not in Hass verwandeln und zur Gewalt, zur Verfolgung und Vernichtung aufrufen. Die verletzte Seele versucht sich irrational durch Verletzung anderer zu retten. Die Rache auf falschen Wegen schafft weder Erkenntnis noch Erlösung, sondern lässt aus Opfern Täter werden.

Starkult

Der Film verwandelt den ehemaligen Führerkult in Starkult. Nicht mehr die Partei und politische Macht, sondern das Fernsehen und mediale Beeinflussung vermitteln das Verführungspotenzial für das Mitläufertum. Der Kampf um Einschaltquoten ähnelt dem Bemühen um Wählerstimmen: Es geht um Manipulation und Ablenkung statt um ernsthafte Auseinandersetzung über wesentliche Inhalte. Politische und mediale Werbestrategien haben eines gemeinsam: Phrasen und Versprechungen sollen Hoffnungen wecken, Illusionen nähren und von Bedrohlichem ablenken. Das ist der eigentliche Populismus der Macht. Der Mitläufer ist immer ein Bedürftiger, der seine unerfüllten Sehnsüchte auf einen »Führer« projiziert – das sind heute meistens die medialen Stars oder erfolgreiche Leistungssportler, manchmal auch charismatische Politiker. Aber Politiker sind unter demokratischen Verhältnissen eher in Gefahr, für alle Enttäuschungen des Lebens stellvertretend herhalten zu müssen. Der Nationalsozialismus, das waren eben nicht nur die »Nazis«, sondern vor allem die Mitläufer, die sich für einen Krieg begeistern ließen und die Judenverfolgungen und -vernichtung gutgeheißen haben. Der frustrierte Mensch braucht Sündenböcke, denen man das eigene Leid und Versagen aufbürden und die man dann »in die Wüste« schicken kann. Dass dieser weit verbreitete psychologische Abwehrmechanismus, der die eigene Not verleugnet und als Schuld auf andere projiziert, so verbrecherische Ausmaße annehmen kann, zeugt von der massenpsychologischen Kraft, mit der individuelle Schuld im Kollektiv einer »Normopathie« verschwindet. Normopathie ist »Gleichschaltung«!

Man darf das Grundbedürfnis des Menschen, dazuzugehören, akzeptiert und geachtet zu sein, nicht gering schätzen. Die Befürchtung, abgelehnt, verachtet und ausgestoßen zu werden, kann so stark sein, dass man im kollektiven Sog des Mainstreams selbst verbrecherische Taten akzeptiert. Dann ist auch jede absurde Ideologie recht, um mehrheitliches Fehlverhalten zu begründen und für notwendig und richtig zu erklären. Der aufgestaute Affekt macht dumm! Wir reagieren häufig nicht rational und in realitätsgerechter Abbildung, sondern aus einem Gefühlsstau heraus, in dem Kränkungen, Verletzungen, Herabwürdigungen und vor allem erlittener Liebesmangel aus frühesten defizitären Beziehungserfahrungen gespeichert sind und zur Entladung drängen, aber eben nicht gegen die ursprünglichen Täter, sondern stellvertretend gegen Sündenböcke und dafür aufgebaute Feindbilder.

Mediale Manipulationen, Werbekampagnen, der Mainstream, die Moden und politische Korrektheit übernehmen die »Gleichschaltung« zu einer »narzisstischen Normopathie« (Maaz 2012). Propaganda wird als Werbung versüßt, Ideologie durch ökonomische Zwänge verschleiert und die stolz errungene Freiheit durch Konkurrenzdruck und politisch korrektes Verhalten wieder eingefangen.

Ausgerechnet Hitler wird als Comedian, Buchautor und in einer Filmproduktion zum Star, weil er völlig humorlos Tabus an Denk- und Redeverboten bricht, die die Verbrechen des Nationalsozialismus wie eine Schockstarre hinterlassen haben, damit aber unerlöst und unverstanden als giftige Herde weiter schwären. Die Seele schreit nach Abfluss des Bösen. Das ist die Quelle des Fascinosum: »Er« ist wieder da! In der *Zeit* (Kümmel 2015) fragt Peter Kümmel: »War er je weg?« Und weiter:

»Masuccis Hitler ist jedenfalls der coolste Typ in diesem Film – unter lauter Mitläufern der einzig Unbestechliche. Er lügt nicht, schleimt nicht, taktiert nicht. Er sagt, wenn auch mit anderen Worten: Nicht ich verstelle mich, sondern ihr anderen tut es immerzu – auch das Gesindel an den Fernsehgeräten und im Kinosaal.«

Die realen Verbrechen Hitlers spielen im Film keine Rolle, sondern die »Normopathie«, d. h., die Schuld der Mitläufer, die erst eine verbrecherische gesellschaftliche Entwicklung ermöglicht (Maaz 2017).

»Einen kleinen Hund töten, das verzeiht die deutsche Seele nicht«

Hitler ist als Comedian außerordentlich erfolgreich. Im Schutze kabarettistischer Freiheit kann er die Tabuzonen politischer Korrektheit permanent überschreiten: Er kritisiert Kinderarmut, Altersarmut, eine geringe Geburtenrate, Arbeitslosigkeit und geißelt mit ansteckender Empörung die Dekadenz der vorherrschenden TV-Sendungen:

»Der Fernseher, ein Wunderwerk des menschlichen Erfindergeistes, aber was läuft auf diesem Fernseher: nur Schrott. Wenn die Zeiten schlecht sind, braucht das Volk leichte Unterhaltung. Aber wie schlimm müssen die Zeiten sein, dass man das Volk mit so einem geistigen, minderbemittelten Schwachsinn bestraft.«
»Ihr rast auf den Abgrund zu, aber wir erkennen ihn nicht, denn im Fernsehen sieht man nicht den Abgrund. Da sieht man eine Koch-Show! Ich werde gegen dieses Fernsehen solange kämpfen, bis wir den Abgrund nicht nur erkennen, sondern ihn auch abwenden – ab jetzt wird zurückgesendet!«

Hitler hatte zuvor in einer brillanten Szene die Bedeutung des Schweigens deutlich werden lassen, das eine Stille für entstehende Betroffenheit und notwendige Beunruhigung eröffnet – gegen den albernen Lärm um Nichts. Aber auch die bitter-wahre Realsatire wird als kabarettistisch eingestuft und weggelacht. Es folgt die Vermarktung der ernsten Kritik, bis alle wichtigen Inhalte durch Lüsternheit, alberne Diskussionen, narzisstischen Missbrauch von Selbstdarstellern und den Kampf um Marktanteile entstellt und entehrt worden sind. Die mediale Macht und Interpretations-Manipulation wird dann auf die Spitze getrieben, als der Moderator Plasberg (◘ Abb. 22.3) quasi wie ein investigativer Journalist ein Enthüllungsvideo präsentiert, auf dem Hitler während seiner Reise durch Deutschland einen kleinen Hund erschossen hat, der ihn in den Finger gebissen hatte.

Jetzt konnte man den irritierenden Mahner endlich medial abservieren: »Einen kleinen Hund töten, das verzeiht die deutsche Seele nicht!« Endlich war eine große Empörung über eine reale Tat möglich, die ihren Abwehrcharakter schon dadurch verrät, dass das Ausmaß der Erregung die reale Schuld weit übertrifft, aber hervorragend geeignet ist, vor der erschütternden Beunruhigung und der bedrohlichen

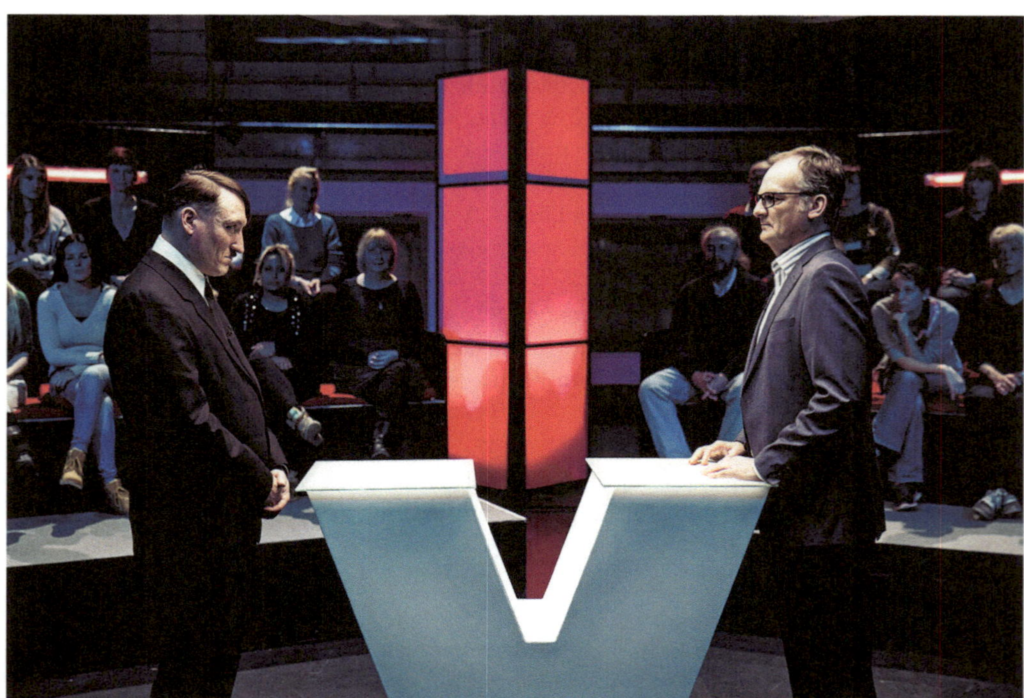

◘ **Abb. 22.3** Hitler als Gast bei Plasberg. (© Constantin Film. Quelle: Filmbild Fundus Herbert Klemens. Mit freundlicher Genehmigung)

Wahrheit, dass »Er« wieder da ist, abzulenken. Die primitiven seelischen Abwehrmechanismen der Verschiebung, Verleugnung und Projektion werden meisterlich in Szene gesetzt – wesentlich getragen, befördert und verstärkt durch einen dekadenten Medienbetrieb.

Die Bagatellisierung realer Bedrohung, das Aufbauschen kleiner Delikte und die Ablenkung und das Amusement durch mediale Sensationsgier werden als unheilvolle Allianz öffentlicher Desinformationen angeprangert.

So wirkt der Film doppelt aufklärerisch: Einerseits wird die seit 70 Jahren angeprangerte Kollektivschuld der Deutschen in die individuelle schuldhafte Beteiligung der Mitläufer zerlegt und andererseits wird ein häufig geübter Abwehrmechanismus aufgezeigt, wie die Skandalisierung eines kleinen Übels oder persönlichen Versagens gesucht wird, um von den wirklichen Skandalen gesellschaftlicher Fehlentwicklungen und globaler Krisen und Bedrohungen wirksam abzulenken.

Daraus bezieht der Film – nach meiner Meinung – seine Berechtigung und seinen belastenden Reiz, dass eben nicht die großen unerträglichen Verbrechen in den Mittelpunkt gestellt werden, von denen sich in der Rückschau die allermeisten großspurig distanzieren können, so, als würde es sie nicht wirklich ganz persönlich angehen, sondern es werden ganz individuelle entlarvende Meinungen und Positionen angesprochen, die bei massenpsychologischer Verbreitung die großen Verbrechen erst möglich machen. Hanna Arendt (1986) sprach im Zusammenhang mit dem Eichmann-Prozess von der »Banalität des Bösen«. Die Böses tun sind keine Monster, sondern normale Menschen, deren Denken und Handeln durch Gehorchen, das Befehlen folgt, und durch ein Pflichtgefühl gegenüber Autoritäten bestimmt wird. Das »Abnorme« sind nur die Abhängigkeit, die Schwäche der Selbstbestimmung und die Sehnsucht nach Halt, Orientierung und Führung – was in sehr vielen Menschen als Folge ungünstiger Entwicklungsbedingungen von frühester Kindheit an als Konfliktstoff schlummert und bei gehäufter Betroffenheit massenpsychologisch destruktive Formen annehmen kann, wie sie Wilhelm Reich (1971) in *Die Massenpsychologie des Faschismus* dem Verhalten des »kleinen Mannes« zuschreibt und von mir in *Das falsche Leben* analysiert werden (Maaz 2017).

Satire oder Realität

Der Film wechselt zwischen Schauspielerei und dokumentarischen Szenen. Hitler fährt durch Deutschland und trifft ungestellt auf verschiedene Menschen: ganz spontan auf der Straße, dann eine Imbissverkäuferin, Gäste bei »Gosch« auf Sylt, Fußballfans, in einer Benimmschule, auf einem Hundeplatz, bei Parteiveranstaltungen und einen NPD-Funktionär. Das Überraschende und Erschreckende daran ist, dass der Hitler-Figur leichtfertig rechtsnationales Gedankengut anvertraut wird und vor allem die aktuelle Politik kritisiert und Fremdenfeindlichkeit erkennbar werden. Man gewinnt den Eindruck, dass sich immer noch oder schon wieder viele Menschen nach Recht und Ordnung und nach kraftvoller Führung sehnen, die sie als verloren gegangen erleben. Auch hier wird weniger Hitler angeprangert als die Menschen, die dem Führer per projectionem Macht verliehen haben, entlarvt. In dieser Hinsicht ist der Film tatsächlich ein Lehrstück, wie wenig äußere Gelöbnisse, Bekenntnisse, Feierstunden und mahnendes Gedenken eine wirkliche Reinigung und psychosozial verankerte Reife ermöglichen, wenn nicht der innere »Nazi« erkannt, verstanden und aufgelöst wird. Wer ist eigentlich ein »Nazi« – fernab von der ehemaligen NSDAP?

Aus meiner Sicht sind es Menschen mit (meist verleugneten) Minderwertigkeitsgefühlen, die ihre seelische Unsicherheit und Schwäche durch narzisstische Großspurigkeit zu kompensieren bemüht sind und dabei empathie- und gewissenlos bereit sind, selbst Gewalt auszuüben, um die eigene »Größe« zu beweisen. Das ist die psychodynamische Entwicklung eines »Nazi« vom Opfer zum Täter: frühkindliche seelische Verletzung mit berechtigtem, aber zurückgehaltenem Hass, die erlittene psychosoziale Abwertung wird im narzisstischen Größenselbst kompensiert, das Schwächere und »Schuldige« braucht, um endlich den Gefühlsstau abreagieren zu können. Bei diesem Verständnis können jederzeit wieder »Nazis« auftreten, die nicht mehr nur »braun«, sondern auch »rot«, »blau«, »gelb«, »grün« oder »schwarz« politisch eingeordnet werden können. Es ist immer nur die Frage, wie der aufgestaute Hass nach seelischer Verletzung sozial gedämpft oder verschärfend instrumentalisiert wird. Eine nur äußere Demokratie ist keine Garantie zur Bewältigung destruktiver Tendenzen. Einkommenssichernde Arbeit, soziale Anerkennung und erlebte Geltung sowie hilfreiche, empathiegetragene Beziehungen können das »Böse« durchaus dämpfen, aber ungesicherte und prekäre Arbeitsverhältnisse, Arbeitslosigkeit, der Verlust sozialer Anerkennung und eine beziehungsdynamische Ablehnung, Verfolgung und Ausgrenzung generieren auch unter demokratischen Verhältnissen neue »Nazis«, wobei es fraglich bleibt, ob solcherart Beschimpfte oder die hassgetriebenen Verfolger oder beide Seiten »Nazis« sind. Nur eine innerseelische Demokratisierung, d. h., die eigenen Verletzungen mit ihren Gefühlen zu erkennen und anzunehmen, dass man nicht mehr projizieren muss, würde eine »nazifreie« Gesellschaft sichern.

Ich, Nazi!

Sawatzki, der kleine Reporter, der mit der vermeintlichen Hitler-Karikatur den Knüller seines Berufslebens gefunden hat, ist schließlich überzeugt, dass Hitler kein hervorragender Comedian ist, sondern, dass »Er« es wirklich ist. Mit dieser unerträglichen Erkenntnis landet er in der Psychiatrie. Hitler ist praktisch nur in der *Rolle* »Hitler« zu ertragen und damit stürmt er als TV-Star, Schriftsteller und Filmheld die Quoten und Rangplätze. So wird im Film ein Film über den Wiederauferstandenen gedreht, der bei dieser künstlerischen Distanz eine Aussage erlaubt, von der die allermeisten Deutschen seit dem Nazi-Regime entschlossen auf der Flucht sind: In der Sawatzki-Rolle – der »echte« Sawatzki sitzt ja in der Psychiatrie – wagt der Schauspieler die bedrohliche Aussage:

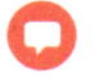

Sawatzki: »Die Geschichte wiederholt sich. Sie [gemeint ist Hitler] versuchen wieder, die Menschen mit ihrer Propaganda reinzulegen.«
Hitler: »1933 wurde kein Volk mit irgendwelcher Propaganda reingelegt. Es wurde ein Führer gewählt, der in aller Klarheit seine Pläne offengelegt hat. Die Deutschen haben mich gewählt.«
Sawatzki: »Sie sind ein Monster.«
Hitler: »Dann müssen Sie aber auch die verurteilen, die das Monster gewählt haben. Waren das alles Monster? Das waren ganz gewöhnliche Menschen, die entschieden haben, einen außergewöhnlichen Menschen zu wählen und ihm das Schicksal ihres Landes anzuvertrauen. Haben Sie sich nie gefragt, warum die Leute mir folgen, weil sie im Kern genauso sind wie ich!«

Daraufhin erschießt der Sawatzki-Schauspieler Hitler, der in die Tiefe stürzt, aber sogleich wieder da ist und spricht:

»Sie können mich nicht loswerden! Ich bin ein Teil von Ihnen, von uns allen! Und es war doch nicht alles schlecht!«

Aus meiner Sicht ist das der Höhepunkt des Filmes, in dem die Projektion der Mitläufer aufgedeckt und angeprangert wird. Der durchschnittliche Deutsche als »Monster« wird begreiflich, wenn die Kränkungen und Verletzungen in tiefster Seele berücksichtigt werden. Die Bindungs-, die Säuglings- und die Hirnforschung sind sich einig – haben also wissenschaftlich überzeugend gesichert –, dass die Qualität der frühesten Beziehung, die Mutter, Vater oder dritte Beziehungspersonen dem Kind in den ersten Lebensjahren zur Verfügung stellen, zur prägenden Quelle für ein liebevolles, entspanntes und sozial empathisches oder für ein feindseliges, stressreiches und gewaltbereites Leben wird. Mit der verständlichen Angst, die ein Kind erleidet, wenn es sich nicht angenommen, berechtigt, verstanden und bestätigt erfährt, kann es nicht leben. Die schmerzvolle Erfahrung mangelnder Liebe wird in schützende Aggression verwandelt, mit der unerträgliche Spannung abreagiert werden kann: leider später nicht an den Tätern des Liebesmangels, sondern ersatzweise an anderen, meist sozial Schwächeren, die eine erfolgreiche Rache garantieren. Man kann den Gefühlsstau frühester seelischer Verletzungen auch gegen sich selbst richten und entsprechende Symptome und Erkrankungen damit generieren, oder in Machtpositionen kann die ehemals berechtigte und verständliche Aggressivität gegen die Umwelt gerichtet zur Schändung der »Mutter« Erde missbraucht und durch die Folgen aggressiven Wirtschaftens in andere Regionen, an benachteiligte soziale Schichten oder in die Zukunft verlagert werden. Wer erlebt und verstanden hat, welche Bedrohung Lieblosigkeit für ein kleines Kind bedeutet, der wundert sich nicht mehr über das Ausmaß späterer Gehässigkeiten, Feindseligkeiten und Gewalt.

Der Film fordert heraus, den »Hitler« in mir zu suchen und mit dem Mut des Erschreckens sagen zu müssen: »Ich, der Nazi!« Das ist nach dem schrecklichen Ende des Nationalsozialismus dem Heer der Mitläufer erspart geblieben oder mit Nachdruck und Entschlossenheit verhindert worden. In der DDR gab es plötzlich gar keine Nazis mehr, alle Menschen wurden mit dem Aufbau des Sozialismus als »Antifaschisten« geadelt, und in der Bundesrepublik stürzte man sich nahezu süchtig in ein Wirtschaftswunder mit der Hoffnung, durch den materiellen Erfolg und den Konsumrausch alles Böse bannen und überwinden zu können. Die individuelle Schuld blieb verleugnet und unerlöst. Der Kreislauf zwischen frühester seelischer Verletzung, verwandelt in berechtigte Aggressivität, unberechtigt abreagiert an dafür erklärten Feinden, wurde nicht durchbrochen und sucht sich nur neue Wege und Opfer.

Erst dadurch werden die im Abspann gezeigten rechtsnationalen Bewegungen der Gegenwart in Deutschland und Europa verständlich. Nur äußere demokratische Verhältnisse, ohne das individuell erlittene Böse erkannt und verarbeitet zu haben, benötigen Entschädigungen, um die Menschen zu beruhigen. Die Politik muss »Drogen« anbieten: in der DDR die großartige Idee von Frieden und Sozialismus, in der BRD der wachsende materielle Wohlstand. Wird die »Droge« als Illusion entlarvt oder steht nicht mehr ausreichend für alle zur Verfügung, verlieren Menschen die dämpfende Beruhigung für ihre bedürftige, schmerzende oder empörte Seele. Die dann wieder frei werdenden Affekte suchen andere kompensierende Hoffnungen, denen jetzt die neuen »Populisten« Flügel verleihen. Das reale Versagen der ökonomischen oder ideologischen Angebote und die zu Phrasen geschrumpften machtpopulistischen Verheißungen entlassen die vielen kleinen »Nazis« aus dem normopathischen Zoo wieder in die gesellschaftliche Wildnis, um dann mit neuen Entschädigungen oder Verheißungen wieder eingehegt oder »abgeschossen« zu werden. Solange es massenhaft frühkindliche Verletzungen und später soziale Abwertungen und Verluste gibt, solange werden sich auch immer wieder destruktive gesellschaftliche Strömungen entwickeln.

Der Film könnte uns lehren, dass die »neuen Rechten« keine Mutanten sind, sondern die folgerichtigen Symptomträger politischen Versagens und nie wirklich erreichter innerseelischer Demokratisierung (◘ Abb. 22.4). Der sogenannte »Kampf gegen Rechts« könnte einen verhängnisvollen Irrtum transportieren: mit der Keule des bekannten Bösen das eigene verborgene und verleugnete Böse verbergen zu wollen.

Wir müssen bei gesellschaftlicher Fehlentwicklung die individuelle Schuld der vielen Mitläufer erkennen, der man sich nicht durch ein Büßerhemd und nicht durch Projektionen entledigen kann, sondern nur durch die schmerzliche Analyse des eigenen Fehlverhaltens.

Ein Demokrat und kein »Nazi« ist nur der, der um die eigenen seelischen Defizite und Verletzungen weiß und diese zu regulieren gelernt hat. Das Nazi-Sein hört erst auf, wenn die eigenen Probleme nicht mehr auf Andersdenkende projiziert werden müssen, egal ob auf »Linke« oder »Rechte«, auf Politiker oder »das Pack«, auf Christen, Juden oder Muslime!

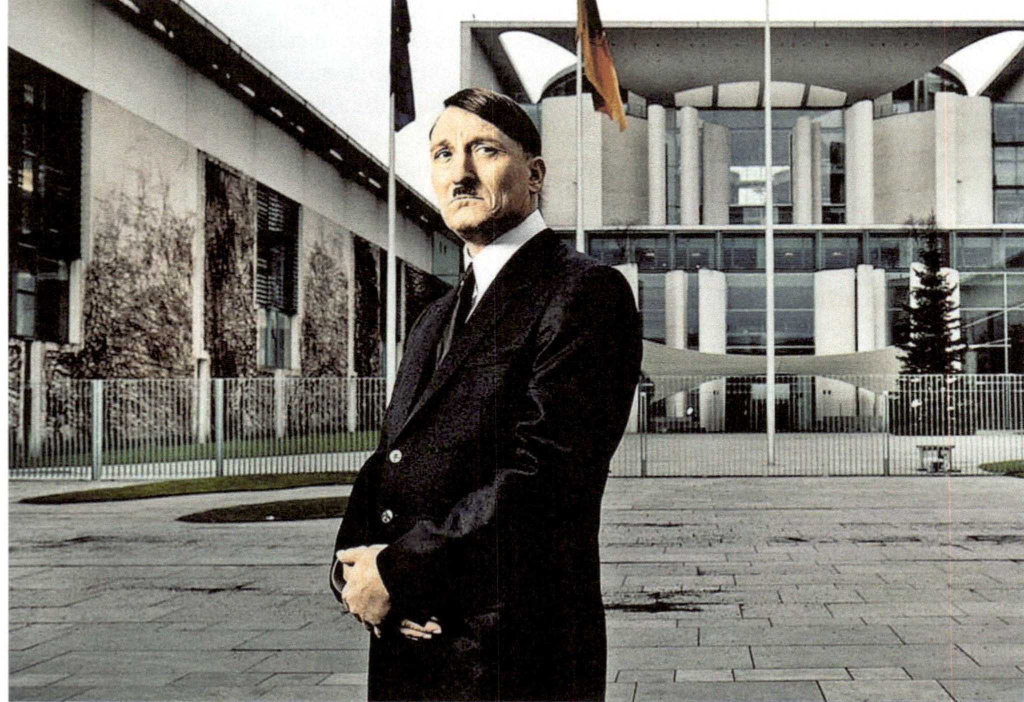

🔲 **Abb. 22.4** Hitler als Symptom von destruktiven Strömungen innerhalb der Gesellschaft. (© Constantin Film. Quelle: Filmbild Fundus Herbert Klemens. Mit freundlicher Genehmigung)

Literatur

Arendt H (1986) Eichmann in Jerusalem: Ein Bericht von der Banalität des Bösen. Piper, München
Bondy F (1988) Pfade der Neugier. »Portraits«. Benzinger, Einsiedeln
Kümmel P (2015) War er je weg? Die Zeit Nr. 40/2015
Maaz HJ (2010) Der Gefühlsstau. C.H.Beck, München
Maaz HJ (2012) Die narzisstische Gesellschaft. C.H.Beck, München
Maaz HJ (2017) Das falsche Leben. C.H.Beck, München
Reich W (1971) Die Massenpsychologie des Faschismus. Kiepenheuer & Witsch, Köln, Berlin
Richter HE (2007) Wer nicht leiden will, muss hassen – Zur Epidemie der Gewalt. Psychosozial, Gießen

Originaltitel	Er ist wieder da
Erscheinungsjahr	2015
Land	Deutschland
Drehbuch	Mizzi Meyer, David Wnendt
Regie	David Wnendt
Hauptdarsteller	Oliver Masucci, Fabian Busch, Katja Riemann, Christoph Maria Herbst
Verfügbarkeit	Als DVD in deutscher Sprache erhältlich

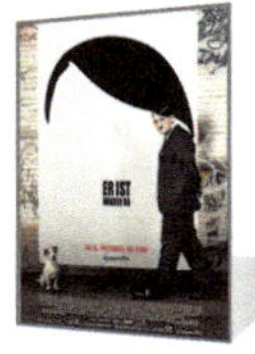

Lily Gramatikov

Die Bösen sind immer die anderen

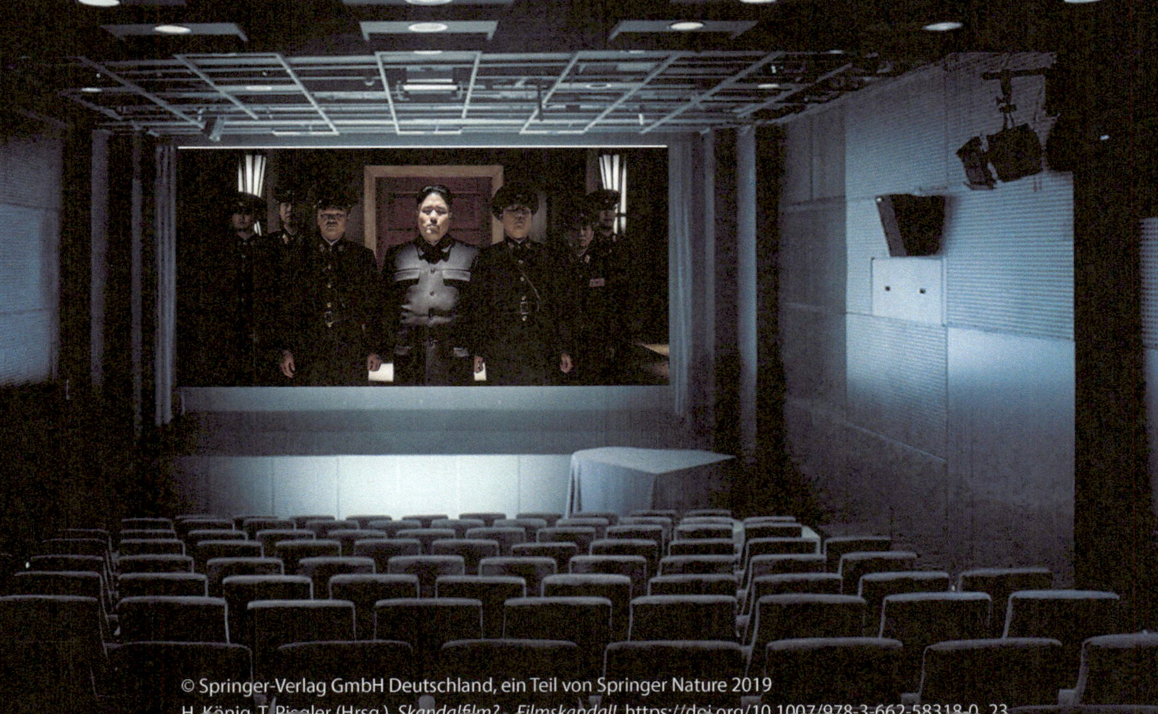

© Springer-Verlag GmbH Deutschland, ein Teil von Springer Nature 2019
H. König, T. Riecke (Hrsg.), *Skandalfilm? — Filmskandal!*, https://doi.org/10.1007/978-3-662-58318-0_23

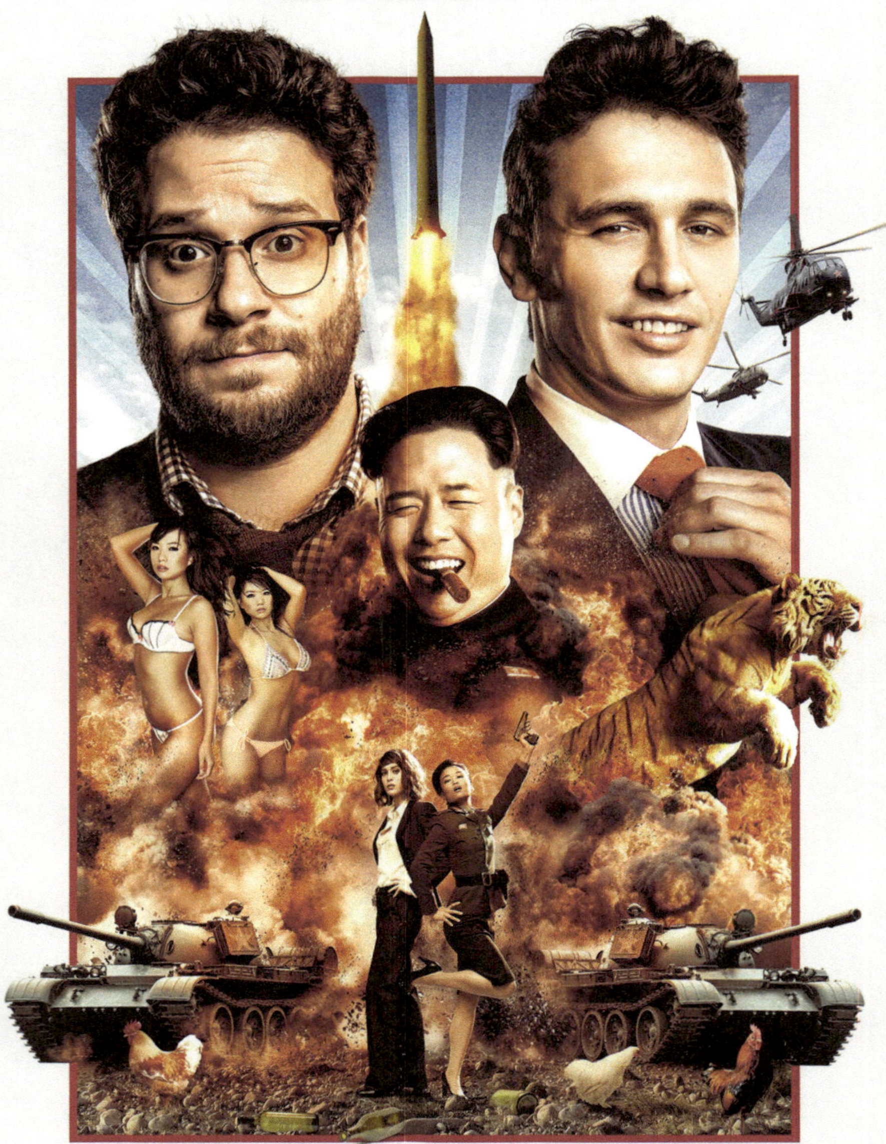

Filmplakat *The Interview*. (© Sony Pictures Home Entertainment. Quelle: Filmbild Fundus Herbert Klemens. Mit freundlicher Genehmigung)

The Interview

Lässt sich ein Film machen über ein Land und dessen autokratischen Diktator, über das man nichts weiß (☐ Abb. 23.1)? Nordkorea ist aktuell das wohl am stärksten abgeschottete Land der Erde. Nichts führt in das Land hinein und nichts aus ihm heraus: kein Internet, kein Tourismus, nicht einmal wirtschaftliche Beziehungen. Selbst der alte Verbündete China ist weit auf Distanz gerückt. Die Diplomatie ist eine permanente Gratwanderung über dem Abgrund, ein unaufhörlicher Wechsel zwischen massiven Drohungen und vorsichtigen Annäherungen. Die Grenze zwischen der Demokratischen Volksrepublik Korea (Nordkorea) und der Republik Korea (Südkorea) besteht bis heute aus einer 4 km breiten demilitarisierten Zone, ausgehandelt als Waffenstillstandslinie des von 1950–1953 tobenden Koreakrieges. Das geteilte Korea ist ein Relikt des kalten Krieges, der ab 1947 zwischen der westlichen, kapitalistischen Welt und den sozialistischen Staaten des Warschauer Pakts herrschte. Während des Koreakrieges standen sich diese Mächte in realiter gegenüber; de facto wurde in Korea ein Stellvertreterkrieg geführt. Während sich ab 1989 Deutschland wiedervereinigte, der Ostblock auflöste, die Sowjetunion zerfiel und China weitgehende wirtschaftliche Reformen durchführte, sich also die Weltordnung massiv veränderte, blieb die Grenze zwischen den beiden Koreas intakt und das stalinistische System in Nordkorea weiter an der Macht.

Freund oder Feind

Der kalte Krieg hielt einerseits die Welt in Atem, sorgte andererseits in der westlichen Staatengemeinde für eine eindeutige Aufteilung in »gut« und »böse«. Insofern war aus Sicht des Westens die Welt unkompliziert: Man fürchtete »die Russen« und deren atomare Hochrüstung, sah sich insbesondere in der damaligen Bundesrepublik Deutschland, in der die Grenze zwischen den zwei deutschen Staaten das »Gute« und das »Böse« in diesseits und jenseits der Mauer teilte, besonders gefährdet und fühlte sich deshalb zur absoluten Loyalität mit den USA verpflichtet. Wer sich dagegen aussprach, wurde schnell selbst zum Feind. Als der kalte Krieg vorbei war, hätte die Weltordnung – so könnte man meinen – eine friedlichere werden können. Jedoch ist die Welt seitdem vor allem eins geworden: komplizierter. Das »Böse« ist nun nicht länger eindeutig jenseits der Mauer lokalisiert, sondern agiert aus dem Hinterhalt. Der traumatische Anschlag am 11. September 2001 auf das World Trade Center in New York schreckte die westliche Welt auf und symbolisiert seitdem die Unberechenbarkeit der Angreifer und die Hilflosigkeit der westlichen Regierungen. Heute sehen wir uns mit der sogenannten *hybriden Bedrohung* konfrontiert, d. h., mit einem Szenarium, das nicht durch Kriege zwischen Nationen, sondern durch nichtstaatliche Akteure bestimmt wird, deren vorrangiges Ziel es ist, die westlichen »freien« Gesellschaften zu destabilisieren.

Der »Feind« ist eine beängstigende Gefahr im realen Leben. Gleichzeitig und als Paradoxon kommt der Existenz eines »Feindes« eine wichtige Funktion in der Organisation unserer Psyche wie auch im Rahmen des gesellschaftlichen Zusammenhalts zu. Freud (1911, S. 299) schrieb in einer Arbeit über die Paranoia:

> »Somit verwandelt sich der Satz ›ich hasse ihn ja‹ durch Projektion in den anderen: ›Er haßt (verfolgt) mich‹, was mich dann berechtigen wird, ihn zu hassen.«

Der »Feind« ist eine Projektionsfläche, dem wir eigene unliebsame Eigenschaften, niedrige Motivationen und verbotene Wünsche zuschreiben können. Wenn wir ihn, den »Feind«, bekämpfen und besiegen, entledigen wir uns scheinbar von dem, was wir ihm vorher zugeschrieben haben. Auf der politischen Ebene ermöglicht ein äußerer Feind das Beschwören des nationalen Zusammenstehens und eine Ablenkung vom politischen Versagen und der Ungerechtigkeit der eigenen Gesellschaftsordnung. Regierungen benötigen deswegen Feinde. Unvergessen die später zugegebene Lüge des in der Regierungszeit des US-amerikanischen Präsidenten Georg W. Bush amtierenden Außenministers Colin Powell vor dem Weltsicherheitsrat der Vereinten Nationen, der dort am 5. Februar 2003 nachzuweisen versuchte, dass der Irak im Besitz von Massenvernichtungswaffen sei[1]. Diese Lüge ermöglichte Präsident Bush das militärische Eingreifen und mit dem Krieg im Irak war auch ein greifbares Feindbild installiert.[2] Die US-amerikanischen Streitkräfte blieben allerdings, trotz des am 1. Mai 2003 durch Präsident Georg W. Bush deklarierten Sieges, im Irak bei der Etablierung eines den USA gegenüber loyalen Staates erfolglos, und die USA hatten außer den über 4000 toten Soldaten und unzähligen weiteren traumatisierten Veteranen kaum Vorteile aus dem Krieg ziehen können. Dieses Scheitern wurde durch die Internet-Präsenz von Osama bin Laden konterkariert, der in seinen Videobotschaften weitere Anschläge in den USA und den mit ihnen verbündeten Staaten ankündigte und damit kriegerische Attacken auf Länder der »Achse des Bösen« ad absurdum führte. Gleichwohl diente bin Laden vorzüglich als konkreter Feind. Nach seiner Tötung 2011 durch eine Spezialeinheit des US-amerikanischen Militärs blieb die allgegenwärtige Bedrohung durch terroristische Anschläge in der westlichen Hemisphäre ohne personifiziertes Feindbild. Terroristen sind nun überall und deswegen kaum wirkungsvoll zu bekämpfen. Der »Feind« ist heute ein Namenloser, dem kaum habhaft zu werden ist und der sich als Projektionsfläche nicht recht eignet, weil er sich allzu oft als Teil der eigenen Gesellschaft und damit als Teil der eigenen Person erweist. Aufgrund der nicht abreißenden Reihe terroristischer Anschläge bleiben Angst und Aufmerksamkeit krisenhaft erhöht, die Abwehr der eigenen Hilflosigkeit und eine Rückkehr zur Vorstellung der vermeintlichen Unbesiegbarkeit gelingen nicht. Vor diesem Hintergrund wird deutlich, warum das stalinistische Nordkorea mit seinem auf Lebenszeit bestimmten Alleinherrscher Kim Jong-un der letzte »echte« Feind ist, der sich bekämpfen lässt. Und tatsächlich ist der Konflikt zwischen den USA und Nordkorea ein Dauerthema der Weltpolitik.

2014 wurde unter der Regie von Evan Goldberg und Seth Rogen das kaum Denkbare realisiert und mit dem Hollywoodstreifen *The Interview* eine sarkastische Komödie abgedreht, die auf der tiefen Feindschaft zwischen den USA und Nordkorea aufbaut und durch ihre groteske Handlung und der ihr innewohnenden Häme die wechselseitige Projektion des jeweils anderen Staates als »Feind« in Szene setzt. Pointiert wird die Handlung durch die realen Ereignisse, die mit der Veröffentlichung des Filmes einhergingen und deren Folge erhebliche Spannungen zwischen den zwei Staaten war. Was der Film durch seinen Plot aufgreift und durch Übertreibung und Spott ad absurdum zu führen versucht, diente in der Realität als Ausgangsbasis einer weiteren Eskalation zwischen den beiden Staaten, an deren Ende gegenseitige Vorwürfe, eine »Kriegshandlung« begangen zu haben, und weitere US-Sanktionen gegen Nordkorea standen.

Darf man eine Komödie über ein Land machen, dessen Einwohner in einer traumatisierenden Umwelt verharren müssen, die geprägt ist von Armut und Hunger, despotischem Terror, überfüllten Arbeitslagern und der Forderung zum absoluten Gehorsam? In der Kommentierung ihres Filmes (als Extrabonus auf der DVD enthalten) berichten die beiden Regisseure Evan Goldberg und Seth Rogen, sich bestmöglich über die Situation in Nordkorea informiert zu haben. Weil ausländische Besucher ausschließlich Kontakt zu ausgewählten Personen haben dürfen und die Reise- und Kommunikationsfreiheit der Bevölkerung rigide eingeschränkt ist, bleiben unsere Kenntnisse über die realen Lebensbedingungen allerdings im Vagen. Die beste Informationsquelle scheinen deshalb geflüchtete Nord-

---

1   Vgl. wikipedia.org/wiki/Colin_Powell, zugegriffen: 28.03.2018.
2   Entsprechend war auch die verwendete Rhetorik. Bereits 2002 hatte Bush in einer Rede zur Lage der Nation die »Achse des Bösen« beschworen, mit der er eine Reihe von Ländern – zu denen auch Nordkorea zählte – beschuldigte, Terroristen und deren gegen die USA bzw. deren Verbündete gerichtete Pläne zu unterstützen. Der »Axis of Evil« stellte Bush 2003 die »Coalition of the Willing« (»Koalition der Willigen«) gegenüber, mit der die Allianz derjenigen Staaten bezeichnet wurde, die die USA im Irakkrieg unterstützten. Die Koalition der Willigen umfasste nach Angaben der USA 43 Länder.

koreaner zu sein, die nicht länger unter der absoluten Beobachtung des Regimes stehen. Evan Goldberg und Seth Rogen sind keine blinden Nationalisten, denen die Verunglimpfung des »Feindes« aus patriotischen Gründen naheliegen würde. Vieles in dem Film, was auf den ersten Blick absurd überzogen erscheint, ist indes nicht weit von der Realität entfernt.

Exkurs Nordkorea

Nordkorea ist eine sozialistische Diktatur stalinistischer Ausrichtung. Die Verehrung der drei nordkoreanischen Herrscher der bestehenden Kim-Dynastie als nahezu gottgleiche Wesen, filmisch umgesetzt durch die propagandistische Behauptung für das nordkoreanische Volk, Kim Jong-un würde weder urinieren noch defäkieren, scheint in der Bevölkerung bis heute verbreitet zu sein. Entsprechend dem in der koreanischen Kultur tief verankerten Konfuzianismus wird das soziale Miteinander durch den Respekt vor den Eltern, den Ahnen und den Mitgliedern der höheren sozialen Schichten geregelt.[3] Der erste Präsident Nordkoreas Kim Il-sung installierte zu Beginn seiner Präsidentschaft einen Heldenmythos seiner Person und sorgte so dafür, vom nordkoreanischen Volk als gütiger Vater angesehen zu werden; eine Verehrung, die bis heute lebendig ist. Nach seinem Tod 1994 wurde ihm das Präsidentenamt auf Ewigkeit übertragen. Sein ihm nachfolgender Sohn Kim Jong-Il wurde nach seinem Tod zum »Ewigen Generalsekretär der Arbeiterpartei« und zum »Ewigen Vorsitzenden der Militärkommission«. Kim Jong-un bekleidet derzeit eine Reihe weitere Ämter, z. B. das Amt des Oberbefehlshabers. Alle drei Herrscher verfügten jedoch über die gleichen Machtbefugnisse. Beleidigungen der Herrschenden oder Kritik am System – und dazu zählt selbstverständlich auch der Versuch der Flucht – werden unnachgiebig bestraft, wohl meist mit Lagerhaft in einem der Arbeitslager, die dem System des stalinistischen Gulags gleichen. Dabei gilt die Bestrafung nicht nur für den oder die Angeklagte, sondern auch für Eltern, Geschwister und Kinder. Das »vergiftete Blut« dehnt sich auf drei Generationen aus (Demick 2016, S. 244).

Die Bewohner des Landes sind weitgehend von der Außenwelt abgeschnitten. Im Land existiert ein Intranet, jedoch ist der Zugang zum weltweiten Internet gesperrt. Auch das Mobilfunknetz funktioniert nur innerhalb der Landesgrenzen (allerdings sollen Ortschaften in der Nähe zur chinesischen Grenze den chinesischen Mobilfunk empfangen können, so dass aus diesen Gegenden nach China telefoniert werden kann). Alle im Land verfügbaren Informationen sind von der nationalen Informationsagentur KNCA gesteuert, so dass sich die nordkoreanische Bevölkerung kaum eine Vorstellung von der Situation außerhalb Nordkoreas machen kann. Aber auch die reale Situation im Land selbst wird durch die propagandistische Informationspolitik verheimlicht und die luxuriösen Lebensumstände der Herrschenden verschwiegen.[4] Die Potemkinschen Dörfer werden nicht nur ausländischen Besuchern aufgetischt, wie der gut gefüllte Supermarkt im Film, der sich als Attrappe erweist. Das gleiche Prinzip gilt auch gegenüber der eigenen Bevölkerung. Als nach dem Zusammenbruch der Sowjetunion, die zuvor Nordkorea wesentlich durch Energielieferungen unterstützt hatte, die nordkoreanische Wirtschaft in den folgenden Jahren in sich zusammenbrach, resultierte daraus eine verheerende Hungersnot, die von offizieller Seite jedoch erst 1995 zugegeben wurde, nachdem eine Flut das Land verwüstete (Sullivan 1995). Insgesamt waren bis 1998 etwa 10 % der gesamten Bevölkerung an den Folgen der Hungersnot gestorben (Demick 2016, S. 205).

Die Ursache für den nicht zu verleugnenden realen Mangel an Lebensmitteln und anderen Gütern wird bis heute als Folge der Aggression des Auslandes dargestellt, insbesondere der USA, Japans und Südkoreas. Die Vorbereitung auf einen möglichen Krieg scheint allgegenwärtig (Sweeney 2013). Im Rahmen einer rassistisch-faschistoiden Ideologie wird die Stärke, Unerbittlichkeit, Autarkie und Unbe-

---

3   Dem Vater bzw. dem männlichen Nachkommen kommt in der koreanischen Kultur dabei eine wesentliche Bedeutung bei. So werden Kinder nach einer Scheidung von ihren Müttern getrennt und verbleiben in der väterlichen Familie (Demick 2016, S. 310).

4   Nach 1998 verbesserte sich die Lage aufgrund des zunehmenden illegalen Handels über die Grenzflüsse zu China etwas.

siegbarkeit des koreanischen Volkes heraufbeschworen, während andere Nationen, insbesondere die USA, als minderwertig abgewertet werden. Die rauschhafte und die Individualität auflösende Identifikation des Einzelnen mit dem gottgleichen Herrscher und die identifikatorische Partizipation an dessen Macht und Größe ist ein gängiges Prinzip faschistoider Herrschaftsformen und aus der Untersuchung der Mechanismen, die bei der Erschaffung und Aufrechterhaltung des nationalsozialistischen Herrschaftsregimes während der Zeit des sogenannten Dritten Reiches in Deutschland wirksam waren, bestens bekannt. Gleichzeitig erschwert die permanente Propaganda, bei weitgehender Isolierung von der Welt außerhalb des nordkoreanischen Universums, einen Realitätscheck und verhindert so eine Relativierung der propagandistischen Behauptungen.

Von den Berichten geflüchteter Nordkoreaner[5] weiß man von der Schwierigkeit, trotz der allgegenwärtigen propagandistischen Beeinflussung eine eigene Wahrheit über die nordkoreanische Realität zu erlangen und aufrecht zu erhalten (Demick 2016; Sweeney 2013).[6]

Die reale Person Kim Jong-un ist ein weitgehend Unbekannter. Mit ziemlicher Sicherheit hat er in der Schweiz einige Jahre die Schule besucht, eingeschleust als angeblicher Sohn rangniederer Beamter der nordkoreanischen Botschaft. Von einem ehemaligen Klassenkameraden wird er als freundlichzurückhaltend beschrieben. Seine Begeisterung für Basketball entstammt wohl dieser Zeit. Seit seiner Amtsübernahme als politischer Führer Nordkoreas ist kaum etwas von seinem privaten Leben und seiner Persönlichkeit in die Öffentlichkeit gedrungen; wohl auch eine Folge des gezielten Personenkults. Der Mythos des gottgleichen Führers blendet die Banalität des Alltags aus. Manche Beobachter vermuten, dass er unter einer Paranoia leidet und sich in seiner persönlichen Umgebung von feindlichen Personen umgeben sieht (wikipedia.org). Als es 2011 zum Wechsel an der Spitze kam, keimte kurzfristig die Hoffnung auf, dass Kim Jong-un das Land verändern werde. Dies erwies sich jedoch als nichtig. Trotz einiger Lockerungen bezüglich privater Märkte und der innerstaatlichen Telekommunikationsmöglichkeiten wurde von der despotischen Überwachung des nordkoreanischen Volkes nichts zurückgenommen. Auch in diplomatischer Hinsicht hat Kim Jong-un die Konfrontation mit den USA und Südkorea angeheizt und die militärische Aufrüstung seines Landes weiterbetrieben. Die erhoffte Öffnung zu anderen Staaten oder den Institutionen der UN ist ausgeblieben.[7] Nach seiner Machtübernahme ist es zu »Säuberungsaktionen« in seinem nahen Umfeld gekommen. Kim Jong-un ließ die mächtigsten Männer aus der Führungsriege seines Vaters öffentlich ermorden, um seine Macht abzusichern.

Handlung

Dave Skylark (James Franco) moderiert im US-amerikanischen Fernsehen eine nächtliche Talkshow *Skylark tonight*, in der er Prominenten Intimes entlockt. Die Talkshow hat einen hohen Unterhaltungswert, vermittelt jedoch kaum wirklich Wissenswertes und gehört damit zum Trash unter den Fernsehsendungen. Der Produzent der Sendung, Aaron Rapaport (Seth Rogen), ist stolz auf die hohen Einschaltquoten seines Produktes, gleichzeitig hadert er mit dem niedrigen journalistischen Niveau. Als Dave erfährt, dass der nordkoreanische Diktator Kim Jong-un (Randall Park) ein glühender Fan der Show ist, überzeugt er Aaron, diesen für ein Interview in die Show einzuladen und damit Fernsehgeschichte zu schreiben. Tatsächlich beantwortet das nordkoreanische Propagandaministerium Aarons Anfrage positiv. Das nordkoreanische Propagandaministerium, vertreten durch Sook (Diana Bang),

5   Bis 2016 kamen laut *Wikipedia* etwa 29.000 nordkoreanische Flüchtlinge in Südkorea an.
6   In ihrem überaus lesenswerten Buch *Im Land des Flüsterns* vollzieht Barbara Demick die Lebens- und Fluchtlinien von fünf Nordkoreanern und Nordkoreanerinnen nach und ermöglicht damit einen Blick hinter den eisernen Vorhang.
7   Der Beitrag wurde im April 2018 verfasst, bevor das als historisch gefeierte Treffen zwischen Donald Trump und Kim Jong-un kurzfristig die Fronten aufzuweichen schien und viele eine Veränderung für denkbar hielten. Die ursprüngliche Euphorie ist heute (im Oktober 2018) bereits wieder verraucht. Ob es tatsächlich zu einer substanziellen Annäherung kommen wird, bleibt derzeit fraglich.

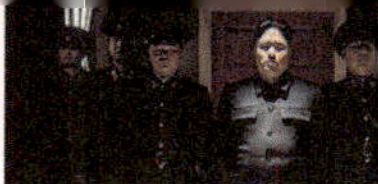

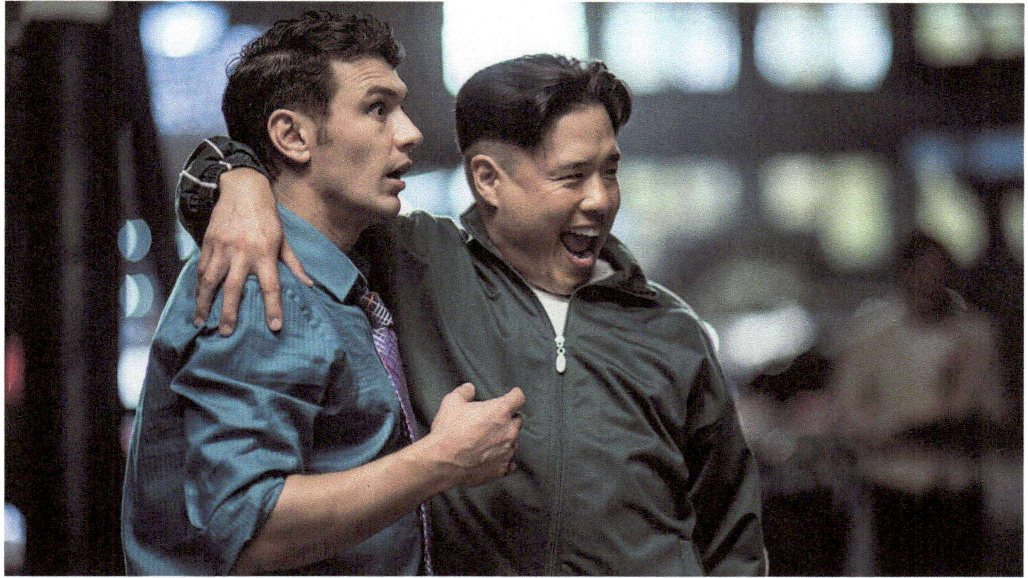

Abb. 23.2 Dave staunt nicht schlecht, als sich Diktator Kim Jong-un als umgänglicher Typ herausstellt. (© Sony Pictures Home Entertainment. Quelle: Filmbild Fundus Herbert Klemens. Mit freundlicher Genehmigung)

verlangt allerdings, das Interview in Nordkorea zu führen und ausschließlich die von ihrer Seite vorgegebenen Fragen zu stellen. Aaron und Dave feiern die Zusage ausgelassen, werden am Tag darauf jedoch von zwei Agenten des CIA aufgesucht (Lizzy Caplan als Agent Lacy und Reese Alexander als Agent Botwin), die sie zu einem Mord an Kim Jong-un verpflichten. Der Plan sieht vor, dass Dave Kim Jong-un vergiften soll. Bei der Ankunft in Nordkorea wird das Gift von einem Leibwächter des Diktators gefunden und versehentlich verzehrt. Weil die CIA neues Gift in einer Kapsel über Nordkorea abwirft, muss Aaron in der Nacht aus dem Palast ausbrechen und begegnet bei seiner Suche nach der abgeworfenen Kapsel einem Tiger. Er wird von den Palastwachen aufgegriffen und versteckt die Kapsel in seinem Anus. Am nächsten Tag erweist sich Kim Jong-un zunächst als ein freundlicher Typ, mit dem Dave einen ausgelassenen Tag ganz nach seinem Geschmack verbringt (Abb. 23.2).

Im Gespräch gestehen sich beide, vergeblich auf die Anerkennung des eigenen Vaters gehofft zu haben. Kim vertraut Dave an, dass er unter seiner frühen Herrschaft und der göttlichen Verehrung seiner Person durch sein Volk leidet. Dave will aufgrund seiner beginnenden Freundschaft mit Kim von dem Plan der CIA abrücken, doch dann bemerkt er, dass die ihm gezeigte nordkoreanische Welt ein »Fake« ist und er auf Kim Jong-uns Strategie hereingefallen ist. Gemeinsam mit Sook, die zwischenzeitlich eine Affäre mit Aaron begonnen hat, beschließen Aaron und Dave Kim nicht zu töten, sondern ihn während des weltweit ausgestrahlten Interviews als menschlich zu entlarven, damit das nordkoreanische Volk seine gottgleiche Verehrung aufgeben kann. Während des Interviews pariert Kim Daves Kritik an Nordkorea mit Anschuldigungen an die USA. Erst als Dave ihn auf persönliche Themen anspricht, bekommt das Interview eine andere Richtung. Im Senderaum des nordkoreanischen Fernsehens versuchen Techniker die Übertragung zu stoppen, werden daran jedoch von Aaron und Sook mit Waffengewalt gehindert. Schließlich bricht Kim Jong-un vor laufenden Kameras in Tränen aus und kotet ein – Letzteres für das nordkoreanische Volk der ultimative Beweis, dass Kim Jong-un ein normaler Sterblicher und kein Gottessohn ist. Während des noch laufenden Interviews erschießt der aufgebrachte Kim Jong-un Dave. Als Kim den Senderaum verlassen hat, präsentiert Dave der Welt seine kugelsichere Weste. Gemeinsam mit Aaron und Sook flieht er aus dem Gebäude. Dabei werden sie am Boden von Kims Wachen und in der Luft von Kim Jong-un selbst verfolgt. Mit dem Panzer, den

Stalin einst Kims Großvater schenkte, bombardieren sie den Hubschrauber, in dem sich Kim Jong-un befindet, so dass dieser explodiert und Kim getötet wird. Aaron und Dave entkommen durch einen alten Tunnel und werden von der CIA gerettet. In der letzten Einstellung sieht man Aaron mit Sook skypen, die in Nordkorea geblieben war, wo nach dem Tod von Kim Jong-un eine friedliche gesellschaftliche Umwälzung begonnen hat.

Ereignisse rund um die Veröffentlichung von *The Interview*

The Interview wurde von Sony Pictures Entertainment produziert. Die Veröffentlichung in den USA war für den 25. Dezember 2014 vorgesehen. Bereits im Juni 2014 hatte die nordkoreanische Führung offiziell gegen den Film protestiert (Graw 2014):

> »Die Feinde haben die Grenzen der Toleranz überschritten in ihren verabscheuungswürdigen Handlungen, mit denen sie es wagen, die Würde der obersten Führung zu verletzen.«

Und Pjöngjang hatte Vergeltung angekündigt für den Fall, dass die US-amerikanische Regierung die Veröffentlichung des Filmes gestatten würde (Graw 2014). Im November 2014 kam es zu einem Hackerangriff auf Sony, bei dem Teile von fünf bis dahin unveröffentlichten Filmen sowie E-Mails, Gehaltslisten und andere intime Daten von Mitarbeitern wie auch von Schauspielern und Schauspielerinnen gestohlen wurden. Insgesamt wurden »hunderte Gigabyte Daten« (Fuest 2014) in mehreren Uploads im Internet frei zugänglich gemacht. Zudem wurde die Todesszene von Kim Jong-un aus dem noch unveröffentlichten Film *The Interview* online gestellt. Zu dem Hack bei Sony bekannte sich eine bis dato unbekannte Gruppe, die »Guardians of Peace«. Da die Gruppe für den Fall einer öffentlichen Ausstrahlung des Filmes *The Interview* mit Anschlägen drohte, verdächtigte das FBI Nordkorea, den Hackerangriff durchgeführt zu haben. Nordkorea wies diese Anschuldigungen zurück und erklärte sich bereit, eine gemeinsame Untersuchung der Vorfälle durchzuführen. Das FBI blieb jedoch bei seinen Vorwürfen, auch wenn es die Urheberschaft Nordkoreas nicht zweifelsfrei nachweisen konnte (Graw 2014). Obgleich der damalige US-Präsident Barack Obama dafür plädierte, sich von den Drohungen nicht einschüchtern zu lassen, zog Sony die angekündigte Veröffentlichung für den 25. Dezember 2014 zurück. Die beiden Regisseure sagten alle öffentlichen Auftritte ab. Obama zeigte sich mit dem Rückzug der Veröffentlichung nicht einverstanden: Die US-Gesellschaft könne sich nicht von irgendeinem Diktator irgendwo auf der Welt eine Zensur vorschreiben lassen (»We cannot have a society in which some dictator someplace can start imposing censorship«, *BBC* vom 20. Dezember 2014). Später bezeichnete Obama den Hackerangriff nicht als einen kriegerischen Akt, sondern als einen Akt des »Cyber-Vandalismus«. Innerhalb der politischen Landschaft der USA gab es allerdings vehemente Gegenstimmen, die darauf drängten, Nordkorea eine Kriegshandlung vorzuwerfen (Koplowitz 2014). Schließlich wurde der Film am 25. Dezember 2014 in wenigen unabhängigen Kinos in den USA erstmals gezeigt. Gleichzeitig stellte Sony den Film bei diversen Online-Plattformen zum Verkauf und erzielte damit den größten Online-Umsatz aller Zeiten (in etwa vier Tagen wurde mit dem Film ein Erlös von 15 Millionen US-Dollar erwirtschaftet, vgl. Disselhoff 2014). Die nordkoreanische Regierung reagierte auf die Veröffentlichung erbost und beleidigte Obama in einer rassistischen und respektlosen Weise (*NTV* 2014). Damit verbunden waren erneut Drohungen militärischer Art. Im Januar 2015 erließen die USA als Folge des Hackerangriffs weitere wirtschaftliche Sanktionen gegen Nordkorea. In den Wochen danach verstummte das Säbelrasseln. Erst im Februar 2016 kam eine unabhängige Expertengruppe zu dem Schluss, dass ehemalige Mitarbeiter von Sony oder andere Hackeraktivisten als potenzielle Tätergruppen nicht in Frage kämen. Zwar habe die Untersuchung keinen direkten Hinweis auf eine bestimmte Nation gefunden, dennoch werde die Hypothese des FBI (also die Anschuldigung Nordkoreas) prinzipiell gestützt. Diplomatische Folgen hatte diese Untersuchung nicht.

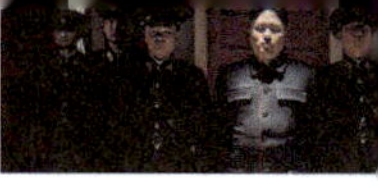

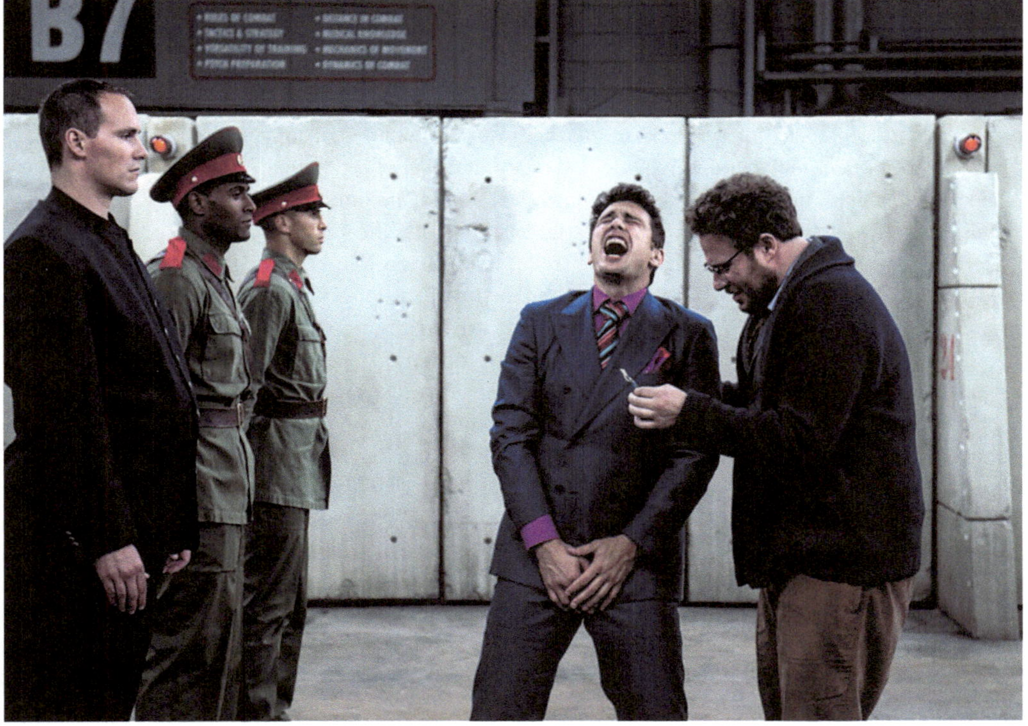

Fiktion oder Übertreibung? Wie viel Realität steckt in dem Film?

Jörg Buttgereit (2015) von *epd film* kommt in seiner Rezension über *The Interview* zu einem vernichtenden Urteil: Der Film sei eine

»hochmütige, respektlose Verunglimpfung des Diktators Kim Jong-un […], deren politische Relevanz und Originalität unter dem spätpubertären Fäkalienhumor […] leidet.«

Letzteres – der Fäkalienhumor – lässt sich nicht abstreiten. Der dem Film inhärente provokative Humor entzündet sich vor allem an den Protagonisten Dave und Aaron. Während der gesamten Filmhandlung sind beide in erster Linie damit beschäftigt, sich über ihre triebgesteuerten Bedürfnisse und deren Befriedigung auszulassen (■ Abb. 23.3).

Noch in den widrigsten Situationen sorgen sie sich darum, ihr cooles Image aufrecht zu erhalten. Und sie trotzen in einer naiv-fröhlichen Ignoranz den eigenen Defiziten, die sich u. a. in einem für Journalisten erschreckend marginalen Wissensstand über geopolitische Fakten zeigen. Deshalb liegt es nahe, den Machern des Filmes vorzuwerfen, mit billigen Lachern die Gunst des Publikums erkaufen zu wollen. Dazu kommt, dass die Filmhandlung fern jeglicher Realität erscheint. Vielleicht war also die Wahl der Handlung, ein Komplott auf den Regierungschef des Erzfeindes, lediglich einer großmöglichsten medialen Wirkung geschuldet? Zumal die filmische Umsetzung eines erfolgreichen Attentats auf ein aktuell regierendes Staatsoberhaupt in einem Hollywoodstreifen für viele als Skandal gilt. Andererseits entwerfen die beiden Protagonisten kein schmeichelhaftes Bild von »dem Amerikaner«. Vielmehr stellen Dave und Aaron mit spitzer Feder gezeichnete Karikaturen dar, in der sich die gängigen Vorurteile über das amerikanische Volk wiederfinden. Und auch die Talkshow *Skylark tonight* mit ihrem Interesse für intime Details der Stars und Sternchen wirft einen spöttischen Blick auf die gängige TV-Kultur der USA. Wenn – wie Buttgereit meint – der nordkoreanische Herrscher durch den Film »verunglimpft« werde, dann richtet sich dieser Spott in gleichem Ausmaß auf die eigene Gesellschaft. Goldberg und Rogen verschonen nichts und niemanden, nicht einmal sich selbst, zumal Rogen als Filmfigur Aaron Rapaport den Spott über sich selbst ergießt und auch – selbst ein Jude – vor einem schlechten Judenwitz nicht Halt macht. Goldberg und Rogen verfolgen bezüglich ihres beißenden Humors ein egalitäres Gießkannenprinzip: Alle und alles kann es treffen und sie machen keine Unterschiede zwischen den Opfern ihres Zynismus. Der nordkoreanische Diktator Kim Jong-un und zwei postpubertäre amerikanische Journalisten als Vertreter der US-amerikanischen Nation spielen hier in der gleichen Liga.

Folgerichtig verstehen sich Dave und Kim Jong-un im Film zunächst auch prächtig. Sie teilen die gleichen Interessen – Basketball und schöne Frauen –, hören die gleiche Musik und ähneln sich sogar in Hinblick auf ihre biografischen Verletzungen. Gute Voraussetzungen für eine Freundschaft. Soweit der filmische Entwurf. Reine Fiktion? Dennis Rodman, ein ehemals in der Profiliga der USA spielender herausragender US-amerikanischer Basketballspieler, sagt über den realen Kim Jong-un, er sei sein »Freund fürs Leben« (*RP online* vom 01.03.2013). Seit 2013 hat Rodman Nordkorea fünf Mal besucht. Erster Anlass war ein Basketball-Freundschaftsspiel, währenddessen Rodman neben Kim Jong-un auf der Tribüne saß. Im Rahmen seiner nächsten Besuche traf Rodman Kim Jong-un erneut persönlich, wurde der Familie Kim Jong-uns vorgestellt und zu dessen Geburtstagsfeier eingeladen. Über seine eigene Motivation sagte Rodman, er wolle Frieden bringen und zwischen den zwei Ländern die Türen öffnen. Und wie die CIA im Film, reagierte auch die amerikanische Öffentlichkeit auf diese Freundschaft ausgesprochen kritisch (so wurde ihm unter anderem vorgeworfen, mit den Geschenken für Kim Jong-un amerikanisches Gesetz zu brechen). Ob Rodman zur Entspannung zwischen beiden Staaten beiträgt[8] oder von Kim Jong-un lediglich als Marionette verwendet wird, um von sich selbst ein positiveres und menschlicheres Bild zu entwerfen (so nannte Rodman beispielsweise Kim Jong-un einen guten Vater, vgl. McDevitt 2013), bleibt ungewiss. Aufschlussreich erscheint mir die Bemerkung von Rodmans Agenten Chris Volo, Rodman sei die einzige Person auf diesem Planeten, die erstaunlicherweise sowohl der Freund von Präsident Trump wie auch von Marschall Kim Jong-un sei (»He is the only person on the planet that has the uniqueness, the unbelievable privilege of being friends with President Trump and Marshall Kim Jong Un«, McDevitt 2013). Von Volo wohl nicht intendiert, verweist diese Bemerkung dennoch nicht nur auf die freundschaftlichen Beziehungen Rodmans, sondern auf eine potenzielle Ähnlichkeit zwischen Trump und Kim Jong-un.

Wie abwegig ist also die Idee des Films und deren Darstellung, wenn der zunächst absurd anmutende Besuch zweier Showmaster in Nordkorea in der Wirklichkeit eine Wiederholung findet? Auch das offensichtliche gegenseitige Verständnis zwischen Kim Jong-un und Dennis Rodman wiederholt die Darstellung im Film, zumal Rodman sich für seine Reise nach Nordkorea nicht wesentlich angepasst zu haben scheint. Tatsächlich verbindet Dennis Rodman und seinen filmischen Wiedergänger Dave Skylark nämlich einiges: ihr Habitus und ihre Exzentrik, auch ihr überzeugter, vielleicht naiv wirkender Wunsch, Gutes zu tun. Den zwei Regisseuren war die Reise von Rodman nach Nordkorea zum Zeitpunkt des Drehs unbekannt. Der Besuch Rodmans in Nordkorea erschien ihnen, so ihr Kommentar, als nachträgliche Bestätigung ihres Filmplots. Die Fiktion des Filmes erwies sich also im Nachhinein nur als eine Übertreibung der tatsächlichen Realität.

Diese Überraschung macht indes deutlich, dass der Film als künstlerisches Produkt Teile des kulturellen Unbewussten in Szene setzt. Der Film wurde von zwei US-Amerikanern geschaffen, die den

---

8   Bei Rodmans letzter Reise 2017 wurde gemutmaßt, dass Präsident Trump in die Reisepläne involviert war. Rodman traf diesmal Kim Jong-un nicht persönlich, ließ ihm als persönliches Geschenk jedoch eine Ausgabe von Donald Trumps Buch *The Art of the Deal* überbringen.

Film während des Entstehungsprozesses mit eigenen unbewussten Fantasien aufgeladen haben. Neben individuellen Aspekten finden sich darin auch Aspekte ihrer kulturellen Einbettung, also von in der US-amerikanischen Kultur geteilten Einstellungen und Verarbeitungsmustern, die in weiten Teilen ebenfalls unbewusst sind. Der Vergleich zwischen Fiktion und Realität zeigt: Ein Besuch bei Kim Jong-un, eine Verständigung zwischen Nordkorea und den USA wäre möglich, auch wenn sich der Verstand dagegen wehrt und die Politik auf beiden Seiten protestierte. Darüber hinaus lässt sich der Film statt einer billigen Komödie als Folie verstehen, auf der die gegenwärtige US-amerikanische Gesellschaft gelesen werden kann.

Der Narzissmus und die Projektion negativer Selbstanteile

In der psychoanalytischen Theorie wird davon ausgegangen, dass die psychische Entwicklung des Kindes von einem frühen Stadium der egozentrischen Selbstliebe – dem Narzissmus –, in dem die anderen vor allem in ihrer Funktion für das eigene Selbst wahrgenommen werden, zu einem reiferen Stadium verläuft, in dem das Kind lernt, dass der Andere berechtigte eigenständige Bedürfnisse hat, die mit den eigenen nicht immer übereinstimmen. Der Ausdruck »Narzisst« beschreibt in der Regel eine Person, die eigene Bedürfnisse und Interessen selbstverständlich, und zuweilen auch gewaltsam, über die der anderen stellt, ohne den damit verbundenen Affront oder die Schädigung des Anderen zu erleben. Der Psychoanalytiker Winfried Trimborn (2003, S. 1037) beschreibt den Narzissmus folgendermaßen:

> »Der Narzißmus beinhaltet Affekte von Selbstliebe bis Selbsthaß und -erniedrigung, Selbsteinschätzungen von Allmacht und Stärke bis zu absoluter Hilflosigkeit und ein Verhalten, das von selbstgerechter Güte bis zur Verkörperung des Bösen reicht. [...] Der dem Narzißmus inhärente Haß, der zugleich verleugnet wird, ist Quelle größter menschlicher Gewalt.«

Hinter der zur Schau gestellten Omnipotenz des Narzissten verbirgt sich also ein unbewusster Mangel, eine nur durch Projektion zu kontrollierende Angst vor Selbstverurteilung bzw. vernichtender Beurteilung durch das Gegenüber. Wenn das Selbst vor dem inneren Richter entwertet ist und unter dem Selbsthass zusammenzubrechen droht, ist die Projektion der Destruktivität in den Anderen lebensnotwendig, um das Selbst vor der auf sich gerichteten Attacke zu schützen. Dieser Andere wird dann zum »Feind«, hervorgegangen aus den ihm zugeschriebenen eigenen zerstörerischen Impulsen. Damit wird deutlich, dass die Spaltung in »Gut« versus »Böse«, in verbündete versus feindliche Staaten, in das eigene versus das fremde Volk Ausdruck der eigenen inneren Verwerfungen ist. Als »Feind« bietet sich der Fremde an, denn dieser erscheint aufgrund der geringen Ähnlichkeit mit der eigenen Person oder dem eigenen Land zunächst als ein sicherer Ort für die »Entsorgung« der eigenen Destruktivität. Weil er so anders ist und auch weil er weit weg ist – wie im Fall der Feindschaft zwischen den USA und Nordkorea – reduziert sich die Gefahr, dass die projizierte Destruktivität aufgrund anderer Aspekte von Beziehungen – wie zum Beispiel versorgende, freundschaftliche Aspekte – wieder zurückgenommen werden muss. Wie Auchter (2016, S. 867) in einer Arbeit über die Fremdenfeindlichkeit pointiert:

> »Der Fremdenhass dient gewissermaßen als Selbst-Prothese.«

Das »böse« Nordkorea bietet sich demnach als Container für die verleugneten aggressiven und selbstschädigenden Aspekte der USA an, um die Stabilität der eigenen Nation zu gewährleisten.

Beate West-Leurer (2018) hat in einer Arbeit über die USA darzulegen versucht, wie sehr das »kollektive Identitätsgefühl« der US-Amerikaner von einem Heldenmythos geprägt ist, den West-Leurer in Anlehnung an R. W. B. Lewis (1955) als »American Adam« bezeichnet. Sie beschreibt diesen Mythos folgendermaßen:

»Wie der biblische Adam vor dem Sündenfall nimmt er [der American Adam, L.G.] in paradiesischer Unschuld sein Schicksal in seinem Eden – der neuen Welt, die den Amerikanern von Gott gegeben wurde – in die Hand. Er verkörpert den amerikanischen Helden, den naiven ›Wilden‹, der als Außenseiter und Einzelkämpfer ohne Rücksicht auf Regeln und Gesetze ein Leben in Ungebundenheit und Freiheit führt« (S. 49).

Dieser Mythos sei auch die Grundlage der nationalen Ideologie, die durch die Regierungen bzw. die Präsidenten verkörpert werde:

»Die politischen Akteure haben den Auftrag, die Vorstellung eines paradiesischen Zustands aufrecht zu erhalten und die Nation vor einer Konfrontation mit dem Gegenteil – kollektivem Unrecht oder nationaler Schuld wie der Vertreibung der Ureinwohner, Sklaverei und Vietnamkrieg – zu bewahren« (S. 49).

Das führe dazu, dass Schuld- und Schamgefühle ignoriert werden müssten, eigene Täterschaft unverarbeitet bliebe. Barack Obama, so West-Leurer, habe erstmals versucht, dieser Selbst-Heroisierung einen anderen Entwurf des nationalen Selbstverständnisses entgegenzusetzen, bei dem schuldhafte Handlungen anerkannt würden. Reue und Wiedergutmachung seien dann möglich und der arretierte Verarbeitungsprozess könne in Gang kommen, so dass Affekte von Schuld und Trauer nicht länger negiert, sondern integriert werden könnten. Die Wahl von Donald Trump zum Präsidenten der Vereinigten Staaten – von West-Leurer als perfekte Verkörperung des American Adams und als Reaktion auf Obama gedeutet – habe den beschriebenen Prozess der Aufarbeitung zum Erliegen gebracht und die alte Ideologie reinstalliert.

Der Film *The Interview* wurde unter der Präsidentschaft Obamas gedreht, als die Präsidentschaft eines Donald Trump noch in einer fernen Zukunft lag, die alte Ideologie dem Versuch einer Erneuerung gewichen war. Die Wahl Obamas zum ersten schwarzen Präsidenten der Vereinigten Staaten leitete einen euphorischen Aufbruch ein, der u. a. von der Hoffnung getragen war, dass Bewegung in den unverrückbaren Rassismus der amerikanischen Gesellschaft kommen, sich die Gewichte innerhalb der amerikanischen Gesellschaft verschieben und mit alten Ressentiments aufgeräumt werden könnte, dass sich der »Change«, wie von Obama postuliert, tatsächlich vollziehen würde. Eine Rückkehr, ja sogar Steigerung zu der Ideologie des von Trump später treffend in seinen Slogan »Amerika First« verdichteten nationalen Narzissmus, in dem Vorstellungen der eigenen Omnipotenz und moralischen Größe keinen Raum für eigene Schwächen lassen, wurde für kaum vorstellbar gehalten.

Das Trumpsche Weltbild durchzieht die von Präsident Georg W. Bush bereits bekannte rigorose Spaltung, die das glorreiche, omnipotente und egozentrische Amerika mit seinen Partnerländern – die sich im Wesentlichen dadurch auszeichnen, den Interessen der USA nicht zu widersprechen, also gefügig zu sein – von »den Anderen« trennt, die neutral oder eben »böse« sind, weil sie sich den Interessen Amerikas entgegenstellen. Jedoch unterscheidet sich Trump von seinem republikanischen Vorgänger im Amt, George W. Bush, durch die Radikalität seines Politikstils. Trump vollzieht politisches Handeln, indem er das Gegenüber, das nicht dem Eigenen einverleibt werden kann, ausgrenzt und beschädigt. Dies gilt gleichermaßen für »Feinde« innerhalb wie außerhalb des Landes. Während Obama in seinen Handlungsweisen als Stratege und Diplomat imponierte, sein politisches Agieren rational, versöhnlich und verantwortungsvoll wirkte, scheinen bei Trump Willkür, Überheblichkeit und persönliche Affekte wie Rache oder Enttäuschungswut bestimmend, seine Handlungsweisen durch Unberechenbarkeit und eine Schwäche der Impulssteuerung gekennzeichnet zu sein. Trump ließe sich demnach – und in gewisser Weise hat West-Leurer dies in ihrer Arbeit auch nahegelegt – als die Kehrseite, als das Negativum eines Präsidenten verstehen, den Barack Obama symbolisierte.

Der Film konnte der Öffentlichkeit präsentiert werden, weil Obama regierte und er persönlich für die Veröffentlichung eintrat. In seiner frechen Übertreibung hat der Film – wie oben gezeigt – die Möglichkeit einer Verständigung mit Nordkorea auf den Tisch gebracht und diese ihm inhärente Aufforderung entspricht der politischen Handlungsweise von Obama, oder zumindest der mit ihm verbundenen Hoffnung auf eine Veränderung der Diplomatie.[9] Dennoch ist die kommende Präsidentschaft Trumps im Film bereits implizit vorhanden. Trumps Persönlichkeit, sein ungezähmtes Naturell, sein Trotz und seine Rachegelüste, sein verhärtetes Weltverständnis sind im Film repräsentiert; nicht in den US-amerikanischen Figuren von Dave und Aaron oder der CIA-Agenten, sondern im filmischen Entwurf des nordkoreanischen Diktators. Für die psychoanalytische Analyse ist es dabei unerheblich, ob und inwiefern die im Film gezeichnete Figur der realen Person Kim Jong-un entspricht.

Im Film wird Kim Jong-un zunächst als ein erstaunlich fragiler Mensch dargestellt, dessen psychisches Befinden von Selbstwertkrisen geprägt ist. Die Begegnung mit Dave scheint für ihn bedeutsam zu sein, und im Kontakt offenbart er die verletzlichen Punkte seiner Persönlichkeit. Im weiteren Verlauf des Filmes wird gezeigt, wie Kim auf Kränkungserlebnisse mit Wutausbrüchen, Drohungen und despotischen Allüren reagiert. Der Verrat von Dave während des Interviews treibt ihn zum Griff nach der Pistole. Zum Selbsterhalt ist er bereit zu töten. In der filmischen Ausgestaltung der Figur des nordkoreanischen Diktators zeigen sich dieselben narzisstischen Auffälligkeiten, wie sie sich bei der Betrachtung des realen Politikstils von Donald Trump gezeigt haben. Wie Trump weist der Kim Jong-un im Film die Neigung zu Willkürhandlungen und die als absolut gesetzte Ausrichtung an eigenen Interessen auf. Er ist damit der Wiedergänger des zum Zeitpunkt des Drehs noch nicht gewählten Donald Trump, der ins ferne Nordkorea verlegte Angsttraum eines Amerikas, das fürchtet, in der Zukunft seine neue Bereitschaft zur Reflexion verlieren zu können und in eine Zeit zu steuern, in der die Kehrseite von Obamas Präsidentschaft die Oberhand gewinnt. Kim Jong-un wird damit zur Blaupause des American Adam.

Und Nordkorea?

Spielt das reale Nordkorea im Film also keine Rolle? Durchaus, wie exemplarisch an der Untersuchung des im Film verwendeten Symbols des »Analen« gezeigt werden soll. Im Film wird der Personenkult um Kim Jong-un von der nordkoreanischen Propaganda u. a. mit der Behauptung errichtet, der nordkoreanische Führer habe keine Notdurft. Freud hat bekanntermaßen die kindliche Entwicklung in verschiedene Phasen eingeteilt, die sich an den zentralen Entwicklungsaufgaben und Befriedigungsmöglichkeiten orientieren. Eine dieser Phasen stellt die »anale Phase« dar, in der die Erziehung zur Reinlichkeit und die Beherrschung des analen Schließmuskels im Zentrum stehen. In der oben zitierten Arbeit hat Auchter (2016, S. 863) darauf hingewiesen, dass der Analität auch in Hinblick auf den Narzissmus eine spezifische Bedeutung zukommt:

> »Beim ›analen Narzissmus‹ geht es um die Klärung von Fragen nach Macht und Ohnmacht, nach Herrschen und Beherrschtwerden, Unterwerfung und um erste Übungen im Bereich der Autonomie, zwischen Selbstbestimmung und Fremdbestimmung.«

Des Weiteren bezieht er sich auf Erik H. Erikson, der darauf hingewiesen hat, dass ein Scheitern in Bezug auf die Entwicklungsaufgaben der analen Phase zu

---

9   Dies kommt insbesondere durch den Friedensnobelpreis zum Ausdruck, der Obama am 10. Dezember 2009 verliehen wurde. Als Begründung wurden laut *Wikipedia* seine »außergewöhnlichen Bemühungen, die internationale Diplomatie und die Zusammenarbeit zwischen den Völkern zu stärken« angeführt.

»zwanghaften Vorstellungen von Über- bzw. Unterordnung, zu rigiden Ordnungsstrukturen, zu einer Unfähigkeit zum Ertragen von relativer Hilflosigkeit, zur Unfähigkeit zu Kompromissen, zu Intoleranz und fanatischem Festhalten an Vorstellungen und zu Prinzipienreiterei« (Auchter 2016, S. 863 f.)

führe. Die im Film dargestellte Fantasie, die mühsame Beherrschung des Sphinkters umgehen zu können, weil der Körper nichts produziert, wessen er sich entledigen muss, erscheint in diesem Zusammenhang nicht nur als die größtmögliche Omnipotenz, sondern verweist – wenn man den ursprünglichen Grund für eine solche Fantasie zu suchen beginnt – auf die größtmögliche Sorge, eben genau diesen Sphinkter nicht beherrschen zu können. Und tatsächlich finden sich die von Erikson aufgeführten Folgen eines Scheiterns dieser Aufgabe in der filmischen Figur des Kim Jong-un. Gleichzeitig erscheinen sie jedoch auch wie eine exzellente Beschreibung des real existierenden nordkoreanischen Regierungsapparates. Was also zunächst als spätpubertärer Gag der Filmemacher erscheint, erweist sich bei näherer Betrachtung als treffsichere Metapher der realen Umstände.

Auf der Suche nach dem Skandal

Der Film *The Interview* wurde in das vorliegende Buch über Filmskandale und Skandalfilme aufgenommen, weil die Umstände seiner Veröffentlichung skandalös wirken und auch der Plot des Filmes für einen Skandal sorgen könnte. Die in kürzester Zeit erzielten sehr hohen Verkaufszahlen offenbaren ein besonderes Interesse an dem Film, was als Folge eines Skandals gedeutet werden könnte.

Als Skandal gilt das, was für Aufregung und Empörung sorgt. Und wie oben gezeigt, kam es tatsächlich zu diplomatischer Empörung und Aufregung, die allerdings bei genauer Betrachtung kaum über das übliche diplomatische Tauziehen zwischen den USA und Nordkorea hinausgingen. Man könnte sarkastisch hinzufügen, dass der Film ein willkommener Anlass für eine neue Runde in der unendlichen Spirale gegenseitiger Beschuldigungen und Angriffe darstellte. Ein weiterer Skandal mag, wie oben ausgeführt, in der filmischen Darstellung der Ermordung von Kim Jong-un liegen. Allerdings erscheint es unwahrscheinlich, dass die nordkoreanische Regierungsriege übersehen haben könnte, dass es sich bei dem Film um eine Komödie handelt, dessen Hauptziel es ist, Witze zu machen, und er nicht eine Anleitung zum Töten ihres Staatsoberhauptes darstellt. Der Film mag für Nordkorea kränkend sein, eine echte Bedrohung stellt er indes nicht dar. Die kriegstreiberische Empörung der nordkoreanischen Herrschaftsriege scheint deshalb ebenfalls Teil des schon benannten Rituals der gegenseitigen Vorwürfe zu sein. Von Weiß (2008, S. 868) lernen wir:

»[Der] ›Vorwurf‹ ist eine wörtliche Übersetzung von ›Projektion‹. […] Er dient nicht dazu, die Wirklichkeit anzuerkennen, sondern die Schuld an dem, was geschehen ist, jemandem Anderen zuzuschieben.«

Bei Wurmser (2008, S. 964) findet sich eine Beschreibung dieses Rituals:

»Es kommt zum bekannten Teufelskreis, bei dem sich Missverstehen und Unrechttun auf beiden Seiten anhäufen und der versuchte Dialog immer wieder an diesem oder jenem Vorwurf hängenbleibt. Dann gibt es auch Taten, deren Enormität ein Verzeihen unmöglich erscheinen lassen, besonders wenn keine Reue bekundet wird.«

Reue taucht in der beschriebenen Spirale gegenseitiger Anschuldigungen, die die Diplomatie zwischen der USA und Nordkorea kennzeichnet, allerdings niemals auf.

Gibt es also überhaupt einen Skandal? Nun ist nach meinem Dafürhalten zunächst die Realität in Nordkorea ein tatsächlicher, ein übermäßiger Skandal, weil die realen Lebensumstände der nordkoreanischen Bevölkerung in mir ein erhebliches Ausmaß an Empörung hervorrufen. Damit verbunden sind weitere Gefühle wie Wut und Ohnmacht, auch Erschrecken über so viel staatlich verordnete Unmenschlichkeit, die nachdrücklich an die Zeit des Nationalsozialismus in Deutschland erinnert. Im Alltag freilich verschwindet Nordkorea aus dem Blickfeld. Der Film verdient deshalb zunächst dafür Anerkennung, dass er diesen Skandal – das Verbrechen am nordkoreanischen Volk – in den Fokus rückt. Gleichwohl scheint die von mir erlebte Empörung bei der Aufklärung dessen, was den Film in den USA zu einem Skandal machte, wenig hilfreich.

Ich habe versucht zu zeigen, dass der Film die destruktive Seite der USA veranschaulicht, indem die Figur von Kim Jong-un als Projektionsfläche verwendet wird (◘ Abb. 23.4).

Der reale »Feind« der USA ist paradoxerweise dafür besonders geeignet, weil eine solche Verwendung zunächst absurd erscheint. Schließlich scheinen die Lebensbedingungen in den USA und in Nordkorea Lichtjahre entfernt und ein Vergleich abwegig. Freud (1915) hat die »Wiederkehr des Verdrängten« als einen Prozess beschrieben, in dem die mit der Umwelt nicht zu vereinbarenden Wünsche, Bedürfnisse und Impulse zunächst durch den Mechanismus der Verdrängung ins Unbewusste verschoben werden. Dort sind sie jedoch nicht endgültig verbannt, sondern suchen nach Wegen, wieder ins Bewusstsein zu gelangen, um in Erfüllung gehen zu können oder Befriedigung zu erfahren. Aufgrund ihrer Unvereinbarkeit mit der Realität unterliegen sie allerdings eine Verwandlung, damit sie von unserem wachsamen Bewusstsein nicht erneut verdrängt werden. Für den Prozess der Verwandlung ist es also nach Freud zentral, eine Form zu finden, in dem der ursprüngliche Wunsch nicht erkennbar ist. Dies kann zum Beispiel ein körperliches Symptom sein.

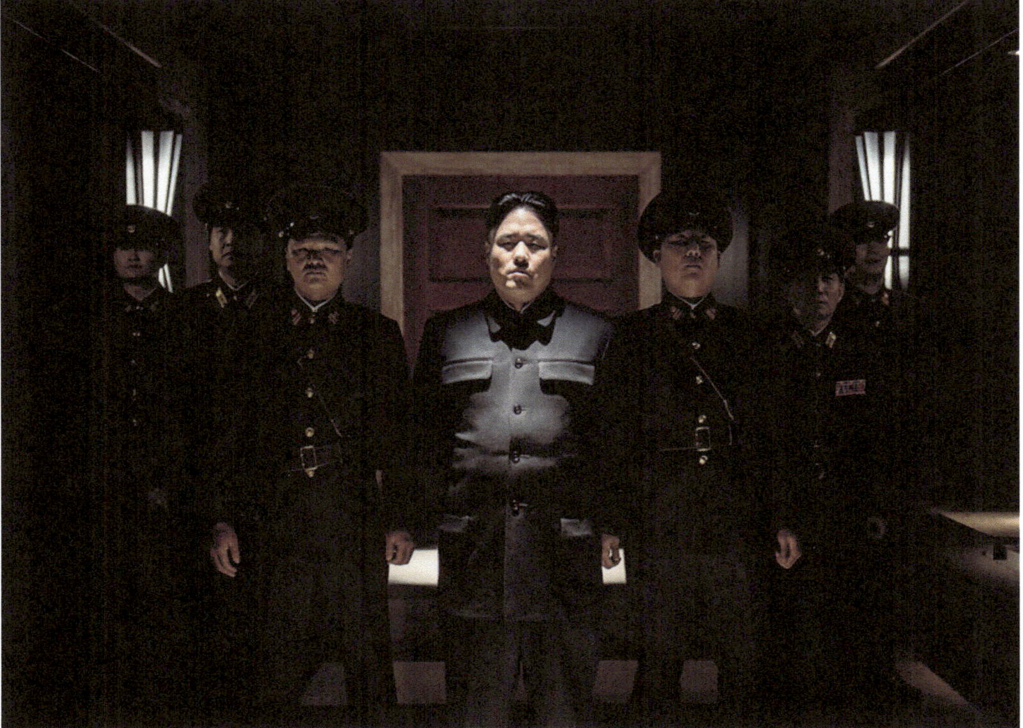

◘ **Abb. 23.4** Im Film dient die Figur von Kim Jong-un als Projektionsfläche für die destruktive Seite der USA. (© Sony Pictures Home Entertainment. Quelle: Filmbild Fundus Herbert Klemens. Mit freundlicher Genehmigung)

Vor diesem Hintergrund wird nun nachvollziehbar, dass ausgerechnet Kim Jong-un zum Träger der verdrängten Anteile des US-amerikanischen Selbstverständnisses wird. Dies allerdings eignet sich zum Skandal, denn es bricht mit der Spaltung, die für die US-amerikanische Nation das »Gute« vorsieht. Kim Jong-un ist eben nicht nur der feindliche Diktator des nordkoreanischen Volkes, sondern gleichermaßen der Container für die abgespaltenen »bösen« Motive und verleugneten destruktiven Impulse. Wird die Projektion aufgehoben, muss die Destruktion reintrojiziert werden. In den existenziellen Bedingungen, der Differenziertheit der äußeren Lebenswelt, in den Möglichkeiten, das Leben auszugestalten und seinen Bedürfnissen Ausdruck zu verleihen, in all diesen Bereichen besteht eindeutig nicht nur ein Unterschied zwischen den USA und Nordkorea, sondern auch eine Wertigkeit, weil eine stalinistische Diktatur kaum Raum für den einzelnen lässt und die Bedürfnisse der Bewohner entgegen aller Beteuerungen kaum achtet. Dennoch sind wir alle weder nur »gut« oder »böse«, sondern immer beides. Obgleich dies zunächst banal erscheint, wehren wir uns gegen diese Erkenntnis und es ist eben ein Skandal – ein Aufreger –, wenn wir damit in Kontakt kommen.

Die Wiederkehr des immer Gleichen, wie sie sich in den Wiederholungsschleifen der Diplomatie zwischen den USA und Nordkorea zeigt, macht die Hoffnung auf Entwicklung zunichte. Zwischen den Zyklen der Kriegsdrohungen und den sich daran anschließenden Besänftigungen scheint nichts Neues, nichts Drittes möglich. Alles ist festgelegt. Die Anlässe wechseln, die Inszenierung bleibt dieselbe. Und auch Barack Obama, der Hoffnungsträger, wirkt in diesem Zusammenhang wie eine vorhersehbare Replik. Judith Butler (1990) hat in ihrem Werk *Gender Trouble* zu zeigen versucht, dass die Unausweichlichkeit vorgegebener Strukturen nur durch die Mittel der Parodie zu durchbrechen sind. Was sie für die Geschlechterordnung und die von ihr sogenannte heteronormative Matrix untersuchte, zu deren Bekämpfung sie die Travestie als eine Form der parodistischen Praktik empfahl, lässt sich auf den hier untersuchten Sachverhalt übertragen. Das Dritte, das außerhalb der unendlichen Schleife der »Wiederkehr des immer Gleichen« stehen könnte, ist zunächst unbestimmt, ja eigentlich unbekannt. Weil wir nur das Vorgegebene kennen, lässt sich das Dritte nicht denkend eingrenzen. Es wäre dann bereits wieder Teil dessen, was wiederkehrt. Die Parodie weist mit den Mitteln der Übertreibung über das Bestehende hinaus. In der Übertreibung werden die unsichtbaren, jedoch wirkmächtigen Kategorien sichtbar. Die Parodie ist also eine Form der positiven Subversion, wie sie Michel Foucault verstanden hat. *The Interview* ist auch in diesem Sinn ein Skandal, weil die maßlose Übertreibung der Figuren und ihre Handlungen das Bestehende herausfordern.

Literatur

Auchter T (2016) Das Selbst und das Fremde. Zur Psychoanalyse von Fremdenfeindlichkeit und Fundamentalismus. Psyche – Z Psychoanal 70:856–880

Butler J (1990) Gender trouble. Routledge, New York

Buttgereit J (2015) Kritik zu The Interview. www.epd-film.de/filmkritiken/interview. Zugegriffen: 6. Apr. 2018

Demick B (2016) Im Land des Flüsterns. Geschichten aus dem Alltag in Nordkorea. Droemer, München

Disselhoff F (2014) Nordkorea-Komödie »The Interview« ist erfolgreichster Online-Start für Sony aller Zeiten. MEEDIA GmbH, Co. KG, 29.12.2014. meedia.de/2014/12/29/nordkorea-komoedie-the-interview-ist-erfolgreichster-online-start-fuer-sony-aller-zeiten. Zugegriffen: 10. März 1918

Freud S (1911) Psychoanalytische Bemerkungen über einen autobiographisch beschriebenen Fall von Paranoia (Dementia paranoides). GW, Bd. VIII, S 239–320

Freud S (1915) Die Verdrängung. Kleine Schriften II. GW, Bd. X, S 247–261

Fuest B (2014) Sonys verzweifelter Gegenangriff auf die Hacker. Die Welt, 12.12.2014. www.welt.de/wirtschaft/article135283433/Sonys-verzweifelter-Gegenangriff-auf-die-Hacker.html. Zugegriffen: 10. März 2018

Graw A (2014) FBI ist Hackern des »geliebten Führers« auf der Spur. Die Welt, 18.12.2014. www.welt.de/politik/ausland/article135501136/FBI-ist-Hackern-des-geliebten-Fuehrers-auf-der-Spur.html. Zugegriffen: 10. März 1918

Koplowitz H (2014) Is the North Korea cyberattack on Sony an act of war? International Business Times, 22.12.2014. www.ibtimes.com/north-korea-cyberattack-sony-act-war-1764992. Zugegriffen: 5. Apr. 2018

McDevitt C (2013) Rodman: Kim Jong Un is »a good dad«. www.politico.com/blogs/click/2013/09/rodman-kim-jong-un-is-a-good-dad-172118. Zugegriffen: 6. Apr. 2018

NTV (2014) Streit um Nordkorea-Satire. Pjöngjang beschimpft Obama als Affe. www.n-tv.de/politik/Pjoengjang-beschimpft-Obama-als-Affe-article14219621.html. Zugegriffen: 03. Feb. 2019

Sullivan K (1995) North Korea makes rare plea after floods devastate country. The Washington Post, 22. September 1995. www.washingtonpost/archive/politics/1995/09/22/north-korea-makes-rareplea-after-floods-devastate-country. Zugegriffen: 4. Apr. 2018

Sweeney J (2013) BBC Panorama – North Korea Undercover, 16.04.2013. www.bbc.co.uk/programmes/b01s1mfw. Zugegriffen: 5. Apr. 2018

Trimborn W (2003) Der Verrat am Selbst – Zur Gewalt narzißtischer Abwehr. Psyche – Z Psychoanal 57:1033–1056

Weiß H (2008) Groll, Scham und Zorn. Überlegungen zur Differenzierung narzißtischer Zustände. Psyche – Z Psychoanal 62:866–886

West-Leurer B (2018) The American Adam – zwischen Unschuldsbehauptung und Tätertraumata. Ein Versuch, das Phänomen »Trump« vor dem Hintergrund tief verwurzelter amerikanischer Mythen zu verstehen. Psychoanalyse im Widerspruch 59:47–64 (Zitiert nach Lewis RWB (1955) The American Adam. Innocence, Tragedy, and Tradition in the Nineteenth Century. Chicago: The University of Chicago Press)

West-Leurer B (2018) The American Adam – zwischen Unschuldsbehauptung und Tätertraumata. Ein Versuch, das Phänomen »Trump« vor dem Hintergrund tief verwurzelter amerikanischer Mythen zu verstehen. Psychoanalyse im Widerspruch 59:47–64

Wurmser L (2008) Scham, Rache, Ressentiment und Verzeihung. Psyche – Z Psychoanal 62:962–989

Originaltitel	The Interview
Erscheinungsjahr	2014
Land	USA
Drehbuch	Dan Sterling, Evan Goldberg, Seth Rogen
Regie	Evan Goldberg, Seth Rogen
Hauptdarsteller	James Franco, Seth Rogen, Randall Park
Verfügbarkeit	Als DVD in deutscher Sprache erhältlich

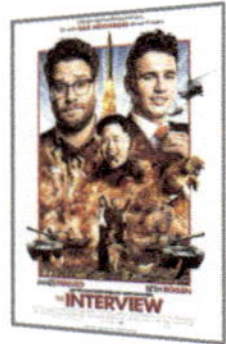

Benigna Gerisch

„Wenn Du die Wahrheit wissen willst, dann drück' einfach auf Play"

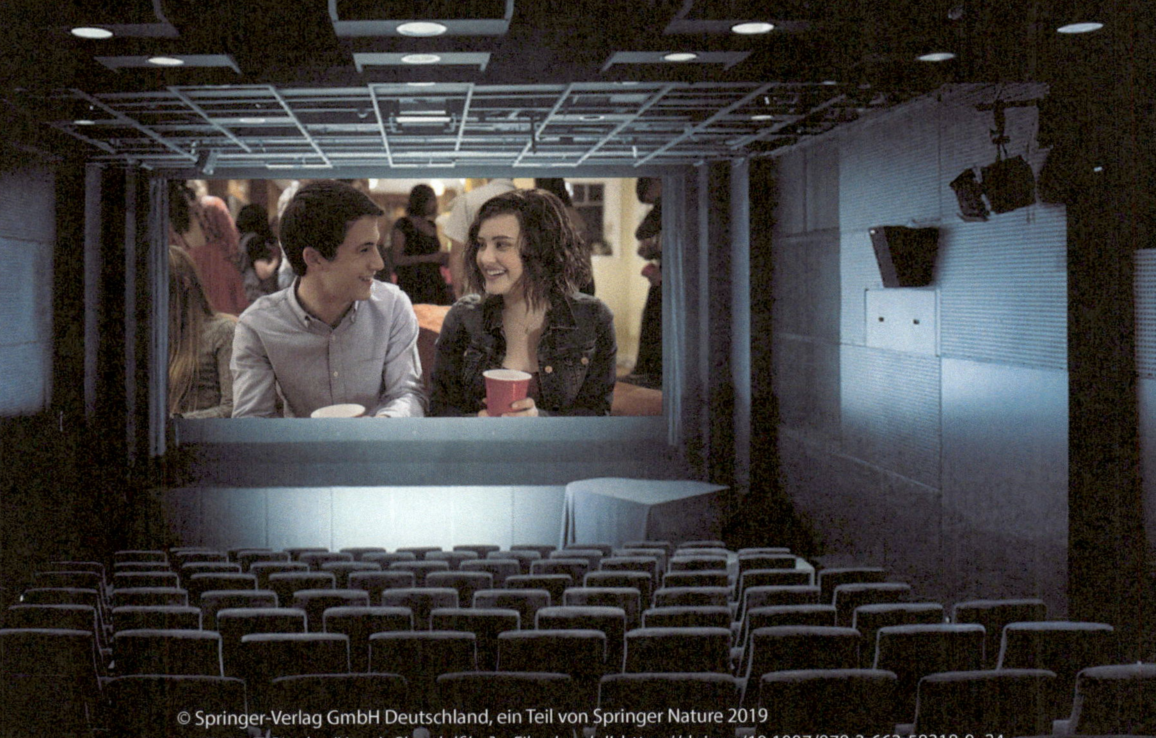

© Springer-Verlag GmbH Deutschland, ein Teil von Springer Nature 2019
H. König, T. Piegler (Hrsg.), *Skandalfilm? – Filmskandal!*, https://doi.org/10.1007/978-3-662-58318-0_24

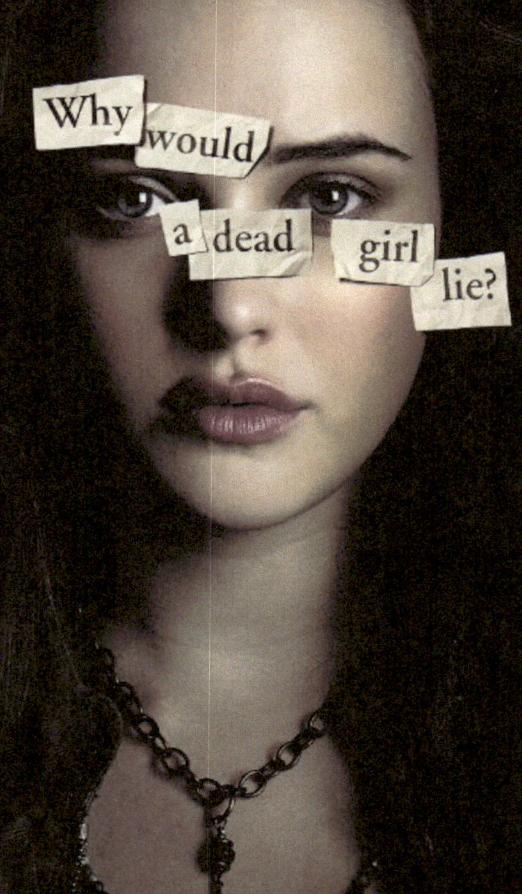

Filmplakat *Tote Mädchen lügen nicht*. (© Netflix. Quelle: Filmbild Fundus Herbert Klemens. Mit freundlicher Genehmigung)

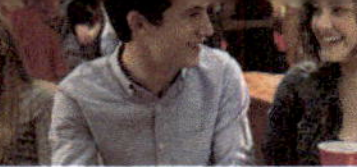

13 Reasons Why

Tote Mädchen lügen nicht (13 Reasons Why) (■ Abb. 24.1) ist eine US-amerikanische Fernsehserie, die auf dem Roman *Thirteen Reasons Why* des Kinderbuchautors Jay Asher (geb. 1975) aus dem Jahre 2007 basiert. Der Roman wurde zu einem rasanten Erfolg: Das Buch stand 57 Wochen lang auf der Bestsellerliste der *New York Times* und wurde mehrfach ausgezeichnet (u. a. von der International Reading Association). Allein in den USA wurden 750.000 Exemplare verkauft. Auch in Deutschland avancierte das Buch, das 2009 in deutscher Übersetzung erschien, zu einem Beststeller, und die Rechte daran wurden in 31 Ländern verkauft.

Die erste Staffel von *13 Reasons Why* wurde am 31.03.2017 erstmals auf Netflix veröffentlicht; die zweite Staffel, die allerdings keinen Eingang in die hiesige Interpretation findet, ist im Frühjahr 2018 abgedreht worden und im Mai desselben Jahres erschienen, eine dritte Staffel ist für 2019 geplant. Besonders spektakulär und medienwirksam, vor allem in Bezug zum Filmmarketing, erwies sich die ursprüngliche Besetzungsidee der Protagonistin Hannah Baker mit Selena Gomez (25) – die auch wegen ihrer On-Off-Affäre mit Justin Bieber allein 135 Millionen Instagram-Follower hat –, die dann aber zur Produzentin der Serie avancierte und die Rolle an Katherine Langford (21) übergab.

Die Erfolgsgeschichte auch des Romans vorab zu erwähnen, ist vor allem deshalb wichtig, weil sich durch die mediale Rezeption der Eindruck verfestigt, als habe es diesen Hype erst aufgrund der Netflix-Serie gegeben. Vielmehr scheint jedoch bereits der Roman einen zentralen Nerv vieler Jugendlicher getroffen zu haben, die von Sog- und Suchtpotenzial sprechen, folgt man zumindest entsprechenden Blog-Einträgen. Anders als die Serie, deren Verbot u. a. von Kinder- und Jugendärzten gefordert wurde, galt das Buch als hochrelevante Lektüre – im Sinne einer suizidpräventiven und aufklärerischen Maßnahme – für Eltern, Lehrer und Pädagogen.

Einen bitteren Beigeschmack bekommt der Diskurs noch aus einer ganz anderen Richtung: Denn nicht minder skandalös wirkt, im Kontext der weltweit aufgeheizten »#MeToo«-Debatte, dass der Autor Jay Asher 2017 »nach Vorwürfen sexueller Belästigung aus der Gesellschaft der Kinderbuchautoren und Illustratoren ausgeschlossen« wurde, wie es einer erst kürzlichen Berichterstattung vom 13.02.2018 der *FAZ* zu entnehmen ist. Asher selbst bestreitet die Vorwürfe und betonte, er sei freiwillig gegangen.

Handlung

Zwei Wochen nach dem Suizid seiner Mitschülerin Hannah Baker (Katherine Langford) erhält der Highschool-Schüler Clay Jensen (Dylan Minnette) ein Päckchen mit sieben kindlich-mädchenhaft verzierten Audiokassetten, auf denen Hannah dreizehn Gründe für ihren Suizid beschreibt und verschiedene Personen aus ihrem Umfeld benennt, die daran schuld seien. Jede Person ist für mindestens einen der dreizehn Gründe verantwortlich – Clay, so stellt er bestürzt fest, ist einer von ihnen. Hannah verfügt, dass die Kassetten, gewissermaßen als Kettenbrief, an alle dreizehn angesprochenen Personen, zwölf Mitschüler und einen Beratungslehrer der Schule, weitergegeben werden sollen. Jeder, der eine Kassette erhält, ist also schuldig. Clay war von Anbeginn in Hannah verliebt, doch die sich erst langsam anbahnende Beziehung scheiterte, weil sie ihn infolge der schmerzlichen Erfahrungen mit anderen Jungen am Ende zurückwies. Clay leitet die Kassetten schließlich weiter und avanciert im Verlauf selbst zum Stellvertreterankläger. Aufgrund der schweren Anschuldigungen (u. a. Mobbing) und justiziabler Vergehen (Vergewaltigung) entsteht ein paranoid-destruktives Klima an der Liberty High School, da keiner weiß, wer die Kassetten bereits gehört hat und wer was wann unternehmen oder gar anzeigen wird.

Der Erzählverlauf der *Coming of age*-Genreserie ist ein geschickt und packend inszeniertes Gewebe aus Träumen, Phantasien und Rückblenden auf Hannahs Leben, ihre Familie, Interessen und Sehnsüchte sowie aus vielfältigen, teils schmerzlichen Begegnungen mit den Jungen und Mädchen an der Schule einerseits und Clays gegenwärtig unermüdlichen Versuchen andererseits, die Mitschüler zu konfrontieren, um die »Wahrheit« über Hannahs »Chronik eines angekündigten Suizids« herauszufinden.

Einleitende Gedanken

Um es gleich vorwegzunehmen: Die Netflix-Serie *13 Reasons Why* ist im engeren Sinne kein *Skandalfilm*, durchaus aber ein *Filmskandal*, Letzteres ganz im Sinne der Definition der Herausgeber aus ihrer Einleitung zu diesem Band – und dies vor allem infolge der hitzigen und kontroversen Debatten, geführt in den Social-Media-Kanälen, von Prominenten und Experten, die schließlich in einem Aufruf zum Verbot der Serie gipfelten. Während wir von Mord und Totschlag in den Krimis auch öffentlichrechtlicher Sender geradezu überschwemmt werden, die sich in ihren Inszenierungen an Grausamkeit und Brutalität zu überbieten scheinen – ganz zu schweigen von der martialischen Bilderflut im Internet –, so treffen wir im Kontext der Serie auf ein gesellschaftliches und mediales Paradox. Denn sie stellt etwas dar, was insbesondere in westlichen Gesellschaften empirisch allgegenwärtig ist, aber worüber nicht gesprochen, was nicht inszeniert, vielmehr tabuisiert wird: nämlich den Tod durch eigene Hand. Insofern ist die Serie ein Tabubruch, weil sie gegen suizidpräventive Richtlinien auch der WHO verstößt und zudem Alltagsmythen und beschwichtigende Abwehrformeln wie »Wer den Suizid ankündigt, begeht ihn schon nicht« oder, reziprok als Rationalisierung für das verleugnende Nicht-Ansprechen, »Keine schlafenden Hunde wecken«, radikal unterläuft (Kappert et al. 2004). Suizidalität ruft überdies reflexhaft die Frage nach dem *Warum* auf und konfrontiert auch die Fernstehenden mit der Ahnung, es könne um diese Gesellschaft nicht zum Besten bestellt sein, wenn so viele Menschen bereit sind, um den Preis ihres Lebens mit ihr zu brechen (vgl. Kettner und Gerisch 2004). Das Verbot der Serie wurde mit zu befürchtenden Nachahmungseffekten im Sinne des Jugendschutzes plausibilisiert, der indes nicht die Darstellung von Gewalt und Tötungsdelikten miteinschließt (vgl. unten).

Die Netflix-Serie *13 Reasons Why* verhandelt auf bestechende Weise und transformiert durch die beeindruckende schauspielerische Leistung all die großen Kernthemen menschlichen Zusammenlebens, die hier, mehrfach determiniert durch die adoleszenz- und alterstypischen Dispositionen, verdichtet dramatisiert werden: Verrat durch die Freundin/den Freund, erste Liebesversuche und Liebes-Enttäuschung, Liebesverlust, Vertrauensmissbrauch, »Mobbing«, Sexualität, Beschämung (und die Angst davor), Gewalt/Vergewaltigung, verständnislose/unempathische Erwachsene/Lehrer, Autodestruktion und Suizidalität. In der Dramaturgie der 13 Folgen, die an die 13 Gründe »Why« angelehnt sind (fraglos eine kulturtypisch aufgeladene Unglückszahl), spiegelt sich auch die klinische Erfahrung wider, dass Suizidalität ein komplexes und kein monokausales Geschehen ist, sich vielmehr wie ein immerzu lückenhaft bleibendes Puzzle und in Bezug zur intrapsychischen Bedeutung stets nur annähernd rekonstruieren lässt. Wir wissen auch, dass Suizidale ihren Suizid/Suizidversuch immer mehr oder weniger unmissverständlich ankündigen: mal sehr eindeutig, mal eher kryptisch und chiffriert, oftmals in den mannigfaltigen Signalen divergent adressiert an bedeutungsvolle Andere. So ergibt sich nicht selten erst in der Rekonstruktion der vielschichtigen Signale eine eindeutige und unmissverständliche Suizidankündigung. Zugleich zeigt die Serie, dass Suizidalität selten plötzlich und gänzlich unerwartet entsteht, vielmehr mit einer langen schmerzvollen Historie und Schleifspuren von kumulativen Verletzungen verknüpft sein kann.

In der Zusammenschau von Hannahs Suizidmotiven wird der Anschein erweckt, als gäbe es objektivierbare Gründe, die einen Suizid gleichsam zwingend und unumgänglich werden lassen, als gäbe es also die *eine große Wahrheit*, die alles plausibilisiert – und die doch auch immer nur aus einer subjektiven Verarbeitung gespeist ist und mit spezifischen psychischen Dispositionen korrespondiert. Das heißt: Nicht alle Menschen werden infolge vergleichbarer und ähnlicher Bedingungen, mögen

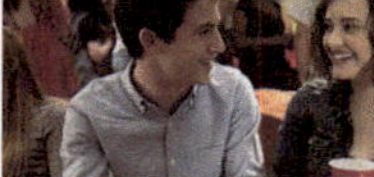

diese auch noch so grausam und verheerend sein, suizidal. Das Phänomen der Suizidalität verweist damit nicht nur ex negativo auf unhintergehbare Voraussetzungen für ein lebenswertes Leben, sondern auf anthropologische Konstanten der Subjektwerdung, die sich um Anerkennung, Akzeptiertsein, Gesehenwerden und Geliebtwerden zentrieren – und die damit zugleich die Relevanz der individuellen Biographie und Dispositionen in den Blick rücken (Gerisch 2003, 2012).

Für den Betroffenen aber, insbesondere für den Jugendlichen, sind die Erfahrungen *real*, im Anderen, wenn auch projektiv verzerrt, verortet, und die Schuld ist durchaus objektivierbar.

Die Serie umkreist auch die adoleszente Sehnsucht, dass es für die erlittenen Verletzungen – eingedenk Rod Stewarts Songs *The first cut is the deepest* – einen Ort, einen Gerichtshof gar für Menschenrechte geben möge, der sich des »Opfers« annehmen, es verteidigen und rehabilitieren möge. Hannah Baker ahnt, dass es diesen Ort nicht gibt, und so wird sie post mortem selbst zur Richterin und Anklägerin und verurteilt die überlebenden Täter und Täterinnen, führt ihnen ihre Schuld, ihr Versagen und ihr Unvermögen vor. Sie klagt sich aber auch selbst an und inszeniert so eine prolongierte »Reue-am-Grab-Phantasie« (Kind 1992), die sicher kaum einem aus pubertären Tagen fremd ist und die mit der phantasmatischen und durchaus genussvollen Vorstellung einhergeht, auf einer Wolke sitzend all jene verzweifelten Menschen am eigenen Grabe versammelt zu sehen, die einen verletzt, gekränkt, gedemütigt und misshandelt haben – und die nun um Abbitte flehen (vgl. auch Gerisch 2012, 2017).

Suizidalität und Tabu

Es hat in allen bekannten Kulturen und Epochen, von der Antike bis zur Gegenwart, Formen des Suizids gegeben, und er zieht sich bis heute durch alle Gesellschaftsformen und sozialen Schichten; er betrifft beide Geschlechter, gleichwohl mit einer Vielzahl divergierender Ursachen und intrapsychischer Konfliktkonstellationen, unterschiedlichster Ausführungsmuster, Motive und Tötungsmittel, die vom Idiosynkratischen bis zum Stereotyp reichen. Vor dem Suizid, eine nur dem Menschen eigene Möglichkeit des Handelns, vor suizidalen Phantasien, Gedanken und Erlebensweisen ist keiner gefeit. Den meisten, wenn nicht gar allen Menschen, ist der Gedanke an ein eigenmächtiges Ende, insbesondere aus der verstörenden Phase der Adoleszenz, durchaus vertraut, wie es bereits Albert Camus (1985) bemerkte. Der Prominente, der als schön, reich und glücklich klischiert wird, kann ebenso betroffen sein wie der Arbeitslose, Kranke oder schlicht Unglückliche. Die relativ niedrige Suizidrate in Kriegs- und Krisengebieten im Vergleich zu jener in der westlichen Wohlstandswelt unterläuft die traditionelle Unterscheidung von guten/»echten« Gründen einerseits und schlechten/»hysterischen« andererseits. Die markante Differenz indes liegt zwischen denen, die ihr eigenmächtiges Ende nur phantasieren, und jenen, die diese Phantasien und Gedanken in Handlungen (Suizid/Suizidversuch) umsetzen.

Auch wenn die weit niedrigere Rate an Verkehrstoten und Gewalttaten als ungleich größeres Skandalon unserer Zivilisation wahrgenommen wird als die der Suizidtoten, so zeigt ein Blick auf die nüchternen Zahlen, dass das Ausmaß der Suizidproblematik nach wie vor eine außerordentliche Brisanz hat. Und sie ist seit jeher mit einer eklatanten empirischen Geschlechtsspezifität verbunden (Gerisch 1998, 2003). Weltweit suizidieren sich jährlich etwa 1 Million Menschen und ca. 20–50 Millionen unternehmen einen Suizidversuch. In Deutschland starben im Jahre 2015 10.080 Menschen durch einen Suizid. Die Suizidrate (d. h., die Anzahl von Suiziden bezogen auf 100.000 Einwohner pro Jahr) lag damit bei 9,92. Es waren 7389 Männer und 2682 Frauen. Das heißt: *Durch Selbsttötungen sterben in Deutschland jährlich mehr Menschen als durch Verkehrsunfälle, Mord und Totschlag, illegale Drogen und Aids zusammen.*

Als eklatante geschlechtsspezifische Konstante gilt, dass sich Männer, und dies gilt weltweit, mehr als doppelt so häufig wie Frauen suizidieren[1]. Erfahrungsorientiert wird über alle Altersgruppen und

---

1 China ist das einzige Land, in dem die Suizidrate der Frauen höher ist als die der Männer.

für beide Geschlechter von einem Verhältnis von Suiziden zu Suizidversuchen von 1:10 bzw. 30 ausgegangen, d. h., jährlich unternehmen in Deutschland 100.000–300.000 Menschen einen Suizidversuch. Das Geschlechterverhältnis ist hier – anders als bei den Suiziden – genau umgekehrt: Frauen unternehmen doppelt so häufig Suizidversuche wie Männer.

Dies gilt insbesondere für die Suizidversuchsrate von adoleszenten Mädchen zwischen 13 und 17 Jahren. Das heißt, dass auf jeden Suizid eines Mannes 5,5 Suizidversuche von Frauen entfallen und auf jeden Suizid einer Frau 18 Suizidversuche. Folgen wir empirischen Schätzungen, so unternehmen in Deutschland täglich ca. 40 Jugendliche einen Suizidversuch. Das Statistische Bundesamt weist für das Jahr 2015 in der Gruppe der 10- bis 15-jährigen 19 Selbsttötungen – bemerkenswerterweise waren es 13 Mädchen und 6 Jungen – und in der Gruppe der 15- bis 20-jährigen 196 Selbsttötungen aus. In dieser letzten Gruppe sind wiederum die jungen Männer mit 133 erfolgten Suiziden (gegenüber 63 jungen Frauen) besonders häufig vertreten.

Das relative Absinken der Suizidrate in den letzten Jahren ändert folglich nichts an der Brisanz dieses auch gesundheitspolitisch hoch relevanten Themas und der impliziten Notwenigkeit und expliziten Forderung nach adäquaten psychotherapeutischen Behandlungsangeboten. Denn: *In der Altersgruppe der 20- bis 40-Jährigen ist der Suizid die zweithäufigste Todesursache.*

Die Diskurse über den Suizid, die weit bis in die Antike zurückreichen und an denen sich bis heute nahezu alle Fachdisziplinen beteiligt haben, durchziehen einerseits den Versuch, Verstehens- und Erklärungsmodelle zu entwickeln, andererseits sind sie immer schon von Politisierung, Tabuisierung, Kriminalisierung, Pathologisierung und Mythologisierung durchwirkt (Gerisch 1998, 2003; Kettner und Gerisch 2004; Minois 1996).

Die Tabuisierung des Suizids erschließt sich historisch vordergründig aus seiner religiösen und politischen Ächtung, gleichsam aus den klassischen Quellen des Tabus. Aber nicht minder bedeutsam ist die Unheimlichkeit des Suizids, eine Konnotation, die sich wie unbemerkt in die Diskurse eingeschlichen hat und die sich als wohl wichtigster Grund für seine Ächtung und Tabuisierung erweist. Während der philosophische Diskurs primär um Fragen der Normativität kreiste und »gute« wie »schlechte« Gründe für den Suizid zu identifizieren versuchte, interpretierte die medizinisch-psychiatrische Betrachtungsweise Mitte des 19. Jahrhunderts den Suizid erstmalig als Ausdruck einer Geisteskrankheit.

Doch erst mit Sigmund Freuds (1917) Konzeptualisierungen eines dynamischen Unbewussten und der Implementierung einer psychoanalytischen Krankheitslehre, die auch den Suizid miteinschloss, wurde ein Paradigmenwechsel eingeläutet, der den Verstehens- und Erklärungszugang zu suizidalen Phänomenen radikal veränderte. Denn Freud (1896) postulierte bereits 1896 im Rahmen der entlang der Hysterie entwickelten Verdrängungslehre, dass ein aktueller Anlass nur dann traumatisch wirke, wenn dieser eine verdrängte, unbewusste Konfliktthematik aktualisiere. Damit führte er eine zentrale Unterscheidung zwischen äußerem Anlass und unbewusster Konfliktthematik ein. Der äußere Anlass, und mag dieser auch noch so geringfügig erscheinen, erhält also erst durch diese unbewusste Vernetzung seine ungeheure Wirkkraft. Mit diesem Theorem unterlief Freud die bis dahin philosophisch grundierte, normativ-konventionelle Argumentation von guten und schlechten Gründen sowie die Überbetonung des Intentionalen und der Marginalisierung unbewusster Motive für den Suizid. Von nun an sprechen wir nicht mehr von objektivierbar guten oder schlechten Gründen, sondern diese sind immer schon individuell biographisch kontextualisiert sowie multideterminiert und reinszenieren sich oftmals mit aller Heftigkeit und Wucht oder chronifiziert, stumm und diffus im therapeutischen Geschehen.

In der zeitgenössischen Psychoanalyse gilt somit als essenzielle Erkenntnis, dass die Dimension des Unbewussten und das Konzept der Übertragung und Gegenübertragung mit seinen vielschichtigen technischen und therapeutischen Implikationen unverzichtbar für das Verständnis suizidaler Dynamiken und die psychotherapeutische Behandlung suizidaler Patienten sind. Die psychodynamischen Konzeptionen halten inzwischen ein ausgefeiltes Interpretations- und Behandlungsreservoir des suizidalen Erlebens und Handelns bereit, das einerseits ermöglicht, das Ausmaß des Destruktiven zu dechif-

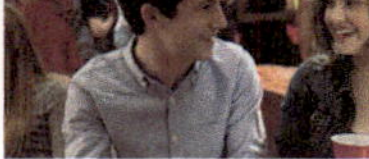

frieren und in der Patient-Therapeut-Beziehung konstruktiv nutzbar wie aushaltbar zu machen, und das andererseits und gerade auf diese Weise seine präventive Wirkung entfaltet (Gerisch 2012).

Darf man das?

Skandal um den Werthereffekt

Wir treffen in der Diskursivierung von Suizidalität auf eine bemerkenswerte Paradoxie: Während suizidales Erleben und Handeln insbesondere in kulturellen Produktionen und modernen Inszenierungen von Klassikern nahezu omnipräsent ist (Gerisch 2005), finden sich konträr zur Ubiquität dieses Phänomens, wenn man von der kaum mehr überschaubaren Flut an Fachliteratur absieht, im Alltagsbewusstsein der Menschen und medialen Öffentlichkeit noch immer Spuren dieser Tabuisierung, an der auch die Verwissenschaftlichung des Wortes »Selbstmord« in »Suizid«, um es aus seiner Nähe zum kriminalistisch-moralisierenden Begriff »Mord« herauszulösen, kaum etwas ändern konnte. Quer zum Selbstoptimierungs- und Perfektionierungsstreben in der Spätmoderne ist der Suizid immer assoziiert mit Verzweiflung, Not, Unglück und anderen Seelenzuständen, die in unserer Jagd nach Glück und Zufriedenheit kontraideal sind. Und der Suizid ist, aus welcher Seelenverfassung heraus auch immer geschehen, – wie kein anderer Tod – stets eine Anklage, nicht nur an die Welt, sondern an die Angehörigen (vor allem an die Eltern, die ja längst »innere Objekte« geworden sind), die Hinterbliebenen, die mit dem Suizidanten irgendwie Verbundenen (Kettner und Gerisch 2004). Der Suizid induziert im Anderen stets einen Schock und hinterlässt eine kaum zu tilgende Spur von Schuld, Scham, Wut, Ohnmacht und Verzweiflung.

Ähnliches gilt für die professionellen Kontexte: Denn auch wenn der Suizid der Tod in der Psychiatrie ist, wird er aus Angst vor Strafverfolgung durch die Staatsanwaltschaft, die einen Kunstfehler nachweisen könnte, und aus Angst vor Reputationsverlust innerhalb der Fachcommunity eher verhüllt als eingestanden. Auch dieser Aspekt findet Eingang im Film durch die Figuren des Schulleiters der Highschool und des Beratungslehrers Mr. Porter, der seine Kündigung bei nachgewiesener Mitschuld fürchtet. Dies hat zur Folge, dass es suizidale Patienten, insbesondere dann, wenn sie ihre Phantasien und Erlebensweisen offen kommunizieren, ungleich schwerer haben, einen ambulanten Therapieplatz zu finden. Es ist die Angst vor dem Suizid als einer omnipotenten Geste, die gerade dem mit Suizidalen arbeitenden Therapeuten schonungslos vergegenwärtigt, dass all seine Anstrengungen den Tod durch Suizid nicht verhindern können.

Der wissenschaftlich gleichwohl umstrittene sogenannte Werthereffekt, d. h., die Neigung, sich mit fiktiven oder realen, vor allem prominenten Suizidenten zu identifizieren und es ihnen gleichzutun (auch in Bezug zum Ort des Geschehens, zur Kleidung – Werther mit blauem Tuchfrack und gelber Weste – und zur Methode), muss im Kontext von potenziell vulnerablen Adoleszenten differenzierter betrachtet werden. Bereits die Verbreitung von Goethes Briefroman *Die Leiden des jungen Werther* (vgl. Gerisch 2010), auf den die Begriffsbezeichnung jenes Effektes zurückgeht, wurde vom Stadtrat Leipzigs 1775 mit der Begründung verboten, dass dieser eine Schrift zur Anstiftung zum Selbst-Mord sei. Armin Schmidtke und Heinz Häfner (1986) bestätigten einen solchen Nachahmungseffekt bei Jugendlichen nach Ausstrahlung des mehrteiligen ZDF-Films *Tod eines Schülers* im Jahre 1981. Die sechs Folgen erzählen die Vorgeschichte einer Selbsttötung durch einen Eisenbahnzug aus verschiedenen Perspektiven, der Moment des Suizids wurde zu Beginn jeder Folge gezeigt. Die Rate der Eisenbahnsuizide unter den 15- bis 19-Jährigen nahm in der Zeit während und fünf Wochen nach der Ausstrahlung der Serie im Vergleich zu den Jahren davor und danach bei Männern um 175 % und bei Frauen um 167 % zu.

Und im Juli 2017 forderte der Berufsverband der Kinder- und Jugendärzte eine sofortige Absetzung der Serie *Tote Mädchen lügen nicht,* da sie eine erhebliche Gefährdung für Jugendliche mit brüchigen und vulnerablen psychischen Dispositionen darstelle, zumal sie den Suizid drastisch und detailliert zeige (Kahl 2017).

Zwar gibt es seit 1997 zum Schutz des Privatlebens und der informellen Selbstbestimmung der Betroffenen eine Richtlinie des Deutschen Presserates – und Empfehlungen der WHO – zur Berichterstattung über Suizidenten, die zur Zurückhaltung bei der Darstellung über Selbsttötungen mahnt. Allerdings hat der Pressekodex keine bindende Wirkung, da de facto in den Chefredaktionen das Berichterstattungsinteresse nicht selten als deutlich höheres Gut eingeschätzt wird, als der Presserat es in seiner Empfehlung zu regulieren versucht hat.

Darf man also den Suizid einer jungen Frau im Rahmen einer Serie dramatisch inszenieren, schauspielerisch stilisieren und derart ästhetisieren wie in der Serie *13 Reasons Why?* Wir treffen im Kontext von medialen Suiziddarstellungen auf ein offenbar kaum auflösbareres Paradox: Einerseits kritisieren wir, die Suizidologen, zu Recht die konstante Tabuisierung des Suizids, der eine so beträchtliche Rolle auch in unserer Gesellschaft spielt, und zeigen uns erstaunt über das mangelnde Wissen auch in Bezug auf die Prävalenzdaten, Risikofaktoren und -signale. Andererseits gibt es wissenschaftlich fundierte Argumente, die meist spektakulär inszenierte Medienberichterstattung zu reglementieren, um potenzielle Nachahmungen, vor allem von Jugendlichen, nicht zu begünstigen. Ferner darf im Zeitalter der Digitalisierung nicht außer Acht gelassen werden, dass gerade das Internet insbesondere von der sehr stark gefährdeten Gruppe junger Menschen intensiv genutzt wird, sich insbesondere Jugendliche damit auch andere Kanäle in Subkulturen suchen, wie sie längst im Internet implementiert sind, in denen sie, ohne Kontrolle und Zensur der Erwachsenen, über das sprechen und sich austauschen, was sie ängstigt, beunruhigt und verzweifeln lässt (vgl. auch Etzersorfer et al. 2003). Aber vor allem finden sie hier weit spektakuläreres Bild- und Videomaterial zu Suiziden und Suizidversuchen vor, als es die Serie zu bieten vermag.

Das heißt: In der erhitzten, medialen Debatte um *13 Reasons Why,* die von »pädagogisch wertvoll« bis zum Verbot reicht, werden diejenigen, um deren Schutz es geht, wie so häufig, nicht miteinbezogen, auch wenn parallel zur Serie auf Netflix ein »Making of« namens *Die Geschichte dahinter* veröffentlicht wurde, in dem auch Psychologen zu Wort kommen, um vor allem gefährdete Menschen anzusprechen.

Angesichts der zunehmenden Inanspruchnahme moderner Technologien und dem in die Peergroup projizierten Vertrauensvorschuss – im Gegensatz zu professionellen Hilfsangeboten – durch Adoleszente und Spätadoleszente (insbesondere in Phasen krisenhaften Erlebens) zeigt Soheila Pourshirazi (2008) indes in ihrer Studie zur Nutzung von Suizidforen das konstruktive und durchaus präventive Potenzial der digitaler Medien, das sie entlang der Auswertung von Suizidblogs und Threads generiert. Das im Diskurs von Jugendschutz und Adoleszenz rasch dämonisierte Internet, das sowohl den Amoklauf als auch den Suizid begünstige, wird in dieser Studie vielmehr auch im Hinblick auf seine suizidprophylaktischen Effekte perspektiviert. Wirft man vor diesem Hintergrund einen Blick auf die in den sozialen Netzwerken ausgelösten Kontroversen um *13 Reasons Why,* so findet man auch hier, abgesehen von affirmativen und identifikatorischen Posts, durchaus eine sehr differenziert geführte Debatte, mit der sich vor allem die Zielgruppe der Adoleszenten Gehör und Austausch in ihren Plattformen geschaffen hat.[2]

»It's me, live and in stereo«

»Hi, it's Hannah, Hannah Baker. It's me, live and in stereo [...]. Get a snack. Settle in. Because I'm about to tell you the story of my life. *More specifically, why my life ended.*«

---

2   Kurz vor Fertigstellung dieses Beitrages wurde eine von Netflix in Auftrag gegebene Studie zur Wirkungsweise von *13 Reasons Why* veröffentlicht. Demnach können sich 71 % der Jugendlichen mit den in der Serie verhandelten Themen identifizieren, drei Viertel der Zuschauer hätte sie geholfen, schmerzliche Erfahrungen zu verarbeiten, und es sei vor allem bislang kein Werthereffekt zu beobachten gewesen; vielmehr hätten sich mehr als die Hälfte der befragten Jugendlichen bei anderen für ihr Verhalten entschuldigt und sich auch künftig vorgenommen, respekt- und rücksichtsvoller im Umgang mit anderen zu sein. Darüber hinaus habe die Serie zu intensiven Diskussionen zwischen Jungerwachsenen und ihren Eltern geführt. Aufgrund dieser Studienergebnisse soll die zweite Staffel nun von Tools und Features zur Unterstützung von Teenagern und Betroffenen begleitet werden (vgl. Center for Media and Human Development 2018).

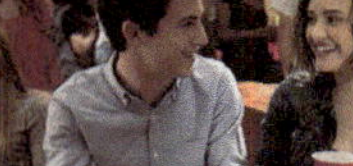

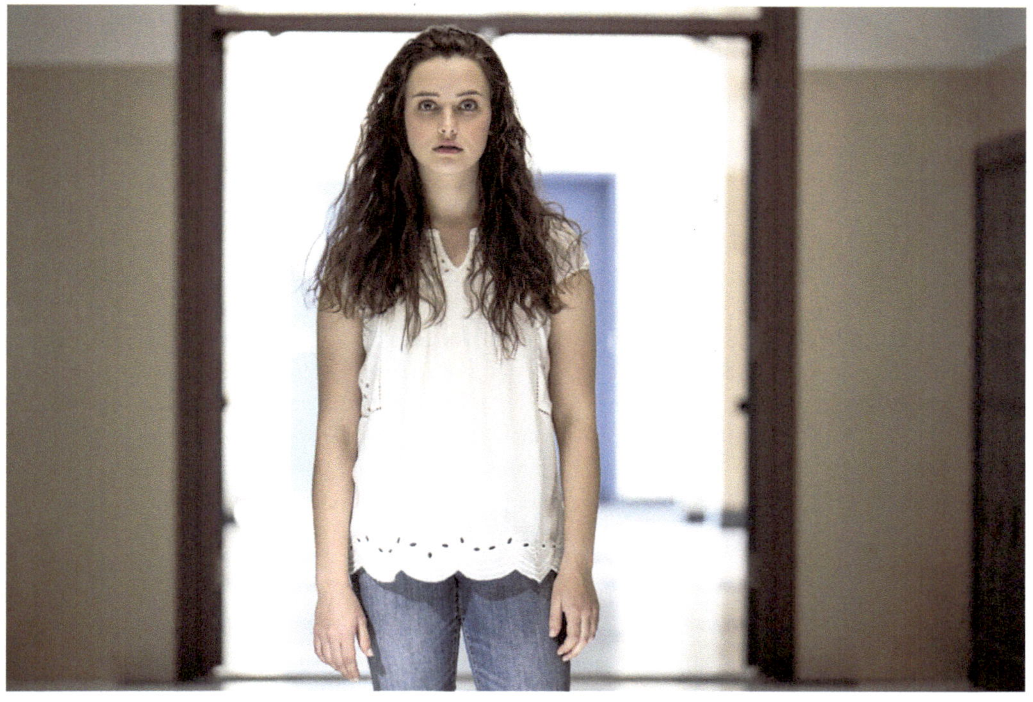

Die erste Kassette, die Hannah (▣ Abb. 24.2) vor ihrem Suizid besprochen hat, beginnt mit der Einladung, »es sich gemütlich« zu machen und ihr zuzuhören, wie sie die »Geschichte ihres Lebens« erzählt – oder genau genommen: die Geschichte, »wie ihr Leben endete«. Sie will endlich gehört werden, nun nötigt sie die Anderen gleichsam das zu tun, was sie ihr versagt haben: zuhören. Als Clay Jensen die ersten Worte seiner großen Liebe Hannah hört, ist er geschockt, er muss sofort den Kassettenrekorder ausstellen, weil er diese Unmittelbarkeit ihrer Leibhaftigkeit nicht erträgt. Der Anachronismus, dass Hannah traditionelle und längst obsolete Kassetten benutzt hat, obgleich alle Jugendlichen mit Smartphone und Laptop ausgestattet sind, verweist nicht nur auf eine implizite Kritik an den neuen Technologien, die Hannah mehr als Fluch denn als Segen erlebt, sondern verleiht der Szene auch eine paradoxale Verschiebung der Zeitachsen hinein in eine Vergangenheit, die eben noch Gegenwart war. Auch, dass sie einen konventionellen Stadtplan beigelegt hat, in dem die Orte ihrer dramatischen Erfahrungen markiert sind (es soll eben kein Google Earth benutzt werden), unterstreicht den Aspekt des Rekonstruktiven von »alten Zeiten«, »in denen alles besser war«, wie Tony, ein Freund Clays', romantisch-verklärt bemerkt.

Hannah Baker ist ein 17-jähriges bezauberndes, kluges, witziges, auch nachdenkliches junges Mädchen, das gerade erst mit seinen Eltern in das kleine Städtchen gezogen ist, in dem sie nun zur Liberty High School geht. Ihre Eltern sind überaus liebevoll, zugewandt, voller Anerkennung, Liebe und Wertschätzung für ihre Tochter, gelegentlich absorbiert durch ökonomische Sorgen, da sie sich mit einem Drugstore selbständig gemacht haben, der im Schatten eines großen Discounters um seinen Umsatz ringt.

Wir befinden uns also im typischen Mikrokosmos einer amerikanischen Kleinstadtschule, die von ihrer guten Reputation lebt, extra einen Beratungslehrer angestellt hat, der sich um die Sorgen und Nöte der Jugendlichen kümmern soll, mit engagierten Lehrern, mit klassischen, recht traditionell geschlechtstypischen Aktivitäten wie Basketball (für die Jungen) und Cheerleader-Gruppen (für die Mädchen), Cliquenbildungen und Nachmittagsjobs, um das Taschengeld aufzubessern, Lerngruppen, Partys, auf denen der Alkohol in vollen Zügen genossen wird. Mit aufgeweckten Schülerinnen und Schülern, die eine große Breite sozialer (arm-prekär, Mittelschicht, reiche Oberschicht) und ethnischer Milieus mit entsprechenden Culture-clash-Konfliktpotenzialen (Weiße, Schwarze, Asiaten, Hispanics) in den USA repräsentieren, die kurz vor dem Abschluss stehen, sich also einerseits mit dem umfänglichen Lernstoff befassen müssen, andererseits stetig auf der Suche nach sich selbst und (sexuellen) Beziehungserfahrungen sind – vor allem auf der Suche nach der *einen* großen Liebe (zumindest nach demjenigen, mit dem sie das »erste Mal« erleben möchten). So betrachtet, ist eigentlich alles ganz normal. Auch die unvermeidbar schmerzhaften Erfahrungen, die Hannah auf ihrem Weg zum Erwachsenwerden mit den anderen, Jungen wie Mädchen, macht, sind alters- und geschlechtstypisch relativ normal. Hannah erlebt durchaus viel Resonanz, sie findet Anklang bei den Jungen, und auch die Mädchen mögen sie.

Aber: Sie erlebt es nicht so.

Die erste große Enttäuschung ist Justin Foley, ihr »erster Kuss«; er ist der smarte, coole, hübsche Junge, der begabte Basketballer, dem die Herzen der Mädchen zufliegen. Ein Typ, der weiß, wie man flirtet und wie man die Mädchen mit einem frech-verführerischem Lächeln für sich gewinnt. Der diese Selbstinszenierungen aber auch umso mehr braucht, als er seinem tristen Zuhause zu entfliehen versucht: der Enge der kleinen Wohnung, mit einer arbeitslosen, psychisch kranken Mutter und ihrem ebenso haltlosen, vulgären und gewalttätigen Freund, der von morgens bis abends auf dem Sofa mit ihr Fernsehen guckt. Einen leiblichen Vater gibt es nicht mehr, dafür aber den Trainer der Basketballmannschaft, Bryce Walker, auch ein cooler Typ, der für Justin nicht nur männliche Identifikationsfigur, sondern auch Vaterersatz ist. Bryce, der diese Rolle nur zu gern spielt, ist ein typisches *rich kid*, das aus so ganz anderen sozialen Verhältnisse als Justin kommt. Bryce bewohnt mit seinen Eltern, die fast immer in Europa unterwegs sind, eine riesige Villa mit Pool und Gartenhaus, mit einem noch riesigeren Fernseher, einer Spielkonsole, viel Alkohol und Drogen, in das er die vor allem strauchelnden Jugendlichen nur allzu gern einlädt und sich in dieser heldenhaften Retterpose sonnt. Justin macht Hannah Avancen, auf die diese begeistert eingeht. Sie treffen sich auf einem Spielplatz und küssen sich, für Hannah war es der erste Kuss. Justin schießt Fotos von dieser Szene mit dem Handy, auf denen es so aussieht, als sei »mehr« gewesen. Am nächsten Tag prahlt Justin mit diesen Fotos vor seinen Kumpels und leitet eines davon, Hannah in besonders verfänglicher Position, an die Gruppe weiter. Von nun an, so erzählt Hannah auf der ersten Kassette, war ihr Ruf als »Slut«, als eine, die leicht zu haben ist, besiegelt, weil ihr keiner mehr glauben wollte, dass nicht mehr als ein Kuss gewesen sei. Als Alex Standall, ein weiterer Mitschüler, auch noch eine Voting-Liste veröffentlicht, aus der hervorgeht, dass Hannah den »heißesten Hintern des Jahrgangs« hätte, fühlt sie sich wie zum Abschuss freigegeben.

Für Hannah sind diese Erfahrungen von Verrat, Beschämung und Verunglimpfung die erste Katastrophe, auch kontaminiert und nur verstehbar durch ein sehr streng moralisch-puritanisches Klima an der Highschool und im kleinen Städtchen, das sicher mit dem Milieu einer Neuköllner Schule in Berlin kaum zu vergleichen ist, aber dort als Auftakt einer folgenschweren Diffamierung gelten muss. Hannah ist fortan durchdrungen von dem Wunsch, ihre Wahrheit zu erzählen und die verheerende Wirkmacht von Gerüchten zu erhellen, um sich zumindest posthum zu rehabilitieren und sich als eine Andere, nicht als »Schlampe«, in der Peergroup zu verankern:

💬 »The truth: See, the truth isn't always the most exciting version of things, or the best or the worst. It's something in between. But it deserves to be heard and remembered. The truth will out, like someone said once. It remains.«

In der Serie wird deutlich, wie sehr ihre Peergroup an Gerüchten und Lügen, die um das Label als »Slut« kreisen, zerstört wird. Hannah erfährt am eigenen Leibe, wie die modernen Technologien, von denen die Jugendlichen im Dienste der perfekten Selbstinszenierung exzessiv Gebrauch machen, kehrseitig zu einem verfolgenden und die Intimsphäre zerstörenden Instrument werden können.

💬 »Facebook, Twitter, Instagram, they've made us a society of stalkers – and we love it.«

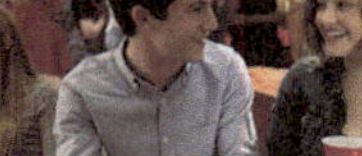

Schließlich wendet sie sich verloren und einsam, nach ängstigenden Stalkingerfahrungen durch Tyler und Kaskaden kränkender und demütigender Erfahrungen, auf Geheiß des schwulen Ryan Shaver einem Poetry-Club zu und trägt dort ein sehr düsteres, Unheil ankündigendes Gedicht vor, das ihre peinigenden, sexuell konnotierten Erfahrungen umkreist und die Sehnsucht, von jemandem wirklich gesehen und geliebt zu werden:

💬 »I've got skin to cover all my thoughts.«

Ryan, der Hannah für sehr begabt hält, veröffentlicht Hannahs Gedicht anonym und ohne ihre Zustimmung in seiner eigenen *Lost-N-Found Gazette.* Es ist wie ein weiterer Tabubruch, den Hannah durch Ryan erfährt, weil zutiefst intime Gedanken und Phantasien, die die Kultur nach außen repräsentierter Unverletzbarkeit und Perfektion unterlaufen, der Öffentlichkeit preisgegeben werden.

»Ich bewunderte dich, du warst einfach immer, wie du bist …«

Die elfte Kassette befasst sich mit Clay, der das Anhören bis fast zum unerträglichen Ende hinausgezögert hat. Warum und wodurch auch er sich schuldig gemacht, treibt ihn seit langem verzweifelt um.

Doch entgegen seinen unheilvollen Erwartungen erklingen hier keine Anschuldigungen oder Vorwürfe, vielmehr versucht Hannah, sich ihm zu erklären und um Verzeihung zu bitten. Sie beginnt mit einer Liebeserklärung an Clay, indem sie betont, dass sie ihn stets bewundert habe, da er einfach nur er selbst gewesen sei, während sie sich immer nur gefragt habe, wie die anderen sie fänden. Hannah und Clay waren sich auf einer Party von Jessica nähergekommen (🔲 Abb. 24.3), als Hannah plötzlich wie in einem Flashback von all den demütigenden Erfahrungen mit den anderen Jungen heimgesucht wird und Clay grob zurückweist. Der Abend nimmt fortan einen unheilvollen Verlauf, als Hannah unfreiwillig Zeugin wird, wie Bryce die betrunkene Jessica vergewaltigt. Doch weder sie,

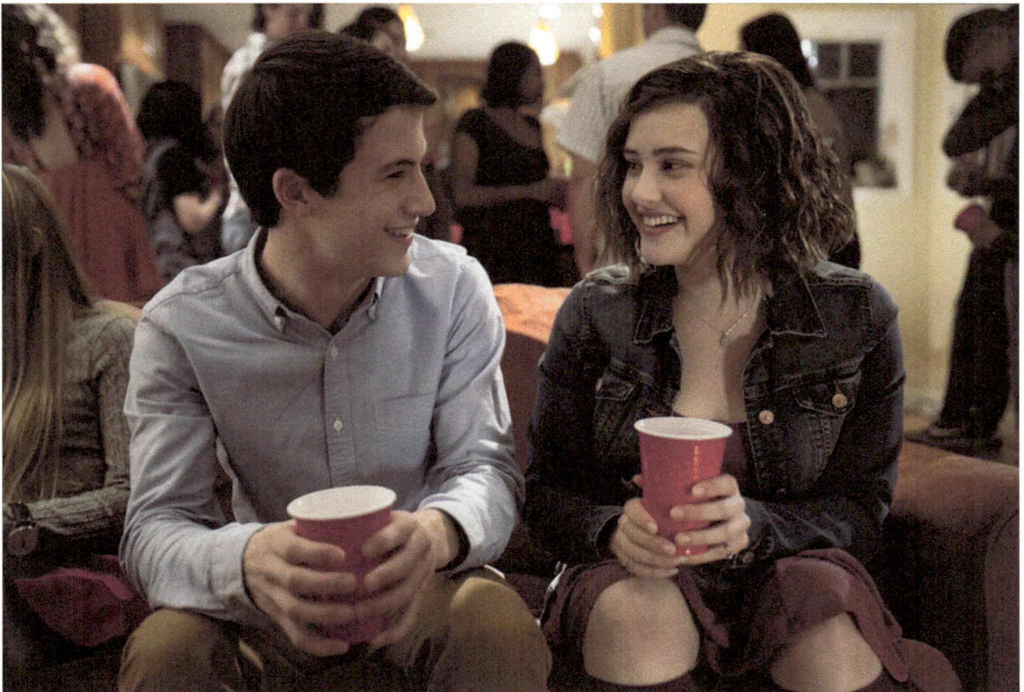

🔲 **Abb. 24.3** Hannah und Clay auf der Party. (© Netflix. Quelle: Filmbild Fundus Herbert Klemens. Mit freundlicher Genehmigung)

die erschrocken in einer Ecke hockt, noch ihr Freund Justin, der vor der Tür lauscht, kommen ihr zur Hilfe. Auch im Anschluss wird Bryce für seine Tat nicht zur Rechenschaft gezogen. Justin fürchtet, seinen einzigen männlichen Anker zu verlieren, und Hannah ist ebenfalls zu feige. Und wir erfahren von einer weiteren Party bei Bryce, auf der Hannah von ihm im Whirlpool vergewaltigt wird. Die Vergewaltigung, die sie wie erstarrt in tiefer Agonie über sich ergehen lässt, besiegelt ihre Vorstellung von sich als »dreckiger Nutte«, derer man sich einfach so bemächtigen kann. Es ist am Ende Clay, der Bryce zu einem Geständnis nötigt, was er heimlich auf Tonband aufzeichnet. Bryce indes höhnt sarkastisch, dass er nicht wisse, warum alle so ein Aufhebens machten, wolle doch ohnehin »jedes« Schulmädchen insgeheim vergewaltigt werden:

 »Every girl at school wants to be raped.«

Die Hilflosigkeit der Erwachsenen: »Suicide is not an option«

Während die erschütterten Schüler nach dem Suizid Hannahs langsam von Schuld, Angst, Paranoia, gegenseitigen Anklagen, Geheimnissen, verzweifelten Versuchen, das Geschehene zu verleugnen, zu verarbeiten oder projektiv abzuwehren, gespalten sind, bemühen sich die Erwachsenen gleichermaßen um Bewältigung der Tragödie. Und genau in diesen Strategien zeigt sich ihre ganze Hilflosigkeit: In der Schule werden vom Schulleiter, der vor allem seine Reputation retten will, Elternabende einberufen, in denen über Suizidsignale und Prädiktoren informiert wird; Plakate werden aufgehängt mit Slogans wie »Suicide is not an option«, was Alex dazu bringt, es abzureißen und wütend zu brüllen, dass Suizid sehr wohl eine Option sei, »die haben doch einfach keine Ahnung« (Abb. 24.4). Der schwarze Beratungslehrer Mr. Porter, der um seinen Job bangt, falls man ihm etwas anhängen würde, ist noch bemühter, die Affekt- und Stimmungslage der Jugendlichen auszuloten, stößt aber auf eine eiserne Mauer des Schweigens.

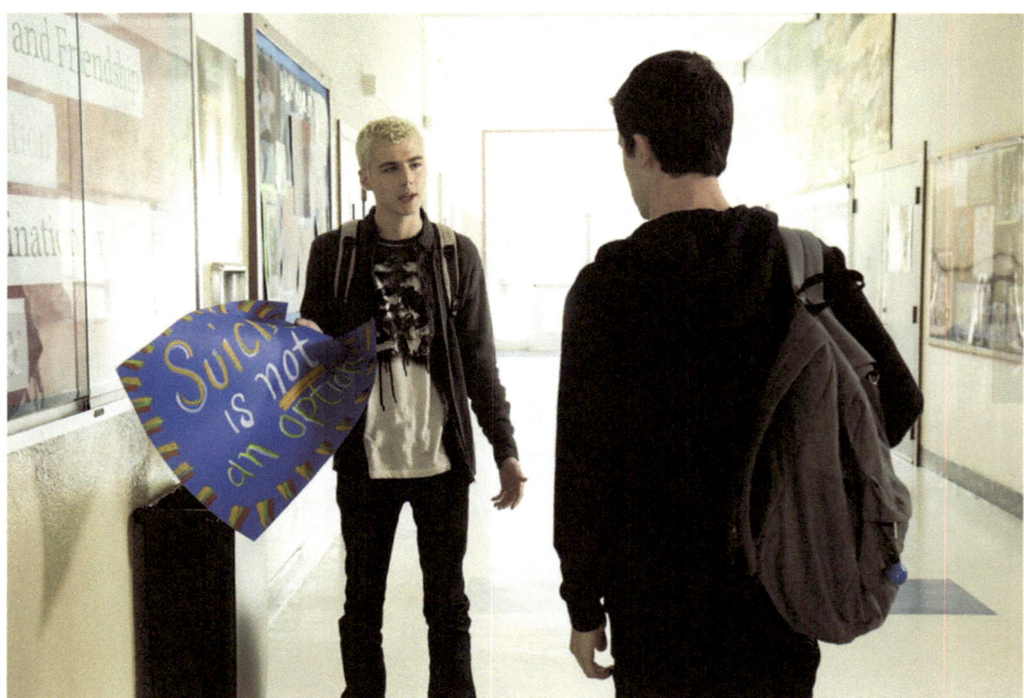

▶ **Abb. 24.4** Ist Suizid eine Option? (© Netflix. Quelle: Filmbild Fundus Herbert Klemens. Mit freundlicher Genehmigung)

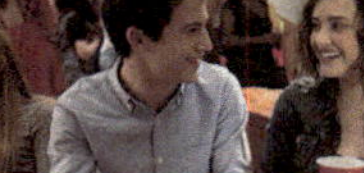

»Life is unpredictable, to control it just an illusion«

Hinter der Mauer des Schweigens ist die Stimmung unter den Jugendlichen zum Zerreißen gespannt, auch weil es im Rahmen einer gerichtlichen Untersuchung des Suizids bereits Vorladungen gibt. Die Schüler sitzen nun nacheinander zu Gericht und versuchen, Strategien zu entwickeln, wie sie ohne Schuldzugeständnisse aus der Sache rauskommen. Während die einen die Wahrheit sagen wollen, erwägen andere, alle Schuld auf Bryce zu lenken und die Vergewaltigung anzuzeigen. Einige unter ihnen fühlen sich von ihrer Hinterlassenschaft hochgradig manipuliert und verunglimpfen Hannah als hysterisch und Drama-Queen. Die Gruppe zerfleischt sich, wirft sich unentwegt gegenseitig vor, an allem schuld zu sein. Nun zeigt allmählich jeder sein »wahres« Gesicht, die Hüllen fallen – und wie in einem zersetzenden Prozess der Häutungen liegen das Innere eines jeden einzelnen bloß und ungeschützt da.

Während einige in ihren Aussagen eine Mitschuld beschreiben, wie zum Beispiel Alex, ist es vor allem Courtney, von der sich Hannah ebenfalls verraten fühlte, die sich in ihrer Aussage zu schützen versteht und Hannah nachträglich der Lüge, Eifersucht und emotionalen Instabilität bezichtigt:

> »Hannah was a liar. She was jealous and needy and emotionally unstable.«

»One more chance for my life«

Auf der letzten Kassette schildert Hannah, wie sie sich – inzwischen ein Schatten ihrer Selbst – ein letztes Mal Hilfe zu holen versucht und mit dem Beratungslehrer Mr. Porter spricht. Sie schildert stockend, dass sie sich einsam und verloren fühle, für nichts mehr Interesse und keine Freunde habe, auch Clay würde sie hassen. Alles solle aufhören: die *Menschen*, das *Leben*.

> »I need everything to stop: people, life.«

Sie stellt noch einmal ihre Beschämungserfahrungen und gewaltsamen Übergriffe durch die Jungen dar und versucht schließlich, von der Vergewaltigung durch Bryce zu berichten. Mr. Porter missdeutet die Szene, fragt sich, ob sie es nicht auch gewollt habe, wenn sie sich so gar nicht gewehrt hätte, und sie müsse Namen nennen, sonst könne er nichts tun. Hannah begreift, dass sie von Mr. Porter nicht die Hilfe bekommt, die sie sich erhofft hatte. Wie in Trance verlässt sie das Büro, inständig hoffend, dass er ihr nachkommen und um sie kämpfen möge. Aber das tut er nicht.

Hannah geht heim, zieht sich alte Klamotten an, steigt in die Badewanne, schneidet sich unter Schreien und Weinen die Pulsadern auf und verblutet.[3] Niemand sollte sie jemals wieder verletzen können, sagt sie:

> »I decided that no one would ever hurt me again.«
> »And she died alone«

resümiert Clay fassungslos: Sie starb einsam. Er konfrontiert Mr. Porter mit der letzten Kassette, der jedoch wiegelt seine Mitschuld ab: Sie war längst verloren, sie hätte sich so oder so umgebracht. Clay versucht dagegenzuhalten, dass man ihr mehr Liebe und Aufmerksamkeit hätte schenken müssen, auch er selbst, Clay, mache sich diese Vorwürfe. Clay verlässt das Büro und entscheidet sich für einen Ausflug mit seinen noch verbliebenen Freunden,

> »because it has to go better some times.«

---

3 Im Roman *13 Reasons Why* hingegen suizidiert sich Hannah mit Schlaftabletten, dies erschien den Filmemachern womöglich als dramaturgisch zu unspektakulär. Insbesondere in Bezug zur Relevanz des Imitationseffektes bei Jugendlichen muss an dieser Stelle ausdrücklich die explizite Darstellung ihrer schmerzhaften und blutigen Suizidmethode kritisiert werden.

Suizidalität in »Zeiten des Aufruhrs«

Aus psychoanalytischer Sicht ist die Adoleszenz eine zentrale lebensgeschichtliche Entwicklungsphase und -krise, die für den Jugendlichen mit komplexen, ineinander verwobenen Anforderungen einhergeht wie der endgültigen Konsolidierung der Geschlechtsidentität einschließlich der potenziellen Möglichkeit zur genitalen Sexualität und Fortpflanzung, der Veränderung der Elternbeziehung, der Beziehungsaufnahme zu Gleichaltrigen und potenziellen Liebespartnern sowie der beruflichen Orientierung (vgl. auch King 2002). In der Regel komme es während der Pubertät zu einer Entwicklungskrise, die sich dann in der Adoleszenz als manifeste Symptomatik, wie zum Beispiel in Essstörungen, Drogenkonsum, selbstverletzendem Verhalten und Suizidalität, niederschlagen könne (vgl. auch Laufer 1995; Gerisch 2012, 2017).

Die Serie *13 Reasons Why* entwickelt auf ergreifende Weise die suizidale Entwicklung und Krise einer jungen Frau an der Schwelle zum Erwachsenwerden, eingebettet in einen wie hermetisch abgeschlossenen Mikrokosmos der Peergroup, aus dem die Erwachsenen notwendigerweise im Zuge entwicklungsspezifischer Separations- und Individuationsbewegungen (trotz aller Zugewandtheit und Ansprechbarkeit) ausgeschlossen sind. Wie schwer dies aus der Elternperspektive zu ertragen ist, wird am Beispiel der Eltern von Hannah und Clay gezeigt, die fraglos hinreichend gute Eltern waren und beständig um die Balance von Fürsorge und Bemutterung einerseits, aber auch Anerkennung der Distanz- und Unabhängigkeitswünsche andererseits ihrer Kinder rangen.

Die schmerzlichen Erfahrungen gehen im Fall Hannahs nicht aus ihrem familiären Kontext hervor, hier finden wir keine paradigmatischen, psychischen Dispositionen, sondern allein aus den Beziehungserfahrungen in der Peergroup, in der alle, gleichwohl geschlechtstypisch akzentuiert, mehr oder weniger um dasselbe ringen: nämlich um Anerkennung, Resonanz, Wertschätzung und Begehrtwerden. Während die Jungen ihre Ängste und Nöte hinter einer coolen, machogleichen Fassade zu verbergen suchen, sich aus Angst vor dem Sexuellen und dem Versagen in zotige Sprüche über die Mädchen flüchten, übergriffig werden, um nicht als Versager zu gelten, den Schüchternen, wie Clay, als schwul diskreditieren und vor allem in Prügeleien und im Sport ihre Rivalitätskämpfe austragen, gleichwohl immer die Gunst der Mädchen erheischen wollend, verharren die Mädchen im ängstlichen, auf die Jungen ausgerichteten Blick, sehnsüchtig hoffend, als (sexuelle) Wesen gesehen zu werden, und perfektionieren allein aus jenem Grund ihre Cheerleaderkünste.

Suizidalität ist immer schon untrennbar mit der Schuldfrage verknüpft, die Hannah mit ihrem Erbe für die Hinterbliebenen gleichsam auf die Spitze treibt und sich auf diese Weise in den Anderen lebenslang verankert. So ist auch Clay mit Hannahs Schuldzuweisungen zutiefst identifiziert und schwingt sich nun stellvertretend zum Wahrheitsfinder und Ankläger auf, als könnte durch die Verurteilung und Sühne Gerechtigkeit gefunden und das katastrophische Unglück geheilt werden.

Doch schauen wir uns Hannahs Gründe noch einmal dezidierter an, so werden wir, abgesehen von den groben Übergriffen und der brutalen Vergewaltigung durch Bryce, vor allem Zeugen von typischen adoleszenten Beziehungs- und Bewältigungsversuchen auf dem schwierigen Weg des Erwachsenwerdens, in denen unvermeidbar Verletzungen und Kränkungen, auch Beschämungen angerichtet werden. Auch das beständige Kreisen um erste sexuelle Erfahrungen, die mit Unsicherheit und Angst, aber auch mit Faszination und Lust verknüpft sind, offenbart kehrseitig, aus Abwehrbewegungen heraus, vulgäre und entwertende Dimensionen, die indes nicht mit Geringschätzung, sondern vielmehr mit verunglückten Versuchen der Jungen verbunden sind, die Aufmerksamkeit zu erlangen bzw. mit der Eroberung zu prahlen. Insofern ist Hannah keineswegs ein ungeliebtes, nicht begehrtes, gar ungesehenes Mädchen, sondern vielmehr eines, um das die Jungen beständig kreisen, ganz real und in der Phantasie. Der Vorwurf des Mobbings trifft, so betrachtet, nicht ganz zu (in der Regel ohnehin ein vorschnell diagnostiziertes Vergehen, das die Komplexität der Beziehungsverstrickungen einschließlich Kränkungen, Gefühlen des Ausgeschlossenseins und Racheimpulsen nicht annähernd erfasst). So ist es vor allem die Wirkmacht des *Gerüchtes,* der sich Hannah post mortem zu erwehren versucht und

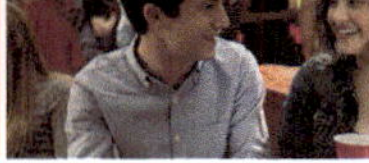

die sich wie ein roter Faden durch die Anschuldigungen ihres Narrativs zieht. Damit eng verknüpft ist ein unerträgliches Gefühl der Ohnmacht, nichts gegen diese Zuschreibungen tun zu können, vielmehr wird jede Form des Dementis als ein weiterer Beweis ihrer moralischen Verdorbenheit verbucht. Nur durch ihren Tod, so ihre wachsende Überzeugung, kann sie sich »reinwaschen« und *das* Bild zerstören, das sich so vergiftend in ihr und ihrem Umfeld unauslöschlich eingenistet hat.

Hannah *erlebt* die in der Adoleszenz ohnehin als bedrohlich und beunruhigend empfundene Sexualität, die Aneignung eines eigenen, sexuellen Körpers und Annäherungen an das andere Geschlecht von Anbeginn in ihrer destruktiven und überwältigend-bemächtigenden Ausgestaltung. Hier sind es vor allem die Beschämungserfahrungen, die insbesondere im Kontext des puritanischen Highschool-Klimas ihre zerstörerische Kraft entfalten. Schon aufgrund des sich hartnäckig haltenden Gerüchtes, sie sei eine Schlampe, das irreversibel an ihr haftet und das mit der Tendenz, stets Eindeutigkeiten in einer komplexen Welt zu generieren, korrespondiert, fühlt sie sich zum »Abschuss freigegeben«: ob nun durch das Kameraauge von Tyler, die sexuellen Übergriffe von Marcus am Valentine's Day oder schließlich durch die brutale Vergewaltigung von Bryce. Sexualität und Erotik erlebt sie als überwältigend, manipulativ, zerstörerisch und grenzverletzend, und dies zementiert nicht nur die schleichende und destruktive Identifikation mit dem Label der Schlampe, sondern höhlt allmählich ihre Gegenwehr aus. Während sie in ihrem Gedicht noch den Versuch unternahm, Erotik als etwas Lustvolles, auf sich selbst Bezogenes zu beschreiben, die Selbsterforschung nicht nur als Einladung zum Übergriff zu behaupten und die Hoffnung zu artikulieren, lieben zu können, ohne sich gänzlich zu verlieren und unterwerfen zu müssen, so wird auch diese Geste der adoleszenten weiblichen Selbstbehauptung durch die Preisgabe an die Öffentlichkeit schwer beschädigt. Zugleich erkennt Hannah aber auch, dass sie selbst der Sucht nach Anerkennung und Bestätigung von außen, eben vor allem von den coolen Jungen wie Mädchen, erlegen war und das Werben von Clay um eine »echte«, aufrichtige und empathische Liebe und Beziehung nicht erkennen und beantworten konnte. Insofern trifft Courtneys Beschreibung von Hannah durchaus zu, dass sie bedürftig und emotional instabil war, aber so wie eben alle anderen Jugendlichen in ihrer Peergroup mehr oder weniger auch.

Fazit

Ein Ausstrahlungsverbot der Serie erscheint mir indes kontraproduktiv: Denn gerade durch die soziokulturelle Heterogenität der Figuren, die gleichermaßen für adoleszente Mädchen und Jungen vielfältige Identifikationsmöglichkeiten bietet, ist nicht zwangsläufig ein Imitations- und Nachahmungseffekt zu befürchten, sondern indem die Protagonisten gleichsam stellvertretend fiktional agieren, eröffnet sich ein Möglichkeitsraum, sich in der Phantasie in verschiedensten Rollen und Konfliktlösungsstrategien zu erproben. Gleichwohl liegt durchaus eine potenzielle Gefahr für labile Jugendliche in der scheinbaren Unausweichlichkeit von Hannahs autodestruktiv-radikalem Handeln einerseits und dem zentralen Plot der Kassettenhinterlassenschaft andererseits, die eine ubiquitäre Reue-am-Grab-Phantasie realiter werden lässt, einschließlich der inszenierten Sehnsucht, zumindest posthum all das zu bekommen, woran es einem im Leben so schmerzlich gemangelt hat: positive Resonanz, Gratifikation, Bedeutung und die Anerkennung eines authentischen Selbst.

Zusammengefasst ist diese Serie durchaus sehenswert, gleichermaßen für Jugendliche wie für Erwachsene, denn skandalös ist sie nicht, und ein Verbot halte ich, wie dargelegt, für problematisch, da es die Serie durch die schauspielerischen Qualitäten, die ausgefeilte Dramaturgie in ihrem Gewebe aus Rückblenden, Erinnerungen, Träumen, Phantasien und Sehnsüchten durchaus vermag, uns die innere, hermetisch abgeriegelte Welt von Adoleszenten aufzuschließen, aus der wir wohl oder übel ausgeschlossen sind. Die uns auf diese Weise also eine Ahnung vermitteln kann, wo sich Jugendliche in ihrem Inneren aufhalten, womit sie ringen, wovor sie sich zutiefst fürchten, um vielleicht Wege zu finden, die weder übergriffig noch paternalistisch sind, um eine abgebrochene Kommunikation wiederherzustellen. Ob dies gelingt, hängt ganz wesentlich davon ab, ob wir bereit sind zu akzeptieren, dass es adoleszente Phasen tiefster Sinn- und Perspektivlosigkeit gibt, auch subjektiv erlebte Gründe, das Leben beenden zu wollen, selbst wenn wir dies ganz anders sehen und glauben, alles richtig gemacht zu haben.

Psychosozialer Rahmen

Vielleicht liegt das eigentliche Skandalon aber darin, dass sich die Serie – und somit auch Hannahs Suizid – vor allem als eine implizite, gleichwohl radikale Kritik an einer religiös wie moralisch puritanisch-bigotten (amerikanischen) Kultur erweist, exemplarisch entfaltet am Mikrosystem der Highschool[4], in dem die Jugendlichen wie in einem Experiment verzweifelt und gleichsam stellvertretend für die Erwachsenengeneration darum ringen, sich in einer paradoxen und undurchschaubaren Welt von Verboten und Geboten, Anforderungen und Zwängen zurechtzufinden – in der letztlich auch die Erwachsenen beständig scheitern. Die Jugendlichen treffen auf ein starres Regelwerk von traditionellen Geschlechterstereotypen, gemäß derer die Jungen einerseits männlich-draufgängerisch, andererseits respektvoll und achtend und die Mädchen wiederum angepasst, moralisch unantastbar, aber keinesfalls prüde sein sollen. Die Mädchen sollen sich rar machen, um begehrenswert und attraktiv zu bleiben, die Jungen sollen sexuelle Erfahrungen mit sich bringen, Mädchen notfalls auch gegen ihren Willen bezwingen, vor allem aber keine Schwangerschaft riskieren. Jungen wie Mädchen sollen sich in geschlechtertypischen Aktivitäten engagieren, die wiederum Stereotypien zementieren und mit der Angst der Jungen einhergehen, andernfalls als unsportlich und schwul diskreditiert zu werden, und auf Seiten der Mädchen mit der Angst, womöglich als »Tomboy« zu gelten, sollten sie statt als Cheerleaderin in einer Jungensportart reüssieren. Andere Beschäftigungen, gar intellektuelle, sind für beide Geschlechter nicht vorgesehen, wenn überhaupt nur eingelassen in einen Lernimperativ, der die berufliche Karriere garantieren, nicht aber zum kritischen, selbstreflexiven Denken animieren soll. Das Verfassen von Gedichten ist bestenfalls homosexuellen Schöngeistern wie Ryan oder todessensüchtigen, hysterischen Mädchen wie Hannah vorbehalten. Der einzige Ort in der Schule, an dem die Jugendlichen über das sprechen können, geschützt und legitimiert, was sie tatsächlich umtreibt, nämlich über Drogen, Gewalt, Sex und Abtreibung – und nicht über die Magna Carta –, ist der Kommunikationskurs, der genau aus jenen Gründen immerzu von der Abschaffung bedroht ist.

Sie sollen sich ständig den Eltern und Lehrern anvertrauen, sie aber nicht mit den Schrecknissen und unerwünschten Erfahrungen ihrer Lebenswelt konfrontieren. Und wagen sie es doch, so laufen sie Gefahr, nicht gehört zu werden, weil ihre Klagen reputationsschädigend sein könnten. Sie sollen auf Leistung ausgerichtet sein und »etwas werden im Leben«, aber auch Freundschaften haben, gleichsam als Statussymbol gehandelt (wobei die Quantität, nicht die Qualität zählt und die unter Ausschluss von »Sex, Drugs und Rock'n Roll« gelebt werden sollen). Die Begegnungsräume sind für beide Geschlechter also systematisch reglementiert und aufgetrennt, nicht nur die Sportaktivitäten und Umkleideräume, sondern auch die gemeinsamen Unternehmungen sind nur im Dienste eines »Schulprojektes« gestattet. Und treffen sie doch, gefürchtet und gleichermaßen ersehnt, aufeinander, so rekurrieren sie zwangsläufig auf identifikatorisch erworbene, geschlechtertypische Verhaltensweisen, in denen sie sich nicht zurechtfinden, verheddern, straucheln und am Ende wechselseitig verheerende Beschädigungen anrichten. In einem solchen Biotop unwiderruflich als »Slut« zu gelten, hat schließlich zersetzende Auswirkungen auf die Protagonistin Hannah.

So mutieren die Jugendlichen wie zu projektiv aufgeladenen und grotesken Zerrbildern ihrer elterlichen Identifikationsfiguren, stets im Bemühen, die widersprüchlichen und absurden Anforderungen und Zwänge in sich zu balancieren.

---

4   Für wichtige Anmerkungen, vor allem in Bezug zum amerikanischen Highschool-System, danke ich meinen Mitarbeiterinnen Stella Voigt und Andrea Bill-Wolff.

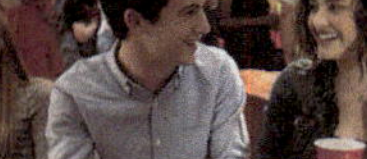

Die Jugendlichen, die am Ende des Films infolge des paranoiden Effektes der Kassetten selbst zu Gericht sitzen, tun dies, paradigmatisch en miniature, ebenfalls stellvertretend für die Erwachsenengeneration, in deren rigidem Regelwerk sie sich heillos verstrickt und zwangsläufig schuldig gemacht haben, auch dann, wenn sie einen anderen, zum Beispiel die Eltern, schützen wollten. Interessanterweise ist es zum Schluss der Liebhaber des wegen seiner Homosexualität geschmähten Tony, der ihn dazu bewegt, die Kassetten Hannahs Eltern auszuhändigen. Hier ist also der vermeintlich »perverse« Junge der, der das moralisch wirklich Gute und Richtige tut.

Der verengte innere Raum von Hannah, in dem sie keine Möglichkeiten mehr sah, alternative Überlebensperspektiven zu entwickeln, jenseits des zersetzenden Identitätskorsetts aus Gerüchten, korrespondiert fraglos mit einem destruktiv-paranoiden soziokulturellen Milieu, das von Perfektions- und Leistungsansprüchen, moralischer Makellosigkeit und Scheinheiligkeiten kontaminiert ist. In dem auch die Flut von Fotos, die für das Jahrbuch geschossen werden, von den Jugendlichen peinlichst genau danach zensiert wird, ob sie etwas von ihren Lieblingsbeschäftigungen wie Sex und Alkohol preisgeben.

In dem Maße aber, wie adoleszenten Jungen und Mädchen in einem solchen soziokulturellen Klima buchstäblich kein Raum bleibt, um sich in Rollen zu erproben, Wünsche und Sehnsüchte, auch in Bezug zum anderen, zu leben, zu scheitern und unglücklich zu sein, letztlich sich eine eigene, individuierte Persönlichkeit zu erschaffen mit all ihren Gefahren, Risiken und Gratifikationen, droht kehrseitig die Gefahr, dass der selbstgewählte Tod zur einzigen, phantasmatisch ausgestalteten »Daseinsform« von Autonomie, Selbstbehauptung und authentischem Identitätsentwurf wird. Oder, mit den Worten Hannahs aus ihrem Gedicht formuliert:

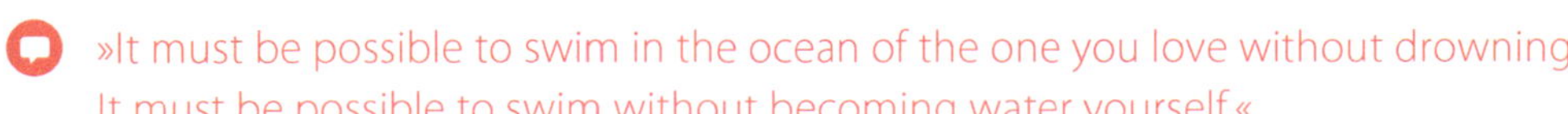

»It must be possible to swim in the ocean of the one you love without drowning. It must be possible to swim without becoming water yourself.«

Wenn Freud konstatiert, dass der Suizid als Mord an einem introjizierten Objekt zu verstehen sei, so können wir Hannahs Suizid als einen radikalen Angriff auf ein von außen aufgezwungenes, durch soziokulturelle Bedingungen kontaminiertes Identitätskonstrukt verstehen, an dem die Peergroup, gleichsam zwangsläufig – weil ihrerseits identifiziert mit einem destruktiv-moralischen System – durch ihre Verfehlungen und projektiven Aufladungen beständig mitgewirkt hat. Insofern erscheint ihr Suizid als eine omnipotente Revolte gegen ein ganz und gar falsches und destruktives Selbst, das sie in sich auslöscht, um sich zumindest über den Tod hinaus als »die Andere« zu entwerfen und zu konstituieren.

Wenn wir also die Erschütterungen, die von einem »öffentlichen« Suizid, einem medial-fiktiv inszenierten wie dem von Hannah, dem Suizid eines Patienten oder suizidalen Angehörigen ausgehen, jenseits von Verbotsforderungen konsequent ernst nehmen und konstruktiv nutzen wollen, dann wird es unerlässlich sein, über dieses auch gesundheitspolitisch relevante Phänomen auf der Basis der elaborierten psychoanalytischen Verstehens-, Erklärungs- und Behandlungsmodelle neu nachzudenken, um mittel- und langfristig eine wirklich nachhaltige Suizidprophylaxe in Form von adäquaten Psychotherapieangeboten zu gewährleisten, mit all ihren ökonomischen, gesellschaftlichen und soziokulturellen Folgen.

Literatur

Asher J (2007) Thirteen reasons why. Razorbill, New York

Camus A (1985) Unter dem Zeichen der Freiheit. Ein Lesebuch. Bertelsmann, Gütersloh

Center for Media and Human Development (2018) Study: how teens, parents responded to Netflix series »13 Reasons Why«. https://13reasonsresearch.soc.northwestern.edu/index.html. Zugegriffen: 30. März 2018

Etzersdorfer E, Fiedler G, Witte M (Hrsg) (2003) Neue Medien und Suizidalität. Gefahren und Interventionsmöglichkeiten. Vandenhoeck & Ruprecht, Göttingen

FAZ (2018) Belästigungsvorwürfe; Jay Asher aus Schriftsteller-Vereinigung verwiesen, 13.02.2018. http://www.faz.net/aktuell/feuilleton/medien/belaestigungsvorwuerfe-jay-asher-aus-schriftsteller-vereinigung-verwiesen-15446405.html. Zugegriffen: 26. März 2018

Freud S (1896) Zur Ätiologie der Hysterie. GW, Bd. I, S 423–459

Freud S (1917) Trauer und Melancholie. GW, Bd. X, S 427–446

Gerisch B (1998) Suizidalität bei Frauen. Mythos und Realität – Eine kritische Analyse. edition diskord, Tübingen

Gerisch B (2003) Die suizidale Frau. Psychoanalytische Hypothesen zur Genese. Vandenhoeck & Ruprecht, Göttingen

Gerisch B (2005) »Eine Tat, auf die ein Glanz fällt – ein Schimmer von Schönheit!« Psychoanalytische Überlegungen zum Suizid von Hedda Gabler. In: Gutjahr O (Hrsg) Nora und Hedda Gabler von Henrik Ibsen. Königshausen & Neumann, Würzburg, S 117–131

Gerisch B (2010) »Ich kehre in mich selbst zurück und finde eine Welt«: Psychoanalytische Anmerkungen zur obsessiven Liebessehnsucht und Suizidalität in Goethes »Die Leiden des jungen Werther«. In: Mauser W, Pfeiffer J, Pietzcker C (Hrsg) Goethe. Königshausen & Neumann, Würzburg, S 101–126

Gerisch B (2012a) Suizidalität. Analyse der Psyche und Psychotherapie Bd. 6. Psychosozial, Gießen

Gerisch B (2012b) Körperwelt. Suizidalität, Autodestruktion und Sexualisierung in der Adoleszenz. In: Bründel P, King V (Hrsg) Adoleszenz: gelingende und misslingende Transformationen. Jahrbuch der Kinder- und Jugendlichen-Psychoanalyse, Bd. 1. Brandes & Apsel, Frankfurt a. M., S 91–122

Gerisch B (2017) Zur Identifikation mit der imaginierten Mutter. Adoleszente suizidale Phantasmen zwischen Deprivation, Separation und Selbstwerdung. Kinder- und Jugendlichenpsychotherapie 173:29–57

Kahl J (2017) Kinder- und Jugendärzte fordern Verbot für Netflix-Serie »Tote Mädchen lügen nicht«. https://www.bvkj.de/presse/pressemitteilungen/ansicht/article/kinder-und-jugendaerzte-fordern-verbot-fuer-netflix-serie-tote-maedchen-luegen-nicht-der-be/. Zugegriffen: 2. Okt. 2018

Kappert I, Gerisch B, Fiedler G (Hrsg) (2004) »Ein Denken, das zum Sterben führt«: Selbsttötung: Das Tabu und seine Brüche. Vandenhoeck & Ruprecht, Göttingen

Kettner M, Gerisch B (2004) Zwischen Tabu und Verstehen: Psycho-philosophische Bemerkungen zum Suizid. In: Kappert I, Gerisch B, Fiedler G (Hrsg) »Ein Denken, das zum Sterben führt«: Selbsttötung: Das Tabu und seine Brüche. Vandenhoeck & Ruprecht, Göttingen, S 38–66

Kind J (1992) Suizidal. Die Psychoökonomie eine Suche. Vandenhoeck & Ruprecht, Göttingen

King V (2002) Die Entstehung des Neuen in der Adoleszenz. Individuation, Generativität und Geschlecht in modernisierten Gesellschaften. Leske & Budrich, Wiesbaden

Laufer M (Hrsg) (1995) The suicidal adolescent. Karnac, London

Minois G (1996) Geschichte des Selbstmords. Artemis & Winkler, Düsseldorf, Zürich

Pourshirazi S (2008) Suizidalität und Beziehung. Eine theoretische und empirisch-hermeneutische Studie. Psychosozial, Gießen

Schmidtke A, Häfner H (1986) Die Vermittlung von Selbstmordmotivation und Selbstmordhandlung durch fiktive Modelle. Die Folgen der Fernsehserie »Tod eines Schülers«. Nervenarzt 57:502–510

Originaltitel	13 Reasons Why
Erscheinungsjahr	Seit 2017; 2. Staffel: Mai 2018
Land	USA
Buch/Idee	Brian Yorkey
Regie	Tom Mc Carthy, Helen Shaver, Kyle Patrick Alvarez, Gregg Araki, Carl Franklin, Jessica Yu
Hauptdarsteller	Katherine Langford, Dylan Minette, Alisha Boe
Verfügbarkeit	Netflix

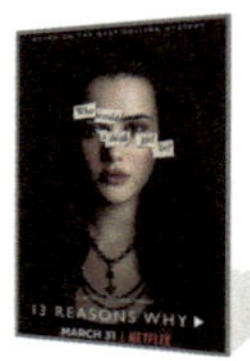

Markus Fäh

Eine witzige Breitseite
gegen leidenschaftliche Ignoranz

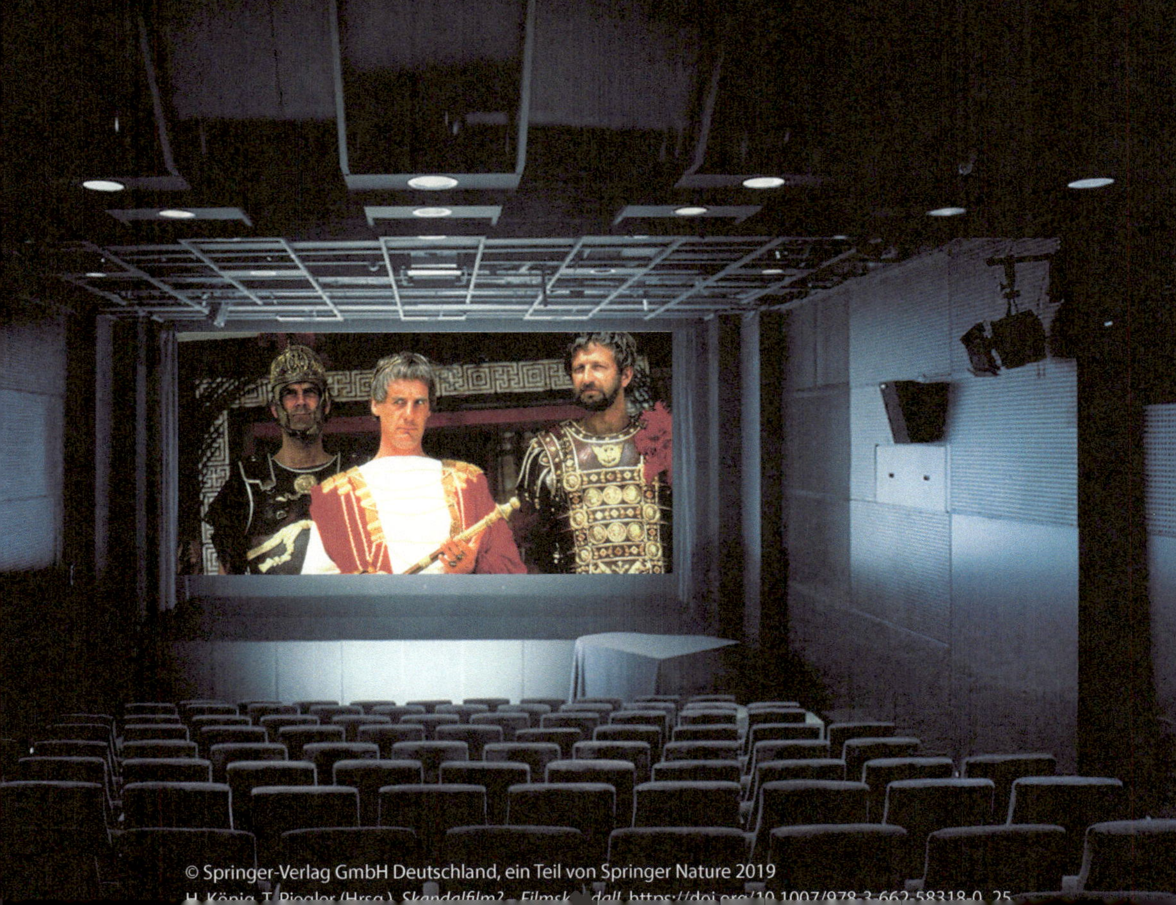

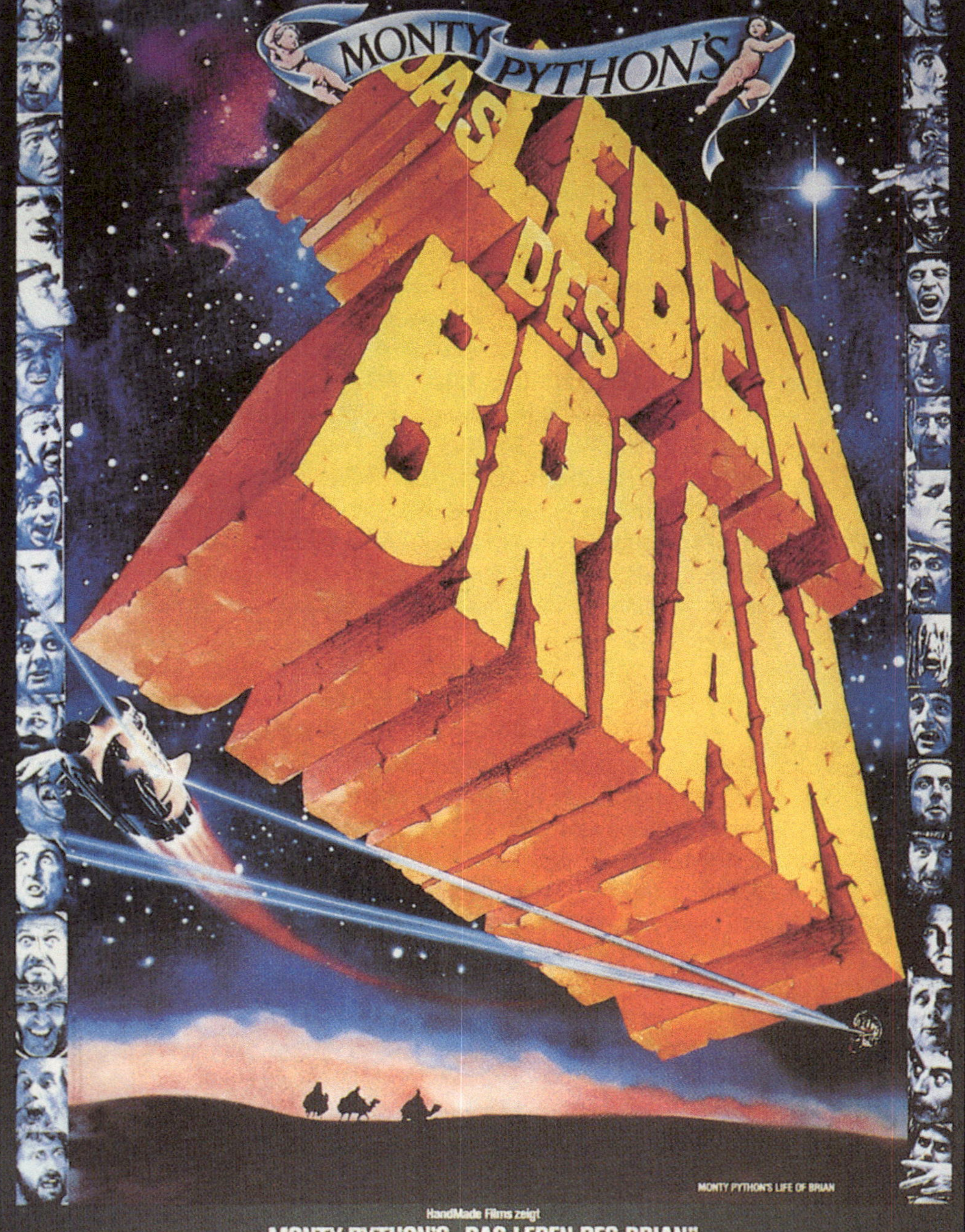

Filmplakat *Das Leben des Brian*. (© Cinema International Corporation. Quelle: Filmbild Fundus Herbert Klemens. Mit freundlicher Genehmigung)

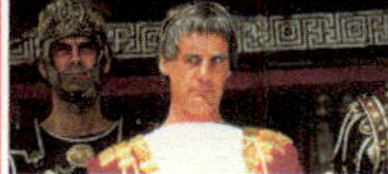

Das Leben des Brian

> »Der Humor war weder seit jeher da, noch wird er es für immer bleiben. Bangen Herzens denke ich an den Tag, an dem Panurge[1] die Welt nicht mehr zum Lachen bringen wird« (Milan Kundera, 1994, S. 37).

> »Aufklärung ist der Ausgang des Menschen aus seiner selbstverschuldeten Unmündigkeit. Unmündigkeit ist das Unvermögen, sich seines Verstandes ohne Leitung eines anderen zu bedienen. Selbstverschuldet ist diese Unmündigkeit, wenn die Ursache derselben nicht am Mangel des Verstandes, sondern der Entschließung und des Mutes liegt, sich seiner ohne Leitung eines anderen zu bedienen. Sapere aude! Habe Mut, dich deines eigenen Verstandes zu bedienen! ist also der Wahlspruch der Aufklärung« (Immanuel Kant 1784, S. 481–494).

> »Die Kritik der Religion ist die Voraussetzung aller Kritik« (Karl Marx 1844, S. 378).

Die drei größten Tabus, das lehrt die Erfahrung den Psychoanalytiker, sind Sex, Geld und Religion. *Das Leben des Brian* (■ Abb. 25.1) bricht mit sexuellen und religiösen Tabus. Insbesondere macht er sich über religiöse Gefühle lustig. Darf man das? Die Geschichte der Blasphemieverbote und ihrer mehr oder minder blutrünstigen Durchsetzung ist lang (de Saint Victor 2016), und sie erlebt derzeit ein Revival. Vor der Religion scheinen Satiriker, Spötter und Kritiker neuerdings wieder Halt machen zu müssen. Der französische Schriftsteller Michel Houellebecq (2001) bezeichnete nach der Zerstörung der Twin Towers in New York den Islam als »dümmste Religion« und fügte hinzu: »Unterwerfung ist seine Natur«. Er wurde von Islamverbänden, auch gemäßigten, aufgrund zweier Gesetzesparagrafen eingeklagt: *Aufforderung zur Diskriminierung* und *Beleidigung einer Personengruppe aufgrund ihrer Religion*. Er wurde freigesprochen mit der Begründung, dass der Ausdruck des Hasses auf eine Religion »kein Aufruf zum Hass auf die Personengruppe darstelle, die diese Religion praktiziert oder sich zu ihr bekennt«. Der Staat hat in seinem Fall die Meinungsfreiheit höher gewichtet und präzise unterschieden zwischen personenbezogenem Hass und der Kritik an Ideen.

Das Leben des Brian ist ein Comedy-Film über Religion, über den Mechanismus der Unterwerfung und Exzesse religiösen Verhaltens. Er atmet den rebellischen, frivolen und autoritätskritischen Geist, welchen die Studentenrevolte der 68er in die Gesellschaft hineintrug. Jeglicher Herrschaftsanspruch, jedes Establishment, sei es nun staatlich, religiös, links- oder rechtsdogmatisch, wurde intellektuell kritisch und satirisch unter Beschuss genommen.

Ich spürte, als Schüler damals in die letzten Ausläufer der 68er-Revolte hineingeraten und mit ihr infiziert und später identifiziert, zunächst eine Hemmung, den Film überhaupt nochmals anzusehen, mich mit religiösen Fragen auseinanderzusetzen. Als ich diese Hemmung analysierte, realisierte ich, dass ich mich unbewusst dem Kritikverbot gegenüber allem Religiösen unterworfen hatte. Durfte ich überhaupt etwas zu diesem Film sagen? Verstand ich nicht zu wenig von Theologie, konnte ich mich nicht zu wenig in jene einfühlen, die sich durch diesen Film und andere religionskritische kulturelle

---

1   Panurge ist eine der Hauptfiguren in *Gargantua und Pantagruel* von François Rabelais (1483/94–1553), ein Schelm und Freigeist.

Produktionen beleidigt fühlen? Verbot mir mein Über-Ich, diesen blasphemischen Film zu studieren und zu kommentieren? Würde ich mich damit dem inneren Vorwurf der Kastration, Verhöhnung und Mord an (Gott-)Vater aussetzen? Reaktivierte der Film den Höhepunkt meiner ödipalen Dynamik, kapitulierte ich vor Verfolgungs- und Kastrationsängsten?

Die Analyse dieses Films verlangte, mich mit meiner eigenen Position dem Glauben gegenüber nochmals zu konfrontieren. Ich glaube nicht an Gott und bin überzeugt vom wissenschaftlichen Weltbild der Psychoanalyse, wie sie Freud in *Die Zukunft einer Illusion* (Freud 1927) und auch in seiner Vorlesung *Über eine Weltanschauung* (Freud 1933) dargelegt hat.

Ich halte im Einklang mit ihm Religiosität für ein individuelles und kulturelles Symptom, eine Regression zu bestimmten infantilen Positionen im Rahmen der ödipalen Dynamik. Gottesglaube ist aus dieser Perspektive ein regressiver Konfliktlösungsversuch durch die Externalisierung und Reifizierung einer imaginären Figur (Gott), die Über-Ich-Züge sowie passive Triebwünsche befriedigende Eigenschaften aufweist. Die imaginäre Figur *Gott* herrscht, verbietet, straft, unterwirft, schreibt uns vor, gute Menschen zu sein, hat auch schützende und liebende Anteile und stützt so unsere offenbar zu schwachen eigenen autonomen Antriebe, das Leben gut zu leben, die aggressiven Regungen in Schach zu halten und libidinöse Ziele zu vertreten und zu realisieren. Auf dieser psychoanalytischen Basis nähere ich mich dem Film und dem von ihm ausgelösten Skandal.

Handlung

Brian ist das Kind einer Affäre der Jüdin Mandy Cohen mit einem römischen Soldaten und kommt zu Bethlehem im Stall neben Jesus zur Welt. Er wird von der tyrannischen Mutter allein aufgezogen. Der junge Mann Brian (Graham Chapman) verliebt sich in die idealistische Judith (Sue Jones-Davies), die sich in einer jüdischen Widerstandsgruppe gegen die römischen Besatzer engagiert. Er wird nach einer Mutprobe in diese Gruppe aufgenommen und beteiligt sich am Einbruch in den Palast von Statthalter Pontius Pilatus: Die Freiheitskämpfer wollen seine Frau entführen und so das römische Imperium stürzen. Die Entführung scheitert, weil sie auf eine andere verfeindete Splittergruppe stoßen und sich mit ihr verheddern. Brian wird im Palast verhaftet und zur Anhörung vor Pilatus gezerrt. Weil die Palastgarde wegen eines Lachanfalls nicht einsatzfähig ist, entkommt Brian und flüchtet mit einem zufällig auftauchenden außerirdischen Raumschiff. Nach der Bruchlandung flüchtet Brian in die konspirative Wohnung der Widerstandskämpfer und muss sich vor dem römischen Suchtrupp auf dem morschen Balkon verstecken. Dieser bricht ab, und Brian fällt direkt auf einen der zahlreichen Propheten, befördert diesen beim Sturz in eine Amphore und muss in dessen Rolle schlüpfen, um vor der anrückenden Kolonne nicht aufzufallen. Er gibt Bruchstücke von Aufgeschnapptem wieder, das rätselhafte Gestotter weckt aber das Interesse der Umstehenden, und bald hat er eine große Gefolgschaft, die von ihm Antworten auf alle Fragen des Lebens fordert. Die rasante wachsende Anhängerschar verfolgt den flüchtenden Brian ins karge Umland, ergeht sich in Deutungen einer von ihm verlorenen Sandale und gerät in Verzückung über ein angeblich vollbrachtes Wunder. Er will sich bei einem Eremiten verstecken, dieser gerät wegen der Störung außer sich und wird von der fanatisierten Menge zur Steinigung abgeführt. Judith erliegt Brians Charisma, und sie verbringen eine Liebesnacht. Am nächsten Morgen warten Scharen von Jüngern auf Brians Heilsbotschaften. Sein Versuch, sie von der Unsinnigkeit religiöser Unterwerfung zu überzeugen, schlägt fehl, und er wird erneut von den Legionären verhaftet, Pilatus vorgeführt und mit über hundert anderen Delinquenten zum Tode durch Kreuzigung verurteilt. Sein Schicksal nimmt seinen Lauf: Seine Begnadigung erreicht das Hinrichtungskommando zwar, aber die Henker haben es plötzlich mit lauter selbst ernannten Brians zu tun, die freigelassen werden wollen, und schreiten genervt zur Kreuzigung aller. Von den Seinen wird er im Stich gelassen: Judith und die Widerstandskämpfer gratulieren Brian am Kreuz zu seinem selbstlosen Martyrium, die Mutter beschimpft ihn wie eh und je. Der einzige Lichtblick: Ein fröhlicher Mitgekreuzigter fordert Brian auf,

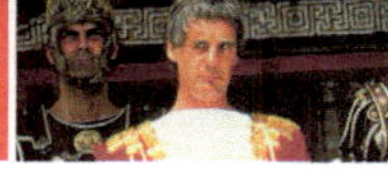

in dieser ausweglosen Lage auf die Sonnenseite des Lebens zu schauen. Alle Gekreuzigten stimmen beschwingt ins Lied *Always Look on the Bright Side of Life* ein.

Hintergrund

Die Comedy-Truppe Monty Python (www.montypython.com) wurde im Mai 1969 von fünf Briten und einem Amerikaner gegründet (Graham Chapman, John Cleese, Eric Idle, Terry Jones, Michael Palin und Terry Gilliam). Seit fünf Jahrzehnten liegt ihr Arbeitsschwerpunkt auf Live Comedy Shows, Fernsehproduktionen und Filmen, mit denen sie weltweit erfolgreich sind. Als Multi-Media-Unternehmen produzieren sie Musikalben, Filme, Live-Shows, Fernsehshows und Bücher. *Life of Brian* (1979) ist ihr zweiter langer Spielfilm nach *Monty Python and the Holy Grail* (*Die Ritter der Kokosnuss,* 1975). Ihm folgten *The Meaning of Life* (1983) und *Monty Python Live – One Down Five to Go* (2014).

Während der Promotion-Tour für den ersten Film *Die Ritter der Kokosnuss* wurde Eric Idle nach dem nächsten Filmprojekt gefragt. Er sagte spontan: »Jesus und das Verlangen nach Ruhm!« Dies setzte die kreativen Prozesse in Gang. Die Pythons wollten sich auf das kontroverse Thema Religion einlassen und realisierten, dass Bibelfilme immer todernst an die Sache herangingen. Also beschlossen sie, einen neuen Gesichtspunkt hineinzubringen und einen biblischen Comedy-Film zu drehen. Die Grundidee war, den Film so historientreu zu drehen, dass die modernen Figurenzeichnungen nicht verhinderten, dass er als ein Film über die damalige Zeit wahrgenommen wurde.

Die Pythons begannen mit der Produktion (Miete von Drehstätten in Tunesien, Schreiben des Drehbuchs, Casting, Proben), bevor der Produktionsvertrag definitiv unter Dach und Fach war. Die Produktionsfirma sprang ab, nachdem ihr Vorstand das Drehbuch gelesen und als zu anstößig befunden hatte. Monty Python mussten einen Teil der versprochenen Gelder gerichtlich durchsetzen und fanden im Ex-Beatle George Harrison den Retter des Projekts: Er steuerte 4 Millionen Dollar bei und übernahm die Produktion mit einer eigens dafür gegründeten Firma.

Die Dreharbeiten waren nicht weniger turbulent: Es entstand u. a. ein Konflikt um die Hauptrolle, die John Cleese als der Kopf der Gruppe selber übernehmen wollte. Graham Chapman wurde aber favorisiert, musste einen Alkoholentzug durchstehen und wurde während der Dreharbeiten »selbst zu einem Heiligen« (Eric Idle), der sich als studierter Mediziner auch um alle Gesundheitsprobleme während des fünfwöchigen Drehs kümmerte.

Schon während der Dreharbeiten sorgte ein Gerichtsurteil im Vereinigten Königreich für Aufsehen (für die ausführliche Darstellung des Brian-Skandals siehe Hewison 1999): Die religiöse Organisation Nationwide Festival of Light (NFL) erreichte vor den Gerichten des Landes die erste Verurteilung wegen Blasphemie seit 55 Jahren (ein gotteslästerliches Gedicht in der Schwulenzeitschrift *Gay News*). Das Gericht vertrat die Rechtsauffassung, dass kein Wille zum Begehen einer Blasphemie vorliegen müsse, um wegen religions- und gotteslästerlicher Taten verurteilt werden zu können. Damit war die Befindlichkeit der in ihrem religiösen Empfinden subjektiv Verletzten höchstrichterlich zum Leitkriterium erhoben. Die Arbeit am Film war noch nicht abgeschlossen, als NFL in den Besitz mehrerer Drehbuchseiten gelangte und gegen *Das Leben des Brian* mobilisierte. Ein Brief an den Vorsitzenden des British Board of Film Classification (BBFC) warnte: »Sie wissen selbst um die Folgen heimtückischer Schmähungen Gottes, Christi und der Bibel.« Ein Gutachten, mit dem die Pythons den Film schließlich zur Prüfung beim BBFC einreichten, schätzte die Möglichkeit einer Klage als gering ein.

Ein Kunstwerk löst einen Skandal aus, wenn es ihm gelingt, gesellschaftliche Gruppen zu starken Gefühlen von Entrüstung und Empörung zu provozieren. Dies mag vom Künstler bewusst beabsichtigt sein, da die Botschaft des Kunstwerks sich satirisch, witzig, polemisch oder in anderer Weise aggressiv gegen bestimmte Ideen, Personen oder Gruppen richtet. Sie kann aber auch mehr mit der Rezeption eines an sich unskandalösen Kunstwerks durch bestimmte Personen oder Institutionen zu tun haben – die Botschaft entsteht primär beim Empfänger!

Das Leben des Brian war gemäß den Aussagen seiner Macher als typische Satire konzipiert, die sich nicht primär gegen Gott und die Religion richte – darum wurde nach eigenen Aussagen als Held nicht Jesus, sondern Brian gewählt –, sondern vor allem die Unterwerfungsbereitschaft, die Aufgabe des kritischen selbständigen Denkens und infantile passive Einstellungen auf der Seite der Gläubigen sowie den Machtmissbrauch religiöser Führer aufs Korn nehme. John Cleese nannte das Werk »einen perfekten religiösen Film«, der sich nicht über den Glauben selbst, sondern über die Art, wie gewisse Menschen ihre Religion leben, lustig mache. Dass der Film dennoch heftige Reaktionen bei bestimmten religiösen Instanzen und Gruppen auslöste, war für die Filmmacher eine Überraschung. Doch so arglos die Autoren und Macher sich in ihren den Film begleitenden Kommentaren gaben und so ausgelassen und fröhlich und leicht er daherkommt, formal und inhaltlich hat er es in sich, und es ist kein Zufall, dass er heftige Reaktionen auslöste. Wir werden zeigen, mit welchen Mitteln der Film diesen Effekt erzielte, und warum.

Zudem kann die heutige Rezeption und Analyse von *Das Leben des Brian* nicht losgelöst von der aktuellen Debatte um Blasphemie bzw. Blasphemieverbot, den Stellenwert der Religion in einer freien Gesellschaft und der Frage, *ob überhaupt* und wenn *wie stark* der Staat in die Meinungsfreiheit der Menschen eingreifen darf, stattfinden. Spätestens seit dem Skandal um die Mohammed-Karikaturen und dem Attentat auf *Charly Hebdo* steht die Frage auf der Tagungsordnung: Sollen religiöse Personen und Gruppen vor allfälliger Verletzung ihrer Gefühle durch entsprechende Gesetze geschützt werden, oder ist das Recht auf freie Meinung und Rede höher zu gewichten? Warum sollen religiöse Gefühle besondere Rechte genießen? Ist der Schutz von Gefühlen nicht nur dann dem Staat zuzumuten, wenn man direkt als individuelle Person (und nicht als anonymer Gruppenzugehöriger) kritisiert oder verspottet wird?

Diese Fragen müssen geklärt werden, sie hängen eng damit zusammen, ob der Staat eine aufgeklärt moderne wissenschaftliche Sicht einnimmt oder in vorwissenschaftlich weltanschauliche, d. h., mittelalterliche Positionen zurückfällt.

Die Psychoanalyse ist in diesem Kontext ein modernes Projekt. Die psychoanalytische Deutung eines Films ist in dieser Frage demzufolge nie neutral, sondern nimmt Partei für eine wissenschaftliche und damit prinzipiell Gott-lose Weltanschauung.

Der Skandal

Das Leben des Brian ist ein gelungener satirischer Skandalfilm. Mit äußerster Präzision nimmt er sämtliche Aspekte des religiösen Gefühls und Verhaltens, speziell des christlichen Glaubens, auf den Arm: den Wunsch nach Unterwerfung, die Heilserwartungen, die Gläubigkeit, den Wunderglauben, die religiöse Verzückung, die Intoleranz gegenüber Andersgläubigen, den Fanatismus etc., das gesamte Ensemble der in der kindlichen Entwicklung wurzelnden religiösen Einstellungen, mit anderen Worten: die leidenschaftliche Ignoranz. Er maskiert die skandalisierende Botschaft durch eine Reihe von formalen und inhaltlichen Techniken: Er schießt auch – z. T. politisch völlig unkorrekt – auf andere Zielscheiben (die staatliche weltliche Macht – die Römer –, die Schwulen, die linken Sektierer, die Frauen) und nimmt damit dem Einwand, er sei (nur) antireligiös, den Wind aus den Segeln. Die nach dem Schrotflintenprinzip breit gestreuten Zoten und Verspottungen betten die mit Wucht vorgetragene Religionskritik ein. Der geniale Schachzug, für Jesus einen Doppelgänger zu installieren, ist eine raffinierte Maskerade, in den Worten der Traumarbeit: eine Verschiebung. Im Unbewussten bleibt die Identität *Jesus = Brian* erhalten. Die arglosen Beteuerungen der Pythons, Brian sei nicht Jesus, unterstreichen diese Maskerade.

Der Film entlarvt und dekonstruiert psychische Mechanismen des religiösen Gefühls: So werden die Kernpunkte der ödipalen Thematik, die Kastration und Ermordung der Vater-Figur, die Bildung des Über-Ichs, das sich daran anschließende Schuldgefühl und Strafbedürfnis, die Unterwerfung unter die Verfolger-Figur, verbunden mit dem weiterhin darbenden passiven Wunsch, und der sich daraus ergebende passiv-aggressive Wunsch, der durch die Figur Gott befriedigt wird, bloßgelegt. Die Ent-

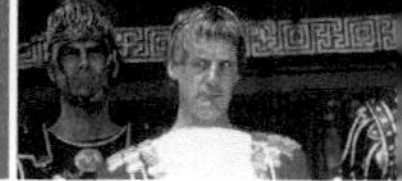

larvung und Verspottung dieses regressiven Symptoms, die Aufdeckung der unangenehmen Wahrheit, nämlich der infantilen Quelle der Religiosität, erklärt m. E. die Empörung der religiösen Kreise, sie produziert den Skandal.

Die öffentlichen Reaktionen blieben – wie von den Pythons meiner Ansicht nach ebenso gewollt wie vordergründig bestritten – denn auch nicht aus (auf der englischen Wikipedia[2] werden die vielfältigen Reaktionen zusammengefasst): Die Uraufführung fand am 17. August 1979 in New York statt. Der Film war nur ab 17 Jahren in Begleitung eines Erwachsenen freigegeben (»Restricted«). Es kam sofort zu wütenden Reaktionen von jüdischen, katholischen und protestantischen Vereinigungen. Der Präsident der amerikanischen Rabbiner-Vereinigung geißelte den Film zwei Tage nach der Premiere als »so tief beleidigend«, dass weitere Aufführungen »zu Gewalt führen könnten«. Dass die ersten scharfen Worte von jüdischer Seite kamen, überraschte die Pythons, die im fertigen Film Angriffe auf das Judentum ausgeklammert hatten. Laut Terry Jones kristallisierte sich heraus, dass die Verwendung eines jüdischen Gebetsschals, den John Cleese in der Steinigungsszene als Hohepriester trägt, der Hauptgrund für die Aufregung von jüdischer Seite war. Bald artikulierten auch christliche Vertreter ihre Abneigung gegen den Film: In einem landesweit ausgestrahlten Radiokommentar bezeichnete der Protestant Robert E. A. Lee *Das Leben des Brian* als »einen abscheulichen und widerlichen Angriff auf religiöse Gefühle«. Die römisch-katholische Erzdiözese von New York hielt die Komödie wegen Verspottung der Person Christi für einen »Akt der Blasphemie«. Pater Sullivan vom Roman Catholic Office for Film and Broadcasting hatte ein Jugendverbot erwartet und verkündete es als Sünde, den Film anzusehen. Versuche des Komitees »Bürger gegen Blasphemie«, eine Strafverfolgung einzuleiten, blieben erfolglos. Dafür trafen sich am 16. September Juden, Katholiken und Protestanten verschiedener Organisationen vor dem Firmensitz des Filmverleihers Warner zu einem Protestmarsch zum Premierenkino. Auf Plakaten stand zu lesen, *Das Leben des Brian* wäre »ein bösartiger Angriff auf das Christentum«. In einer Rede prangerte Reverend Roger Fulton unter anderem die »amoralischen Aspekte des Filmes« an: »Die Mutter des Messias (Brian) wird von einem Mann in Frauenkleidern dargestellt […]. Immer wieder drückt ein Mann seine Sehnsucht aus, eine Frau werden zu wollen.«

Neben verletzten christlichen Gefühlen standen bedrohte konservative Werte im Zentrum der Debatte, die sich insofern vom Filminhalt löste, als die meisten Kritiker und Aktivisten *Das Leben des Brian* nicht gesehen hatten und auf die skandalisierenden Schilderungen anderer vertrauten. Als der Film im September und Oktober landesweit in die Kinos kam, nahmen einige Kinobetreiber speziell in traditionell konservativen Städten die Komödie aus Rücksicht vor religiösen Empfindsamkeiten nicht ins Programm. Für große Aufregung sorgte *Das Leben des Brian* insbesondere in den Staaten des sogenannten »Bible Belt« im Südosten der USA. In Columbia, South Carolina, setzte sich der republikanische Senator Strom Thurmond dafür ein, dass der Film aus den lokalen Kinos verschwand. Auch in den meisten Städten Louisianas, Arkansas' und Mississippis wurden Vorführungen abgesagt bzw. abgesetzt, nachdem Staatsanwälte Klagen gegen Kinobetreiber angedroht hatten bzw. der Druck religiöser Proteste zu groß wurde. Doch der überwiegende Teil der Kinos des Landes konnte den Film problemlos zeigen und sich dank medienwirksamer Proteste über hohe Einnahmen freuen. Das Premierenkino verzeichnete Rekordeinnahmen.

In Großbritannien fällte die BBFC Ende August 1979, als der Film in den USA schon lief, die Entscheidung, *Das Leben des Brian* ohne weitere Beanstandungen ab 14 Jahren freizugeben (Zertifikat »AA«). Bezüglich der empfohlenen Altersfreigabe, die von jedem Gemeinderat letztlich selbst bestimmt werden darf, entschied sich der Filmverleih CIC für eine strenge Regelung: In Gemeinden, die den Film mit einem Jugendverbot belegten, würde der Film nicht zur Aufführung gebracht. Das NFL änderte die Strategie, die Vorführungen zu verhindern oder zumindest stark einzuschränken. Damit der »kranke« Film, der ständig zwischen »Sadismus und völliger Blödheit« schwanke, nicht wie in den USA Auftrieb

---

2   https://en.wikipedia.org/wiki/Monty_Python%27s_Life_of_Brian. Zugegriffen: 10.05.2018.

durch öffentliche Proteste erhielt, sollte diskret vorgegangen und örtliche Gremien von einem Filmverbot überzeugt werden. Auch eine Klage wegen Blasphemie stand wegen geringer Erfolgsaussichten nicht mehr im Raum.

Zur Premiere am 8. November 1979 in London versammelten sich Demonstranten vor dem Kino und sangen Kirchenlieder. Am 9. November rief der Erzbischof von York, Stuart Blanch, alle Christen und besorgten Bürger dazu auf, die zuständigen Gremien vor Ort vor dem Film zu warnen. Wie viele andere religiöse Kritiker hatte auch er den Film nicht gesehen.

Als Höhepunkt der öffentlichen Debatte um den Film gilt die abendliche Fernsehsendung *Friday Night Saturday Morning* vom 9. November. Vor Studiopublikum diskutierten John Cleese und Michael Palin mit dem Bischof von Southwark, Mervyn Stockwood, und Malcolm Muggeridge, einem bekannten konservativen Autor. Muggeridge bezeichnete es als »billig und abgeschmackt«, wie der Film die »Inkarnation Gottes« (Jesus) verspotte; besonders empörte sich Muggeridge über die »abstoßende« Abschlussszene, in der »eine Menge Gekreuzigte [...] eine Revuenummer singen«.

Erst Anfang 1980 kam *Life of Brian* landesweit in die Kinos. Die Verleihfirma CIC hoffte im Vorfeld darauf, dass bis dahin der Vorwurf der Blasphemie genügend entkräftet sein würde. Außerdem sollte eine Kollision mit den weihnachtlichen Feiertagen vermieden werden. Doch wie in den USA erhielt die Kontroverse mit dem landesweiten Vertrieb neuen Aufschwung. Bischöfe mehrerer englischer Städte protestierten, und das NFL produzierte und verteilte Anti-Brian-Broschüren.

Mehrere englische Gemeinden sprachen ein Aufführungs- oder Jugendverbot aus – auch ohne den Film gesehen zu haben. Den Verboten folgten Proteste gegen Zensur und für Meinungsfreiheit. Letztlich sprachen sich von den über 370 Gemeinden 10 für ein Verbot und 27 für ein X-Rating aus, womit der Film aufgrund der strengen Vorgaben des Verleihs ebenfalls nicht gezeigt werden konnte. Der Verbreitung der Komödie schadete dies nicht: Wie in den USA beflügelte die Kontroverse den Erfolg an den Kinokassen.

In Kanada passierte der Film die Zensurbehörde ohne weitere Bedenken wegen Blasphemie. Allerdings musste erstmals auf dem Werbematerial zum Film neben der Altersfreigabe (»Restricted« – ab 17 Jahren in Begleitung eines Erwachsenen) die zusätzliche Warnung zu lesen sein, dass der Film religiöse Gefühle verletzen könne.

In Australien beschäftigte *Das Leben des Brian* das Parlament, nachdem ein römisch-katholischer Priester in Queensland die Zensoren zu einem Verbot des Films drängen wollte, diese sich aber weigerten. Auch hier stieß der Film nicht zuletzt dank der Aufregung zu den zehn erfolgreichsten Kinofilmen des Landes vor. In Irland blieben laut Hewison (1981) Versuche, *Das Leben des Brian* durch die strenge Zensurbehörde zu bekommen, von vornherein aus. Nur der Soundtrack, eine von den Pythons bearbeitete Hörspielfassung des Films, konnte aufgrund einer Gesetzeslücke problemlos eingeführt werden. Doch als ein beliebter Fernsehprediger auf die Schallplatte aufmerksam machte, indem er sagte, »wer diese Platte [...] lustig findet, muss gestört sein«, sah sich der Vertrieb nach Zeitungsberichten, Protestschreiben und Drohanrufen gezwungen, die Einfuhr einzustellen. In Italien kam der Film ebenfalls nicht in die Kinos. In Spanien, Frankreich und Belgien jedoch, ebenfalls stark katholisch geprägt, gab es keine wesentlichen Widerstände gegen die Aufführung. Auch in Österreich, Deutschland, der Schweiz, Griechenland, Dänemark, Schweden und Israel wurde der Film ohne Probleme zugelassen.

Die Zensurbehörde in Norwegen sorgte für ein Novum, als sie mit *Das Leben des Brian* erstmals in der Geschichte des Landes eine Komödie verbot. Daraufhin warben Kinos im benachbarten Schweden: »Der Film ist so witzig, dass er in Norwegen verboten wurde.« Die norwegischen Zensoren begründeten ihre Entscheidung damit, dass die Massenkreuzigung am Ende, aber auch die Bergpredigt, religiöse Gefühle verletzen könnten. Ein halbes Jahr später durfte der unveränderte Film schließlich, wie üblich, in Originalfassung mit norwegischen Untertiteln gezeigt werden – mit der einzigen Beschränkung, strittige Passagen nicht zu übersetzen.

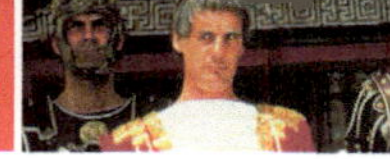

Weiterführende Überlegungen

Der Mechanismus des Witzes

Freud (1905) analysierte in der Schrift *Der Witz und seine Beziehung zum Unbewussten* den psychischen Mechanismus des Witzes. Er unterschied zwischen tendenzlosen harmlosen Witzen und solchen, die einen Zweck verfolgen. Letztere sind entweder feindselig, d. h., sie verfolgen aggressive Triebziele, oder sie sind obszön, dienen der Darstellung sexueller Inhalte.

In *Das Leben des Brian* wird ausgiebig mit obszönem Witz und Zoten operiert. So werden römische Namen verhunzt: *Biggus Dickus, Incontinentia Buttocks* (in der deutschen Synchronisation: *Schwanzus Longus* und *Inkontinenzia Properzia*). Penis und Anus werden als Sexualorgane obszön verbal entblößt.

Dass die Mutter Brians, die Mutter Gottes, von einem Mann gespielt wird, wurde (siehe oben) ebenfalls von einigen religiösen Vertretern als empörend empfunden. Monty Python lieben es, frivol mit unseren unbewussten sexuellen Wunschfantasien zu spielen (die Mutter Gottes hat einen Schwanz – die phallische Mutter, Stan, will eine Frau sein und Loretta gerufen werden, d. h., Frauen wollen einen Schwanz, Männer verlangen nach einem Loch und wollen Kinder kriegen), sie machen sich lustig über die Marienverehrung und verspotten die Mutter Brians als unangenehme tyrannische Rabenmutter, als Hure, als Mannweib etc.

Die feindseligen Witze verfolgen ein vornehmlich aggressives Triebziel, nämlich eine Idee oder eine Person oder Gruppen von Personen zum Objekt des Gelächters zu machen. Freud (1905, S. 113) schreibt:

»Der Witz wird uns gestatten, Lächerliches am Feind zu verwerten, was wir entgegenstehender Hindernisse wegen nicht laut oder nicht bewusst vorbringen durften, wird also wiederum Einschränkungen umgehen und unzugängliche Lustquellen eröffnen. Er wird ferner den Hörer durch seinen Lustgewinn bestechen, ohne strengste Prüfung unsere Partei zu nehmen. […] Die Lacher auf seine Seite ziehen, sagt mit vollkommen zutreffendem Ausdruck unsere Sprache.«

Das Leben des Brian verführt uns zum Lachen über infantilisierte Gläubige und religiöse Machthaber. Wir genießen mit unserem Gelächter die Lust an der Herabsetzung der religiösen Fanatiker.

Das religiöse Symptom als Perversion entlarven

Monty Python zielen mit ihrem Spott auf die Praxis religiösen Glaubens. Resümieren wir die psychoanalytische Religionskritik. 1927 erschien Freuds *Die Zukunft einer Illusion*. Seine Kernaussagen: Religiöse Lehren sind Illusionen, ihre Quellen sind neurotische Relikte aus unserer Kindheit, sie sind ein bittersüßes Gift, das uns lebens- und realitätsuntüchtig macht. Die psychoanalytische Wissenschaft will den Menschen zu etwas anderem erziehen, er soll den neurotischen ödipalen Fixierungen entwachsen, so Freud (1927, S. 373):

»Der Mensch kann nicht ewig Kind bleiben, er muss endlich hinaus, ins ›feindliche Leben‹. Man darf das ›die Erziehung zur Realität‹ heißen. […] Dadurch dass er seine Erwartungen vom Jenseits abzieht und alle freigewordenen Kräfte auf das irdische Leben konzentriert, wird er wahrscheinlich erreichen können, dass das Leben für alle erträglich wird und die Kultur keinen mehr erdrückt.«

Die Psychoanalyse betreibt das Projekt der Aufklärung, sie steht auf der Seite der Vernunft, ohne zu vergessen, dass es irrationale Kräfte sind, die das Unbewusste bewegen. Sie stellt mit ihrer Theorie

Mittel zur Verfügung, das Phänomen des religiösen Glaubens und Gefühls zu verstehen und zu überwinden. Der religiöse Glaube beruht im Kern auf der Illusion, es gebe einen großen Anderen, einen letzten Garanten, einen Allmächtigen. Die kindliche Hilflosigkeit ist der Ursprung dieser Gläubigkeit, der Gläubige regrediert einerseits zur frühen Position der Liebe und Hoffnung gegenüber dem Vater, andererseits zur Angst vor ihm (nachdem er ihn auf dem Höhepunkt der ödipalen Dynamik aus Rache für die Enttäuschung und Versagungen kastriert und ermordet hat).

Judith Le Soldat (1994, 2015, 2018) hat in ihrem Werk die klassische Ödipus-Theorie erweitert und differenziert und wesentliche neue Einsichten formuliert, die uns ein besseres Verständnis der religiösen Gefühle (und insbesondere des religiösen Fanatismus) ermöglichen. Der Höhepunkt der ödipalen Entwicklung ist laut ihr bei beiden Geschlechtern die aktive Kastrationstat am Vater, die aufgrund der Versagung der genitalen Wünsche und der durch sie erzeugten Triebentmischung unvermeidlich ist. Diese Tat führte zu seelischen Zerfallsprodukten, die von nun an aktivierungsbereit in der Innenwelt vorhanden sind. Insbesondere existiert von nun an eine imaginäre Rächer-Figur, die auf Rache und Kastration, auch Mord sinnt, weil sie sich die geraubte Beute zurückholen und das eigene Genitale ebenfalls verstümmeln will. Ins Über-Ich gehen Elemente dieser Rächer-Figur ein. Doch die ödipale Entwicklung nimmt noch eine vertrackte Wendung. Die Kinder beiden Geschlechts versuchen die Rache abzuwenden, verraten die Mutter und ermorden imaginär schließlich die Eltern als vermeintliche Rettung in höchster Not. Dies ist der Punkt in der Entwicklung, an dem Freud vom Untergang des Ödipuskomplexes spricht. Le Soldat beobachtet die Verschiebung der passiven Wünsche weg vom angstkontaminierten Genitale zum Anus, bei dem ein neuer Wunsch untergebracht wird, der so genannte *Apollwunsch*. Es ist dies der Wunsch nach einer ultimativen passiv-aggressiven Befriedigung in der Form eines gewaltigen Schlags, einer passiv-erlebten analen Vergewaltigung. Die Apoll-Figur ist das ersehnte imaginäre Objekt, das diesen unerfüllbaren Wunsch erfüllen soll. Wenn in der Realwelt versucht wird, ein solches Objekt zu installieren, muss dies ein dominanter Mann sein, mächtig und potent, dem zugetraut werden kann, einem diesen ultimativen Hammerschlag-Orgasmus zu verschaffen.

Gottesbilder sind oft Projektionen dieser Apoll-Figur. Der dominante Gott, der auf die Welt herunterschaut, der uns allen Schicksalsschläge bescheren kann, unter dessen alleswissendem Blick wir kleinen Menschlein leiden, nach dessen ultimativer Erleuchtung wir uns alle sehnen, das sind Elemente der Apoll-Fantasie. Da in die Apoll-Fantasie alle Elemente der bisherigen ödipalen Entwicklung eingehen, ist sie mit dem passiven Liebeswunsch, mit dem Strafbedürfnis, der Kastrations- und Todesangst und eben mit dem Wunsch der großen Erlösung in einem Schlag aufgeladen. Die ödipale Dynamik erklärt die große Breite der Gottesbilder. Gott kann man sich zärtlich und unendlich liebend vorstellen, aber eben auch zornig, rachsüchtig, verfolgend. Man weiß nie, ist er nun so oder so. Man erhofft sich von ihm in der mystischen Begegnung den ultimativen Kick, gleichzeitig fürchtet man die völlige Vernichtung. Man kann unter Gott endlos leiden, man kann sich ihm annähern und wieder vor ihm fliehen. Er kann von äußerster Grausamkeit sein.

Die Kreuzigung ist ebenfalls eine Apoll-Fantasie, wenn wir uns mit Christus identifizieren. Als Märtyrer wird er mit Hammerschlägen ans Kreuz genagelt, Blut rinnt aus seinen Wunden (er hat die ersehnte Öffnung erhalten), er stirbt einen elendiglichen, langsamen Tod. Gleichzeitig ist die religiöse Malerei reich an Märtyrerdarstellungen – man denke nur an jene des heiligen Sebastian –, in denen die Märtyrer mit verzücktem oder seligem Gesicht dargestellt werden, auf dem Höhepunkt eines passiv-aggressiven Orgasmus.

Die heilige Allianz zwischen Über-Ich und Apollwunsch wird in der christlichen Religion durchexerziert. Der Christ wird ständig von den Geboten und Verboten verfolgt, fürchtet deren Übertretung und die Rächerfigur, erotisiert diese Angst aber auch im Apollwunsch, wenn er das jüngste Gericht oder eine andere erlösende Überwältigung herbeisehnt.

Die religiösen Heils- und Heilungserwartungen sind ebenfalls direkte Abkömmlinge des passiv-genitalen Wunsches. »Heilung« ist im Unbewussten immer »Heil-Machen«, d. h., Ganz-Machen, mit dem richtigen Organ für die sexuelle Befriedigung ausgestattet werden. Le Soldat zufolge wünschen sich

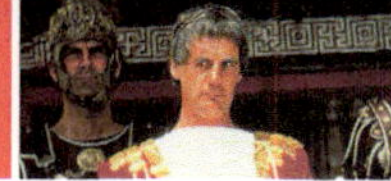

die Kinder beiden Geschlechts, ein passives Organ zu bekommen, das genau der Qualität und Intensität des Triebwunsches entspricht. Der passive Wunsch fordert eine tiefe Öffnung.

Vinnai (1999) hat in seiner Studie mit einer psychoanalytischen Lesart der biblischen Geschichte und der Lehre Jesu ebenfalls unbewusste regressive Dimensionen der christlichen Religion und Zusammenhänge zwischen den Figuren Ödipus und Jesus herausgearbeitet. Bereits im Alten Testament wird ihm zufolge, besonders in der Paradiesgeschichte (1. Buch Mose), die klassische ödipale Logik entfaltet. Das Begehren nach der Mutter trifft auf das Gesetz des Vaters, es erfolgt die Vertreibung aus dem Paradies. Jedoch: Trotz, oder wir würden auch sagen: *Wegen* der ständigen Drohung von Kastration und Tod ist der Psyche das Verlangen, zur idealisierten phallischen Mutter ins Paradies zurückzukehren, nie ganz auszutreiben. Mit Jesus haben die Christen einen Weg gefunden, nicht erwachsen werden zu müssen. Sie brauchen die Vertreibung aus dem Paradies nicht als endgültig zu akzeptieren. Für sie kann Jesus einen Weg weisen, der zurück ins Paradies führt. Als Preis muss die Sexualität geopfert werden. Jesus überwindet die Sünde durch die Überwindung der Sexualität: Er ist ohne sexuelles Begehren. Er opfert am Kreuz seinen sinnlichen Leib und bricht damit die mit dem Leib verknüpfte Macht des Sexuellen.

Das Filmnarrativ aus psychoanalytischer Sicht

Wir sind nun gerüstet für eine psychoanalytisch inspirierte Visionierung des Films. Ich greife ein paar Szenen heraus.

Die Sehnsucht nach dem Super-Mann

Schon der Vorspann des Films – der Titelsong ist im Stil der typischen bombastischen John Barry-Intros zahlreicher James-Bond-Filme komponiert – stimmt uns ein: Es geht um einen Helden wie James Bond, einen Super-Mann. Monty Python richten die Spitze ihres Witzes gegen das der Religion zugrundeliegende Fantasma: den unerfüllbaren Wunsch nach dem »großen Mann«, der es uns endlich richtig besorgt (die Idee der Apoll-Figur, die in allen menschlichen Sehnsüchten nach dem großen Führer aktiviert wird). Dass im Songtext ein ganz gewöhnlicher Junge und Mann beschrieben wird (»er masturbiert«), gibt das Programm vor: Messerscharf wird diese unerfüllbare Wunschidee, die von vielen Machthabern gerne ausgebeutet wird, der Lächerlichkeit preisgegeben. Super-Männer gibt es nicht, wir Männer sind gewöhnliche Jungs, die zu gewöhnlichen Neurotikern mit Stärken und Schwächen werden! Glaube nicht an den Super-Mann, *nimm dein Leben selbst in die Hand!*

Was für eine Liebesreligion!

In der ersten Szene dekonstruieren Monty Python den Mythos der Geburt Jesu mit einem Verschiebungsersatz: Die Drei Weisen aus dem Morgenland auf der Suche nach dem neugeborenen Messias tauchen bei der Mutter von Brian auf, ein Kind liegt in der Wiege. Diese Mutter ist die Antithese der christlichen Maria Mutter Gottes. Sie wird von einem Mann in Frauenkleidern gespielt, sie ist – das wird sogleich deutlich im Dialog mit den Weisen – eine egozentrische, lieblose, keifende Person, sie schlägt das Baby. Später erfahren wir, das Kind ist aus einem One-night-Stand mit einem römischen Soldaten entstanden. Die antiödipale Illusion der heiligen desexualisierten Familie wird mit einem Schlag zerstört, die Mutter ist frustriert und böse, der Vater abwesend, man könnte polemisch sagen, die Standard-Familiensituation des späten 20. Jahrhunderts.

Dass viele religiöse Menschen in ihrer Lebenspraxis lieblos und aggressiv sind, ist ein Kernpunkt der satirischen Kritik der Pythons: Sie demaskieren die Spaltung von Liebesrhetorik und Gewaltbejahung. In der zweiten Szene lauschen Brian, seine Mutter und eine Menschenmenge einem Prediger – vermutlich Jesus selbst. Während sie sich an den schönen Worten ergötzen, zanken und prügeln sie sich, und die Mutter möchte endlich jemanden steinigen! Michael Palin hat in der berühmten Fernsehdebatte vom 9. November 1979 diesen Punkt besonders herausgehoben: Ihn irritiere, wie man gleichzeitig in die Kirche gehen und Liebe predigen und sich für Aufrüstung und Kriegspropaganda begeistern könne! Die Pythons nehmen die Bigotterie vieler Gläubiger aufs Korn, die sattsam bekannte vertikale Spaltung: am Sonntag beten, werktags Frau und Kinder schlagen!

Big Nose und Biggus Dickus

Besonders brillant ist, wie die Pythons mit den Mitteln der Obszönität den sexuellen Kern des religiösen Gefühls offenlegen. Zoten über das »das große Organ« ziehen sich durch den ganzen Film. Warum fühlt sich ein Mann verspottet, als ihn ein anderer »big nose« nennt? Was ist daran so lustig? Wohl die Umkehrung: »Im Gesicht ist er zu groß, aber unten vermutlich zu klein!« Das Thema des »Biggus Dickus« (»Schwanzus Longus«) taucht immer wieder auf. Monty Python sagen unverblümt: Religion ist Sehnsucht nach dem großen Schwanz! Wir alle wünschen die Befriedigung durch einen großen Penis, sowohl in der passiven Position, um von ihm befriedigt zu werden, wie auch in der aktiven Position, um in seinem Besitz zu sein! Statt im realen Leben zu wirklicher Liebespotenz zu finden, das entlarven die Pythons, warten die religiösen Fanatiker darauf, dass es ihnen der Erlöser mit seinem großen Phallus irgendwann einmal richtig besorgt!

Wunderglaube

Ein herumhüpfender Bettler, Ex-Leprakranker, geht Brian um Almosen an (● Abb. 25.2). Jesus heilte ihn, jetzt fehlt ihm die Geschäftsgrundlage. Brian fragt pragmatisch:

> »Warum lässt du dir die Lepra nicht wieder geben?«

Der Geheilte:

> »Ich will was anderes, weniger Lästiges …«
> »Euch kann man es auch nie recht machen«

sagt Brian.

Dass religiöse Fundamentalisten diese Szene empörte, erstaunt nicht, geht es doch um den Wunderglauben als Kernelement der christlichen Religion. Wir sollen an einen Super-Mann glauben, der Wunder vollbringen, uns den ultimativen Kick verschaffen, von allen Nöten erlösen kann. Die Anerkennung der Realität, dass Krankheit und Tod, oder auch Armut, unausweichlich sind, zerstört diese Illusion im Ansatz. Es gibt keine Wunder, also gibt es keinen großen Anderen, *du bildest dir alles nur ein*, um der Konfrontation mit der Lächerlichkeit des Seins, der Hilflosigkeit, dem Elend, und deinen infantilen Illusionen auszuweichen!

Mutter Gottes – einmal anders

Sexualaufklärung für Brian: Die Mutter erklärt ihm, dass er nicht Sohn eines Juden, sondern eines Römers ist, und stürzt ihn in eine große Krise. Sie hat es im Übrigen mit den römischen Offizieren, ist also ganz und gar nicht asexuell, sondern schickt Brian zum Zimmeraufräumen, derweil sie einem römischen Offizier einen bläst … Halt! … das fantasieren wir nur … im Film sieht man bloß, wie sie sich anschickt, vor ihm niederzuknien … (»How about you, officer?«). Dass sie ihr heimliches Vergnügen betreibt und ihren Sohn für seine Sexualität ständig ausschimpft, spiegelt die übliche Bigotterie weiter religiöser Kreise.

Alles dreht sich um den analen Koitus

Nicht *Sein oder Nicht-Sein*, wie bei Hamlet, sondern:

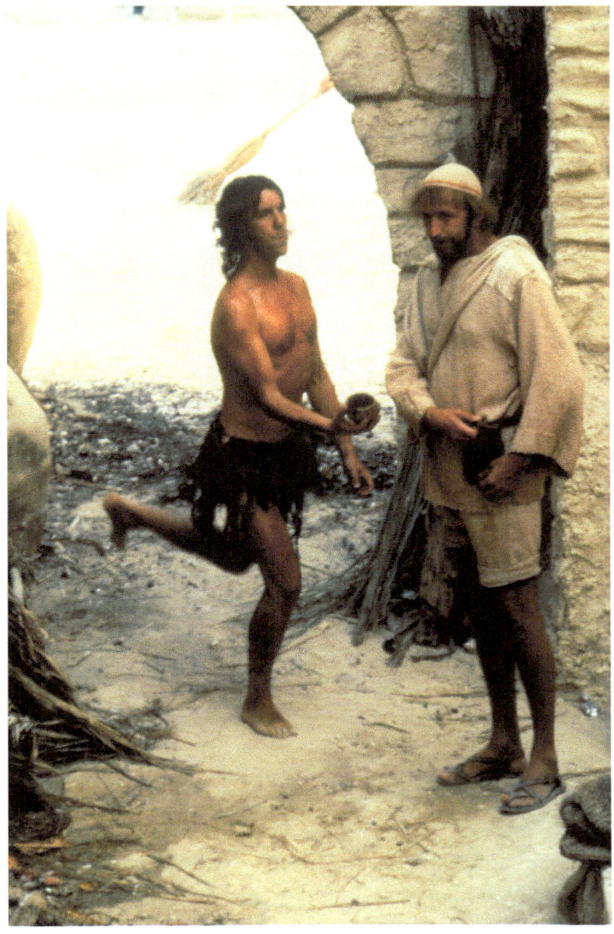

■ **Abb. 25.2** Jedes Wunder hat seine Kehrseite. (© Cinema International Corporation. Quelle: Filmbild Fundus Herbert Klemens. Mit freundlicher Genehmigung)

»Was ist so lustig an Schwanzus Longus?«

»What is so funny about Biggus Dickus?« ist die existenzielle Frage bei *Das Leben des Brian*: Was ist so lustig an einem großen Schwanz?

Das Lustige am großen Schwanz ist u. a., dass wir uns vorstellen, wie der Vertreter der Großmacht Rom eine lächerliche Tunte ist, die sich von Biggus Dickus anal penetrieren lässt (■ Abb. 25.3), und das in vollem Ernst und ohne jede Scham:

»Als Knabe hatte ich einen guten Freund in Rom, der hieß Schwanzus Longus.«

Da kann der Zenturio nicht mehr an sich halten und prustet los. Monty Python entblößen und verulken unsere passiven Wünsche: Es gibt keinen *Biggus Dickus*, der uns diesen vollen analen Kick verschafft, aber wir wünschen ihn uns ständig, selbst Pilatus träumt davon. Dieser genießt das ständige Aussprechen dieses Un-Wortes, er lässt es sich auf der Zunge zergehen, er reizt seine Garde provokativ zu Lachanfällen. Er treibt es auf die Spitze: Biggus Dickus hat eine Frau … Auch der besorgt er es … Und zwar so heftig von hinten, dass sie – ihr Name ist *Incontinentia Buttocks* – einen inkontinenten Arsch bekommen hat. Obszönität vom Feinsten!

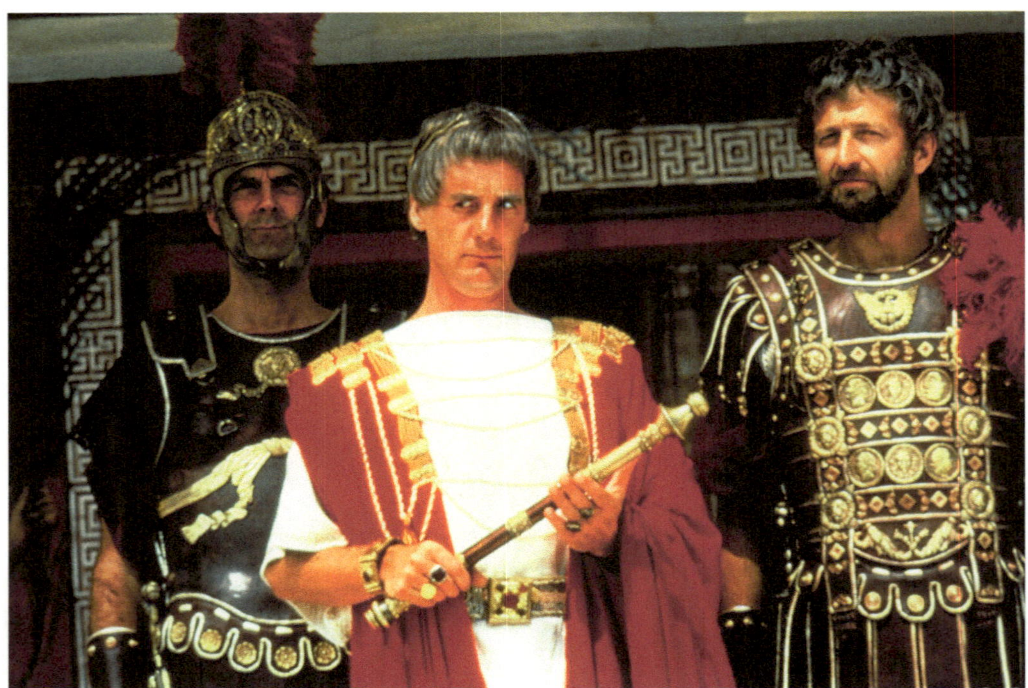

◼ **Abb. 25.3** Pontius Pilatus und Schwanzus Longus. (© Cinema International Corporation. Quelle: Filmbild Fundus Herbert Klemens. Mit freundlicher Genehmigung)

Prediger aus Versehen

Brian gerät unbeabsichtigt in die Rolle eines Predigers, sein rätselhaftes Gestammel, weil ihm die Rolle nicht liegt, weil ihm jegliches pathologisch Narzisstische fehlt, weil er so gewöhnlich und normal ist, wird von den Gläubigen als besonders tiefsinnig empfunden, er sagt etwas über Lilien – Vers 6, 28 Matthäus-Evangelium, Bergpredigt:

> »Warum grübelt ihr über eure Kleidung nach? Betrachtet die Lilien auf dem Weg, wie sie wachsen! Sie mühen sich nicht ab und weben keine Kleider!«

– und das stachelt deren Verzückung noch mehr an!

Monty Pythons satirische Hauptstoßrichtung ist das Verulken der unterwürfigen gläubigen unkritischen hysterisch-infantilen Einstellung. Man braucht einen großen Anderen, also gibt es einen großen Anderen, also baut man ihn auf, um jeden Preis.

Religiöses Gefühl, unterwürfiger Gottesglaube ist die Materialisierung des infantilen Fantasmas, und *diese Einstellung* nehmen Monty Python aufs Korn und feuern eine satirische Breitseite ab.

In den Köpfen der Gläubigen findet die Verwandlung von Brian statt: Jetzt ist er kein gewöhnlicher Mann mehr, er ist Messias. Die Sehnsucht nach dem Messias, dem Heilsbringer, ist ein fester Bestandteil der jüdischen und christlichen Kultur. Die Gläubigkeit zentriert sich um diese Hoffnung, die Propheten kündigen ihn und seine Wohltaten an. Im Film wird dieses Phänomen, das Freud in *Massenpsychologie und Ich-Analyse* (Freud 1921) untersucht hat, zur Zielscheibe des aufklärerischen Spottes. Die Massenpsychose der Gläubigen, die mechanisch jeden Satz des Führers wiederholen, ist eine der beklemmendsten Szenen des Films. Brian schickt die Gläubigen weg, doch sie lassen nicht von ihm. Selbst als er ihnen befiehlt, sich »zu verpissen«:

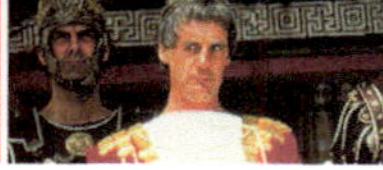

💬 *»Now fuck off!«*

schallt es zurück:

💬 »How shall we fuck off?«

(»Und wie sollen wir uns verpissen?«). Das Ziel der Aufklärung, die am Wunsch nach Unterwürfigkeit scheitert, zeigt sich noch einmal, als Brian den Jüngern zuruft, sie seien »lauter Individuen«:

💬 »You are all individuals!«

und sie gehorsam im Chor schreien:

💬 »Yes, we are all individuals!«

Grande Finale

Die Kreuze werden aufgerichtet. Die Pythons ziehen nochmals alle durch den Kakao: Die Juden wollen nicht neben irgendjemandem hängen, selbst in der Kreuzigung wollen sie etwas Besonderes sein. Die Widerstandskämpfer rühren keinen Finger für Brian, aber verlesen eine lupenreine Erklärung und klopfen ihm auf die Schulter –

💬 »Terrific work, Brian!«

Das Suizidkommando, vor dem alle panisch flüchten, tut seine Pflicht und begeht Harakiri. Judith schwört ihm ewige Liebe, und die Mutter versteht ihn auch jetzt nicht … *das Leben ist echt Sch…!* Da will wenigstens der Kreuznachbar ihn aufmuntern,

💬 »Cheer up, Brian!«

(»Kopf hoch, Brian!«), und stimmt zum Gesang an: *Always look at the bright side of life!* (🔲 Abb. 25.4). Die christliche Glorifizierung des Leidens wird satirisch durchbrochen, die Pythons machen sich lustig über die düsteren Todesvorstellungen, das Märtyrertum, die Idee von Tod und Auferstehung Christi: Alles halb so wild, *du bist an der frischen Luft, es ist ein schöner Sonnenuntergang, und du hast nette Gesellschaft! Was soll's!*

Es ist nicht nur unvermeidlich, sondern gewollt, dass eine solche Szene fundamentalistisch religiös fühlende Menschen empört, denn diese *glauben* daran, dass sich Jesus Christus für uns alle geopfert hat und dann von den Toten wiederauferstanden ist! Und dieser Glaube ist als Abwehrsymptom dermaßen Bestandteil ihrer Person geworden, dass sie sich durch jeglichen Spott darüber persönlich verletzt fühlen.

Die vernünftige Sichtweise, wonach *Spott über Ideen* und *Angriff auf Personen* unterschieden werden müssen, können fanatisch Religiöse wegen ihrer unbewussten regressiven Grundeinstellung gerade nicht nachvollziehen.

Das Leben des Brian ist ein Lehrstück über den Stellenwert von Religion, ein Lackmustest: *Wie hast du es mit Gott?* Bist du *ungläubig, erwachsen religiös* oder *infantil-fanatisch* religiös?

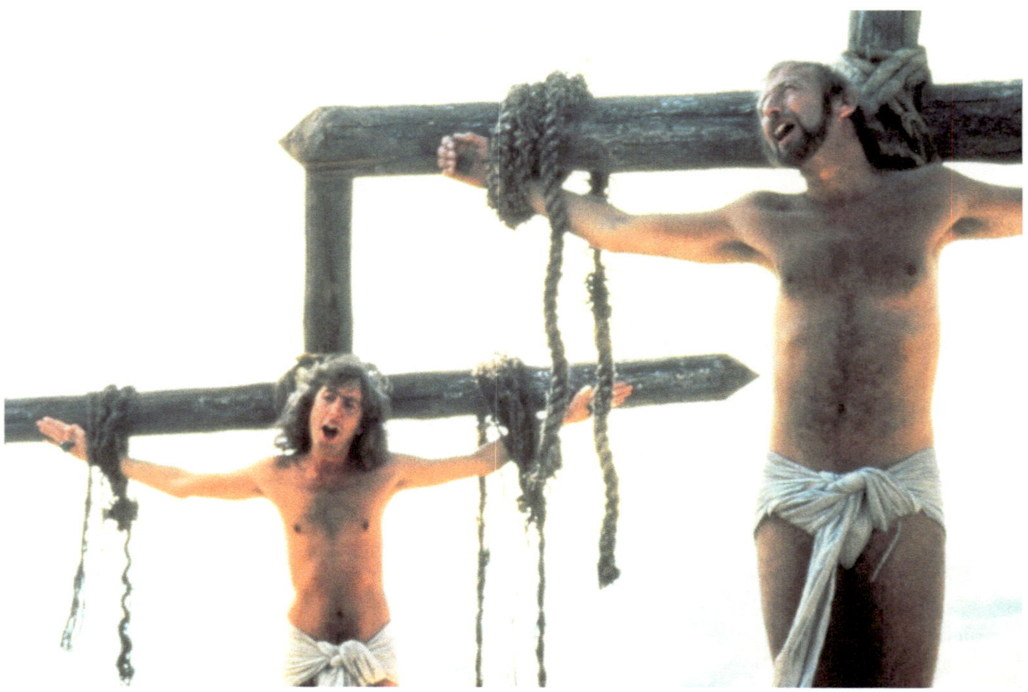

Abb. 25.4 Always look on the bride side of life! (© Cinema International Corporation. Quelle: Filmbild Fundus Herbert Klemens. Mit freundlicher Genehmigung)

Literatur

Freud S (1905) Der Witz und seine Beziehung zum Unbewussten. GW, Bd. VI, S 5–269
Freud S (1921) Massenpsychologie und Ich-Analyse. GW, Bd. XIII, S 73–161
Freud S (1927) Die Zukunft einer Illusion. GW, Bd. XIV, S 323–389
Freud S (1933) Über eine Weltanschauung. GW, Bd. XV, S 170–197
Hewison R (1981) Monty Python – the case against. Eyre Methuen, London
Houellebecq M (2001) Interview in der Literaturzeitschrift »Lire«, Paris, September 2001
Kant I (1784) Beantwortung der Frage: Was ist Aufklärung? Berlinische Monatsschrift, Dezember 1784, S 481–494
Kundera M (1994) Die verratenen Vermächtnisse. Hanser, München
Marx K (1844) Zur Kritik der Hegelschen Rechtsphilosophie. In: Marx K, Engels F (Hrsg) Werke, Bd. 1. DDR-Verlag, Berlin
de Saint Victor J (2016) Blasphemie – Geschichte eines »imaginären Verbrechens«. Hamburger Edition, Hamburg
Le Soldat J (1994) Eine Theorie menschlichen Unglücks – Trieb, Schuld, Phantasie. Fischer, Frankfurt
Le Soldat J (2015) Grund zur Homosexualität – Werkausgabe Bd. 1. Frommann-Holzboog, Stuttgart
Le Soldat J (2018) Land ohne Wiederkehr – Werkausgabe Bd. 2. Frommann-Holzboog, Stuttgart
Vinnai G (1999) Jesus und Ödipus – Zur Psychoanalyse der Religion. Fischer, Frankfurt

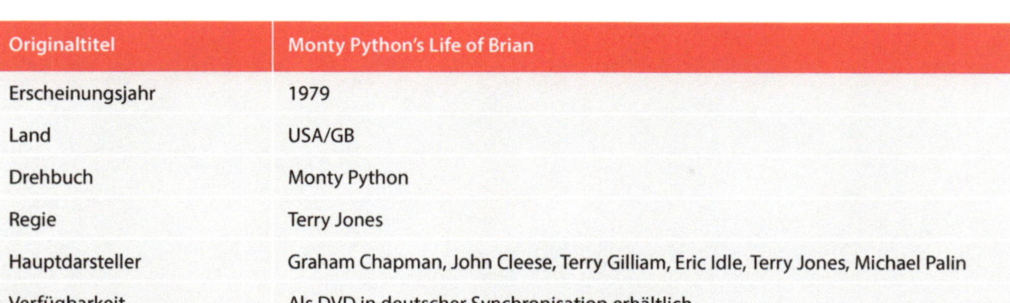

Originaltitel	Monty Python's Life of Brian
Erscheinungsjahr	1979
Land	USA/GB
Drehbuch	Monty Python
Regie	Terry Jones
Hauptdarsteller	Graham Chapman, John Cleese, Terry Gilliam, Eric Idle, Terry Jones, Michael Palin
Verfügbarkeit	Als DVD in deutscher Synchronisation erhältlich

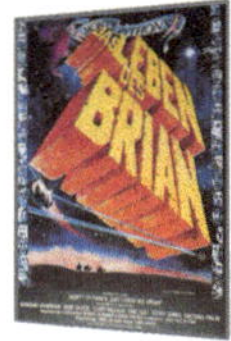

Wulf-Volker Lindner

Das Anstößige. Zwischen Empörung und Nachdenklichkeit.

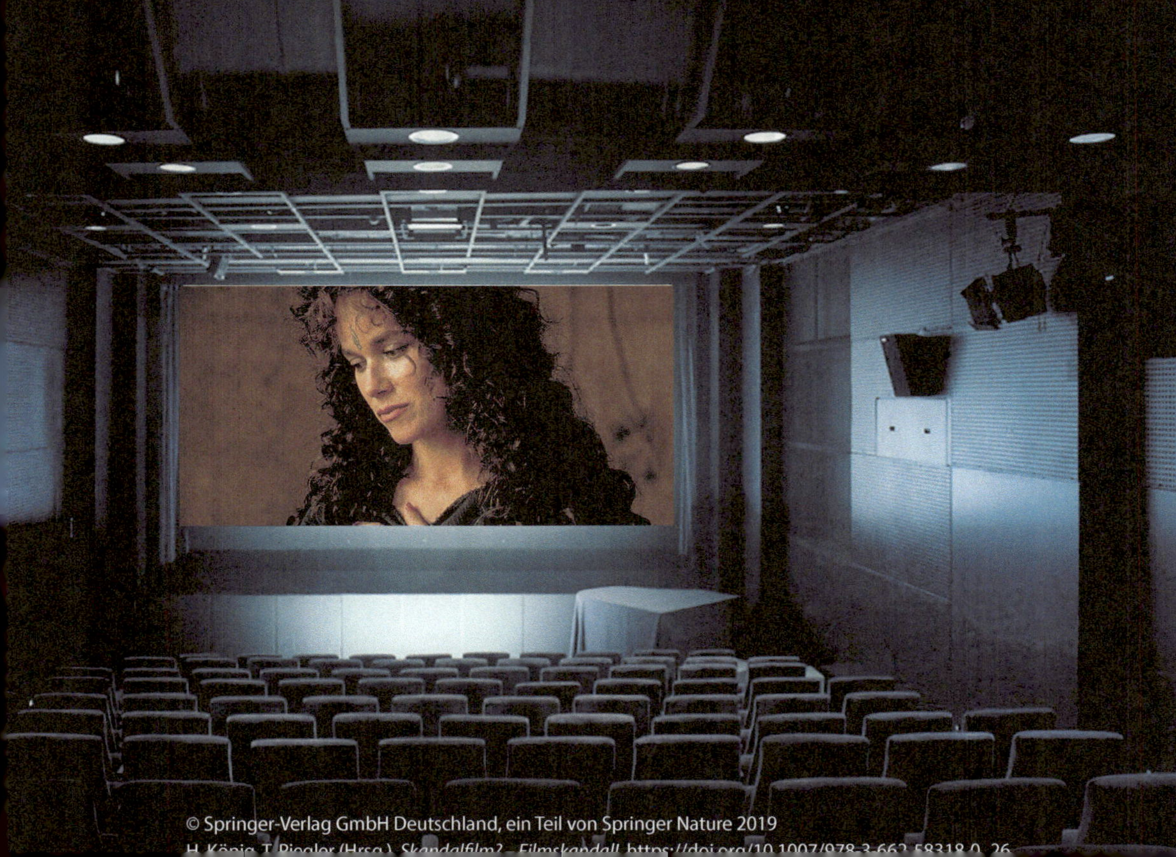

© Springer-Verlag GmbH Deutschland, ein Teil von Springer Nature 2019
H. König, T. Riegler (Hrsg.), *Skandalfilm? – Filmskandal!*, https://doi.org/10.1007/978-3-662-58318-0_26

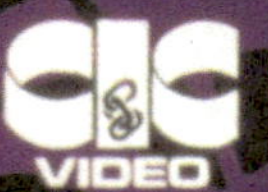

Filmplakat *Die letzte Versuchung Christi*. (© Universal Pictures. Quelle: Filmbild Fundus Herbert Klemens. Mit freundlicher Genehmigung)

Die letzte Versuchung Christi

1951 veröffentlichte Nikos Kazantzakis (1883–1957) in der letzten Phase seiner lebenslangen Suche nach einer wahrhaftigen Orientierung für sein Leben zwischen Staatsdienst, Frömmigkeit, leidenschaftlichen philosophischen Interessen und Existenz als Schriftsteller seine Auseinandersetzung mit dem christlichen Glauben, in dem er aufgewachsen war, insbesondere der Person und Mission Jesu, sein Opus magnum (470 Seiten): den Roman *Die letzte Versuchung*. Dazu schrieb er selbst:

> »Die duale Substanz Christi – die Sehnsucht des Menschen, so menschlich und übermenschlich zugleich, Gott nahe zu kommen – war für mich schon immer ein tiefes, undurchdringliches Geheimnis. Die größte Qual und die Quelle all meiner Freuden und Schmerzen war für mich von Jugend an der unaufhörliche erbarmungslose Kampf zwischen dem Geist und dem Fleisch [...] und meine Seele ist die Arena, in der diese beiden Armeen aufeinandergestoßen sind und sich getroffen haben.«

Mit dieser Aussage knüpft Kazantzakis an die heftigen Konflikte in der Alten Kirche im 4. Jahrhundert um die Person und Mission Jesu Christi an. Bereits in seinem 1. Brief an die Korinther schrieb der Apostel Paulus (1. Korinther 1,23): »Wir aber predigen den gekreuzigten Christus, den Juden ein Ärgernis und den Griechen eine Torheit«. Letztlich besteht das Anstößige des Christentums in der Aussage, dass Gott Mensch geworden ist und der Glaube an seine Auferstehung die Menschen erlöst. Es war die Zeit, in der das Christentum aus dem orientalisch-hebräisch-jüdischen in den antiken griechischen Kulturkreis des Mittelmeerraumes, seine Bilderwelten und Philosophien einzog. Die Frage war nun: Wie ist es zu begreifen, dass mit Jesus, metaphorisch gesprochen, Himmlisches, die göttliche Wirklichkeit, auf die Erde gekommen ist? Wie ist die Person Jesus als Mensch und Gott zugleich zu glauben und zu denken? Über 100 Jahre stritt man darüber. Erst 451 fand man auf der Synode von Chalcedon eine tragfähige Kompromissformel, die die meisten christlichen Gemeinden im Mittelmeerraum zusammenhalten konnte: Christus wird als vollkommener Gott und vollkommener Mensch bekannt, mit zwei Naturen, die weder miteinander vermischt, noch voneinander scharf getrennt sind.

Diese damalige Kompromissformel macht deutlich, dass das ihr zugrunde liegende Glaubens- und Denkproblem keineswegs ein für alle Mal diskursiv-theologisch gelöst *war* – zu lösen *ist*! Denn was heißt *vollkommener Mensch* und *vollkommener Gott*? Mensch mit allen Trieben, Sehnsüchten, Wünschen, Ängsten, Konflikten mit sich selbst und anderen, mit Gewissensnöten, Erleben von Schuld, Sehnsucht nach Erlösung und Freiheit? Und wahrer Gott: Was meint das, wie ist das zu denken? Um die Dynamik dieser Glaubens- und Denkprobleme mit der Menschwerdung und Gottheit Jesu Christi ging es in der alten Kirche und ging es Kazantzakis.

Für ihn war Jesus ein Mensch mit leidenschaftlichen Spannungen in sich und mit den bedeutsamen Anderen, mit Sehnsüchten nach Liebe, sexuellem Verlangen und Angst davor, Zorn, Zerstörungswut, mit Unsicherheiten und Befürchtungen, dem Wunsch, allmächtig zu sein, mit Verlangen nach Glück, mit dem Gespür und Bewusstsein für die eigenen inneren Konflikte und die Konflikte mit seiner Mutter, mit Maria Magdalena, der Freundin aus Kindertagen, und seinen Jüngern. Für ihn ringt Jesus mit seinen Widersprüchlichkeiten, seinen Gewissensbissen und seinem Verlangen, einen Weg zu finden, der ihn sicher und klarer, wahrhaftig, gut, frei und gottgefällig werden lässt und der auch anderen überzeugend in ihrem Leben zu helfen vermag. Das trieb Kazantzakis um. Die Lektüre des Romans macht ganz deutlich, wie sehr er in der Zeit des Zweiten Weltkrieges und danach ähnliche Probleme und Fragen, vor allem nach dem richtigen Weg, hatte. Liegt dieser Weg im Bereich gesellschaftlich-politischer Betätigung, Askese, religiöser Versenkung oder im einfachen Leben in einer bürgerlichen Existenz mit Familie und Kindern?

Im Zuge der Kanonisierung der vier Evangelien nach Matthäus, Markus, Lukas und Johannes um 200 nach Christus wurden weitere Berichte über das Leben und das Wirken Jesu wie das Thomas-, das Nikodemus- oder Bartholomäus-Evangelium und andere nicht in das Neue Testament aufgenommen. Seitdem sollte es keine neuen Jesus-Geschichten mehr geben. Der Kanon sollte nur noch ausgelegt werden. Und trotzdem, insbesondere seit der Romantik, finden wir immer wieder literarische Darstellungen des Lebens Jesu – allerdings zur frommen Erbauung. In der Neuzeit, 1925 zum Beispiel, schreibt der katholische Kirchenhistoriker Joseph Wittig aus Breslau ein *Leben Jesu in Palästina, Schlesien und anderswo* mit stark kirchenkritischer Pointe (Wittig 1925). Er wird 1926 exkommuniziert; 1946 allerdings, drei Jahre vor seinem Tode, wird diese Exkommunikation zurückgenommen. Insgesamt sind im letzten Jahrhundert bis heute viele Jesus-Romane mit unterschiedlicher Resonanz in der Öffentlichkeit erschienen. Neu und provozierend an dem Roman von Kazantzakis sind das Ausmaß, die Freiheit und die Intensität, die sich der Schriftsteller erlaubt, »seinen Jesus« in der inneren konflikthaften Auseinandersetzung mit seinem Leben und seiner Berufung in Worte zu fassen.

Kazantzakis Roman erregte den Argwohn der griechisch-orthodoxen Kirche. Sie bereitete ein Ketzergericht und einen Bannfluch vor. Die französische Psychoanalytikerin Marie Bonaparte, Prinzessin Georgios von Griechenland, der Kazantzakis den Roman gewidmet hatte, intervenierte über ihre Kontakte beim griechischen Klerus, konnte es aber nicht abwenden, dass sein Roman zu den verbotenen Büchern gezählt wurde. 1954 setzte Papst Pius XII. Kazantzakis' Roman auf den Index der Bücher, die Katholiken nicht lesen durften. Dies führte aber letztlich zu seiner weltweiten Popularität.

Handlung

Die folgende Zusammenfassung der Handlung des Films *Die letzte Versuchung Christi* (Abb. 26.1) kann selbstverständlich den Film und seine Wirkungen nicht wiedergeben, sondern nur andeuten, worum es geht:

Jesus (Willem Dafoe) spürt in sich Empfindungen, die zwischen dem Gefühl, von sanfter Zärtlichkeit umgeben zu sein, und dem schmerzlichen Druck, irgendetwas machen, einen Auftrag ausführen zu müssen, schwanken. Als Zimmermann arbeitet er für die Römer. Er fertigt Balken für Kreuze an, an denen die Römer jüdische Freiheitskämpfer hinrichten. Mit Judas, seinem engsten Freund, streitet er darüber, ob dieser Auftrag politisch als Freiheitskampf zu verstehen ist.

Um sich innerlich zu klären, zieht er sich in die Wüste zum Fasten zurück, wo ihn Stimmen erreichen, bei denen nicht immer zu unterscheiden ist, ob sie von Gott oder vom Teufel kommen. In diesen Auseinandersetzungen wird nach und nach immer deutlicher, wie sehr er zwischen den Überzeugungen schwankt, er müsse den Menschen die Liebe und das Mitleid Gottes predigen oder zu gewaltsamem Umsturz und Freiheitskampf aufrufen. Er lässt sich von Johannes, dem Endzeitprediger, taufen. Auch überfallen ihn Anwandlungen, allmächtig zu sein und Kranke, Blinde und Wahnsinnige heilen und Tote auferwecken zu müssen, was ihm auch gelingt, ohne zu wissen wieso. Eine immer größer werdende Schar von Jüngern folgt ihm. Dann wieder verlässt ihn das Vertrauen in sich selbst und er hat nur Mitleid. In diesem Schwanken zwischen Allmacht und Ohnmacht kommt er nach Jerusalem, wo viele, vor allem Judas (Harvey Keitel), von ihm erwarten, dass er der politische Messias ist. Wieder schwankt er. Die Überzeugung, dass es doch um Liebe und Mitleid geht und er sich seinem Schicksal ergeben muss, lässt ihn Judas überreden, ihn an die Römer zu verraten. Und wieder schwankt er, schmeißt die Wechsler aus dem Tempel und präsentiert sich den Priestern als Umstürzler, weshalb er der Gotteslästerung angeklagt und zum Tode verurteilt wird.

Ans Kreuz genagelt erscheint ihm ein Engel in Gestalt eines jungen Mädchens und verkündet ihm, dass Gott ihn doch nicht am Kreuz sterben lassen, sondern sein Leben bewahren möchte. Als Schutzengel führt sie ihn zur Hochzeit mit Maria Magdalena (Barbara Hershey), die ihn zärtlich empfängt. Er lebt mit ihr in einer glücklichen Beziehung. Bei der Geburt ihres Kindes stirbt sie in seiner Abwesenheit. Danach lebt er mit Maria und Martha, den Schwestern des Lazarus, und drei weiteren Kindern zusammen. Es gibt nur eine Frau mit unterschiedlichen Namen, flüstert ihm sein Schutzengel zu. Jahre vergehen. Er wird alt. Eines Tages trifft er auf einen Prediger, Paulus mit Namen, der Jesus als Auferstandenen verkündet, der sich für die Schuld der Menschen geopfert und den Tod besiegt hat. Jesus stellt ihn zur Rede und beschimpft ihn als Lügner. Paulus antwortet: Aber die Menschen glauben es. Es ist ihre einzige Hoffnung. Alt geworden finden ihn seine Jünger wieder, die in der Zwischenzeit seine Lehre gepredigt haben und sich uneins sind, wie sie über seinen Tod am Kreuz berichten könnten. Und dann kommt auch Judas dazu, voller Wut über Jesu Flucht vom Kreuz und den Verrat seiner Botschaft. Judas entlarvt den Schutzengel als Satan und Jesus entscheidet sich, ans Kreuz zurückzukriechen und seine Mission zu Ende zu bringen. Die Episode als Mann mit Frau und Kindern war nur ein Traum: *die letzte Versuchung.*

Roman und Film

»Formgeschichte« ist ein Terminus technicus der Literaturinterpretation. Sie beschäftigt sich mit der Form einer Veröffentlichung und fragt danach, welche Wirkungen von ihr ausgehen. Romane und Filme sind Veröffentlichungen mit unterschiedlichen Formen und haben schon deswegen unterschiedliche Wirkungen.

Schriftsteller erzählen mit *Worten* Geschichten und bedienen sich dabei der Sprache, deren Symbolik, wie die amerikanische Philosophin Susanne K. Langer (1965), eine Schülerin von Ernst Cassirer, herausgearbeitet hat, sowohl diskursiv als auch präsentativ ist. Einerseits erzählen Schriftsteller nacheinander mit Worten, denken in Worten nach, erklären und argumentieren und gebrauchen die Sprache denotativ, andererseits drücken sie mit derselben Sprache Gefühle und Fantasien, Ängste, Konflikte, Sehnsüchte, Hoffnungen und Überzeugungen in Sprach-Bildern, Konnotationen, aus, die nur so bildhaft erfasst werden können.

Bei Literaturverfilmungen, die im weiteren Sinn in der Tradition Hollywoods stehen, werden die zu verfilmenden Szenen eines Buches zunächst in einem Drehbuch erarbeitet. Das Drehbuch dient der Umsetzung der erzählerischen Struktur der Literatur in filmische Dramaturgie, szenische Texte und Dialoge, wobei aus der Fülle der Worte aus der literarischen Vorlage geeignete Passagen und das filmische Material ausgewählt werden.

In enger Zusammenarbeit mit den Drehbuchautoren, den Schauspielerinnen und Schauspielern und dem am Set arbeitenden Team setzen Filmemacher das um, was beim Lesen des Romans in den Köpfen und im Erleben der Leserinnen und Leser wachgerufen wird. Es entstehen Szenen, gesprochene Worte, Dialoge, Handlungen, laufende Bilder mit (und ohne Musik). Den Kameraleuten und denen, die den Film schneiden, kommt dabei in Bezug auf die bildliche Umsetzung und den erzählerischen Fluss eine besondere Bedeutung zu. Im Unterschied zum »inneren Kino« der Leserinnen und Leser bei der Lektüre entsteht durch Verfilmung einer literarischen Vorlage nicht nur eine neue Form der Adaption, sondern auch eine neue Intensivierung der bildhaften Seite der Darstellung und damit auch eine eigene inhaltliche Deutung. Der Film fordert außerdem ähnlich wie die Malerei dazu heraus, das, worauf im Sprachbild nur verwiesen wird, in »echten«, sichtbaren Bildern zu zeigen. Dadurch bekommt das neue Medium Film auch eine neue, intensivierende szenische Valenz. Der präsentative Anteil der Symbolik wird verstärkt. Was sich beim Lesen nur in flüchtiger innerer Fantasie und im subjektiven Erleben vieler Einzelner ganz individuell abspielt, wird nun in erneuter, sichtbarer künstlerischer Verarbeitung präsentiert. Das erhöht den Aufforderungscharakter, sich zu identifizieren oder auf Abstand zu gehen. Und beim Anschauen eines Filmes zusammen mit anderen wird das Erleben dazu noch durch die Induktion des vollen (oder leeren) Kinosaales, des Gemeinschaftserlebens intensiviert (oder nicht).[1]

Der Skandal

Wenn Schriftsteller oder Künstler etwas schaffen, gehen sie immer auch mit ihren ungelösten inneren Konflikten in ihr Werk ein. Wie alle Menschen übrigens, wenn sie reden, handeln oder etwas tun. Deswegen beginnt für mich der Skandal, den der Film ausgelöst hat, bereits mit der religiösen Sozialisation von Martin Scorsese, allerdings nicht in dem Sinne, dass er an ihm schuld ist, sondern dass auch sein »Ärgernis« (»Skandalon« bedeutet auf Griechisch »Ärgernis«), das er mit der Person Jesu hatte, im Film zum Ausdruck kommt.

Martin Scorsese (Jg. 1942) nennt sich selbst einen »nichtpraktizierenden« (»lapsed«), aber noch immer einen Katholiken: »Da gibt es keinen Weg heraus.« Seine Familie stammt aus Sizilien. Er bezeichnet die Art und Weise, wie man in ihr mit dem Glauben umging, als heidnisch. Man hielt es mit der Kirche etwa so: Einerseits ließ man sich in der alltäglichen Lebensführung nicht wirklich beeinflussen, z. B. in Sachen Empfängnisverhütung oder der Überzeugung, dass Männer ihre sexuelle Triebhaftigkeit nicht durch Verzicht kontrollieren oder steuern könnten, andererseits lebte man aber, vermutlich im Hinblick auf die existenziellen Konflikte wie z. B. Liebe und Hass, Schuld, Vergebung und Neuanfang, durchaus mit den Bildern, Ritualen, Statuen und Sakramenten, den Fastenzeiten und Festen der Kirche. Diese Äußerungen über eine im rituellen und kultischen Sinne innige *und* im Hinblick auf die Lehren *zugleich* widerständige Beziehung zur katholischen Kirche in der Familientradition deutet auf ein hohes Potenzial an Bereitschaft zu innerer Auseinandersetzung mit den Glaubensinhalten und -vorstellungen und zugleich zur Ambivalenz ihnen gegenüber hin. Beide Bereitschaften durchziehen explizit und implizit das gesamte Werk von Scorsese, angefangen mit dem Film *Wer klopft denn da an meine Tür* (*Who's That Knocking at My Door*, 1967) bis zu *Silence* (2016).

Martin Scorsese erinnert sich: Aufgewachsen in der Nähe von Little Italy in New York mit den frommen Bildern der Großmutter, dem allerheiligsten Herzen Jesu, der Madonna, die die Schlange mit ihren Füßen zertritt, dem »wundervollen, gigantischen Kreuz über ihrem Bett, mit Jesus in Messing und den Zweigen von Palmsonntag über den Querbalken drapiert« (Keyser 1992), später in der Pubertät, in Gesprächen mit verständnisvollen Jesuitenpatres und Messfeiern in St. Patrick immer wieder zu Hause, auf der Straße aber in drei Gruppen, Iren, Latinos und Italiener, geteilt und nicht selten im Kampf, von irischen Nonnen in ihren apokalyptischen Ängsten vor der Hölle und dem nuklearen Holocaust, der Verdammung, der kommunistischen Bedrohung und dem Kalten Krieg oft klassenweise aus dem Unterricht in die Katakomben zum gemeinsamen Gebet des Rosenkranzes unter die Kirche geführt, das zwischen den Gräbern als Echo zurückkam (Keyser 1992); er erinnert sich daran, wie er sich nach einer Messfeier, in der er erfahren hatte, dass nun wieder alles gut ist, auf der Straße wunderte, dass diese Veränderung hier nicht zu sehen war. – Diese und ähnliche Eindrücke prägten sein Gemüt, seine Art und Weise, das Leben wahrzunehmen, und den »visual style« seiner Bilderwelt. Seine zentrale religiöse Lebensfrage scheint sich damals entwickelt zu haben: Wie kommt die Erfahrung des Göttlichen mit der Menschenwelt zusammen? In der Adoleszenz wollte Martin Scorsese Priester werden, Jesuit sogar, und besuchte einige Zeit ein Jesuitenkolleg. Auf Sexualität konnte er aber nicht verzichten, und Begriffe und Denkkonzepte in Sachen Religion, das Metier von Theologen, das waren nicht seine Ausdrucksmittel. Rock 'n' Roll, Elvis Presley, Fats Domino, Bill Haley and Little Richard und Filme, das waren

---

1   Ich habe den Film bisher nicht im Kino zusammen mit anderen erlebt, sondern erst jetzt für mich allein auf DVD angesehen. Das hat mir die Möglichkeit eröffnet, ihn vielfach anzuschauen.

die Ausdrucksformen für seine spirituellen Nöte. Auf Anraten eines Jesuitenpaters, der offenbar seine Begabung erkannte, studierte er schließlich Film.

Dies war für Martin Scorsese ein wichtiger Schritt hin zu sich selbst, seiner Erlebens-, Bilderwelt und seinen Möglichkeiten, sich auszudrücken. In den Alltagsgeschichten und -schicksalen, die er in seine Filme aufnahm, wurden für ihn immer allgemein menschliche Grundkonflikte mit ihren religiösen Dimensionen sichtbar und forderten ihn dazu heraus, diese changierende Mischung in seinen Filmen darzustellen. Das ließ und lässt ihn nicht los und treibt ihn als Künstler an. Immer wieder wird dies in seinen Filmen ganz deutlich sichtbar, so z. B. in dem Film *Boxcar Bertha – Die Faust der Rebellen* (1972), in dem Banditen einen der Ihren auf die Außenwand eines Güterzuges kreuzigen. Die Schauspielerin Babara Hershey, der Scorsese später die Rolle der Maria Magdalena gab, wusste von Scorseses inneren Auseinandersetzungen mit Schuld, Sühne und Opfer machte ihn bereits bei den Dreharbeiten von *Boxcar Berta* auf Nikos Kazantzakis' Roman aufmerksam. Scorsese las das Buch und beschloss, es zu verfilmen. Endlich hatte er einen Stoff, um sein Thema direkt anzugehen. Dieser Film wurde sein »oberstes Ziel« (»ultimate objective«), sein Traum-Projekt in des Wortes mehrfacher Bedeutung: Er hatte immer davon geträumt, einen solchen Film zu machen, und das Projekt versetzte ihn in die Lage, sich in der präsentativen Sprache laufender Traumbilder auszudrücken, in der er als darstellender Künstler lebt. In ihr werden, wie in all unseren Träumen, die üblichen Regeln der Alltagsrealität und -logik verlassen. In ihr können wir uns unsere Wünsche unmittelbar erfüllen, können wir zaubern, fliegen, aus allen Wolken fallen, Wunder vollbringen, in ihr gibt es keine Zeitenfolge von Vergangenheit, Gegenwart und Zukunft. Was er in seiner Erinnerung in dem Wort »heidnisch« (»pagan«) zusammengefasst hat, ist in Träumen möglich. Welchen Anteil Paul Schrader, der Autor des Drehbuches, an dem Film über Jesus hat, kann in dieser Untersuchung nicht dargestellt werden. Er ist nicht gering. Der Anteil, der dem legendären Kameramann Michael Ballhaus gebührt, kann leider auch nicht im Einzelnen beschrieben werden. Wer sich den Film anschaut, kann ihn aber wegen seiner Kameraführung bewundern.

Nach dem Verbot der Lektüre des Romans von Nikos Kazantzakis durch die orthodoxe und die katholische Kirche und der hier nur angedeuteten Auseinandersetzung von Martin Scorsese mit seiner katholischen Sozialisation war zu erwarten, dass sein Film an die Wurzeln gehen, aufwühlen, auf Ablehnung stoßen und der Protest noch größere Kreise ziehen würde, als es der Roman von Nikos Kazantzakis getan hatte. Denn Filme erreichen in der Regel ein größeres Publikum als Bücher. Bei seinem Erscheinen 1988 rief der Film unter konservativen Christen unterschiedlicher Kirchen weltweit wütende Proteste hervor. Insbesondere für fundamentalistische Kreise, für die eine Darstellung der Person Jesu nur innerhalb des wortwörtlichen Rahmens der kanonisierten Überlieferung in den Evangelien denkbar ist, war die Darstellung eines Jesus, der an seiner Berufung als Sohn Gottes zweifelt, den Römern zuarbeitet, eine Frau begehrt und sich am Kreuz im Todeskampf in der Fantasie ein anderes Ende als glücklicher Mann mit Frau und Kindern erträumte, um nur einige Angriffspunkte zu nennen, Gotteslästerung.

Der Film sollte zuerst im September in Europa auf dem Filmfestival in Venedig gezeigt werden, die amerikanische Premiere erst danach, am 23. September 1988, beim New Yorker Filmfestival stattfinden. Doch dann geschah Folgendes: Tim Penland, von der Universal Filmgesellschaft als Berater für den Umgang mit Fundamentalisten engagiert, trat von seinem Posten zurück und wurde zum Anführer des fundamentalistischen Angriffs auf den Film, das Filmstudio und Martin Scorsese selbst. Der Regisseur Franco Zeffirelli suchte und fand unter den üblichen Verdächtigen die Schuldigen dafür: Der »jüdische Abschaum von Los Angeles«, der immer nach einer Gelegenheit suche, um die christliche Welt anzugreifen, sei der Verursacher. Später verneinte Zeffirelli, dass er diese Bemerkung gemacht hätte, verstärkte seinen Angriff auf den Film und seine Macher dann aber überraschend und verursachte in Venedig einen Aufruhr.

In Hollywood wurde den ganzen Sommer 1988 so intensiv wie nie zuvor eine religiöse Kontroverse geführt nach dem Motto: Wenn die Fahne flattert, ist der Geist in der Trompete! Die Film- und Kunstzeitschrift *Variety* sprach von einem heiligen Krieg. Die schärfste Attacke kam aus dem Weißen

Haus von Patrick Buchanan, dem Berater von Präsident Nixon. Als Antisemit und Holocaust-Leugner nannte er den Film »Hollywood's Sleazy Image of Christ« und bezeichnete ihn »als einen Akt filmischen Vandalismus gegen die Glaubensinhalte, die Christen für heilig halten […] eine absichtliche Entweihung des Glaubens«. Protestierer blockierten die Telefone der Universal Studios, den ganzen August hielten dort bis zu 8000 Menschen Mahnwachen ab, so dass die Universal-Verantwortlichen die Sicherheitsmaßnahmen erhöhen und sich selbst durch Bodyguards schützen lassen mussten. Und dann passierte es, dass die Frage aufkam, wie viele Christen in den Führungsetagen von Universal sitzen würden. Bill Bright, ein Anführer dieses Kreuzzuges für Christus, bot 10 Millionen Dollar für die Originalaufnahmen, die »Mutterpause« (»masterprint«) des Films, die er zerstören wollte. Mutter Angelika, eine bekannte Ordensfrau, sprach davon, dass dieser Film die Christenheit zerstören würde. Am 9. August rief die Katholische Konferenz die 53 Millionen Amerikaner zum landesweiten Boykott des Films auf und ihr Sprecher nannte ihn »verworren« (»muddle-headed«).

Es ist offensichtlich, dass sich eine vielschichtige unbewusste Dynamik in Szene gesetzt hatte. Sie hatte mehrere Quellen: In den Film eingegangen sind selbstverständlich die oben angedeuteten bewussten Intentionen und unbewussten Motivationen des Regisseurs (und seines Teams), seine Suche nach Antworten auf die Frage nach einem heilen, ganzen Leben, seine pagan-katholische Frömmigkeit, Bilder- und Ritualwelt und ganz deutlich die Dynamik der Sündenbock-Suche und des Sündenbock-Opfers. Sie ist wesentlich für die Antwort des Christentums auf die ewige spirituelle Frage nach der Erlösung von dem Kampf zwischen dem Leben Schaffenden und dem Leben Vernichtenden in der Welt und ganz wesentlich für die Geschichte und Bedeutung Jesu Christi. Sie ist aber auch seit eh und je der Versuch von Gruppen, Institutionen und Gesellschaften, sich des Zerstörerischen, des Bösen in ihnen und in ihren Mitgliedern zu entledigen und einem Anderen aufzuerlegen, wie es René Girard in seiner Monographie *Der Sündenbock* (1988) ausgeführt hat. Im Aufruhr der Massen gegen den Film, die ihn noch gar nicht gesehen hatten, inszenierte sich die Sündenbock-Suche auf erschreckende Weise neu und gab eigenen, aus dem Bewusstsein exkommunizierten Hass- und Zerstörungsimpulsen zum Beispiel gegen die Juden Raum, manifest zu werden!

Universal konnte diesen fatalen Aufruhr nicht mit Worten beenden. Darum entschied Thomas Pollock, der Vorsitzende von Universal, den Film zu zeigen. Das war am 12. August der Fall, kurz bevor das *Time Magazin* drei Tage später ein Heft mit der Titelgeschichte »Wer war Jesus?« herausbrachte. In den Feuilletons wurde der Film weiter wie eine heiße Kartoffel behandelt. Es hatte Scorsese viele Jahre gekostet, seinen Jesus-Film auf die Leinwand zu bringen, nun musste man fürchten, es würde ebenso viel Zeit brauchen, um die Gemüter wieder zu beruhigen.

In Europa wurde auf ein französisches Kino ein Brandanschlag verübt. In Chile wurde der Film verboten. Der Interamerikanische Gerichtshof für Menschenrechte allerdings entschied, dass das Verbot nicht mit dem Grundrecht auf freie Meinungsäußerung zu vereinbaren sei.

In der Bundesrepublik Deutschland gingen bei der Freiwilligen Selbstkontrolle über 1200 Proteste, bei der Filmbewertungsstelle über 300 Protestschreiben ein, zum Teil mit umfangreichen Unterschriftenlisten. 98 % aller Schreiben trafen noch vor dem Kinostart ein. Kirchliche Blätter hatten dazu aufgefordert, vorab Protest gegen den Film einzulegen. Man wollte ihn verbieten lassen. Diese Art Protest gegen einen Film, den man selbst nicht gesehen hat, wies der Direktor der Filmbewertungsstelle scharf zurück. Auch der größte Teil der Presse zeigte sich unbeeindruckt. Im Spiegel erschien am 14. November 1988 zwar ein Artikel mit dem Titel *Sturm im Wasserglas*, in ZEIT ONLINE am 11. November eine Kontroverse mit Niveau von Ulrich Greiner (Pro) und Walter Jens (Contra) und am 18. November 1988 ein Artikel von Frank Drieschner unter der Überschrift »Kruzifix vorm Kino«, in der er ausführte, dass es sich bei den Demonstranten um engstirnige alte Frauen handele, die, statt sich den Film anzusehen, Vaterunser betend vor Kinos protestierten.

Aber auch diese Reaktionen gab es: Martin Scorsese wurde 1989 in der Kategorie »Bester Regisseur« für einen Oskar nominiert, Barbara Hershey, die Darstellerin der Maria Magdalena, als Darstellerin für einen Golden Globe als »Beste Nebendarstellerin« und das gleichnamige Album von Peter Gabriel als »Beste Original-Filmmusik« ausgezeichnet.

Es macht den Eindruck, als hätte sich 30 Jahre nach dem Erscheinen des Romans von Nikos Kazantzakis 1951 in der Diskussion in den USA 1988 darüber, was Blasphemie ist, im öffentlichen Diskurs nicht viel geändert. In Deutschland dagegen finden wir neben ähnlich aufwallenden Protesten in aufgeputschten breiten Massen in den anspruchsvolleren Feuilletons zunehmend versachlichte, die Aussagen des Filmes abwägende Diskussionen und Kommentare.

Die eigene Perspektive

Wie schon implizit zum Ausdruck gekommen sein dürfte, habe ich als Psychoanalytiker, Gruppenanalytiker und Theologe eine interdisziplinäre Perspektive, mit der ich den Film anschaue und seine Botschaft zu verstehen versuche. Es geht mir dabei darum, nicht nur seine *bewussten* Aussagen zu erfassen, sondern auch darum zu begreifen, welche *unbewussten* Dimensionen der Film in Auseinandersetzung mit seiner Geschichte aufgegriffen, gestaltet hat, an die Zuschauerinnen und Zuschauer weitergibt und sie, ob sie es wollen oder nicht, dazu nötigt, sich mit diesen unterschwelligen Thematiken auseinanderzusetzen.

Meine interdisziplinäre Perspektive verdankt sich einer Kulturtheorie, die ich hier nur zusammenfassend andeuten kann. In der Tradition der kulturtheoretischen Schriften von Sigmund Freud und der Symboltheorie der Philosophin Susanne K. Langer gehe ich mit Alfred Lorenzer und seinen Schülerinnen und Schülern davon aus, dass das Individuum in eine Sprachgemeinschaft hinein geboren wird, die zugleich eine Symbol- und Interpretationsgemeinschaft der Wirklichkeit ist. Auch wenn jemand nur von einem Elternteil aufzogen wird, trifft diese Tatsache zu: Menschen werden in Symbolgemeinschaften hineingeboren und -sozialisiert und von diesen, vermittelt durch die ersten bedeutsamen Beziehungspersonen, in ihrem Erleben, in ihren Erfahrungen, Sichtweisen und Deutungen der Wirklichkeit und deren Konfliktlösungen beeinflusst.

Mit Langer unterscheide ich zwischen präsentativer und diskursiver Symbolik. Am Anfang jeder persönlichen Entwicklung steht in der leiblich-genetischen Auseinandersetzung mit den bedeutsamen Personen der eigenen Biografie die Verarbeitung der Trieb-, Beziehungs- und Überich-Konflikte. Diese findet primär leiblich-vorsprachlich in präsentativer Sprachsymbolik statt.

»Die Bildung präsentativer Symbolik steht [...] am Anfang des Prozesses der Symbol- und damit der Subjektbildung. Die früh gebildeten leiblich-genetischen *präsentativen* Symbole sind vorsprachlicher, ›bildlicher‹ Art; bei ihnen ist die strenge Bindung an den Begriff zugunsten der Fantasie gelockert« (Reincke 2013, S. 10).

In diesem Zusammenhang ist es wichtig, daran zu erinnern, was Wilfred Bion (1992) über die Entwicklung des Denkens ausgeführt hat. Er hat plausibel gemacht, dass der Gedanke vor dem Denkenkönnen im Individuum entsteht, und meinte damit, dass eben die leiblich-phantastischen Präsymbole, aus denen erst Gedanken geformt werden müssen, da sind, bevor ein Individuum Zusammenhänge differenziert denken lernt. Das ist im Individuum wie in Gesellschaften der kreative und spannungsvolle Raum zwischen präsentativer und diskursiver Symbolik. Er umfasst das Sein in der spannungs- und konfliktlosen Einheit, in den heftigen Zerreißproben des Individuums, wenn es zum ersten Mal die Konflikte mit den bedeutsamen Anderen wahrnimmt und die Ursachen für dieses Übel zunächst immer bei ihnen sucht, und die schließlich aufdämmernde Einsicht, dass man selbst hasst und zerstörerisch ist. In dieser Spannung lernen Menschen denken und bleiben sie zeitlebens weniger oder mehr verhaftet, wenn sie im Verstehen eines Menschen, eines Textes, eines Kunstwerkes, eines Films etc. mit ihm symbiotisch verbunden sind, um die »richtige« oder »falsche« Ansicht kämpfen oder begreifen, das Denken erst frei wird, wenn es begreift, dass es im Raum zwischen dem Ich, dem Gegenstand, um den es geht, und den eigenen und den Auslegungen der Anderen stattfindet.

Dies ist der Anfang und die Grundlage jeder Sozialisation und Erkenntnisbildung des Subjektes. Sie ist der Humus nicht nur jeder individuellen Entwicklung, sondern auch jeder Kultur. In Mythen, Ritualen, Religionen und künstlerischen Traditionen wird von dieser Grundlage erzählt. Sie wurzelt in einem ganzheitlichen, konfliktlos-konflikthaften, kreativen Bedeutungsgefüge, in dem die unbewusste Hoffnung auf die Wiederkehr der Zeit »vor« allen menschlichen Konflikten zum Ausdruck kommt. Diese Bedeutungsgefüge können niemals vollständig in das Vokabular, die Grammatik, Logik und Rationalität der diskursiven Symbolik übersetzt und in ihr ein für alle Mal rational er- und geklärt werden.

Denn der konflikthafte Untergrund bleibt im Individuum wie in Gesellschaften unbewusst aus der Tiefe heraus wirksam. Auch in Gesellschaften, die durch die Aufklärung gegangen sind, wie wir aus den Diskussionen über die Dialektik der Aufklärung seit Max Horkheimer und Theodor W. Adorno (1969) wissen. Gesellschaftliche Umbrüche und neue Einsichten in der Wahrnehmung der Wirklichkeit, aber auch Kreativität in Kunst und Wissenschaft verdanken sich dieses Untergrunds. Es kann zu Paradigmenwechseln kommen.

Weil diese Auseinandersetzungen leibhaftig und bildhaft sind, überschreiten sie die späteren Versuche begrifflicher Feststellung in diskursiver Symbolik immer wieder und verlangen »kategorisch nach Verarbeitung und Wahrnehmung […] aufgrund unbewusster Reizquellen« (Lorenzer 1970, S. 72). Deshalb kommt der präsentativen Symbolik »ebenso Wahrheit zu wie den späteren begriffssprachlichen Bildungen. Sprachsymbolische Erfahrung bringt die Sache ›auf den Begriff‹ – bis zur Erstarrung des letzteren in einer rein denotativen Abstraktion, in deren ›Endfassung‹ das Symbol sich als ungeeignet für neue wissenschaftliche oder kreative Schöpfungen erweist. Es wird sinnlich entleert zum ›Zeichen‹. Damit wird deutlich gesagt, dass das diskursive Symbol, auch und gerade in seiner denotativen Endfassung als zum Beispiel mathematischem Zeichen, in einen Prozess eingebunden ist« (Reincke 2013, S. 10). Dieser kann in einem kreativen Rückgriff auf die Ebene präsentativer Symbolik zurückgebunden werden. Dann tauchen neue Zusammenhänge auf, entsteht neues Wissen.[2]

Kunst kommt im Bereich der präsentativen kulturellen Traditionsweitergabe von und Auseinandersetzung mit Grundfragen menschlichen Lebens im Spannungsfeld zwischen Bewahrung, Traditionszerstörung und Kreativität eine große Rolle und Bedeutung zu. Weil Kunstwerke an ungelöste, ja bleibende Erkenntnisprobleme im Spannungsfeld zwischen präsentativer und diskursiver Symbolik rühren, wohnen ihnen potenziell immer Skandale inne. Es ist davon auszugehen, dass Künstler nicht nur von bewussten Intentionen, sondern auch von unbewussten Motiven geleitet werden (Lindner 2011, S. 78); ähnlich verhält es sich bei den Rezipienten von Kunst – auch sie haben bewusste Intentionen und unbewusste Motive: »Darum ist das Programm des ›offenen Kunstwerkes‹ von Umberto Eco nicht überholt. Jedes Kunstwerk hat einen Überhang an Bedeutungen, die in einem einzigen Bedeutungsträger enthalten sind.«

Im öffentlichen Prozess der Interpretationen und Deutungen von Kunst setzt sich dieses Ineinander von Intentionen und Motiven und den erwähnten unterschiedlichen Modi des Denkens fort, nicht nur bei den Interpreten und Kritikern, sondern auch im Prozess der Weitergabe in Feuilletons und Medien. Nicht nur in religiösen Gemeinschaften geht es dabei auch immer um Deutungshoheit.

Szenisches Verstehen

Methodisch wende ich diese interdisziplinäre psychoanalytische Perspektive auf kulturelle Phänomene (Text, Malerei, Skulptur, Mobile, Musik, Oper, Theater, Film etc.; soziale Bewegungen etc.) mit dem sog. »szenischen Verstehen« der Psychoanalyse an. Es ist im Prinzip dasselbe Verstehen wie in der psycho-

---

2   Dies könnte zum Beispiel bei der Entdeckung des Direktors des Bonner Max-Planck-Instituts für Mathematik und Träger der Fields-Medaille Peter Scholze der Fall sein, der Probleme der Algebra in geometrische Formen übersetzen kann.

analytischen Arbeit mit Menschen, mit dem Unterschied, dass es sich bei kulturellen Phänomenen nicht um lebende menschliche Dokumente handelt, die antworten können, sondern um Hervorbringungen von Menschen. Wende ich mich ihnen zu, entsteht zwischen ihnen und mir ebenfalls eine Beziehung, ein Raum, in dem Verstehen stattfindet. Was in diesem Raum geschieht, kann unterschiedlich sein. Mit Hartmut Raguse (1994) unterscheide ich drei Arten der Beziehung: die Erstheit, die Zweitheit und die Drittheit.

Raum in der Erstheit bedeutet: Ein Text, ein Bild, ein Film berührt mich derart, dass ich eine Beziehung zu ihm aufnehme, in der ich ganz aufgehe und fast mit ihm verschmelze. Psychoanalytisch gesprochen ist es ein Einswerden wie in der *autistischen Phase*. Methodisch gesehen wird ein kulturelles Phänomen in diesem Modus des Verstehens nicht interpretiert. Es entsteht vielmehr ein unmittelbarer Zugang.

Raum in der Zweitheit bedeutet: Ein Text, ein Bild, ein Film nimmt mich derart ein und verwickelt mich in eine leidenschaftliche Auseinandersetzung, in der das Nachdenken von Affekten wie »totaler« Zustimmung oder »totaler« Ablehnung und Entrüstung gefangen genommen wird. Objekt und Interpret fallen zusammen, werden als identisch angesehen. Interpreten können dann behaupten, ihre Auslegung träfe den Text genau. Zur Zweiheit gehören auch Äußerungen im Streit um die »richtige« Bedeutung wie: »nur so, nichts als«. Ernst Cassirer (1983) hat über den Mythos geschrieben, dass seine Bildwelt für das Bewusstsein nur eine andere Form der »objektiv-dinglichen Wirklichkeit« sei, und erklärte dann: »Das Bild ist nicht als solches, als eine freie geistige Schöpfung, gewußt und erkannt, sondern es kommt ihm eine selbständige Wirksamkeit zu, es geht ein dämonischer Zwang von ihm aus, der das Bewusstsein beherrscht und bannt. Das mythische Bewusstsein wird durchweg durch die Indifferenz von Bild und Sache bestimmt, beide können sich in der Art des Seins nicht voneinander trennen, weil die Art des Wirkens ihnen gemeinsam ist.« Darum geht es in der Zweiheit, der – psychoanalytisch-kleinianisch ausgedrückt – *paranoid-schizoiden Position*.

Raum in der Drittheit bedeutet: Alle Interpretationen sind Möglichkeiten, die im Dreieck von Film, Objekt und aktiv interpretierendem Subjekt als Drittes entstehen. Es geht um die Einsicht in Abwesenheit des Autors oder Künstlers. Eine allein gültige Auslegung ist nicht möglich. Psychoanalytisch gesprochen ist dies die Interpretation in der *depressiven Position*.

Zwischen diesen Modi des Verstehens können wir hin und her oszillieren: »Die Erstheit ist dasjenige, was dem Kontakt mit dem Text, Bild, Film seine Unmittelbarkeit gibt […] In der Zweiheit erleben wir die Gewißheit, wie ein Text zu verstehen ist, wir kämpfen für oder gegen seinen Sinn, für oder gegen seine Gegner. In der Drittheit stehen wir einem Text gegenüber, dessen Verständnis wir immer wieder von neuem symbolisieren müssen, ohne ihn je in einem endgültigen Sosein erreichen zu können« (Raguse 1994, S. 225).

Die Rezeption des Filmes *Die letzte Versuchung Christi* hat in ihrem Aufruhr vorwiegend in der Erstheit und Zweitheit stattgefunden. Den Modus der Drittheit einnehmen zu können, war erst möglich, als sich die Gemüter zu beruhigen begannen.

Doch das bedeutet nicht, dass in intellektuellen Diskursen nicht hinterrücks die Leidenschaft der Zweiheit wieder aufflammen kann, wie in der Kontroverse zwischen Ulrich Greiner und Walter Jens in der *ZEIT* zu lesen war. Walter Jens (1923–2013), Altphilologe, Rhetorikprofessor, Literaturkritiker, Schriftsteller, jahrzehntelang hervorragender Interpret im Feuilleton der *ZEIT*, der selbst ein Buch über Judas (Jens 1975) geschrieben hatte, steigerte sich in seiner Kritik in einen Furor hinein und bezeichnete den Film als »Schnulze«, »unehrlich im Vergleich zu Pornos«, voll »Klippschul-Theologie«, »Wüste von Verlogenheit«, »Hollywood-Mirakel«, »Gipfel der Peinlichkeiten«, »ohne geistige Anstrengung«, »auf eine Rambo-Gemeinde zugeschnittenen Kitsch«. Neben diesen Affektausbrüchen bringt er, wie bei einem Autor seiner geistigen Statur zu erwarten war, den neuralgischen Punkt haargenau zur Sprache, an dem sich offensichtlich seine und Scorseses Geister scheiden: die unterschiedlichen ästhetischen und religiösen Bildwelten, in denen beide Autoren groß geworden sind und lebten, und die unterschiedlichen Hermeneutiken der Verweisung von Texten, Bildern und Filmen.

Es macht auf mich den Eindruck, wie wenn es Jens, der mit der Literatur zum Symbolbegriff, zur religiösen Erfahrung und zur Aussageform von Kunst vertraut gewesen sein dürfte, nicht möglich gewesen ist, sich versuchsweise auf die laufende Bilderwelt von Martin Scorsese einzulassen, sie genau, Szene für Szene anzuschauen, dann darüber nachzusinnen und nachzudenken, was in ihm aus dem Brunnen der Vergangenheit (Thomas Mann) aufsteigt und was ihm das bedeutet und wie er selber an dieser Bedeutungsproduktion beteiligt ist. Dagegen verwahrt er sich scharf wertend.

Ulrich Greiner (geb. 1945), studierter Germanist, Philosoph und Soziologe, Feuilletonredakteur, katholisch, Messdiener in seiner Jugend, erwähnt in seinem Kommentar als erstes auch ein abwehrendes Gefühl: Der Film ist ein »peinliches Werk«. Dieses Gefühl nimmt er aber sogleich zum Anlass, darüber und über sich selbst nachzudenken. Er fragt: Ist der Film vielleicht auch deswegen peinlich, weil er *uns* peinliche Probleme mit der Figur Jesu Christi bereitet? Damit ist er in einem inneren Dialog mit sich/uns, seinem/unserem Bild von Jesus und dem Film. Er ist in der Drittheit. Und er beginnt, über die Bilderwelt des Martin Scorsese im Kontext der Bilderwelt des christlichen Abendlandes nachzudenken und Ansätze einer eigenen darstellbaren Auseinandersetzung in laufenden Bildern von Martin Scorsese mit der Frage nach Wortwörtlichkeit und dem Verweisungscharakter zu entdecken. Greiner lässt sich ansprechen und denkt darüber nach, wie blutleer und leer von Sinnlichkeit viele religiöse Aussagen im Zuge der Entmythologisierung christlicher Aussagen geworden sind. Der Film »hat mich immerhin dazu gebracht, über einiges nachzudenken, über die wahrhaft erschreckende Symbolik des Christentums [...]; über die unbegreiflichen, kuriosen und eben doch anhaltend wirkungsmächtigen Geschichten, die über diesen Jesus in Umlauf sind und darüber, ›dass unter der heiligen Fabel und Verkleidung von Jesu Leben einer der schmerzlichsten Fälle von Martyrium des Wissens um die Liebe verborgen liegt‹ (Nietzsche)«. Bizarr an der Kampagne um den Film findet er die Tatsache, dass die Bilderwelt des Martin Scorsese den Fundamentalisten »viel näher steht als denen, die ihn tolerieren«.

Aber wie war es bei der Herstellung des Films, in den kreativen Akten der Auseinandersetzung mit Kazantzakis' Roman, der Anfertigung des Drehbuches, der Arbeit am Set, beim Schneiden? In welchen Modi der Auseinandersetzung und Darstellung fanden diese Akte statt? Bei einigen vermutlich vorbereitet durch das Studium des Neuen Testaments, seine mündlichen Erzähl- und Bild-Traditionen und die Bildtraditionen des christlichen Abendlandes. Vermutlich aber viel mehr spontan aus der eigenen Bilderwelt schöpfend.

Ein immerwährender spiritueller Konflikt

Die oben zitierte Aussage von Nikos Kazantzakis über die Intention seines Romans übernimmt Martin Scorsese wörtlich in den Vorspann zu seinem Film: »Die duale Substanz Christi – die Sehnsucht des Menschen, so menschlich und übermenschlich zugleich, Gott nahe zu kommen – war für mich schon immer ein tiefes, undurchdringliches Geheimnis. Die größte Qual und die Quelle all meiner Freuden und Schmerzen war für mich von Jugend an der unaufhörliche erbarmungslose Kampf zwischen dem Geist und dem Fleisch [...] und meine Seele ist die Arena, in der diese beiden Armeen aufeinandergestoßen sind und sich getroffen haben.« Dann fügt er hinzu: »This film is not based upon the Gospels but upon this fictional exploration of the eternal spiritual conflict.«

Erforschung des ewigen seelischen Konfliktes an der Person Jesu Christi durch Film? Wie soll das gehen? Der Maler des Phantastischen Realismus Rudolf Hausner (1987, S. 117) hat mit einfachen Worten ausgedrückt, wie man sich künstlerische Tätigkeit als Forschungstätigkeit vorstellen kann:

»Das abstrakte Denken liegt mir nicht. Ich muss mir etwas vorstellen können, denn nur über die Vorstellungskraft komme ich zu einem primitiven Denken in Bildern, das schließlich, im Falle eines glücklichen Ausganges des Malens, auch bis zur Vernunft vordringt. Mich führt die Malerei zu Einsichten und Ansichten. Malend finde ich die Antworten auf meine Frage. Malerei ist das aus meinen Möglichkeiten entwickelte und einzig für mich passende Denken. Meine

Bilder sind nicht Produkt meines Willens. Sie kommen auf mich zu, und ich kann nicht umhin, ihrem Auftritt gebannt zu folgen. Des öfteren entsteht ein Bild aus einem anderen, weil sich die Szene in mir während der Betrachtung zu verändern beginnt. Es scheint so, als würde meine Hand eher vom Willen des Bildes als von mir geführt werden, ganz so, als wüsste diese sowieso alles besser als ich. Manchmal muss ich an eine belichtete fotografische Platte denken, in deren Schicht, für mich vorläufig noch unsichtbar, das Bild bereits enthalten ist – beim Entwickeln, beim Malen nimmt es langsam die vorbestimmte Form an.«

Ich bin sicher, Martin Scorsese würde den Gedanken von Rudolf Hausner über den kreativen Prozess als Forschungsprozess zustimmen können. Für ihn geht es auch darum, bei den Dreharbeiten herauszufinden, wie er Jesus in dem »ewigen spirituellen, geistlichen Konflikt« darstellen kann. Und in dieser Darstellung der Person Jesu geht es – in tiefenhermeneutische Sprache übersetzt – um die ewige Frage, ob und wie die Erfahrung individueller und gemeinsamer konflikthafter Welterfahrung überwunden und wieder Berührung mit einem Zustand, metaphorisch gesprochen, vor der Trennung, vor der Entfremdung aufgenommen werden kann, in dem noch alles gut war und alles wieder gut sein wird, in dem Aufgehobensein, Halt, Akzeptanz, Sicherheit, Nähe, Liebe, Überfluss, Gerechtigkeit, Wahrheit … ganzheitlich erfahrbar werden, Hass, Zerstörung und Tod überwunden sind. In mythologischer Sprache des Christentums heißt das liturgisch in der Tradition hebräischer Zeitvorstellungen: *von Ewigkeit zu Ewigkeit.*

Wie ist diese Kontaktaufnahme, diese Berührung zu denken? In dieser Frage selbst steckt, wie bereits erwähnt, ein großes Ärgernis, griechisch: *skandalon.* Ist es Blödsinn, diese Frage zu stellen? Wie ist sie zu beantworten? Gesellschaftlich-politisch? Aber dann: *wie?* Durch orgiastische sexuelle oder Drogen-Erfahrungen, durch Weltflucht in die Askese und/oder die Mystik oder den politischen Fanatismus? Im Sinne des Philosophen der Aufklärung, Voltaire, dessen Candide sich nach der vergeblichen Suche nach der besten aller Welten zum Schluss in seinen Garten zurückzieht und diesen pflegt?

Wie aber ist diese Auseinandersetzung mit dem ewigen spirituellen Konflikt zu malen und dabei zu erforschen? Darf sie überhaupt gemalt werden? Darf man sich ein Bildnis davon machen? Darüber hat es schon einmal in der Alten Kirche in der Zeit der Entstehung des Islam zwei heftige Kontroversen gegeben.

Im 4. Jahrhundert drang die Bilderverehrung in die Kirche ein (Heussi 1960). Es kam zur Auseinandersetzung zwischen den Bilderverehrern (Volk, Mönchstum, Kultus) und den Bilderstürmern (Kaiser) vom Orient bis zum byzantinischen Italien, die erst 843 auf der Synode von Konstantinopel zu Gunsten der Bilderverehrer entschieden wurde. Interessant ist in diesem Zusammenhang, dass römische Kaiser ein besonderes Interesse daran hatten, die inneren Glaubenswelten ihrer aus den verschiedensten Kulturen und religiösen Traditionen stammenden Untertanen zu kontrollieren, und darum für das Bilderverbot waren. Das Bildnis des Kaisers, das überall im römischen Reich aufgestellt werden musste (und auch im Film wie ein stummer Mahner im Zusammenhang mit der Kreuzigung aufblitzt) sollte keine Konkurrenz haben, die Verehrung sollte nicht allen möglichen Bildwerken gelten, sondern zentral ausgerichtet werden! Später kam es in den christlichen Kirchen erst wieder in der Reformation zu Bilderstürmerei.

Das Malen, Darstellen und Verehren von Bildern führte zu einer blühenden christlichen Kunst im Abendland. Zu erinnern ist an die großen Meister Grünewald, Giotto, Rembrandt, Bosch, Leonardo da Vinci u. a. und deren Darstellungen, die in die Bilderwelt von Martin Scorsese eingegangen sein dürften. In viele Szenen seines Films, zum Beispiel beim Einzug in Jerusalem, beim Abendmahl, bei der Kreuzigung, sind diese ikonographischen Spuren zu entdecken.

Wie aber ist dies alles in laufenden Bildern darzustellen? Das Denken in Bildern bleibt dem Statisch-Visionären verhaftet, das Denken in Bilderstrecken, wenn wir einmal von möglichen begleitenden Dialogen absehen, ist dagegen aus der ihnen innewohnenden Eigendynamik darauf aus, zu entwickeln und zu zeigen, wie ein Einfall bildhaft zur Darstellung kommt, ähnlich wie es ständig in unseren Träumen geschieht, in denen wir oftmals auch phantastisch-realistisch denken. Dies wird in Scorseses Film zum Beispiel deutlich, wenn er Jesus vom Kreuz herbsteigen und später wieder ans Kreuz zurückkriechen lässt, wenn er Jesus den Lazarus mit vorbereitenden, Kraft einholenden Bewegungen eines Magiers oder, modern, wie tanzend im Ballett John Neumeiers auftreten lässt, wenn er Jesus sein Herz aus dem Brustkorb herausnehmen und den Jüngern zeigen lässt, ein, auch im Traum, ungeheuer expressiver Eingriff und eine schwer auszuhaltende Darbietung, wenn Petrus, nachdem er den Kelch getrunken hat, wie ein Kind prüft, ob der Wein »in echt« Blut geworden ist … Diese Szene übrigens gibt nicht her zu behaupten, sie sei nur so zu verstehen, dass sich der Wein im Munde von Petrus zu Blut verwandelt hat. Den Filmemachern um Martin Scorsese war die Nähe ihrer Bildsprache zur Traumsprache durchaus bewusst, wie aus dem Drehbuch von Paul Schrader hervorgeht. Filme aufzunehmen bedeutet zu zeigen, wie Bildgedanken entstehen und wie sich eine Bildfolge entwickelt.

Ich möchte diese Kunstform von Martin Scorsese in Anlehnung an die Malweise Rudolf Hausners phantastisch-realistisch nennen. Der Begriff stammt von dem Wiener Kunstkritiker Johann Muschik (1911–1979). Er vereint die Sprache des Traumes mit der Darstellung von Alltagsrealität. Diese Form künstlerischer Darstellung mit Konkretismus zu verwechseln, weist m. E. vor allem auf wenig Erfahrung mit dem Handwerk und der Kunst gegenwärtigen Filmemachens hin.

Begegnungen

Im Film *Die letzte Versuchung Christi* versucht Scorsese, in Bilderfolgen Antworten auf die Frage zu finden, wie der Messias kommt, und dies wird in unterschiedlichen Modi der Wahrnehmung von Wirklichkeit dargestellt.

Aufwachen mit seltsamen Körperwahrnehmungen

Beispiel: In der ersten Szene des Films führt Michael Ballhaus die Aufmerksamkeit der Zuschauer mit einem seiner legendären Kameraschwenks durch im Sonnenlicht flirrende Blätter eines Olivenbaumes von rechts oben über die Diagonale des Bildes nach links unten, wo Jesus auf dem Boden liegt. Jesus wacht gerade auf. Wir hören seine Gedanken:

> »Mit einem Gefühl, ganz zart, ganz sanft fängt es an und dann kommt der Schmerz, als ob ein unsichtbarer Raubvogel die Klauen in meinen Schädel schlägt. Kurz bevor sie meine Augen erreichen, wache ich auf und dann erinnere ich mich …«

Er hat wochenlang gefastet, um die Stimmen, die »Jesus« rufen, loszuwerden, doch dann kamen sie wieder, wie jetzt. Inzwischen hat Jesus sich aufgerichtet, bearbeitet den Querbalken für ein Kreuz und misst seine Breite mit beiden ausgestreckten Armen aus. *Warum verfolgst du mich*, ruft er zurück. Die Tür wird aufgestoßen und Judas, sein Freund, stürmt herein und ruft:

> »Bist du bereit, bist du bereit? Nein, kein Kreuz! Wir werden den Zeloten befreien!«

Damit sind, wie in einer Ellipse mit zwei Brennpunkten, zwei wichtige Aspekte der Auseinandersetzung von Jesus ins Bild gebracht: zärtliches Ahnen und schmerzliche Konfrontation.

Je mehr sich die inneren Auseinandersetzungen in Jesus auf seinem Weg konturieren, desto sichtbarer werden aus Körperwahrnehmungen Phantasien.

In der Wüste: Erschreckend phantastische Erlebnisse und Erfahrungen

Das archaische Denken in der Sprache von magischen Traumbildern bestimmt vor allem die Szenen allein in der Wüste, in die sich Jesus in einen Schutzraum zurückgezogen hat. Magisch und in gewisser

Weise abstrakt zugleich ist die Art, wie er diesen Schutz markiert, wie er mit einem Stein einen Kreis um sich herum in den steinigen Sand zieht. Solche Szenen finden wir auch bei dem dänischen Regisseur Lars von Trier. In diesem Kreis setzt sich Jesus mit Versuchungen auseinander, von denen er nicht weiß, ob sie gut oder böse sind, von Gott oder dem Teufel kommen (Abb. 26.2). Sie treten auf, kommen ins Bild bis an den Kreis: die Schlange Erotik und Sexualität, die Kraft des Löwen, die reinigende oder vernichtende Flamme. Davor die Begegnung mit dem Abt eines Klosters, der schon am Tag davor verstorben war. Hat Jesus das zweite Gesicht? Danach in Begegnungen mit einem Reigen ekstatisch verzückt in Endzeiterwartung sich bewegender Menschen in einem Flussbett um Johannes den Täufer, der das Gericht predigt; dann Jesus im Ringen mit Kräften, die die Körper und die Seelen der Menschen angreifen und zerstören, und schließlich auch in seinem Kampf mit dem Tod.

Je mehr es den Filmemachern gelang, hier die Sprache von Träumen authentisch ins Bild zu setzen und nicht künstlich nachzumachen, sprechen sie für sich und die Phantasien von Zuschauerinnen und Zuschauern und, je nach ihrer Bereitschaft sich einzulassen, berühren oder empören sie.

Begegnungen mit den bedeutsamen Personen der eigenen Geschichte

Das sind vor allem Judas, Maria Magdalena, Maria, die Mutter, Johannes der Täufer, die Jünger, die Massen in Jerusalem, die Hohen Priester und Pilatus und, um den namenlosen Narren nicht zu vergessen, der Jesus gestikulierend verhöhnt, als er am Kreuz hängt.

Die eingängigsten Begegnungen entstehen im Film, wenn Jesus auf Judas, den liebenden Gegner, Maria Magdalena, die verlassene Begehrte, Maria, seine Mutter, von der er sich immer mehr entfremdet, Pilatus, den Technokraten der römischen Macht und Ordnung, und die Massen in Jerusalem trifft. Es sind Szenen, die in Bild und Dialog, manchmal nur in Blick und Wiederblick sinnlich ansprechen und nachdenklich

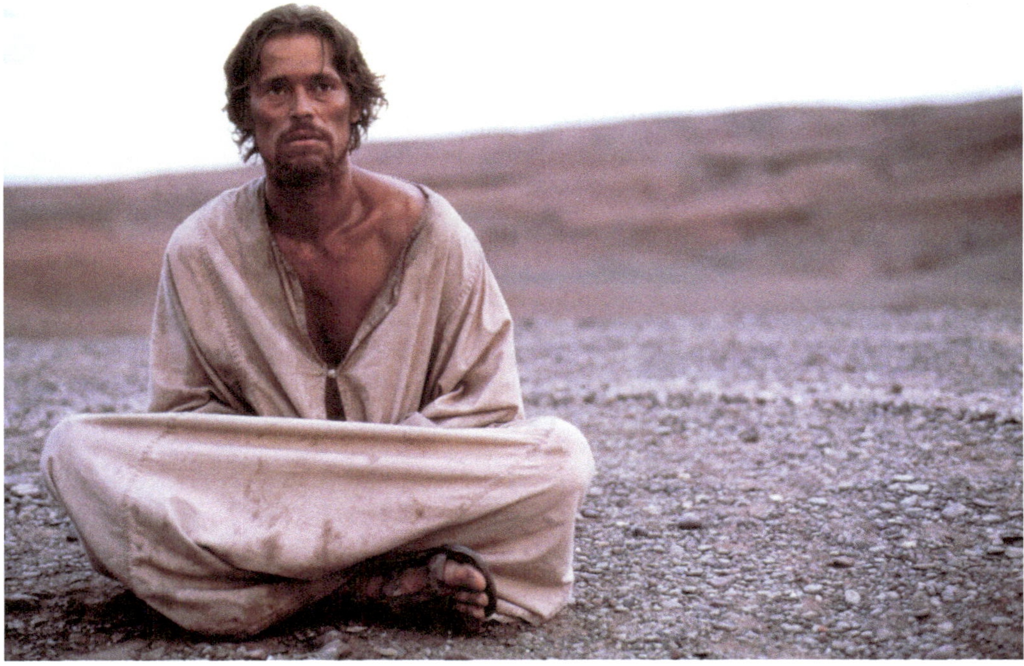 Abb. 26.2 Im steinigen Sandkreis setzt sich Jesus mit der Ambivalenz der Versuchung auseinander. (© Universal Pictures. Quelle: Filmbild Fundus Herbert Klemens. Mit freundlicher Genehmigung)

machen können, weil sie an eigene Auseinandersetzungen erinnern und viel symbolisches Verweisungspotenzial haben. Ihre Bilderwelt ist weniger archaisch als die Szenen, in denen Jesus mit sich allein ist.

Jesus, der Kollaborateur: Jesus wird von römischen Soldaten abgeholt, den Querbalken des Kreuzes zur Hinrichtung eines Zeloten auf den Tempelberg zu tragen. In der Gasse, auf der Judas mit römischen Soldaten kämpft, schleppt er den Balken quer auf seinen nackten Schultern. Er wird dafür mit Steinen beworfen, weil er für den Feind arbeitet. Maria Magdalena, die verführerische ehemalige Freundin aus Kindertagen, kommt auf Jesus zu und spuckt ihm sichtlich tief verletzt ins Gesicht. Eine Frau, seine Mutter, wie man später schließen kann, wirft sich seinen Angreifern entgegen. Dann ist der Zug auf dem Tempelberg angekommen. Jesus fügt den Querbalken aufs Kreuz. Seine Mutter versucht, ihn von dort mitzunehmen. Ein Soldat wehrt sie ab. Das Urteil wird verlesen. Der Zelot gekreuzigt. Schnitt.

Bei Mutter: Jesus windet sich auf dem Boden im Kampf mit der zärtlichen Berührung und dem gewalttätigen Zugriff. Es hat ihn umgeworfen.

> Mutter: »Bist du sicher, dass es Gott ist und nicht der Teufel?«
> Jesus: »Ich weiß es nicht. Den Teufel kann man austreiben. Aber wenn es Gott ist?«

Auf Jesu Weg am See ist wieder diese Verfolgung zu hören, sind seine Krämpfe zu sehen:

> »Magdalena, Magdalena«

ruft es. Er macht sich auf den Weg zu ihr in die Stadt. Eine Karawane. Im Haus der Dirne. Männer sitzen und beobachten erwartungsvoll, wie Magdalena hinter einem Vorhang ihr Geschäft ausübt und Männern Befriedigung verschafft. Dann ist Jesus an der Reihe. Er lässt einem anderen den Vortritt. Schließlich ist er ganz allein mit Magdalena im Raum. Es kommt zur Konfrontation.

> Magdalena: »Warum hast du mich abgelehnt?«
> Jesus: »Vergib mir.«
> Magdalena, verletzt und stolz zugleich: »Bezahl oder verschwinde! – Nein, bleib!«

Erfüllte Sexualität in Liebe scheint auch kein Weg zu sein.

Märchen-, Fantasy- und Science-Fiction-Welten

Das Nebeneinander und die Verschränkung von filmischen Dialogen und phantastischen Erscheinungen und Begegnungen stiftet beim Zuschauen leicht Verwirrung. Der Einfluss der Bilderwelten von Fantasy und Science-Fiction ist im Hollywood der 1970er Jahre bei Scorsese nicht von der Hand zu weisen, insbesondere in jenen Szenen, in denen Jesus den Jüngern sein blutendes Herz präsentiert, in denen gezeigt wird, wie er Lazarus von den Toten auferweckt, wie er in den Begegnungen mit ekstatisch-apokalyptischer Religiosität und Endzeiterwartung um Johannes den Täufer seinen Kampf gegen die Zerstörungskräfte aufnimmt, die die Körper und die Seelen der Menschen angreifen, und schließlich auch in seinem Kampf mit dem Tod.

Einerseits erinnert die Szene, in der sich die Hand des Lazarus und die Hand Jesu berühren, an Michelangelos Fresko *Die Erschaffung des Adam* an der Decke der Sixtinischen Kapelle, andererseits erinnern die ruckartigen Bewegungen zunächst der Hand, dann des Armes und danach der ganzen Person an außerirdische Kampfmaschinen. Verschränken sich hier unterschiedliche Bildtraditionen?

Die Selbstverständlichkeit in der Darstellung der Szene, in der Jesus sein Herz aus der Brust nimmt und seinen Jüngern zeigt, lässt mich ebenfalls Vertrautheit mit Fantasy-Filmen vermuten, aber auch eine vorbewusste Reminiszenz an Großmutters allerheiligstes Herz Jesu. Oder ist es etwa gleichzeitig auch ein Angriff auf so manche kitschige Darstellung auf Bildern in Kirchen, auf denen das Herz Jesu verehrt wird? Irritieren sie diejenigen nicht oder weniger, die mit Fantasy- und Science-Fiction-Welten in Filmen vertraut sind?

Ähnlich scheint es sich mit dem Soundtrack zu verhalten. Wer mit *Star Wars*-Filmen vertraut ist, wird die Musik zu dem Film anders hören als jemand, der in einer anderen Kultur der Musik, zumal kirchlicher Musik, lebt. Ein Vergleich des Films von Martin Scorseses mit den Passionen von Johann Sebastian Bach erscheint vielen als ungeheuerlich. Man müsste ihn einmal tatsächlich wagen! Ich denke, man muss sich klar machen, dass sich unsere kulturellen Welten rasant verändern und die unterschiedlichsten Kulturen nebeneinander existieren. Dass Zuschauerinnen und Zuschauer zwischen Phantasie- und Alltagswelten nicht unterscheiden könnten, erscheint mir wenig plausibel.

Je mehr es den Filmemachern gelingt, die Sprache der Träume authentisch ins Bild zu setzen und nicht artifiziell zu zitieren, werden die Zuschauerinnen und Zuschauer konfrontiert, sich auf diese vorbewusst-unbewussten Schichten des Symbolisierens einzulassen oder sie mit Empörung zurückzuweisen.

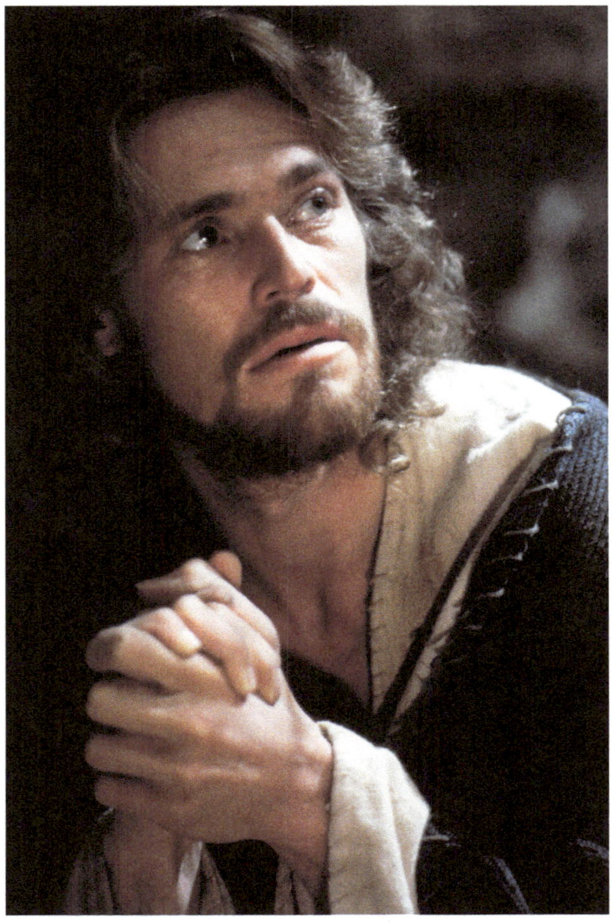

🔴 **Abb. 26.3** Willem Dafoe spielt in Scorseses Film Jesus Christus. (© Universal Pictures. Quelle: Filmbild Fundus Herbert Klemens. Mit freundlicher Genehmigung)

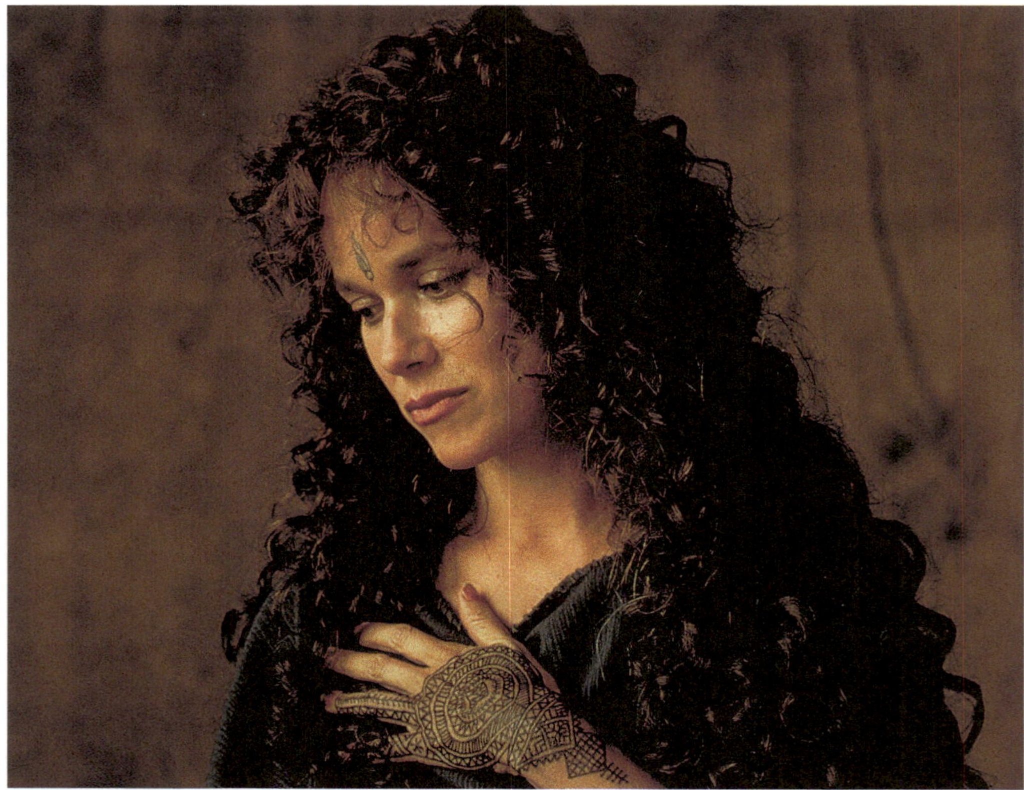

■ **Abb. 26.4** Maria Magdalena, dargestellt von Schauspielerin Barbara Hershey. (© Universal Pictures. Quelle: Filmbild Fundus Herbert Klemens. Mit freundlicher Genehmigung)

Darsteller und Drehort

Mit der Auswahl seiner Schauspieler und Schauspielerinnen hat Scorsese deutlich gemacht, dass blutleere Intellektualität nicht seine Welt ist. Er hat für Jesus (■ Abb. 26.3), Maria Magdalena (■ Abb. 26.4), Judas und die anderen Rollen keine Personen engagiert, die Asketen verkörpern, sondern solche, die alle auf ihre Weise ausstrahlen, dass sie Menschen mit sinnlichen Bedürfnissen und Konflikten zwischen Befriedigung, Lust, Enttäuschung, Zurückweisung und Hass kennen und darstellen können.

Die Auswahl des Drehortes in einer Wüstengegend Marokkos und der Palastanlage von Mulai Ismail und Volubilis, die Gestaltung der orientalischen Kostüme, der exotischen Masken und des Spektrums der Wüstenfarben von Grau, Gelb, Ocker und Braun, manchmal zartem Grün, darüber blauer Himmel, und ab und zu Rot, die Kameraführung und der Soundtrack machen deutlich, dass die Zuschauer in ein sinnliches Drama einbezogen werden sollen, in dem man fast riechen, auf jeden Fall aber miterleben und mitfühlen soll. Der Freiheitskampf der Zeloten gegen die Römer und die Kreuzigung werden in aller Brutalität dargestellt, es fließt Blut. Auch im Tempel wird ein Opfertier geschächtet. Scorsese stellt einen Jesus in einer Welt zwischen Schönheit und Hässlichkeit, zwischen Zärtlichkeit und Brutalität dar.

Die Länge des Films

Die Länge des Films ist überwältigend: 2 Stunden und 44 Minuten, für viele Zuschauer sicherlich überfordernd, was die Frage aufwirft, ob den Filmemachern diese kontraproduktive Wirkung problematisch geworden ist und sie sich trotzdem für diese monumentale Länge entschieden haben. Es könnte aber auch sein, dass Scorsese mit seinem Stoff in des Wortes doppelter Bedeutung nicht fertig geworden ist, ähnlich wie Dostojewski, zu dem Stefan Zweig (1951) aus Goethes *Westöstlichem Diwan* assoziierte: »Dass du nicht enden kannst, das macht dich groß«. Das wäre bei dieser Thematik, dieser *unendlichen Geschichte* nicht verwunderlich.

»Ich weiß es nicht!«: Über Nichtwissen und Kreativität

Kehrversartig kommt immer wieder zum Ausdruck, dass Jesus darum ringt, für das, was er um sich herum spürt und was in ihm brodelt und ihn unter Druck setzt, Worte zu finden. Was ist es? Ich weiß es nicht. Ich weiß es nicht. Ich ahne nur, was es nicht ist. Immer wieder dieses Nichtwissen.

Wir kennen solche Zustände des Nichtwissens vermutlich alle, zum Beispiel wenn wir uns an unsere Jugend erinnern, als wir noch nicht wussten, was wir wollten, was aus uns werden würde, was wir aus uns machen wollten. Dieses Nichtwissen kann quälend sein, für einen selbst und für Andere. Es ist aber auch die Quelle von etwas noch nicht Be- und Gewusstem. Der schon erwähnte Wilfred Bion hat beschrieben, wie wichtig es zum Beispiel für Psychoanalytiker ist, das Nichtverstehen auszuhalten und eine Haltung einzunehmen, die der französische Schriftsteller und Übersetzer mit deutschen Wurzeln Georges-Arthur Goldschmidt (2008) in einem seiner Buchtitel zum Ausdruck gebracht hat: *Freud wartet auf das Wort*. Erst dann, wenn wir dem Nichtwissen Raum geben, so Bion, wird dem Psychoanalytiker etwas Unvordenkliches einfallen, das er dann daraufhin überprüfen kann, ob es zum Verstehen der Situation hilft.

Ist dieses kehrversartige »Ich weiß es nicht. Ich weiß es nicht!« seines Jesus vielleicht auch so zu verstehen, dass er ahnt: *Ich brüte etwas aus, das noch keine Worte hat?* Ich muss es aushalten, bis es mir klar wird? Es muss in mir aufgehen. Ich kann auf meinem Weg nur durch Irrungen und Wirrungen darauf kommen. Ich kann es mir nicht zurechtlegen, es muss sich mir erweisen? Ich muss es in Erfahrung bringen. »Was wirst du sagen?«, wird Jesus gefragt, und antwortet:

»Ich weiß es nicht, Gott wird sprechen.«

Endlich Klarheit?

In Jerusalem findet der letzte innere Kampf Jesu mit sich selbst statt. Mit Judas auf die Barrikaden? Judas, die meisten anderen Jünger und viele in der Masse am Passahfest sind begeistert! Jetzt kommt der Aufstand, jetzt schlagen wir los. Jesus beginnt als Anführer um sich zu schlagen und die Auslagen auf der Gasse zu zerstören. Dann auf erhöhter Treppe ein jähes Innehalten. Alles stockt. – Gib ein Zeichen, dass wir losschlagen! Jesus steht wie erstarrt und blickt durch die wartende Menge hindurch. – Traurigkeit und Schmerz in seinem Gesicht, wie wenn ihm etwas dämmert: *Ich schlage alles zusammen! Nein, keine Gewalt!*

Römische Soldaten springen von Mauern in die Menge und übernehmen die Macht. Jesus bittet Judas um Unterstützung. Sie fliehen aus der Menge unter einen Torbogen an einer Mauer. *Nein, keine Gewalt, Judas. In der Nacht ist der Prophet Jesaja zu mir gekommen und hat mit mir die Stelle der Prophezeiung gelesen, in der steht:*

»Fürwahr er trug unsere Krankheit und lud auf sich unsere Schmerzen ...« (Jesaja 53,4)

An dieser Stelle bringt Scorsese die Identifizierung mit dem Gottesknecht ganz traditionell ins Bild:

Judas: »Das verstehe ich nicht!«
Jesus: »Du musst mich verraten. Erinnerst du dich, was du mir in der Wüste gesagt hast: Wenn du vom Weg der Revolution abkommst, bringe ich dich um?«
Judas: »Das kann ich nicht. Lass es einen anderen machen.«

Jesus: »Gott wird durch dich handeln.«

Judas geht weinend. Das eigene Zerstörerische kann nicht durch Zerstörung zu Ende gebracht werden, sondern nur durch die Einsicht, dass man ihm nicht entkommen kann, sondern an ihm sterben wird. Jesus in einem Garten. Er betet. Dann nimmt er mit beiden Händen Erde auf und sagt:

 **»Das ist auch mein Leib. Zusammen werden wir in den Tod gehen.«**

Das ist eine sehr bedeutsame Stelle im Film, die leicht übersehen werden kann. Ist gemeint, dass Jesus zusammen mit der Hand voll Erde in den Tod gehen wird, auch wieder zu Erde werden wird? Wird auch angedeutet, dass, wie der Mensch aus Erde geschaffen wurde, darin das neue Leben liegt? Wir wissen es nicht. Judas kommt mit den Wachen und küsst Jesus. Das Zeichen für die Wachen, Jesus verhaften zu können. *Einwilligung in den Weg, der sich nun auftut.*

Gefangennahme. Verhör durch Pilatus, den Vertreter der Macht und Ordnung der Römer: Du bist mit deiner Botschaft der Liebe gefährlicher als die Revolutionäre! Auf dem Weg nach Golgatha Verhöhnung, aus Enttäuschung und Wut. Jeder projiziert sein eigenes Zerstörerisches auf Jesus. Kreuzigung. Schreckliches Leiden in liebloser Einsamkeit? *Warum hast du mich verlassen?*

Die letzte Versuchung

Scorseses größte Provokation: Jesus flieht vor dem Sterben in Lieblosigkeit in die Liebe mit Frauen und Kindern. Zunächst erfüllte Erlösung. Dann innerer Kampf mit Stimmen, die als äußere Personen auftreten: Paulus, die Jünger und vor allem Judas. Sein Tenor: Was für ein sinnloses Ende. Du kannst vor dem Zerstörerischen, dem Tod so doch gar nicht fliehen! Du musst doch auch dieses Leben mit dem Tod beenden! Da capo al fine. Und dann? Warum hast du deine Einsicht aufgegeben, dass Mitleid und Liebe das göttliche Wesen ist, das dich mit ihm verbindet und nicht stirbt? Rückkehr der Einsicht, dass in Mitleid und Liebe am eigenen Zerstörerischen zu sterben, in Gott zu sterben und zu bleiben bedeutet. Mit dieser vielleicht schwierigsten Auseinandersetzung nolens volens konfrontiert zu werden, scheint mir die größte Zumutung Martin Scorseses zu sein.

Literatur

Bion W (1992) Elemente der Psychoanalyse. Suhrkamp, Frankfurt a. M.
Cassirer E (1983) Wesen und Wirkung des Symbolbegriffs, 7. Aufl. Wissenschaftliche Buchgesellschaft, Darmstadt
Girard R (1988) Der Sündenbock. Benziger, Zürich
Goldschmidt GA (2008) Freud wartet auf das Wort. Fischer, Frankfurt a. M.
Greiner U, Jens W (1988) Die letzte Versuchung Christi: Pro und Contra. DIE ZEIT Nr. 46/1988
Hausner R (1987) Ich, Adam Entdeckungen und Spiegelungen in Bildern. dtv, München
Heussi K (1960) Kompendium der Kirchengeschichte, 12. Aufl. J.C.B. Mohr, Tübingen
Horkheimer M, Adorno TW (1969) Dialektik der Aufklärung. S. Fischer, Frankfurt
Jens W (1975) Der Fall Judas. Kreuz, Hamburg
Kazantzakis N (1951) Die letzte Versuchung. Rowohlt, Reinbek (Erstveröffentlichung in griechischer Sprache 1951)
Keyser L (1992) Martin Scorsese. Twayne, New York
Langer SK (1965) Philosophie auf neuem Wege. Das Symbol im Denken, im Ritus und in der Kunst. S. Fischer, Frankfurt (Erstveröffentlichung in englischer Sprache 1942)
Lindner WV (2011) Inside Out – Innere und äußere Realität im therapeutischen, kreativen und rezeptiven Prozess. In: Diederichs P, Frommer J, Wellendorf F (Hrsg) Äußere und innere Realität. Klett-Cotta, Stuttgart, S 71–80
Lorenzer A (1970) Kritik des psychoanalytischen Symbolbegriffs. Suhrkamp, Frankfurt a. M.
Raguse H (1994) Der Raum des Textes. Elemente einer transdisziplinären theologischen Hermeneutik. Kohlhammer, Stuttgart, Berlin, Köln
Reincke E (2013) Einführung in Alfred Lorenzer. Zur Aktualität seines interdisziplinären Ansatzes. Psychosozial, Gießen

Voltaire F (1986) Candid: oder Die Beste der Welten. Reclam, Stuttgart
Wittig J (1925) Leben Jesu in Palästina, Schlesien und anderswo. Kösel & Pustet, München (2 Bände)
Zweig S (1951) Drei Meister, Balzac. Dickens. Dostojewski. Fischer, Frankfurt a. M., Hamburg

Originaltitel	The Last Temptation of Christ
Erscheinungsjahr	1988
Land	USA
Drehbuch	Paul Schrader
Regie	Martin Scorsese
Hauptdarsteller	Willem Dafoe, Harvey Keitel, Barbara Hershey, David Bowie
Verfügbarkeit	Als DVD in deutscher Synchronisation erhältlich

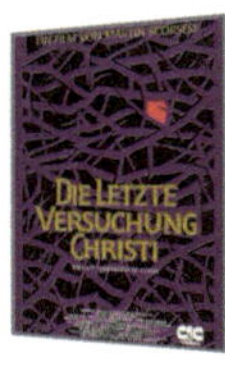

Hartmut Kraft

Es gibt kein gutes Ende

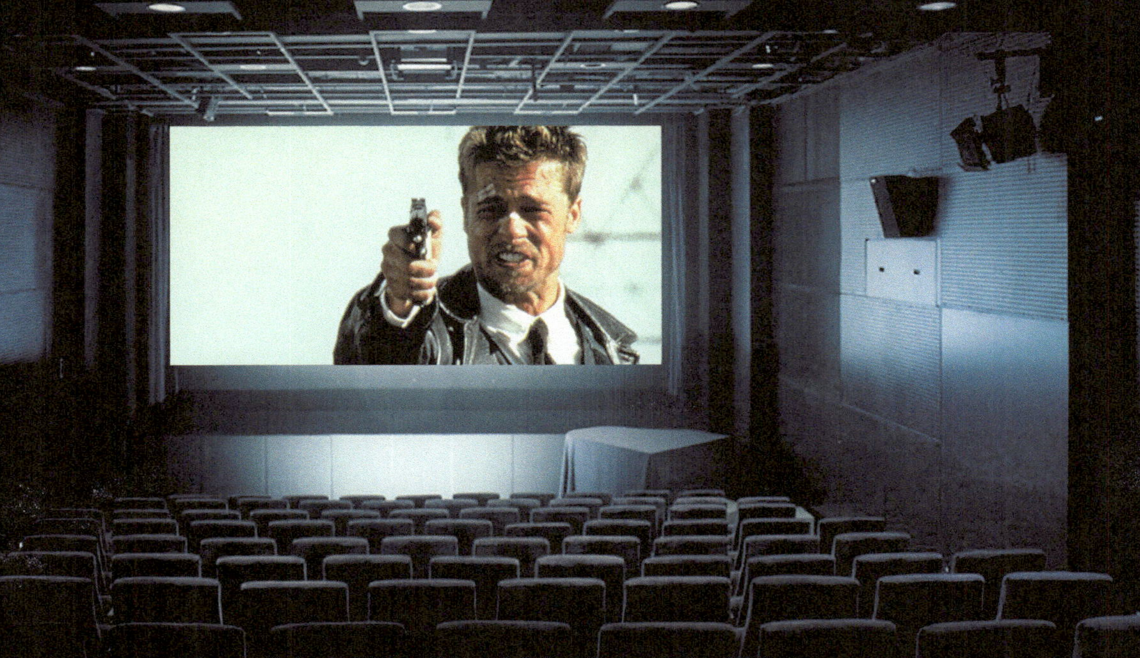

© Springer-Verlag GmbH Deutschland, ein Teil von Springer Nature 2019
H. König, T. Piegler (Hrsg.), *Skandalfilm? – Filmskandal!*, https://doi.org/10.1007/978-3-662-58318-0_27

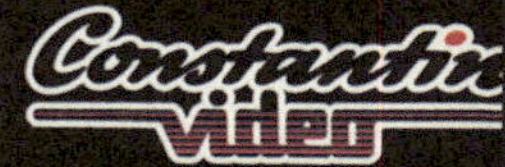

Filmplakat *Sieben*. (© Constantin Film. Quelle: Filmbild Fundus Herbert Klemens. Mit freundlicher Genehmigung)

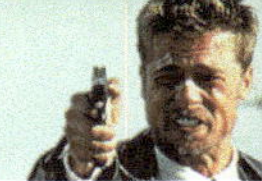

Sieben

Als ich angefragt wurde, einen Beitrag zum Thema »Skandalfilm? – Filmskandal!« zu schreiben, kam mir sogleich der Film *Se7en* (*Sieben*, 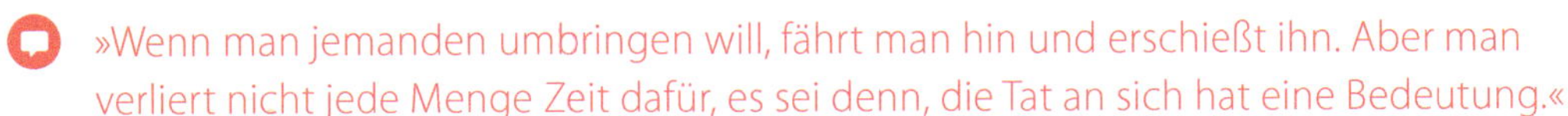 Abb. 27.1) in den Sinn. Im Rahmen einiger Arbeiten zum Thema »Tabu« (Kraft 2000, 2015) und damit verbunden der »Sieben Todsünden« (Kraft 2013) hatte ich diesen Film vor einigen Jahren angeschaut. Ich erinnerte mich an einen bedrückenden Film, den ich wegen seines überaus eindrucksvollen Endes nicht vergessen konnte. Das Ende des Films war mitreißend, unerwartet und forderte eine eigene Stellungnahme heraus.

Jetzt aber, ein paar Jahre später, konnte ich dieses Filmende nicht erinnern. Ich wusste zwar noch, dass die letzten Szenen entscheidend waren für meine Einschätzung des Films als einer ebenso düster wie blendend erzählten Geschichte – aber die Erinnerung versagte. Welche der sieben Todsünden bildete den Abschluss? Warum hatte mich dieser Schluss so ergriffen? Und warum hatte meine Verdrängung eingegriffen und mir nur noch ein undeutliches Gefühl zurückgelassen, den Inhalt aber verdeckt? Gründe genug, diesen Film für diesen Beitrag vorzuschlagen – bevor ich ihn mir überhaupt noch einmal angeschaut hatte.

Handlung

In einer in dunklen, kalten Farben geschilderten amerikanischen Großstadt bereitet sich Detective William Somerset (Morgan Freeman) auf seine Pensionierung vor. Es ist Montag, er hat noch sieben Arbeitstage in der Mordkommission vor sich.[1] Mit seinem neuen Partner und designierten Nachfolger David Mills (Brad Pitt) wird er zu einem Tatort gerufen. Sie finden einen extrem übergewichtigen Mann vor, dessen Hände und Füße mit Draht gefesselt sind. Der am Tisch sitzende Tote liegt mit dem Gesicht in einem randvollen Essensteller. Die Obduktion ergibt, dass das Opfer zum Essen gezwungen wurde, bis der Mann an inneren Blutungen starb. Schon hier erkennt der erfahrene ältere Polizist, dass es sich nicht um einen alltäglichen Mordfall handeln kann:

> »Wenn man jemanden umbringen will, fährt man hin und erschießt ihn. Aber man verliert nicht jede Menge Zeit dafür, es sei denn, die Tat an sich hat eine Bedeutung.«

Zwischen dem abgeklärten, dem Ruhestand entgegensehenden alten Detective und dem ungestümen jungen Nachfolger kommt es zu Spannungen. Deshalb wird Mills allein auf einen anderen Mordfall angesetzt: Ein prominenter Anwalt, der als härtester Strafverteidiger der Stadt gilt, ist in seiner Kanzlei gezwungen worden, Teile seines Körpers abzuschneiden. An den Folgen der erzwungenen Selbstverstümmelung verstarb er. Auf dem Teppich des Büros steht das Wort »Greed« (Habsucht) mit Blut geschrieben. Als Detective Somerset daraufhin den ersten Tatort noch einmal untersucht, findet er dort – versteckt an der Wand hinter dem Kühlschrank – das Wort »Gluttony« (Maßlosigkeit). Er erkennt den Zusammenhang der beiden Morde und vermutet bereits, dass die Polizei hier mit einer Mordserie konfrontiert wird, welche in einem Zusammenhang mit den »Sieben Todsünden« steht.

Entsprechend der Prominenz des Opfers ist das mediale Echo groß. Ein Reporter am Tatort verhält sich besonders aufdringlich und wird von Detective Mills handgreiflich auf Distanz gebracht.

---

1 vgl. zur Handlungsbeschreibung: Licht (2001)

Tracy, die Ehefrau von Detektive Mills (Gwyneth Paltrow), lädt Somerset zum Abendessen ein, wobei die beiden Detectives sich menschlich näher kommen. Im Dunkel des Filmgeschehens ist sie die Lichtgestalt.

Als am nächsten Tag die beiden Detectives der Ehefrau des zweiten Opfers Fotos vom Tatort zeigen, bemerkt diese, dass ein ungegenständliches Gemälde in der Kanzlei kopfüber hängt. Daraufhin untersuchen die Polizisten die Wand hinter dem Gemälde und finden Fingerabdrücke, die die Worte »Help me« ergeben. Der Polizeicomputer kann die Fingerabdrücke identifizieren. Sie gehören zu einem bekannten Kriminellen, der wegen Vergewaltigung, Waffendelikten und Drogen bereits mehrfach vorbestraft ist.

An der ermittelten Adresse des Mannes, der seine Fingerabdrücke hinterlassen hatte, findet das Einsatzkommando der Polizei das bereits vorweg identifizierte dritte Opfer der Mordserie. Der Viktor genannte Mann hatte sich nach mehreren verübten Verbrechen zurückgezogen, nachdem er dank der Verteidigung seines Anwalts – des zweiten Mordopfers – eine milde Strafe erhalten hatte. Das Opfer lebt noch, auch wenn eine Hand abgetrennt und dazu benutzt wurde, um die Fingerabdrücke in der Kanzlei des Anwalts anzubringen. Das im Sterben liegende Opfer war ein Jahr lang an sein Bett gefesselt gewesen. Der Täter hatte ihm Drogen und Medikamente verabreicht. Ein Arzt kommentiert den Zustand des noch lebenden Opfers mit den Worten, er habe noch nie einen Menschen derart leiden sehen. Der dritte Mord ist der Todsünde »Sloth« (Faulheit/Trägheit) gewidmet, wie es nun unübersehbar an der Wand geschrieben steht.

Bevor es zu weiteren Morden kommt, bittet Tracy Detektive Somerset um ein vertrauliches Gespräch. Sie erzählt, wie unglücklich sie in der Stadt sei, in die sie ihrem Mann aus beruflichen Gründen gefolgt sei. Sie offenbart, dass sie schwanger sei, ihrem Mann davon aber noch nichts mitgeteilt habe, da sie unsicher sei, ob sie in diese unwirtliche Umwelt hinein ein Kind zur Welt bringen wolle.

Da es inzwischen offenkundig ist, dass die Mordserie in einem Zusammenhang mit den sieben Todsünden steht, entscheidet sich Somerset, einen Bekannten, der ihm noch einen Gefallen schuldet, um Hilfe zu bitten. Somerset weiß, dass das FBI sich illegal in Bibliothekscomputer eingehackt hat und für Ermittlungen feststellen kann, wer zu welchem Zeitpunkt welche Bücher ausgeliehen hat. Beim Vergleich der Listen, die ihm kurze Zeit später übergeben werden, taucht mehrfach der Name John Doe auf. Im Englischen sind »John Doe« und »Jane Doe« geläufige Platzhalternamen für fiktive oder nicht identifizierbare Personen. Im Film jedoch finden die beiden Detectives einen Mann dieses Namens, zumindest eine Person, die sich diesen Namen selber gegeben hat. Sie fahren zu seiner Wohnung, wo sie ihn auf dem Gang vor seinem Appartement antreffen. Der Mann eröffnet sofort das Feuer und flüchtet. Bei der Verfolgung bricht sich der Schauspieler Brad Pitt den linken Arm, was ins Script des weiteren Films eingearbeitet wurde (■ Abb. 27.2).

Nachdem John Doe entkommen ist, verschafft sich Mills gewaltsam und ohne Beachtung polizeilicher Regeln Zutritt zur Wohnung. Bei der gemeinsamen Durchsuchung entdecken sie eine Dunkelkammer und eine Sammlung von Zeugnissen der bisherigen Morde wie auch geplanter zukünftiger Taten. Unter den Fotos ist auch eines von David Mills, und sie erkennen, dass der aufdringliche Reporter, der am zweiten Tatort von Detective Mills handgreiflich auf Distanz gehalten worden war, der gesuchte Mörder ist.

Nach drei männlichen Opfern sind die nächsten beiden Opfer weiblich. Eine Prostituierte wird als Opfer der Wollust dargestellt. Einer ihrer Freier wurde gezwungen, sich eine Penisprothese umzuschnallen, die anstelle des männlichen Gliedes mit einem scharfen Messer versehen war. Die Frau starb an den inneren Verletzungen.

Am Tag darauf wird ein fünfter Mord bekannt. Einem Fotomodell ist die Nase abgeschnitten worden. Sie konnte die Entstellung nicht ertragen und nahm sich das Leben. Nach John Does späterer Aussage fühlte sich die Frau innerlich so hässlich, dass sie äußerlich schön sein musste, um ein halbwegs erträgliches Leben führen zu können. Auf der Kopfseite des Bettes steht mit Blut das Wort »Pride« (Hochmut) geschrieben.

Als Somerset und Mills vom Tatort zu ihrer Dienststelle zurückkehren, treffen sie auf John Doe (Kevin Spacey), der sich blutverschmiert gestellt hat. Über seinen Anwalt bietet er an, sich schuldig

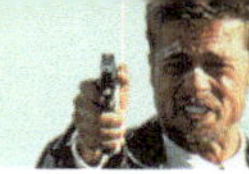

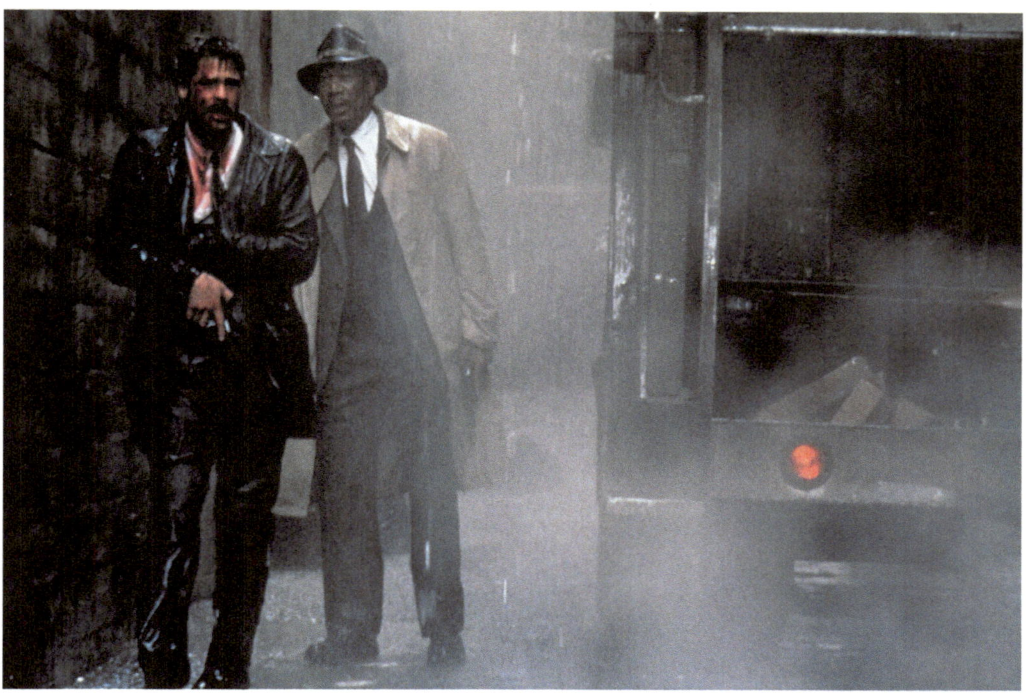

zu bekennen, wenn die beiden Detectives ihn an den Ort begleiten, wo er seine beiden letzten Opfer versteckt habe. Falls die Detectives nicht auf seinen Plan eingingen, würden er und sein Anwalt auf Unzurechnungsfähigkeit plädieren und vermutlich Straffreiheit erwirken können! Außerdem würde sich die Öffentlichkeit fragen, warum die Polizei kein Interesse daran habe, die beiden weiteren Leichen aufzuspüren und zu identifizieren. Somerset und Mills sowie auch ihr Vorgesetzter glauben, dass sie nichts zu verlieren hätten, und gehen auf die Forderung des Mörders ein. John Doe wird mit Hand- und Fußfesseln zum Auto gebracht. Somerset fährt den Wagen, sein Kollege Mills ist Beifahrer. Beide sind mit Mikrofonen verkabelt, ein Polizeihubschrauber folgt dem Wagen der drei Protagonisten.

Nun wandelt sich die Atmosphäre des Films. Von einer düsteren, dunklen, apokalyptisch wirkenden Großstadt, in die Mills Ehefrau Tracy am liebsten kein Kind gebären will, wandelt sich die Atmosphäre ins Helle. Selbst die Kamera geht nun von Nahaufnahmen und schnellen Schwenks in eine Weitwinkelperspektive und erlaubt dem Zuschauer Übersicht durch Aufnahmen aus dem Helikopter. Die Polizisten und mit ihnen die Zuschauer erwarten zu diesem Zeitpunkt des Films die Aufklärung des Falls und vor allem auch der Motivation des Täters.

Während der Autofahrt erklärt John Doe seine Motivation. Er habe bewirken wollen, dass die Gesellschaft sich ihres sündhaften Verhaltens bewusst werde. Und der einzige Weg, der Gesellschaft den Spiegel vorzuhalten, bestehe darin, etwas zu tun, das nicht übersehen, nicht ignoriert werden könne.

💬 »Mein größter Wunsch ist es, jede Sünde gegen den Sünder zu kehren«

sagt John Doe, führt aber auch aus:

💬 »Meine Entscheidung war es nicht, ich wurde auserwählt.«

Mills als Beifahrer gerät in eine immer hitzigere Diskussion mit dem auf dem Rücksitz sitzenden John Doe. Dieser unterstellt ihm, dass Mills ihn mit größter Lust zusammenschlagen würde, wenn sie gemeinsam in einem abgeschlossenen, uneinsehbaren Raum wären. Mills bestreitet dies zwar vehement, kann sich aber nur mühsam beherrschen.

Das Ziel der gemeinsamen Fahrt ist eine verlassene Straße weit außerhalb der Stadtgrenzen. Es ist ein flaches Land mit Hochspannungsmasten. Am Wegesrand steht das Wrack eines alten Wohnwagens, am Straßenrand liegt ein erschossener Hund. Nachdem die drei Männer aus ihrem Wagen gestiegen sind, nähert sich ihnen ein Lieferwagen. Gefahr ahnend, läuft Somerset zurück zum Polizeiauto und fährt dem Lieferwagen entgegen. Der ahnungslose Paketbote übergibt Somerset ein Paket für Detective Mills. Inzwischen berichtet John Doe dem bei ihm zurückgebliebenen Detective, dass er dessen Ehefrau Tracy aufgesucht habe, da er beide um ihr Lebensglück beneide. Für denjenigen, der wie John Doe und die Detectives die Literatur zu den sieben Todsünden kennt, wird nun auch der Hund am Straßenrand plausibel: der »futterneidische Hund« ist als Begleittier auf alten Stichen zur Todsünde »Neid« häufig dargestellt. John Doe erzählt, er habe nun nicht die Sünde gegen den Sünder gekehrt, wie in den vorausgegangenen Morden, sondern er sei in seinem Neid zum Mörder an der beneideten Person geworden.

Inzwischen hat Somerset das Paket geöffnet, entdeckt Blut – und ist sichtbar erschrocken, als er in das Paket hineinblickt. Er rennt zurück zu Mills und fordert ihn auf, ihm die Waffe auszuhändigen. In dieser hoch aufgeladenen Situation erzählt John Doe, dass Tracy schwanger gewesen sei, was Mills als Vater noch gar nicht wusste. In immer größer werdender Panik fragt Mills, was im Paket gewesen sei. Statt zu antworten, dass im Paket der Kopf von Tracy sei, fordert Somerset seinen Partner erneut auf, ihm die Waffe zu geben. Mills ahnt die Wahrheit und gerät in einen Gefühlssturm, in dem seine professionelle Distanz untergeht. Somerset spürt genau den inneren Kampf seines Partners:

> »David, wenn Sie ihn jetzt umbringen – dann hat er gewonnen!«

Verzweifelt, unendlich verletzt und zugleich gepackt von einer entsetzlichen Wut auf den Täter, schießt Mills John Doe nieder. Er tötet ihn aber nicht nur, er schießt sein ganzes Magazin leer auf den bereits am Boden liegenden Täter.

Mills wird festgenommen. Weder Somerset noch der Vorgesetzte verurteilen die Tat verbal – sie sprechen von der Hilfe, die Detective Mills jetzt brauche. Der Film schließt mit einem Monolog von Somerset:

> »Ernest Hemingway hat mal geschrieben: ›Die Welt ist so schön und wert, dass man um sie kämpft.‹ Dem zweiten Teil stimme ich zu.«

Hintergrund

Bis heute gilt das Ende von *Seven* in vielen Rankings als eines der überraschendsten und erschreckendsten in der Filmgeschichte überhaupt. Der Regisseur David Fincher erzählt, dass er auf Partys immer wieder auf die letzte Episode seines Films angesprochen worden sei: Wie er es denn habe wagen können, den blutigen, abgetrennten Kopf von Tracy zu zeigen?! »Ich konnte die Leute gar nicht beruhigen«, erzählt der Regisseur (Niasseri 2016). Tatsache ist aber, dass nur Detective Somerset in den Karton guckt, nicht der Zuschauer. Die Identifikation der Zuschauer mit den Detectives als Opfer der bestialischen Inszenierung von John Doe ist aber so groß, dass viele Zuschauer glauben, sie hätten den blutigen, abgetrennten Kopf im Film selber gesehen. Sie schauen sozusagen durch die Augen der Detectives und haben seitdem ein Bild von der Enthauptung vor Augen, das sie real nie gesehen haben.

David Fincher (geboren 1962) ist als Regisseur Autodidakt. 1992 gab er mit *Alien 3* sein Debüt als Spielfilmregisseur. Er überzeugte aber erst mit dem Thriller *Seven*, der drei Jahre später in die Kinos kam. Mit späteren Filmen wie *The Game* (1997), *Panic Room* (2002), *Zodiac – die Spur des Killers* (2007) und *Verblendung* (2011) konnte er an diesen Erfolg anschließen. Außerdem drehte er Episoden für

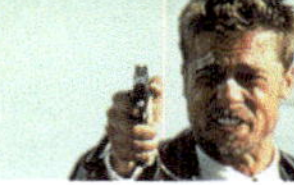

Serien (z. B. *House of Cards*, 2013) und zahlreiche Werbespots und Musikvideos, z. B. für Patty Smith, Madonna, The Rolling Stones oder Michael Jackson.

Das ursprüngliche Filmscript sah vor, den Film mit einem Wettlauf gegen die Zeit enden zu lassen, bei dem Detective Mills versucht, John Doe daran zu hindern, seine Frau Tracy zu töten. Als Brad Pitt während der Dreharbeiten von Änderungsplänen hinsichtlich der Schlussszene erfuhr, war er hiervon so begeistert, dass er mit dem Ende seiner Beteiligung an den Dreharbeiten drohte, falls diese neue Version – die schlussendlich realisiert wurde – nicht gedreht würde. Nur gegen erheblichen Widerstand der Produzenten soll es dem Schauspieler gelungen sein, das dramatische Ende des Films durchzusetzen.

Die Beendigung des Films mit einem Zitat soll einer Forderung der Produzenten entsprechen. David Fincher und Morgan Freeman, der als Detective Somerset das Zitat spricht, seien, wie es heißt, nur missmutig auf diese Forderung eingegangen.

Die Zahl Sieben

Im Verlauf des Films wird schon bald deutlich, dass sich der Titel auf die »sieben Todsünden« bezieht. Darüber hinaus spielt die Zahl sieben aber auch an weiteren Stellen des Films eine Rolle. So hat Detective Somerset noch sieben Tage bis zu seiner Pensionierung zu arbeiten. Die Filmhandlung dauert von Montag bis Sonntag, also sieben Tage. John Doe hat den Paketboten um 07.00 Uhr zur Übergabe des Pakets bestellt.

Der Zahl Sieben kommt in vielen Kulturen, so auch in der christlichen Kultur, eine große Bedeutung zu. In der christlichen Zahlensymbolik des Mittelalters steht die Sieben für Ganzheit, die sich aus der geistigen Drei und der erdenhaften Vier zusammensetzt. Insofern steht die Sieben für Ruhe und Frieden, auch für Vollständigkeit. In sechs Tagen erschuf Gott die Welt, am siebten Tag ruhte er. Unsere Woche hat sieben Tage. Die antike Welt kannte sieben Weltwunder. Ein unverständlicher Zusammenhang ist für uns ein »Buch mit sieben Siegeln«, um nur einige Beispiele zu nennen (vgl. Endres und Schimmel 1984).

Den sieben Tugenden stehen die sieben Todsünden entgegen. Im Film erfahren wir, dass der Mörder die entsprechende Literatur zu den sieben Todsünden in Bibliotheken ausgeliehen und offensichtlich auch gelesen hat.

Tabu und Todsünde

Die sieben Todsünden der katholischen Kirchenlehre sind Sonderformen des allgemeiner gefassten Begriffs »Tabu«. Dieser Begriff wurde von Sir James Cook (1728–1779) in den Logbüchern aus der Südsee mit nach England gebracht und verbreitete sich von hier aus in fast alle Sprachen dieser Welt.

In seiner berühmten Arbeit *Totem und Tabu* definiert Freud (1912–13) das Tabu als ein uraltes Verbot, das von außen, von einer Autorität, einem Herrscher oder auch von einer geliebten Beziehungsperson, aufgedrängt wird und gegen die stärksten Gelüste der Menschen, wie z. B. ihre Sehnsucht nach Nähe, Sexualität und Bemächtigung, gerichtet ist. Die Lust, das Verbot zu übertreten, bestehe im Unbewussten fort, da der Ambivalenzkonflikt – Unterwerfung versus Befriedigung – nicht gelöst ist, sondern nur unbewusst gehalten werde. Daraus ergebe sich, dass Menschen, die sich dem Tabu unterwerfen, eine ambivalente Einstellung gegen das vom Tabu Betroffene behalten. Für ein Verständnis der sieben Todsünden ist dieser Aspekt bis heute unverändert hilfreich, wohingegen die weitergehenden theoretischen Spekulationen in dieser Arbeit längst kritisch gesehen werden müssen (Kraft 2015).

Der intrapsychischen Sicht auf Tabus lässt sich eine interdisziplinär zu verwendende Definition ergänzend zur Seite stellen (Kraft 2015):

»Tabus sind Meidungsgebote, deren Übertretung mit Ausschluss aus der Gemeinschaft bedroht sind.«

Mit Hilfe von Tabus regeln Gemeinschaften (Familien, Parteien, Glaubensgemeinschaften etc.), »was und wer zu uns gehört – und wer und was auf keinen Fall!« Insofern dienen Tabus der Herausbildung und Sicherung von Identität. Das Tabuisieren stellt einen psychosozialen (Abwehr-)Mechanismus dar. Dabei werden Tabus nicht überall mit der gleichen Strenge beachtet, und auf Verstöße wird unterschiedlich reagiert. So gibt es gesellschaftliche Sanktionen wie Ächtung und Ausschluss aus der Gemeinschaft einerseits und individuelle Angst vor Unglück, Krankheit und Tod andererseits. In vielen Fällen können Sühne- und Reinigungsmaßnahmen bei Tabuverletzungen das Unglück oder die Strafe abwenden. Ändern sich die gesellschaftlichen Verhältnisse, sind sowohl Enttabuisierungen (z. B. Sexualtabus) als auch neue Tabusetzungen (z. B. »political correctness«) zu beobachten. Verkürzt ausgedrückt können wir sagen:

»Tabus sichern Identität – Tabubrüche ermöglichen gegebenenfalls eine Weiterentwicklung.«

Im christlichen katholischen Umfeld wird Todsünde definiert als eine freiwillige, absichtsvolle und schwerwiegende Übertretung göttlicher Gebote. Der Ausschluss aus der Gemeinschaft mit Gott, der »ewige Tod« ist die Folge, sofern nicht im Bußsakrament, der Beichte, eine »vollkommene Reue« gezeigt wird (zu den folgenden Angaben zu den Todsünden vgl. Bucher 2012; Laham 2013).

Die noch heutige gültige Fassung der sieben Todsünden stammt von Papst Gregor I. dem Großen (um 540–604), der seinerseits auf ältere Texte z. B. von Tertullian (um 160 bis ca. 220) und Evagrios Pontikos (345–399) zurückgriff. Die wirkungsreichste künstlerische Gestaltung der Todsünden gelang Dante Alighieri (1265–1321) im ersten Teil seiner *Göttlichen Komödie*, wo er in seiner Schilderung des »Inferno« eindrucksvolle, bis heute nachwirkende Bilder erfand. Sie wurden von Künstlern wie Pieter Breughel d. Ä., Adriaen Brouwer, James Ensor bis hin zu Salvadore Dali und zeitgenössischen Künstlern aufgegriffen. Ein Blick ins Internet zeigt das Ausmaß zeitgenössischer Gestaltungen in Kunst, Musik, Computerspielen und im Film *Seven*.

Das Akronym SALIGIA, gebildet aus den Anfangsbuchstaben der lateinischen Bezeichnungen, hilft bei der Vergegenwärtigung der sieben Todsünden:
- **S**uperbia (Hochmut) – im Film »pride«
- **A**kedia (Trägheit) – im Film »sloth«
- **L**uxuria (Wollust, Genusssucht) – im Film »lust«
- **I**nvidia (Neid, Mißgunst) – vom Täter nicht niedergeschrieben, im Englischen »envy«
- **G**ula (Völlerei, Maßlosigkeit) – im Film »gluttony«
- **I**ra (Zorn) – vom Täter nicht niedergeschrieben, im Englischen »wrath«
- **A**varitia (Habsucht, Geiz) – im Film »greed«.

Gula (Völlerei, Maßlosigkeit) – »gluttony«

Zusammen mit der Wollust (Luxuria) gehört die Völlerei zu den sogenannten »fleischlichen Todsünden«, die in klassischer Kirchenlehre den fünf geistigen gegenübergestellt werden. Mit dem Mord an einem extrem übergewichtigen Mann beginnt die Mordserie im Film. Das entspricht nicht der Vorstellung des Kirchenvaters Augustinus (354–430), dass der Hochmut (Superbia) die Wurzel, das Grundübel aller Todsünden sei, weil der Stolze sich nicht dem Willen Gottes beugen wolle. Es kann nur spekuliert werden, warum der Drehbuchautor und der Regisseur den Film nicht mit dieser Todsünde beginnen ließen. Übergewicht, ein aus dem Ruder gelaufener Body-Mass-Index, scheint wohl prägnanter, lebensnäher und filmisch im wahrsten Sinne »gewichtiger« zu sein als die altbekannte Reihenfolge. Die sich überfressende Gesellschaft, das Verschlingen der Ressourcen der (Um-)Welt – all das ist offensichtlich erlebnisnäher als der ebenfalls überall zu beobachtende Hochmut.

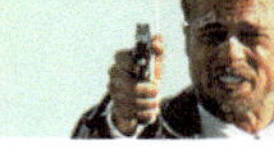

Avaritia (Habsucht, Geiz) – »greed«

Dem Geiz als einer der Bedeutungen von »Avaritia« steht die Habsucht bzw. Gier zur Seite. In Oliver Stones Filmklassiker *Wallstreet* (1987) hält der Finanzhai Gordon Gekko, gespielt von Michael Douglas, die entlarvende »Gier ist gut«-Rede:

»Der entscheidende Punkt ist doch, dass Gier, leider gibt es dafür kein besseres Wort, gut ist. Die Gier ist richtig, die Gier funktioniert. Die Gier klärt die Dinge, durchdringt sie und ist der Kern jedes fortschrittlichen Geistes.«

Laut einem bekannten Werbespruch soll Geiz *geil* sein. Offensichtlich kannte der Werbetexter das schöne Sprichwort nicht: »Geiz hat für Venus keinen Reiz«. Aber der Werbeslogan zielt gar nicht auf die Freuden der Liebe ab, sondern stellt Cleverness und Profitmaximierung ins Zentrum.

Im Film wird bei der Darstellung dieser Todsünde Bezug genommen auf das Theaterstück *Der Kaufmann von Venedig* von William Shakespeare. Der finanziell ruinierte Antonio kann darin seinen Schuldschein bei Shylock nicht einlösen. Im Schuldschein ist aber festgehalten, dass bei Nichteinlösung der Geldgeber dem Schuldner ein Pfund Fleisch aus seinem Körper schneiden darf. Der hasserfüllte Jude Shylock besteht auf dem Vertrag, denn auch die Christen seien den Juden gegenüber stets grausam und ohne Barmherzigkeit gewesen.

Gier und Geiz werden als Motiv des Anwalts nicht näher ausgeführt, sondern lassen sich nur indirekt durch die dem Theaterstück entnommene Androhung, im Film nun vollzogene Bestrafung erkennen.

Acedia (Trägheit) – »sloth«

In der Antike galt körperliche Arbeit als Zeichen der Unfreiheit, typisch für die Mühsal der Sklaven und »Banausen«, wie die reinen Handwerker ohne Kunstsinn und feineren Lebensstil im alten Griechenland genannt wurden. Müßiggang hingegen, eine »Vita contemplativa«, war weit entfernt davon, als moralisch anrüchig verworfen zu werden. Dies änderte sich erst mit dem Erstarken des Christentums. Sprichwörtlich wurde Paulus in seiner Aussage im 2. Brief an die Thessaloniker: »… so Jemand nicht will arbeiten, der soll auch nicht essen« (2. Thess. 3,10). Er verweist damit auf das erste Buch Mose 3,10: »Im Schweiße deines Angesichts sollst Du Dein Brot essen.« Benedikt von Nursia (480–547), der Ordensgründer der Benediktiner, spitzte die Arbeitsethik zu auf das bis heute allseits bekannte »Ora et labora«, mit dem für viele von uns der Lateinunterricht begann. Müßiggang war zum »Feind der Seele« geworden, der besonders bei Einsiedlern und anderen Mönchen zu mangelndem Gottvertrauen, Trägheit und Vernachlässigung religiöser Pflichten führen konnte. So kam es zum Begriff »Mönchskrankheit« als »Berufskrankheit der Mönche«.

Allerdings verdankt sich der schlechte Ruf der Trägheit durchaus nicht nur dem Status der Todsünde. Im gleichen Sinne wirkte die von dem deutschen Soziologen Max Weber so genannte »protestantische Arbeitsethik«. Schon Martin Luther schrieb, dass der gute Christ viel zu machen und früh aufzustehen habe, um der Faulheit zu widerstehen. Noch deutlicher wurden die Puritaner, die geistigen Väter der USA: »Nichts ist so verderblich wie Faulheit!« Letztlich gipfelte dies in dem berühmten Ausspruch von Benjamin Franklin aus dem Jahre 1748: »Time is money«.

Im Film wird der behauptete Müßiggang des Opfers gegen dieses gewendet, indem der Mann an sein Bett gefesselt und zur Tatenlosigkeit verdammt wird. In seiner erzwungenen Faulheit »verfault« er, beginnt »vor Faulheit zu stinken«, worauf die zahlreichen Duftspender in der Wohnung hinweisen.

Luxuria (Genusssucht, Wollust) – »lust«

Zusammen mit der Völlerei gehört die Wollust zu den »fleischlichen« Todsünden, die den fünf »geistigen« gegenübergestellt wurden. Die Stunde der Wollust sei der frühe Morgen, verkündete Evagrios Pontikos bereits im 4. Jahrhundert. Als Wochentag war ihr der Samstag zugeordnet, als Gestirn die Venus.

Die katholische Moraltheologie duldet Geschlechtsverkehr nur zwischen Eheleuten und dann auch nur mit dem Ziel der Fortpflanzung (vgl. Katechismus der katholischen Kirche von 1992, Nr. 2366, vgl. Bucher 2012, S. 148 ff). Selbst sinnliche Lust, die ein Ehepaar zusammenhält, Spannungen und Stress abbauen und überwinden hilft, gilt als sündig. Für eine selbstbezogene Lust wie die Selbstbefriedigung wurde sogar »Rückenmarksschwund« drohend behauptet. Prostitution ist dementsprechend auch als schwere Sünde zu deklarieren und erfordert eine Bestrafung, da bei fortgesetzter Prostitution nicht von Reue und Buße ausgegangen werden kann. Auf eine bestialische, innerlich zerstörende Art erfolgt die Ermordung der Prostituierten im Film. Im Unterschied zu den bisherigen Morden hat der Täter den Mord nicht selber ausgeführt, sondern einen Freier gezwungen, sich die todbringende Penisprothese umzuschnallen und zu benutzen.

Superbia (Hochmut) – »pride«

In illustrierten Anleitungen aus dem 12. Jahrhundert für ein tugendhaftes Leben werden baumartige Darstellungen sowohl für die Todsünden als auch für die Tugenden verwendet. In der Art der »Wurzel Jesse«-Bilder wachsen die Bäume jeweils aus einer Figur heraus. Bei den Lastern ist es die Personifizierung der *Superbia*, was mit Hochmut oder Stolz zu übersetzen ist, bei den Tugenden ist es die *Humilitas*, die Demut. Dies entspricht der Auffassung des Kirchenvaters Augustinus (354–430), dass Stolz der Ursprung aller Sünde sei: Der Stolze wolle sich nicht dem Willen Gottes beugen. Dementsprechend wurde der Todsünde Stolz als Wochentag der Sonntag zugeordnet, da sich der stolze Mensch in der Sonntagsliturgie Gott nicht unterwerfen wolle.

Wenn sich im Film John Doe an dem Fotomodell vergreift, indem er ihm die Nase abschneidet, greift er eine Frau an, die sich verzweifelt an ihre äußere Schönheit geklammert hat, um ihrer – so empfundenen – inneren Hässlichkeit etwas entgegenzusetzen. Dieser fünfte Mord scheint besonders schlecht begründet zu sein – und es ist der letzte, bevor John Doe entdeckt wird und er seine Strategie ändert.

Invidia (Neid) – »envy«

Dem im 4. Jahrhundert von dem Mönch Evagios Pontikos (345–399) verfassten Katalog menschlicher Laster wurde erst durch Papst Gregor I. (540–604) der Neid als eine siebte Todsünde hinzugefügt. Der Neid erhielt den Montag sowie als Tier den »futterneidischen Hund« zugeordnet.

Neid ist ein eng mit dem Schauen verbundenes Laster (Wappenschmidt 2010). Im antiken Griechenland zeigte sich der Neid in den Augen der Götter, deren Neid töten konnte. Der »böse Blick« der neidischen Götter und natürlich auch Mitmenschen sollte durch Amulette abzuwenden sein. Noch besser war es, den Neid der anderen gar nicht erst hervorzurufen. »Dem Neide wirst Du entgehen, wenn Du verstehst, Dich im Stillen zu freuen«, verkündete der römische Philosoph Seneca. Der berühmte Freiherr von Knigge (1752–796) schlug später in die gleiche Kerbe: »Rühme aber auch nicht zu laut Deine glückliche Lage! Krame nicht zu glänzend Deine Pracht, Deinen Reichtum, Deine Talente aus! Die Menschen vertragen selten ein solches Übergewicht ohne Murren und Neid!« (Wappenschmidt 2010).

John Doe bekennt sich im Film als neidisch auf das Glück von Detective Mills und seiner Frau Tracy. Er hat aber zunächst nicht sich selbst als neidische Person getötet, sondern die beneidete Person. Insofern weicht er von seinem bisherigen Vorgehen ab – wenn auch nur, um die Grundlage für die Erfüllung der siebten und letzten Todsünde »Zorn« zu legen. Dass sich John Doe so unumwunden zu seinem Neid bekennt, darf verwundern, denn Neidgefühle werden nur selten offen zugegeben, nicht einmal sich selbst gegenüber. »Neid gehört zu den Schamteilen der Seele«, hat Friedrich Nietzsche zutreffend gesagt.

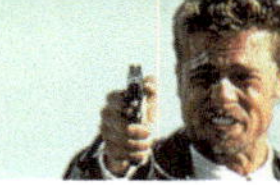

Ira (Zorn) – »wrath«

Schon Aristoteles bezeichnete den Zorn als angemessen, wenn der Rechtschaffene registriert, dass ihm oder anderen Menschen Unrecht widerfährt: »Wer nicht zürnt wo er soll, gilt als einfältig.« Da ist es auch weder sinnvoll noch notwendig, den eigenen Zorn einer höheren Macht zuzuschieben und vom »heiligen Zorn« zu sprechen, der je nach Religionszugehörigkeit dann Gott, der Hindugöttin Kali, den zornigen Wesen des tibetanischen Totenbuches etc. zugeschrieben wird. Eigenes Engagement ist gefragt – privat, gesellschaftlich und konkret politisch bis hin zum »Wutbürger« neuerer Prägung. Nicht umsonst hat die kleine Schrift *Empört Euch!* von Stéphane Hessel (2011) solch ein mediales Echo ausgelöst.

Zorn als schützende Reaktion auf Frustration und Demütigungen den Todsünden zuzurechnen, lässt sich am ehesten historisch verstehen. Einerseits ging es auf dem Weg der Zivilisation ganz wesentlich um Affektkontrolle, Jähzorn und blinde Wut galt es zu domestizieren. Andererseits konnte die Verteufelung des Zorns als Todsünde jedoch auch dazu dienen, ungerechte soziale Verhältnisse zu zementieren und ein – uns heute nur zu berechtigt erscheinendes – Aufbegehren zu unterdrücken.

Besonders eindrucksvoll hat Norbert Elias (1978) in seinem Klassiker *Über den Prozess der Zivilisation* dargestellt, wie es im Verlauf der gesellschaftlichen Entwicklung über Jahrhunderte darum ging, eigene Äußerungen von Wut zu beherrschen und schrittweise an soziale, staatliche Institutionen zu übertragen. So wurde aus Selbstjustiz eine Strafverfolgung durch die Polizei, Anklage durch einen Staatsanwalt, Beistand durch einen Verteidiger, Verurteilung durch einen Richter und Strafvollzug in der Justizvollzugsanstalt. Im Film fällt der zuvor schon polizeiliche Regeln missachtende Detective Mills zurück in die Selbstjustiz. Detektive Somerset kann ihn mit seinen Warnungen nicht von der Tat abhalten.

Das Dilemma

Die ersten fünf Morde konnten wir als Betrachter mit gehöriger Distanz – und geradezu mit Abscheu – betrachten. Mit seinen dunklen Bildern, den unruhigen Kamerafahrten und den nervigen Hintergrundgeräuschen hält uns der Regisseur auf Distanz. Was im Film passierte, war für uns das Werk eines fanatischen Psychopathen, mit dem wir keine Berührungspunkte verspüren.

Als der Täter sich stellt, atmen die Detectives und die Zuschauer mit ihnen auf. Die Mordserie scheint ein Ende zu haben. Der Täter will Somerset und Mills, aber auch nur sie beide, zu den beiden letzten Leichen führen. Die Kameraeinstellung und das Licht des Films ändern sich. Es wird hell.

In dieses Aufatmen, in diese vermeintliche Lösung der Mordserie, brechen die beiden letzten Morde mit umso größerer Brutalität ein. Und auf einmal sind wir als Betrachter nicht mehr in einer distanzierten Position, sondern wir werden mitten ins Geschehen gezogen. Dabei lädt Detective Somerset in seiner ruhigen, zurückhaltenden Art vermutlich weniger zur Identifikation ein als sein junger, ungestümer Kollege Mills, der von nun an auch im Zentrum des Geschehens steht. Mills erfährt durch John Doe nicht nur von dessen Mord an seiner Ehefrau Tracy, er hört erstmalig auch, dass seine Frau schwanger gewesen sei mit ihrem ersten Kind. Der Verlust des geliebten Partners, erst recht der Verlust eines Kindes, gehören zu den größtmöglichen seelischen Schmerzen, die wir im Leben erleiden können. An dieser Stelle ist die Identifikation der Zuschauer mit dem von Leid, Wut und Schmerz überwältigten Detective Mills so groß, dass viele Zuschauer der Meinung sind/waren, dass der abgeschnittene Kopf von Tracy Mills im Film zu sehen gewesen sei. Tatsächlich ist dies nicht der Fall – aber die Zuschauer sehen sozusagen mit den Augen von Detective Somerset in das geöffnete Paket. Dieser erschrickt über den grausigen Fund – hat aber noch genügend Distanz zum Geschehen, um seinen Partner aufzufordern, die Waffe wegzuwerfen, den Mörder John Doe nicht zu töten.

Je mehr Mills das Grausige des Mordes an Frau und ungeborenem Kind bewusst wird, desto weniger ist er in der Lage, auf Somerset zu hören. Gepeinigt von inneren Kämpfen zwischen Pflichterfüllung und professioneller Haltung einerseits sowie maßlosem Schmerz/Zorn andererseits erschießt er den Mörder seiner Frau und seines ungeborenen Kindes.

Durch den Ausbruch des Zorns, die Tötung des Mörders, werden die Gefühle der Hilf- und Machtlosigkeit für einen kurzen Moment zurückgestellt (Badura und Weber 2013, S. 30):

»Die akute Wut rüstet das Subjekt für ihre Dauer mit einer Art ›Wuthülle‹ aus […] Die Wuthülle schirmt auch gegen Beruhigung von außen ab und führt zu einem evtl. unnötig verlängerten Erregungszustand, der mehr Schaden zurücklässt, als er behebt.«

Für die Zuschauer erscheint der Kontrollverlust, der Ausbruch der tödlichen Wut nachvollziehbar, besser gesagt: *mitvollziehbar*. Überspitzt formuliert können wir sagen: Die Zuschauer schießen ihre Magazine ebenso leer wie Detective Mills (◘ Abb. 27.3). Und damit beginnt das Dilemma.

Sobald wir uns von dem Schreck unserer Tat erholt haben, die wir in mehr oder weniger weitgehender Identifikation mit verübt haben, geraten wir in eine hochambivalente Gefühlslage.

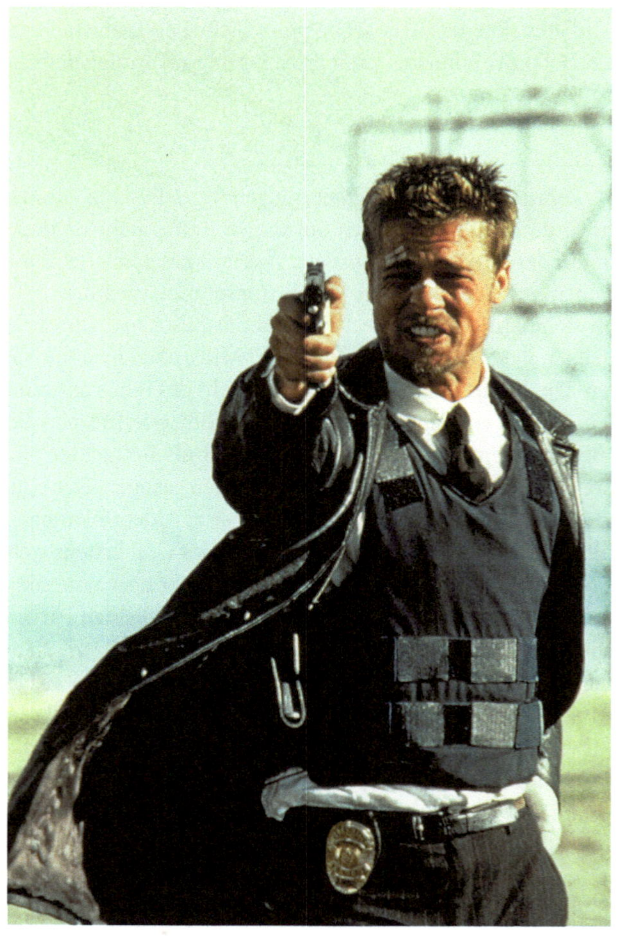

◘ **Abb. 27.3** Detective Mills erschießt John Doe – und die Zuschauer schauen in die Mündung der Pistole. (© Constantin Film. Quelle: Filmbild Fundus Herbert Klemens. Mit freundlicher Genehmigung)

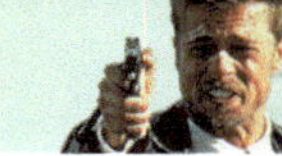

Über den Prozess der Zivilisation

In dem viele Jahrhunderte umfassenden Prozess der Zivilisation (Elias 1978) haben wir gelernt und akzeptiert, unsere individuellen und kollektiven Aggressionen zu zügeln, auf Selbstjustiz zu verzichten, Staatsanwälten und Richtern den Prozess zu überlassen sowie dem Staat die Bestrafung der verurteilten Täter. Detective Somerset steht für diese Selbstbeherrschung, die wir in unserer Kultur von den Angehörigen der Polizei und Justiz fordern müssen. Nur im Vertrauen auf die Rechtstaatlichkeit können wir auf Selbstjustiz verzichten und uns zugleich sicher fühlen. »So sehr haben wir uns in der Friedfertigkeit eingerichtet, dass wir Menschen, die sich in Spannungen und Kampfsituationen befinden, überhaupt nicht mehr verstehen«, schreibt Barberowski (2018, S. 20) zutreffend.

Wie sehr diese Mordserie aber selbst Somerset an die Grenzen der Selbstbeherrschung gebracht hat, zeigt sich in einer Szene gegen Ende des Films: das gleichmäßig tickende Metronom, das von Beginn des Films an auf seinem Nachttisch stehend gezeigt wird, kann er nicht mehr ertragen. Er zerstört das Metronom, indem er es mit einer abrupten Bewegung quer durch die Wohnung wirft.

In Identifikation mit Detective Mills werden wir in einen hochemotionalen Zustand versetzt und aus einer distanzierten Sichtweise herausgerissen. Wir greifen in Gedanken selbst zur Pistole. Unmittelbar danach tauchen Schuldgefühle auf – aber ein Verständnis für die Handlungsweise von Mills bleibt bestehen. Der Konflikt zwischen Selbstjustiz und an den Staat delegierter Aggression bleibt mehr oder weniger lange in uns virulent.

Die Inszenierung

Aber es geht nicht einfach nur um Kontrollverlust und Selbstjustiz. Die Sachlage ist offensichtlich komplizierter. Der Mörder John Doe hat sich den leicht aggressiv erregbaren Detective Mills ausgesucht, um ihn in einer perfiden Inszenierung so extrem zu reizen, dass er gegen seine bewusste Überzeugung handelt. Er reizt ihn schon bei der gemeinsamen Autofahrt zum letzten Tatort. Am Zielort erzählt er vom Mord und erhöht die Pein durch die Angabe zur Schwangerschaft der Ermordeten. Der zeitgenau – um sieben Uhr – gelieferte Kopf von Tracy zerstört endgültig die Selbstkontrolle des Detectives.

Ist Detective Mills in dieser Inszenierung überhaupt noch zurechnungsfähig? Würde nicht ein Strafverteidiger – wie das zweite Mordopfer Ely Gold – vor jedem Gericht der USA einen Freispruch erwirken?

Obwohl diese Inszenierung offensichtlich minutiös und bewusst geplant ist, stellt sich die Frage, ob die damit bewirkte Intensität nicht auch unbewusste Anteile hat, wie wir es aus der sogenannten »projektiven Identifizierung« kennen. Hierbei werden Selbst- und Objektrepräsentanzen auf einen anderen Menschen projiziert und von diesem aufgegriffen und in Identifikation mit dem Projizierenden gegebenenfalls agiert. John Doe stellt sich als Sünder dar, bekennt sich zu seiner »Todsünde Neid«, fordert für sich selbst den Tod, den er anderen Sündern gebracht hat und der im Film symbolisch bereits durch den erschossenen »futterneidischen Hund« gezeigt wird. Mills wird in den Hass und Selbsthass des Täters wie in eine projektive Identifizierung einbezogen.

Idealtypische Entwicklung

Eine idealtypische Entwicklung wäre nun, sich zur Ordnung zu rufen, die gut begründeten Überzeugungen zur Beherrschung von Zorn, Rachsucht und Tötungsimpulsen wieder in ihr Recht zu setzen. Den miterlebten Kontrollverlust können wir mit zunehmender zeitlicher Distanz als nicht akzeptable Episode zurückweisen. Wir sagen uns dann, dass eine Beherrschung des Zorns den Täter John Doe um seinen Plan, um seinen Triumpf gebracht hätte. Er wollte die zerstörerische Macht der Todsünden beweisen und wäre an Detective Mills gescheitert. Exakt mit diesem Argument versucht Detective Somerset seinen Kollegen von der Tat abzuhalten:

 **»Wenn Sie ihn jetzt umbringen, dann hat er gewonnen!«**

Falls wir uns aber nicht aus der Identifikation mit Mills als Opfer der perfekten und perfiden Inszenierung lösen können, würden wir zumindest spüren, wie außerordentlich quälend-anstrengend diese zu fordernde Selbstbeherrschung wäre. Die Gratifikation durch unser soziales und persönliches Über-Ich wäre gegeben, der Schmerz, die Trauer, der übergroße Zorn auf den Täter würde zumindest aber noch sehr lange fortbestehen. Es stellt sich sogar die Frage, ob der Protagonist nach diesem traumatischen Erleben je wieder zur Ruhe kommen würde.

Die Rückkehr des Täters

Im Zusammenhang mit *Seven* als einem herausragenden Thriller der 1990er Jahre wird immer wieder auch der Film *Das Schweigen der Lämmer* (1991) genannt. Hier geht es bekanntlich um einen Mörder, der sich im Gefängnis extrem manipulativ verhält und dem schließlich die Flucht, wahrscheinlich bald schon ein neuer Mord, gelingt. Aus diesem Blickwinkel können wir fragen, ob der Detective, wenn er sich beherrscht hätte, wie es von ihm hätte erwartet werden müssen, je zur Ruhe kommen könnte. Würde John Doe in seinem Fanatismus und in seiner Fähigkeit, »uns immer einen Schritt voraus zu sein«, wie es im Film heißt, nicht weiterhin versuchen, sein Ziel zu erreichen?

Aber nicht nur aus diesen genannten Filmen kennen wir den manipulierenden Täter, der es versteht, selbst aus der Haft heraus sein Unwesen zu treiben. Dieses höchst unheimliche Filmmotiv findet sich in *Skyfall* (2012) aus der James-Bond-Serie und sogar im Sonntagabend-Tatort, Abteilung Dortmund. Hier vermutet der ermittelnde Kommissar Peter Faber (Jörg Hartmann), den Mörder seiner Frau und Tochter vor sich zu haben. Sie treffen sich im Gefängnis – und der Kommissar verhilft dem Täter letztendlich wider Erwarten zur Flucht, die dieser zu einem neuen Mord nutzt (*Tatort: Tollwut*, Erstausstrahlung: 04.02.2018).

Es ist nicht von der Hand zu weisen, dass dem einen oder anderen Zuschauer des Films diese Geschichten in den Sinn kommen und er die geforderte Selbstbeherrschung in Frage stellen wird. Der »Totschlag im Affekt« (kein Mord aus niederen Beweggründen) mag dann als das kleinere Übel erscheinen – als schuldhaft zwar, aber auch als Schutz gewährend vor weiteren Angriffen des Täters, der sowohl im Gefängnis als auch in der forensischen Psychiatrie eine bleibende Gefahr darstellen würde.

Die Beherrschung des Bösen durch Tötung ist – das sei nebenbei angemerkt – ein in unserer Kultur weit verbreitetes und sehr altes Erzählmotiv. In unseren Märchen werden die Hexen ins Feuer gestoßen, Blaubart wird getötet, eine böse Schwiegermutter muss in glühenden Schuhen tanzen, bis sie tot umfällt. Märchen sind grausam – und es scheint nicht unberechtigt, in *Seven* ein modernes »schwarzes Märchen« zu sehen.

Läuterung?

Den ganzen Film hindurch ist Detective David Mills als der unbeherrschte, zornige, notfalls die legalen Möglichkeiten der Polizei übertretende Polizist gezeigt worden. Er ist es, der die Tür von John Does Wohnung eintritt, entgegen der eindringlichen Warnung seines Partners, der eine richterliche Genehmigung abwarten will, um die sicherzustellenden Beweise vor Gericht später verwerten zu können. Mills aber sieht sein Verhalten gerechtfertigt, er steht auf der »richtigen« Seite. Er sieht sich selber als denjenigen, der die Verbrechen bekämpft und die Welt besser machen will. Wie dünn aber die Wand vom guten Polizisten zum Täter sein kann, erlebt er zum Abschluss des Films, als er zum Täter wird – auch hier wieder gegen die dringliche Bitte seines besonnenen Partners, der ihn mehrfach auffordert, ihm seine Waffe auszuhändigen, um ihn genau vor dieser Grenzverletzung, vor der Tötung des Mörders zu schützen. Mills aber überschreitet eine Grenze, wechselt die Seiten, wird schuldig. Könnte das für

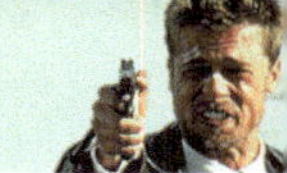

ihn – wie für die Zuschauer – der Preis sein, um die Grenze zwischen Täter und Polizist wirklich zu verstehen, zu fühlen, schlussendlich zu akzeptieren?

Was ist der Skandal?

Der Skandal als »das aufsehenerregende, schockierende Vorkommnis« liegt in unserem Umgang mit Situationen, in denen wir uns komplett anders verhalten, als wir es zuvor geglaubt und behauptet haben. Solche Situationen sind schwer auszuhalten. Diese Spannung zwischen Selbsteinschätzung und tatsächlicher Handlung treibt der Film *Seven* bis zum Äußersten. So wissen und akzeptieren wir, dass wir »im Prozess der Zivilisation« mit guten Gründen bei Straftaten auf Selbstjustiz verzichten und Strafverfolgung, Anklage, Verurteilung und Strafe den gesellschaftlich legitimierten Institutionen abtreten. Im Film aber werden wir hineingezogen in eine als perfide und bösartig erlebte Inszenierung des Mörders John Doe. Wir können mit Detective Mills mitfühlen, seine extreme seelische Notlage und seine Handlung verstehen – und wir können sie doch nicht gutheißen. Wir sind mit ihm identifiziert – und erschrecken darüber. In der Bearbeitung des Dilemmas können wir die Fantasie entwickeln, dass dieser Täter auch noch nach einer Verurteilung eine tödliche Bedrohung darstellen könnte, seine Tötung ein Selbstschutz wäre – aber auch diese Konstruktion können wir in unserer Kultur nicht akzeptieren. Wir hören die warnende Stimme von Detective Somerset, der vor der Selbstjustiz warnt: »Wenn Sie ihn jetzt töten, hat er gewonnen«. Somerset ist der Bewahrer des Tabus, Mills der Tabubrecher. Somerset hat die gewichtigen rationalen Argumente auf seiner Seite, Mills die Wucht der emotionalen.

Der Film stellt uns die Frage, wie sicher wir uns denn sind, nicht selber zu töten – oder auch eine der anderen Todsünden zu begehen –, von sonstigen Sünden und Gesetzesverstößen gar nicht zu reden. Viele Menschen glauben, dass sie sich niemals sadistisch verhalten könnten, niemals einem Menschen körperlich schaden, ihn gar töten könnten. Im Film *Seven* bekommen wir aber mehr als nur eine Ahnung, dass auch wir – unter bestimmten Umständen – zur Tötung eines Menschen bereit sein könnten. Wir spüren an dieser Stelle, dass die Decke unserer Zivilisation dünn ist und unter (extremen?) Belastungen zerreißen kann – genauer gesagt: Wir bereit sind, diese Decke zu zerreißen (vgl. Barberowski 2018).

Der Film endet nicht mit einer Abwendung von Detective Mills als Täter, als Tabubrecher. Sowohl Somerset als auch der gemeinsame Vorgesetzte sprechen davon, dass Mills alle erdenkliche Hilfe zuteilwerden solle. Es geht in unserer Kultur nicht darum, das Böse – wie im Märchen oder in den Hexenverbrennungen – auszumerzen, sondern darum, sich dieser Seite in uns Menschen zu stellen.

Wie ich zu Beginn berichtet habe, sah ich den Film vor Jahren. Er blieb mir als ein sehr beeindruckendes Werk im Gedächtnis – aber ich konnte mich an das Ende des Films nicht erinnern. Ich war offensichtlich bereit, die entscheidenden Einzelheiten zu verdrängen. Die Aufforderung, einen Beitrag zu diesem Band zu schreiben, eröffnete mir die Möglichkeit, mich erneut mit diesem Film zu beschäftigen, das aufgeworfene Dilemma zu beschreiben, zu durchdenken und im Bewusstsein zu behalten.

Literatur

Badura BA, Weber K (Hrsg) (2013) Ira – Wut und Zorn in Kultur und Literatur. Psychosozial, Gießen
Barberowski J (2018) Räume der Gewalt. S. Fischer, Frankfurt
Bucher A (2012) Geiz, Trägheit, Neid, Co in Therapie und Seelsorge. Psychologie der 7 Todsünden. Springer, Berlin, Heidelberg
Elias N (1978) Über den Prozess der Zivilisation. Soziogenetische und Psychogenetische Untersuchungen. Suhrkamp, Frankfurt (2 Bde)
Endres FC, Schimmel A (1984) Das Mysterium der Zahl. Zahlensymbolik im Kulturvergleich. Hugendubel, Kreuzlingen, München
Freud S (1912–13) Totem und Tabu. GW, Bd. IX, S 1–194
Hessel S (2011) Empört Euch! Ullstein, Berlin

Kraft H (2000) TABU. In: Mertens W, Waldvogel B (Hrsg) Handbuch psychoanalytischer Grundbegriffe. Kohlhammer, Stuttgart, S 747–752
Kraft H (2013) SALIGIA – Die sieben Todsünden. Deutsches Ärzteblatt für Psychologische Psychotherapeuten 11:482
Kraft H (2015) Die Lust am TABUbruch. Vandenhoeck & Ruprecht, Göttingen
Laham SM (2013) Der Sinn der Sünde. Die 7 Todsünden – und warum sie gut für uns sind. Wissenschaftliche Buchgesellschaft, Darmstadt
Licht K (2001) Sieben. http://www.konradlicht.com/texts/sieben-darstellung-eines-serienmorders/. Zugegriffen: 16. Okt. 2018
Niasseri S (2016) Eine Welt ohne Hoffnung: David Finchers »Sieben«. https://www.rollingstone.de/eine-welt-ohne-hoffnung-david-fincher-sieben-wird-20-841553/. Zugegriffen: 07. Feb. 2019
Wappenschmidt K (2010) Neid – Der böse Blick zum Nachbarn. Ausstellungskatalog Kulturzentrum Sinsteden, Rommerskirchen

Originaltitel	Se7en
Erscheinungsjahr	1995
Land	USA
Drehbuch	Andrew Kevin Walker
Regie	David Fincher
Hauptdarsteller	Morgan Freeman, Brad Pitt, Gwyneth Paltrow, Kevin Spacey
Verfügbarkeit	Als DVD in deutscher Synchronisation erhältlich

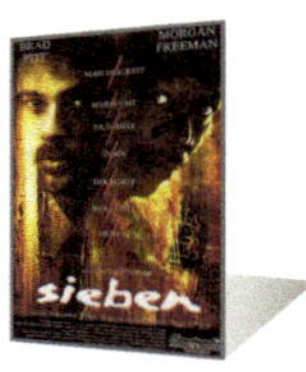

Olaf Knellessen

Von Freitag bis Sonntag und zurück. Vom Fehlen der Erlösung

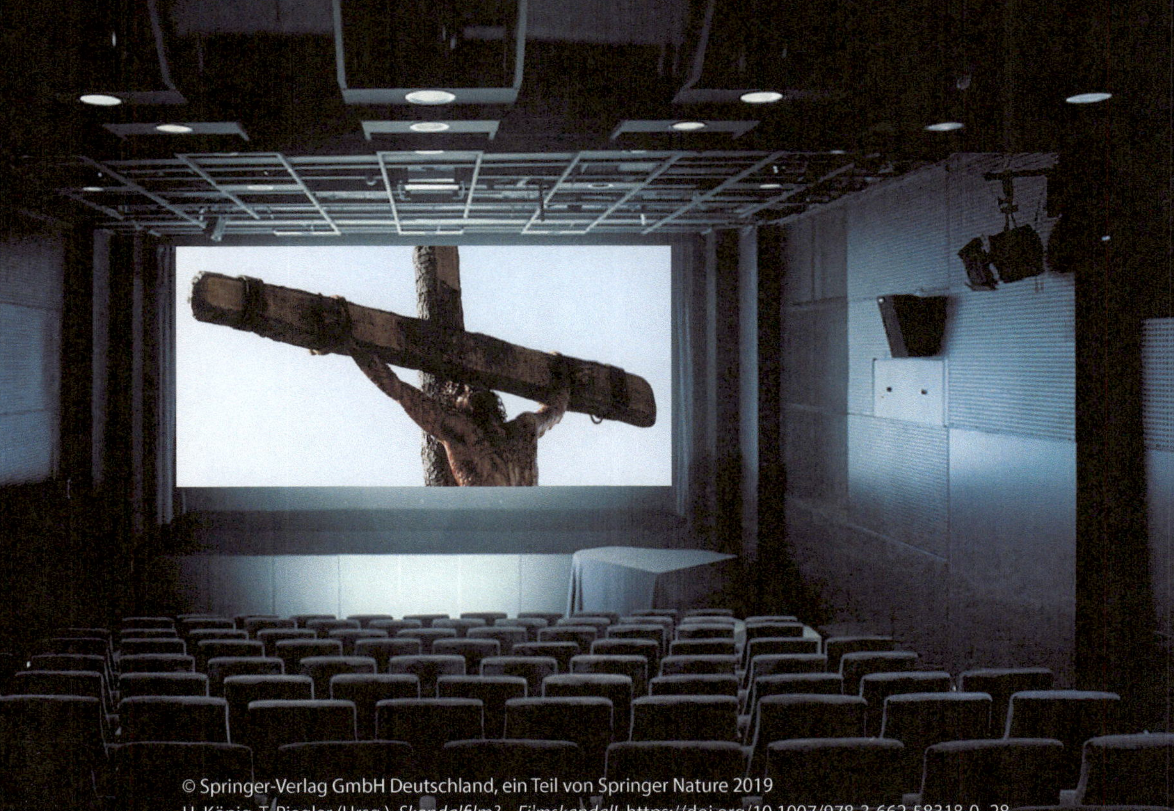

© Springer-Verlag GmbH Deutschland, ein Teil von Springer Nature 2019
H. König, T. Piegler (Hrsg.), *Skandalfilm? Filmskandal!*, https://doi.org/10.1007/978-3-662-58318-0_28

Filmplakat *Die Passion Christi*. (© Constantin Film. Quelle: Filmbild Fundus Herbert Klemens. Mit freundlicher Genehmigung)

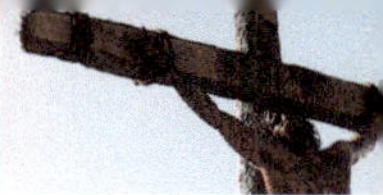

Die Passion Christi

Mit dieser Bibelstelle aus Jesaja 53 (700 v. Chr.) beginnt der Film *Die Passion Christi* (Abb. 28.1). Nicht mit dem Titel, auch werden nicht die Hauptdarsteller, nicht der Regisseur genannt. Es gibt keinen Verweis auf seine Herkunft, auf die, die ihn gemacht haben. Die Bibelstelle ist Programm, das kann man dem Anfang schon entnehmen.

Dann der Mond über dem See Gethsemane in der Dämmerung. Schnitt in den Ölberg. Zwischen den schweren, alten und in der Dunkelheit des Abends schwarzen Ölbäumen öffnet sich eine Lichtung, ein fahles Licht. Eine Figur scheint in sich versunken da zu stehen, bis man merkt, dass sie langsam und schwer durch den Hain wandelt. Die Kamera nähert sich ihr in großem Bogen, leise und respektvoll von hinten. Die Figur, in schweren Gewändern gekleidet und mit langen, schwarzen Haaren, ist unruhig, flüstert klagend unverständliche Worte, hebt den Arm und stützt sich am Stamm eines alten Ölbaums, setzt sich wieder schleppend in Bewegung und erreicht eine kleine Gruppe Schlafender.

Die Szenerie ist schemenhaft, die Figuren nur schwer zu erkennen. Dann sieht man zum ersten Mal sein Antlitz: Bärtig ist er und ernst. Und er spricht einen der Schlafenden an: »Petrus!« Alle drei wachen auf und Johannes fragt besorgt, was ihm denn sei, ob sie die anderen rufen sollten. Jesus aber – um den es sich, wie wir jetzt wissen, handelt – winkt ab, er möchte nicht, dass man ihn so sieht. Sie sollen beten.

Jesus geht wieder, die Jünger bleiben fragend zurück, ein Vogel krächzt, sie schauen gen Himmel zu dem leuchtenden Mond. Später werden sie und alle Figuren in fremden Sprachen aus einer anderen Welt reden: Es kommt von woanders, hat keinen Anfang, scheint immer schon da zu sein.

Unfassbar

Diese Schemenhaftigkeit des Anfangs, das Fehlen des Titels zu Beginn, das Sprechen in den fremden Sprachen, setzen einen Aspekt in Szene, der in ganz ähnlicher Weise für die Auferstehung als dem Urgrund des christlichen Glaubens gilt. In den Schriften des Neuen Testaments wird erzählt, dass Jesus Christus, der Sohn Gottes, am dritten Tag nach der Kreuzigung von den Toten erweckt wurde und seinen Jüngern in leiblicher Gestalt erschien.

So heißt es im Evangelium nach Markus zu den Jüngern, die zum Grab von Jesus gingen (Mk 16,5–6):

Die Auferstehung, dieses Fundament des christlichen Glaubens, wurde also weder gesehen noch beschrieben, sondern als Tat Gottes allein bezeugt durch die Folgen, die sie für die Jünger und die Gläubigen hatte. Paulus schreibt in seinem Brief an die Römer (Röm 10,9):

> »… denn wenn du mit deinem Mund bekennst: ›Jesus ist der Herr‹ und in Deinem Herzen
> glaubst: ›Gott hat ihn von den Toten auferweckt‹, so wirst du gerettet werden.«

Das Unbewusste als wesentliche Entdeckung Freuds und zentraler Begriff der Psychoanalyse macht sich ebenfalls nur durch seine Folgen kenntlich. Es ist – so könnte man sagen – das Gesamt seiner Wirkungen, wie sie sich beispielsweise in Symptomen, Fehlleistungen, Träumen, in Fetischen, aber auch überhaupt in Dingen niederschlagen. Und mit dem Unbewussten ist es auch so: Es lässt sich nicht verorten, es kommt immer wieder von woanders, die Frage seines Ursprungs bleibt schemenhaft.

Tua res agitur

Zurück zum Film. Nach dem Blick der Jünger gen Himmel zum hell leuchtenden Mond gibt es einen Schnitt und wieder einen Blick gen Himmel, diesmal von einem Hohepriester im Ornat. Der Blick der Kamera weitet sich, und man sieht die versammelte Priesterschar in Reih und Glied im Tempel stehen. Die Kamera öffnet die Szene noch mehr und ein junger, bärtiger Mann kommt in den Blick. Er steht der Priesterschar gegenüber. Es ist Judas.

> »Dreißig, dreißig Silberlinge. War das nicht die Vereinbarung zwischen mir … und
> dir?«

Lächelnd zieht der Hohepriester ein Säckel aus dem Gewand, man hört die Münzen in ihm klimpern, und mit einer kurzen Bewegung ohne Ansatz wirft er den Lederbeutel: Und dieser fliegt in Zeitlupe um sich selbst drehend direkt auf die Kamera, auf uns zu. Immer weiter, immer näher, bis er uns zu treffen scheint, dann Schnitt und Blick von der Seite: Das Säckel fliegt immer noch in Zeitlupe durch den Raum, Judas will es fassen – da haben wir es wieder, das nicht zu Fassende –, aber es geht auf, die Silberlinge springen klingend auf den Boden und verstreuen sich in alle Richtungen.

Waren wir bisher als Zuschauer nur interessierte und gespannte Betrachter, so werden wir mit einem Schlag – mit diesem Wurf – zum Adressaten dieses Films, dieser Geschichte. Es springt uns an.

Lacan (2015, S. 101) erzählt im Seminar XI die Geschichte, wie er – um sich unters einfache Volk zu mischen, wie er nicht ohne Selbstironie anmerkt – in der Bretagne mit einheimischen Fischern zum Fang hinaus aufs Meer fährt. Es ist strahlendes Wetter und beim Einholen der Netze zieht ein junger Mann, Petit-Jean, Lacan mit folgenden Worten auf: Er zeigt auf eine im Meer schwimmende, in der Sonne funkelnde und ihr Licht spiegelnde Sardinenbüchse und sagt: »Siehst Du die Büchse? Siehst Du sie? Sie, sie sieht Dich nicht.«

Die Sardinenbüchse, so sagt Petit-Jean ihm, sieht ihn nicht, aber gleichwohl schaut ihn etwas aus ihr an, schaut sie ihn an. Es ist das – muss man ergänzen –, was an diesem sonnig schönen Tag nicht zu sehen ist, aber einen blenden, den eigenen Blick auslöschen kann: der Tod und seine Gefahr. Der Tod, der einem aus dem Rahmen – hier der Sardinenbüchse – anschauen und aus diesem Rahmen springen kann – wie die Silberlinge. Pikant an der Geschichte ist, dass Petit-Jean wenig später dem Tod begegnete, weil ihn und seine ganze Familie die Tuberkulose dahingerafft hat.

Schon vor Fertigstellung von *Die Passion Christi* wurde dem Film in der *New York Times* vorgeworfen (zit. n. Volk 2011, S. 283), »er könne eine antisemitische Stimmung verbreiten, indem er die Schuld am Tod Jesu den Juden zuschreibe. […] Nahrung fanden die Bedenken außerdem durch Äußerungen führender Traditionalisten wie Gary Giuffre, der sich von Gibsons Film erhoffte, dass dieser die Verantwortung für den Tod Christi dort ansiedelte, wo sie hingehöre«. So sei der Film dazu geeignet, »Antisemitismus zu entfachen«.

In Deutschland haben im März 2004 die Deutsche Bischofskonferenz, die evangelische Kirche in Deutschland sowie der Zentralrat der Juden in Deutschland eine gemeinsame Stellungnahme »anlässlich des Filmstarts der *PASSION* in deutschen Kinos öffentlich auf den antijüdischen, ja antisemitischen Charakter dieses Films hingewiesen« (Volk 2011, S. 285).

Die heftigen Vorwürfe richteten sich meist ganz persönlich an Mel Gibson und wurden sogar zu tätlichen Angriffen. So wurde er in New York »von einer aufgebrachten Menge als ›Antisemit‹ beschimpft und mit einem Eimer Schafsblut beworfen. Jesus-Darsteller James Caviezel und Gibson erhielten Personenschutz von einer privaten Sicherheitsfirma« (Volk 2011, S. 284). Nahrung erhielten solche Angriffe dadurch, dass Gibson in alkoholisiertem Zustand eine Polizeibeamtin sexistisch beschimpft und antisemitische Äußerungen von sich gegeben hatte. Er selbst hat keinen Hehl daraus gemacht, dass der Glaube für ihn und für sein Leben größte Bedeutung hat. So hat er diesen Film, nachdem er keine Produktionsfirma gefunden hat, aus eigener Tasche mit 30 Millionen Dollar vorfinanziert. Gibsons Vater wiederum gehörte den Traditionalisten an, die das Zweite Vatikanische Konzil ablehnen, das die jüdische Kollektivschuld am Tod von Jesus zurückwies, und äußerte wohl Zweifel am Holocaust.

So schien es immer wieder naheliegend, vom Film Rekurs auf den Regisseur, auf seine Biographie und seine Herkunft zu nehmen. Eine solche Interpretation von Filmen, wie sie der Psychoanalyse durchaus nicht fremd sein kann, ist in Gefahr zu versuchen, etwas dingfest zu machen und so vorgefasste Überzeugungen zu bestätigen, anstatt sich auf den Film als eigenes Produkt und Werk einzulassen.

Der Beutel mit den 30 Silberlingen fliegt aber nicht einfach auf Judas zu, sondern auf *uns,* die Zuschauer. Und Gibson selbst hat einen Auftritt in seinem Film und spielt einen Henker, der einen Nagel ins Kreuz von Jesus schlägt. Und nicht zuletzt in diesen Szenen der Kreuzigung packt den Zuschauer angesichts dieser Gewalt und des Schmerzes von Jesus das kalte Grauen. Gibson wird zum Teil der Szene – ganz wie der Zuschauer –, das Geschehen bleibt beiden Seiten alles andere als äußerlich.

Hinzu kommt als Eigentümlichkeit dieses Films, dass seine Geschichte in drei verschiedenen Sprachen – aramäisch, hebräisch und lateinisch – erzählt wird, die in dieser Kombination kaum von jemandem direkt verstanden werden dürften. Für amerikanische Filme, zudem für solche aus Hollywood, ist das mehr als außergewöhnlich und verweist vor allem darauf, dass da kein spezifisches Volk gemeint und avisiert ist. Selbst bei den Soldaten ist immer wieder unklar, ob sie nun Juden oder Römer sind. *Die Passion Christi* scheint Festlegungen solcher Art eher zu vermeiden, was sich weiter darin zeigt, dass in der Menge, die das Geschehen und den Kreuzzug immer begleitet, bis auf die wenigen Ausnahmen einzelner Protagonisten keine spezifischen Merkmale und Züge erkennbar sind, die Zuordnungen zu einem Volk nahelegen würden.

Bei den Beziehungen, in die das Geschehen eingebettet ist, geht es nicht um persönliche. Sie scheinen vielmehr überpersönlich zu sein und zu dem Geflecht der Schnitte und Stellvertretungen zu gehören, wie es in diesem Moment des Kreuzweges vorgeführt wird, wenn die Soldaten, die nicht aufhören auf Jesus einzuschlagen, der ohnehin schon am Ende seiner Kräfte ist, einen Mann aus der Menge bestimmen, der ihm helfen soll, das Kreuz bis zum Gipfel des Berges Golgota zu tragen.

Wie ist es mit der Wahrheit? Kann man sie hören?

Der Satan hingegen ist trotz seiner Verwandlungskünste erkennbar. Auf dem Ölberg ist der unruhige und beklommene Jesus im Zwiegespräch mit Gott. In dieses mischt sich eine andere Stimme. Bartlos, in androgyner Gestalt taucht der Satan auf und versucht, Zweifel bei Christus zu säen, während dieser mit Gott im Zwiegespräch ist und ihn bittet, den Kelch an ihm vorübergehen zu lassen. Dann aber kommt es:

 »Dein Wille geschehe.«

Der Mond hüllt sich in Wolken, die Schlange schleicht sich an ihn heran, aber Jesus richtet sich auf, blickt dem Satan ins Antlitz und zertritt sie.

Dann beginnt es im Dunklen zu flackern, brennende Fackeln künden von der Ankunft der Wachen. Es kommt zum Judaskuss, Jesus soll gefangen genommen werden. Die Jünger widersetzen sich, ein

Handgemenge beginnt, in dem Schwerter und Messer gezogen werden. Wieder lösen sich die Konturen auf und es ist kaum noch zu erkennen, wer zu wem gehört. Man sieht nur noch Bewegungen, Angriffe, Verteidigungen. Jesus heilt das Ohr, das Simon abgehauen wurde, und gebietet dem Treiben Einhalt. Er wird in Fesseln gelegt und abtransportiert. Ein erster Hieb saust auf ihn herab.

Schnitt zu einer Frau, die aus dem Schlaf hochfährt – es ist Maria. Zusammen mit Maria Magdalena lauscht sie in die Nacht:

»Warum ist diese Nacht anders als alle anderen Nächte?«

Die Tür springt auf, Johannes stürzt hinein mit der Nachricht:

»Sie haben ihn verhaftet.«

Wieder Schnitt, in die Gemächer des Pontius Pilatus, der ins Schlafzimmer seiner Frau Claudia schaut, weil sie unruhig ist. Es klopft an der Pforte – im selben Moment schreckt auch Claudia – wie Maria – entsetzt aus dem Schlaf auf. Ein Hauptmann, Abenader, verkündet, dass es Ärger am Tempel gebe, sie hätten einen Propheten festgenommen. Claudia ruft fragend:

»Wer ist es?«

Mit dieser Frage Schnitt zum Hof von Kaiphas, wo dieser die Wache fragt:

»Wer ist dieser Bettler, den ihr zu uns bringt?«
»Das ist Jesus, der Unruhestifter von Nazareth.«

Die Priester beginnen, ihn zu verhöhnen als Königssohn ohne Königreich, Sohn eines einfachen Zimmermanns, und ihn als Gotteslästerer anzuklagen, der sich König der Juden nennt, der sich Sohn Gottes nennt, der den Tempel niederreißen und ihn in drei Tagen wieder aufbauen werde, und wenn man nicht sein Fleisch esse und sein Blut trinke, dann würde man nicht das ewige Leben haben. Die Menge gerät in Aufruhr – für oder wider ihn, das ist ein weiteres Mal nicht zu entscheiden. Schließlich kommt es zur entscheidenden Frage:

»Sag uns: Bist du der Messias, der Sohn des lebendigen Gottes?«

Und Jesus antwortet:

»ICH BIN ES.«

Kaiphas verurteilt ihn zum Tode, schlägt und bespuckt ihn, alle anderen folgen ihm, schlagen und bespucken Jesus ebenfalls, während die Musik immer lauter und tragender sich zu erheben beginnt. Im sich auftürmenden Tumult und Aufruhr wird Petrus erkannt und verleugnet Jesus dreimal – und im selben Moment erinnert er sich, wie Jesus ihm das vorausgesagt hatte. Auch Petrus wird Teil des tobenden Mobs.

Er bekennt sich für unwürdig, wie kurz darauf Judas, der die Silberlinge, die auf uns zugeflogen sind, zurückgeben möchte: Auch er habe gesündigt – wie wir, wäre zu ergänzen, sind wir doch über den Lederbeutel mit den Silberlingen an derselben Stelle wie er. Das Blut klebt an seinen Händen. An denselben Händen, die Pontius Pilatus dann in Unschuld waschen wird.

Zurück zu ihm, dem römischen Statthalter. Claudia bekniet ihn:

»Verurteile diesen Galiläer nicht. Er ist heilig.«

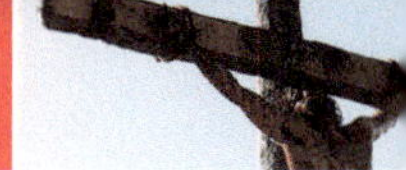

Jesus wird ihm vorgeführt und er lässt ihn zu sich hinauf bringen – kurz davor konnte man die Taube, das Symbol des Heiligen Geistes, am Himmel fliegen sehen und Jesus schaute nach oben. Pontius Pilatus fragt, ob er ein König sei.

»Dazu bin ich geboren, dass ich für die Wahrheit Zeugnis ablege. Jeder, der aus der Wahrheit ist, hört auf meine Stimme.«
»Wahrheit. Was ist Wahrheit?«

antwortet Pontius Pilatus.

Dann geht es unten weiter. Nach Barrabas, den man anstelle von ihm freilässt, wird Jesus die Treppen hinunter und zu Herodes, dem König der Juden, geschleppt, damit er entscheide. Einer statt dem anderen, die Positionen werden vertauscht. Aber es hilft nicht. Herodes gibt den Ball wieder zurück, Pontius Pilatus übergibt Jesus den Priestern zu einer harten Bestrafung und dieser wird zur Folterstätte geschleppt.

»Aber pass auf, dass sie den Mann nicht umbringen.«

But und Blutrünstiges

Das Martyrium beginnt und wird kein Ende nehmen. Und dass es ihn nicht umbringt, wird eines der Wunder sein. In der Mitte des von dicken Mauern umgebenen Hofes steht der Pflock, an dem man Jesus festbinden wird. Rundum sind Soldaten postiert, dann die Garde der Hohepriester und das Volk, das sich in den Arkaden und Gängen des Hofes drängt. Am einen Ende des Gevierts, dessen Boden frisch gewischt zu sein scheint, sitzt der Aufseher, der den Ablauf der Marter bestimmen wird, neben ihm sind auf Tischen unzählige Folterinstrumente aufgereiht.

Die Folterknechte machen sich bereit, probieren die Gerätschaften aus, lassen die Peitschen durch die Luft fitzen, lachen, grölen, fauchen sich gegenseitig an wie Bestien, stacheln sich an, lassen die Muskeln spielen. Mit dem Rücken geht es los:

»Lasst uns Musik machen!«

Jesus steht noch aufrecht an dem Pflock.

»Mein Herz ist bereit, Vater … mein Herz ist bereit.«

Die Priester schauen ernst und grimmig. Ein Handzeichen gibt den Befehl zu beginnen und der erste Hieb, mit einer Gerte, saust mit aller Kraft – sogar mit Anlauf – auf ihn herab. Es wird mit aller Wucht geschlagen. Jesus steht, die Schmerzen müssen unermesslich sein, man sieht sie in seinen Augen, in seinem Gesicht, der Körper zuckt zusammen, krümmt sich, auf seinem Rücken zeichnen sich Striemen ab, das Fleisch platzt auf und es geht weiter und weiter, der Aufseher lächelt, Kaiphas ist ungläubiges Staunen und »Forza«, mit aller Kraft, Schlag auf Schlag, Hieb auf Hieb, Jesus geht in die Knie, richtet sich wieder auf, die Schläge prasseln auf ihn nieder, in jeden wird alle Kraft gelegt, ausholend mit vollem Schwung knallt es auf ihn ein. Dann kommen die Beine, er steht ja immer noch, die Hiebe werden gezählt, es werden immer mehr, erst 14, 15, …, es geht immer weiter, die Priester beginnen sich angesichts der Grausamkeit und dieser ungebremsten Brutalität und dieser Lust daran immer wieder abzuwenden, sie scheinen nicht mehr zuschauen zu können, dann hört man nur noch das Zählen, 24, 25, … und sieht die Menge, in deren Hintergrund der Satan in seiner androgynen und makellosen Schönheit inmitten dieser Qual und dieses Leidens entlang schleicht, mit großen Augen das Geschehen in sich aufnehmend, die Priester wenden sich ab und verlassen die Stätte, der Aufseher gebietet Einhalt, Jesus sinkt auf die Knie. Die beiden Folterknechte sind außer Atem, müssen sich erholen von der Verausgabung, auch sie scheinen es nicht fassen zu können, dass er noch nicht gänzlich zusammengebrochen ist, dass er noch lebt.

Maria kommt ins Bild, ist gezeichnet. Jesus stöhnt vor Schmerzen, sammelt seine Kraft, steht wieder auf. Der Aufseher traut seinen Augen nicht, erhebt sich von seinem Tisch.

🗨 »Credere non posso«

(»Ich kann es nicht glauben«), gibt einer der Peiniger von sich.

🗨 »Diese Widerstandskraft ist unglaublich«

ruft ein anderer.

Aber sie geben nicht auf, es muss weitergehen, es ist ein Kampf, ein unfassbares Ringen. Der Aufseher befiehlt zur weiteren Marter die Morgensterne, die Knechte ergötzen sich bei deren Anblick: einzeln herausstehende, rostige Nägel beim einen, ein Geflecht aus solchen Nägeln beim anderen. Aber auch diese Folter scheint zu wenig, der Aufseher ändert seinen Befehl und will nun die Geißeln aus vielen Lederriemen, die mit spitzen Metallstücken besät sind. Die Lüsternheit der Knechte wird noch größer, sie halten Jesus vor Augen, was jetzt auf ihn zukommen wird. Einer der Folterknechte geht zum Tisch, an dem der Aufseher sitzt, und schlägt mit voller Wucht die Geißel in die Holzplatte, die Metallstücke bleiben im Holz stecken. Das ist das, was nun kommen wird.

Und wieder wird gezählt, diesmal wieder von Null an, als ob es neu beginnen würde. Die Geißeln krachen auf Jesus nieder, sein Rücken ist offen, Fleisch und Blut. Die Striemen werden immer noch tiefer. Das Blut spritzt, die Peiniger müssen es sich von den Armen abwischen, ihre Lust lässt aber nicht nach. Die nächsten Schläge sieht man nicht mehr, man hört sie nur noch, sieht aber Maria und das Grauen in ihrem Gesicht. Und dann kommt dieser Schlag von der Seite, der sich auch in der Seite von Jesus verfängt und dann mit aller Kraft zurückgezogen wird, das Fleisch bleibt an ihm hängen, die Seite ist aufgerissen, offen.

Maria betet mit Tränen und Verzweiflung in den Augen. Man denkt, es wäre damit erreicht, aber es geht weiter, man zählt weiter, das Blut spritzt bis ins Gesicht der Folterer. Maria wendet sich ab, kann sich kaum mehr auf den Beinen halten, wankt durch die Arkaden, im Hintergrund zählt es weiter, unendliches Leid, unfassbare Pein. Claudia bringt ihr weiße Tücher. Jesus liegt schon beinahe ohnmächtig auf dem Boden, der mit Blut überströmt ist, immer noch am Pflock angebunden. Die Knechte sind atemlos vor Erschöpfung.

Der Aufseher befiehlt, ihn umzudrehen. Noch eine Wende, immer noch mehr. Jesus wird an der einen Hand losgebunden und auf den Rücken gelegt, die andere bleibt am Pflock festgemacht. Und nun von vorne. In Zeitlupe, nur noch die Gesichter, abwechselnd die Folterer und dann Jesus. Er ist am Ende. Im Hintergrund zieht Satan vorbei, dieses kahlköpfige und nackte Kind auf dem Arm, weiter die Schläge in Zeitlupe, man hört nur noch ihr Zischen durch die Luft. Es ist gespenstisch, der Kleine auf den Armen des Teufels dreht sich um, schaut auf die Szenerie, man sieht sein Gesicht, das Gesicht eines Alten, das zu grinsen beginnt, sich ergötzt, der Teufel zeigt sein wahres, sein anderes Gesicht.

Jesus liegt immer noch am Boden, man hört nur noch das Pfeifen der Riemen durch die Luft, seine Augen sind schon gebrochen. Da kommt Abenader, der Centurio, und befiehlt aufzuhören. Jesus wird weggebracht, auf dem Rücken dem Boden entlang geschleift und plötzlich zeigt die Kamera diesen Blick, umgekehrt von unten, nur noch die Füße und Beine sehend. Ganz am Boden. Und dieser Boden ist mit Blut getränkt. Maria und Maria Magdalena knien sich nieder und wischen es mit den weißen Tüchern von Claudia weg.

Bei den Soldaten geht es weiter, sie setzen Jesus unter Gelächter die Dornenkrone auf, die aus Metall ist, so wie die Dornen der Geißeln aus Metall waren (🔲 Abb. 28.2).

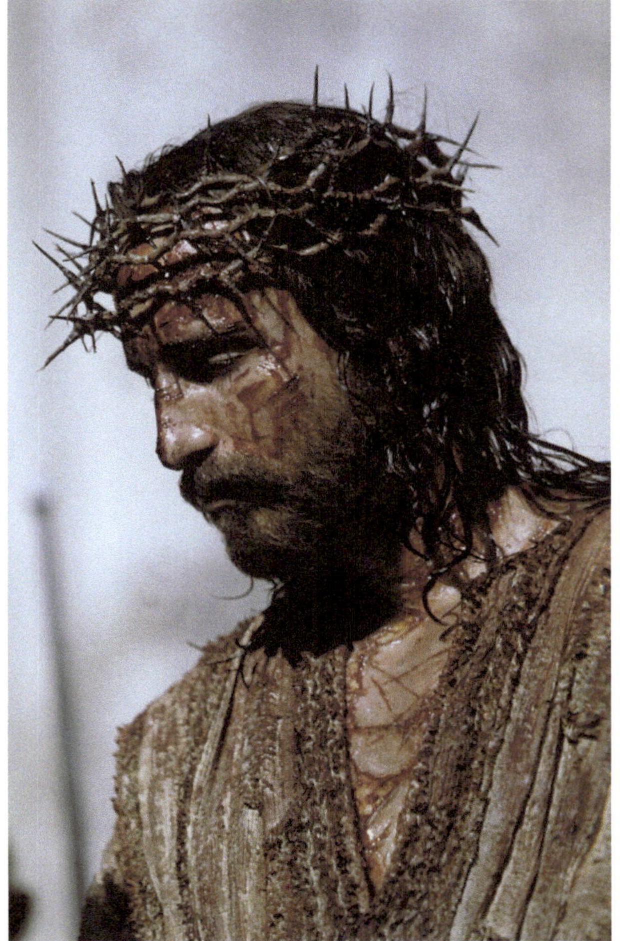

🔴 **Abb. 28.2** Die Soldaten setzen Jesus eine Dornenkrone auf. (© Constantin Film. Quelle: Filmbild Fundus Herbert Klemens. Mit freundlicher Genehmigung)

Dann Schnitt in den Hof des römischen Statthalters, dem der geschundene und dornengekrönte Jesus nun vorgeführt wird. Er sieht ihn, ist erschüttert, nimmt ihn an den Armen und führt ihn der Menge vor. Jesus kann fast nicht mehr stehen. Er ist nur noch Qual und Pein.

💬 »Ecce Homo.«

Pontius Pilatus wendet sich an Jesus, er solle mit ihm reden, und dieser antwortet ihm, dass er keine Macht über ihn hätte, wenn sie ihm nicht von oben gegeben wäre. Darum liege größere Schuld bei dem, der ihn ihm ausgeliefert habe. Damit ist es besiegelt. Pontius Pilatus wäscht seine Hände in Unschuld. Der Kreuzweg beginnt.

Auch wenn Mel Gibsons Film sich an die Inszenierung christlicher Passionsspiele anlehnt, auch wenn er eine Tradition von Bibelverfilmungen aufnimmt, so ist das Ausmaß an Gewalt und Brutalität einzigartig und überschreitet alles Dagewesene. Es ist offensichtlich und von Gibson so bestätigt, dass mit diesem Exzess an Gewalt, Schmerz und Pein, den Jesus zur Erlösung der Menschen auf sich nimmt, das Ausmaß solcher Exzesse vorgeführt werden soll, die von Menschen vollbracht wurden und werden.

Und in der Tat könnte man sich fragen, ob für den Versuch einer Wiedergabe dessen die Grenzen überschritten wären, und mit Susan Sontag darauf hinweisen, dass die Realität weitaus grausamer und gewalttätiger sein kann als die Phantasie.

Mit dem Film selbst stellt sich hingegen eine andere Frage. So wie Maria schreckt auch Claudia, die Frau von Pontius Pilatus, in der Nacht, als Jesus festgenommen wird, aus dem Schlaf auf und bittet ihren Mann, diesen Galiläer nicht zu verurteilen, er sei heilig. Daran schließt sich dann ein Gespräch zwischen den beiden über die Wahrheit an. Der Statthalter wendet sich an seine Frau:

Pontius Pilatus: »Was ist Wahrheit Claudia? Hörst du sie, erkennst du sie, wenn jemand spricht?«
Claudia: »Ja, ich höre sie. Du nicht?«
Pontius Pilatus: »Wie denn? Kannst du mir sagen wie?«
Claudia schüttelt den Kopf: »Wenn du die Wahrheit nicht hören willst, kann dir das niemand sagen.«
Pontius Pilatus: »Wahrheit … Willst du wissen, was meine Wahrheit ist, Claudia? Seit elf Jahren schlage ich hier in dieser elenden Provinz Aufstände nieder. Wenn ich diesen Mann nicht verurteile, wird Kaiphas zum Aufstand rufen. Wenn ich ihn aber verurteile, werden seine Anhänger das Gleiche tun. So oder so, es wird Blut fließen. Der Kaiser hat mich gewarnt, Claudia. Schon zweimal. Er hat geschworen, dass beim nächsten Mal mein Blut fließen wird. Das ist meine Wahrheit.«

Pontius Pilatus spricht von einer Wahrheit des Blutes, von einer Wahrheit, die sich im Fließen des Bluts kundtun kann, die – wie man auch sagen könnte – unter die Haut geht. Das entspricht dieser ganzen Geißelung, dieser ganzen Folterung – die ja insofern auch eine ist, als es den Anschein macht, dass die Hohepriester darauf warten würden, dass Jesus seinem Glauben abspenstig würde, dass er ihn verleugnen würde, so wie das Petrus dreimal getan hat –, die immer mehr unter die Haut gingen, die darin gipfelten, dass Jesus sogar das Fleisch mit der Metallgeißel herausgerissen wurde.

Ob dieser Aspekt des Blutes und seiner Bedeutung für die Wahrheit so sehr von der unterschieden ist, von der Claudia spricht, wenn sie sagt, dass sie die Wahrheit hören kann, dass man sie hören könne, wenn man es wolle, wenn man bereit dafür sei, ist nicht so sicher. Er ist aber ganz sicher unterschieden von der Wahrheit, die dann am Kreuz der eine der beiden Schächer anruft, wenn er Jesus höhnisch auffordert, er solle doch vom Kreuz steigen, wenn er der Sohn Gottes sei, wenn er Wunder vollbringen könne. Diese Art von Sichtbarkeit der Wahrheit war wohl kaum von Claudia gemeint und wird auch umgehend quittiert, wenn der Rabe angeflogen kommt, sich aufs Kreuz über ihm setzt und ihm die Augen aushackt.

Dieser Akt, der von oben kommt, ist natürlich Bestrafung, aber ebenso offensichtlich noch mehr als das – eine solche könnte ja auch anders aussehen und müsste sich nicht auf die Augen beziehen –, nämlich ein Hinweis darauf, dass es bei der Wahrheit nicht um ein solches Sehen geht. So ist es ja auch nicht von ungefähr, dass der große Seher der Antike, Thereisias, eben blind gewesen ist.

Auch wenn es häufiger so verstanden wurde, so scheint es bei dieser Betonung des Blutes nicht um den Anspruch zu gehen, eine historische Wahrheit wiederzugeben. Das Blut soll kaum die Wahrheit eines authentischen Ursprungs verbürgen, der ohnehin immer schon ein verlorener ist, wie es in den großen Mythen von Ödipus, Moses bis hin zu Siegfried erzählt wird.

Gerade dieses Erzählen hat Thomas Lentes (2004, S. 47) in einem Text »Blut – Echtheit – Imagination oder: Von der Wahrheit des Erzählens« ins Zentrum seiner Überlegungen zum Film *Die Passion Christi* gestellt; da zitiert er im Kontext der Objektivität der Evangelien ein Straßburger Nonnengebetbuch:

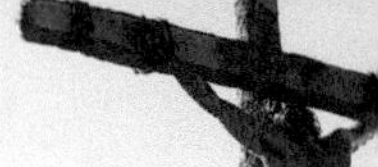

> »Die Evangelisten haben die Wahrheit mit sehr knappen Worten ausgelegt, denn sie wollten schreiben, damit erwiesen werde, dass uns Gottes Sohn [...] erlöste.‹ Dem Bemühen der Evangelisten, die objektive Tatsache der Erlösung zu beschreiben, steht die Aufgabe der Passionsbetrachtung als genuin subjektive Textsorte entgegen: Sie füllt all das auf, was die Evangelisten ausließen, was aber ›eine aufmerksame Seele oft in ihrer andächtigen Betrachtung merken und in sich ziehen könnte und saugen möchte aus dem Leiden unseres Herren, damit sie ihn wiederliebe und ein Minneschmerz eines treuen Mitleidens an ihr wachste‹. Das Zeugnis der Wahrheit und der objektive Bericht des Erlösungsgeschehens in den Evangelien werden vonseiten der Betrachtung ergänzt durch die Stimulierung des religiösen Subjekts.«

Die Passionsbetrachtung sucht demnach über die Stimulierung des religiösen Subjekts eine Beflügelung der Imagination, die »im Dienste der guten Sitten und des Glaubens steht« (Lentes 2004, S. 48). Das Blut wäre also nicht Zeuge und Bürge einer objektiven Wahrheit, die so als unumstößlich ausgewiesen und eingeholt und eingeklagt werden könnte. Es ist vielmehr Teil einer subjektiven Wahrheit, bei der es darum geht, sie als körperlich-schmerzliche Erfahrung weiterzugeben. Das *Erzählen,* von dem hier die Rede ist, würde dann auf die Dimension des Weitergebens, des Übertragens erweitert. Des Übertragens von etwas, das sich eben – wie es in den Evangelien auch immer erzählt wird – gerade nicht fassen lässt. Das Medium wäre die Botschaft.

So viel Offenheit möchte Lentes Gibson freilich nicht zugestehen, vermutet angesichts seiner Biographie eher, dass er doch eine Wahrheit über ein objektives Geschehen verfolge. Dabei scheint er allerdings die zahlreichen Hinweise im Film zu übersehen, die von solchen Übertragungen erzählen. Da sind die Rückblenden, welche frühere Szenen aufrufen, um sie mit der aktuell gezeigten zu verbinden, da sind all die Schnitte, die genau so verlaufen, dass eine Person durch eine andere ersetzt wird, und da ist nicht zuletzt dieser Wurf des Geldsäckels, mit dem wir als Zuschauer in die Position von Judas gebracht werden. Und schließlich ist da auch diese Geste der nach oben zeigenden geöffneten Hand von Maria, wenn sie den Leichnam des vom Kreuz abgenommenen Jesus in ihren Armen hält. Es ist dieses Zeichen des Gebens und des Nehmens des Schmerzes und des Leids, das keine objektive Wahrheit beansprucht. Es ist Übertragung pur, könnte man sagen.

Nicht zuletzt setzt der bereits erwähnte Anfang des Films diesbezüglich ein deutliches Zeichen. Nicht nur dadurch, dass der sonst immer übliche Titel hier fehlt, gerade das Zitat des Propheten Jesaja – schon von Beruf Medienkünstler – verweist auf diese Stellvertretung und Übertragung: »Doch er wurde durchbohrt wegen unserer Verbrechen, wegen unserer Sünden zermalmt. Zu unserem Heil lag die Strafe auf ihm, durch seine Wunden sind wir geheilt.« Weiter ist seine Erlösung auch unsere Erlösung. Und bei dieser Erlösung wird durch die Körperlichkeit, und vor allem durch den geöffneten Körper, bei dem Blut fließt, Heil geschaffen, insofern diese »Öffnung [...] die göttliche Gnade als reinigenden Blutstrom die Menschen von ihren Sünden reinwaschen« sollte (Lentes 2004, S. 51).

In diesem Sinn konzediert Lentes (2004, S. 56 f.) dann mit einem Hinweis auf Jan Assmann, der darauf hingewiesen hat,

> »dass eine Religion stirbt, wenn ihre Großerzählungen nicht von jeder Generation in der ihr eigenen Form und in der ihr spezifischen Medialität erzählt wird [...] Doch dürfte es sich weit weniger um einen neuen Bilderstreit als vielmehr um einen Deutungsstreit handeln, der sich vor allem um die Frage drehte, wie und ob überhaupt die Großerzählung des Christentums schlechthin im Massenmedium Kino, zumal wenn es die aktuellste und populärste Filmsprache der Gewalt spricht, dargestellt werden kann und soll.«

Der Skandal

Was aber ist dann das Skandalöse an *Die Passion Christi?* Auch wenn der Skandal immer laut ist, scheint das Skandalöse hier vielschichtig, aber nicht weniger wuchtig zu sein. Da haben wir zum einen den Vorwurf des Antijudaismus und Antisemitismus, der sich vom Film her – wie schon gesagt – nicht wirklich halten lässt. Eine weitaus größere Bedeutung hat diese schonungslose, exzessive und ihrerseits auch brutale Darstellung der Gewalt, die sich an Jesus auf seinem Leidensweg austobt. Ihr wird immer wieder von theologischer und kunstwissenschaftlicher Seite her vorgeworfen, dass sie sich nicht an die Vorgaben hält, welche die künstlerische Tradition über Jahrhunderte hinweg bereitgestellt hat. Der immer schon alles andere als im Geheimen gehegte und gepflegte Vorbehalt der Hochkultur und der diese genauso hochhaltenden Intellektuellen gegenüber dem profanen Unterhaltungskino Hollywoods und seiner billigen Effekthascherei wird dabei wieder aufgewärmt, natürlich verbunden damit, dass dem Film jegliche künstlerischen Qualitäten abgesprochen werden.

Aber auch das ist nicht wirklich das, was den Skandal ausmachen könnte, da es ja längstens bekannt und ausgelutscht ist. Wirklich schockierend hingegen – und in dieser Inszenierung und in diesem Kontext wahrscheinlich einzigartig – ist diese grenzenlose Lust an der Gewalt, die nicht nur Jesus von der Geißelung über den Kreuzweg bis zu Golgota peinigt und schindet, sondern auch den Zuschauer nicht mehr loslässt. Es ist nicht wahr, dass man nicht mehr hinschauen könne, weil es zu viel ist. Es brennt sich ein und hat sich längstens eingebrannt: diese Häme, dieser Hohn, dieser Spott, aber vor allem dieser Genuss am Quälen, am Peinigen und Erniedrigen, der bis zum Letzten und über die körperliche Erschöpfung hinaus immer weiter und weiter geht. Das ist der eigentliche Exzess. Dieser Genuss in den Gesichtern der Peiniger, in ihren Worten, in ihrer Mimik, in ihren sich immer noch mehr überbietenden Einfällen, die Brutalität und die Gewalt auszukosten. Schon die Vorbereitung auf die Geißelung ist nichts als Vorfreude, die bis ins Detail ausgebreitet wird. Die Folterinstrumente werden genüsslich in die Hand genommen und ausprobiert, die Ruten gebogen, die Peitschen geschwungen, die Augen leuchten, die Luft vibriert, der Anfang wird mit Hohn und Spott zelebriert, bis es dann losgeht: hemmungslos die Schläge, die Gewalt.

Dann dieser Blick – Jesus liegt schon am Boden, hängt nur noch an den am Pflock festgebundenen Händen – des Aufsehers auf Jesus, auf diese Gräuel, auf diese Tortur, und dann diese Handbewegung, nicht mal einen Ton, nur diese Bewegung der Hand, als ob es sich ohnehin nur noch um Lebloses handeln würde, diese Aufforderung, Jesus umzudrehen und die Geißelung auf seiner Vorderseite fortzusetzen. Oder das Aufsetzen, besser: das Eindrücken der Dornenkrone aus Metall, oder, oder, oder … Er tobt sich aus, dieser Genuss. Und die Faszination, die er ist.

Auch hier sollte man sich jedoch vor psychopathologischen Kurzschlüsseln hüten, weil es um weitaus mehr geht. Denn es geht nicht um die Lust dieser Einzelnen, es geht um die Faszination an dieser Lust, die uns alle mitreißt – auch hier wird der Säckel mit dem Geld, diese Verheißung des Genusses uns zugeworfen. Es ist eine Faszination, die vielleicht genau darauf aus ist, diese Wahrheit des Blutes als eine, die unter die Haut die geht, als eine, die uns angeht und nicht mehr in Ruhe lässt, wirklich bis zum Letzten zu bringen. Und diese Faszination dürfte der eigentliche Skandal sein, der die herrschenden Vorstellungen und Bilder niederreißt. Und das mit einem Erfolg, der in diesem Ausmaß von niemandem – selbst von Mel Gibson wohl kaum – erwartet worden wäre. Die Darstellungen der Wahrheit von der Kreuzigung als Teil der Auferstehung richteten sich in ihren künstlerischen Darstellungen schon immer an das Publikum, an die Betrachter, an die Menge. *Die Passion Christi* hat das aber bei weitem überboten, in doppeltem Sinn überboten: von der Masse der Zuschauer, aber vor allem von dieser brutalen Wahrheit her, die da in Szene gesetzt wurde.

Referenzen und Übertragungen

So wird der Kreuzweg im Film wirklich zur Via dolorosa, ja zur Via dolorissima. Er wird gesäumt von einer namenlosen wogenden Menge, aus der immer wieder Maria und Maria Magdalena, gefolgt von einem Jünger, Johannes, auf der einen Seite, der Teufel auf der anderen Seite blicken. Die Schläge gehen weiter, Jesus stürzt, das Kreuz auf ihn, noch mehr Schläge, die Szene löst sich auf im Schmerz, im Blut, die Musik hebt an und scheint zu tragen, was nicht mehr zu tragen ist.

Maria kniet sich zu ihm nieder und Jesus sagt:

»Siehe, Mutter, ich mache alles neu.«

Das Peitschen geht weiter, die Legionäre schlagen weiter auf ihn ein. Jesus bricht wieder zusammen, und es wird etwas anders, die Menge, die nach wie vor den Weg säumt, beginnt mit ihm zu leiden, sein Leid zu teilen: Ein junger Mann wird von den Soldaten bestimmt, Jesus zu helfen, und er trägt mit ihm das Kreuz, eine junge Frau gibt ihm ihr wiederum weißes Tuch, um sich das Blut und den Schweiß zu trocknen, und will ihm Wasser reichen, doch der Becher wird ihr mit dem Fuß aus der Hand geknallt wie mit einem Peitschenhieb. Da kommt es plötzlich von den Leuten:

»Das muss aufhören.«

Das Klagen der Leute, des Volkes, der Juden, wird zur Anklage an die Peiniger.

Die einen hoch zu Ross, die anderen am Boden mit dem Blick nach oben zum Himmel, zu Golgota, wo die Kreuze gerichtet werden – zur Erlösung. Dort oben kommt es nochmals zum Fall: kopfüber flach auf den steinigen und staubigen Boden. Und wieder die Schergen:

»Steht auf, Eure Hoheit.«

Maria kniet nieder. Liegend wird Jesus ans Kreuz genagelt, mitten durch die Hände, mitten durch die Füße – nur noch Schreien, Schreien der zusammengebissenen Zähne. Wieder spritzt das Blut.

Dann wird das Kreuz aufgerichtet, der geschundene und zermarterte Jesus thront über seinen Peinigern, deren Blicke richten sich nach oben zu ihm, der Spott und die Folter beginnen von neuem (Abb. 28.3).

Natürlich hat auch Mel Gibsons Film eine lange Vorgeschichte vieler Stationen. Und ebenso klar ist es – es handelt sich ja um einen Skandalfilm –, dass es dabei auch um die Frage der Höhe geht, um die der Kunst, um die der Kultur. So untersucht Andreas Gormans (2004, S. 75) in seinem Beitrag »Der Film vor dem Film«, inwieweit *Die Passion Christi* bildlichen Vorgaben aus der Malerei zur Passionsgeschichte entspricht. Dabei wird allerdings vor allem eines immer wieder festgestellt: dass der Film nie das Niveau der Vorgänger, nie die Vorgaben der großen Kunst zu erreichen vermag. So heißt es beispielsweise bei der Erwähnung von Zitaten aus dem Isenheimer Altar von Matthias Grünewald, dass diese »überdeutlichen motivischen Übernahmen nicht annähernd an die darstellerische Subtilität« der Vorgaben heranreichen.

Der Tenor ist eindeutig. Diese Aussage im Film von Jesus: »Ich mache alles neu« sei das Letzte, was für diesen Film gelten könnte.

Ganz ähnlich wird der Kurator einer Ausstellung in Nürnberg zitiert, die den historischen Bezügen des Films zur mittelalterlichen Kunst 2004 nachging, der bemerkte: »Im Unterschied zum Gibson-Film bleiben die spätmittelalterlichen Darstellungen trotz vieler realistischer Details nicht auf schonungslose visuelle Effekte beschränkt« (Gormans 2004, S. 76). Da ist natürlich nicht nur Mel Gibsons Film, sondern Hollywood im Visier, das ja bekanntlich vor allem eine Traumfabrik unterhält, die zur Sicherung der großen Gewinne vor allem auf Effekthascherei und nicht zuletzt auf die exzessive Darstellung von

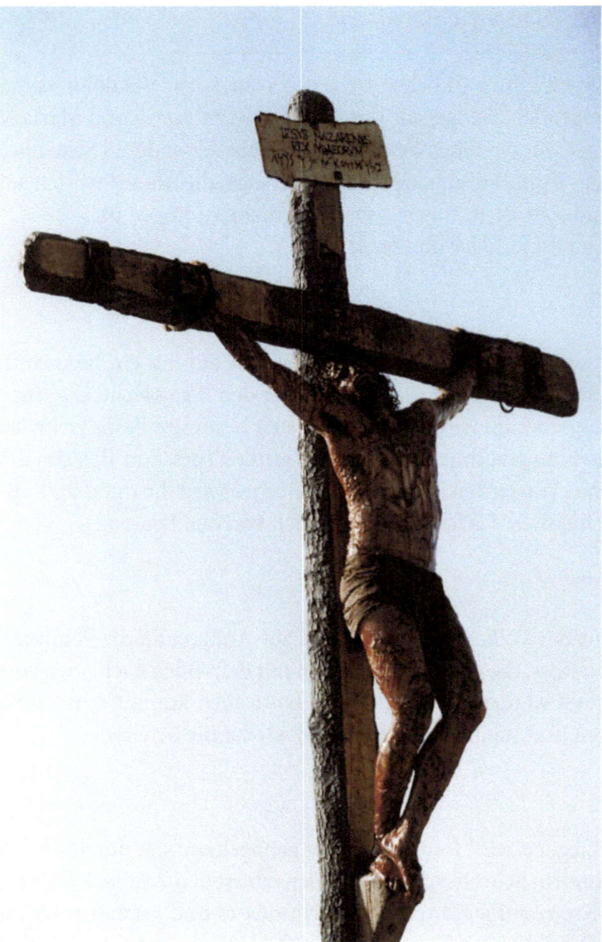

Brutalität und eine »orgiastisch zelebrierte Freude an Gewalt« aus ist. Dabei könnte es auch andere Formen von Sichtbarkeit geben, wie Gibson selbst einmal vorführe (zit. n. Gormans 2004, S. 77):

> »So schwenkt am Ende der Geißelszene die Kamera auf Maria. Bei einigen der härtesten Hiebe schaut der Betrachter somit nicht auf Christus, sondern in das schmerzverzerrte Gesicht seiner beinahe ohnmächtigen Mutter [...]. Hier zeigt sich intelligente Filmkunst, da ausgerechnet in dem Medium, das doch auf Sichtbarkeit setzt, etwas dadurch gezeigt wird, dass es bewusst der Sicht des Zuschauers vorenthalten wird.«

Vor allem aber beweist diese Beobachtung – dem Kommentar von Gormans ganz entgegengesetzt –, dass Gibson über diese filmischen Möglichkeiten und Formgebungen durchaus verfügt und sie beherrscht. Überhaupt ist es ja so, dass dieses Unerhörte, Unsichtbare, dieses Von-woanders-Herkommen ein zentrales stilistisches Mittel des Films ist. Und noch weniger ist es so, dass diese Szene die einzige im Film wäre, die mit solchen Mitteln gearbeitet hätte. Ganz im Gegenteil. Gibson nutzt eine ganze Reihe solcher stilistischer Mittel, visuelle und akustische, in den verschiedensten Szenen der Geißelung und der Kreuzigung.

Diese künstlerischen Mittel fehlen dem Film nicht. Aber: Es gibt auch das andere. Und das ist das, woran man sich stößt. Es gibt das *Blut*. Und man entkommt ihm nicht. Es packt einen, lässt einen nicht mehr los. Es gibt das *Blutrünstige* und man sieht es in den Augen, in den Gesichtern der Henker, man hört es in ihrem Lachen und Grölen, man hört es in ihrem Hohn und ihrem Spott. Es gibt diese Lust zu peitschen und zu quälen, es gibt diese Lust, bis aufs Blut und unter die Haut zu gehen, sich vor den Schmerzen und den Qualen zu verschließen und sie dennoch herauszupeitschen und vorzuführen. Es gibt diese Lust am geschundenen Körper: Ecce Homo!

Und hier gibt es auch andere Bezüge zur Kunst. Nicht nur die zur hohen und großen Kunst, die dann aufs hohe Ross gesetzt wird und von diesem die Niederungen mit Abscheu betrachtet – so wie Gibson es bei der Kreuzigung in Szene setzt, vielleicht schon wissend, was passieren wird –, hier gibt es Bezüge zur zeitgenössischen Kunst, die ebenfalls ins Auge springen, bei denen es genau auch darum geht.

So erwähnt Reinhold Hoeps (2004, S. 105) Bilder von Markus Muntean und Adi Rosenblum, die »alltäglich gekleidete Jugendliche in reduzierten, aber wohl gesetzten Posen [zeigen], den Blick ins Leere gerichtet und mit leicht blutenden Schnitten an unbekleideten Körperteilen; Wunden, die ohne Schmerz ertragen werden«. Interessant dabei ist nicht zuletzt die Parallele zu den Selbstverletzungen, wie wir sie nicht nur von den Jugendlichen kennen. Die Schnitte dieser Selbstverletzungen sind solche *in ein Bild*, ins Bild eines intakten und ganzen und unverletzten Körpers. Es sind Schnitte, die ein Begehren signifizieren, welches das Bild von sich selbst immer wieder zerschneidet und zerstört. Es sind zudem Schnitte, die den Körper öffnen, ihn nicht bei sich und in sich selbst sein lassen. Es sind Schnitte, die sich gerade in dieser Öffnung übertragen, die mit dem Schmerz auch ein Begehren des anderen übertragen.

Die brasilianische Künstlerin Roberta Lima, die sich in ihren Performances ins eigene Fleisch schneidet und sich dabei tiefe Verletzungen beibringt, erzählt, dass sie bei diesen Aktionen keinen Schmerz empfindet. Sie sei viel zu sehr auf die Performance selbst konzentriert. Auch Jugendliche berichten das immer wieder. Roberta Lima konzentriert sich auf die Spannung von Künstlerin und Betrachter, auf die Architektur der Raum- und Spannungsverhältnisse zwischen ihnen. Welche Distanz wird man einnehmen, welche Distanz gegenüber diesem Schmerz, gegenüber dieser Verletzung, gegenüber dieser Qual, die sich überträgt, die nicht mehr bei ihr, sondern beim Betrachter ist, die sich körperlich überträgt und die Grenzen zwischen innen und außen auflöst (Knellessen 2015). Ganz so – könnte man sagen – wie es im Film bei der Geißelung Jesu der Fall ist, wenn die Haut aufplatzt, sich das Innen nach Außen kehrt, das Blut fließt und spritzt. Da platzt auch die Distanz zum Zuschauer mit jedem Knall, mit jedem Hieb – noch weitaus stärker als da, wo der Geldbeutel mit den Silberlingen auf uns zufliegt.

Diese Verletzungen sind Übertragungen, die eben nicht bei sich bleiben, die etwas übertragen, was nicht gesagt, was nicht gehört werden kann. Sie sind Übertragungen des Unerhörten, des Ungesehenen, des Ungewussten. Ganz wie es die Psychoanalyse kennt: Übertragung ist Übertragung von Unbewusstem. Und ist Übertragung, die von irgendwoher kommt, die überrascht und erschreckt. Freud (1905, S. 183) hat es im *Bruchstück einer Hysterie-Analyse* in Bezug auf den Abbruch der Behandlung durch Dora beschrieben, die von einer Stunde auf die nächste nicht mehr kam: »So wurde ich denn von der Übertragung überrascht ...«

Hoeps erwähnt in seinem Text »Über die verschiedenen Weisen, die Wunden zu zeigen« natürlich auch Joseph Beuys und seine Arbeit *Zeige Deine Wunde*. Mit ihr fordert Beuys die traumatisierte Gesellschaft auf, ihre Wunde zu zeigen. Und wenn die verschiedenen Gegenstände dieser Arbeit – wie z. B. die Leichenbahren, Forken, Thermometer u. a. – immer doppelt vorhanden sind und einander vis-à-vis stehen, dann ist das ein starker Hinweis auf diese Übertragung, um die es hier bei *Die Passion Christi* auch immer wieder geht. Und vor allem führt sie à la Beuys vor, dass »das Leiden nicht nur Funktionsdefizit ist, sondern als produktives Movens in gesellschaftlichen und Lebensprozessen zu erkennen [ist] – als *Wärmefaktor* in der funktionalen Kühle« (Hoeps 2004, S. 107).

Ganz so hat auch Bruce Nauman seinen Körper als verletzten, versehrten und ausgesetzten zum Material für seine Kunst genommen, hat mit ihm das installiert, von dem im Film die Rede ist: Neues gemacht.

So erstaunt es auch nicht, wenn die Auferstehung als Erlösung im Film eigentlich gar nicht mehr vorkommt. Sie ist nur ein kurzer Moment, der vor allem durch die Wunde, durch die Öffnung, durch das Loch in der Hand bestimmt ist.

Das Fehlen der Erlösung ist so jedoch nicht – wie es dem Film vorgeworfen wurde – Wendung zum Schlechten, Verzicht auf die Gnade, ist nicht Ausdruck von Resignation und Schwarzmalerei, es ist vielmehr dieser Aspekt des Wärmefaktors, in der funktionalen Kühle, von der Beuys spricht, der Aspekt dessen, wenn Nauman den Körper als Material nimmt, der Kunst macht und Kunst ist.

Das Unerhörte des Skandals ist vielleicht gerade dieses: dass sich Leiden und Erlösung nicht trennen lassen. Im Übrigen auch für die Psychoanalyse nicht. Es geht da nicht um eine Auslöschung des Traumas, sondern darum, diese Ambivalenz zu bewahren, an der Freud beispielsweise in den verschiedenen Wandlungen seiner Triebtheorie immer festgehalten hat.

Literatur

Freud S (1905) Bruchstück einer Hysterie-Analyse. GW, Bd. V, S 161–286

Gormans A (2004) Der Film vor dem Film. Das Verhältnis von Mel Gibsons »Passion Christi« zur bildenden Kunst. In: Zwick R, Lentes T (Hrsg) Die Passion Christi. Der Film von Mel Gibson und seine theologischen und kunstgeschichtlichen Kontexte. Aschendorff, Münster, S 60–98

Hoeps R (2004) Über die verschiedenen Weisen, die Wunden zu zeigen. Mel Gibsons Film im Kontext zeitgenössischer bildenden Kunst. In: Zwick R, Lentes T (Hrsg) Die Passion Christi. Der Film von Mel Gibson und seine theologischen und kunstgeschichtlichen Kontexte. Aschendorff, Münster, S 99–110

Knellessen O (2015) Selbstverletzung und Scham. Vortrag an der Psychiatrischen Klinik Liestal, BL. http://knellessen.ch/detail/176. Zugegriffen: 6. Mai 2018

Lacan J (2015) Die vier Grundbegriffe der Psychoanalyse. Das Seminar Buch XI. Turia + Kant, Wien

Lentes T (2004) Blut – Echtheit – Imagination oder: Von der Wahrheit des Erzählens. In: Zwick R, Lentes T (Hrsg) Die Passion Christi. Der Film von Mel Gibson und seine theologischen und kunstgeschichtlichen Kontexte. Aschendorff, Münster, S 44–59

Volk S (2011) Skandalfilme. Cineastische Aufreger gestern und heute. Schüren, Marburg

Originaltitel	The Passion of The Christ	
Erscheinungsjahr	2004	
Land	USA	
Drehbuch	Benedict Fitzgerald, Mel Gibson	
Regie	Mel Gibson	
Hauptdarsteller	James Caviezel, Christo Schopow, Christo Schiwkow, Maia Morgenstern, Monica Bellucci	
Verfügbarkeit	Als DVD, Original (Hebräisch, Latein, Aramäisch) mit deutschem Untertitel	

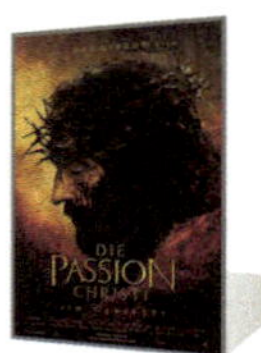

Bitterer Nachgeschmack

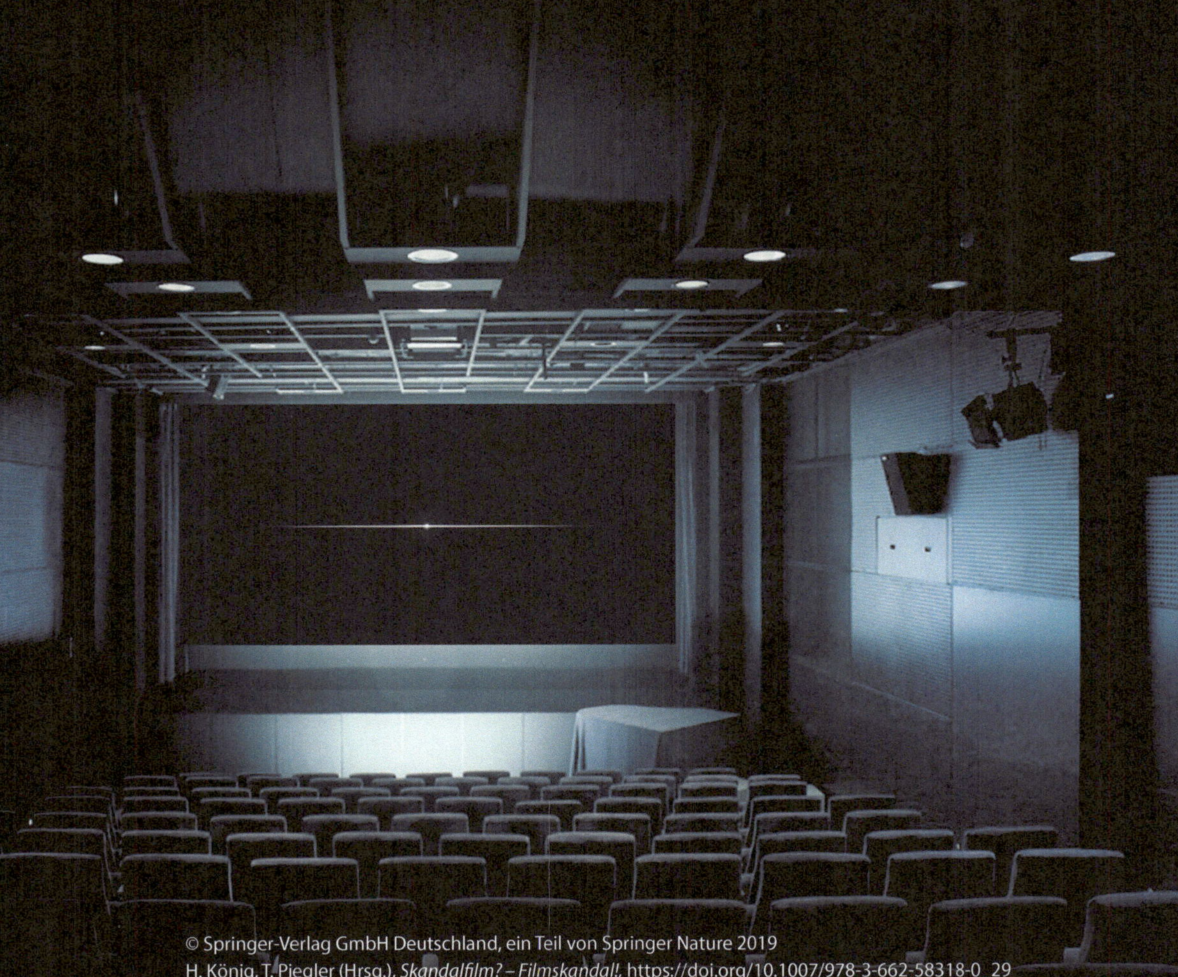

Am Anfang der *Passion Christi* wird der Wurf eines Geldsäckels stilistisch spitzfindig in Szene gesetzt. Geworfen wird jenes Geld, das Judas für den Verrat an Jesus verdient. Noch bevor wir sehen, wie er den Beutel auffängt, wirft der Hohepriester ihn direkt in Richtung der Kamera.

Olaf Knellessen erkannte, dass mit dieser Einstellung *wir* als Publikum unmittelbar adressiert werden. Und nicht nur werden wir angesprochen: Durch das eigentümliche Spiel mit der Perspektive werden wir in die *Position* von Judas gezwungen! Für einen kurzen Moment *sind* wir Judas: Aber haben wir auch einen Verrat begangen? Die Kameraperspektive enttarnt keinen Verrat: Demaskiert wird unser *Verlangen* nach dem Abscheulichen. Denn wir kaufen ein Kinoticket, lassen uns die Blueray ins heimelige Wohnzimmer liefern oder bestellen den digitalen HD-Stream – in der festen Absicht, die Leiden Jesu bei seinem Kreuzgang zu bezeugen. Und was das für Leiden sind! Im Film von Mel Gibson werden sie detailverliebt ausgestaltet. Das Spektakel ist für uns kaum auszuhalten – und dennoch wenden wir den Blick nicht ab!

Wahrscheinlich ist es ein heikles Eingeständnis: Im Film leidet Jesus in erster Linie deswegen so unermesslich, *weil wir dafür bezahlt haben* – lebt doch die Filmindustrie vornehmlich durch unsere Sehnsucht nach dem Aufregenden. Das macht uns nicht bloß zu schaulustigen Voyeuren, die sich an der dramatisierten Grausamkeit ergötzen. Viel mehr noch: Das macht uns zu insgeheimen *Mit-Verschwörern*. Genau genommen handelt der filmische Judas im Dienste unseres ganz persönlichen Begehrens nach dem Grenzwertigen. Deswegen fliegt der Säckel auch zuerst in *unsere* Richtung, nicht in *seine*. Er springt uns an.

Roland Zag hat das Tauschgeschäft, das uns hier in ausdrucksstarker Verdrehung begegnet, als den »Publikumsvertrag« bezeichnet: Wir investieren Geld und erhalten emotionalen Rausch. Filme sind so populär, weil sie uns die Entfesselung unserer Affekte erlauben. Deswegen bezeichnete Ed Tan Filme auch als »Emotionsmaschine«, und deshalb haben wir im Prolog zu diesem Band auch von Filmen als »Freakshow« gesprochen, die unserem Bedürfnis nach dem Un-Normalen eine illustre Manege bieten.

Keine Filme machen unser Verlangen nach dem Abscheulichen, unsere Sehnsucht nach dem Aufregenden und unser Begehren nach dem Grenzwertigen so deutlich wie Skandalfilme. Die öffentlich geteilte Empörung alleine signalisiert, wie sehr diese Filme in unserem Inneren auf Anklang stoßen: Denn knüpften sie nicht an irgendetwas Verborgenes in uns an, sie würden uns kalt lassen.

Uns mag die Gelassenheit brüskieren, mit der die Vergewaltigung des vietnamesischen Mädchens durch die bayerischen Soldaten in Verhoevens Film vom Kommandanten titelgebend für »ok« befunden wird. Wie Harald Freyberger, der völlig überraschend und viel zu früh 61-jährig am 6. Dezember 2018 verstarb, in seinem Beitrag beschreibt, ist der Streifen vordergründig als Anklage gegen den US-amerikanischen Vietnamkrieg angelegt. Dass die Produktion auf so immense Ablehnung gestoßen ist, entzündet sich nicht allein an seinem politischen Programm. Widerstände mobilisieren sich gleichzeitig an den tabuisierten Phantasien, die der Film hintergründig zum Schwingen bringt: Zwar beheimaten wir diese Phantasien in uns, aus moralischen Gründen würden wir sie jedoch am liebsten ins weit entfernte Ausland verbannen. Das unheimlichste Ausland ist weder bayerischer Wald noch vietnamesischer Dschungel: Es ist unser dynamisches *Unbewusstes*. Filme bieten diesem »inneren Ausland« – wie Sigmund Freud (1933) es in seinen *Vorlesungen* malerisch taufte – eine greifbare Gelegenheit zur Artikulation. Unser voyeuristischer Untermieter wird zum Erklingen gebracht. Die Drangsalierung des unschuldigen Mädchens ist sein filmischer Tribut.

Vielleicht überfordert uns die Unmittelbarkeit, mit der in *Antichrist* die frivole Sexualität eines an sich ermüdeten Paares mit dem schrecklichen Tod ihres Sohnes verknüpft wird. Die skandalträchtige Wirkung setzt jedoch wesentlich tiefer an, als es alleine in der Anstößigkeit der unmittelbaren Bilder zu erkennen ist: Barbara Ruettner und Lutz Goetzmann haben hinter dem vermeintlichen Suizid des Jungen eine *rituelle Opferung* entlarvt. Sie soll den Langverheirateten die Überwindung von allzu zerstörerischer Entfremdung in der Ehe versprechen. Natürlich ist der Junge *für uns* gestorben. Lars von Trier lässt ihn hinrichten, vor allem damit *wir* den Konsum seines Films in so beschaulicher Weise aufwühlend empfinden dürfen! Die Überforderung ist lediglich Mittel zum Zweck: Stilisiert wird die Entfremdung *in uns*.

Fressen, bis man stirbt (oder wahlweise in der eigenen Scheiße versinkt), Lachen über Gott, Mitfühlen mit befeindeten Soldaten – was haben wir in diesem Band nicht alles an befremdlichen Tabubrüchen gesehen: sich liebende Cowboys, verführerische Lolitas (die auch gerne blutige Rache nehmen), promiskuitive Minderjährige, ein Killerpärchen auf mörderischem Roadtrip …, zwei hingerichtete Diktatoren – der eine davon sogar mit reichlich beschämender Inkontinenz beschenkt! Ein Diktator in Wiederauferstehung, nicht tot zu kriegen, weil wir ihn alle innerlich mit uns herumschleppen …, ein kultureller Botschafter, gekleidet in ein ikonisches Badekostüm …, ein abgeschnittener Frauenkopf, den man in Wirklichkeit nicht eine Sekunde lang zu Gesicht bekommt, ein echter und ein falscher Messias, die beide vom rechten Weg abkommen – eine »Transsexuelle«, die noch nicht Mal *wirklich* transsexuell ist. Wozu die ganze Maskerade?

Sehnsucht nach der Erregung und Lust am Obszönen

Marvin Zuckerman (1994) ist überzeugt davon, dass uns Menschen ein Verlangen nach dem Aufregenden genetisch in die Wiege gelegt ist. Rufen wir uns in Erinnerung, dass der Konsum von Filmen im Körper zu einer physiologischen Mobilmachung führt, die wir alle kennen: Der Herzschlag wird schneller, die Muskeln spannen sich an, uns wird heiß, Schweiß bricht aus, der Blutdruck steigt. Diese Mobilmachung passiert *instinkthaft*, weil sie einst unser Überleben sicherte im Rahmen von evolutionärer Fitness: In Gefahrensituationen aktiviert unser Organismus den »Fight/Flight-Modus« (»Kampf/Flucht-Modus«), der uns diejenige Energie zur Verfügung stellt, die wir benötigen, um eine Bedrohung entweder zu *bekämpfen* oder von ihr *wegzulaufen*. Diese Energie nennen wir *Arousal* oder »psychophysiologisches Erregungsniveau«. Wobei wir heute wissen, dass jeder Mensch einen individuellen Level an Erregungsniveau braucht, um sich wohlzufühlen, und umgekehrt dann in depressiv anmutende Lustlosigkeit verfällt, wenn das Arousal unter eine bestimmte Schwelle sinkt. Aufgrund unserer individuellen charakterlichen Konstitution würden wir Menschen nicht bloß danach streben, unser Erregungsniveau konstant zu halten, sondern darüber hinaus besondere Lebendigkeit daraus ableiten, unser Arousal kurzfristig dramatisch ausschlagen zu lassen. Diese krasse Steigerung empfänden wir als besonderen »Kick«. Die Suche nach dem Kick nannte Zuckerman »Sensation Seeking«: die Suche nach körperlicher Erregung über psychisches Excitement.

Um diese Art der Stimulation zu erreichen, kann man verschiedene Strategien verfolgen: Klassischerweise gelingt sie über höchst riskante *Extremsportarten* wie Bungee Jumping, Motocrossfahren oder das bis vor einigen Jahren noch äußerst populäre »Roofing« (Wolkenkratzerklettern ohne Sicherung). Aus dem *Alltag* kennen wir vielleicht etwas mildere Formen: Da begeben wir uns auf Erregungstour, indem wir uns am Rummel amüsieren, mit dem Auto besonders gefährliche Überholmanöver wagen oder abends ein paar Stunden Killerspiele am Computer zocken. In der *Klinik* begegnet uns das Sensation Seeking in Form von Unterarmritzen bei Patientinnen mit Borderlinestörungen, ungeschützte sexuelle Kontakte mit häufig wechselnden Geschlechtspartnern oder bei dem Phänomen der »Kontraphobie«, wo Menschen mit eigentlich primärer Angsterkrankung ihre Angst durch jene beruflichen Tätigkeiten beschwichtigen (und daraus ein Kontrollempfinden umdeuten), die genuin risikoreich sind (wie etwa beim Fallschirmspringen, bei Feuerwehr, Polizei oder im Maßregelvollzug).

Mickey und Mallorys mörderischer Roadtrip durch die USA erfüllt in *Natural Born Killers* eine ähnliche Funktion: Um nicht in der Ohnmacht innerer Leere zu versinken, suchen die beiden permanente Aktivierung per Sex, Drugs und jeder Menge Crime. Vor solcher Leere bewahren sich auch die *Kids* in Larry Clarks Film, die sich an jede Möglichkeit der Stimulierung in einem überwältigenden Umfeld klammern, das die innere Haltlosigkeit so schwer erträglich macht.

All die genannten Bereiche verdeutlichen, dass unser Körper wohl die Erregung braucht, um sich *lebendig* zu fühlen. Aktivität ist besser als lähmende Passivität, wo bei Erregungsabfall die atmosphärische Gefahr besteht, im Stillstand gleichsam unterzugehen. Menschen, die laut Zuckerman ein bestimmtes

Maß an Sensation Seeking als Persönlichkeitsmerkmal mitbringen, fühlen sich klarerweise von Horrorfilmen, Actionstreifen, Gruselliteratur oder Märchengrauen magisch angezogen wie die Motte vom Licht (Krcmar und Kean 2009). Und so könnten wir auch unsere Faszination am Skandalösen auf eine instinkthafte Form der Sensationssuche zurückführen: Offenbar leben Skandalfilme davon, unserem Bedürfnis nach körperlichem Excitement reizvolle Nahrung zu liefern. Der empörende Unterhaltungsstoff erlaubt demnach die Erfüllung eines körperlichen Grundbedürfnisses nach physiologischer Stimulanz, die uns unter die Haut fahren soll wie der bereits im Prolog zitierte monstermäßig fiese Mückenstich.

Dass es da womöglich gerade das *Ausbleiben* der Erregung ist, die von einem Film nämlich auch in heimtückischer Weise absichtsvoll verwehrt werden kann, illustriert David Lynchs *The Straight Story*: Darin reist ein Mann auf seinem motorisierten Rasenmäher durch die USA. *Im Schneckentempo.* Mehr passiert nicht. Timo Storck diagnostiziert ein feinfühliges Spiel mit dem Tempo. Atmosphärisch als höchst symbolische Charakterstudie angelegt, verweigert sich der Film dem Publikum in seiner Erwartung an die verlangte Sensation – und ist bestimmt gerade deswegen so gewöhnungsbedürftig.

Während unsere Faszination am Skandalfilm bei Marvin Zuckerman Ergebnis einer überwiegend *körperlichen* Angelegenheit ist, die mit konstitutionellen Bedingungen und biologischen Notwendigkeiten zusammenhängt, würden wir unsere wohlige Erregung im Kontakt mit Skandalfilmen aus psychoanalytischer Perspektive mit einer ganz speziellen Art des Lustempfindens verknüpfen, die zwar neurobiologisch gebahnt, aber maßgeblich durch *unbewusste Phantasietätigkeit* getriggert ist. Die ungemein emotionale Wirkung von Filmen wird von Psychoanalytikerinnen und Psychoanalytikern auf den Mechanismus der »Katharsis« zurückgeführt. Der Begriff stammt von Aristoteles, der damit in seiner *Poetik* (ca. 355 v. Chr.) die Funktion der Tragödie beschrieb: Durch das Schauspiel würden Affekte im Publikum angesprochen, freigesetzt und auf diese Weise emotional »bereinigt«. Später wurde der Terminus von Sigmund Freud und Josef Breuer (1895) im Rahmen ihrer *Studien über Hysterie* in die Psychoanalyse eingeführt und bezeichnet dort heute noch einen genauso anregenden Effekt: Beim Konsum von Filmen (oder Kunst im Allgemeinen) werden Affekte freigesetzt, die mit verdrängten (d. h., unbewussten) Wünschen, Bedürfnissen und Impulsen zusammenhängen. Weil diese Wünsche, Bedürfnisse und Impulse tabuisiert sind und aufgrund der Verdrängung bislang in ihrem Ausdruck blockiert waren, nun aber durch Filme symbolisch angesprochen werden, können sich die dazugehörigen Affekte entladen, ohne dass das verdrängte Material dazu bewusst zu werden braucht. Dadurch würden wir das Filmschauen als besonders intensiv und gerade das Sehen von Obszönem als besonders lustvoll erleben. Dieser Argumentation folgend führen wir die Faszination des Menschen für das Skandalöse in Film und Fernsehen auf den Effekt der »Symbolisierung« zurück, demzufolge die dargestellten Tabubrüche in bestimmten Teilen etwas widerspiegeln, was in uns selbst an verpönten Wünschen versteckt liegt. Freud sprach manchmal von der Psyche als Dampfkessel. Wenn die Verdrängung zur Stauung von triebhafter Spannung führt, dann ist der Skandalfilm ein potentes Ventil: Es erlaubt, inneren Druck symbolisch abzuführen.

Manfred Riepe nimmt den »intimen Zusammenhang« zwischen »Lust am Schauen« und »voyeuristischer Schauperversion« im Kino zum Ausgangspunkt für die Auseinandersetzung mit dem Film *Augen der Angst*. Sehr zum Nachteil seiner Schauspielkarriere ermordet Karl-Heinz Böhm – der vormals in den kitschigen *Sissi*-Produktionen romantisch verklärte Ex-Kaiser Franz von Österreich – in diesem Klassiker zahlreiche junge Frauen mit einer Apparatur, die den Opfern im Angesicht des Todes per Spiegel die eigene Angst vor Augen führt. Diese Konstellation repräsentiert den Kinokonsum als Ganzes: Was wir im Kino an Lust und Schrecken beobachten, spiegelt unsere mehr oder weniger uneingestandene *eigene* innere Lust am Grauen und Sensationellen wieder.

Das mag auch erklären, warum bei Skandalfilmen häufig ein so bitterer Nachgeschmack bleibt: Unsere Verdrängungsleistungen sind angesprochen. Unser dynamisches Unbewusstes meldet sich zu Wort! Und das in ganz eigenartigem Vokabular: Wie beim bekannten Aphorismus von Victor Hugo, jenem berühmten französischen Romancier, der einmal geschrieben hat, die Musik spreche das aus, was nicht gesagt werden könne und worüber zu schweigen jedoch unmöglich sei, so sind Filme als phantasievolle Schöpfungen für Glen O. Gabbard (1997) *Sprachrohr* unseres dynamischen Unbewussten.

Inbegriff der Lebendigkeit

Wenn Ralf Zwiebel und Annegret Mahler Bungers (2006) ihr wichtiges Standardwerk zur psychoanalytischen Filmtheorie mit der »unbewussten Botschaft des Film« untertiteln, subsumieren sie damit genau diese klassische Vorstellung von der Analyse eines Films als Deutung seiner verborgenen Sprache. Nur offenbart sich die Bedeutung der Tiefenstruktur eines Films nicht bloß alleine mit Blick auf das Publikum im heimeligen Kinosaal oder auf die Zuschauerinnen und Zuschauer im heimischen Wohnzimmer: Gesprochen wird auch auf *gesellschaftlicher* Ebene, d. h., im öffentlichen Diskurs! Wie schon der deutsche Medienwissenschaftler Gerd Albrecht (1988) formulierte: *Filme sprechen zu uns.* Sie richten einen *Appell* an die Gesellschaft.

Skandalfilme zeigen, dass mit der Welt, in der wir uns bewegen, etwas nicht in Ordnung ist. In seinem Beitrag über das 30er-Jahre-Skandalon *Im Westen nichts Neues* verweist Thomas Auchter auf eine Publikation von Sabine Wollnik und Brigitte Ziob (2010), die beschreiben, dass »gute Filme« stets einen »genauen Blick« auf »Zeitströmungen, aktuelle Ängste, die Struktur der Beziehungen, Veränderungen der Lebensbedingungen und der damit verbundenen Lebensgewohnheiten« erlauben. Deswegen schlussfolgert er für das Medium einen »gleichzeitig intimen wie auch distanzierten Blick« auf »individuelle und kollektive Probleme und Konflikte«, die »ansonsten dem Bewusstsein und dem Bewusstwerden entzogen sind«. Damit drückt er aus, was Gerhard Schneider (2008) einst mit der Funktion von Filmen als »kulturelle Symptome« umschrieb: Sie transportieren einen unbewussten Mehrwert, der über die emotionale Berauschung, die augenscheinliche Botschaft der Story und auch über den manifesten Tabubruch hinausgeht. In der klinischen Tradition der Psychoanalyse werden Symptome als *Kompromissbildungen* gesehen: Weil von gesellschaftlicher Seite aus ständig an unsere kultivierte Seite appelliert wird, sind wir permanent dazu angehalten, uns an den Zeitgeist anzupassen. Für unser psychisches Gleichgewicht ist das ein enormer Druck. Der Druck wird umso größer, je mehr in einer Gesellschaft ein Common Sense vorgegeben wird, dem wir uns zu unterwerfen und dafür ein Stück unserer psychischen Individualität zu opfern haben. Hans-Joachim Maaz (2017) hat dafür die Bezeichnung der »Normopathie« gefunden. Der Begriff stammt namentlich von Joyce McDougall (1978) und geht als Idee auf Erich Fromm (2005) zurück, der einmal in einem berühmt gewordenen Aphorismus sagte, *die Gesunden seien die eigentlich Kranken,* weil sie im Dienste des kapitalistischen Funktionierens ihr sensibles Inneres verleugnen, *und die Kranken seien die eigentlich Gesunden,* weil sie zeigen, dass sie an ihrer Individualität festhalten und diese nicht einer Anpassung an das System opfern wollen. In ähnlicher Weise verabschiedete man in der »Antipsychiatrie«-Bewegung das Konzept vom *kranken Individuum* zugunsten einer *kranken Gesellschaft.* Das Symptom ist der Ausbruch: eine Verweigerungshaltung gegenüber der Anpassung an die »Pathologie« des Normalen – und ist als solches ein Zeichen der *Lebendigkeit* unserer Einzigartigkeit. Anscheinend ist das Festhalten an der eigenen Lebendigkeit aber lediglich über diesen Ersatzweg der *Symptombildung* möglich. Auch darin liegt ein bitterer Nachgeschmack begründet: Laut Freuds (1930) *Unbehagen in der Kultur* ist das der Preis, den wir für unsere Kultiviertheit zu bezahlen haben.

So gesehen wird im Skandalfilm als Zeichen der *Lebendigkeit einer Gesellschaft* ein Missstand symptomwertig ausgedrückt, der sich lediglich über den Ersatzweg der kreativen, verfremdenden Ver-Filmung Ausdruck verschaffen kann, um seine konfliktträchtige Botschaft gerade noch so an den Unterdrückungsmechanismen des festgefahrenen kulturellen Establishments vorbeimogeln zu können, wo eine direkte Anklage viel zu heikel für die Instabilität im »normopathischen« Gleichgewicht der Gemeinschaft wäre. Ob und wie sehr es im Dienste des lebendigen Ausbruchs aus der normopathischen Gesellschaft zweckdienlich ist, dass beispielsweise Hitler im Kino poetisch *erschossen* wird, wie in

Quentin Tarantinos (2009) *Inglourious Basterds*, oder aber umgekehrt in leibhaftiger Führergestalt auferstehen und durch das moderne Berlin wandern muss, wie im Falle von *Er ist wieder da* von David Wnendt (2015), darf dabei zu durchaus ambivalenten Diskussionen verleiten – deren Widersprüchlichkeiten von Hartmut Böhme und Hans-Joachim Maaz in ihren Beiträgen über die zwei Filme anregend umrissen wurden.

Der Skandalfilm ist allerdings streng genommen weit mehr als bloß *Symptom* der Kultur: Er ist *Diagnose* über den sozialen Zustand einer Zeit! Wobei hier natürlich für Roland Seim (2003, S. 328) das »jeweils Verbotene« wesentlich mehr über die »gesellschaftliche Befindlichkeit« aussagt »als das Erlaubte«. Seine Ausführungen ergänzend können wir die Skandalfilme mit einem »Index« für das Erschütterungspotenzial der Medien vergleichen: mit einem »Spiegel« für die Bereitschaft einer Gesellschaft zur Auseinandersetzung, mit einem »Seismographen« für die moralischen Erschütterungen, die sich eine Öffentlichkeit zur gegenseitigen Verständigung erlaubt, und für das »Irritationspotenzial« in der Debatte, das genuin notwendig ist, um eine lebendige Weiterentwicklung von Normen und Werten zu verhandeln.

Die Diskussion um *Brokeback Mountain* mag sich an der homosexuellen Liebe zweier Männer im prüden Amerika entzünden – doch im Text von Sabine Wollnik wird klar, dass der Skandal wesentlich tiefer liegende Erlebensschichten aufwühlt und weitaus politischere Dimensionen berührt. Vamik Volkan (2000) hat in seinem Konzept der »Großgruppenidentität« sehr nachvollziehbar erklärt, dass sich ein nationales Identitätsgefühl unter anderem aus kulturell tradierten Vorstellungen und Ritualen ergibt, die mit unbewusster Bedeutung versehen werden und in der Auseinandersetzung zur Stabilisierung des Gemeinschaftsgefühls beitragen. So ähnlich werden in Lloyd deMauses (2000) Konzept der »Psychohistorie« die identitätsstiftenden »psychogenen Formen« in Kunst, Kultur und Politik beforscht. Zieht ein US-amerikanisches Kind beim Cowboy-Spielen den entsprechenden Hut an, passiert mit dem Aufsetzen die *Identifikation* mit jenen Attributen von Männlichkeit, Stärke und Eroberungswillen, die dem US-amerikanischen Gründermythos innewohnen und damit Teil der nationalen Identität des Kindes werden. In Ang Lees Film tragen die Männer nicht bloß Cowboyhüte: *Sie haben auch Sex miteinander*. Das propagiert *Diversität*. Und drängt nach Relativierung von starren Männlichkeitsbildern – eine Relativierung, die durch die Verwendung der symbolträchtigen Cowboyfigur ideologiekritisch eingefärbt ist und bis hinein in das nationale Identitätsgefüge reichen kann!

In ähnlicher Weise entdeckt Benigna Gerisch das eigentliche Skandalon der Serie *Tote Mädchen lügen nicht* in der dargestellten »religiös wie auch moralisch puritanisch-bigotten« Haltung der amerikanischen Kultur, die sich beispielhaft am »Mikrosystem der Highschool« entfalten würde, wo sich die Jugendlichen »stellvertretend für die Erwachsenengeneration« in einer »paradoxen und undurchschaubaren Welt« aus »Verboten und Geboten«, »Anforderungen und Zwängen« sowie »traditionellen Geschlechterstereotypen« zurechtfinden müssen – und damit letztlich der Gesellschaft *insgesamt* den Spiegel vors Gesicht halten.

Für die deutsche Gesellschaft präsentiert David Wnendt so einen Spiegel: In *Er ist wieder da* mag es so aussehen, als würde Hitler höchstpersönlich wiederauferstehen. Tatsächlich ist der Film-Führer für Maaz lediglich *Symbol* für ein nicht integriertes nationalsozialistisches Erbe, das sich in Deutschland, maskiert in den »verführerisch bunten« Gewändern von Kapitalismus und Hedonismus, am Leben hält und sich einer Aufarbeitung – ja sogar förderlichem gesellschaftlichen Fortschritt – rigide in den Weg stellt.

Skandalfilm-Produktionen können wie Katalysatoren wirken: Sie drängen danach, in einem öffentlichen Austausch tradierte Vorstellungen, die zwar gesellschaftlich stabilisierend wirken, nur leider potenzielle Lebendigkeit blockieren, zu hinterfragen und die damit verknüpften Rollenklischees, Stereotype und Ideologien aufzubrechen.

Man mag in *Das Leben des Brian* über den falschen Messias und die altbackenen Wortwitzchen rund um den potenten Schwanzus Longus lachen, Markus Fäh zeigt jedoch, dass die wesentlich subversivere Kraft des Films in seiner Anklage gegen Herrschaftsverhältnisse und jede Form von Autoritarismus zu finden ist. Selbst für eine zunächst irgendwie kaum ernst zu nehmende Brachialkomödie wie *The Interview* lässt sich vergleichbare Potenz situieren: Hinter der filmischen Oberfläche, wo man dem Lachen über Fürze und der persiflierten Homoerotik kaum intellektuellen Tiefgang abzugewinnen vermag, legt Lily Gramatikov gleich mehrere Ebenen der Ideologiekritik frei – mit Verweis auf Michel Foucault und seine Vorstellung von der Parodie als Form der »positiven Subversion«.

Fragwürdige Ansteckung

Wenn Skandalfilme Ausdruck einer Rebellion im Dienste psychischer Lebendigkeit sind, dann müssen wir die von bestimmten Institutionen häufig geforderte Zensur fast unweigerlich als spezifische Ausgestaltung eines *Widerstands* begreifen, mit der einem Film die Artikulation von Divergenz verwehrt werden soll. So gesehen fungiert die Zensur als verlängerter Arm eines strengen, strafwütigen *Über-Ichs,* das sich im Individuum gegen libidinöse Lebendigkeit richtet, zur Konformität mahnt, sich auf unsere Sittenhaftigkeit berufen kann und deswegen die Relativierung von bestehenden Herrschaftsverhältnissen sanktioniert – ein kollektives »Über-Wir« sozusagen, wie es Roland Zag in seinem Beitrag über *Salò* tauft. Liegt dem Skandalfilm ein insgeheimer Lustgewinn am Tabubruch zu Grunde, dann hat die Zensur die Funktion, Grenzüberschritte zu unterbinden, um den Zusammenbruch von erstarrten Ideologien gerade nicht zu gefährden.

Erstaunlicherweise wird auf der manifesten Ebene häufig über die Gefahr von bestimmten »Ansteckungseffekten« gestritten. Nehmen wir zum Beispiel die Ästhetisierung von Gewalt, wie sie in so manchen Produktionen eine herausragende Rolle spielt: Glaubt man bestimmten Sittenwächtern, diversen pädagogischen Einrichtungen oder manchen politischen Vertretungen, so müsste die mediale Gewaltvermittlung unweigerlich zu *tatsächlicher* Gewalttätigkeit führen. Was oft ermüdende Diskussionen zur Folge hat, die nicht nur nach der Veröffentlichung bestimmter Skandalfilme hochkochen (wie etwa im Falle von *Natural Born Killers,* aber auch bei dem Vorgängerfilm von Stanley Kubrick, dem berüchtigten *Clockwork Orange*), sondern auch immer dann entflammen, wenn nach Amokläufen bekannt wird, dass die Täter Egoshooter oder vergleichbar brutale Killerspiele gezockt haben. Zweifellos haben das Spielen von Egoshootern und das Konsumieren von grausamen Filmen für viele Menschen eine faszinierende, berauschende und äußerst befriedigende Wirkung, die wir oben bereits mit dem biologisch gebahnten Sensation Seeking und der unbewusst verwurzelten Katharsis zu verbinden versucht haben. Verleitet allerdings das Sehen von filmisch inszenierten Tabubrüchen wirklich zum persönlichen Ausagieren des Gezeigten?

Wir kommen schnell auf den Verdacht, dass sich der Humor in *Borat* aus der stilbildenden und insgesamt recht billigen Verhöhnung von Minderheiten speist: Werden wir aber selbst fremdenfeindlich, wenn wir die peinlichen Parolen des kasachischen Reporters hören? Wir erkennen den Seitenhieb auf etablierte religiöse Vorstellungen, wenn im *Leben des Brian* die Mutter des Protagonisten als vulgäre Mann-Frau vorgestellt wird: Mutieren wir aber zu unzivilisierten Gesetzlosen, wenn wir über den falschen Propheten und seine Welt lachen? Fällt unsere Gesellschaft in vorsintflutartige (Un-)Sitten zurück, wenn nur genug Menschen die *120 Tage von Sodom* sehen und dabei schaurige Erregung empfinden? Die Romanvorlage zu Stanley Kubricks Adaptation *Lolita* sollte verboten werden, weil dort die erotische Verführungskraft einer minderjährigen Frühreifen in die gutbürgerliche Harmonie von idyllischem Vorortleben einbricht – und den Erwachsenen zur amourösen Annäherung an das Mädchen verleitet: Wie viele Väter lassen sich allerdings wirklich zur Pädophilie hinreißen, nachdem sie den Roman gelesen oder den Film gesehen haben?

Zensur als Lustfeindlichkeit?

Seymour Feshbach (1961) wollte der Psychoanalyse Gutes tun und die Theorie der Katharsis empirisch bestätigen. Seine konstruierten Experimente stützte er allerdings auf ein folgenschweres Missverständnis: Er unterstellte, der Katharsis-Effekt würde dazu führen, dass unsere verpönten sexuellen und aggressiven Phantasien und Impulse durch den Konsum von entsprechenden Filmen, die unseren insgeheimen Voyeurismus befriedigen, *reduziert* werden. Und zwar *dauerhaft*. So als würden wir durch die Beobachtung von Perversionen weniger pervers, durch das Sehen von Pädophilie weniger pädophil, durch das Bezeugen von Sadismus weniger sadistisch! Erstaunlicherweise konnte er so einen Effekt tatsächlich experimentell nachweisen. Wir können uns gut vorstellen, warum von Beginn an vehementer Protest gegen seine Befunde eingelegt wurde.

Ein erster Grund kam aus den Reihen der empirischen Psychologinnen und Psychologen: Der vorherrschende Mainstream innerhalb der Psychologie war zur damaligen Zeit bereits kognitiv ausgerichtet und beinhaltete damit den unumstößlichen Grundsatz aus der »sozialen Lerntheorie«, wonach etwa Gewalt oder sexuell übergriffiges Verhalten über Modelllernen angeeignet wird. Wenn wir davon ausgehen, dass verbotenes Verhalten *durch Beobachtung erlernt ist*, dann führt das Anschauen von gewalttätigen oder sexualisierten Filmen nicht dazu, dass die eigene Destruktivität *abnimmt* – denn mit den Figuren des Films haben wir eindeutige Modelle, und von diesen Modellen würden wir mustergültig die dargestellten Verhaltensweisen übernehmen. Da erscheint es lediglich konsequent, sich für eine strengere Zensurierung von zweifelhaftem Verhalten in Filmen einzusetzen, weil die Figuren das Absonderliche konventionalisieren, das Verabscheuenswerte vorleben und uns vermeintlich dazu animieren, es ihnen gleichzutun.

Ein zweiter Grund für die heftige Kritik an Feshbachs Forschung hatte mit den gesellschaftlichen Umständen zu tun: In den 1960er Jahren gab es in den USA eine große Debatte über die vermeintliche »Verrohung der Gesellschaft«. Ausschlaggebend dafür war ein damals gerade öffentlich gewordener Skandal um den Mordfall an Kitty Genovese, die im Jahr 1964 beim nächtlichen Nachhauseweg kurz vor Erreichen der Eingangstür ihres großen New Yorker Wohnkomplexes von einem Mann getötet wurde. Der Mordfall war spektakulär: Angeblich hätten 38 Menschen den Mord von ihren Fenstern aus beobachtet. Das Opfer schrie mehr als eine halbe Stunde lang. Niemand kam zu Hilfe oder rief auch nur die Polizei. Von den Medien wurde die Zurückhaltung dieser berühmten »Augenzeugen« aufgegriffen und ins Zentrum von äußerst reißerischer Berichterstattung gerückt. In der Psychologie wurde der »Zuschauereffekt« um diesen Vorfall herum konstruiert, der die noch heute gängige Lehrmeinung beschreibt, unser Hilfeverhalten in Notsituationen hänge maßgeblich von der *Anzahl* der anwesenden Personen ab (je mehr Zuschauer, desto weniger wahrscheinlich ist die Hilfeleistung). An die damalige Berichterstattung aus der *New York Times* anknüpfend wurden die Medien und darin speziell die filmischen Gewaltdarstellungen zum Quell allen Übels stilisiert. Ein großer Teil der Öffentlichkeit setzte sich für die Zensur von gewalttätigen Filmen ein: Quasi um sicherzustellen, dass niemand mehr auf die Idee käme, die fiktionale Gewalt zu imitieren. Es sei logisch, das zu verbieten, was uns allzu große Lust bereitet, da ansonsten jederzeit damit zu rechnen sei, dass durch das Filmschauen die Triebhaftigkeit aus einem herausgekitzelt würde. So ähnlich hatten in der Philosophie schon Immanuel Kant und Thomas Hobbes argumentiert, die an prominenter Stelle die Notwendigkeit einer strengen Gesellschaft beteuerten, um die zerstörerische (und sowieso »bösartige«) Triebhaftigkeit des Menschen in Zaum zu halten. Ein wenig erinnern die konträren Charaktere des Ermittlerduos aus David Finchers Film *Seven* (1995) an diese oppositionellen Kräfte: wo der besonnene William Somerset als Stellvertreter unserer

Sittenhaftigkeit den jüngeren Kollegen David Mills vor dem Ausbruch von animalischer Impulsivität zu bewahren versucht (jedoch letztlich scheitert, wie wir erfahren haben). Wie lustvoll das nahezu ungefilterte Ausleben der persönlichen Triebkräfte ausfallen kann, zeigt nicht zuletzt der Film *Borat* mit seinem peinlichen Reporter, der sich komplett jenseits von westlich konsensualisierter Sitte, Norm und Anstand bewegt – und uns beim Anschauen nicht zufällig die Schamesröte ins Gesicht treibt: Laut Jakob Mair ist er »Projektionsfläche« für unsere *eigene* »Lust nach ungehemmter Triebbefriedigung«.

Feshbachs Studienergebnisse mussten zwangsläufig Widerstände mobilisieren, weil er mit seiner Katharsistheorie implizit propagierte, Gewaltdarstellungen in den Medien seien nicht *Ursache* für gewalttätiges Verhalten, sondern Mittel der *Gewaltreduktion*. Sollten also aus kathartischen Gründen nicht weniger, sondern *mehr* grausame Filme gezeigt werden? Braucht eine Gesellschaft mehr skandalöse Filme für die emotionale Gesundheit ihrer Mitglieder?

Viele Forscherinnen und Forscher fühlten sich verpflichtet, Feshbachs kontroverse Befunde empirisch zu widerlegen. Das gelang ihnen auch: Man konnte zeigen, dass er methodisch unsauber gearbeitet hatte. Heute gilt seine Katharsistheorie als eindeutig widerlegt (Kunczik 2017). Vor allem erkannte man, dass die dargestellte Aggression in Filmen natürlich nicht zur Reduktion von Aggression beim Publikum führt, so wie Feshbach das glaubte. Gegenteiliges ist der Fall: Gewalttätige Darstellungen *erhöhen* das eigene Aggressionslevel! In modernen Lehrbüchern zur Medienpsychologie wird immer wieder süffisant darauf hingewiesen, dass Feshbach selbst sich Jahrzehnte später von seiner Theorie distanzierte. Komischerweise wird übersehen, dass die Grundlage seiner Experimente ein gravierendes Missverständnis in der Definition der Katharsis selbst war, weswegen es uns gar nicht verwundern sollte, dass seine Ergebnisse fragwürdig ausfielen: Freud meinte mit Katharsis keine *Reduktion* von aufgestauten Affekten, sondern lediglich deren *Freisetzung!* Das ist ein enormer Unterschied!

Übrigens hat sich auch jene Haltung aus der »sozialen Lerntheorie«, wonach Gewalttätigkeit primär *modellhaft* per Beobachtung von Gewalt in den Medien angeeignet würde, im Lichte der empirischen Forschung als grober Irrtum herausgestellt. Studien untersuchten die Nachahmungseffekte bei Mordfällen, bei Massenmorden und bei Amokläufen: Hans-Bernd Brosius et al. (2010) schlussfolgern, dass die Berichterstattung in den Medien oder die Veröffentlichung eines bestimmten Films für gewalttätiges Verhalten zwar ein eindrückliches *Schlüsselereignis* sein kann, dass gewalttätiges Verhalten aber keineswegs durch den Konsum selbst »verursacht« wird. Dafür brauche es klarerweise ein bereits vorherrschendes Gewaltpotenzial im Betroffenen, das sich aus vielen vorangegangenen psychologischen und sozialen Fehlentwicklungen nährt.

Aus klinischer Perspektive erwachsen die möglichen »Ansteckungseffekte«, auf die sich manche in der Forderung nach strengerer Zensurierung von reißerischen Filminhalten berufen, auf dem Nährboden von geringen »strukturellen Fähigkeiten«. Aufwühlend inszenierte Filme können für »gesunde« Rezipientinnen und Rezipienten mit stabiler innerer Struktur (d. h., mit gut etablierten, förderlichen Strategien zur Selbst- und Affektregulation) eine gewinnbringende *Herausforderung* sein. Fehlt die innere Struktur, werden komplex inszenierte und mit Brutalität ausstaffierte Filme zum *intrusiven Objekt*. Und damit steigt die Gefahr, die für das innere Gleichgewicht von ihnen ausgeht.

Dass die Sache mit den Ansteckungseffekten deswegen eine gar nicht so eindeutig und simpel zu beantwortende Frage ist, wird beim kontroversen Thema der filmischen Darstellung von *Suizid* besonders deutlich. Benigna Gerisch bringt diese Kontroverse mit ihrem Beitrag über die Serie *Tote Mädchen lügen nicht* in unseren Band ein. Sie schreibt von der Ambivalenz im öffentlichen Umgang mit dem Thema: schwankend zwischen seiner Tabuisierung einerseits (die eine breitere, auch mediale Auseinandersetzung erfordern würde) und der Problematik andererseits, dass die Berichterstattung und Aufklärung über Suizid regelmäßig zu signifikant höheren Selbstmordvorfällen führe. Seit sich Judas nach seinem Verrat an Jesus erhängte, gilt der Suizid als schwere Sünde (und wurde etwa in Großbritannien noch bis 1961 als strafwürdiges Verbrechen gehandhabt) – und findet als Sujet zwar bereits in der Pionierzeit des Films Eingang in die Lichtspielhäuser (wir denken beispielsweise an die ganz frühen Klassiker

Liebelei von 1914 oder *Schloss Vogelöd* von 1921), wurde aber insgesamt recht zurückhaltend inszeniert (Piegler 2010). Insbesondere in den letzten 20 Jahren nehmen Produktionen, die Suizide beinhalten, enorm zu – wobei die weltweiten Suizidzahlen insgesamt rückläufig sind (Gould et al. 2003).

Fragwürdige Provokation

Eine Serie um den Suizid eines Mädchens herum zu konstruieren polemisiert exakt jene Widersprüchlichkeit, die einem jeden Skandalfilm prinzipiell zu Grunde liegt: Um die für unser Zusammenleben essenziellen Themen in den Diskurs zu bringen, müssen zwangsläufig heikle Sujets verwendet werden. Die Entfaltung ihrer enunziatorischen Wirkung in Richtung der Ideologiekritik erfordert notgedrungen die Instrumentalisierung des Anstößigen – auch darin liegt eine ganz eigentümliche Nuance des bitteren Nachgeschmacks begründet, der sich bei so vielen der hier behandelten Produktionen einstellt. Die Vergewaltigung eines unschuldigen vietnamesischen Mädchens wird zum Tribut nicht nur unserer voyeuristischen Lust, sondern auch für die diskursive Rezeption. Der Opfertod des Sohnes ist nicht bloß Effekthascherei, sondern auch Mittel der Ideologiekritik. Die Belustigung über Minderheiten mag als Affront aufgefasst werden, ist aber allein deswegen schon dankenswerter Anstoß für öffentliche Diskussionen. Wie weit darf ein Film in aufklärerischer Absicht oder in diskursivem Eifer gehen? Wahrscheinlich gewinnen Skandalfilme ihre faszinierende Wirkungskraft nicht zuletzt daraus, dass sich diese Frage eben nicht eindeutig beantworten lässt.

Wenn wir dem Skandalfilm einen unbewussten Mehrwert im öffentlichen Diskurs und als solches eine subversive Bedeutung in der Ideologiekritik zuschreiben, dann wird die Provokation zum genuinen Zahnrad seiner Funktionalität. Mit der Notwendigkeit der Provokation ist das allerdings eine durchaus zweischneidige Angelegenheit: Anders als es das ideologiekritische Potenzial des Films suggeriert, gibt es laut Steffen Burkhardt (2006) nämlich seit einigen Jahren eine Bewegung weg von seiner diskursiven Funktion hin zum reinen Selbstzweck der Sensationsgeilheit. Stefan Joller (2017, S. 229) bringt das mit einem »Wettbewerb um die Aufmerksamkeit des Publikums« in Zusammenhang: Im Zeichen der Geldgier oder als Ferment narzisstischen Geltungsstrebens werden heute permanent Skandale vom Zaun gebrochen; Bernhard Pörksen und Hanne Detel (2012, S. 19 f.) verleitet das gar zur Beschreibung einer »Entfesselung« des Skandalösen. Nur lässt sich ein wirklich wirksamer Skandal trotz raffiniertem Kalkül eben nicht so ohne Weiteres *erzwingen*. Ein Beispiel dafür dürfte die Verfilmung des Küchenaufregers *Fifty Shades of Grey* (2015) sein: Geplant und in der Promotion mit viel Furore angepriesen, entpuppt sich der Streifen gerade mal als lauwarmer Klischeeverschnitt. Skandalös ist da wenig. Vielleicht allerhöchstens die Bodenlosigkeit des stilistischen Niveaus. Oder die berüchtigten *Feuchtgebiete* (Wnendt 2013): Als Tabubruch angekündigt, geht der Film im besten Falle noch als durchschnittliche Komödie mit halbwegs anstößigen Pointen durch.

Wie entrüstet fielen die Reaktionen aus, noch bevor *To the Bone* überhaupt auf Netflix veröffentlicht wurde! Welch großes Potenzial serviert einem das Sujet (eine an Magersucht leidende junge Frau) förmlich auf dem exquisiten Silbertablett! Und wie schnöde fällt die Umsetzung am Ende dann letztlich aus … Vivian Pramataroff-Hamburger packt ihr Fazit über den misslungenen Film in ein Wortspiel, dem wir einiges abgewinnen können: Inhaltlich könnte der Film mit der Gefahr brüskieren, die Anorexie einer jungen Frau zu glorifizieren und zu trivialisieren, wie sehr hier allerdings kritisches Potenzial verschossen wird, bringt allein schon das »kitschige« Ende zum Höhepunkt, das einen (stellvertretend für die gesamte Inszenierung) wohl genauso »hungrig« zurücklässt, wie die essgestörten Protagonistinnen hungern.

Die erhoffte Empörung bleibt aus. Das Skandalöse zündet nicht. Viel wahrscheinlicher empfinden wir diese und vergleichbare Werke als *schal*. Von ihrem diskursiven Potenzial her wirken sie belanglos. Für den Ruf der Regisseure kann das mehr als peinlich enden: Da wird die Sucht nach dem erzwungenen Grenzüberschreiten nicht selten zur Lachnummer und die Peinlichkeit des Scheiterns selbst zur Sensation. Ein handfester Imageschaden inbegriffen.

Die Zukunft des Skandals

In der Vorbereitung zu diesem Band haben wir deutlich mehr Skandalfilme und Filmskandale ausgraben können, als im Rahmen dieser Zusammenstellung Platz finden. Dass darunter auch einige *jüngere* Produktionen sind, mag durchaus für Überraschung sorgen: Wird doch mancherorts behauptet, es könne in unseren modernen Zeiten gar keine handfesten Skandalfilme mehr geben.

Für Sabine Kyora (2007) zum Beispiel läge das an der Pluralität unserer Gesellschaft: wo die Tabus fehlen, die dem Skandalösen stets zu Grunde liegen. Bloß weil zahlreiche Tabus aufgehoben sind, die für frühere Verhältnisse einst maßgebend waren, entgegnet Hartmut Kraft (2015, S. 11) in seiner *Lust am Tabubruch*, leben wir heute noch lange nicht in einer »tabufreien Zeit und Gesellschaft«. Weil die Lust am Tabubruch wohl exponentiell mit der Stärke des Verbots wachse, das zur verdrängenden Unterdrückung mahnt, entdecken wir das verheißungsvolle Potenzial für eine neue Hochkonjunktur des Skandalierens gerade in der rigiden Hartnäckigkeit, mit der heute »*political correctness*« in allen öffentlichen Debatten eingefordert wird.

Wie viel Lebendigkeit wohl darauf wartet, da in einem öffentlichen, sicherlich längst überfälligen Diskurs – und zwar jenseits der fragwürdigen Polemisierung, wie sie aus den Reihen von diversen rechtspopulistischen Gruppierungen schallt – entfesselt zu werden?

Literatur

Albrecht G (1988) Vom Königsweg zum Marterpfad? Soziologische Fragestellungen und Methoden der Filmanalyse. In: Faulstich W, Korte H (Hrsg) Filmanalyse interdisziplinär. Vandenhoeck & Ruprecht, Göttingen, S 73–93

Brosius HB, Mangold R, Schwer K (2010) Ein Mehrebenenmodell der Mediengewaltforschung: Grundlagen für eine interdisziplinäre Untersuchung der Wirkung von Mediengewalt. Nomos, Baden-Baden

Burkhardt S (2006) Medienskandale. Zur moralischen Sprengkraft öffentlicher Diskurse. Halem, Köln

deMause L (2000) Was ist Psychohistorie? Eine Grundlegung. Psychosozial, Gießen

Feshbach S (1961) The stimulating versus cathartic effects of a vicarious aggressive activity. Journal of Abnormal and Social Psychology 63:381–385

Freud S (1930) Das Unbehagen in der Kultur. GW Bd XIV, S 421–507

Freud S (1933) Neue Folge der Vorlesungen zur Einführung in die Psychoanalyse. GW Bd XV

Freud S, Breuer J (1895) Studien über Hysterie. GW Bd I, S 75–313

Fromm E (2005) Die Pathologie der Normalität des heutigen Menschen. In: Funk R (Hrsg) Die Pathologie der Normalität. Ullstein, Berlin, S 15–105 (Erstveröffentlichung 1953)

Gabbard GO (1997) The psychoanalyst at the movies. International Journal of Psychoanalysis 78:429–434

Gould M, Jamieson P, Romer D (2003) Media contagion and suicide among the young. American behavioral Scientist 46:1269–1284

Joller S (2017) Skandal! Ruf ohne Imperativ? Von kommunikativen Referenzpunkten und moralischen Kollektiven. In: Burzan N, Hitzler R (Hrsg) Theoretische Einsichten. Erlebniswelten. Springer VS, Wiesbaden, S 229–246

Kraft H (2015) Die Lust am Tabubruch. Vandenhoeck & Ruprecht, Göttingen

Krcmar M, Kean LG (2009) Uses and gratifications of media violence: personality correlates of viewing and liking violent genres. Media Psychology 7:399–420

Kunczik M (2017) Medien und Gewalt. Springer, Berlin Heidelberg

Kyora S (2007) Gibt es noch Tabus? Gewalt und Sexualität in postmodernen Filmen. In: Braun M (Hrsg) Tabu und Tabubruch in Literatur und Film. Königshausen & Neumann, Würzburg, S 151–159

Maaz HJ (2017) Das falsche Leben. Ursachen und Folgen unserer normopathischen Gesellschaft. C.H. Beck, München

McDougall C (1978) Plädoyer für eine gewisse Abnormalität. Psychosozial, Gießen

Piegler T (2010) Ich sehe was, was du nicht siehst. Psychosozial, Gießen

Pörksen B, Detel H (2012) Der entfesselte Skandal. Halem, Köln

Schneider G (2008) Film und Psychoanalyse: Kinofilme als kulturelle Symptome. Psychosozial, Gießen

Seim R (2003) »Das gehört verboten!« Kultur und Zensur zwischen Zeitgeist und Wertewandel. In: Langenbucher WR (Hrsg) Die Kommunikationsfreiheit der Gesellschaft. Westdeutscher Verlag, Wiesbaden, S 323–339
Volkan V (2000) Das Versagen der Diplomatie. Psychosozial, Gießen
Wollnik S, Ziob B (Hrsg) (2010) Trauma im Film. Psychoanalytische Erkundungen. Psychosozial, Gießen
Zuckerman M (1994) Behavioral expressions and biosocial bases of sensation seeking. University Press, Cambridge
Zwiebel R, Mahler Bungers A (2006) Projektion und Wirklichkeit. Die unbewusste Sprache des Films. Vandenhoeck & Ruprecht, Göttingen